Allgemeine Anatomie
Spezielle Anatomie I
3. Auflage

Taschenlehrbuch der gesamten Anatomie

Band 1

Band 2: Spezielle Anatomie II, 3. Aufl.
von H. Frick, H. Leonhardt, D. Starck

Band 3: Histologie, Zytologie und Mikroanatomie des Menschen, 7. Aufl.
von H. Leonhardt

Band 4: Medizinische Embryologie, 7. Aufl.
von J. Langman

1987
Georg Thieme Verlag Stuttgart · New York

H. Frick · H. Leonhardt · D. Starck

Allgemeine Anatomie
Spezielle Anatomie I

Extremitäten – Rumpfwand – Kopf – Hals

286 meist farbige Abbildungen

in 417 Einzeldarstellungen

3., überarbeitete und erweiterte Auflage

1987

Georg Thieme Verlag Stuttgart · New York

Prof. Dr. med. HANS FRICK
Anatomische Anstalt der Universität München
Pettenkoferstr. 11
8000 München 2

Prof. Dr. med. HELMUT LEONHARDT
Anatomisches Institut der Universität zu Kiel
Olshausenstr. 40
2300 Kiel

Prof. em. Dr. med. Dr. phil. h. c. DIETRICH STARCK
Zentrum für Morphologie der Universität Frankfurt
Theodor-Stern-Kai 7
6000 Frankfurt am Main

CIP-Kurztitelaufnahme der Deutschen Bibliothek
Taschenlehrbuch der gesamten Anatomie.–
Stuttgart ; New York : Thieme
Teilw. mit Erscheinungsort Stuttgart
Bd. 1. Frick, Hans: Allgemeine Anatomie. – 3., überarb. u. erw. Aufl. – 1987

Frick, Hans:
Allgemeine Anatomie. Spezielle Anatomie. – 1. Extremitäten – Rumpfwand – Kopf – Hals . H. Frick ; H. Leonhardt ; D. Starck. – 3., überarb. u. erw. Aufl. – Stuttgart ; New York : Thieme, 1987
(Taschenlehrbuch der gesamten Anatomie ; Bd. 1)

NE: Leonhardt, Helmut:; Starck, Dietrich:; Frick, Hans: Spezielle Anatomie; Leonhardt, Helmut: Spezielle Anatomie; Starck, Dietrich: Spezielle Anatomie

1. Auflage 1977
2. Auflage 1980
1. spanische Auflage 1981
1. griechische Auflage 1985

Satz: Kittelberger, Reutlingen auf Digiset 40 T 30
Druck: Fricke, Stuttgart

ISBN 3-13-356803-5 1 2 3 4 5 6

Vorwort zur 3. Auflage

Nachdrucke der 2. Auflage gewährten den Autoren die erforderliche Zeit, um die jetzt vorliegende Neuauflage gründlich vorzubereiten. Das bewährte Konzept blieb zwar unverändert, der Text wurde jedoch sorgfältig überarbeitet, in dem notwendigen Maße ergänzt und auf den gesicherten aktuellen Wissensstand gebracht. Trotz des etwas breiteren Satzspiegels ließ sich eine Vermehrung der Seitenzahl nicht völlig vermeiden.

Den von zahlreichen Lesern geäußerten Wunsch, die Systematik der (quergestreiften) Muskeln und der Leitungsbahnen jeweils zusammenzufassen, erfüllen nunmehr tabellarische Übersichten, die als »Nachschlagekapitel« der Darstellung der Speziellen Anatomie in Band 2 angefügt wurden. Bei der Beschreibung der Körperregionen und der gesondert betrachteten Organsysteme (Zentralnervensystem, Sehorgan, Gleichgewichts- und Hörorgan) konnten deshalb die Leitungsbahnen verstärkt unter topographischen Gesichtspunkten abgehandelt werden. Arterien und Venen des Rückenmarks, des Rauten- und des Mittelhirns sowie des Vorderhirns lassen sich bei einer solchen Stoffgliederung ausführlicher als bisher und jeweils regionenspezifisch berücksichtigen. Um den Umfang der beiden Bände einigermaßen auszugleichen, mußten nach Zuordnung der Systematikkapitel 20–24 zu Band 2 die Abschnitte »Kopf« und »Hals« in Band 1 übernommen werden.

Drei Abbildungen sind insgesamt hinzugekommen, die Darstellung der Faserverbindungen des lateralen Kniehöckers wurde ersetzt. Die neuen Bilder verdanken wir der Kunstfertigkeit von Herrn Russ, der außerdem – gemeinsam mit Herrn Nüssel (beide München) – zahlreiche Abbildungen überarbeitete und verbesserte, so daß sie eine präzisere Aussage liefern. Leider erlaubt der begrenzte Umfang eines Taschenlehrbuchs nicht jene detaillierte Illustration, wie sie sich die Autoren für ein »Anatomiebuch« wünschen. Die *Seitenhinweise für die Abbildungen* am Ende eines jeden Bandes sollen wiederum das manchmal mühevolle Nachschlagen erleichtern. Eine zusätzliche Information vermitteln die schematischen Muskeldarstellungen in Band 1. In der jeweiligen Legende werden jetzt die »Muskelfarben« interpretiert, so daß der Betrachter unmittelbar ersehen kann, von welchem Nerv farbgleich gezeichnete Muskeln versorgt werden.

Bei der Gestaltung des Manuskripts der 3. Auflage konnten Anregungen und Verbesserungsvorschläge von Kollegen und Studenten dankbar berücksichtigt werden. Besonderen Dank schulden die Autoren Herrn Dr. h. c. G. Hauff und den Mitarbeitern des Thieme Verlags für das großzügige Entgegenkommen bei der Verwirklichung ihrer Vorstellungen.

September 1987

H. Frick (München) H. Leonhardt (Kiel) D. Starck (Frankfurt)

Aus dem Vorwort der 1. Auflage

Ausreichende Kenntnisse vom Bau des menschlichen Körpers bilden nach wie vor eine wesentliche Grundlage ärztlichen Denkens und Handelns. Die Approbationsordnung für Ärzte vom 28. 10. 1970 hat durch die Verkürzung des vorklinischen Studiums auf vier Semester und die gleichzeitige Einführung neuer Prüfungsfächer den Anatomieunterricht auf ein bedenkliches Maß beschnitten. In diesen Situationen werden an ein zeitgerechtes Lehrbuch der Anatomie zwei – bis zu einem gewissen Grade gegensätzliche – Forderungen gestellt. Es soll einerseits die »normale« Anatomie des Menschen so ausführlich und präzise darstellen, daß der Leser das notwendige Verständnis für die normale (und die gestörte) Funktion gewinnt, und andererseits in seinem Umfang so begrenzt sein, daß es der Student in seiner gekürzten Studienzeit erfolgreich durcharbeiten kann.

Beide Forderungen möchte das »Taschenlehrbuch der gesamten Anatomie« erfüllen, in das die bewährten Taschenbücher »Histologie, Zytologie und Mikroanatomie des Menschen« (LEONHARDT) und »Medizinische Embryologie« (LANGMAN) als Band 3 und 4 einbezogen wurden. Die Bände 1 und 2 sind neu und umfassen die »Allgemeine« und die »Spezielle Anatomie«. Beide Bände treten an die Stelle des »Repetitorium anatomicum«, aus dessen 12. Auflage sie hervorgegangen sind.

Das Taschenlehrbuch der gesamten Anatomie schließt die im »Gegenstandskatalog für die ärztliche Vorprüfung« erfaßten Lernziele der Anatomie voll ein. Es ermöglicht dem Studenten – unter Einbeziehung von Übungen und Vorlesungen – ein intensives Studium der Anatomie und erlaubt gleichermaßen – bei Auslassung der Petit-Abschnitte – eine ökonomische Vorbereitung auf die schriftliche Prüfung. Der Arzt kann sich anhand des 1. und des 2. Bandes schnell über Einzelheiten der systematischen und der topographischen Anatomie informieren. Hierbei soll ihm das ausführliche Sachverzeichnis eine Hilfe bieten.

Inhaltsverzeichnis

Der Band 1 des »Taschenlehrbuch der gesamten Anatomie« wurde in enger Zusammenarbeit der Autoren gestaltet. Die Niederschrift des Textes und die Auswahl der Abbildungen erfolgte für die Kapitel
1, 2, 8–10 durch H. FRICK,
3–7 durch H. LEONHARDT,
11 A durch D. STARCK und H. FRICK,
11 B, C und 12 durch H. LEONHARDT und H. FRICK.

Die Originalzeichnungen wurden angefertigt von
Herrn BRAMMER (Denzlingen) für die Abbildungen:
212–216, 224 b, c, 233, 234, 237–239, 241, 243–245, 251, 252, 263, 264, 266, 271, 280–284, 286;
Frl. ERHARD (München) für die Abbildungen:
269, 273;
Frl. KLEBE (München) für die Abbildungen:
277, 278;
Herrn S. NÜSSEL (München) für die Abbildungen:
6, 8, 10, 13, 15, 17, 69 b, 76, 77, 79–96, 98–109, 118, 123–127, 130–132, 139, 140, 144–149, 153–161, 186–188, 193, 194, 197, 200–203, 205–207, 211, 217, 218, 228, 230, 248–250, 253, 254, 257, 260, 265, 267, 268, 274;
Frau ROSER (Frankfurt) für die Abbildung:
240;
Herrn H. RUSS (München) für die Abbildungen:
1–5, 7, 9, 11, 12, 14, 16, 18–67, 69 a, 72–74, 78, 97, 110–117, 119–122, 128, 129, 133–138, 141–143, 150–152, 162–185, 189–192, 195, 196, 198, 199, 204, 208–210, 255, 256, 258, 259, 261, 270, 272, 275, 276, 279;
Herrn SCHNEEBERGER (Frankfurt) für die Abbildungen:
224 a, 231, 232;
Herrn SCHNELLBÄCHER (Frankfurt) für die Abbildungen:
219–222, 225–227, 229, 235, 236, 242, 246, 247;
Frl. SUTT (München) für die Abbildungen:
262, 285.

Allgemeine Anatomie des Menschen

1. Bauplan

1. Gestalt

Als **Gestalt** bezeichnet man die *äußere Form,* das Erscheinungsbild eines Organismus oder seiner Teile, als **Struktur** das *innere Gefüge* (vom makroskopischen bis zum submikroskopischen Bereich).

Der *Bau des menschlichen Körpers* wird bestimmt durch den *Wirbeltierbauplan* sowie durch die *säugetiertypischen Merkmale.* Er erhält seine spezifische Prägung durch die für den *Menschen typischen Baueigentümlichkeiten,* die sich aus der Aufrichtung des Körpers – mit der Fähigkeit zu zweifüßigem (bipedem) Gehen und Stehen – sowie aus der mächtigen Entfaltung der Endhirnhemisphären ergaben.

Wirbeltiertypisch sind beim Menschen u. a. die bilaterale Symmetrie, die regionale Gliederung des Körpers, die embryonale Anlage serial angeordneter Schlundtaschen, die frühembryonale Entwicklung einer Rückensaite, *Notochorda* (Chorda dorsalis), als Achsenskelett und ihr Ersatz durch die knöcherne Wirbelsäule, die Lagebeziehungen zwischen Zentralnervensystem und Achsenskelett, die Ausbildung großer Sinnesorgane, das knöcherne Skelett sowie die metamere Gliederung der Leibeswandmuskulatur und – in Abhängigkeit davon – der Nerven, der Gefäße und des Skeletts der Leibeswand.

Säugetiertypisch sind u. a. die Ausbildung eines sekundären Kiefergelenks, der Aufbau eines einheitlichen – aus Ersatz- und Deckknochen gebildeten – Schädeldaches, die Entwicklung muskularisierter Lippen und Wangen sowie einer spezialisierten Hautdrüse, der Milchdrüse, die Organisation des Kreislaufsystems (Warmblütigkeit mit Ausbildung eines beim Menschen allerdings bereits wieder rudimentären Haarkleids), die vorgeburtliche Entwicklung im Mutterleib (unter Aufbau eines Mutterkuchens, *Placenta*) sowie und vor allem die spezifische Ausgestaltung des Endhirns mit der Dominanz eines neuen Typs der Großhirnrinde, des *Neopallium.*

Für den *Menschen typisch* ist die Aufrichtung des Körpers; sie bedingt u. a. die lordotische Krümmung der Lendenwirbelsäule, die querovale Form des Brustkorbs, die breit ausladenden Hüftbeine, die mit dem Kreuzbein ein ringförmig geschlossenes, fest in die Rumpfwand eingelassenes Bekken bilden, und die typischen Wölbungen des menschlichen Fußes. Mit der gleichzeitigen Vergrößerung der Endhirnhemisphären zum Großhirn nimmt die Kapazität des Hirnschädels zu. Das große Hinterhauptsloch, *Foramen magnum,* mit dem sich die Schädelhöhle zum Wirbelkanal hin öffnet, hat sich nach basal verlagert. Der Arm ist zum Greiforgan umgestaltet. Die Beine tragen die Körperlast, sie allein dienen der Fortbewegung. Durch die Vergrößerung des Hüftbeins und die Abwinkelung von

Darm- und Sitzbein werden die Voraussetzungen dafür geschaffen, daß die kleinen Gesäßmuskeln das Becken (und damit den Stamm) auch bei Stand auf einem Bein ausbalancieren können. Das Schwerelot verläuft beim aufrecht stehenden Menschen nicht weit vor der Wirbelsäule und nahe dem Hüftgelenk (Abb. **166c**), so daß das Gleichgewicht mit geringer Muskelkraft erhalten werden kann.

Ein typisches Merkmal des Menschen ist die Ausbildung eines Gesäßes und seine Abgrenzung durch die Gesäßfurchen. Die Umkonstruktion des Beckens in der menschlichen Stammesgeschichte muß nicht nur der veränderten Statik und der geänderten Lokomotion genügen, sondern gleichermaßen – beim weiblichen Bekken – einen für den relativ großen Kopf des menschlichen Neugeborenen hinreichend dimensionierten Geburtskanal liefern.

a) Gliederung des menschlichen Körpers

Regionale Gliederung in Körperabschnitte. Am menschlichen Körper unterscheidet man

- den **Stamm,** bestehend aus **Kopf,** *Caput,* **Hals,** *Collum,* und **Rumpf,** *Truncus,* sowie
- die paarigen **oberen** und **unteren Gliedmaßen,** *Extremitäten.*

Der **Rumpf** läßt sich in **Brust,** *Thorax,* und **Bauch,** *Abdomen,* gliedern. Die untere Abteilung des Rumpfes, zu deren Wandaufbau Teile der Leibeswand und der unteren Extremitäten beitragen, wird meist als *Becken, Pelvis,* abgegrenzt. Die nach hinten gerichtete Partie von Hals und Rumpf wird als *Rücken, Dorsum,* bezeichnet.

Das Skelett des **Kopfes,** der *Schädel, Cranium,* umschließt die *Schädelhöhle, Cavitas cranii,* die das Gehirn beherbergt. Von der Brustwand wird der *Brustraum, Cavitas thoracis,* von Bauch- und Beckenwand der *Bauchraum, Cavitas abdominalis,* eingeschlossen.

Der **Brustraum** (Abb. **33**) wird vom Bauchraum durch das Zwerchfell getrennt. Er beherbergt rechte und linke *Pleurahöhle, Cavitas pleuralis,* sowie den *Mittelfellraum, Mediastinum.* Jede Pleurahöhle wird von einer serösen Haut, *Pleura parietalis,* ausgekleidet und enthält die (rechte bzw. linke) Lunge, die vom viszeralen Pleurablatt, *Pleura visceralis,* umhüllt ist. Im Mediastinum liegt die *Herzbeutelhöhle, Cavitas pericardialis,* die das Herz einschließt.

Im **Bauchraum** (Abb. **33** u. **34**) grenzt das *Bauchfell, Peritoneum,* mit seinem parietalen Blatt, *Peritoneum parietale,* die *Peritonealhöhle, Cavitas peritonealis,* ab. Sie beherbergt die (fast) allseitig vom viszeralen Blatt des Bauchfells, *Peritoneum viscerale,* umkleideten Abschnitte des Darmrohrs, die Leber und die Milz. An einigen Stellen ist die dünne Bindegewebsschicht zwischen Bauchwand und parietalem Peritoneum zu einem mächtigen Organlager verdickt. Man bezeichnet diesen außerhalb der Peritonealhöhle gelegenen Teil des Bauchraums als *Extraperitonealraum, Spatium* *extraperitoneale,* und unterscheidet je nach Lage ein *Spatium retroperitoneale* (hinter dem Peritonealraum; es enthält u. a. Nieren und Nebennieren) und ein *Spatium retropubicum* (hinter der Schambeinfuge, vor der Harnblase).

Der **Beckenraum,** *Cavitas pelvis,* setzt den Bauchraum nach unten bis zum Beckenboden fort. In der topographischen und angewandten Anatomie wird aus praktischen Gründen die unterhalb der Linea terminalis gelegene Abteilung der Cavitas abdominalis (Peritonealhöhle + extraperitonealer Raum) als Raum des kleinen Beckens, meist abgekürzt als *kleines Becken,* bezeichnet und gesondert dargestellt. Die an der Beckenwand und am Beckenboden »verankerten« Organe bilden die *Beckeneingeweide.*

Funktionelle Gliederung in Organsysteme. Der vorstehenden *regionalen Gliederung* in Körperabschnitte läßt sich eine *funktionelle* Gliederung in *Organsysteme* gegenüberstellen.

Organe sind (höhere) Funktionseinheiten, die – aus mehreren Geweben zusammengesetzt – eine bestimmte Gestalt und Struktur besitzen und spezifische Aufgaben erfüllen. Organe, die beim Ablauf komplexer Funktionen zusammenarbeiten, kann man zu *Apparaten* und *Systemen* zusammenfassen.

Da ein und dasselbe Organ stets bei einer Reihe verschiedenartiger Prozesse mitwirkt (z. B. ein Skelettmuskel bei Haltung und Bewegung von Skeletteilen, beim Stoffwechsel und bei der Wärmeproduktion), wird eine solche Zusammenstellung stets etwas willkürlich und vereinfachend sein; doch erleichtert sie das Verständnis für den Aufbau des menschlichen Körpers.

Man kann folgende Apparate und Systeme unterscheiden:

Bewegungsapparat
passiver Anteil: Skelett und Skelettverbindungen
aktiver Anteil: Skelettmuskulatur

Eingeweide
Stoffwechselapparat
  Kreislaufsystem
  Endokrines System
  Verdauungssystem
  Atmungssystem
  Harnsystem }
Genitalapparat } Urogenitalapparat
  Fortpflanzungssystem }

Kommunikationsapparat
  Nervensystem
  Sinnesorgane
  Haut

Stoffwechsel- und Genitalapparat bezeichnet man als *Eingeweide.* Anatomisch versteht man darunter (etwa) die in Brust- und Bauchraum gelegenen Organe (oder

Teile von Organsystemen) mit ihren Verbindungen zur Außenwelt und zur Körperperipherie. Unter physiologischen Aspekten könnte man als Eingeweide die Organsysteme bezeichnen, die dem Aufbau und der Erhaltung einerseits des Individuums, andererseits der Art dienen.

Gliederung des Stoffes in »Allgemeine Anatomie« und »Spezielle Anatomie«. Bei der Darstellung der Anatomie des Menschen kann entweder mehr die regionale Gliederung, *topographische Anatomie,* oder mehr die funktionelle Gliederung, *funktionelle Anatomie,* im Vordergrund stehen. Da der Arzt häufig die Anatomie eines ganzen Körperteils in seine Erwägungen einbeziehen muß, gilt die Topographische Anatomie als die eigentliche *ärztliche* Anatomie.

Der optimale, klassische Anatomieunterricht ging früher schrittweise vor. Auf die Lehre von den drei »Systematiken«, *Bewegungsapparat, Eingeweide, Nervensystem,* folgte – als »Krönung« und Zusammenfassung – die *Topographie.* Die zeitliche Beschränkung des anatomischen Unterrichts erlaubt zumeist nicht mehr, das Anatomiestudium in dieser Form zu betreiben. Diesem Umstand trägt die Gliederung der beiden Bände Rechnung.

Im Teil *Spezielle Anatomie* (2. Teil des 1. Bands und 2. Band) steht die *topographisch orientierte Anatomie* im Mittelpunkt der Darstellung. Eine topographische Anatomie setzt aber Kenntnisse in der systematischen Anatomie voraus. Soweit bei der topographisch orientierten Anatomie ein Organ allein oder weitgehend einer bestimmten Körperregion zuzuordnen ist (z.B. die Leber der Bauchregion), kann der organeigene systematische Aufbau im Rahmen der topographischen Darstellung besprochen werden. In den Fällen aber, in denen Kenntnisse in funktioneller (systematischer) Anatomie regionenübergreifend erforderlich sind, wird diese Voraussetzung im Teil *Allgemeine Anatomie* geschaffen.

Bewegungsapparat, Blut- und Lymphgefäße, Nerven und Haut kommen in allen Körperregionen vor, sind also hinsichtlich der Erörterung ihres systematischen Aufbaus keiner Region allein zuzuordnen. Sie werden deshalb in der *Allgemeinen Anatomie* dargestellt. Schleimhäute und seröse Häute sowie Drüsen sind Bestandteile mehrerer Systeme der Eingeweide (endokrines System, Verdauungs-, Atmungs-, Harn- und Fortpflanzungssystem). Zwar treten Schleimhäute, seröse Häute und Drüsen jeweils in systemspezifischer (organeigener) Gestalt und Funktion auf, doch wird das systemübergreifende Allgemeine in der *Allgemeinen Anatomie* besprochen, um Wiederholungen zu vermeiden.

Der Teil *Allgemeine Anatomie* liefert somit die für das Verständnis des Teils *Spezielle Anatomie* unerläßlichen, aber dort nicht abzuhandelnden systematisch-anatomischen Voraussetzungen. Da die systematische Anatomie nur zum Teil Regionen übergreift, enthält der Teil *Allgemeine Anatomie* die Systematik in *ausgewählten Kapiteln,* die nicht die gesamte systematische Anatomie widerspiegeln. Ein Gesamtbild der systematischen *und* der topographischen Anatomie des Menschen vermitteln erst beide Teile zusammen.

b) Achsen und Ebenen
Lage- und Richtungsbezeichnungen

Durch den menschlichen Körper und seine Teile lassen sich beliebig viele Achsen legen. Man kann den Körper unter verschiedenen Winkeln in beliebig vielen Ebenen schneiden. Für eine standardisierte Betrachtungsweise verwendet man als »Raumkoordinaten« drei senkrecht aufeinander stehende Hauptachsen und die durch sie bestimmten Ebenen (Abb. **1**).

Man unterscheidet
- eine *longitudinale Achse,* die in Längsrichtung des aufrecht stehenden Menschen verläuft und senkrecht auf die Standfläche trifft,
- eine *transversale Achse,* die quer durch den Körper zieht und einander entsprechende Punkte beider Seiten verbindet,
- eine *sagittale Achse,* die – senkrecht zu den beiden vorgenannten Achsen – durch vordere und hintere Körperwand in Richtung eines senkrecht auf den Körper gerichteten Pfeils verläuft.

Als *Sagittalebenen* bezeichnet man alle vertikalen Ebenen des menschlichen Körpers, die sagittal gestellt sind.

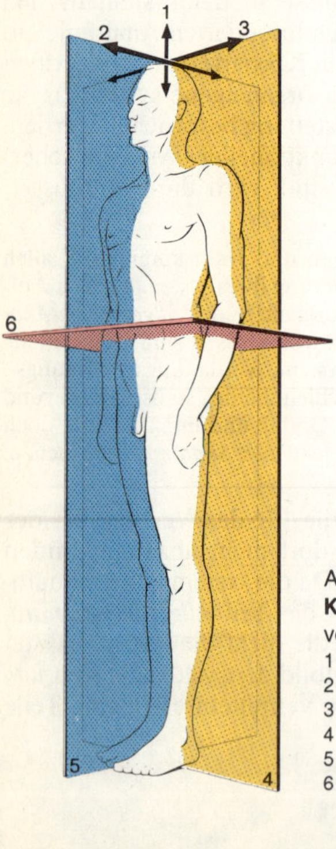

Abb. 1. **Hauptachsen und -ebenen des menschlichen Körpers** – Bilaterale Symmetrie, Ansicht von links und vorn
1 longitudinale Achse
2 sagittale Achse
3 transversale Achse
4 Frontalebene
5 Medianebene
6 Transversalebene

Die *Medianebene* ist jene Sagittalebene, die den Körper in zwei seitengleiche Hälften teilt.

Transversalebenen sind alle Querschnittsebenen des Körpers. (Sie werden jeweils durch eine transversale und eine sagittale Achse bestimmt.)

Frontalebenen liegen parallel zur Stirnfläche und stehen damit senkrecht zu den beiden vorgenannten Ebenen.

Zur *Kennzeichnung der Lage oder der Richtung* von Bauteilen des Körpers werden bestimmte Termini verwendet. Es bedeuten

am Stamm:

kranial oder superior, -ius	zum Kopfende hin
kaudal oder inferior, -ius	zum Steißende hin
ventral oder anterior, -ius	zur Vorderfläche (Bauchseite) hin
dorsal oder posterior, -ius	zur Rückenfläche hin
medial	zur Medianebene hin
median	in der Medianebene
lateral	von der Medianebene weg
zentral	zum Körperinnern hin
peripher	zur Körperoberfläche hin
profundus, -a, -um	tief
superficialis, -e	oberflächlich

an den Extremitäten:

proximal	zum Rumpf hin
distal	zum Extremitätenende hin
radial	zur Speichenseite (Daumenseite) hin
ulnar	zur Ellenseite (Kleinfingerseite) hin
tibial	zur Schienbeinseite (Großzehenseite) hin
fibular	zur Wadenbeinseite (Kleinzehenseite) hin
palmar	zur Handfläche hin
plantar	zur Fußsohle hin
dorsal	zum Hand-, Fußrücken hin

Bei der Bezeichnung der Lage geht man jeweils von einem Bezugspunkt aus: »Die Speiseröhre liegt dorsal von der Luftröhre, aber ventral von der Wirbelsäule.« Zur Kennzeichnung einer Verlaufsrichtung hängt man meist an den entsprechenden Terminus die Silbe »-wärts« an: »Die Speiseröhre zieht im Mediastinum kaudalwärts (nach kaudal).«

Als **Abkürzungen** werden u. a. verwendet:

A. = Arteria	Lig. = Ligamentum (Band)
V. = Vena	Proc. = Processus (Fortsatz)
N. = Nervus	♂ Mann, männlich
R. = Ramus (Ast)	♀ Frau, weiblich
M. = Musculus	

Zur Pluralbildung wird der (letzte) Buchstabe verdoppelt: Aa. = Arteriae; Ligg. = Ligamenta.

c) Körpergewicht, Körpergröße, Proportionen

Das **Körpergewicht** des reifen menschlichen Neugeborenen, *Neonatus,* variiert meist zwischen 3000 und 4000 g. Der Mittelwert liegt bei 3480 g.

In seltenen Fällen beträgt auch bei termingerechter Geburt das Körpergewicht nur um 2500 g, in etwa 10% der Fälle dagegen über 4000 g. Neugeborene Knaben sind im Mittel etwa 100 g schwerer und 1 cm größer als neugeborene Mädchen.

Nach Abschluß des Wachstums beträgt das mittlere Körpergewicht bei 18- bis 19jährigen ♂ Jugendlichen in der Bundesrepublik Deutschland 67,5 kg ± 14,5 kg (= ± 2 σ), bei 17- bis 18jährigen ♀ Jugendlichen 59 kg ± 12,5 kg.

Die mittlere **Körpergröße** (Abb. **2**) wird für neugeborene Knaben mit 51,5 cm ± 3,5 cm, für 18- bis 19jährige ♂ Jugendliche mit 177 cm ± 13 cm, für ♀ Jugendliche mit 167 cm ± 11 cm angegeben.

Das *Körpergewicht* hängt von der Körpergröße (Abb. **3**), dem Ernährungszustand und der Funktion der endokrinen Drüsen ab. Der Einfluß des Alters auf das Körpergewicht ist gering. Die *Körpergröße* wird – stärker als das Körpergewicht – von genetischen Faktoren bestimmt.

Extremwerte sind meist durch Unter- oder Überfunktion endokriner Drüsen (Hirn-

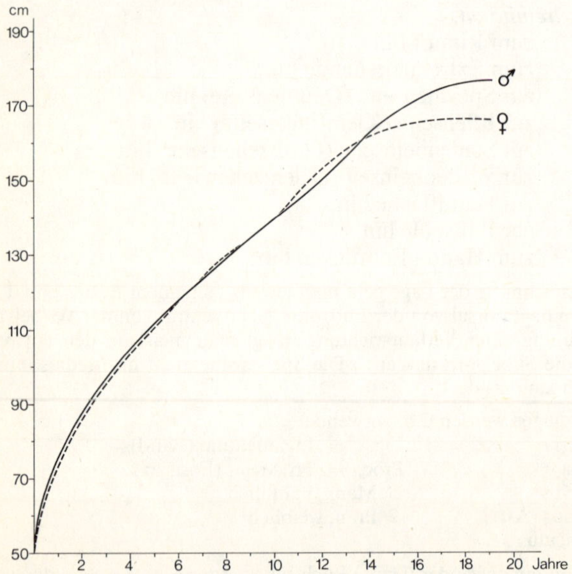

Abb. 2 **Mittlere Körpergröße von Knaben** (♂) **und Mädchen** (♀) (Meßwerte nach *Kunze*)

anhangsdrüse, Schilddrüse, Keimdrüsen) bedingt. Als Faustregel gilt, daß das Körpergewicht (ausgedrückt in kg) beim erwachsenen (adulten) Mann nicht mehr betragen soll als die Körpergröße in cm minus 100, bei der Frau (grazilerer Körperbau) etwas weniger.

Bei *Minderwuchs* (Kleinwuchs), *Mikrosomie,* liegt die Körpergröße zwischen Mittelwert – 1 σ und Mittelwert – 3 σ. Nach Abschluß des Wachstums entspricht dies bei Männern dem Größenbereich zwischen 170,5 und 157,5 cm, bei Frauen zwischen 161,5 und 150,5 cm. Bei *Zwergwuchs, Nanosomie,* ist die Körpergröße geringer als der Mittelwert – 3 σ, sie liegt demnach unter 157,5 cm (♂) bzw. unter 150,5 cm (♀). Als *Hochwuchs, Makrosomie,* bezeichnet man eine Körperlänge zwischen Mittelwert + 1 σ und Mittelwert + 3 σ. Eine darüber hinausgehende Körpergröße nennt man *Riesenwuchs, Gigantismus.* Hochwuchs liegt demnach vor, wenn Männer zwischen 183,5 und 196,5 cm, Frauen zwischen 172,5 und 183,5 cm messen. Bei einer Körpergröße von über 196,5 cm (♂) bzw. über 183,5 cm (♀) spricht man von Riesenwuchs.

Akzeleration. Seit Mitte des 19. Jahrhunderts wird eine *Wachstumsbeschleunigung, Akzeleration,* beobachtet. Sie geht einher mit höheren Geburtsmaßen, Beschleunigung des Entwicklungstempos, Vorverlegung der Pubertät und gesteigerten Endgrößen. Maßgebliche Ursache der Akzeleration sollen die positiv veränderten Lebensbedingungen sein, die auf den menschlichen Organismus einwirken.

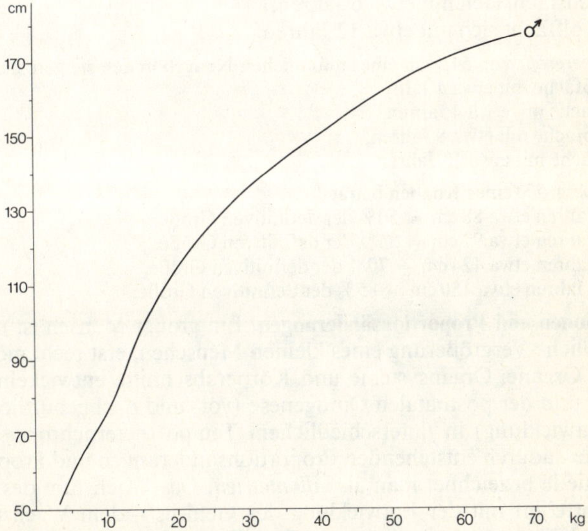

Abb. 3 **Beziehungen zwischen Körpergröße und Körpergewicht bei Knaben in der postnatalen Ontogenese** (Meßwerte nach *Kunze*)

Das **Wachstum,** das bei Mädchen mit 17 bis 18 Jahren, bei Knaben mit 18 bis 19 Jahren abgeschlossen ist, vollzieht sich in Wachstumsschüben, die genetisch fixiert sind und (in begrenztem Maße) durch Umwelteinflüsse modifiziert werden können.

Das Wachstumstempo ist hoch im 1. Lebensjahr (speziell im 1. Halbjahr). Vom 3. bis 10. (♀) bzw. 12. (♂) Lebensjahr bleibt das *absolute* Wachstum ziemlich konstant (pro Jahr Größenzunahme um 5–6 cm, Gewichtszunahme etwa 2,5 kg), das *relative* Wachstum nimmt ab. Um das 6. Lebensjahr kann eine deutlichere Wachstumshemmung eintreten. Ein neuer Wachstumsschub (»Präpubertätswachstum«, Reifewachstum) vollzieht sich bei Mädchen etwa zwischen 10. und 12., bei Knaben zwischen 12. und 14. Lebensjahr.

Die *Geschlechtsreife* tritt in Mitteleuropa bei Mädchen etwa mit 12–13 Jahren, bei Knaben mit 14–15 Jahren ein. Die *Pubertät* umfaßt den Zeitraum von der beginnenden Ausbildung der sekundären Geschlechtsmerkmale (→ S. 13) bis zur Geschlechtsreife und dauert etwa 4 Jahre. Die erste Menstruation bezeichnet man als *Menarche.*

Leicht zu merken sind folgende Angaben zur Entwicklung von Körpergewicht und -größe, wobei man allerdings die individuelle Variabilität in Rechnung setzen muß.

Das *Geburtsgewicht* von 3500 g eines männlichen Neugeborenen
- verdoppelt sich mit knapp 6 Monaten,
- verdreifacht sich mit etwa 12 Monaten,
- versechsfacht sich mit etwa 6 Jahren,
- verzwölffacht sich mit etwa 12 Jahren.

Die *Körpergröße* von 51,5 cm eines männlichen Neugeborenen steigert sich auf
- das 1,5fache mit etwa 1 Jahr,
- das 2fache mit etwa 4 Jahren,
- das 2,5fache mit etwa 8 Jahren,
- das 3fache mit etwa 13 Jahren.

Die *Körpergröße* eines Knaben beträgt
- mit 2 Jahren etwa 88 cm = 50% der definitiven Größe,
- mit 3 Jahren etwa 97 cm = 55% der definitiven Größe,
- mit 7 Jahren etwa 124 cm = 70% der definitiven Größe,
- mit 12 Jahren etwa 150 cm = 85% der definitiven Größe.

Proportionen und Proportionsänderungen. Ein großer Mensch ist nicht die maßstäbliche Vergrößerung eines kleinen Menschen, erst recht nicht eines Kindes. Organe, Organsysteme und Körperabschnitte entwickeln sich in der prä- und der postnatalen Ontogenese (vor- und nachgeburtliche Individualentwicklung) in unterschiedlichem Tempo (heterochrones Wachstum). Die dadurch entstehenden Proportionsänderungen und Proportionsunterschiede bezeichnet man als *Allometrien.* Das Wachstum des Kopfes eilt – korreliert mit der Entwicklung des Gehirns – dem Wachstum der übrigen Körperabschnitte voraus. Das Extremitätenwachstum beginnt zunächst zögernd und hält dafür länger an.

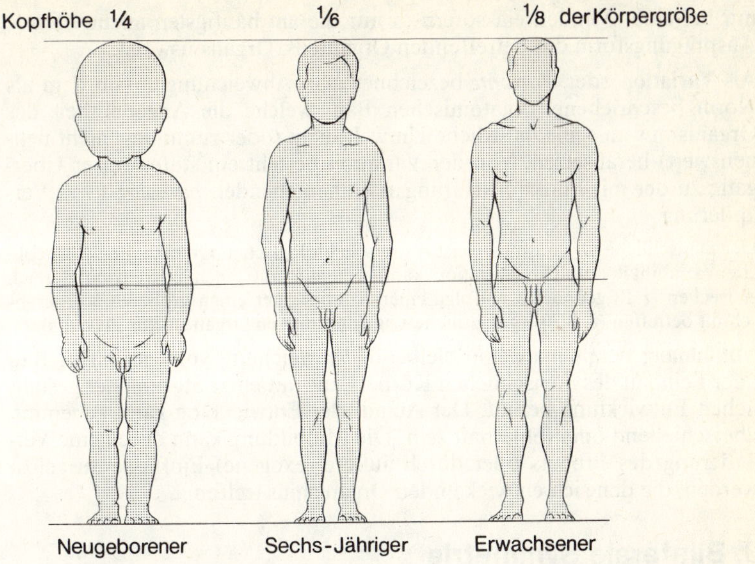

Abb. 4 **Proportionen und Proportionsänderungen in der postnatalen Ontogenese** (modifiziert nach *Stratz*)

Die Kopfhöhe macht beim Neugeborenen etwa ¼, beim 6jährigen Kind etwa ⅙ und beim Adulten etwa ⅛ der gesamten Körperlänge aus (Abb. **4**). Die Körpermitte liegt beim Neonatus etwa in Nabelhöhe, beim 6jährigen in halber Höhe zwischen Nabel und Schambeinfuge, bei der adulten Frau am Oberrand, beim erwachsenen Mann am Unterrand der Schambeinfuge.

Länge des Stamms und Länge der unteren Extremität (speziell des Schenkelbeins) sind allerdings nicht streng korreliert; daher gibt es »Stehriesen« und »Sitzriesen«.

Die Beine sind beim Neugeborenen kürzer, beim Erwachsenen deutlich länger als die Arme. Kopf- und Brustumfang stimmen beim Neonatus etwa überein (35 cm), beim Adulten differieren sie erheblich (56–60 cm bzw. über 75 cm).

2. Norm, Variabilität, Mißbildung

Norm. In diesem Lehrbuch wird die *normale* Anatomie, d. h. der Bau des *gesunden* menschlichen Körpers, beschrieben. Als *Norm* gilt jeweils die *typische* Gestalt, die typische Struktur, d. h. die am *häufigsten* beobachtete Baueigentümlichkeit (statistische Norm). Das als Norm gekennzeichnete Merkmal kann bei allen gesunden Menschen in der beschriebenen Weise ausgebildet sein, es kann sich bei einer Mehrheit finden oder aber auch nur bei einer Minderheit, sofern es nur die am häufigsten anzutreffende Ausprägungsform des betreffenden Organteils, Organs usw. ist.

Als **Variation** oder *Variante* bezeichnet man Abweichungen von dem als Norm beschriebenen anatomischen Bau, welche die Angepaßtheit des Organismus an seine natürliche Umwelt nicht (oder zumindest nicht nennenswert) herabsetzen. Von der Variation besteht ein stufenweiser Übergang zu der mit Funktionsstörungen einhergehenden *pathologischen* Veränderung.

Der menschliche Organismus weist – wie alle biologischen Objekte – eine erhebliche Variabilität auf. Die Variation kann sich nur auf einen begrenzten Bereich erstrecken (z. B. geänderte Astfolge einer Arterie) oder einen größeren Körperabschnitt betreffen (z. B. spiegelbildliche Lage der inneren Organe, Situs inversus).

Mißbildung nennt man eine bleibende Abweichung vom normalen Bau oder Feinbau des menschlichen Körpers, die auf einer Störung der gestaltlichen Entwicklung beruht. Der Ablauf der Entwicklung kann gehemmt, überschießend oder fehlerhaft sein. Die Mißbildung kann durch eine Veränderung des Erbguts oder durch äußere (exogene) Einflüsse ausgelöst werden, die den sich entwickelnden Organismus treffen.

3. Bilaterale Symmetrie

Der menschliche Körper scheint auf den ersten Blick spiegelbildlich symmetrisch gebaut (Abb. **1**). Eine genauere Betrachtung zeigt, daß die *bilaterale Symmetrie,* ein typisches Wirbeltiermerkmal, beim Menschen jedoch nicht streng verwirklicht ist. Selbst die paarigen Extremitäten sind nur scheinbar symmetrisch.

Bei Rechtshändern ist der rechte Arm muskelkräftiger und schwerer, das linke Bein oft geringgradig länger. Die Gesichtshälften sind keineswegs spiegelbildlich völlig gleich. Ergänzt man durch Fotomontage in einer En-face-Aufnahme eine Gesichtshälfte durch dieselbe, aber seitenverkehrt kopierte Gesichtshälfte, so entsteht ein anderes, »fremd« erscheinendes Gesicht. Zahlreiche unpaare Organe, wie Herz, Magen, Leber, Milz, Dünn- und Dickdarm, liegen mehr oder weniger exzentrisch. Selbst paarige Organe (wie Lungen, Nieren oder Nebennieren) zeigen Asymmetrie der Form oder der Lage. Die bilaterale Symmetrie ist am menschlichen Körper nur insoweit verwirklicht, als es die Aufrechterhaltung des Gleichgewichts beim bipeden Stehen und Gehen erfordert.

4. Metamerie der Leibeswand und Branchiomerie

Als *Metamerie der Leibeswand* bezeichnet man den Aufbau der Rumpfwand aus im Prinzip gleichartigen, in kraniokaudaler Richtung einander folgenden Teilstücken *(Metameren),* die jeweils aus einem Muskelsegment samt der zugehörigen Gefäß- und Nervenversorgung, einem Segment des Achsenskeletts und einem Hautsegment bestehen.

Im Halsbereich ist diese metamere Gliederung postnatal noch in den kurzen Nakkenmuskeln und der Halswirbelsäule verwirklicht. Leibeshöhle samt Inhalt sind nie metamer gegliedert. Ebensowenig läßt der Feinbau des Zentralnervensystems eine primäre Segmentierung erkennen.

Die schlängelnden Rumpfbewegungen primitiver Wirbeltiere erfordern eine segmental gegliederte Rumpfwandmuskulatur und eine entsprechende Segmentierung des Achsenskeletts. Auch beim Menschen sind die Anlagen, Blasteme, für die ortsständige, autochthone Rumpfwandmuskulatur und die Elemente des Achsenskeletts segmental gegliedert. Diese primäre Metamerie der Rumpfwandmuskulatur führt zur Ausbildung von *Segmentalgefäßen* (Aa. und Vv. intercostales und lumbales) und von *Segmentalnerven* (Nn. spinales) (Abb. **25** u. **49**). Sie bedingt sekundär die Segmentierung des Achsenskeletts.

Der metamere Aufbau der Leibeswand wird in einigen Bereichen dadurch verdeckt, daß sich während der Embryonalentwicklung segmentale Muskeln zu größeren Muskelindividuen vereinigen (lange Rückenmuskeln, Bauchmuskeln, ventrale Halsmuskeln) und Muskeln der oberen Extremität auf die Rumpfwand übergreifen. Die unisegmentalen kurzen Rückenmuskeln und die Zwischenrippenmuskeln, die Segmentalgefäße und die Segmentalnerven sowie die segmentale Gliederung der Wirbelsäule und der Rippen lassen jedoch die Metamerie der Leibeswand auch beim Erwachsenen noch erkennen.

Unter *Branchiomerie* versteht man die seriale, kraniokaudal gerichtete Abfolge bestimmter Bauelemente des Kiemendarms (Schlunddarms) bei der Kopf- (und Hals-)bildung der Wirbeltiere, z. B. die embryonale Ausbildung von Kiemenbogen, Schlundtaschen und Kiemenfurchen. Branchiomerie und Metamerie der Leibeswand erfolgen unabhängig voneinander, auch wenn sich im Grenzbereich Somiten (dorsal) und Schlundtaschen (ventral) übereinander schieben und deshalb im gleichen Querschnitt liegen. Die Branchiomerie führt – vorübergehend oder dauernd – ebenfalls zur Ausbildung segmentaler Bauteile (Kiemenbogen = Branchialbogen, Branchialmuskeln, Kiemenbogenarterien, Branchialnerven). Die seriale Abfolge der Branchialnerven hat jedoch nichts mit der segmentalen Anordnung der Spinalnerven zu tun. Kopf und Rumpf sind verschieden organisiert. Kopfbildung, *Kephalogenese,* und Rumpfbildung, *Notogenese,* sind zwei voneinander prinzipiell unabhängige Prozesse.

5. Primäre und sekundäre Geschlechtsmerkmale

Primäre Geschlechtsmerkmale sind die während der vorgeburtlichen Entwicklung gebildeten *primären Geschlechts**organe*** (Hoden, Eierstock) und die *sekundären Geschlechts**organe*** (ableitende Geschlechtswege + äußere Geschlechtsorgane).

Sekundäre Geschlechtsmerkmale entstehen während der Pubertät. Man bezeichnet sie auch als *akzessorische Geschlechtsorgane* und versteht darunter geschlechtsdifferente Merkmale und Baueigentümlichkeiten (in verschiedenen Körperabschnitten), die nichts unmittelbar mit den Sexualfunktionen zu tun haben. Unmittelbar eingeleitet wird die Bildung der sekundären Geschlechtsmerkmale durch vermehrte Ausscheidung von Hormonen der Hirnanhangsdrüse (Gonadotropine), welche die Hormonbildungsstätten in den Keimdrüsen stimulieren und eine erhöhte Androgen- oder Östrogenproduktion bewirken.

Auffälligstes sekundäres Geschlechtsmerkmal der Frau sind die Brustdrüsen, zwischen denen sich die Medianfurche der Brustwand zum Busen vertieft. Zwischen Mann und Frau bestehen außer typischen Größen- auch Proportionsunterschiede. Skelett und Skelettmuskulatur sind beim Mann kräftiger entwickelt, die vermehrte Einlagerung subkutanen Fettgewebes läßt den weiblichen Körper rundlicher, weicher erscheinen. Auffällig sind die stärkere Gesichtsbehaarung des Mannes, die unterschiedliche Ausbildung und Begrenzung der Körperbehaarung und der beim Mann stärker hervortretende »Adamsapfel«.

Das weibliche Becken ist niedriger, breiter als das männliche, der Schambeinwinkel gerundet und größer als 90° (Abb. **118**). Der Rumpf ist beim Mann im Schulterbereich breit, in Hüfthöhe deutlich schmäler, während bei der Frau Schulter- und Hüftbreite einander eher entsprechen.

6. Körperbautypen

Jeder Mensch besitzt einen einmaligen, individuellen Körperbau. Es zeigte sich jedoch, daß bestimmte körperliche Merkmale beim gleichen Individuum häufig kombiniert sind. Eine Katalogisierung derartiger gemeinsam auftretender Baueigentümlichkeiten erlaubt es, *Körperbautypen* aufzustellen und somit die individuelle Vielfalt in Gruppen zu ordnen. Eine solche Kombination körperlicher Merkmale soll nach KRETSCHMER mit bestimmten Charaktereigenschaften und bestimmten seelischen Eigentümlichkeiten verknüpft sein. Der Körperbautyp ist danach das morphologische Substrat der *Konstitution,* d. h. der körperlich-geistig-seelischen Verfassung einer bestimmten Gruppe von Menschen, die aufgrund einer Reihe übereinstimmender Körpermerkmale zusammengefaßt wurde. Die Grundlagen der Konstitution werden durch genetische Faktoren festgelegt, die in einem bestimmten Zeitpunkt bestehende individuelle Ausprägung wird – innerhalb der für das jeweilige Individuum typischen Reaktionsmöglichkeiten – durch Umweltfaktoren bestimmt.

Der Begriff »Konstitution« wird in den verschiedenen Fächern und von den verschiedenen Autoren unterschiedlich definiert. In der Klinik wird er häufig im Sinne von »Disposition« (Krankheitsbereitschaft) gebraucht.

Für den Arzt ist die Kenntnis der Konstitution eines Patienten von großer Bedeutung. Eine mit Hilfe äußerer Merkmale durchzuführende Zuordnung eines Patienten zu einem bestimmten Körperbautyp könnte dem Arzt auch Hinweise auf die geistig-seelische Grundstruktur dieses

Patienten geben. Schwierigkeiten bereitet eine eindeutige Zuordnung zu einem bestimmten Körperbautyp jedoch deshalb, weil die meisten Menschen Mischtypen darstellen.

Unter Einbeziehung unterschiedlicher Kriterien wurde von verschiedenen Autoren eine Reihe von Systemen entwickelt, um Körperbautypen abzugrenzen. Eine große Verbreitung fand die Einteilung von KRETSCHMER, der folgende drei Haupttypen unterscheidet:

- *leptosomer Typ:* schmalwüchsig, mager, lange, schlanke Arme und Beine, schlanker (magerer) Hals, schmales Gesicht (die Extremform mit im Verhältnis zur Größe sehr geringem Körpergewicht wird als *asthenischer Typ* bezeichnet);
- *athletischer Typ:* grober Knochenbau, kräftige Muskulatur, breite Schultern, kräftiger Hals mit kräftig entwickeltem M.trapezius;
- *pyknischer Typ:* gedrungene Gestalt, geräumiger Brustkorb, Neigung zu Fettansatz, kurzer Hals, breites Gesicht.

2. Bewegungsapparat

Knöcherne und knorpelige Skelettelemente, die durch Bindegewebsstrukturen verbunden sind, bilden das Stützgerüst des Körpers, das **Skelett.** Seine Teile werden durch die **Skelettmuskulatur** bewegt oder in einer bestimmten Stellung oder Lage gehalten. Skelett und Muskelsystem fassen wir unter dem Oberbegriff **Bewegungsapparat** zusammen.

Der *passive Bewegungsapparat* besteht aus dem Skelett und den Skelettverbindungen, der *aktive Bewegungsapparat* aus der Skelettmuskulatur.

Die **Anzahl der Knochen** des menschlichen Körpers liegt über 200. Sie läßt sich nicht präzise angeben, da z. B. überzählige Knochen (→ Wirbel, S. 454) auftreten, in den Schädelnähten Nahtknochen entstehen oder sich akzessorische Knochen (z. B. Os trigonum) ausbilden können. Die übliche Vereinigung der beiden Stirnbeine kann unterbleiben. Die Zahl der Sesambeine variiert, und schließlich müßten im jugendlichen Röhrenknochen die noch nicht knöchern vereinigten Dia- und Epiphysen»knochen« getrennt gezählt werden.

Unter pathologischen Bedingungen kann auch an atypischer Stelle *heterotoper Knochen* gebildet werden (z. B. Reitknochen in den Adduktoren des Oberschenkels).

A. Elemente und Bauprinzipien des Skeletts

1. Baumaterialien des Skeletts

Die Skelettelemente bestehen beim Erwachsenen fast ausschließlich aus *Knochengewebe. Knorpelgewebe* überzieht lediglich die Gelenkenden der Knochen, bildet im brustbeinnahen Abschnitt der Rippen die Rippenknorpel, liefert als Teile des Nasenskeletts die Nasenknorpel und formt das knorpelige Ende des Schwertfortsatzes am Brustbein.

Eine bindegewebige Hülle umschließt wie ein Strumpf die Skelettelemente, ausgenommen die Gelenkknorpel. Sie wird am Knochen als *Knochenhaut, Periost,* am Knorpel als *Knorpelhaut, Perichondrium,* bezeichnet. Knochen- und Knorpelhaut dienen der Ernährung der Skelettgewebe, begrenzen die Skelettelemente und setzen sie mit der Umgebung in Verbindung.

Jeder Knochen läßt im Sägeschnitt eine Rindenschicht, *Substantia corticalis,* und ein davon eingeschlossenes Maschenwerk aus Knochenbälkchen, *Substantia spongiosa [Substantia trabecularis]* erkennen (Abb. **6a** u. **9**). Je nach Knochentyp variieren Dicke der Corticalis und Dichte der Spongiosa.

An der inneren Oberfläche wird das Knochengewebe von einer dünnen Schicht abgeplatteter Bindegewebszellen, *Endost*, bedeckt, die sowohl die Spongiosabälkchen bedeckt als auch Haverssche und Volkmannsche Kanäle (→ S. 18) auskleidet.

In den Maschenräumen liegt das *Knochenmark*. Makroskopisch sichtbare Öffnungen in der Corticalis, *Foramina nutricia*, lassen Blutgefäße, *Vasa nutricia*, und Nerven zu Knochenmark und Spongiosa treten.

Knochengewebe besteht aus *Knochenzellen, Osteozyten* (im Lamellenknochen 700–800/mm^2 Schnittfläche), und aus einer organischen verkalkten *Knochengrundsubstanz*.

Die Osteozyten stehen durch zahlreiche verzweigte Fortsätze, die ein Netzwerk bilden, miteinander in Kontakt. Die Knochenzellen liegen in Knochenhöhlen, ihre Fortsätze in Knochenkanälchen.

In die Grundsubstanz (= kollagene Fibrillen und organische Kittsubstanz [Glykosaminoglykane, Proteoglykane] sind Mineralsalze (vor allem Hydroxylapatit = komplexe Kalziumphosphorverbindung) eingelagert.

In der Trockensubstanz des ausdifferenzierten Knochens beträgt der Anteil organischen Materials etwa ein Drittel (vor allem Kollagen), der Anteil anorganischer Bestandteile etwa zwei Drittel.

Durch Einlegen in schwache Säuren lassen sich die Mineralsalze aus dem Knochen herauslösen. Als Reste der organischen Grundsubstanz bleiben die kollagenen Fibrillen sowie die geschrumpften Knochenzellen übrig. *Entkalkter Knochen* bewahrt die äußere Form, verliert jedoch seine Druckfestigkeit. Er ist biegsam und schneidbar. Entfernt man dagegen das organische Baumaterial durch Ausglühen (Kalzinieren), so bleibt die äußere Form im großen und ganzen ebenfalls erhalten. *Kalzinierter Knochen* ist jedoch glasartig spröde und zerbricht bereits bei geringem Druck.

Im embryonalen Knochen bilden die Kollagenfibrillen ein Flechtwerk: *Geflechtknochen* (Faserknochen). Bis zum Ende des 1. Lebensjahrzehnts wird dieser Geflechtknochen weitgehend umgebaut und durch den (vermutlich) mechanisch hochwertigeren *Lamellenknochen* ersetzt. Geflechtknochen bleibt nur im Bereich der Schädelnähte, des knöchernen Labyrinths und der Sehneneinstrahlungszonen erhalten.

Im *Lamellenknochen* (Abb. 5) sind die Kollagenfibrillen in einer Kittsubstanz zu etwa 5–10 µm dicken Lamellen zusammengefaßt, in denen sie annähernd parallel verlaufen. Steigungswinkel und Wicklungsrichtung der Fibrillen wechseln von Lamelle zu Lamelle. Baueinheit des Lamellenknochens – in typischer Weise ausgeprägt in der Compacta der langen Knochen – ist das *Osteon* (Haverssches System), die Gesamtheit aller *Haversschen Lamellen*, die (mehr oder weniger) konzentrisch um einen Knochenkanal, *Haversscher Kanal (Canalis centralis)*, angeordnet sind. Die Haversschen Kanäle (∅ etwa 20–200 µm) enthalten 1–2 Gefäße (Kapillaren oder postkapillare Venen, seltener Arteriolen) und bilden wie diese Gefäße ein spitzwinkelig verzweigtes Röhrenwerk.

Osteone sind somit keine allseitig abgegrenzten Baueinheiten, sondern (0,5– etwa 2 cm lange) Abschnitte eines zusammenhängenden Systems.

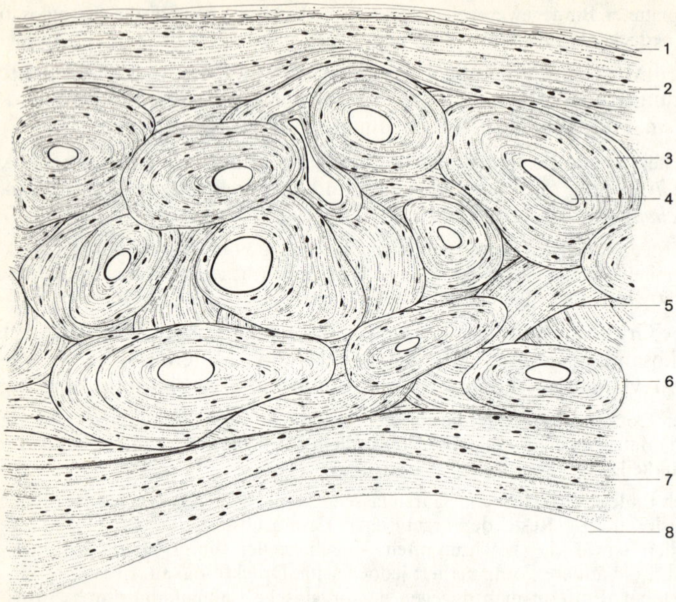

Abb. 5. **Querschnitt durch die Compacta eines langen Knochens**
1 Periost
2 äußere Generallamellen
3 Osteon (Haverssches System)
4 Haversscher Kanal
5 Schaltlamellen
6 Kittlinie
7 innere Generallamellen
8 Markhöhle

Der Raum zwischen den Osteonen wird durch Bruchstücke ehemaliger Haversscher Systeme, *Schaltlamellen,* abgegrenzt (Breccienbau des Knochens; Breccien = Gestein aus Gesteinstrümmern, die durch eine Kittmasse verbunden sind). Gegen die Oberfläche und gegen die Markhöhle wird das Gefüge aus Osteonen und Schaltlamellen von äußeren und inneren *Generallamellen* (Grundlamellen) eingefaßt.

Die äußeren Generallamellen verlaufen oberflächenparallel, umschließen jedoch nicht den ganzen Umfang des Knochens. Die inneren Generallamellen setzen sich in das Bälkchenwerk der Spongiosa fort. Kittlinien (fibrillenarme organische Grundsubstanz) grenzen die verschiedenen Lamellensysteme gegeneinander ab. Die Spongiosa kann von diesem Baumuster des Lamellenknochens deutlich abweichen und in manchen Knochen ausschließlich aus Schaltlamellen ähnelnden Lamellensystemen aufgebaut sein.

Gefäßversorgung des Knochens. Durch die äußeren Generallamellen treten aus dem Periost Blutgefäße zur Versorgung des Knochengewebes. Sie verlaufen in den *Volkmannschen Kanälen (Canales perforantes),* die nicht von

Lamellen umgeben werden, setzen sich in die Gefäße in den Haversschen Kanälen fort und stehen auch mit den Gefäßen des Knochenmarks in Verbindung.

Festigkeit des Knochens. Knochen sind feste, harte und (bei Beanspruchung innerhalb physiologischer Grenzen) elastische Organe. Die Druckfestigkeit des Lamellenknochens übertrifft die Zugfestigkeit (in der Compacta langer Röhrenknochen etwa 15 bzw. 10 kg/mm^2). Die Beanspruchbarkeit auf Torsion ist geringer. Im Vergleich zum Hyalinknorpel kann Knochengewebe um etwa (knapp) das Zehnfache mehr auf Druck oder Zug beansprucht werden.

Die Lamellenstruktur des Knochengewebes erhöht die Festigkeit des Knochens. Bei Druck- und Zugbeanspruchung treten zwischen den Lamellen mit ihren unterschiedlichen Wicklungen der Fibrillen Flächenpressungen auf, die versteifend wirken. Kollagene Fibrillen verlaufen im Knochen gestreckt (im Bindegewebe dagegen gewellt), sie sind »vorgespannt«. Durch die innige Verbindung mit den auf- (ein?)-gelagerten anorganischen Kristallen erhalten die zugfesten Kollagenfibrillenbündel auch eine gewisse Druckfestigkeit.

Knochenumbau. Unmittelbar nach Beginn der embryonalen Knochenbildung setzt bereits ein Abbau von Knochengewebe durch Knochenfreßzellen, *Osteoklasten* (kurzlebige, vielkernige, große Zellen), ein. An den Knochenbälkchen sieht man unregelmäßige Einbuchtungen (Howshipsche Lakunen). Der Knochen befindet sich zeitlebens im Umbau. In der Wachstumsphase überwiegt die Knochenneubildung. Im Alter wird der Knochen durch den relativ stärkeren Abbau insgesamt dünner, brüchiger. Die Spongiosabälkchen werden rarifiziert, das Konstruktionsprinzip des Bälkchenwerks tritt dann deutlicher hervor. (Der Wassergehalt des Knochens vermindert sich im Alter, die anorganischen Bestandteile nehmen ab.)

Bei verminderter Beanspruchung (längerer Bettruhe oder Ruhigstellung, längerem Aufenthalt im schwerelosen Raum), aber auch bei hormonellen Veränderungen (verminderte Östrogensekretion nach der Menopause) wird Knochengewebe vermehrt abgebaut (Osteoporose), der Knochen kann leichter brechen.

Zusätzlich zu dem fortwährend stattfindenden Knochenumbau treten Änderungen der Knochenform und der Spongiosaarchitektur bei geänderten mechanischen Bedingungen (Fraktur, operative Maßnahmen am Bewegungsapparat) auf.

Eine wichtige Rolle spielen bei normaler und gestörter Knochenbildung Hormone (vor allem Parathormon) und Vitamine (Vitamin A beim Knochenumbau, Vitamin C für die Bildung der Grundsubstanz, Vitamin D für die Mineralisation des Knochengewebes).

Knorpelgewebe. Im Skelettsystem tritt als Knorpelgewebe fast ausschließlich *Hyalinknorpel* auf. Er ist druckelastisch, schneidbar und in dünnen Scheiben transparent. Der wasserreiche Hyalinknorpel (60–70% H_2O) besteht aus (meist in kleinen Gruppen gelagerten) *Knorpelzellen, Chondro-*

zyten, und aus einer amorphen *Knorpelgrundsubstanz* (sulfatierte Glykosaminoglykane), in die »maskierte« (lichtmikroskopisch nicht ohne weiteres sichtbare) *Kollagenfasern* eingelagert sind.

Die Knorpelzellen sind kugelig oder ovoid, an Kontaktflächen zu Nachbarzellen abgeflacht. Sie werden im ausgereiften Knorpel von einer stark basophilen Knorpelkapsel (Wand der Knorpelhöhle, in der die isogenen, d. h. aus einer Mutterzelle hervorgegangenen Knorpelzellen liegen) und von dem ebenfalls deutlich basophilen Knorpelhof umgeben. Knorpelhof mit Knorpelkapsel und Knorpelzellen bilden jeweils ein *Territorium* oder *Chondron.* Zwischen den Territorien liegt *interterritoriale Substanz* (Interterritorium), die in geringerem Maße basophil ist. Die territoriale Gliederung resultiert aus der ungleichmäßigen Verteilung der Chondroitinschwefelsäuren, die besonders in den Knorpelkapseln, aber auch in den Territorien angereichert sind.

Polarisationsoptische Untersuchungen zeigen, daß die Kollagenfasern in dichten Wicklungen die Territorien schalenartig einschließen. Im interterritorialen Bereich durchkreuzen sich die Kollagenfasern, nach außen setzen sie sich in Kollagenfibrillenbündel des Perichondrium fort. Die Chondrone stellen als druckelastische Körper die funktionellen Bausteine des Hyalinknorpels dar, die durch interterritoriale Fibrillenzüge zu Baueinheiten steigender Ordnung (Zweierpackung, Viererpackung usw. bis hin zum Perichondrium) zusammengeschlossen werden.

Das Knorpelgewebe ist (fast) frei von Blutgefäßen und besitzt weder Lymphgefäße noch Nerven. Die Ernährung erfolgt durch Diffusion von der Knorpelhaut aus, beim Gelenkknorpel aus der Gelenkschmiere, Synovia.

Mit zunehmendem Alter treten degenerative Veränderungen auf. In den zentralen Partien größerer Knorpel kann es zur Demaskierung von Fasern (Asbestfaserung) und zur Einlagerung von Mineralsalzen kommen.

Das **Perichondrium,** das ohne scharfe Grenze in das Knorpelgewebe übergeht, besteht aus straffem Bindegewebe, enthält auch elastische Netze und führt Blutgefäße und Nerven.

Hyaliner Knorpel wächst interstitiell (durch Teilung der Chondroblasten) und appositionell (vom Perichondrium aus).

Faserknorpel überzieht die Gelenkflächen des Kiefergelenks und der Schlüsselbeingelenke, er kommt in den Zwischenwirbelscheiben und der Schambeinfuge vor. Zwischen dichtgedrängten (nichtmaskierten) Kollagenfasern liegen kleine Inseln spärlicher Knorpelgrundsubstanz, die jeweils eine Knorpelzelle (oder Knorpelzellreihe) einschließen. In den Gelenkzwischenscheiben ist um die »Knorpelzellen« kaum Chondromukoid abgelagert.

Das **Periost** (Abb. **5** u. **6a**) umschließt als schwach glänzende, leicht gelbliche *Knochenhaut* das Knochengewebe wie ein Strumpf und dient als Anheftungsfläche für Sehnen und Bänder. *Stratum fibrosum,* eine äußere Faserschicht (kollagenes Fasergeflecht, elastische Netze), und *Stratum*

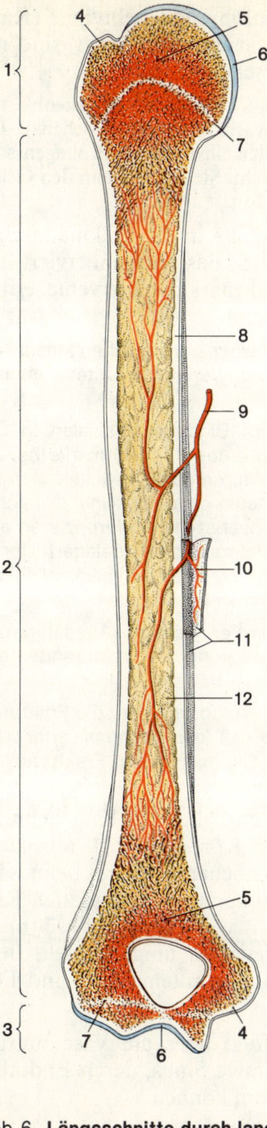

a

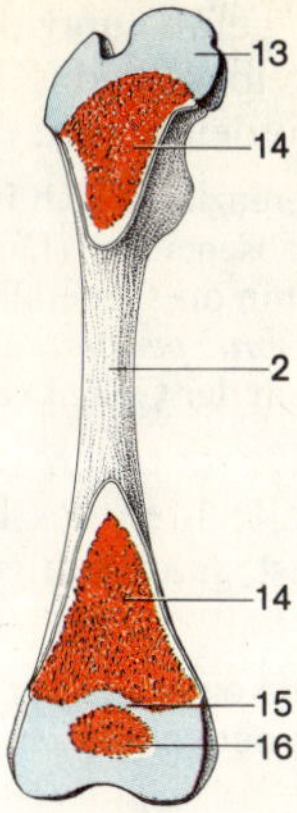

b

1 proximale (sekundäre) Epiphyse
2 Diaphyse
3 distale (sekundäre) Epiphyse
4 Substantia corticalis
5 Substantia spongiosa mit zum Teil rotem Knochenmark
6 Gelenkknorpel
7 knöcherne Epiphysenlinie
8 Substantia compacta
9 A. nutricia
10 periostales Arteriennetz
11 Periost
12 Markhöhle mit Fettmark
13 proximale Epiphyse (Caput ossis femoris)
14 Markhöhle mit rotem Knochenmark
15 distale knorpelige Epiphysenfuge
16 Knochenkern in der distalen Femurepiphyse (Reifezeichen)

Abb. 6. **Längsschnitte durch lange Knochen**

a Röhrenknochen (Humerus) eines Erwachsenen

b proximales und distales Ende eines Röhrenknochens (Os femoris) eines Neugeborenen *osteogenicum,* eine innere, gefäß- und nervenführende, zellreiche (Kambium-) Schicht, die unmittelbar an das Knochengewebe grenzt, sind nur beim wachsenden Knochen deutlich zu unterscheiden.

Bei der Knochenbildung differenzieren sich in der Kambiumschicht Osteoblasten, die Knochengrundsubstanz abscheiden (Dickenwachstum des Knochens). Die Faserschicht wird durch radiär in die Generallamellen einstrahlende Kollagenfaserbündel, *Sharpeysche Fasern (Fibrae perforantes),* fixiert. Sie setzt sich an den Gelenkenden in das Stratum fibrosum der Gelenkkapsel fort.

Aus dem periostalen Gefäßnetz treten Blutgefäße in die Volkmannschen Kanäle, aus den Nervengeflechten des Periosts, das reich innerviert und sehr schmerzempfindlich ist, markhaltige und marklose Nervenfasern in das Knochengewebe.

Knochengewebe, das als Folge einer Fraktur oder einer chirurgischen Maßnahme nicht mehr von Knochenhaut bedeckt ist, wird durch vermehrte Osteoklastentätigkeit resorbiert.

Besondere Bedeutung kommt dem Periost, den Bindegewebszellen in den Haversschen Kanälen und dem retikulären Gewebe des Knochenmarks bei der **Frakturheilung** zu. Von diesen Bindegewebsstrukturen aus entwickelt sich auf und zwischen den Bruchenden der Knochen zunächst ein gefäß- und zellreiches Stützgewebe, der bindegewebige *Callus.* Bindegewebszellen differenzieren sich zu Osteoblasten. In die Grundsubstanz werden Mineralsalze eingelagert. Der so entstehende knöcherne Callus (Geflechtknochen) wird später in Lamellenknochen umgewandelt. (Dauer der Frakturheilung Wochen bis Monate.)

Bei nicht genügend fixierten Knochenenden kommt es nicht zur Ausdifferenzierung von Knochengewebe. In der fibrösen Überbrückung der Frakturenden entsteht eine *Pseudarthrose.*

Werden durch besondere operative Maßnahmen, Osteosynthese, die Frakturenden eng aneinander adaptiert und gut fixiert, so daß kein nennenswerter Knochenspalt resultiert, so wird kein Callus gebildet. Die (kallusfreie) Frakturheilung erfolgt ähnlich wie der Knochenumbau.

Knochenmark. Die Markräume der Knochen enthalten das Knochenmark (Abb. **6**), dessen Gesamtmasse nahezu 5% des Körpergewichts ausmacht. Beim Erwachsenen ist rotes (blutbildendes) Knochenmark, das beim Kind die Markräume aller Knochen ausfüllt, nur in kurzen und in platten Knochen sowie in Epiphysen der Röhrenknochen vorhanden (Abb. **30c**). In den Markhöhlen der Diaphysen ist es in Fettmark umgewandelt. Beim gesunden Erwachsenen ist der Mengenanteil von rotem Mark und Fettmark ziemlich gleich.

Die Blutversorgung des Knochenmarks erfolgt über die Vasa nutricia (Abb. **6a**). Die Kapillaren münden in weitlumige Sinus, deren Endothelzellen (Uferzellen) phagozytieren und speichern können.

2. Knochentypen

Nach der äußeren Form unterscheidet man *kurze, lange* und *platte Knochen.* Dieser summarischen Einteilung entsprechen typische Strukturdifferenzen.

Kurze Knochen (Wirbelkörper, Hand- und Fußwurzelknochen) besitzen meist eine dünne Rindenschicht, die ein Fachwerk von Spongiosabälkchen umschließt. Eine einheitliche Markhöhle fehlt, der Markraum wird durch Spongiosazüge in vielfältiger Weise gegliedert.

Lange Knochen (Röhrenknochen: Oberarmknochen, Speiche, Elle, Schenkelbein, Schien- und Wadenbein, Mittelhand- und Mittelfußknochen) besitzen einen röhrenförmigen Mittelteil, *Diaphyse,* dessen Rindenschicht als massive Compacta, *Substantia compacta,* ausgebildet ist (Abb. **6a**). In der Markhöhle sind spärliche und außerordentlich feine Spongiosabälkchen vorhanden. Die Endstücke, *Epiphysen,* bestehen aus Spongiosa, die von einer mehr oder minder dünnen Corticalis überkleidet wird.

Als *Metaphyse* bezeichnet man den an die Epiphyse grenzenden Diaphysenbereich.

Platte Knochen weisen infolge verschiedenartiger mechanischer Beanspruchung gewisse Strukturdifferenzen auf. Die Knochen des Schädeldaches und die Rippen besitzen an ihrer äußeren und ihrer inneren Oberfläche kräftige Kompaktaschichten, zwischen denen sich ein derbes knöchernes Bälkchenwerk ausspannt, das in den Knochen des Schädeldaches als *Diploe* bezeichnet wird (Abb. **8**).

Am Schulterblatt und am Hüftbein besteht die Rahmenkonstruktion aus einer starken Compacta, die eine geringe Menge spongiösen Knochens einschließt. Der zentrale Teil der Darmbeinschaufel und des Schulterblatts und die dünnen Knochenplatten am Schädel (z. B. am Siebbein) werden dagegen lediglich aus einer einheitlichen Knochenschicht gebildet.

3. Ersatzknochen und Deckknochen

Während der Embryonalentwicklung werden weitaus die meisten Skelettelemente zunächst knorpelig angelegt. An ihre Stelle treten während der prä- und postnatalen Ontogenese *Ersatzknochen (chondrale Ossifikation).* Abbau und Ersatz der knorpelig präformierten Skelettstücke beginnen etwa in der 7. Embryonalwoche und sind erst zu Beginn des 3. Lebensjahrzehnts vollständig abgeschlossen. Die Knochen des Schädeldaches, fast alle Knochen des Gesichtsschädels sowie das Schlüsselbein entstehen unmittelbar aus dem Mesenchym: *desmale Ossifikation.* Sie werden als *Deckknochen* bezeichnet.

Für die Zuordnung eines Knochens zur Gruppe der Deck- oder der Ersatzknochen ist jedoch nicht, wie es aufgrund der obigen Charakterisierung scheinen mag, der Modus der Histogenese (desmale oder chondrale Ossifikation) entscheidend. Deckknochen sind vielmehr Derivate des knöchernen Außenskeletts (Exoskeletts) der primitiven Wirbeltiere, Ersatzknochen dagegen Abkömmlinge des Innenskeletts (Endoskeletts) der niederen Vertebraten, das möglicherweise aus einem primitiven Schleimknorpel bestand.

Knochen, der unmittelbar im Bindegewebe, aber in engstem Zusammenhang mit knorpelig präformiertem Knochen entsteht, bezeichnet man als *Zuwachsknochen* (z. B. Ausgestaltung des Feinreliefs des Felsenbeins, seitliche Wand des Fazialiskanals; Ergänzung der Incisura ovalis zum Foramen ovale des großen Keilbeinflügels usw.). Dieser nicht knorpelig vorgebildete *Zuwachsknochen* ist morphologisch dennoch Ersatzknochen. Bei Säugetieren sind einige Ersatzknochen mit Deckknochen zu Mischknochen vereinigt. Die Hinterhauptsschuppe enthält z. B. das deckknöcherne Os interparietale, und im Schläfenbein sind die Pars squamosa und die Pars tympanica Deckknochen (Squamosum, Tympanicum), die Pars petrosa und der Proc. styloideus Ersatzknochen.

4. Knochenwachstum

Das **Längenwachstum der Röhrenknochen** ist ein interstitielles *Knorpelwachstum.* Es erfolgt in einer Proliferations- oder Wachstumszone im Grenzbereich zwischen Diaphyse und Epiphyse. Hier wird unter lebhafter Zellteilung Knorpelgewebe neu gebildet und gleichzeitig von der Diaphysen-, später auch von der Epiphysenseite her Knorpelgewebe abgebaut und durch Knochengewebe ersetzt. So entsteht eine *knorpelige Epiphysenfuge* (Epiphysenscheibe, Abb. **6b** u. **9**). Sobald der Knorpelabbau schneller voranschreitet als das Knorpelwachstum, wird die Knorpelfuge dünner. Das Längenwachstum ist abgeschlossen, wenn die knorpelige Epiphysenfuge völlig abgebaut und durch eine *knöcherne Epiphysenlinie* ersetzt ist (Abb. **6a**). Dieser Zeitpunkt liegt für die Epiphysen der verschiedenen Röhrenknochen zwischen 13. und 25. Lebensjahr.

Solange die Epiphyse noch knorpelig ist, wächst sie ebenfalls interstitiell. Der Beitrag zum Längenwachstum, der von dem Knorpel zwischen epiphysärem Knochenkern und Gelenkfläche geleistet wird, ist jedoch gering. Bei kurzen Knochen (ohne knorpelige Epiphysenfuge) erfolgt das Wachstum in einer dem Knochenkern benachbarten Proliferationszone des Knorpels.

Das **Dickenwachstum der Röhrenknochen** vollzieht sich ohne Beteiligung von Knorpelgewebe und geht als appositionelles Wachstum des Knochens von der Kambiumschicht des Periosts aus. Osteoklasten bauen gleichzeitig von innen her Knochen ab, so daß die Compacta nicht unproportioniert dick wird. Entsprechend erweitert sich die Markhöhle.

Das **Flächenwachstum der platten Knochen** des Schädeldaches erfolgt an den Rändern in den Schädelnähten. Zur gleichen Zeit vollziehen sich fein abgestimmte An- und Abbauprozesse an Außen- und Innenfläche dieser Knochen und führen die für den größer werdenden Schädel notwendigen Ummodellierungen herbei. Der beim Neugeborenen noch einschichtige Knochen der Schädelkalotte wird dreischichtig.

Das Knochenwachstum wird hormonell beeinflußt.

Kastration vor Eintritt der Pubertät führt zu eunuchoidem Riesenwuchs, Vitamin-D-Mangel zu gestörter Ossifikation. Traumatische Epiphysenlösung (z. B. Ablösung des Humeruskopfes bei fehlerhafter Geburtshilfe) oder Erkrankung der Epiphysenfuge bewirken eine Wachstumsstörung der geschädigten oder erkrankten Skelettelemente.

Knochenkerne. Die Verknöcherung des Skeletts geht von sogenannten Ossifikationspunkten aus. Diese – als Folge der Einlagerung von Kalksalzen – röntgenologisch nachweisbaren Ossifikationszentren bezeichnet man auch als *Knochenkerne* (Abb. **6 b**). Sie treten typischerweise in bestimmten prä- oder postnatalen Entwicklungsphasen, z. T. innerhalb eng begrenzter, z. T. innerhalb recht weit gespannter Zeiträume auf. Die Knochenkerne in der distalen Femur- und in der proximalen Tibiaepiphyse entstehen im letzten Fetalmonat und gelten als *Reifezeichen.*

Die Knochenkerne treten in den kurzen Knochen der Extremitäten (abgesehen von Sprungbein, Fersenbein und Würfelbein) und in den meisten Epiphysen der langen Röhrenknochen erst nach der Geburt auf. Knochenkerne in den *Apophysen* (Knochenfortsätze für die Anheftung von Muskeln und Bändern, Abb. **9**) erscheinen meist erst im 2. Lebensjahrzehnt. Aus Zahl, Form und Größe der in einer bestimmten Altersphase röntgenologisch nachweisbaren Knochenkerne kann der Arzt den Stand der *Skelettreifung* beurteilen.

5. Funktioneller Bau des Knochens

Das knöcherne Skelett ist als *Leichtbau,* d. h. mit einem relativen *Materialminimum,* konstruiert. Ein Knochen enthält nur so viel Baumaterial, wie für die höchste unter normalen Bedingungen auftretende Beanspruchung einschließlich eines bestimmten Maßes an Sicherheit (mehrfache Sicherheit der Techniker) erforderlich ist. Jedes Zuviel an Knochensubstanz wäre unökonomisch; denn die Knochenmasse muß nicht nur bewegt, sondern – selbst in Ruhestellung – ernährt werden, und hierfür wird ebenso Energie verbraucht wie für den stetigen physiologischen Umbau der Feinstruktur. Für eine relative Minimumkonstruktion, wie sie der Knochen darstellt, ergibt sich zwangsläufig, daß das Verhältnis zwischen Festigkeit und höchster unter physiologischen Bedingungen auftretender Beanspruchung an allen Stellen gleich sein muß; der Knochen ist – im Sinne der Techniker – ein Körper gleicher Festigkeit.

Da das Skelett seine Funktion mit einem minimalen Materialaufwand erfüllt (Maximum-Minimum-Prinzip), bezeichnet man es als *funktionell angepaßt.* Dieser Zustand wird durch **funktionelle Anpassung** erreicht. Nach Roux, dem Begründer der Lehre von der funktionellen Anpassung, erfolgt eine »Anpassung an die Funktion durch Ausübung derselben«. Sie führt zu einer *funktionellen Struktur* und zu einer *funktionellen Gestalt* der Skelettelemente.

Den Beweis für die Richtigkeit dieser Aussage lieferte die Strukturanalyse einer

Kniegelenksankylose (knöcherne Vereinigung von Os femoris und Tibia). Die an diesem Präparat vom Normalbild abweichende Spongiosaarchitektur verkörpert die Spannungstrajektorien, die in einem aus homogenem Material hergestellten Modell des ankylosierten Kniegelenks bei entsprechender Belastung im spannungsoptischen Versuch nachweisbar sind. Die nach der Ankylosierung erfolgte Umgestaltung der Spongiosaarchitektur kommt dadurch zustande, daß bei erhöhter mechanischer Beanspruchung (innerhalb eines physiologischen Bereichs) an den entsprechenden Stellen der Spongiosabälkchen Knochensubstanz angebaut wird (*Aktivitätshypertrophie* des Knochens), bei einer Minderung der Beanspruchung dagegen Knochengewebe abgebaut wird *(Inaktivitätsatrophie)*. Die Folge davon ist eine Umordnung der Bälkchen, die erst dann zum Stillstand kommt, wenn jeweils die Bälkchenachse in die Richtung der beanspruchenden Teilkraft eingestellt ist. Diese Konstruktionsprinzipien dürften für die gesamte Spongiosaarchitektur des menschlichen Skeletts Gültigkeit besitzen.

Bei allen Knochen, deren *Spongiosaarchitektur* bisher eingehend analysiert wurde (vor allem koxales Femurende, Wirbelkörper), bildet die Spongiosa ein *trajektorielles Fachwerk*. Die Spongiosabälkchen (häufig auch Röhrchen, Platten, Schalen usw.) sind stets so angeordnet oder werden so umgebaut, daß sie eine axiale Druck- oder Zugbeanspruchung, dagegen keine Biegebeanspruchung erfahren.

Als *Trajektorien* (Abb. 7 **b**) bezeichnet man in der Statik Linien, die an jeder Stelle eines Körpers die Richtungen der größten Kompression oder der größten Dehnung angeben, die meist mit dem Verlauf der größten Druck- oder größten Zugspannungen übereinstimmen.

Zug- und Druckspannungstrajektorien kreuzen sich unter rechtem Winkel und lassen sich in transparenten homogenen Körpern mit Hilfe spannungsoptischer Methoden nachweisen.

Durch Modellversuche konnte gezeigt werden, daß der Spannungsverlauf in homogenen Körpern, die z. B. dem koxalen Femurende oder einem Wirbelkörper nachgebildet wurden, der Anordnung der Spongiosabälkchen in den erwähnten Knochen entspricht (Abb. 7 **a**, **b**).

Auch die *Compacta* der Röhrenknochen ist funktionell, wenngleich nicht trajektoriell gebaut (Abb. 7 **c**, **d**). Die höchsten Spannungen treten hier stets in der Längsrichtung auf. Sie können von den längsgerichteten Osteonenzügen in optimaler Weise aufgenommen werden.

Die mit Hilfe der Spaltlinienmethode nachweisbare Ausrichtung der Osteone läßt sich als Wachstumsstruktur interpretieren. Der Längsverlauf der Osteonenzüge stimmt mit der Richtung der Zugspannungen überein, die im Periostschlauch als Folge der durch das epiphysäre Wachstum hervorgerufenen Längsdehnung auftreten. Eine kausale Erklärung für die Längsausrichtung der Osteone im Lamellenknochen, der an die Stelle des primär vom Periost gebildeten Geflechtknochens tritt, läßt sich allerdings derzeit noch nicht geben.

Für die *langen Röhrenknochen* konnte der Beweis erbracht werden, daß sie neben der erwähnten *funktionellen Struktur* auch eine *funktionelle Gestalt* besitzen. Ihre grobe Form trägt bereits dazu bei, daß einerseits die auftre-

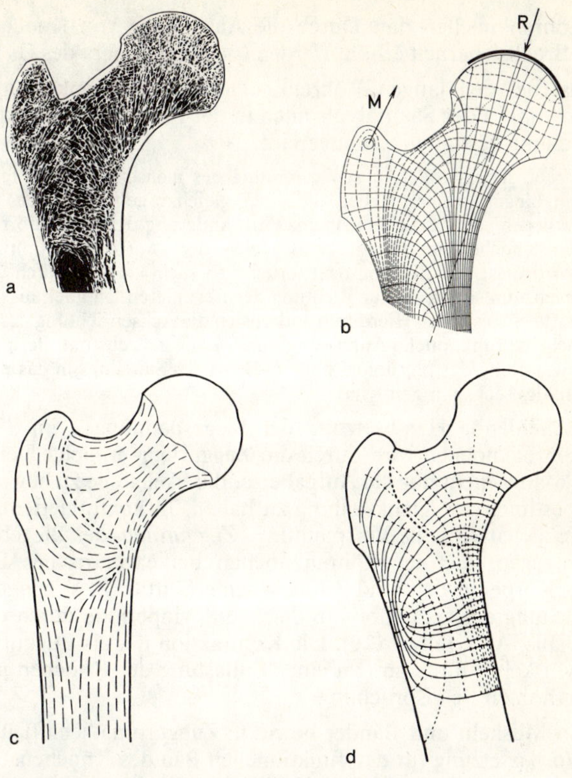

Abb. 7. **Proximales Ende des rechten Oberschenkelknochens**
a Sägeschnitt in der »Frontal«ebene des Schenkelhalses
b Verlauf der Spannungstrajektorien in einem Modell (Kunstharzplatte), das in analoger Weise wie das proximale Femurende des Standbeins belastet wurde. Druckspannungstrajektorien = ausgezogen; Zugspannungstrajektorien = gestrichelt; R = Resultierende aus Körpergewicht und Muskelkräften; M = Richtung des Muskelzugs der Abduktoren des Hüftgelenks
c Verlauf der Spaltlinien an der Hinterfläche
d Verlauf der Spannungstrajektorien an der Hinterfläche (Lacklinienbild). Spaltlinien und Spannungstrajektorien stimmen in ihrem Verlauf an der Knochenoberfläche nicht miteinander überein
(b–d nach *Pauwels*)

tende Biegebeanspruchung niedrig gehalten wird und andererseits die Biegespannungen bei einem Minimum an Material in bestmöglicher Weise aufgenommen werden. Die Röhrenform der Diaphyse stellt eine optimale Form der Materialverteilung für die auf Biegung beanspruchten langen Röhrenknochen dar. Durch die Ausbildung von Knochenleisten kann die Bruchsicherheit erhöht werden (→ Linea aspera des Os femoris).

Ebenso ist bei den langen Röhrenknochen die Achsenkrümmung des Schafts sowohl in der Sagittal- als auch in der Frontalebene an die Biegebeanspruchung bestmöglichst angepaßt.

So ähnelt z. B. die sagittale Achsenkrümmung des menschlichen Os femoris der Achsenform biegungsarmer Hebel, die einer gleichartigen statischen Beanspruchung unterliegen wie das Schenkelbein. Eine Änderung der Achsenform ist beim wachsenden Knochen im Ossifikationsbereich der knorpeligen Epiphysenfuge möglich. Wird diese auf Biegung beansprucht, so sucht sie sich durch ungleiches Knochenwachstum senkrecht zur Richtung der Resultierenden aller auf sie einwirkenden Kräfte einzustellen. Hierdurch ändert sich die Achsenrichtung des neugebildeten Knochens: funktionelle Anpassung durch Längenwachstum. Beispiel hierfür ist die Umwandlung des physiologischen O-Beins des Säuglings in das physiologische X-Bein des sechsjährigen Kindes.

Eine entscheidende Herabsetzung der Biegespannungen im Schaft der langen Röhrenknochen wird durch die **Zuggurtung** erreicht. Den Skelettmuskeln kommt nicht nur die Aufgabe zu, die Skeletteile zu bewegen oder in einer bestimmten Gelenkstellung zu halten. In kontrahiertem Zustand wirken sie gleichzeitig als Verspannung, *Zuggurtung,* der Biegebeanspruchung entgegen, die der Röhrenknochen bei exzentrischer Belastung durch das Körpergewicht und Zusatzlasten erfährt (z. B. Verringerung der Beanspruchung des Os femoris in der Standbeinperiode durch den Tractus iliotibialis, Abb. **128** u. **129**). Die Kontraktion der als Zuggurtung wirkenden Muskeln führt somit zu einer Entlastung der Knochen und nicht zu einer erhöhten Beanspruchung.

Die durch Muskeln und Bänder bewirkte Zuggurtung schafft überhaupt erst die Voraussetzung für den funktionellen Bau des Knochens; denn sie führt zu einer verhältnismäßig einheitlichen, von der Stellung des Glieds unabhängigen Beanspruchung der Skelettelemente. Dadurch bleibt die Beanspruchungsqualität für einen bestimmten Knochen in den verschiedenen Gelenkstellungen und in den verschiedenen Bewegungsphasen gleich. Somit kann sich sowohl bei statischer als auch bei dynamischer Beanspruchung nur die Beanspruchungsquantität ändern.

Eine Zunahme der Beanspruchungsgröße im physiologischen Bereich wird zumindest durch die mehrfache Sicherheit, mit der das Skelettsystem konstruiert ist, abgefangen. Außerdem werden bei dynamischer Beanspruchung auftretende Stoßkräfte zu einem Teil von den Muskeln aufgenommen, die nach Art von Zugfedern gedehnt werden und dabei den Stoß abbremsen.

B. Verbindungen der Skeletteile

Die *kontinuierliche* Verbindung von Skelettstücken durch ein Füllgewebe bezeichnet man als Fuge *(Synarthrose,* Füllgelenk*)*, die *diskontinuierliche,* d. h. einen Spalt einschließende Verbindung als (echtes) *Gelenk (Articulatio synovialis, Diarthrose).* Fugen sind vor allem Zuwachsstellen (z. B. Schädelnähte), ihre Beweglichkeit ist im allgemeinen gering. (Ein gegenteiliges Beispiel sind u. a. die recht beweglichen Verbindungen der Wirbelkörper.) Echte Gelenke sind Bewegungsstellen des Skeletts. Straffe Gelenke, *Amphiarthrosen,* lassen allerdings keine nennenswerten Bewegungen zu.

1. Fugen

Nach der Art des jeweiligen Füllgewebes unterscheidet man

- *Syndesmosen, Articulationes fibrosae* (Verbindungen durch kollagenes oder elastisches Bindegewebe), und
- *Synchondrosen, Articulationes cartilagineae* (Verbindungen durch Knorpelgewebe).

Eine **Syndesmose** (Bandhaft) kann als *Band*verbindung (z. B. Lig. stylohyoideum, Lig. flavum, Membrana interossea) oder als *Knochennaht, Sutura,* ausgebildet sein (z. B. Nähte der Schädelknochen, Abb. **8**).

In der *Sutura plana* grenzen die Knochen mit glatten Randflächen aneinander. Bei der recht häufigen Sägenaht, *Sutura serrata,* haben sich die gezackten Knochenränder ineinander verzahnt, bei der Schuppennaht, *Sutura squamosa,* sind sie zugeschärft und überdecken sich schuppenförmig.

Die bindegewebige Verankerung der Zahnwurzeln in den knöchernen Alveolen wird als Einzapfung, *Gomphosis,* bezeichnet.

Eine **Synchondrose** (Knorpelhaft) ist z. B. die Verbindung der knöchernen 1. Rippe durch hyalinen Knorpel (Rippenknorpel) mit dem Brustbein oder die Verbindung zweier Wirbelkörper durch die faserknorpelige Zwischenwirbelscheibe. Auch die Verbindung der knöchernen Diaphyse und

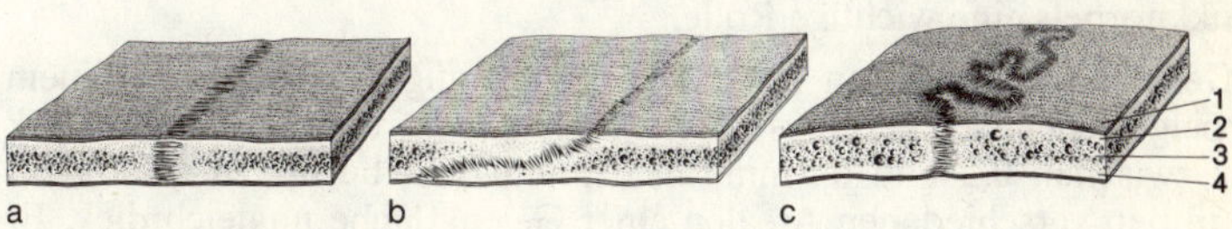

Abb. 8. **Knochennähte**

a Sutura plana (Beispiel: Sutura palatina mediana)
b Sutura squamosa (Beispiel: Sutura parietotemporalis)
c Sutura serrata (Beispiel: Sutura sagittalis)

1 Periost
2 Lamina externa (äußeres »Blatt« der Knochen des Schädeldaches)
3 Diploe
4 Lamina interna (inneres »Blatt« der Knochen des Schädeldaches)

der Epiphyse eines Röhrenknochens durch die knorpelige Epiphysenscheibe stellt eine Synchondrose dar, ebenso die knorpelige Verbindung der beiden Hüftbeine, die Symphysis pubica. Nach der Geburt tritt jedoch in dieser Knorpelfuge ziemlich regelmäßig ein mit Synovia gefüllter Längsspalt auf, und man spricht dann von einer *Hemiarthrose* (Abb. **118**).

Wird in einer Skelettverbindung das ursprüngliche Füllgewebe durch Knochengewebe ersetzt, so liegt eine *Synostose* vor (z. B. Ossifikation der Schädelnähte).

2. Gelenke

Das charakteristische Merkmal des (echten) Gelenks ist die Trennung der gelenkig verbundenen Skelettstücke durch einen Spalt.

Der *Gelenkspalt* entsteht bei allen Gelenken des Menschen, ausgenommen Kiefergelenk und Wirbelbogengelenke, durch Dehiszenz in einem einheitlichen mesenchymalen Blastem, aus dem die Anlagen der Skelettelemente und der Gelenkkapsel (mit den Gelenkbändern) hervorgehen: *Abgliederungsgelenke*. Beim (sekundären) Kiefergelenk des Menschen (und allgemein der Säugetiere) entwickelt sich zwischen zwei weitgehend differenzierten Skelettteilen (Mandibula und Pars squamosa des Schläfenbeins) der Gelenkspalt aus einem Schleimbeutel: *Anlagerungsgelenk*.

a) Bau und Feinbau der Gelenke

In den Gelenken (Abb. **9**) stehen die Skelettstücke durch die *Gelenkkapsel, Capsula articularis,* eine Fortsetzung des Periostschlauches, miteinander in Verbindung. Die *Gelenkflächen, Facies articulares,* werden durch einen kapillaren Spalt getrennt. Man bezeichnet ihn meist als *Gelenkhöhle* (oder Gelenkraum), *Cavitas articularis,* obwohl eine eigentliche Höhle erst dann entsteht, wenn der Spalt, z. B. durch einen Flüssigkeitserguß oder bei Eröffnung des Gelenks, erweitert wird.

Die **Gelenkhöhle** enthält eine geringe Menge einer fadenziehenden, muzinhaltigen Flüssigkeit, die *Gelenkschmiere, Synovia,* die von den an den Gelenkspalt grenzenden Bindegewebszellen der Synovialmembran abgesondert wird. Die hyaluronsäurereiche und daher visköse Synovia setzt die Reibung an den Gelenkflächen herab. Sie spielt bei der Ernährung des Gelenkknorpels eine wichtige Rolle.

Die **Gelenkflächen** besitzen einen Knorpelüberzug aus (meist) hyalinem Knorpelgewebe. Der gefäßlose Gelenkknorpel ist unterschiedlich stark (meist zwischen 0,2 und 0,5 mm, an der Kniescheibe bis zu 6 mm), oft auch in den verschiedenen Arealen einer Gelenkfläche ungleich dick. Er bildet eine glatte Oberfläche, so daß die Reibung weitgehend herabgesetzt wird. Der Gelenkknorpel verteilt den Gelenkdruck auf die unterlagernde Spongiosa, wobei die Knorpelflächen reversibel deformiert und einander angepaßt werden. Eine nennenswerte Federung findet nicht statt, da die Verformbarkeit des Knorpels zu gering ist und die Dicke der Knorpelschicht für das Auffangen von Stößen nicht ausreicht.

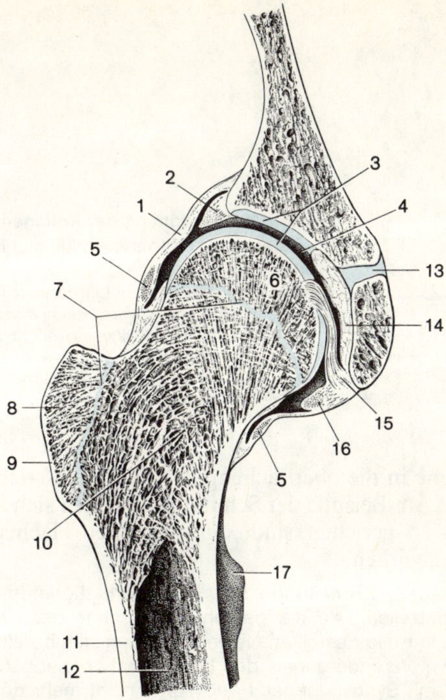

Abb. 9. **Bau eines Gelenks,** dargestellt an einem Schnitt durch das Hüftgelenk eines Fünfzehnjährigen (die in Klammer gesetzten Termini gelten für das Hüftgelenk)

1 Gelenkkapsel
2 Pfannenlippe (Labrum acetabulare)
3 überknorpelte Gelenkflächen (Facies lunata, Caput ossis femoris)
4 Gelenkhöhle (Gelenkspalt verbreitert gezeichnet)
5 Gelenkband (Zona orbicularis)
6 Epiphyse (Caput ossis femoris)
7 knorpelige Epiphysen- bzw. Apophysenfuge
8 Apophyse (Trochanter major)
9 Substantia corticalis
10 Substantia spongiosa (im Collum ossis femoris)
11 Substantia compacta (Corpus ossis femoris)
12 Markhöhle
13 Knorpelfuge zwischen Os ilium und Os pubis
14 Fettpolster in der Fossa acetabuli
15 Lig. capitis femoris
16 Lig. transversum acetabuli
17 Trochanter minor

Der **Gelenkknorpel,** *Cartilago articularis,* läßt nach dem Knochengewebe zu eine schichtweise Änderung seiner Struktur erkennen. Die oberflächliche Tangentialfaserschicht ist randwärts mit dem Periost kontinuierlich verbunden. In ihr liegen die »Tangentialfasern«, die Scheitel der kollagenen Faserbügel, die mit beiden Enden in der an das Knochengewebe grenzenden Verkalkungszone verankert sind (Abb. **10**). Die Faserbügel streben in der breiten Radiärzone steil aufwärts der Gelenkfläche zu und biegen in

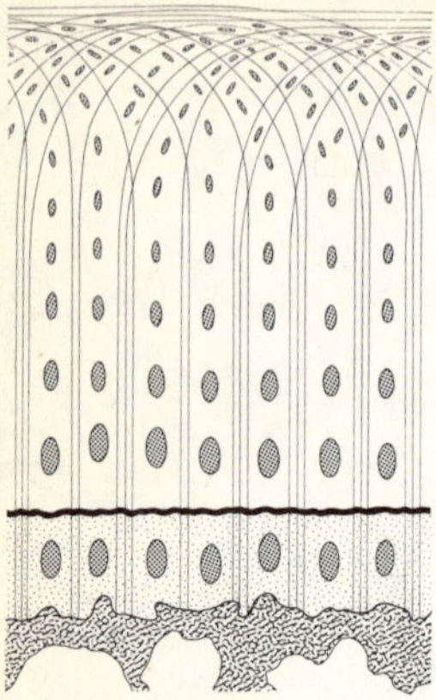

Abb. 10. **Anordnung der Kollagenfasern im Gelenkknorpel** (nur einzelne Fibrillenzüge dargestellt)
1 Tangentialfaserschicht (unverkalkter hyaliner Knorpel)
2 Übergangszone (unverkalkter hyaliner Knorpel)
3 Radiärzone (unverkalkter hyaliner Knorpel)
4 Grenzstreifen (verkalkter hyaliner Knorpel)
5 Verkalkungszone (verkalkter hyaliner Knorpel)
6 Knochengewebe

der Übergangszone in die oberflächenparallele Verlaufsrichtung der Tangentialfasern um. Am Beispiel der Schulterpfanne ließ sich zeigen, daß die Tangentialfasern so gerichtet sind, daß sie einer Flächendehnung des Knorpels entgegenwirken.

Als *Erhaltungsreiz des Gelenkknorpels* wirken intermittierende Gestaltsverzerrungen der Knorpelzellen, wie sie bei physiologischer Beanspruchung eines Gelenks auftreten. In ruhig gestellten Gelenken lassen sich bereits nach wenigen Tagen degenerative Veränderungen der Gelenkflächen beobachten, die nicht mehr ausreichend mit Synovia benetzt und somit nicht mehr genügend ernährt werden. Bei unphysiologischer Druckverteilung (z. B. bei X- oder O-Beinstellung im Kniegelenk) kommt es in den überbeanspruchten Knorpelarealen zu starker Abnutzung und zu pathologischen Veränderungen. Da der Gelenkknorpel nur durch Diffusion (vor allem aus der Synovia) ernährt wird, sind degenerative Veränderungen (Arthrosen) vor allem bei älteren Menschen nicht selten. Das Regenerationsvermögen des Gelenkknorpels ist gering (fehlendes Perichondrium).

Die **Gelenkkapsel** (Abb. **9**) schließt die Gelenkhöhle luftdicht ab. Man unterscheidet eine äußere Faserschicht, *Membrana fibrosa,* und eine an den Gelenkspalt grenzende *Gelenkinnenhaut, Membrana synovialis* (Synovialmembran). Die Gelenkkapsel ist bis in die tieferen Schichten der Gelenkinnenhaut sensibel reich innerviert, Verletzungen sind überaus schmerzhaft. In der Kapsel und in Kapselnähe liegen als Sinnesorgane kleine Lamellenkörperchen, Golgi-Mazzonische Körperchen, die über die Gelenkstellung informieren.

Die *Membrana fibrosa* besteht aus kollagenen Fibrillenbündeln, deren Verlaufsrichtung in den einzelnen Faserlagen wechselt.

Bei längerer Ruhigstellung eines Gelenks verkürzen sich die Bindegewebsfasern, die Gelenkkapsel schrumpft (Gelenkkontraktur) und die Beweglichkeit des Gelenks ist eingeschränkt.

Oberflächlich gelegene, kräftige Züge der äußeren Faserschicht mit gleichartiger Verlaufsrichtung der Fibrillen lassen sich präparatorisch als *Gelenkbänder* abgrenzen, sie verstärken die Kapselwand.

Die *Membrana synovialis* ist zellreicher und faserärmer als die Außenschicht. Sie enthält in unterschiedlichem Maße Fettzellen und grenzt an den Gelenkraum mit Bindegewebszellen, die stellenweise einen epithelähnlichen, vielfach mehrschichtigen Zellverband bilden. Die innere Oberfläche der Synovialmembran wird durch reich vaskularisierte *Synovialfalten, Plicae synoviales,* und durch (nur mikroskopisch sichtbare) *Synovialzotten, Villi synoviales,* vergrößert, die oft verzweigt sind und Kapillaren enthalten können. Die Synovialmembran sondert nicht nur die Synovia ab, sondern verfügt gleichzeitig über eine beachtliche Resorptionsfähigkeit.

Bei überschießender Synoviaproduktion (z. B. als Folge einer chronischen Reizung der Synovialmembran) kommt es zum Gelenkerguß. An schwachen Stellen der Membrana fibrosa kann sich die Gelenkinnenhaut nach außen vorwölben, so daß ein *Überbein, Ganglion,* entsteht.

An einigen Gelenken sind **Zwischenscheiben** ausgebildet. Als *Disci articulares* trennen sie den Gelenkraum vollständig, als *Menisci articulares* nur partiell in zwei Höhlen. Die oberflächlichen Anteile der Zwischenscheiben ähneln in ihrem Feinbau dem Faserknorpel, die zentralen Partien bestehen aus sehnigem Gewebe. Disci und Menisci bilden wandernde Gelenkflächen (Kiefergelenk, Kniegelenk), vergrößern den Kontaktbereich der artikulierenden Flächen und ermöglichen eine bessere Verteilung des Gelenkdrucks. Im Schulter- und im Hüftgelenk wird die überknorpelte Gelenkpfanne durch einen bindegewebigen Ringwulst, *Pfannenlippe, Labrum articulare,* umrahmt und vergrößert (Abb. **9**). Die Pfannenlippen sind ebenso wie die Zwischenscheiben nerven- und (nahezu) gefäßfrei.

Zusammenhalt der Gelenkflächen. Alle Gelenke des Menschen sind »kraftschlüssig«. Der gelenkige Kontakt wird dadurch bewirkt, daß die Resultierende aus dem Muskelzug und dem Gewicht des zu tragenden oder zu bewegenden Körper- oder Gliedmaßenabschnitts die Gelenkflächen stets aneinanderpreßt. Der Zusammenhalt der Gelenke wird somit durch *Muskelkräfte* gesichert.

Der Luftdruck, dem häufig eine maßgebliche Rolle für den Gelenkzusammenhalt zugeschrieben wird, kann nur bei Unterdruck im Gelenkinneren wirksam werden. Unterdruck entsteht jedoch erst, wenn äußere Kräfte die Gelenkenden voneinander zu entfernen suchen, ohne daß die Spannung der Muskulatur dies verhindert. Unter physiologischen Bedingungen tritt dieser Zustand beim Lebenden nicht ein. (Außerdem würde ein länger andauernder Unterdruck in der Gelenkhöhle einen Gelenkerguß hervorrufen, der die Wirkung des Luftdrucks auf den Gelenkkontakt zunichte machte.) Andere Mechanismen (z. B. Adhäsion, Bänderhemmung oder Anspannung der Haut oder Faszien) haben für den Zusammenhalt der Gelenkflächen keinerlei Bedeutung.

b) Formen der Gelenke

Die Gelenke können nach verschiedenen Prinzipien eingeteilt werden. Nach der Zahl der in einer Gelenkhöhle artikulierenden Skelettelemente unterscheidet man *einfache* und *zusammengesetzte* Gelenke. Nach der Gestalt der Gelenkflächen kann man die Gelenke in *Kugelgelenke, Eigelenke, Sattelgelenke* und *Scharniergelenke* gliedern.

Beim **Kugelgelenk,** *Articulatio sphaeroidea* (Abb. **11 a**), artikuliert ein mehr oder minder kugelförmiger Gelenk*kopf* (konvex gestaltete Gelenkfläche) mit einer entsprechend geformten konkaven Gelenk*pfanne* (z. B. Schulter-

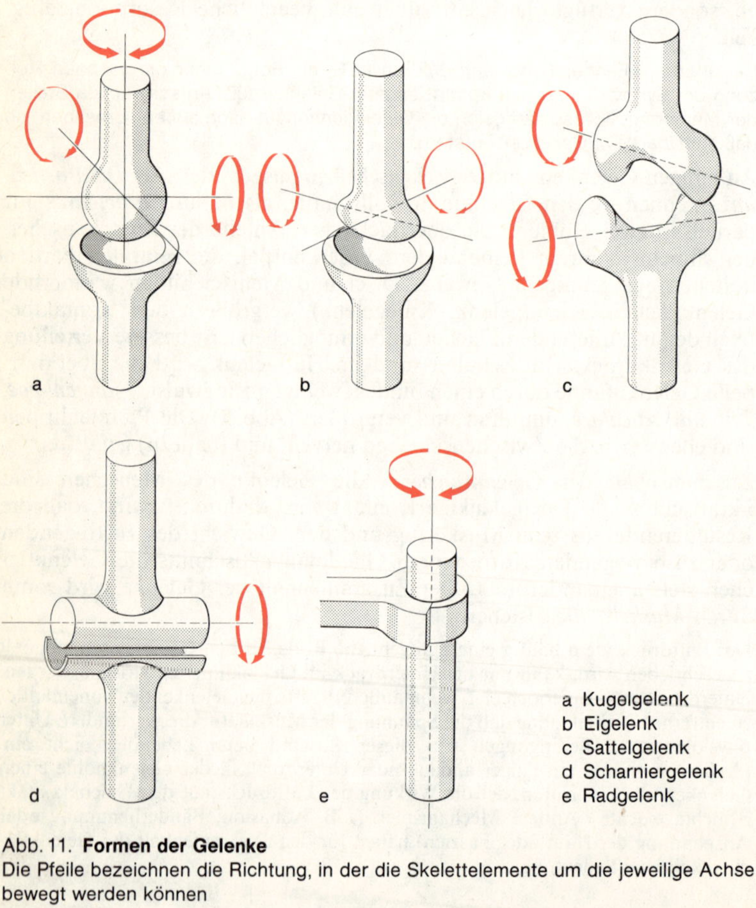

Abb. 11. **Formen der Gelenke**
Die Pfeile bezeichnen die Richtung, in der die Skelettelemente um die jeweilige Achse bewegt werden können

gelenk). Der Mittelpunkt der Kugel ist der Drehpunkt des Gelenks, durch den sich beliebig viele Achsen legen lassen. Man kann sich jedoch alle Bewegungen eines Skelettstücks in einem Kugelgelenk aus Bewegungen um *drei* aufeinander senkrecht stehende *Achsen* zusammengesetzt denken, wobei eine Achse mit der Längsachse des Skelettelements übereinstimmen muß. Bezeichnet man diese drei Achsen eines dreidimensionalen Achsenkreuzes als *Hauptachsen,* so ist das Kugelgelenk dadurch charakterisiert, daß es Bewegungen um drei Hauptachsen ermöglicht. Das Kugelgelenk hat demnach drei Freiheitsgrade. Unter *Freiheitsgrad* versteht man dabei die Bewegungsmöglichkeit um eine Hauptachse.

Als *Nußgelenk, Articulatio cotylica,* bezeichnet man ein Kugelgelenk, bei dem die Gelenkpfanne den Gelenkkopf über den Äquator der Kugel hinaus umfaßt (z. B. Hüftgelenk).

Eigelenk, *Articulatio ellipsoidea* (Abb. **11 b**), und **Sattelgelenk,** *Articulatio sellaris* (Abb. **11 c**), sind – in dem vorerwähnten Sinne – *zweiachsige* Gelenke. Beim Eigelenk ist der Gelenkkopf in zwei aufeinander senkrecht stehenden Ebenen konvex gekrümmt, die Gelenkpfanne in den entsprechenden Ebenen konkav gestaltet (z. B. proximales Handgelenk). Beim Sattelgelenk sind die Gelenkflächen von Kopf und Pfanne jeweils in einer Ebene konvex und in einer senkrecht dazu stehenden Ebene konkav geformt (z. B. Karpometakarpalgelenk des Daumens).

Im **Scharniergelenk,** *Ginglymus* (Abb. **11 d**), sind nur Bewegungen um *eine Achse* möglich. Verschiebungen in Richtung der Drehachse werden durch Kollateralbänder verhindert. Das Humeroulnargelenk, das als Beispiel für ein Scharniergelenk angeführt werden kann, besitzt eine schraubenförmig gestaltete Führungsrinne. Der Steigungswinkel der Spirale ist jedoch so gering, daß die daraus resultierenden Abweichungen von der Mittelachse nicht ins Gewicht fallen und somit die Unterscheidung eines »Schraubengelenks« unnötig ist. Erfolgt in einem einachsigen Gelenk, d. h. in einem Scharniergelenk, die Bewegung um die Längsachse des Skelettstücks, so spricht man von einem *Radgelenk, Articulatio trochoidea* (Abb. **11 e,** z. B. Articulatio atlantoaxialis mediana).

c) Allgemeine Gelenkmechanik

Bewegungsrichtungen. Die Richtung der Gelenkbewegungen wird nicht allein durch die Form der Gelenkflächen, sondern in wesentlichem Maße durch die Anordnung der Muskeln und der Bandstrukturen bedingt. Die Gelenke in der Technik sind »flächenschlüssig« und besitzen feste Achsen oder Drehpunkte. Im Gegensatz dazu sind die Gelenke beim lebenden Menschen »kraftschlüssig«, d. h. Richtung und Art einer Bewegung werden vor allem durch die Resultierende der an dem jeweiligen Knochen angreifenden Kräfte bestimmt. Die Gelenkflächen sind meist mehr oder minder inkongruent, ihre Form weicht von der Oberflächengestalt idealer Rotationskörper oft erheblich ab. Die Bewegungsachsen sind daher –

streng genommen – nicht exakt festgelegt. Alle Angaben über den Verlauf von Achsen oder die Lage von Drehpunkten in Gelenken des lebenden Menschen können deshalb die tatsächlichen Verhältnisse nur vereinfacht, schematisiert beschreiben.

Die Messung des Bewegungsumfangs erfolgt in der Klinik nach der *Neutral-Null-Methode* aus der anatomischen »Normalstellung«: Der Patient steht aufrecht, blickt geradeaus, die Arme hängen herab, der Daumen zeigt nach vorn, die Füße stehen parallel und schließen aneinander.

Bewegungen um die Längsachse eines Knochens bezeichnet man als *Außen-* oder *Innenrotation,* Außen- oder Innen*rollung* oder Außen- oder Innen*kreiselung*. Eine *Abduktion* führt das Skelettstück senkrecht zur Beugeachse vom Körper (oder vom Bezugselement) weg, eine *Adduktion* das Skelettstück zum Körper (oder zum Bezugselement) hin. Bei der *Flexion, Beugung,* werden die (Längsachsen der) beiden gelenkenden Skelettstücke senkrecht zur Abduktionsebene gegeneinander abgewinkelt. Eine entgegengesetzte Bewegung bezeichnet man als *Extension, Streckung*. Die Flexion in Schulter- und Hüftgelenk nennt man meist *Anteversion,* die Extension *Retroversion.*

Abduktion und Adduktion erfolgen um eine in einer Sagittalebene liegende Hauptachse, Flexion und Extension um eine in einer Frontalebene liegenden Hauptachse, sofern die artikulierenden Gliedmaßenabschnitte weder außen- noch innenrotiert sind. Eine *Zirkumduktion* ist eine Umführbewegung, die sich aus der Kombination von Bewegungen um die Hauptachsen ergibt (z. B. Armkreisen, Beinkreisen). Das bewegte Glied beschreibt dabei einen Kegelmantel, der distale Gliedpunkt einen Kreis oder ein Oval. Bewegungen um jeweils eine Hauptachse kann man als *Hauptbewegungen* bezeichnen, die Zirkumduktion ist dagegen keine Hauptbewegung.

Gelenkhemmung. Die Hemmung einer Gelenkbewegung, d. h. die Begrenzung des Ausmaßes einer Bewegung, kann verschiedene Ursachen haben. Bei der *Knochenhemmung* stoßen in einer bestimmten Gelenkstellung zwei Knochen so aneinander, daß eine Fortführung der Bewegung unmöglich wird. Sie ist selten, kann aber z. B. bei extremer Streckung des Ellenbogengelenks durch Anschlagen des Olecranon in der Fossa olecrani eintreten. Bei der *Bandhemmung* wird ein Bandzug bei einer Bewegung so angespannt, daß die Bewegung zwangsläufig zum Stillstand kommt (z. B. Anspannung des Lig. iliofemorale bei der Streckung des Hüftgelenks). Die (passive) Beugung des Unterschenkels im Kniegelenk wird gehemmt, sobald sich Wade und Hinterfläche des Oberschenkels berühren: *Weichteilhemmung* (Massenhemmung).

Ist die Grenze der Dehnbarkeit eines Muskels bei einer bestimmten Gelenkstellung erreicht, so wird eine Weiterführung der Bewegung unmöglich: *Muskelhemmung* (Abb. **17 b**).

Die Gelenkstellung, in der eine bestimmte Bewegung gehemmt wird, ist von Individuum zu Individuum verschieden und kann sich im Laufe des individuellen Lebens ändern. Das Kleinkind ist »gelenkiger« als der Erwachsene. Für den Fettleibigen tritt die Weichteilhemmung beim Rumpfvorwärtsbeugen früher ein als beim mageren Menschen. Beim »body building« wird der Bewegungsumfang in bestimmten Gelenken (z. B. Ellenbogengelenk) durch Massenhemmung eingeschränkt. Bei sportlich entsprechend Trainierten ist die Muskelhemmung geringer als beim Untrainierten. Für bestimmte Artisten, sog. Kautschukmenschen, die von frühester Jugend an Extrembewegungen üben, scheint die Bandhemmung weitgehend aufgehoben. Gelenkerkrankungen, aber auch Hautnarben können zu einer pathologischen Bewegungseinschränkung führen.

C. Allgemeine Muskellehre

1. Elemente und Bauprinzipien des Skelettmuskels

Am Skelettmuskel (Abb. **12a**) unterscheidet man den unterschiedlich geformten *Muskelbauch,* dessen kontraktile Bauteile sich verkürzen können oder dehnen lassen, und die meist deutlich schmäleren *Sehnen,* die sich am Skelett oder an Bindegewebsstrukturen des Bewegungsapparates (Faszien, Zwischenknochenhaut) anheften und den Muskelzug direkt oder indirekt auf die Skeletteile übertragen. Im allgemeinen bezeichnet man (an den Extremitäten) die proximale oder (am Rumpf) die kopfwärts gelegene Anheftungsstelle als *Ursprung* des Muskels, *Origo,* die entgegengesetzte Befestigung als *Ansatz, Insertio.*

Ursprung und Ansatz sind lediglich konventionell festgelegt. Sie dürfen nicht als »Punctum fixum« und »Punctum mobile« angesehen werden, da sowohl der Ansatz gegen den Ursprung als auch der Ursprung gegen den Ansatz oder beide Anheftungsstellen des Muskels gegeneinander bewegt werden können.

Bei Muskeln mit geteiltem Ursprung bezeichnet man die einzelne Ursprungsportion als *Caput* und spricht von zwei- oder mehr*köpfigen* Muskeln (z. B. M. biceps brachii [Abb. **12i**], M. quadriceps femoris). Ist der Ursprung einheitlich, der Muskelbauch dagegen durch Zwischensehnen gegliedert, so spricht man von einem zwei- oder mehr*bäuchigen* Muskel (z. B. M. digastricus [Abb. **12h**], M. rectus abdominis [Abb. **12g**]) .

Der **Muskelbauch,** *Venter,* besteht aus quergestreiften Muskelfasern. Sie werden durch Bindegewebsstrukturen *(Endomysium, Perimysium)* zu Bündeln steigender Ordnung so zusammengefaßt, daß sie eine Einheit bilden, deren Teile gegeneinander verschieblich sind.

Die quergestreiften Muskelfasern (∅ 10–100 µm, Länge bis über 10 cm) bilden die *Baueinheiten* des Skelettmuskels. Sie enthalten im Cytoplasma *(Sarkoplasma)* als kontraktile Elemente die Myofibrillen (∅ 0,5–1 µm), die das Querstreifungsphänomen bedingen. Sie bestehen aus kleineren Einheiten, den *Myofilamenten* (Aktin-

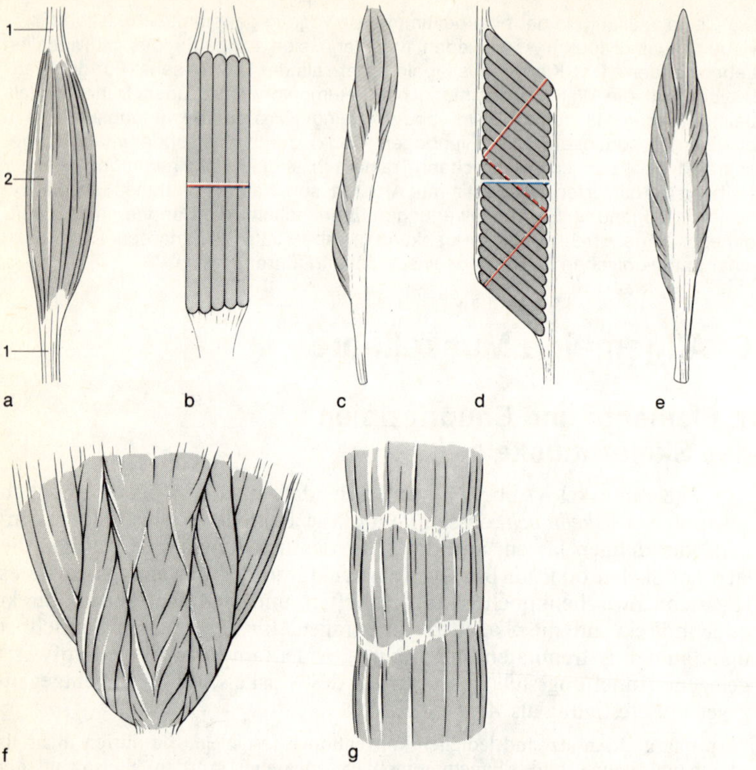

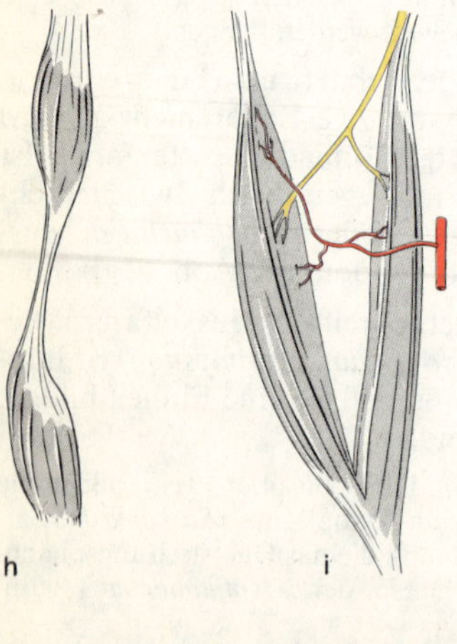

Abb. 12. **Muskelformen**

a, b parallelfaseriger Muskel
c, d einfach gefiederter Muskel
e doppelseitig gefiederter Muskel
f komplex gefiederter Muskel (M. deltoideus)
g mehrbäuchiger Muskel (M. rectus abdominis)
h zweibäuchiger Muskel (M. digastricus)
i zweiköpfiger Muskel (M. biceps brachii) mit Area nervovasculosa

Muskelfleisch: dunkel gerastert
Sehne: hell
anatomischer Querschnitt: blau
physiologischer Querschnitt: rot

1 Ursprungs- bzw. Ansatzsehne
2 Muskelbauch

und Myosinfilamente). Die Zellkerne der Muskelfasern (20–40/mm Länge) liegen randwärts. Das Sarkoplasma wird vom *Sarkolemmschlauch* umhüllt.

Das *Endomysium* umschließt jede einzelne Muskelfaser. Die zarte, vorwiegend aus Retikulinfasern bestehende Bindegewebshülle führt zahlreiche, meist längsgerichtete Blutkapillaren und Nervenfasern. Das Endomysium faßt jeweils mehrere Fasern zu einem *Primärbündel* zusammen, das vom *Perimysium internum* umschlossen wird (Abb. **13**). Das Primärbündel ist die *Funktionseinheit* des Skelettmuskels. Das Perimysium internum bildet die Verschiebeschicht der Primärbündel. Mehrere Primärbündel werden von einer etwas kräftigeren Bindegewebshülle, *Perimysium externum* (gefäß- und nervenführend), zu den makroskopisch sichtbaren *Sekundärbündeln,* Fleischfasern, vereinigt. Die Abgrenzung und Verbindung zur Faszie übernimmt das *Epimysium.*

Dieses bindegewebige Fachwerk, das die kontraktilen Elemente umgrenzt, führt den Muskelfasern Nerven und Gefäße zu, die an umschriebener Stelle, *Area nervovasculosa,* in den Muskel eintreten (Abb. **12i**). Es beherbergt auch die nervösen Apparate des Muskelsinns, die Muskelspindeln.

Faszie. Die Muskeloberfläche wird durch eine derbe Bindegewebshülle, *Muskelfaszie* (Abb. **13**), abgeschlossen, die den Muskel gegen seine Nachbarn isoliert und gleichzeitig mit ihnen verschieblich verbindet, häufig auch als Ursprungsfläche dient. Mehrere Muskeln können von einer gemeinsamen *Gruppenfaszie* umschlossen werden, die mit den Muskelfaszien in Verbindung steht und außerdem am Knochen angeheftet ist. So entstehen osteofibröse *Muskellogen,* in denen Einzelmuskeln oder deren Teile sich gegeneinander verschieben können und gleichzeitig geführt werden. Einige Muskeln heften sich auch an sehnig strukturierten Bezirken der Gruppenfaszie an.

Vermehrte Muskeltätigkeit führt zur Arbeits*hypertrophie* der Skelettmuskulatur, die Muskelfasern werden dicker (die Faserzahl bleibt konstant). Verminderte Inanspruchnahme (Ruhigstellung, Lähmung des Muskels) bewirkt eine Inaktivitäts*atrophie.*

Die Regenerationsfähigkeit der Skelettmuskulatur ist beim Menschen gering. An die Stelle des zerstörten Muskelgewebes tritt eine bindegewebige Narbe.

Die **Sehne,** *Tendo,* besteht aus zugfesten kollagenen Faserbündeln, die in kurzen Sehnen parallel, in langen Sehnen in schraubenförmigen Wicklungen angeordnet sind. Sie ist nur spärlich vaskularisiert.

Die Sehnenfasern sind in röhrenförmigen Einsenkungen des Plasmalemms befestigt. Sehnenfasern (= Kollagenfibrillenbündel) sind am Grunde der Einstülpungen des Sarkolemms an der Basallamina fixiert, während sich die Aktinfilamente von innen am Plasmalemm anheften. Aus dem Sarkolemmschlauch treten Kollagenfibrillen zu den Sehnenfasern.

Die **Verbindung Muskel – Sehne** erfolgt nicht in einer Ebene, sondern gestaffelt. Die Sehne liegt der Oberfläche des Muskelbauches als mehr oder minder breites Sehnenblatt auf oder schiebt sich zwischen die Muskelbündel ein. Die Sehnenfasern setzen nie – auch nicht im »parallelfase-

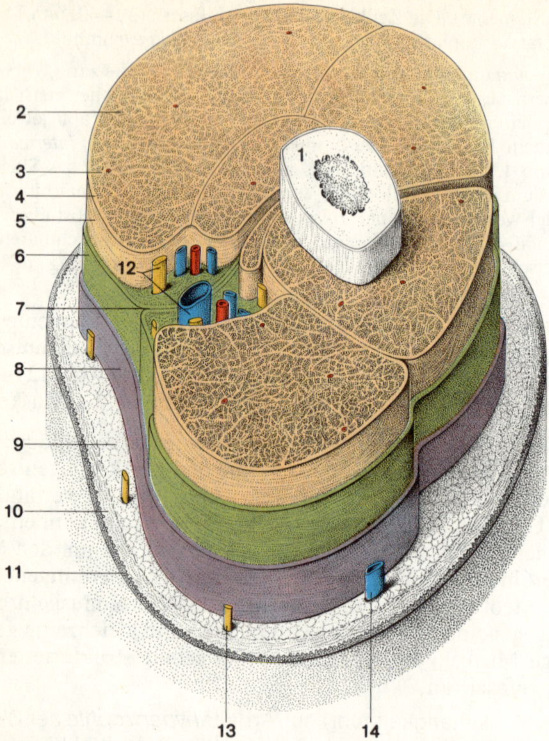

Abb. 13. **Bindegewebssysteme der Skelettmuskulatur,** dargestellt an einem Querschnitt durch das mittlere Drittel des (linken) Oberarms (→ Abb. 88) (Muskelfasern und Bindegewebsstrukturen innerhalb der Muskeln nicht maßstabgerecht)

1 Oberarmknochen
2 Muskelfasern, umhüllt von Endomysium, zusammengefaßt zu Primärbündeln durch Perimysium internum
3 Perimysium externum, gefäß- und nervenführend
4 Epimysium
5 Muskelfaszie
6 Gruppenfaszie, durch ein Septum intermusculare (7) mit dem Knochen verbunden, so daß eine osteofibröse Muskelloge entsteht
8 Oberarmfaszie
9 Unterhaut (Tela subcutanea)
10, 11 *Haut (Cutis)*
10 Lederhaut (Dermis)
11 Oberhaut (Epidermis)
12 tiefe Gefäße und Nerven
13 Hautnerv
14 Hautvene

rigen« Muskel – die Richtung der Muskelfasern fort. Vielmehr bilden die Muskelfaserbündel mit der Sehne einen spitzen Winkel von unterschiedlicher Größe, *Fiederungswinkel.* Bei der Kontraktion der Muskelfasern wird der Fiederungswinkel größer. Dadurch wird für die Dickenzunahme der sich kontrahierenden Muskelfasern Raum gewonnen, ohne daß die Sehnenfasern auseinander gedrängt werden. Breitflächige Sehnenplatten bezeichnet man als **Aponeurosen.**

Durch elastische Fasern werden die Sehnenfaserbündel des ruhenden Muskels in der Längsrichtung etwas gestaucht und leicht »gewellt«. Diese Wellung wird bei Beginn der Kontraktion der Muskelfasern zuerst ausgeglichen, bevor der Muskelzug auf den Knochen wirkt. Die Bewegung kann dadurch weicher, fließender anlaufen. Die Sehnenfasern werden – ähnlich wie die Muskelfasern – durch Bindegewebshüllen, *Peritendineum,* zu Bündeln steigender Ordnungsstufen zusammengefaßt. Das Peritendineum bildet ein bindegewebiges Schachtelsystem, das die Sehnenbündel verschieblich miteinander verbindet. Es enthält als – vornehmlich an der Muskel-Sehnen-Grenze angeordnete – Zugrezeptoren die Sehnenspindeln.

Die Anheftung eines Muskels erfolgt stets sehnig, doch kann die »Sehne« so kurz sein, daß sie makroskopisch nicht zu erkennen ist. Man spricht dann von einem »fleischigen« Ursprung oder Ansatz eines Muskels. Je nach der Querschnittsgröße der Sehnen und dem Ort der Anheftung ist die Verbindung der Sehne mit dem Knochen verschieden ausgebildet. Großflächige Ursprungs- oder Ansatzsehnen strahlen in das Periost ein und werden durch die Knochenhaut mit dem Knochen verbunden (Sharpeysche Fasern). Sehnen mit kleinem Querschnitt, die sich an Knochenrauhigkeiten oder -vorsprüngen anheften, sind unmittelbar im Knochen verankert. Das Periost weist an den Sehnenansatzstellen entsprechende Lücken auf. Die in den Knochen eindringenden Sehnenfasern sind von Knorpelgewebe umschlossen, dessen tiefe Schicht verkalkt und an der Unterfläche im Knochen verzahnt ist. Das Knorpelpolster verhindert, daß der eingemauerte Abschnitt der Sehnenfasern gegen den freien Sehnenanteil an der Knochenoberfläche scharfwinklig abknickt und die Sehne dadurch geschädigt wird. In gleichem Sinne wirken die fächerförmige Ausbiegung und Ausbreitung der Sehnenfasern kurz vor dem Eindringen in den Knochen.

Die randwärts gelegenen Faserzüge vieler Sehnen sind bis in Richtung der Knochenachse abgebogen, die zentralen Bündel treffen dagegen in einem Winkel bis zu maximal 90° auf den Knochen. Es wird angenommen, daß in jeder Bewegungsphase nur diejenigen Fasern des Sehnenfächers gespannt sind, die in der Zugrichtung des freien Sehnenabschnitts verlaufen. Die Spannung der Fasern, die sich unter einem »schädlichen Winkel« (d. h. mehr oder minder scharf abgeknickt) in den eingemauerten, richtungsgebundenen Sehnenteil fortsetzen, geht nach dieser Vorstellung nicht verloren. Sie wird vielmehr in dem aus Primärbündeln aufgebauten Netzwerk des Sehnenfächers auf Faserzüge mit günstigerer Verlaufsrichtung übertragen. Die Gefügeänderung der Sehne im Sehnenfächer ermöglicht somit die volle Ausnutzung der in Zugrichtung der Sehne wirkenden Muskelkraft, obwohl jeweils nur ein Teil der Sehnenfaserbündel angespannt ist.

Die Verankerung des eingemauerten Teils der Sehne im Knochen ist sehr fest. Reißt an dieser Stelle die Sehne, so wird fast stets ein kleines Stück Knochen mit herausgerissen (Abrißfraktur).

2. Allgemeine Muskelmechanik

Nach der Größe des Fiederungswinkels unterscheidet man parallelfaserige und gefiederte Muskeln. Im **parallelfaserigen** Muskel (Abb. **12a, b**) ist der Fiederungswinkel gering, beim **gefiederten** Muskel (Abb. **12c–f**) kann man die schräge Anheftung der Muskelfasern an der Sehne makroskopisch unschwer erkennen. Je größer der Fiederungswinkel eines Muskels ist, um so mehr Muskelfasern können sich bei gleicher Länge der Sehne anheften. Die Fiederung kann einfach, doppelseitig (M. rectus femoris) oder komplex sein (M. deltoideus), je nachdem, ob die Muskelfasern von einer oder zwei Seiten an die Sehne herantreten oder sich mehrere Sehnenblätter zwischen die Muskelfaserbündel einschieben.

Beim parallelfaserigen Muskel mit seinem minimalen Fiederungswinkel sind *Sehnenkraft* (ein nicht ganz glücklich gewählter, aber in der Arbeitsphysiologie gebräuchlicher Begriff, der den in Zugrichtung der Sehne wirkenden Teil der Muskelkraft kennzeichnet) und *Muskelkraft* annähernd gleich groß. Beim gefiederten Muskel ist die Sehnenkraft im Vergleich zur Muskelkraft um so geringer, je größer der Fiederungswinkel ist. Die (absolute) Muskelkraft eines Muskels hängt von der Gesamtquerschnittsfläche aller Muskelfasern ab. Die *Arbeit* eines Muskels ist das Produkt von Sehnenkraft und Hubhöhe, d.h. sie wird von Faserzahl, Fiederungswinkel und Verkürzungsfähigkeit der Muskelfasern bestimmt.

Die Gesamtquerschnittsfläche aller Muskelfasern wird als **physiologischer Querschnitt** des Muskels bezeichnet (Abb. **12b, d**). Er verläuft senkrecht zur Längsachse jeder Muskelfaser. Der *anatomische Querschnitt* liegt dagegen in der Mitte des Muskels rechtwinklig zu dessen Längsachse. Er stimmt nur beim parallelfaserigen Muskel mit dem physiologischen Querschnitt überein. Die *Hubhöhe* eines Muskels wird durch die Länge der Muskelfasern und durch ihren Fiederungswinkel bestimmt. Gedehnte Muskelfasern können sich maximal um 30–50% ihrer Ausgangslänge kontrahieren. Beim parallelfaserigen Muskel entspricht die Hubhöhe annähernd der Kontraktionsmöglichkeit des gedehnten Muskels.

Durch das »Ausholen« beim Wurf werden die Muskelfasern, welche die Wurfbewegung durchführen, entsprechend – unter Umständen maximal – gedehnt. Bei der Kontraktion kann dann die gesamte Verkürzungsfähigkeit der betreffenden Muskeln, d.h. ihre maximale Hubhöhe, wirksam werden.

Die **Richtung des Muskelzugs** (Abb. **14**) ist durch die *wirksame Endstrecke* der Sehne gegeben. Liegen Muskelbauch, Ursprungs- und Ansatzsehne in gerader Linie, so entspricht die Zugrichtung des Muskels der Richtung einer Geraden, welche die Mitte des Muskelursprungs mit der Mitte des Muskelansatzes verbindet, *Hauptlinie*. Wird jedoch die Sehne um ein Widerlager, *Hypomochlion,* geführt, so ist für die Richtung des Muskel-

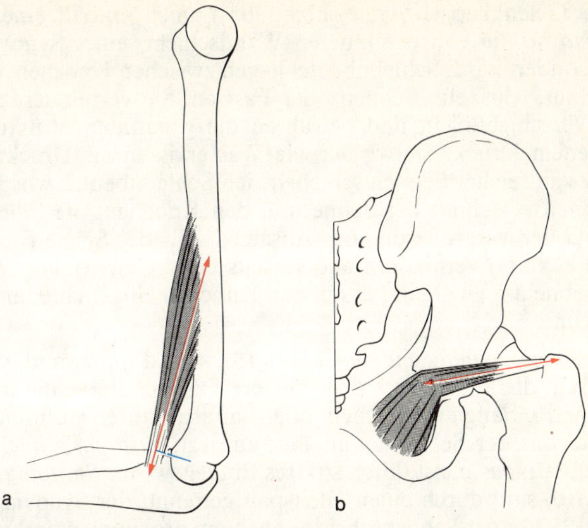

Abb. 14. **Richtung des Muskelzugs** (↔), virtueller Hebelarm (—)
a Richtung des Muskelzugs entspricht der Hauptlinie (Beispiel: M. brachialis)
b Richtung des Muskelzugs entspricht der zwischen Hypomochlion und Muskelansatz gelegenen wirksamen Endstrecke der Sehne (Beispiel: M. obturator internus)

zugs allein die Richtung der zwischen Hypomochlion und Ansatz gelegenen Strecke maßgebend.

Das *Drehmoment* eines Muskels ist das Produkt aus Sehnenkraft und virtuellem Hebelarm. Der virtuelle Hebelarm ist gleich dem senkrechten Abstand der Hauptlinie (bzw. der durch die wirksame Endstrecke der Sehne gelegten Geraden) von der Drehachse oder dem Drehpunkt des Gelenks (Abb. **14a**). Er ändert sich mit der Stellungsänderung des Gelenks und ist in der Stellung am größten, in der die Ansatzsehne (bei gelenknahem Ursprung des Muskels die Ursprungssehne) rechtwinklig auf den Knochen trifft. Die Sehnenkraft wird mit zunehmender Verkürzung geringer.

3. Hilfseinrichtungen der Muskeln

Muskeln und Sehnen sind gegen Reibung und gegen umschriebenen Druck außerordentlich empfindlich. Sie werden vor derartigen mechanischen Schädigungen durch Schleimbeutel, die Sehnen auch durch Sehnenscheiden und Sesambeine bewahrt.

Schleimbeutel, *Bursae synoviales,* sind bindegewebig umschlossene Spalträume von unterschiedlicher Größe, die bei gelenknaher Lage mit der Gelenkhöhle kommunizieren können (Abb. **83**). Ihre Bindegewebskapsel ist mit der Gelenkkapsel vergleichbar, ihr Lumen enthält eine geringe Menge *Synovia,* die von der inneren Wandschicht, einer Synovialmembran, abgesondert wird. Schleimbeutel liegen zwischen Knochenvorsprüngen und Haut, Muskeln, Sehnen oder Faszien. Sie vermindern die Reibung bei Verschiebungen und bewahren die genannten Strukturen vor umschriebenem Druck. Sie wirken wie Wasserkissen als Druckverteiler. Am Ansatz zahlreicher Sehnen schieben sich Schleimbeutel zwischen den knochennahen Abschnitt der Sehne und den Knochen. Sie füllen einerseits den bei der Vergrößerung des Ansatzwinkels der Sehne freiwerdenden Raum aus und verhindern andererseits eine scharfwinklige Abknikkung der Sehne am Übergang des in den Knochen eingemauerten Teils in die freie Sehne.

Sehnenscheiden, *Vaginae tendinum* (Abb. **15**), sind doppelwandige Bindegewebsröhren, die auf kürzere oder längere Distanz die Sehne umschließen und eine Reibung an Knochen- oder Bandstrukturen verhindern. Das innere Blatt, das der Sehne unmittelbar aufliegt, *Stratum synoviale,* und das äußere Blatt, das meist durch straffes Bindegewebe, *Stratum fibrosum,* verstärkt wird, sind durch einen Gleitspalt getrennt, der Synovia enthält. Die beiden Blätter der Sehnenscheide gehen am proximalen und am distalen Ende ineinander über und können durch ein *Mesotendineum* miteinander in Verbindung stehen, das – als eine Art Gekröse – der Sehne Blutgefäße und Nerven zuführt. Im Bereich der Hand- und der Fußwurzel, auf der Palmarseite der Finger und der Plantarseite der Zehen sind die Sehnenscheiden am Knochen fixiert. Ihre äußere Wand wird durch kräftige *Vaginae fibrosae* verstärkt, so daß die Sehnen in osteofibrösen Kanälen gleiten, die ihre Verlaufsrichtung festlegen und nicht zulassen, daß sie sich vom Knochen abheben.

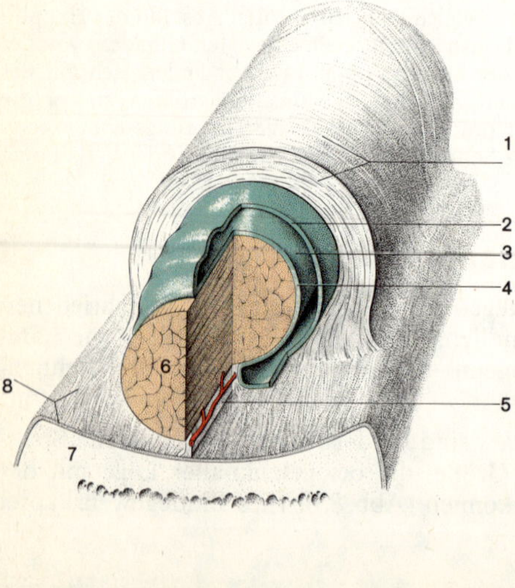

Abb. 15. **Sehnenscheide**
1 Stratum fibrosum
2 Stratum synoviale, äußeres Blatt
3 Gleitspalt
4 Stratum synoviale, inneres Blatt
5 Mesotendineum (gefäßführend)
6 Sehne
7 Knochen
8 Periost

Sehnenscheiden und Schleimbeutel können sich (z. B. bei chronischer Reizung) entzünden. Eine Tendovaginitis tritt relativ häufig bei Stenotypistinnen an den Strecksehnen im Bereich des proximalen Handgelenks auf, eine Bursitis bei Menschen, die im Knien arbeiten (Plattenleger), an dem Schleimbeutel vor der Kniescheibe (Bursa praepatellaris) oder vor der Tuberositas tibiae (Bursa tuberositatis tibiae).

Sesambeine. An Sehnen, die unmittelbar auf dem Knochen gleiten und keine Sehnenscheiden besitzen, lagern sich an der dem Knochen zugewandten Seite Knorpelzellen ein. Es können in den Sehnen oder Gelenkkapseln auch kleinere (Hand, Fuß) oder größere Knochen (Kniescheibe) auftreten, *Sesambeine, Ossa sesamoidea* (Abb. **98a** u. **120c**). Einige Sesambeine sind konstant ausgebildet, andere sehr variabel.

4. Muskeln in Ruhe und Bewegung

Alle Muskeln besitzen auch in der Ruhe eine gewisse Spannung, einen *Tonus*. Er ist individuell verschieden,variabel und bei den einzelnen Muskeln unterschiedlich groß. Der Tonus der Muskeln, der vom Nervensystem gesteuert wird, bestimmt die Haltung des Körpers (straffe oder schlaffe Haltung). Manche Muskeln haben vor allem die Aufgabe, eine bestimmte Stellung des betreffenden Körperteils zu sichern, *Haltemuskeln* (z. B. M. soleus, kurze Fußmuskeln). Ihre Tätigkeit besteht vornehmlich in einer den Verhältnissen angepaßten Änderung des Spannungszustandes und weniger in einer Verkürzung.

Bei der Durchführung einer Bewegung arbeiten regelmäßig mehrere Muskeln zusammen, *Synergisten*. Häufig werden Bewegungsabläufe von *Muskelketten* bewirkt, die über mehrere Gelenke hinwegziehen und deren Einzelglieder sich nach- oder miteinander kontrahieren. Nicht weniger bedeutungsvoll als die Synergisten sind für die Gestaltung einer Bewegung die *Antagonisten*, d. h. die Muskeln, die der beabsichtigten Bewegung entgegenwirken. Durch eine abgestufte Minderung ihrer Spannung ermöglichen sie den Synergisten die Durchführung der Bewegung.

Heften sich zwei entgegengesetzt wirkende Muskeln an nahezu gleicher Stelle an einem Skelettelement an, so kann das Skelettstück durch sie wie in einer Schlinge geführt werden: *Muskelschlinge* (Abb. **16**). Den zwischen die beiden Muskeln eingeschalteten Skelettabschnitt bezeichnet man als knöcherne Inskription.

Synergisten und Antagonisten sind *funktionelle Gruppen*, zu denen die Einzelmuskeln hinsichtlich ihrer Wirkung auf ein bestimmtes Gelenk zusammengefaßt werden. Sie entsprechen somit keinesfalls immer genetischen Muskelgruppen. Am Scharniergelenk unterscheiden wir *Beuger, Flexoren*, und *Strecker, Extensoren*, die häufig, aber nicht immer, mit den genetischen Gruppen der Flexoren und Extensoren übereinstimmen. Am Kugelgelenk sind die Bewegungsmöglichkeiten vielseitiger und damit auch die

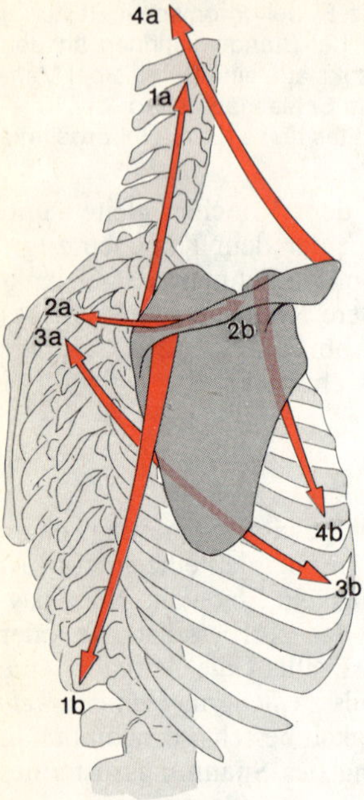

Abb. 16. **Führung des Schulterblatts durch Muskelschlingen**

1 vertikale Muskelschlinge: M. levator scapulae (a) – Pars ascendens des M. trapezius (b)
2 horizontale Muskelschlinge: Pars transversa des M. trapezius (a) – Pars media des M. serratus anterior (b)
3 schräge Muskelschlinge: M. rhomboideus (a) – Züge der Pars inferior des M. serratus anterior (b)
4 schräge Muskelschlinge: Pars descendens des M. trapezius (a) – M. pectoralis minor (b)

Möglichkeiten des Zusammenwirkens der Einzelmuskeln vielfältiger. Sie können sich zu *Flexoren* und *Extensoren, Ab-* und *Adduktoren, Außen-* und *Innenkreislern* gruppieren.

Nur bei größter Anstrengung spannen sich alle Fasern eines Muskels gleichzeitig an. Im allgemeinen wirkt in jeder Bewegungsphase nur ein Teil der Muskelfaserbündel aktiv mit. Die Gliederung des Muskels in Faserbündel und die bei vielen Muskeln erkennbare Aufteilung in Portionen, deren Ursprung, Faserverlauf und Ansatz etwas voneinander abweichen, erlaubt bereits für den Einzelmuskel eine vielfältige Kombination der in einer Bewegungsphase tätigen Muskelfasergruppen. Bei der Durchführung einer Bewegung arbeiten jedoch Teilkomponenten mehrerer Muskeln zusammen, deren Zahl und Zusammensetzung sich während eines Bewegungsablaufs ändern kann, so daß die Möglichkeiten der Abstufung und Modifikation einer Bewegung außerordentlich groß sind. Die üblichen Angaben über Ursprung, Ansatz und »Funktion« eines Muskels vermitteln daher nur ein mehr als bescheidenes Bild des lebendigen Geschehens.

Aktive und passive Muskelinsuffizienz. Mehrgelenkige Muskeln können sich im allgemeinen nicht in einem solchen Ausmaß verkürzen, daß sie alle Gelenke, über die sie hinwegziehen, in Endstellung bringen. Sie werden bei maximaler Kontraktion *aktiv insuffizient* (Abb. **17 c, d**). Umgekehrt lassen sich mehrgelenkige Muskeln meist nicht in einem solchen Maße

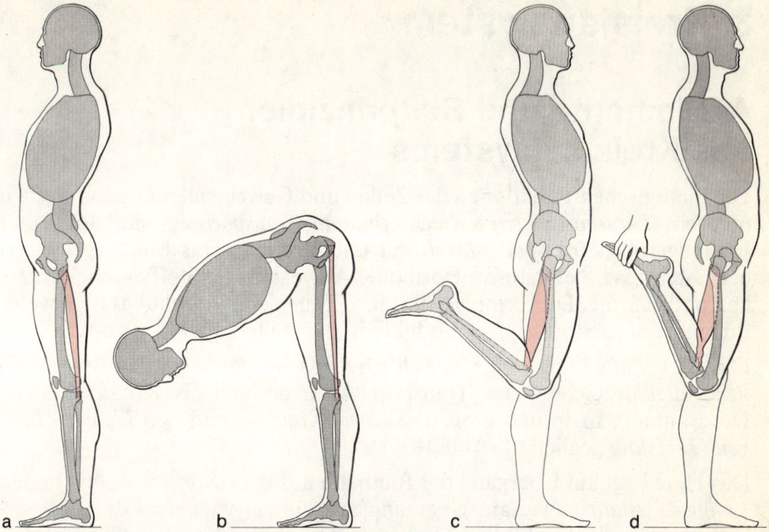

Abb. 17. **Passive und aktive Muskelinsuffizienz**
Die ischiokrurale Muskulatur (a) läßt sich bei gestrecktem Kniegelenk nicht in dem Maße dehnen, daß im Hüftgelenk eine maximale Beugung möglich wird (b): passive Insuffizienz. Bei gestrecktem Hüftgelenk kann sie sich nicht so stark verkürzen, daß im Kniegelenk eine maximale Beugung herbeigeführt wird (c): aktive Insuffizienz. Durch äußere Kräfte ist eine zusätzliche Beugung um etwa 20–30° möglich (d)

dehnen, daß alle übersprungenen Gelenke durch die Antagonisten in die jeweilige Endstellung gebracht werden können. Man bezeichnet diese unzureichende Dehnbarkeit mehrgelenkiger Muskeln als *passive Insuffizienz* (Abb. **17a, b**). Sie bewirkt eine Muskelhemmung der Bewegungen (→ S. 36). Beispiele für aktiv und passiv insuffiziente Muskeln bilden u. a. die langen Fingerbeuger und -strecker und die ischiokruralen Muskeln.

Ein kraftvoller Faustschluß ist nur möglich, wenn gleichzeitig das Handgelenk gestreckt (dorsal flektiert) wird, sonst sind die langen Fingerbeuger aktiv insuffizient (Festhalten an der Reckstange, Koffertragen). Beim Rumpfvorwärtsbeugen mit gestreckten Knien kann der Ungeübte mit den Fingerspitzen den Boden nicht erreichen, weil die vom Sitzbein zum Unterschenkel ziehenden Beuger des Kniegelenks (ischiokrurale Muskeln) passiv insuffizient werden und sich nicht genügend dehnen lassen.

3. Kreislaufsystem

A. Elemente und Bauprinzipien des Kreislaufsystems

Die biologischen Funktionen der Zellen und Gewebe aller Organe werden über ein *Transportsystem* aufrechterhalten. *Transportwege* sind Blut- und Lymphgefäße, *Transportvehikel* Blut und Lymphe. Das Blut *transportiert* u. a. Atemgase, Nährstoffe, Hormone, Abwehrstoffe, Stoffwechselschlakken und Wärme. Die Lymphe führt u. a. Teile der extrazellulären Gewebsflüssigkeit und Stoffwechselprodukte in das Blutgefäßsystem zurück.

Die *Blutgefäße* bilden eine *in sich geschlossene Blutbahn,* das Blut *zirkuliert;* man bezeichnet das Transportsystem deshalb als *Kreislaufsystem.* Die Blutbahn ist in den *großen (Körper-)Kreislauf* und den *kleinen (Lungen-)Kreislauf* gegliedert (Abb. **18**).

Das **Herz** liegt am Übergang der Blutbahn aus dem *Körperkreislauf* in den *Lungenkreislauf* sowie am Übergang aus diesem wieder in den Körperkreislauf. Es liegt – bildlich gesprochen – in der Kreuzung der beiden »Kreise« einer 8.

Das Herz ist aufgrund seiner Bauweise Motor der Blutbewegung gleichzeitig beider Kreisläufe. Man unterscheidet eine *rechte* und eine *linke* Herzhälfte, kurz auch »rechtes Herz« und »linkes Herz« genannt. Jede Herzhälfte ist in *Vorhof* und *Kammer* gegliedert. Die beiden *Vorhöfe* nehmen das *zum* Herzen strömende Blut auf – der *rechte Vorhof* das aus dem *Körperkreislauf,* der *linke* das Blut des *Lungenkreislaufs.* Die beiden *Kammern* stoßen das Blut wieder *aus,* die *rechte Kammer* in den *Lungenkreislauf* (Motor des kleinen Kreislaufs), die *linke Kammer* in den *Körperkreislauf* (Motor des großen Kreislaufs). Der Blutausstoß wird durch gleichzeitige und rhythmische Kontraktion, *Systole,* der mittleren, muskulären Wandschicht (Myokard) der beiden Kammern verursacht.

Arterien, Kapillaren und **Venen.** *Arterien, »Schlagadern«,* nennt man alle Gefäße, die Blut *vom Herzen wegführen, Venen, »Blutadern«,* alle, die Blut *zum Herzen führen.* Arterien und Venen sind *Transportstrecken* im Kreislauf, die Bezeichnung richtet sich nicht nach dem Sauerstoffgehalt des Bluts in den betreffenden Gefäßen. Im *Lungenkreislauf* fließt in den Arterien sauerstoffarmes, desoxygeniertes – in den Venen sauerstoffreiches, oxygeniertes Blut. Im *Körperkreislauf* dagegen leiten die Arterien sauerstoffreiches, die Venen sauerstoffarmes Blut. Die *Kapillaren, Haargefäße* (weil haarfein), sind als *Sauerstoffaustauschstrecke* des Kreislaufs zwischen Arterienende und Venenanfang eingeschaltet. Den Übergang von Arterien in Kapillaren bilden *Arteriolen,* den Übergang von Kapillaren in Venen vermitteln *Venolen.*

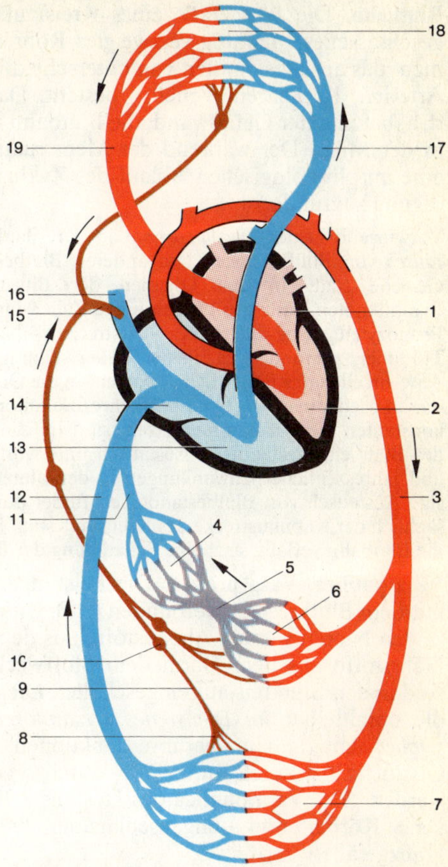

Abb. 18. **Körper- und Lungenkreislauf**
Gefäße mit sauerstoffreichem Blut ▬, mit sauerstoffarmen Blut ▬

1–16 *Körperkreislauf*
1 linker Vorhof
2 linke Kammer
3 große Körperschlagader
4 Leberkapillarbett, erhält über die Pfortader (5) Blut aus dem Kapillarbett der unpaaren Bauchorgane (6)
7 Kapillarbett der Rumpfwand
8 Lymphkapillaren
9 Lymphgefäß
10 Lymphknoten
11 Lebervenen
12 untere Hohlvene
13 rechte Kammer
14 rechter Vorhof
15 Mündung des zentralen Lymphstamms
16 obere Hohlvene
17–19 *Lungenkreislauf*
17 Lungenarterien
18 Kapillarbett der Lungen
19 Lungenvenen

Während sich das Blut in den verschiedenen *Venen des Lungenkreislaufs* nicht unterscheidet, findet man in den verschiedenen Anteilen des *venösen Schenkels des Körperkreislaufs* unterschiedliche Blutbeschaffenheit – das Blut der Nierenvenen ist z. B. ärmer an Stoffwechselschlacken als das in anderen Venen, das Venenblut von Hormondrüsen reicher an Hormonen, das der Leber wärmer als das Venenblut anderer Organe. Der Körperkreislauf besteht aus zahlreichen parallel geschalteten *Teilkreisläufen* mit verschiedenartigen funktionellen Aufgaben. Alle entspringen direkt oder indirekt aus der Aorta und münden in die Hohlvenen. Im Kapillargebiet nimmt das Blut der Arterien die Beschaffenheit des venösen Bluts an.

Blutbahn. Die Blutgefäße eines Kreislaufs setzen insgesamt ein allseits geschlossenes, vielfältig verzweigtes Röhrensystem, die *Blutbahn*, zusammen, das aus Abschnitten von unterschiedlichem Kaliber und Wandbau – Arterien, Kapillaren, Venen – besteht. Das Blut verläßt normalerweise, d. h. bei intakter Gefäßwand, die Blutbahn an keiner Stelle, ausgenommen in der Milz. (Der während der Menstruation auftretenden Blutung liegt eine im physiologischen Ablauf des Zyklus entstehende Gefäßwandschädigung zugrunde.)

Vorwiegend in der *Kapillarstrecke* des Kreislaufs findet allerdings ein reger *Austausch* von Blutflüssigkeit und anderen Blutbestandteilen mit dem umgebenden Gewebe statt. In den Organen der Blutzellbildung (rotes Knochenmark, Lymphknoten, Milz u. a.) treten junge Zellen ins Blut. In den mit sog. Freßzellen, Phagozyten, ausgestatteten Kapillarstrecken – hauptsächlich in der Leber – werden Trümmer zugrunde gegangener Zellen eliminiert. Ständig wandern bestimmte Abwehrzellen des Bluts (Lymphozyten) in die Organe ihrer Bildung zurück und aus diesen wieder ins Blut (Lymphozytenrezirkulation). Die Teile, die das Blut in relativ konstanter Weise zusammensetzen, sind im Zusammenhang mit den Funktionen des Bluts einem ständigen Austausch unterworfen. Hinzu kommen tageszeitliche und jahreszeitliche Schwankungen in der Blutzusammensetzung. Dieser unablässige Austausch von Blutbestandteilen findet durch die *intakte Gefäßwand* hauptsächlich der Kapillarstrecke des Kreislaufs statt. Eine Blutung dagegen, bei der Blut die Blutbahn verläßt, setzt eine Schädigung der Blutgefäßwand voraus.

Vasa publica, Vasa privata. Die Leistungen zahlreicher Organe sind eng mit dem Blutkreislauf verbunden (z. B. wirkt das Herz als Kreislaufmotor, in den Nieren werden Abbaustoffe aus dem Blut abgefiltert, in der Leber Nährstoffe aus dem Darm dem Stoffwechsel zugeführt); diese Organe sind in den Blutkreislauf eingeschaltet. Diejenigen Blutgefäße der Organe, die unmittelbar *im Dienst des Gesamtorganismus* stehen, werden *Vasa publica* genannt. Um aber ihre Funktionen erfüllen zu können, müssen die Organe selbst durch Blutgefäße, durch *organeigene Vasa privata* versorgt werden. (Die Vasa publica des Herzens z. B. sind obere und untere Hohlvene, Körper- und Lungenschlagader, die Vasa privata sind die Herzkranzgefäße.)

Blutgefäßwand. *Allgemeiner Aufbau* (Abb. **19a**). Grundsätzlich ist die Wand der Blutgefäße aus *drei Schichten* aufgebaut.

Die *innere Schicht, Tunica intima,* dient hauptsächlich der Regulierung des *Stoffaustausches*. Sie besteht aus Endothelzellen, die als platte Zellen das Gefäßlumen begrenzen, und aus einer dünnen Membran feiner Bindegewebsfäserchen; in Arterien kommen elastische Netze hinzu.

Die *mittlere Schicht, Tunica media,* steht vorwiegend im Dienst der *Gefäßmotorik,* sie führt in wechselnder Zusammensetzung glatte Muskelzellen und elastische Netze.

Die *äußere Schicht, Tunica externa (Tunica adventitia),* vermittelt den *Einbau* in die Umgebung und wird hauptsächlich von Bindegewebselementen (Zellen und Fasern) zusammengesetzt.

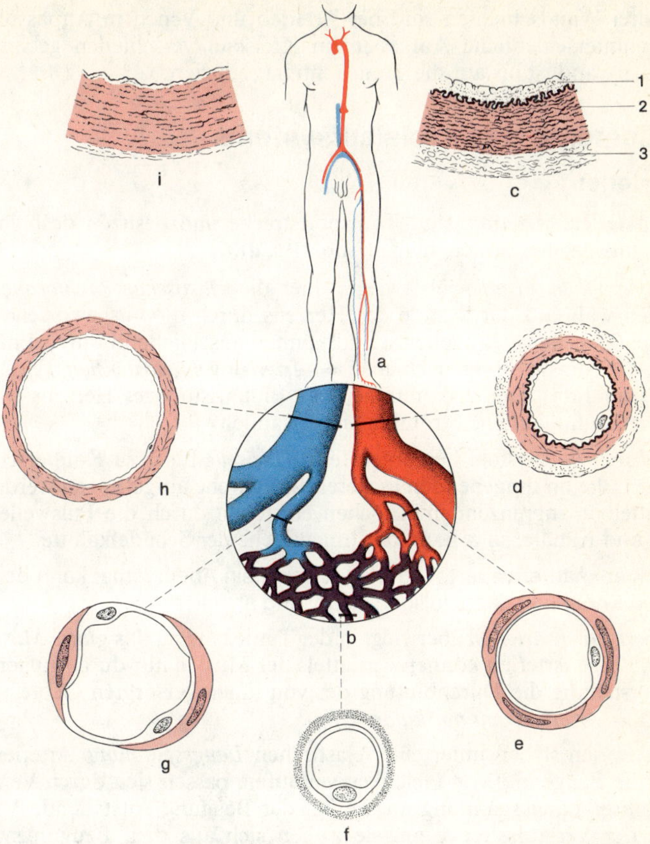

Abb. 19. **Wandbau der Blutgefäße in den verschiedenen Abschnitten des großen Kreislaufs**

Querstriche geben die Lage der Gefäßquerschnitte (c–i) an

Gefäßwände zur Kapillare hin zunehmend stärker vergrößert

a arterieller (—) und venöser (—) Schenkel des großen Kreislaufs

b Arterienzweige und Venenwurzeln im Zusammenhang mit dem Kapillarbett

c herznahe Arterie (große Körperschlagader)

d herzferne Arterie

e Arteriole

f Kapillare

g Venole

h herzferne Vene

i herznahe Vene der unteren Körperhälfte (untere Hohlvene)

1 Tunica intima

2 Tunica media

3 Tunica externa

Die drei Wandschichten sind bei Arterien und Venen in Anpassung an deren unterschiedliche Aufgaben im Kreislauf verschieden gebaut, die Kapillarwand ist bis auf die Tunica intima reduziert.

1. Elemente des Kreislaufsystems

a) Arterien

Die **Arterien,** *Arteriae,* sind Transportstrecke und besitzen deshalb eine stark entwickelte Tunica media (Abb. **19c, d**).

Bei *herznahen Arterien* überwiegen hier die *elastischen Membranen;* sie werden während der Systole des Herzens durch die ausgeworfene Blutmenge (Druckanstieg) gedehnt und können anschließend durch Entspannung die Blutsäule weiterschieben = *Arterien vom elastischen Typ* (Windkesselfunktion). Der diskontinuierliche Blutausstoß des Herzens wird so in eine kontinuierliche Strömung umgewandelt.

Die durch die Systole hervorgerufene *Pulswelle* führt zu Kaliberschwankungen, die im umgebenden lockeren Bindewebe aufgefangen werden. In unmittelbar angrenzenden Knochen entstehen durch die Pulswelle Furchen und Kanäle, so z. B. an der Innenfläche der Schädelkalotte.

Eine krankhaft erweiterte Arterienstrecke, ein Aneurysma, kann benachbarten Knochen bis zu völligen Auflösung arrodieren.

Bei *herzfernen Arterien* überwiegt in der Tunica media das *glatte Muskelgewebe.* Diese Arterien können vermittels der Muskulatur durch Enger- und Weiterstellung die Durchblutung des von ihnen versorgten Gebiets regulieren = *Arterien vom muskulären Typ.*

Die Arterien stehen unter einer elastischen *Längsspannung.* Arterien, die über die Beugeseite von Gelenken verlaufen, passen sich durch Verringerung ihrer Längsspannung an die bei der Beugung entstehende Verkürzung der Verlaufsstrecke an, sie ziehen sich aus dem Beugungswinkel zurück.

Wird beim Lebenden eine kleine Arterie durchtrennt, so kann sie vermöge ihrer elastischen Längsspannung ins Bindegewebe zurückschnellen. Die Membrana elastica interna kann das durchtrennte Ende der Arterie ins Gefäßlumen einstülpen und so vorübergehend eine Blutung verhindern, bis ein Blutpfropf gebildet ist. Wenn im Alter die Elastizität der Arterienwand abnimmt, verlängert sich die Arterie und verläuft geschlängelt.

An manchen Stellen des Körpers sind die Arterien primär *geschlängelt,* so z. B. die A. facialis in der Wange, die A. vertebralis vor ihrem Eintritt in die hintere Schädelgrube. Die hierdurch entstehende *Reservelänge* läßt Verformungen oder Bewegungen der betreffenden Körperteile zu (z. B. Verformung der Wange und Drehbewegung des Kopfes).

Arterielle Kollateralwege. Mittelgroße und kleine periphere Arterien haben untereinander häufig Verbindungen, *Anastomosen,* die zur Ausbildung eines arteriellen Netzes, *Rete arteriosum,* führen können. Bilden die Anastomosen einen Parallelweg zur Hauptstrombahn, so nennt man sie *Kollateralen.* Sie können bei Ausfall der Hauptstrombahn (Verschluß, Unterbindung) das von ihr abhängige Kapillargebiet versorgen, indem sie einen Umgehungskreislauf, *Kollateralkreislauf,* bilden.

Der Chirurg muß vor Unterbindung einer Arterie die Möglichkeit eines Kollateralkreislaufs beurteilen und gegebenenfalls den Ort der Unterbindung so wählen, daß die Blutversorgung über Kollateralen gesichert ist. Der allmähliche Verschluß eines Gefäßes begünstigt, im Gegensatz zum plötzlichen Verschluß, die Entstehung eines Kollateralkreislaufs.

Endarterien werden Arterien dann genannt, wenn ihr Versorgungsgebiet bei Verschluß durch keine (anatomisch vorgebildeten) Kollateralen versorgt werden kann (Beispiel: die letzten, noch im Gekröse verlaufenden Aufzweigungen der Darmarterien). Von *funktionellen Endarterien* spricht man dann, wenn Kollateralen zwar anatomisch vorgebildet sind, aber nach allgemeiner Erfahrung keine ausreichende Blutversorgung ermöglichen (Beispiel: Zweige der Herzarterien).

Beim Verschluß einer Endarterie (z. B. durch ein Blutgerinnsel, *Embolus)* entsteht im abhängigen Versorgungsgebiet Blutleere, *Ischämie,* die zum lokalen Gewebsuntergang, *Infarkt,* führt. Infarktgefährdete Organe sind Lungen, Leber, Milz, Nieren, Gehirn, Herz und die Retina des Auges. Doch lehrt die Erfahrung, daß auch in diesen Organen bei allmählichem Arterienverschluß arterielle Kollateralwege entstehen können.

Sperrarterien können dem Kapillargebiet vorgeschaltet sein und dieses von der Durchblutung vorübergehend ausschalten; sie sind mikroskopisch klein. Sperrarterien besitzen als Verschlußeinrichtung in der Tunica intima längsverlaufende muskelähnliche Zellen, die die Intima polsterartig vorbuckeln *(Polsterarterien).* Sperrarterien kommen u. a. in endokrinen Organen und in genitalen Schwellkörpern vor.

Rankenarterien. In einigen Organen haben die Arterien einen korkenzieherartig gewundenen oder stark geschlängelten Verlauf. Dabei kann es sich einerseits um eine *Reservelänge* der Arterie handeln, die eine kurzzeitige Volumenänderung des Organs ermöglicht, so z. B. bei den Aa. helicinae des Penis. Andererseits kommen Rankenarterien aber auch in Organen vor, die keine Volumenänderung erleiden, z. B. im Hilum des Ovars, oder sie behalten bei langsamer Volumenänderung ihren geschlängelten Verlauf bei, z. B. im Uterus; die Bedeutung dieser Art von Rankenbildung ist unbekannt.

Arteriolen, *Arteriolae* (Abb. **19e**), sind als kleinste Arterien (∅ etwa 30 µm) dem Kapillarbett vorgeschaltet. Ihre Tunica media besteht hauptsächlich aus Muskelgewebe. Das Arteriolenendstück, das sich in Kapillaren aufzweigt, wird deshalb auch »präkapillärer Sphinkter« genannt.

Arteriovenöse Anastomosen sind Kurzschlußverbindungen, die das Blut kleiner Arterien unter Umgehung des Kapillarbetts in kleinste Venen leiten. Sie dienen der Durchblutungsregulation.

b) Kapillaren

Kapillaren, *Vasa capillaria* (Abb. **19f**), besitzen einen Durchmesser von 4 bis etwa 15 µm. Die verformbaren Blutkörperchen, deren Durchmesser geringfügig größer als jener der engsten Kapillaren ist (Erythrozytendurchmesser 7,7 µm), werden durch die Kapillaren gepreßt, sie gleiten am Kapillarendothel entlang. Die Kapillaren bilden ein stark verzweigtes Netzwerk, insgesamt auch *Kapillarbett* genannt (Abb. **19b**). Die Wand der Kapillaren besteht lediglich aus einem Endothelrohr, das von einer Basallamina aus Glykoproteinen umgeben wird. Stellenweise liegen dem Endothelrohr außen einzelne Zellen, *Perizyten,* auf.

Wundernetz, *Rete mirabile,* nennt man ein *zusätzliches Kapillarbett,* das in den arteriellen oder den venösen Schenkel eines Teilkreislaufs *eingeschaltet* ist. Als arterielles Wundernetz gilt die Summe aller Kapillarschlingen der Nierenkörperchen, ein venöses Wundernetz besitzt die Leber.

Während der *Durchmesser* der einzelnen Gefäße von der Arterie bis zur Kapillare ständig abnimmt, wächst der *Gesamtquerschnitt* der Gefäße durch fortwährende Aufzweigungen von etwa 4,5 cm^2 (große Körperschlagader) auf etwa 4500 cm^2 (Kapillaren, die allerdings nicht alle gleichzeitig durchblutet werden). Die stärkste Zunahme des Gesamtquerschnitts erfolgt am Übergang der Arteriolen in die Kapillaren. Gleichzeitig erleidet der *Blutdruck* in diesem Gebiet den stärksten Abfall von etwa 85 mm Hg auf etwa 15 mm Hg, die *Blutströmung* wird stark verlangsamt.

c) Venen

Venen, *Venae* (Abb. **19h, i**), besitzen in der Regel eine dünnere Wand als die entsprechenden Arterien und genügen damit dem niedrigeren Blutdruck im venösen Schenkel. In der Venenwand erzeugt glattes Muskelgewebe einen Venentonus; elastische Netze spielen dagegen eine geringere Rolle. Die Schichten der Gefäßwand sind nicht deutlich gegeneinander abgegrenzt. Nicht selten ist die Tunica media schwach entwickelt, während die Tunica adventitia kräftige Längsmuskelzüge aufweist. Im übrigen wird der Wandbau der Venen weitgehend von den unterschiedlichen hämodynamischen Verhältnissen in den einzelnen Körperteilen bestimmt – Venen der unteren Körperabschnitte besitzen mehr Muskelgewebe (höherer Binnendruck!) als die der oberen Körperteile; Venen, die durch die Art ihres Einbaus an Kaliberschwankungen gehindert sind (z. B. Venen in der Leber), haben eine schwach entwickelte Wand.

Beim *Rücktransport des Venenbluts zum Herzen* spielen – neben anderen,

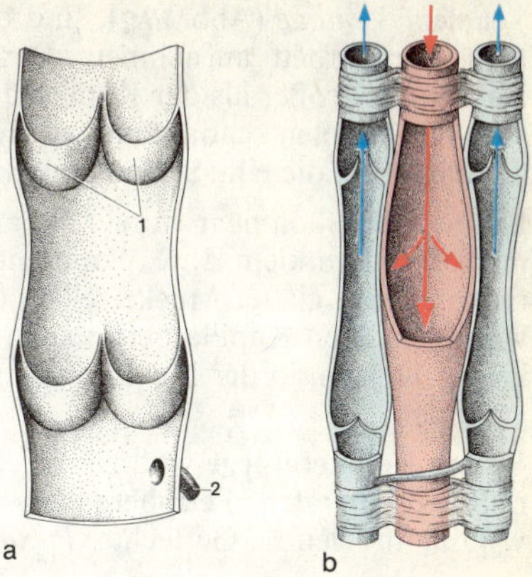

Abb. 20. **Venenklappen und arteriovenöse Koppelung**
a Vene, längs geschnitten und aufgeklappt
b zwei Begleitvenen flankieren eine Arterie, deren Pulswelle die Venenlumina einengt. Die unteren Venenklappen schließen sich, die oberen bleiben geöffnet und das Venenblut wird herzwärts bewegt
1 taschenförmige Venenklappe
2 Einmündung einer kleineren Vene

lokal ausgeprägten Faktoren – *Venenklappen, Muskelpumpe* und (vielleicht auch in geringem Maße) die *arteriovenöse Koppelung* eine Rolle.

Venenklappen sind taschenförmige Intimafalten, die ventilartig wirken (Abb. **20**). Die Öffnungen der Taschen sind herzwärts gerichtet. Sie geben den Blutstrom zum Herzen frei, verhindern aber durch Entfaltung ein Zurückströmen des Bluts. Venenklappen kommen in allen kleinen und mittelgroßen Venen vor, ausgenommen die Venen des Kopfes, des Wirbelkanals und großenteils der Eingeweide.

Die Ventilfunktion der Venenklappen setzt einen ausreichenden *Tonus* der Venenwand voraus. Fehlt dieser, so vergrößert sich der Venenquerschnitt, die Venenklappe wird insuffizient. Es entsteht ein venöser Rückfluß, der die Venenwand zusätzlich belastet und dehnt und zur Ausbildung von Krampfadern, *Varizen,* führt.

Als *Muskelpumpe* bezeichnet man die Druckwirkung, die Muskeln des Bewegungsapparats bei Kontraktion auf Venen ausüben. Die Muskelpumpe verursacht eine Blutverschiebung, die durch die Venenklappen herzwärts gerichtet wird. Der Einbau der Gefäße in Spalten und Lücken des Muskelapparats begünstigt diesen Prozeß; körperliche Bewegung vergrößert den Rückstrom von Venenblut zum Herzen. Tief gelegene Venen des Bewegungsapparats sind der Muskelpumpe mehr ausgesetzt als Hautvenen, in denen es deshalb auch eher zum Rückstau von Venenblut kommt. (Das Aufsuchen von Hautvenen zur Injektion wird durch Rückstau erleichtert.)

Arteriovenöse Koppelung. Die kleinen und mittelgroßen Venen, die als – meist doppelte – Begleitvenen mit den Arterien verlaufen (Abb. **20 b**), sind durch adventitielles Bindegewebe, Gefäßscheiden, an die Arterien gefesselt. Man nimmt an, daß die Pulswelle durch diese arteriovenöse Koppelung das Venenlumen einengen und damit die Blutsäule bewegen kann. Doch ist die Effizienz dieses Mechanismus nicht unbestritten.

Venolen, *Venulae* (Abb. **19 g**), sind die kleinsten Venen, die das Blut aus dem Kapillarbett aufnehmen. Der Durchmesser der Venolen ist nur geringfügig größer als der Kapillardurchmesser, doch wird das Endothelrohr der Venolen schon von – zunächst vereinzelten – glatten Muskelzellen umgeben, die eine Sphinkterwirkung ausüben können.

Drosselvenen kommen kurz hinter einem Kapillargebiet vor und sind mikroskopisch klein. Ihre Wand enthält starke ringförmige oder längsgerichtete Züge glatter Muskelzellen, durch deren Kontraktion das Blut im vorgeschalteten Kapillarbett gestaut wird. Drosselvenen werden in endokrinen Drüsen, in der Nasenschleimhaut und in den Geschlechtsorganen gefunden.

Venöse Kollateralwege sind zahlreicher und wesentlich variabler als arterielle Kollateralen. Periphere Venen bilden häufig venöse Netze, *Retia venosa,* und venöse Geflechte, *Plexus venosi.*

In der Rumpfwand, am Hals und in den Extremitäten bestehen venöse Kollateralwege in Form von tiefen, die Arterien begleitenden Venen und oberflächlichen, meist nicht dem Verlauf von Arterien folgenden Hautvenen; beide Wege sind durch Anastomosen miteinander verbunden. Die Unterbrechung einer Vene beeinträchtigt den venösen Abfluß einer Region in der Regel nicht.

Venöse Sinus sind im allgemeinen Sprachgebrauch mikroskopisch kleine erweiterte Gefäßstrecken im *venösen* Schenkel des Kreislaufs (z. B. im Nebennierenmark), **Sinusoide** erweiterte *Kapillarstrecken* (z. B. im Leberläppchen). Im Bereich des *Schädels* werden makroskopisch sichtbare, starre Blutleiter, die von der harten Hirnhaut umschlossen sind, auch als *Sinus venosi durales* bezeichnet.

d) Lymphgefäße und Lymphknoten

Die **Lymphgefäße,** *Vasa lymphatica,* gehen aus peripheren, kapillären *Lymphnetzen* hervor, die von *Lymphkapillaren* gespeist werden. Diese beginnen »blind«, d. h. ohne dauerhafte Kommunikation mit den interzellulären Spalten, im Bindegewebe der Organe; *Lymphe* und *interzelluläre Gewebsflüssigkeit* sind verschieden beschaffen.

Lymphgefäße sind kleinkalibrig, sie begleiten z. T. die tiefen Arterien und Venen des Bewegungsapparats und der Organe, z. T. verlaufen sie oberflächlich im Unterhautbindegewebe, wobei sie etwa dem Verlauf der Hautvenen folgen. Zwischen oberflächlichen und tiefen Lymphgefäßen bestehen zahlreiche Verbindungen.

Die Lymphgefäße führen die Lymphe *herzwärts* in das Venenblut. Die größeren, parallel verlaufenden, kaum verzweigten Lymphgefäßbündel, die *Lymphbahnen,* münden schließlich über *Sammelstämme,* den *Ductus thoracicus* und die *Trunci lymphatici,* in den *Venenwinkel* (Zusammenfluß von V. subclavia und V. jugularis interna) einer jeden Seite. Lymphgefäße sind demnach *Parallelwege zum venösen Schenkel* des Blutkreislaufs.

Bei einer Entzündung der Lymphbahnen im Unterhautbindegewebe werden diese als rote Streifen durch die Haut sichtbar (Lymphangitis, im Volksmund »Blutvergiftung« genannt). Meist sind auch die zugehörigen (regionären) Lymphknoten schmerzhaft vergrößert.

Die **Wand der Lymphgefäße** besteht aus einem Endothelrohr, das von einer dünnen Schicht glatter Muskelzellbündelchen umgeben wird. Der Wandbau großer Lymphstämme gleicht etwa dem dünner Venen. Lymphgefäße sind wegen ihrer dünnen Wand schwer zu präparieren. Sie sind aus Klappensegmenten, nur wenige Millimeter bis Zentimeter langen Gefäßabschnitten, zusammengesetzt. Am verdickten Anfang eines Klappensegments liegt eine Taschenklappe, Lymphgefäße können deshalb perlschnurartig aussehen (Abb. **21**).

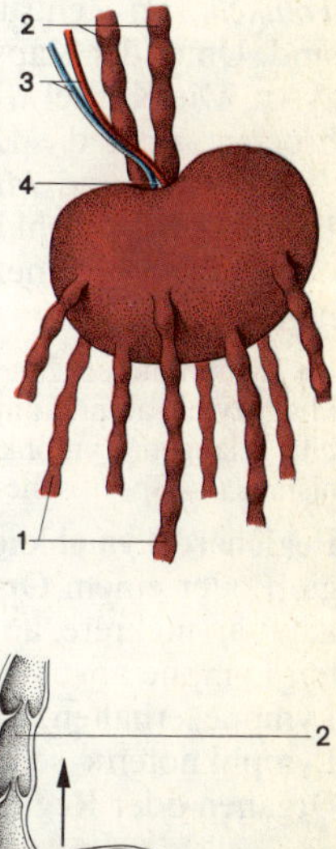

Abb. 21. **Lymphknoten**
1 zuführende Lymphgefäße
2 abführende Lymphgefäße
3 Blutgefäße
4 Hilum des Lymphknotens

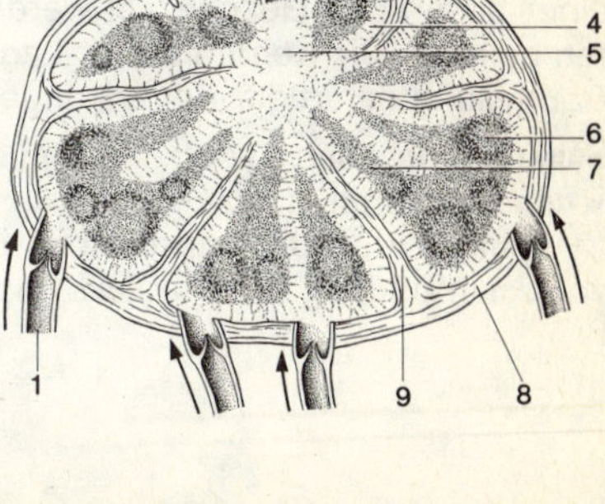

Abb. 22. **Schnitt durch einen Lymphknoten**
Die Pfeile bezeichnen die Strömungsrichtung der Lymphe
1 Vas lymphaticum afferens
2 Vas lymphaticum efferens mit Taschenklappen
3 Randsinus
4 Intermediärsinus
5 Marksinus
6 Lymphfollikel
7 Markstrang
8 Bindegewebskapsel
9 Bindegewebsseptum

Lymphgefäße besitzen eine eigene Motorik. Bei Kontraktion des Klappensegments wird die Lymphe herzwärts von Segment zu Segment weitergeschoben.

Lymphknoten. In den Verlauf der Lymphgefäße sind, häufig mehrfach hintereinander, Lymphknotenstationen eingeschaltet (Abb. **21**). Sie bestehen aus einem oder mehreren, in der Größe sehr variablen, meist millimetergroßen Lymphknoten. Die Lymphe aus der Peripherie wird also in der Regel durch mehrere, hintereinandergeschaltete Lymphknoten, biologische Filter, hindurchgeschleust.

Der *Lymphknoten, Nodus lymphaticus* (Abb. **22**), ist (meist) bohnenförmig und besitzt ein *Hilum,* in dem Gefäße ein- und austreten. Der Lymphknoten wird von einer *Bindegewebskapsel* umschlossen und enthält im Innern schwammartiges retikuläres Bindegewebe. In dessen Maschen sind massenhaft *Lymphozyten* eingelagert, die unter der Kapsel in kugelförmigen *Follikeln,* im Zentrum und gegen das Hilum zu strangartig angesiedelt sind. Unter der Kapsel bleibt ein *Randsinus* weitgehend frei von Lymphozyten. Die Kapsel wird von zahlreichen *Vasa lymphatica afferentia* durchbrochen, über die Lymphe in den Randsinus einfließt. Sie gelangt über *Intermediär-* und *Marksinus* in wenige *Vasa lymphatica efferentia,* die im Hilum den Lymphknoten verlassen. Die Lymphknoten sind also Orte, in denen Lymphbahnen konvergieren und zu größeren Lymphbahnen vereinigt werden.

Im Lymphknoten gibt die Lymphe Fremdpartikel (z. B. Bakterien) an Freßzellen, Phagozyten, ab und nimmt gleichzeitig Lymphozyten auf, die schließlich ins Venenblut gelangen. Lymphknoten sind *Organe des spezifischen Abwehrsystems* des Organismus (→ Spezifisches Abwehrsystem, S. 78).

Regionäre Lymphknoten (Abb. **23**) erhalten *als erste* aus einer Körperregion oder einem Organ Lymphe zugeführt. Ein Organ oder eine Region kann an mehrere, an verschiedenen Stellen liegende regionäre Lymphknoten Lymphe abgeben, und ein Lymphknoten kann aus mehreren Organen Lymphe erhalten, also für mehrere Organe oder Regionen »regionärer Lymphknoten« sein. Die Zuordnung der regionären Lymphknoten zu Organen oder Regionen ist sehr konstant, sie variiert kaum.

Bei Ausbreitung einer Infektion auf dem Lymphweg oder bei Absiedlung einer bösartigen Geschwulst werden zuerst die regionären Lymphknoten befallen. Die Kenntnis ihrer Lage und Einzugsgebiete ist also für die Beurteilung derartiger Erkrankungen äußerst wichtig.

Sammellymphknoten (Abb. **23**) sind den regionären Lymphknoten *nachgeschaltete* Lymphknoten, sie erhalten Lymphe aus mehreren regionären Lymphknoten. Dabei entstehen im Bereich der Sammellymphknoten kurz vor der Mündung in zentrale Lymphstämme Geflechte von Lymphgefäßen.

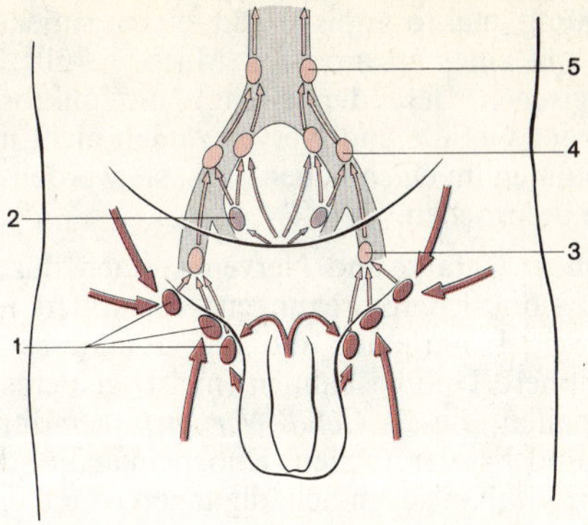

Abb. 23. **Regionäre Lymphknoten und Sammellymphknoten**
Die Pfeile bezeichnen die Strömungsrichtung der Lymphe

1, 2 *regionäre Lymphknoten*
1 Nodi lymphatici inguinales superficiales in der Leistenbeuge (Einzugsgebiet: Haut kaudal vom Nabel, äußere Geschlechtsorgane, Anus)
2 Nodi lymphatici iliaci interni an der A. iliaca interna (Einzugsgebiet: Beckenorgane)

3–5 *Sammellymphknoten*
3 Nodi lymphatici inguinales profundi an der A. femoralis und Nodi lymphatici iliaci externi an der A. iliaca externa
4 Nodi lymphatici iliaci communes an der A. iliaca communis
5 Nodi lymphatici lumbales an Aorta und V. cava inferior

2. Bauprinzipien des Kreislaufsystems

Periphere Leitungsbahnen werden die *Gefäße* und *Nerven* auf ihrem Weg zwischen ihren zentralen Organen (Herz und Zentralnervensystem) und den »peripheren Organen«, den Erfolgsorganen der Gefäße und Nerven, genannt. Die peripheren Leitungsbahnen verzweigen sich in typischer, aber variabler Weise. Die aus den fortschreitenden Aufzweigungen hervorgehenden Äste werden mit eigenen *Namen* bezeichnet, in der Regel mit denen des Erfolgsorgans.

Beispiel: Die *A. carotis communis* teilt sich in A. carotis *externa* (sie verzweigt sich hauptsächlich *außerhalb* der Schädelhöhle) und A. carotis *interna* (sie teilt sich *innerhalb* der Schädelhöhle auf). Die A. carotis externa verzweigt sich in A. *maxillaris* (zur Gegend der *Maxilla*) und A. *temporalis* (zur *Schläfen*gegend). Die A. temporalis gibt einen R. *frontalis* (zur *vorderen* Schläfengegend) und einen R. *parietalis* (zur *hinteren* Schläfengegend) ab usw.

Im *Präparierkurs* werden die (größeren) peripheren Leitungsbahnen durch Entfernung des umgebenden Bindegewebes präparatorisch dargestellt.

Innerhalb des Erfolgsorgans dienen die Leitungsbahnen der Organfunktion, sie werden Teil der Organstruktur. So ist z. B. der Gefäßbaum von Leber, Niere, Milz so organspezifisch, daß diese Organe allein schon aus der Gefäßanordnung makroskopisch (an einem Injektionspräparat, in dem die Gefäße mit einer erstarrenden Masse gefüllt wurden, oder an einer röntgenologischen Gefäßdarstellung) und mikroskopisch erkannt werden. Organeigene Gefäße und Nerven zählen nicht mehr zu den peripheren Leitungsbahnen im eigentlichen Sinn, sie werden mit dem Bau der einzelnen Organe besprochen.

Gefäß-Nervenstraßen. Gefäße und Nerven können durch Kompression, Überdehnung, Torsion, Scherbewegungen – besonders in der Umgebung von Gelenken – Schaden erleiden und sind deshalb schutzbedürftig. Sie verlaufen als periphere Leitungsbahnen (meist) gemeinsam strangförmig in Bindegewebsspalten, die als *Gefäß-Nervenstraßen* durch ihren Einbau (z. B. in Muskel- und Fasziennischen, Knochenkanäle) den Gefäßen und Nerven Schutz vor mechanischen Schädigungen bieten.

Gefäß-Nervenstraßen sind in den Extremitäten und im Hals besonders ausgeprägt. In den Extremitäten lassen sie sich häufig bis zum Eintritt in die *Area nervovasculosa* der Muskeln verfolgen.

Das *Bindegewebe* der Gefäß-Nervenstraßen umhüllt die peripheren Leitungsbahnen an einigen Stellen mit einer dichten Bindegewebsscheide – so besonders auffällig am Hals. In diesen Fällen ist das Leitungsbahnenbündel ingesamt im umgebenden lockeren Bindegewebe gegen die Umgebung verschieblich.

In Gefäß-Nervenstraßen können sich Entzündungen über große Strecken ausbreiten (Phlegmonen).

Die *Gefäß-Nervenstraßen* überqueren *Gelenke* meist auf der Beugeseite, jedenfalls aber so, daß sie bei Bewegungen im Gelenk keine Dehnung erleiden, die das Gefäß zum Verschluß und den Nerven zur Überdehnung bringen würde. Bei Gelenken, in denen spitzwinkelig gebeugt werden kann (z. B. im Kniegelenk), sind die Leitungsbahnen in einen verformbaren Fettkörper eingebaut, der mit den Leitungsbahnen durch die elastische Verkürzung der Arterie bei der Beugung aus der Gefahrenzone herausgezogen wird.

Beim *Aufsuchen* von Gefäß-Nervenstraßen orientiert man sich an Faszien-(Muskel-)Logen, Muskellücken und Skelettelementen. Wenn sich Gefäß-Nervenstraßen auf eine längere Strecke einem Muskel anlagern, so wird dieser *Leitmuskel* genannt.

Besondere Beachtung erfordern knochennahe Verlaufsstrecken. Die Leitungsbahnen sind bei Knochenbrüchen an diesen Stellen gefährdet. Bei Operationen werden Organe zur Schonung der Leitungsbahnen in Richtung auf diese zur Seite verlagert!

In Gefäß-Nervenstraßen verlaufen hauptsächlich *subfasziale* Leitungsbahnen. Epifasziale Gefäße und Nerven dagegen halten sich meist nicht an ausgeprägte Gefäß-Nervenstraßen, wenngleich Hautnerven und Hautvenen im Unterhautbindegewebe gewöhnlich gemeinsam verlaufen. Die kleinen Hautarterien haben zu diesen aber meist keine Beziehung.

In Körperabschnitten, die *wenig beweglich* oder starr sind (z. B. Brust-, Bauch- und Beckenraum oder Kopf), sind die bindegewebigen Verkehrswege der Leitungsbahnen flächenhaft und breit angelegt. Doch können auch hier in Anpassung an anatomische Gegebenheiten, z. B. an die Öffnungen der Schädelbasis oder der Beckenwand, strangförmige Gefäß-Nervenstraßen ausgebildet sein.

Bei *beweglichen* (verschieblichen) inneren Organen des Bauch- und Bekkenraums sind die Leitungsbahnen strangartig angeordnet und treten an umschriebener Stelle (im Hilum des Organs) ein oder aus. Der Leitungsbahnenstrang liegt in diesen Fällen (meist) in der Achse, um die eine Drehbewegung des Organs stattfinden kann.

Da die Aufmerksamkeit des Arztes häufig auf das gesamte Gefäß-Nervenbündel eines Körperteils gerichtet ist, wird bei den einzelnen Körperregionen, soweit möglich, auf die den Leitungsbahnen gemeinsamen Gefäß-Nervenstraßen und Gefäß-Nervenschichten hingewiesen.

Die *großen Blutgefäßstämme des Körpers* lehnen sich, ausgenommen die obere Hohlvene, an die *Wirbelsäule* an. Da auch der *Hauptlymphstamm* und die *großen Nervenstämme des Rückenmarks,* die aus dem Wirbelkanal austretenden Spinalnerven, im Bindegewebsraum vor und neben der Wirbelsäule verlaufen, wird dieser zur großen *zentralen Gefäß-Nervenstraße des Körpers.*

B. Bauplan des Kreislaufsystems

1. Pränataler Kreislauf

Im **pränatalen** *(vorgeburtlichen)* **Kreislauf** findet der Gasaustausch sowie der Austausch von Nährstoffen, Stoffwechselschlacken u. a. in der *Placenta* statt. Die embryonalen und fetalen Plazentargefäße sind als Teilkreislauf in den *Körperkreislauf* eingeschaltet. Der Lungenkreislauf ist dagegen weitgehend funktionslos, die Lungen werden nicht beatmet.

Fetaler Kreislauf (Abb. **24**). Das in der *Placenta* oxygenierte Blut fließt in der (ursprünglich linken) *Nabelvene* unter die Leber. Der kleinere Teil des Bluts wird durch die Leber, der größere Teil aber über einen *(ersten) Kurzschlußweg,* den *Ductus venosus,* an der Unterfläche der Leber vorbei in das stark desoxygenierte Blut der unteren Hohlvene geleitet. Das (vermischte) Blut gelangt anschließend in den rechten Vorhof. Von hier aus wird es – durch eine leistenartige Klappe an der Mündung der unteren Hohlvene – über einen *(zweiten) ventilartigen Kurzschlußweg* in der Vorhofscheidewand, *Foramen ovale,* in den linken Vorhof und die linke Kammer geführt. Über die große Körperschlagader, Aorta, fließt das Blut teils in den fetalen Körper, teils über zwei *Nabelarterien* zur *Placenta* zurück. Das

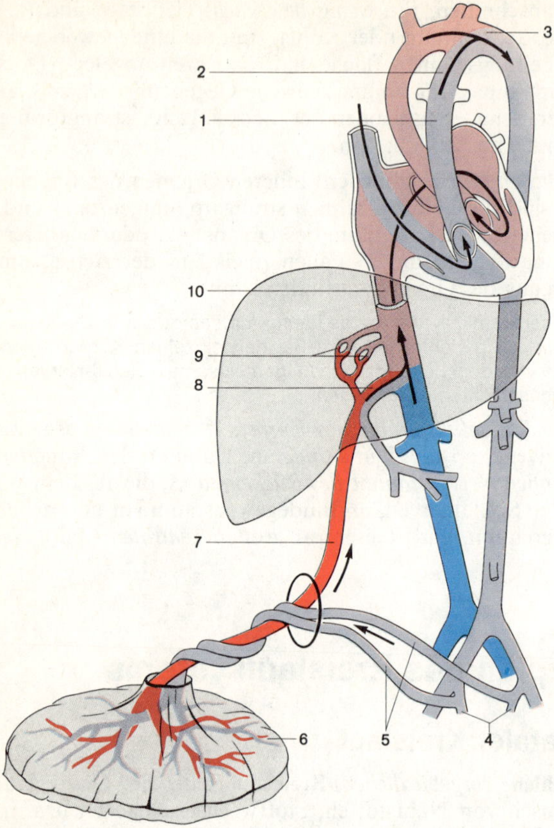

Abb. 24. **Fetaler Kreislauf**

1 Truncus pulmonalis
2 Ductus arteriosus
3 Aorta
4 Aa. iliacae internae
5 Aa. umbilicales
6 Placenta
7 V. umbilicalis
8 Ductus venosus
9 Lebergefäße
10 V. cava inferior

aus Kopf, Hals und Armen über die obere Hohlvene in den rechten Vorhof strömende desoxygenierte Blut kreuzt vor dem aus der unteren Hohlvene kommenden Blutstrom in den rechten Ventrikel, fließt dann über die Lungenschlagader, Truncus pulmonalis, und einen *(dritten) Kurzschlußweg, Ductus arteriosus,* zur Körperschlagader; die Lungen werden nur gering durchblutet.

Die Leber erhält das sauerstoffreichste Blut. Vor der Einmündung des Ductus arteriosus in die Aorta ist das Blut sauerstoffreicher als dahinter, Kopf und obere Extremität werden besser mit Sauerstoff versorgt als die untere Körperhälfte.

Unmittelbar nach der Geburt vollzieht sich die Umstellung des pränatalen zum postnatalen Kreislauf. Durch Verschluß der Nabelgefäße (Kontraktion der Gefäßwand, Abbinden des Nabelstrangs) steigt der Blutdruck in der Aorta, gleichzeitig steigt der CO_2-Partialdruck im Blut an und erregt das Atemzentrum im Gehirn, die Lungenatmung setzt ein. Dabei wird die Lunge entfaltet, der Widerstand im Lungenkreislauf nimmt ab. Durch das Druckgefälle gelangt vermehrt Blut in den Lungenkreislauf. Das aus den Lungen zurückströmende Blut erhöht den Druck im linken Vorhof, wodurch das ventilartige Foramen ovale mechanisch verschlossen wird. Ductus venosus und Ductus arteriosus verschließen sich hauptsächlich durch Kontraktion ihrer Wandmuskulatur. Damit sind die Strömungsverhältnisse des postnatalen Kreislaufs hergestellt.

2. Postnataler Kreislauf

Im folgenden wird ein *Überblick* über die großen Arterien- und Venenstämme des Körperkreislaufs und deren direkte Äste oder Zuflüsse sowie über die großen Blutgefäßstämme des Lungenkreislaufs gegeben. Ihre räumlichen Beziehungen und weiteren Aufteilungen werden mit den einzelnen Körperregionen besprochen.

a) Arterienstämme des Körperkreislaufs

Aorta

Die *große Körperschlagader,* **Aorta** (Abb. **25**), führt das Blut direkt oder indirekt in alle Arterien des Körperkreislaufs. Sie entspringt aus der *linken Herzkammer,* zieht zunächst als *Pars ascendens aortae [Aorta ascendens]* nach rechts aufwärts bis in Höhe des Angulus sterni, dann im Bogen, *Arcus aortae* (Aortenbogen), über die Gabel des Truncus pulmonalis und über die linke Lungenwurzel hinweg in etwa sagittaler Richtung nach hinten an die linke Seite der Wirbelsäule (Höhe 4. Brustwirbel).

Im distalen Abschnitt des Aortenbogens, nach Abgang der direkten Äste, kann die Aorta geringfügig verengt sein, *Isthmus aortae;* als Mißbildung kann hier eine hochgradige Verengerung oder ein Verschluß, *Isthmusstenose,* auftreten.

Anschließend läuft die Aorta als *Pars descendens aortae [Aorta descendens]* bis zur *Bifurcatio aortae,* ihrer Aufteilung in die beiden Aa. iliacae communes vor dem 4. Lendenwirbel. Ihre verkümmerte kaudale Fortsetzung zieht als *A. sacralis mediana* weiter bis zum Steißbein. An der Pars descendens aortae unterscheidet man Brustaorta, *Pars thoracica [Aorta thoracica]* und Bauchaorta, *Pars abdominalis [Aorta abdominalis].* Die Grenze zwischen beiden Teilen liegt an der Durchtrittsstelle der Aorta durch das Zwerchfell.

Die *direkten Äste* der Aorta lassen sich hinsichtlich ihrer Entstehung in

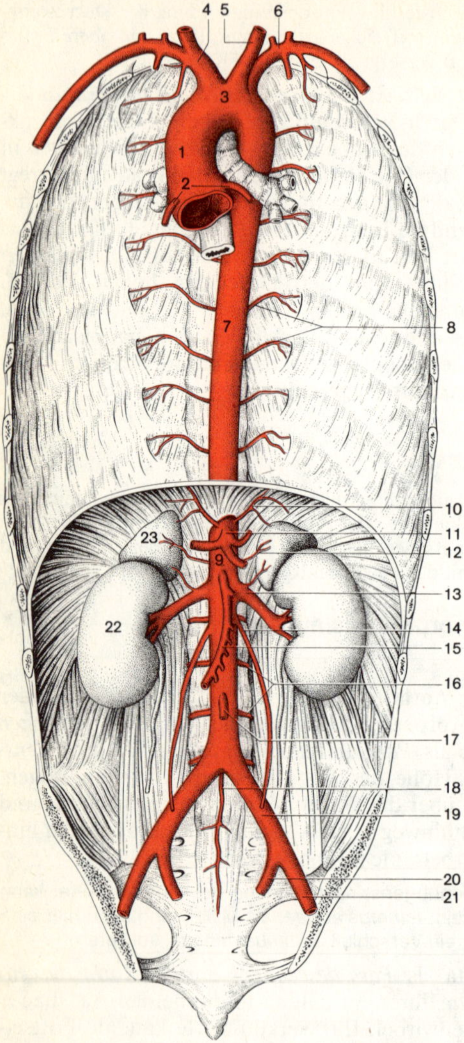

Abb. 25. **Direkte Äste der Aorta**

1 Pars ascendens aortae
2 *Äste der Pars ascendens:* Aa. coronariae
3 Arcus aortae
4–6 *Äste des Arcus aortae*
4 Truncus brachiocephalicus (teilt sich in A. carotis communis dextra und A. subclavia dextra)
5 A. carotis communis sinistra
6 A. subclavia sinistra
7 Pars thoracica aortae
8 *Äste der Pars thoracica:* Aa. intercostales posteriores
9 Pars abdominalis aortae
10–19 *Äste der Pars abdominalis*
10 A. phrenica inferior mit A. suprarenalis superior
11 Truncus coeliacus mit A. gastrica sinistra, A. hepatica communis und A. lienalis
12 A. suprarenalis media
13 A. renalis mit A. suprarenalis inferior
14 A. testicularis (A. ovarica)
15 A. mesenterica superior
16 Aa. lumbales
17 A. mesenterica inferior
18 A. sacralis mediana
19 A. iliaca communis
20 A. iliaca interna
21 A. iliaca externa
22 Niere
23 Nebenniere

drei Gruppen zusammenfassen: eine Gruppe geht teilweise aus *Kiemenbogenarterien,* eine andere aus embryonalen *Segmentalarterien* und eine dritte aus embryonalen *Eingeweidearterien* hervor.

Äste der Pars ascendens aortae

Die *direkten Äste der Pars ascendens,* Eingeweideäste, sind die **A. coronaria dextra** und die **A. coronaria sinistra.** Sie entspringen aus dem Anfangsteil der Aorta und versorgen (als Vasa privata) das Herz.

Äste des Arcus aortae

Die *direkten Äste des Arcus aortae,* der aus der linken 4. Kiemenbogenarterie entsteht, sind Abkömmlinge von Kiemenbogenarterien.

Der **Truncus brachiocephalicus** teilt sich hinter dem rechten medialen Schlüsselbeingelenk in die *A. carotis communis dextra* (für die rechte Hälfte von Hals und Kopf) und in die *A. subclavia dextra* (für rechte Halsseite, rechte Schulter und rechten Arm) auf.

Die **A. thyroidea ima,** eine unpaare Arterie mit Zweigen zu Schilddrüse, Thymus und Trachea, kommt in etwa 10% der Fälle vor. Sie entspringt aus dem Aortenbogen oder dem Truncus brachiocephalicus.

Die **A. carotis commmunis sinistra** versorgt linke Hals- und Kopfhälfte.

Die **A. subclavia sinistra** gibt Äste zur linken Halsseite, linken Schulter und zum linken Arm.

Äste der Pars descendens aortae

Die *direkten Äste der Pars descendens* gehen aus embryonalen Segmentalarterien und aus embryonalen Eingeweidearterien hervor. Die Äste lassen sich in folgende drei Gruppen einteilen (Abb. **26**):
- *Rumpfwandäste* (parietale Äste), die dorsal paarig und in segmentaler Anordnung aus der Aorta entspringen,
- *Eingeweideäste* (viszerale Äste) für *paarig* ausgebildete Eingeweide, die lateral paarig, aber ohne Beziehung zu den Segmenten der Leibeswand, aus der Aorta hervorgehen,
- *Eingeweideäste* (viszerale Äste) für *unpaar* ausgebildete, aus der Anlage des Magen-Darm-Trakts hervorgehende Eingeweide, die ventral unpaar und nicht segmental die Aorta verlassen.

Rumpfwandäste der Pars thoracica aortae

Die **Aa. intercostales posteriores III–XI** und die **A. subcostalis** verlaufen in den entsprechenden Segmenten der Rumpfwand.

Die **A. phrenica superior** tritt vom Brustraum aus in die Pars lumbalis des Zwerchfells.

Eingeweideäste der Pars thoracica aortae

Rr. bronchiales versorgen die Wand der Bronchien, **Rr. oesophageales** die Speiseröhre.

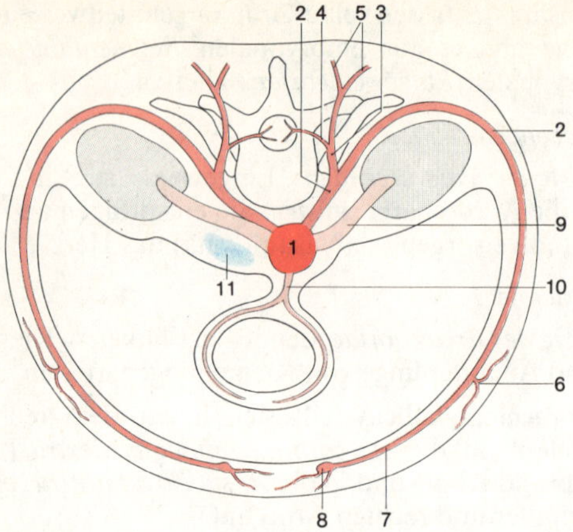

Abb. 26. **Direkte Äste der Pars descendens aortae**

1 Aorta
2 *Rumpfwandast* (A. intercostalis posterior)
3–6 Aufzweigung der A. intercostalis posterior
3 R. dorsalis
4 R. spinalis } des R. dorsalis
5 R. cutaneus medialis und R. cutaneus lateralis } des R. dorsalis
6 R. cutaneus lateralis
7 R. intercostalis anterior, anastomosiert mit der A. intercostalis posterior
8 A. thoracica interna
9 *paariger Eingeweideast* (A. renalis)
10 *unpaarer Eingeweideast* (A. mesenterica superior)
11 V. cava inferior

Rr. pericardiaci für den Herzbeutel und **Rr. mediastinales** für das hintere Mediastinum sind variabel ausgebildet.

Rumpfwandäste der Pars abdominalis aortae

Die **A. phrenica inferior** zieht von unten an das Zwerchfell und gibt einen Ast zur Nebenniere ab.

Die **Aa. lumbales,** vier den Aa. intercostales entsprechende Segmentalarterien im Lendenbereich, versorgen wie diese die Rumpfwand. Die 5. Segmentalarterie entspringt als *A. lumbalis ima* aus der A. sacralis mediana.

Die **A. iliaca communis** entsteht in Höhe des 4. Lendenwirbels aus der Bifurcatio aortae. Sie teilt sich vor dem Kreuzbein-Darmbein-Gelenk in die *A. iliaca interna,* die Beckeneingeweide und Beckenwand versorgt, und in die *A. iliaca externa,* die noch Äste zur vorderen Rumpfwand abgibt, ehe sie als *A. femoralis* unter dem Leistenband zur unteren Extremität zieht.

Die **A. sacralis mediana** setzt als dünne Arterie den Verlauf der Aorta auf der Mitte der Vorderseite des Kreuzbeins fort.

Paarige Eingeweideäste der Pars abdominalis aortae

Die **A. suprarenalis media** tritt zur Nebenniere.

Die **A. renalis,** stärkster lateraler paariger Ast, entspringt etwa in Höhe des 1. Lumbalwirbels fast rechtwinklig aus der Aorta. Die A. renalis versorgt die Niere und gibt einen Ast zur Nebenniere.

Die **A. testicularis (ovarica)** verläßt die Aorta unterhalb des Abgangs der A. renalis und läuft zum Hoden (Eierstock).

Unpaare Eingeweideäste der Pars abdominalis aortae

Der **Truncus coeliacus,** 1. ventrale unpaare Eingeweidearterie der Bauchaorta mit den Hauptästen *A. gastrica sinistra, A. hepatica communis* und *A. lienalis,* entspringt noch im Bereich des Durchtritts der Aorta durch das Zwerchfell. Die Arterie führt Blut zu Magen, Leber und Milz.

Die **A. mesenterica superior,** 2. ventrale unpaare Eingeweidearterie der Bauchaorta, verläßt diese unmittelbar unterhalb des Truncus coeliacus und versorgt Dünn- und Dickdarm bis nahe an die linke Dickdarmbiegung.

Die **A. mesenterica inferior,** 3. ventrale unpaare Eingeweidearterie der Bauchaorta, entspringt im unteren Lumbalbereich und zieht zum restlichen Dickdarm.

b) Venenstämme des Körperkreislaufs

Das Blut aus dem Körperkreislauf fließt über die *obere* und die *untere Hohlvene* zum *rechten Vorhof* des Herzens – nur das Blut aus der Herzwand wird direkt in den rechten Vorhof geleitet (Sinus coronarius). Die Hohlvenen erhalten Zuflüsse aus Kopf, Hals, Extremitäten und Eingeweiden. Blut aus der Rumpfwand (aus dem Ausbreitungsgebiet der paarigen segmentalen Rumpfwandarterien) wird den Hohlvenen über zwei große Längsanastomosen, *V. azygos* und *V. hemiazygos,* zugeführt.

Vena cava superior

Die *obere Hohlvene,* **V. cava superior** (Abb. **27** u. **28**), ist 5–6 cm lang und liegt im Brustraum hinter dem Brustbein rechts neben der Pars ascendens aortae. Die V. cava superior geht etwa in Höhe des 1. Zwischenrippenraums aus ihren beiden Wurzelvenen hervor und nimmt als *direkten Zufluß* die *V. azygos* auf.

V. brachiocephalica sinistra und **V. brachiocephalica dextra** bilden die beiden starken Wurzelvenen der V. cava superior. Da diese rechts von der Medianebene liegt, ist die linke V. brachiocephalica länger als die rechte. Jede V. brachiocephalica entsteht durch Zusammenfluß der *V. jugularis interna* und der *V. subclavia,* die hierbei den Venenwinkel bilden. Die V. jugularis interna führt Blut aus Kopf und Hals, die V. subclavia aus Schulter und Arm. In beiden Venenwinkeln mündet je ein großer *Lymphstamm* ins Venensystem, links der lange *Ductus thoracicus,* rechts der sehr kurze *Ductus lymphaticus dexter.*

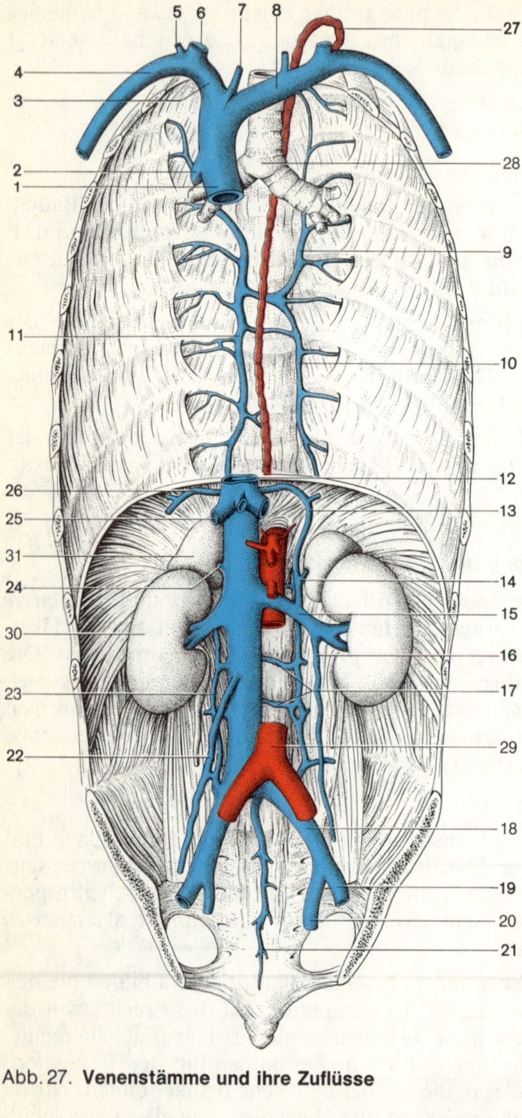

Abb. 27. **Venenstämme und ihre Zuflüsse**

◀ 1 *V. cava superior* ▶
2–11 direkte und indirekte Zuflüsse der V. cava superior
2 Mündungsteil der V. azygos
3 V. brachiocephalica dextra
4 V. subclavia dextra
5 V. jugularis externa dextra
6 V. jugularis interna dextra
7 V. thyroidea inferior
8 V. brachiocephalica sinistra
9 V. hemiazygos accessoria mit Vv. intercostales posteriores
10 V. hemiazygos mit Vv. intercostales posteriores
11 V. azygos mit Vv. intercostales posteriores
11, 23 *Kollateralvenenweg zwischen den Vv. cavae superior und inferior*
12 *V. cava inferior*
13–26 direkte und indirekte Zuflüsse der V. cava inferior
13 V. phrenica inferior sinistra
14 V. suprarenalis sinistra
15 V. renalis sinistra
16 V. testicularis (ovarica) sinistra
17 Vv. lumbales sinistrae
18 V. iliaca communis sinistra
19 V. iliaca externa sinistra
20 V. iliaca interna sinistra
21 V. sacralis mediana
22 V. testicularis (ovarica) dextra
23 V. lumbalis ascendens dextra
24 V. suprarenalis dextra
25 Vv. hepaticae
26 V. phrenica inferior dextra
27 Arcus ductus thoracici, Mündung im Venenwinkel
28 Bifurcatio tracheae
29 Bifurcatio aortae
30 Niere
31 Nebenniere

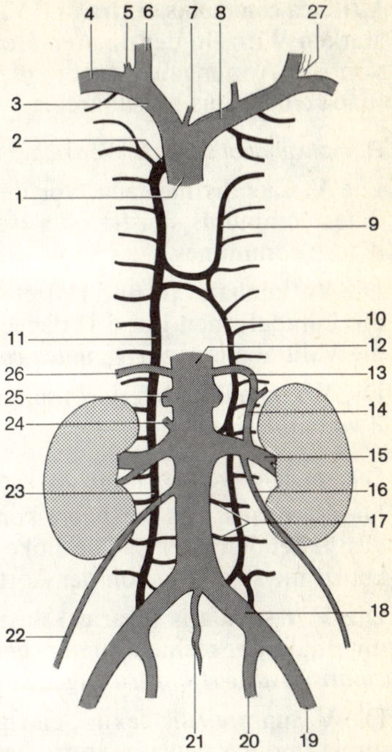

Abb. 28. **Venenstämme und ihre Zuflüsse**

Die **V. azygos** kreuzt von dorsal nach ventral über die rechte Lungenwurzel und mündet in die V. cava superior.

Vena cava inferior

Die *untere Hohlvene,* **V. cava inferior** (Abb. **27** u. **28**), geht in Höhe des 5. Lendenwirbels aus ihren beiden Wurzelvenen hervor. Sie zieht rechts vor der Wirbelsäule – und damit rechts von der Aorta – kranialwärts, schneidet in die Hinterfläche der Leber ein und tritt durch das Centrum tendineum des Zwerchfells zum rechten Vorhof des Herzens. *Direkte Zuflüsse* der V. cava inferior kommen von Rumpfwand, Bauch- und Beckeneingeweiden.

V. iliaca communis dextra und **V. iliaca communis sinistra** bilden die beiden starken Wurzeln der unteren Hohlvene. Der Zusammenfluß erfolgt rechts von der Aortengabel, wobei die linke V. iliaca communis die rechte A. iliaca communis dorsal kreuzt.

Rumpfwandzuflüsse der Vena cava inferior

Die **V. sacralis mediana,** vor dem Kreuzbein gelegen, mündet in die V. iliaca communis sinistra oder (seltener) in den Zusammenfluß beider Vv. iliacae communes.

Die **Vv. lumbales III** und **IV** treten meist direkt in die untere Hohlvene ein, die Lumbalvenen I und II dagegen in die *V. lumbalis ascendens,* während die V. lumbalis V zur *V. iliaca communis* zieht.

Die **Vv. phrenicae inferiores** sammeln Blut an der abdominalen Fläche des Zwerchfells.

Paarige Eingeweidezuflüsse der Vena cava inferior

Die **V. renalis,** von der Niere kommend, mündet beiderseits etwa in Höhe des 1. Lendenwirbels. Die linke V. renalis ist länger als die rechte und kreuzt meist ventral von der Aorta nach rechts zur V. cava inferior.

Die **V. testicularis (ovarica) dextra** von der rechten Gonade leitet etwas unterhalb der rechten Nierenvene in die untere Hohlvene ab, die *V. testicularis (ovarica) sinistra* dagegen in die V. renalis sinistra.

Die **V. suprarenalis dextra,** einzige Vene der rechten Nebenniere, mündet direkt in die V. cava inferior, die *V. suprarenalis sinistra* dagegen in die V. renalis sinistra.

Unpaare Eingeweidezuflüsse der Vena cava inferior

Drei (oder mehr) *Lebervenen,* **Vv. hepaticae,** leiten das – hauptsächlich über die Pfortader – der Leber zugeführte Blut in die untere Hohlvene. Sie münden nach kurzem Verlauf im Leberparenchym unmittelbar unter dem Zwerchfell.

Die *Pfortader,* **V. portae,** führt der Leber das Blut aus den unpaaren Bauchorganen über drei große Wurzelvenen zu: über die *V. lienalis* aus der Milz, über die *V. mesenterica inferior,* die meist in die V. lienalis einmündet, aus dem Dickdarm abwärts der linken Dickdarmbiegung und über die *V. mesenterica superior* aus Dünndarm und Dickdarm bis zur linken Dickdarmbiegung. Weitere Zuflüsse der V. portae kommen vom Magen und von der Gallenblase.

Vena azygos und Vena hemiazygos

V. azygos und **V. hemiazygos** (Abb. **27** u. **28**), zwei auf der Vorderseitenfläche der Wirbelsäule längs verlaufende, etwa bleistiftdicke Venen, beginnen im Lendenbereich jederseits als **V. lumbalis ascendens.** Diese steht in Verbindung mit der *V. iliaca communis,* Wurzelvene der V. cava inferior. Die *rechte* V. lumbalis ascendens wird nach Durchtritt durch den lumbalen Zwerchfellursprung zur *V. azygos,* die *linke* zur *V. hemiazygos.* Die V. hemiazygos zieht, meist in Höhe des 7.–9. Brustwirbels, hinter der Aorta vorbei, nach rechts und tritt in die *V. azygos* ein. Diese mündet schließlich, indem sie über den rechten Lungenstiel ventralwärts zieht, in die V. cava superior. Die ursprüngliche Richtung der V. hemiazygos wird kranialwärts durch die **V. hemiazygos accessoria** fortgesetzt, die häufig Verbindung zur linken V. brachiocephalica aufnimmt. V. azygos und V. hemiazygos bilden somit Kollateralwege zwischen oberer und unterer Hohlvene.

Direkte Zuflüsse erhalten V. azygos und V. hemiazygos von der Rumpfwand und von Brusteingeweiden.

Rumpfwandzuflüsse der Vena azygos und der Vena hemiazygos

Die **Vv. lumbales I** und **II** münden noch unterhalb des Zwerchfells in die V. lumbalis ascendens.

Die **Vv. intercostales posteriores** kommen aus den Interkostalräumen.

Eingeweidezuflüsse der Vena azygos und der Vena hemiazygos

Rr. oesophageales führen Blut von der Speiseröhre, **Rr. bronchiales** von den Hauptbronchien und vom Gebiet des Lungenhilum.

c) Arterienstämme des Lungenkreislaufs

Truncus pulmonalis

Der **Truncus pulmonalis** geht aus der rechten Herzkammer hervor und steigt vor der Pars ascendens aortae nach links unter den Aortenbogen; hier spaltet sich der Truncus pulmonalis in die beiden Pulmonalarterien auf (Abb. **18**).

Die **A. pulmonalis dextra** zieht annähernd rechtwinklig hinter der Pars ascendens aortae zur rechten Lunge.

Die **A. pulmonalis sinistra** gelangt, zunächst die Verlaufsrichtung des Truncus pulmonalis fortsetzend, vor der Pars descendens aortae zur linken Lunge. Von der Teilungsstelle des Truncus pulmonalis (oder dem Anfang der A. pulmonalis sinistra) zieht zur Unterfläche des Aortenbogens das *Lig. arteriosum,* der bindegewebige Rest des fetalen *Ductus arteriosus* (Botalli).

d) Venenstämme des Lungenkreislaufs

Venae pulmonales

Die **Vv. pulmonales,** jederseits meist zwei Lungenvenen, treten aus dem Lungenhilum zum linken Vorhof des Herzens (Abb. **18**).

e) Lymphgefäßstämme des Körperkreislaufs

Ductus thoracicus

Der **Ductus thoracicus** (Abb. **29**) ist der größte Lymphstamm und etwa bleistiftdick. Er beginnt häufig mit einer Erweiterung, *Cisterna chyli,* die hinter der Aorta etwa in Höhe des 1. Lendenwirbels vor der Wirbelsäule liegt. Der Ductus thoracicus mündet mit dem *Arcus ductus thoracici* in den linken Venenwinkel. Eine Klappe verhindert hier den Rückfluß von Blut in den Ductus thoracicus.

Häufig ist der Ductus thoracicus streckenweise doppelt, seltener vielfach ausgebildet. Bei Verdoppelung in ganzer Länge mündet der rechte Stamm in den rechten Venenwinkel. Die Cisterna chyli ist variabel, häufig unvollkommen ausgeformt.

Direkte Zuflüsse erhält der Ductus thoracicus aus der unteren Körperhälfte und aus der linken Seite der oberen Körperhälfte (Kopf, Hals, Leibeswand sowie Brusteingeweide).

Die **Trunci lumbales** [**lumbares**] **dexter** und **sinister,** die entlang von A. und V. iliaca communis und Aorta verlaufen, führen Lymphe aus Bein und Becken zur Cisterna chyli oder zum Ductus thoracicus.

Der **Truncus intestinalis** bringt Lymphe aus dem Versorgungsgebiet der

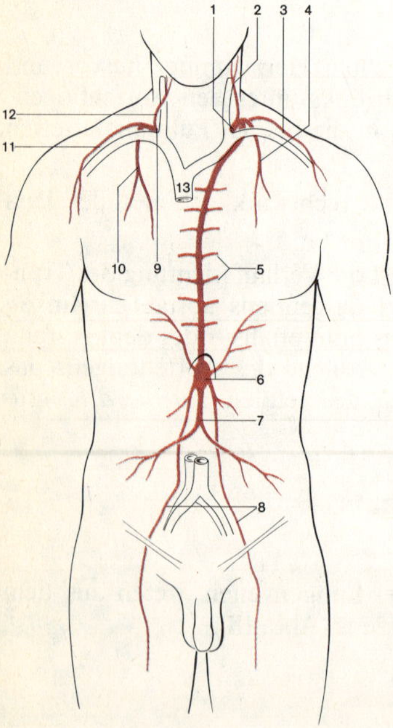

Abb. 29. **Lymphstämme und ihre Zuflüsse**

1 *Ductus thoracicus* (Mündung des Arcus ductus thoracici im linken Venenwinkel)
2 Truncus jugularis sinister
3 Truncus subclavius sinister
4 Truncus bronchomediastinalis sinister
5 Vasa lymphatica intercostalia
6 Cisterna chyli
7 Truncus intestinalis
8 Trunci lumbales
9 *Ductus lymphaticus dexter* (Mündung im rechten Venenwinkel)
10 Truncus bronchomediastinalis dexter
11 Truncus subclavius dexter
12 Truncus jugularis dexter
13 V. cava superior

Aa. mesentericae superior und inferior, er ist ein (meist) unpaarer Eingeweidezufluß der Cisterna chyli.

Vasa lymphatica intercostalia gelangen aus den Interkostalräumen zum Ductus thoracicus.

Kurz vor der Einmündung in den linken Venenwinkel nimmt der *Ductus thoracicus* folgende Lymphstämme der oberen Körperhälfte auf, die häufig auch direkt in den Venenwinkel münden können:

Der **Truncus jugularis sinister** führt Lymphe aus der linken Kopf- und Halsseite, er verläuft mit der V. jugularis interna.

Der **Truncus bronchomediastinalis sinister,** im Brustraum nahe der Wirbelsäule gelegen, befördert Lymphe aus linker (und rechter) Lunge, aus der linken Hälfte des Mediastinum und aus der linken Brustwand.

Der **Truncus subclavius sinister** führt Lymphe aus dem linken Arm, er verläuft mit der V. subclavia.

Ductus lymphaticus dexter

Der **Ductus lymphaticus dexter** (Abb. **29**), ein kurzer, kaum 1 cm langer Stamm, führt Lymphe aus einem oberen Leberanteil und aus der rechten Seite der oberen Körperhälfte – aus Brusteingeweiden, Brustwand und Mediastinum, Arm, Hals und Kopf – zum rechten Venenwinkel.

Die *direkten Zuflüsse* des Ductus lymphaticus dexter – eines bei der asymmetrischen Ausbildung des menschlichen Lymphgefäßsystems zurückgebildeten *Ductus thoracicus dexter* – entsprechen denen des Ductus thoracicus aus der oberen Körperhälfte; sie können auch direkt in den rechten Venenwinkel oder in die V. subclavia dextra münden.

Der **Truncus jugularis dexter** kommt von der rechten Kopf- und Halsseite,
der **Truncus subclavius dexter** vom rechten Arm,
der **Truncus bronchomediastinalis dexter** von der rechten Lunge und der rechten Hälfte des Mediastinum.

f) Lymphgefäßstämme des Lungenkreislaufs

Direkte Lymphgefäßstämme des Lungenkreislaufs ziehen aus der Lunge durch das Lungenhilum und das Lig. pulmonale, das »Mesopneumonium«, zu den **Trunci bronchomediastinales dexter** und **sinister.**

C. Blut und Blutzellbildung

1. Blut

Das *Blut* hat vielfältige Funktionen. Es transportiert *Sauerstoff, Nährstoffe, Stoffwechselschlacken, Kohlensäure, Wärme, Hormone, Antikörper* und *Abwehrzellen*. Es ist an der Aufrechterhaltung des *inneren Milieus* der Gewebe beteiligt.

Geformte und ungeformte Bestandteile des Bluts. Das gesamte zirkulierende Blut hat ein Volumen von etwa 5,6 l (etwa 8% des Körpergewichts). Etwa *56% des Blutvolumens* macht der flüssige, *ungeformte Anteil*, das *Plasma*, aus, das zu über 90% aus Wasser, zu 7–8% aus Plasmaproteinen besteht. Im Plasma werden u.a. Salze, Nährstoffe, Hormone, Abwehrstoffe, in geringem Grad auch Atmungsgase transportiert. Blutplasma ist gerinnungsfähig. Die restlichen *44% des Blutvolumens* werden von *geformten Bestandteilen* – roten und weißen Blutkörperchen sowie Blutplättchen – eingenommen.

a) Rote Blutkörperchen

Die *roten Blutkörperchen*, **Erythrozyten,** transportieren *Atemgase*, wozu sie ihr roter Blutfarbstoff, das *Hämoglobin*, befähigt; ihre Funktion erfüllen sie *innerhalb* der Blutgefäße im strömenden Blut. Über 90% der Trockensubstanz bestehen aus Hämoglobin. Erythrozyten haben eine Lebensdauer von etwa 3 Monaten.

Retikulozyten sind nicht völlig ausgereifte Erythrozyten, die noch einen geringen Gehalt an basisch färbbaren Ribosomen aufweisen. Im normalen Blut sind etwa 5–15‰ der roten Blutkörperchen Retikulozyten. Eine erhebliche Erhöhung der Retikulozytenzahl zeigt den Ausstoß unreifer Zellen in der Notfallsituation, z.B. nach Blutverlusten, an.

b) Weiße Blutkörperchen

Die *weißen Blutkörperchen*, **Leukozyten,** sind Repräsentanten der *Abwehrsysteme*. Sie verrichten ihre Aufgabe hauptsächlich *außerhalb* der Blutgefäße im Bindegewebe. Die Leukozyten des strömenden Bluts sind größtenteils auf dem Weg von ihren Bildungs- zu ihren Wirkungsstätten, sie zirkulieren »auf Abruf«. Zu den Leukozyten rechnet man *Granulozyten*, *Monozyten* und *Lymphozyten*.

Die **Granulozyten** werden, entsprechend der unterschiedlichen Anfärbbarkeit ihrer Granula, in *neutrophile*, *eosinophile* und *basophile* Granulozyten unterteilt; die drei Granulozytenarten haben unterschiedliche Aufgaben, sie sind amöboid beweglich.

Die **neutrophilen Granulozyten** sind als »Freßzellen«, *Phagozyten*, die Vertreter des unspezifischen Abwehrsystems, sie »fressen«, *phagozytieren*, in den Körper eingedrungene kleine Partikel, z.B. Bakterien (→ unspezifisches Abwehrsystem, S. 78).

Die **eosinophilen Granulozyten,** gleichfalls *Phagozyten*, sind auf Phagozytose und Abbau von Produkten aus dem *spezifischen Abwehrsystem* spezialisiert, sie sollen ferner Histamin inaktivieren können und damit Antagonisten der Mastzellen des Bindegewebes sein.

Die **basophilen Granulozyten** bilden *Heparin,* das der Blutgerinnung entgegenwirkt, und setzen bei entsprechenden Reizen Histamin frei. Basophile Granulozyten werden nicht zu den Phagozyten gezählt.

Die **Monozyten,** *Blutmakrophagen* – amöboid bewegliche Zellen –, sind in aktivierter Form im *unspezifischen* und im *spezifischen Abwehrsystem* (→ S. 78) tätig.

Die im Bindegewebe als *Histiozyten, Gewebsmakrophagen,* auftretenden Zellen sind aktivierte Monozyten. Zu den Makrophagen zählen ferner die *Kupfferschen Sternzellen* der Leberkapillaren, die *Alveolarmakrophagen* der Lunge u. a. Die Makrophagen bilden das *mononukleäre Phagozyten-System, MPS* (früher auch als *RES* oder *RHS* bezeichnet).

Die **Lymphozyten** des strömenden Bluts sind keine einheitliche Zellpopulation, es sind Zellen des *spezifischen Abwehrsystems* unterschiedlicher Prägung mit unterschiedlichen Potenzen.

c) Blutplättchen

Die **Thrombozyten** wirken bei der *Blutgerinnung* mit. Sie geben bei ihrem Zerfall *Thrombokinase,* ein an der Gerinnung beteiligtes Enzym, frei.

d) Zahlenverhältnisse

Ein mm^3 Blut enthält *4,5–5 Millionen Erythrozyten* und *4000–8000 Leukozyten* sowie etwa *250000 Thrombozyten.* Die *Leukozyten* stehen in einem verhältnismäßig konstanten Zahlenverhältnis zueinander, das sich im *Differentialblutbild* ausdrückt:

Granulozyten:	neutrophile	55 –68%
	eosinophile	2,5– 3%
	basophile	0,5– 1%
	stabkernige (Jugendformen)	2 – 3%
Monozyten		4 – 5%
Lymphozyten		20 –36%

Da die Erythrozytenzahl vom Sauerstoffbedarf des Körpers und vom Sauerstoffangebot abhängt, kann sie normalerweise durch schwere körperliche Arbeit oder Aufenthalt von wenigstens einer Woche im Hochgebirge erhöht werden. Eine *krankhafte* Erhöhung der Erythrozytenzahl wird *Polyglobulie,* eine Verminderung *Anämie* genannt.

Eine Vermehrung, *Leukozytose,* oder Verminderung, *Leukopenie, Agranulozytose,* der Gesamtleukozytenzahl oder/und eine Änderung der prozentualen Zusammensetzung zeigen eine Änderung der Abwehrsituation an.

2. Blutzellbildung

Embryonale und *fetale Blutzellbildung* finden z. T. an anderen Stellen statt als die *postnatale Blutzellbildung,* die erst gegen Ende der Fetalentwicklung eingeleitet wird. Vereinfachend spricht man meist nur von Blutbildung (statt Blutzellbildung) und unterscheidet mehrere *Blutbildungsperioden* (Abb. **30**).

a) Pränatale Blutbildung

Die **megaloblastische Periode** beginnt im *embryonalen Bindegewebe* von Dottersack und Bauchstiel, ergreift dann das Bindegewebe des Embryo und führt zu großen, kernhaltigen »Erythrozyten«, den *Megaloblasten.* Sie dauert bis gegen Ende des 2. Monats.

Als **hepatolienale Periode** bezeichnet man die vom Ende des 2. bis etwa zum 8. Monat anhaltende Blutbildung (Höhepunkt Anfang des 4. Monats) in *Leber* und *Milz.* Es werden nun kernlose Erythrozyten und Granulozyten, schließlich auch Lymphozyten gebildet.

Die **medulläre Periode** läuft im *Knochenmark* ab. Sie beginnt im 5. Monat und wird als *postnatale myeloische Blutbildung* fortgesetzt.

b) Postnatale Blutbildung

Die *postnatale Blutbildung* erfolgt im *roten Knochenmark (myeloische Blutbildung),* das zunächst in allen Knochen enthalten ist, gegen Abschluß des Wachstums aber zunehmend auf die *kurzen* und die *platten Knochen* sowie auf die *Epiphysen der langen Röhrenknochen* beschränkt, im übrigen durch gelbes, fetthaltiges Knochenmark ersetzt wird (→ Knochenmark, S. 22). Doch werden von den *Lymphozyten* nur die Stammzellen im Knochenmark, die weiteren Lymphozytenabkömmlinge in den *lymphatischen Organen* gebildet.

Rote und *weiße Blutzellen* sowie *Knochenmarksriesenzellen,* aus denen die *Thrombozyten* als (zellkernlose) Abspaltungen des Zelleibs hervorgehen, entwickeln sich im Knochenmark aus einheitlichen pluripotenten *Stammzellen.* Durch Mitosen (differentielle Zellteilung) entstehen aus ihnen *Vorläuferzellen,* die irreversibel unipotent sind und jeweils eine Entwicklungsreihe einleiten *(Erythropoese, Granulopoese, Monozytopoese, Lymphopoese, Thrombozytopoese).* Über *»Blasten«* und weitere Zwischenformen reifen die Blutzellen heran.

Die *Lymphozyten* erfahren aber nach ihrer Entstehung im Zusammenhang mit den Vorgängen bei der *spezifischen Abwehr* noch weitere Umwandlungen.

Durch Mitosegifte (Zytostatika) und Röntgenstrahlen, bei der Krebsbehandlung angewandt, werden auch die mitoseaktiven Blutbildungsstätten mitgeschädigt.

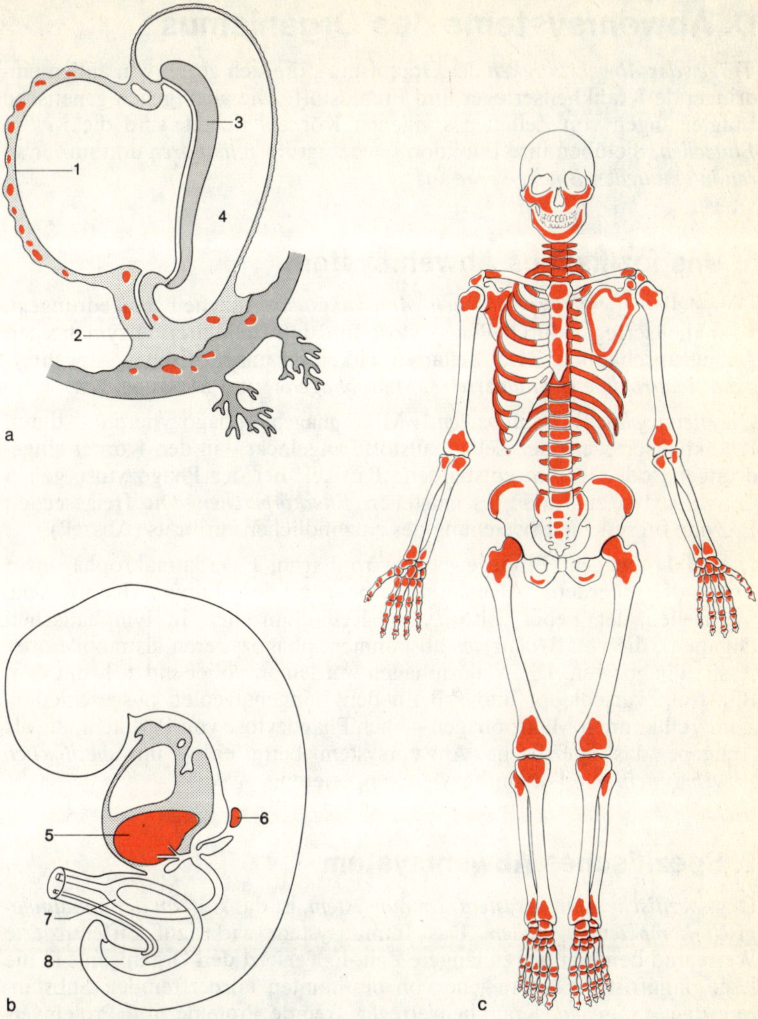

Abb. 30. **Pränatale und postnatale Blutbildung**

a megaloblastische Blutbildung (Embryo, Ende der 3. Woche, nach *Starck*)

b hepatolienale Blutbildung (Embryo, 6. Woche)

c postnatale Blutbildung beim Erwachsenen (nach *Rohr*)

1 Dottersack	5 Leber
2 Bauchstiel	6 Milz
3 Keimschild	7 primäre Darmschleife
4 Amnionhöhle	8 Kloake

D. Abwehrsysteme des Organismus

Träger der Abwehrtätigkeit des Organismus, die sich gegen von außen eindringende Krankheitserreger und Fremdstoffe wie auch gegen genetische Entgleisungen von Zellen des eigenen Körpers richtet, sind die *weißen Blutzellen.* Sie üben ihre Funktion bevorzugt im *retikulären* und im *lockeren interstitiellen Bindegewebe* aus.

1. Unspezifisches Abwehrsystem

Die Zellen des *unspezifischen Abwehrsystems* machen eingedrungene Krankheitserreger durch Phagozytose und intrazellulären enzymatischen Abbau unschädlich. Zwei Zellarten wirken im unspezifischen Abwehrsystem: *neutrophile Granulozyten (»Mikrophagen«)* und *Makrophagen.*

Die *neutrophilen Granulozyten,* **»Mikrophagen«** phagozytieren – durch Krankheitserreger oder Zellabbaustoffe angelockt – in den Körper eingedrungene oder in ihm entstandene Partikel. Bei der Phagozytose gehen Granulozyten zugrunde, es entstehen *Eiterkörperchen.* Die freigesetzten Enzyme führen zur Erweichung des entzündlichen Infiltrats (Abszeß).

Die **Makrophagen** (Bindegewebsmakrophagen, Exsudatmakrophagen in Entzündungsherden, Alveolarmakrophagen der Lunge, Kupffersche Sternzellen der Leber, histiozytäre Retikulumzellen in lymphatischen Organen), die von *Monozyten* abstammen, phagozytieren als mobile oder sessile Phagozyten. Die Makrophagen werden anschließend z. T. mit dem Blutstrom verschleppt und z. B. in den Lungenalveolen ausgeschieden. Zum Teil können Makrophagen – nach Phagozytose von Partikeln, die als Antigene das spezifische Abwehrsystem betreffen – im *spezifischen Abwehrsystem* mit T-Lymphozyten kooperieren.

2. Spezifisches Abwehrsystem

Das *spezifische Abwehrsystem, Immunsystem,* ist das *System der immunologisch kompetenten Zellen.* Das Immunsystem wirkt auf differenzierte Weise und benötigt hierzu längere Zeit. Es versetzt den Organismus in die Lage, langfristig körpereigene von bestimmten körperfremden Substanzen, den *Antigenen* (Krankheitserreger, fremde Proteine und Proteinverbindungen), zu unterscheiden und dagegen Abwehrstoffe, *Antikörper,* zu bilden; *jedes Antigen erzeugt einen spezifischen (antigenhomologen) Antikörper,* der lange Zeit, mitunter jahrzehntelang, im Körper gebildet werden kann und diesem *Immunität gegen das Antigen* verleiht. Die spezifische Abwehr besteht darin, daß in einer *Antigen-Antikörper-Reaktion* das Antigen (chemisch) gebunden und unschädlich gemacht wird. Als Antigen können auch – durch äußere chemische Einwirkungen oder durch Genschäden – verfremdete körpereigene Proteine wirken; das Immunsystem übt auf diese Weise eine *Genkontrollfunktion* aus.

Zelluläre und humorale Immunität. Das spezifische Abwehrsystem wird im 3.–5. Fetalmonat ausgebildet, es ist *vorwiegend in den lymphatischen Organen lokalisiert.* Die Antikörper werden immer von Zellen – in spezifischer Weise geprägten *Lymphozyten* oder *Lymphozytenabkömmlingen* – hervorgebracht. Doch können die Antikörper im einen Fall *ans Blut abgegeben* werden, im anderen Fall, *an der Zelloberfläche festgehalten,* zellständig bleiben. Man unterscheidet deshalb *humorale* und *zelluläre* Immunität.

Bei der *aktiven Schutzimpfung* werden abgeschwächte Antigene übertragen, sie provozieren eine vollwirksame Immunität (= aktive Immunisierung). Bei der *passiven Schutzimpfung* dagegen werden (humorale) Antikörper zugeführt, die bereits vorher in einem anderen Organismus hervorgerufen wurden (= passive Immunisierung); da die Antikörper bei passiver Immunisierung rasch wieder abgebaut, aber nicht neu gebildet werden, hält diese nur kurze Zeit an.

a) Zellen des spezifischen Abwehrsystems

Die Zellen des *spezifischen Abwehrsystems* sind die *immunologisch kompetenten T-* und *B-Lymphozyten.* Ihre Aufgaben erfüllen sie in Zusammenarbeit mit den *akzessorischen Zellen des spezifischen Abwehrsystems* (Makrophagen, spezialisierte Retikulumzellen lymphatischer Organe, Langerhans-Zellen der Epidermis → S. 166). Die T- und B-Lymphozyten verkörpern die *Zweigleisigkeit* des Immunsystems in Form der *zellulären* und der *humoralen Immunantwort.* Beide Lymphozytenarten entstehen aus Stammzellen des Knochenmarks und entwickeln ihre Abwehreigenschaften (Immunkompetenz) schrittweise über Vorläuferzellen.

Die **T-Lymphozyten** (*t*hymusabhängige Lymphozyten) werden für ihre Aufgaben in der Thymusrinde vorbereitet. Sie »lernen« dort, körpereigenes (autologes) Gewebe zu tolerieren (allgemeine *T-Lymphozyten-Toleranz* gegen den eigenen Körper) und Abwehrfunktionen nur gegen körperfremde Stoffe, *Antigene,* zu entwickeln. Den Thymus verlassen sie entweder als *Regulatorzellen (T-Helfer-Zellen* oder *T-Suppressor-Zellen*) oder als *zytotoxische T-Zellen* und wandern auf dem Blutweg in die T-Regionen lymphatischer Organe ein. Aus diesen können die immunkompetenten T-Lymphozyten über den Lymphweg erneut in den Blutstrom eintreten und *rezirkulieren.* T-Lymphozyten stehen im ganzen Körper jederzeit bereit (T-Lymphozyten-Reservoir).

Die *T-Helfer-Zellen* stimulieren B-Lymphozyten entweder direkt durch zellständige Faktoren oder indirekt durch lösliche Helfer-Faktoren zur Proliferation (Zellvermehrung) und zur Sekretion von Antikörpern. Die B-Zell-Antwort auf die meisten Antigene hängt von dieser T-Zell-Hilfe ab. Deshalb müssen T-Helfer-Zellen das Antigen »erkennen« können. Es wird ihnen von akzessorischen Zellen, die es festhalten, »präsentiert«.

T-Suppressor-Zellen können unter bestimmten Umständen die Immunantwort sowohl der B-Zellen als auch der T-Helfer-Zellen und der zytotoxischen T-Zellen unterdrücken.

Die *zytotoxischen T-Zellen* vermögen antigene Zellen durch direkten Kontakt (»zelluläre Immunantwort«) aufzulösen, ohne hierbei selbst Schaden zu nehmen. Sie werden durch T-Helfer-Zellen stimuliert.

Die Spezifität jeder dieser Funktionen wird mit dem ersten Antigenkontakt, *Primärkontakt,* erworben, durch den die T-Zelle zunächst zum proliferierenden *T-Imunoblasten* aktiviert wird. Auch »Gedächtniszellen«, die langfristig das auslösende Agens wiedererkennen, entstehen bei der Proliferation des T-Immunoblasten.

Die reifen **B-Lymphozyten** (*B*one-marrow-Lymphozyten) besitzen membranständige Antigenrezeptoren (Immunglobuline).

Der *Primärkontakt* kann (bei Aktivierung durch T-Helfer-Zellen) entweder direkt oder indirekt zur Plasmazell-Bildung führen. *Plasmazellen* produzieren humorale Antikörper (»humorale Immunantwort«) und scheiden sie aus.

Bei der *direkten* Plasmazell-Bildung entsteht aus der B-Zelle der proliferierende *B-Immunoblast,* aus dem identische Tochterzellen hervorgehen (Klonbildung), die sich anschließend zu Plasmazellen differenzieren.

Die *indirekte* Ausbildung von Plasmazellen läuft in *Lymphfollikeln* unter Ausbildung eines *Keimzentrums* (Sekundärfollikel) ab. Die B-Lymphozyten werden dabei (über Zwischenformen) zu »Gedächtniszellen« (memory cells), indem sie Rezeptoren für das betreffende Antigen bilden und dann (auch noch nach Jahren) bei erneutem Kontakt mit demselben Antigen *(Sekundärkontakt)* rasch durch Differenzierung in Plasmazellen reagieren.

Die **akzessorischen Zellen** des Immunsystems sind für den Ablauf sowohl der immunogenen Information als auch der Immunantwort notwendig. Man unterscheidet phagozytierende und nicht phagozytierende akzessorische Zellen. Die *phagozytierenden akzessorischen Zellen,* die *Makrophagen* (→ S. 78), können u. a. den immunkompetenten Zellen das Antigen »präsentieren«. *Nichtphagozytierende akzessorische Zellen* (spezifische Retikulumzellen) ermöglichen die Ansiedlung der T-Lymphozyten (in der T-Region) und der B-Lymphozyten (in der B-Region) lymphatischer Organe.

Zum Organersatz und in der Zahnprothetik müssen Metalle und Kunststoffe verwandt werden, die keine Antigennatur besitzen und die das körpereigene Protein auch nicht zum Antigen »verfremden«.

Eine überschießende spezifische Abwehrreaktion wird *Allergie* oder *Anaphylaxie* genannt. Bei *Autoaggressionskrankheiten* richtet sich das spezifische Abwehrsystem gegen Organe oder Gewebe des eigenen Körpers. Durch *Immunsuppression* (vermittels chemischer Zytostatika, Röntgenstrahlen, Entzug von Lymphozyten, Gaben des Nebennierenrindenhormons Cortisol) kann die zelluläre Immunantwort zurückgedämmt werden.

b) Lymphatische Organe

Lymphatische Organe (Abb. **31**) sind der *Thymus* (hinter dem Brustbein über dem Herzen gelegen), die *Tonsillen* (Mandeln, am Eingang zum Rachen), die *Lymphknoten,* die *Milz* (im linken Oberbauch) und die *lymphatischen Bauteile der Schleimhäute.* Sie heben sich als Produzenten von Lymphozyten durch ihren massiven Lymphozytengehalt mikroskopisch von allen anderen Organen ab.

Der **Thymus** nimmt unter den lymphatischen Organen insofern eine Sonderstellung ein, als ohne seine Mitwirkung eine (zelluläre) Immunität nicht aufgebaut werden kann. Diese Sonderstellung macht sich u.a. auch darin bemerkbar, daß dem Thymus das für die übrigen lymphatischen Organe charakteristische Strukturmerkmal, der Lymphfollikel, fehlt.

Alle **anderen lymphatischen Organe** haben folgendes gemeinsam: Das Bindegewebe der lymphatischen Organe ist *retikuläres Bindegewebe,* ein aus Zellen aufgebautes schwammartiges Gerüst, das durch Retikulinfasern ausgesteift wird. Die *Lymphozyten* siedeln sich in den Maschen des retikulären Bindegewebes bevorzugt in *Strängen* und *Lymphfollikeln* an.

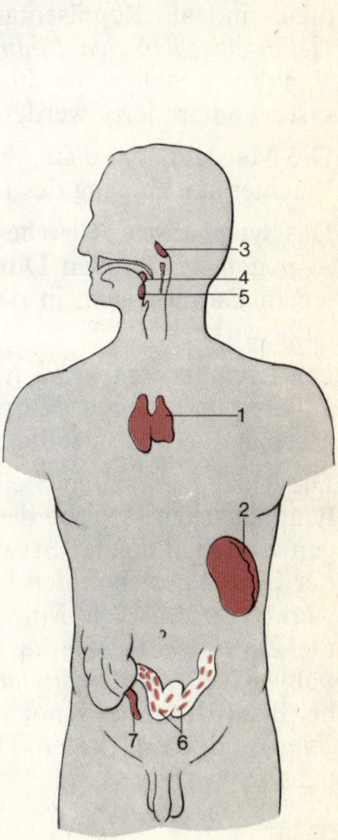

Abb. 31. **Lymphatische Organe** (ohne Lymphknoten)
1 *übergeordnetes Organ:* Thymus
2 *zentrales Organ im Blutkreislauf:* Milz
3–5 *Organe im oberen Bereich des »Kopfdarms«*
3 Tonsilla pharyngealis
4 Tonsillae palatinae
5 Tonsilla lingualis
6, 7 *Organe im unteren Bereich des Rumpfdarms*
6 Folliculi lymphatici aggregati in der Schleimhaut des Ileum
7 Appendix vermiformis

Lymphfollikel, Folliculi lymphatici, sind makroskopisch eben noch sichtbare, kugelrunde Gebilde. Sie kommen als *Folliculi lymphatici solitarii* einzeln in allen Schleimhäuten vor. Gehäuft, als *Folliculi lymphatici aggregati,* treten sie besonders in der Schleimhaut des unteren Dünndarms und des Wurmfortsatzes auf, wo sie zentimeterlange Platten bilden können. Auch in Lymphknoten, Tonsillen und Milz besitzen die Lymphfollikel den Charakter von Folliculi lymphatici aggregati. Im Aussehen der Lymphfollikel spiegelt sich deren *Beteiligung an den spezifischen Abwehrvorgängen* wider; aus *Primärfollikeln* entstehen *Sekundärfollikel.*

Lymphgefäße führen Lymphe und Lymphozyten *aus* dem retikulären Bindegewebe der lymphatischen Organe. *Lymphknoten* besitzen zudem auch *zuführende* Lymphgefäße. Blutgefäße dienen der Ernährung der lymphatischen Organe sowie der Lymphozytenrezirkulation.

Lymphozytenrezirkulation: Lymphozyten, die auf dem Lymphweg ins Blut gelangen, verweilen dort weniger als einen Tag. Sie treten dann durch die Wand postkapillarer Venen wieder in lymphatische Organe zurück und werden zu einem späteren Zeitpunkt erneut kurzfristig mit der Lymphe ins Blut ausgeschwemmt. In *lymphatischen Organen* halten sich etwa 98 % aller Lymphozyten auf.

Die *lymphatischen Organe,* ausgenommen das übergeordnete Organ Thymus, sind als Repräsentanten des spezifischen Abwehrsystems *an den Gefahrenstellen, den Einbruchspforten von Krankheitserregern, lokalisiert.* Von diesen Stellen aus kann bei Gefahr frühzeitig das spezifische Abwehrsystem »alarmiert« werden.

Die **Mandeln,** *Tonsillae,* repräsentieren das spezifische Abwehrsystem als Wächter am Eingang des Luft- und des Speisewegs in den Körper.

Das **lymphatische Gewebe des Darms,** besonders die *Folliculi lymphatici aggregati* des unteren Dünndarms, schützen gegen Krankheitserreger in jenem Darmbereich, in dem die bakterientötende Magensalzsäure nicht mehr wirkt.

Die **Lymphknoten,** *Nodi lymphatici,* sind als biologische Filter in die von äußeren und inneren Körperoberflächen kommenden Lymphbahnen eingeschaltet; sie »kontrollieren« die von der Peripherie kommende Lymphe.

Die **Milz,** *Lien,* unterscheidet sich von Lymphknoten, Tonsillen und vom lymphatischen Gewebe des Darms durch ihre besonders engen Beziehungen zu den Blutgefäßen; die Milz ist in den Blutstrom eingeschaltet wie der Lymphknoten in den Lymphstrom, sie »kontrolliert« als letztes »Bollwerk« das Blut. Die Milz hat darüber hinaus noch weiteren Einfluß auf die *Zusammensetzung des Bluts.* Sie hat an der Blutmauserung teil, kann »abwegige« *Stoffwechselprodukte speichern* (Speicherkrankheiten) und – bei Insuffizienz des Knochenmarks – die im Fetalleben betriebene *Blutbildung* wieder aufnehmen. Die Milz hat deshalb für den Pathologen vielfältiges Interesse.

4. Schleimhäute und seröse Häute der Eingeweide

Die **Eingeweide,** *Viscera,* sind in *funktioneller* Betrachtung die *Organsysteme des Stoffwechsel- und des Genitalapparats,* die aus den »inneren Organen« aufgebaut werden.

Vom *Kreislaufsystem* werden herkömmlicherweise meist nur die großen Organe, z. B. Herz und Milz, zu den Eingeweiden gerechnet, die peripheren Gefäße dagegen mit den peripheren Nerven als *periphere Leitungsbahnen* zusammengefaßt und von den Eingeweiden abgegrenzt.

Im Hinblick auf den *Einbau* der Eingeweide in die Körperhöhlen unterscheidet man *Kopf-, Hals-, Brust-, Bauch-* und *Beckeneingeweide.*

Gewebliche Bestandteile. Am Aufbau von Eingeweiden sind *Epithel-, Binde-, Muskel-* und *Nervengewebe* beteiligt.

Epithelgewebe bedeckt die *inneren* und, soweit die Eingeweide nicht in Bindegewebe eingebettet sind, die *äußeren Oberflächen* der inneren Organe. In zahlreichen Eingeweiden (z. B. in der Leber, in allen Drüsen) ist der *spezifisch* wirkende Teil aus Epithelgewebe aufgebaut.

Parenchym nennt man das *spezifische Organgewebe* im Gegensatz zum unspezifischen Bindegewebsgerüst. Das Parenchym besteht in den meisten Organen aus Epithelzellen. In einigen Organen (z. B. in der Milz) bilden Zellen der Abwehr oder Vorstufen von Blutzellen das Parenchym.

Das **Bindegewebe** liefert in allen Eingeweiden ein *Grundgerüst,* das der Stabilisierung dient, Blut-, Lymphgefäße und Nerven führt und in dessen Maschen häufig »freie Zellen des Bindegewebes« liegen.

Stroma wird das *lockere* oder das *retikuläre Bindegewebe* im Innern der Organe genannt, es verbindet Zellen oder Zellgruppen des Parenchyms.

Als *faserreiche Organkapsel, Tunica fibrosa* oder *Capsula fibrosa,* umgibt das Bindegewebe innere Organe. In wenigen Fällen wird eine besonders faserreiche und deshalb weißlich schimmernde Organhülle auch als *Tunica albuginea* bezeichnet. Die äußere Bindegewebsschicht eines in Bindegewebe eingebetteten Organs wird *Tunica adventitia* genannt.

Knorpelgewebe tritt nur im *Atmungssystem* auf, es kann stellenweise verkalken, auch verknöchern.

Glattes Muskelgewebe bewirkt in allen Eingeweiden – ausgenommen einige Kopf- und Halseingeweide sowie das Herz, bei denen quergestreiftes Muskelgewebe gefunden wird – Eigenmotilität.

Als spezielle Muskelschicht, *Tunica muscularis,* hat glattes Muskelgewebe Anteil am Wandbau von Hohlorganen.

Nervengewebe. *Efferente vegetative Nervenzellen* und *-fasern* innervieren das glatte Muskelgewebe sowie die Drüsenepithelzellen der Eingeweide.

Die Wand mancher Organe, besonders die des Magen-Darm-Trakts, enthält vegetative Nervenzellen, gemeinsam mit den vegetativen Nervenfasern *»intramurales Nervensystem«* genannt. Die *afferenten* Nervenfasern der Eingeweide endigen zumeist als »freie Nervenendigungen«. Nur ausnahmsweise kommen besonders strukturierte *Rezeptoren* vor, so die Geruchs- und Geschmacksrezeptoren der Kopfeingeweide und gelegentlich Mechanorezeptoren in inneren Organen (z. B. Lamellenkörperchen im Pancreas).

1. Elemente und Bauprinzipien der Schleimhäute

Die *inneren Oberflächen* der als Hohlorgane ausgebildeten Eingeweide, Organe des Verdauungs- und des Atmungssystems sowie des Urogenitalapparats, werden von *Schleimhäuten* (Abb. **32**) bedeckt, die Organe des Kreislaufsystems sind dagegen von *Endothel* ausgekleidet.

Der Begriff »Schleimhaut« läßt erkennen, daß diese Form der Bedeckung in enger Abhängigkeit von der Produktion eines *Drüsensekrets* – häufig Schleim – steht.

Die **Schleimhaut,** *Tunica mucosa* (kurz: *Mucosa*), ist immer *organspezifisch* aufgebaut; Schleimhäute zeigen deshalb große Unterschiede. Die Organ-

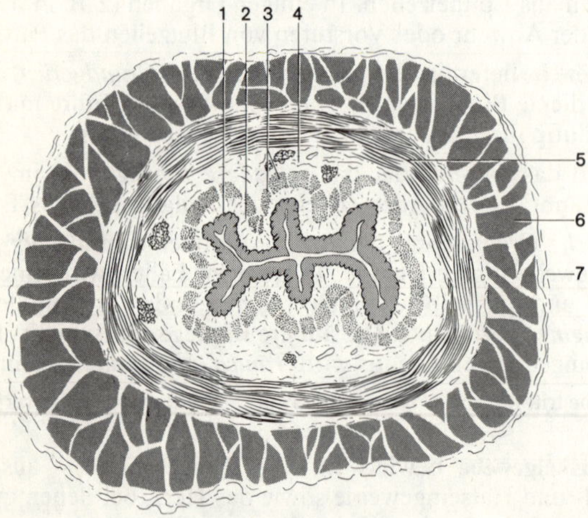

Abb. 32. **Schleimhaut als Teil der Wand eines Hohlorgans** (Speiseröhre)

1–3 *Schleimhautschichten*	5,6 *Muskelschichten*
1 Epithelium mucosae	5 Stratum circulare
2 Lamina propria mucosae	6 Stratum longitudinale
3 Lamina muscularis mucosae	7 Tunica adventitia
4 Tela submucosa	

spezifität einer Schleimhaut ist in der Regel so ausgeprägt, daß man unter dem Mikroskop allein schon aus dem Bau der Schleimhaut eine Organdiagnose stellen kann. Man unterscheidet

- die *Epithelschicht, Epithelium mucosae,* die den oberen Abschluß der Schleimhaut bildet,
- das *Schleimhautbindegewebe, Lamina propria mucosae,* das unmittelbar unter der Epithelschicht liegt,
- die *Schleimhautmuskelschicht, Lamina muscularis mucosae,* die nur im *Verdauungssystem* von der Speiseröhre bis zum Enddarm deutlich ausgebildet ist und das Schleimhautbindegewebe vom tiefer liegenden Bindegewebe trennt.

Eine *submuköse,* unter der Schleimhaut gelegene *Bindegewebsschicht, Tela submucosa,* kann nur bei Ausbildung einer Schleimhautmuskelschicht deutlich unterschieden werden. Sie wird nicht mehr zur Schleimhaut gerechnet, ist aber funktionell eng mit dieser verbunden.

a) Schleimhautepithel

Die *Schleimhautepithelschicht, Epithelium mucosae,* besteht aus Zellen, die sich lückenlos aneinanderfügen und hierdurch den oberflächlichen Gewebeabschluß herstellen. Die Epithelschicht übt – als Grenzschicht zwischen Organgewebe und Oberfläche – verschiedenartige *Funktionen* aus, die sich in Unterschieden der *Differenzierung* zeigen.

Die **Klassifizierung** der Epithelien richtet sich allgemein nach *Form, Schichtenbildung* und *Differenzierung der freien Oberfläche* der Epithelzellen. Man unterscheidet *platte, kubische* und *hochprismatische* Epithelzellen sowie *einschichtige, mehrreihige* und *mehrschichtige* Epithelien.

Funktion. Schleimhautepithelien schützen, resorbieren und sezernieren.

Protektion. Das Epithel schützt tiefer gelegene Gewebe vor mechanischen, thermischen, chemischen Einwirkungen. Bei starker mechanischer Beanspruchung (z. B. in Mundhöhle, Speiseröhre) ist das Epithel mehrschichtig: *mehrschichtiges unverhorntes Plattenepithel.*

Schutz gegen Ablagerung kleinster Teilchen auf inneren Organoberflächen (z. B. in Nasenhöhle und Luftröhre gegen Staub) bieten zahlreiche kleine Flimmerhaare, *Kinozilien,* auf der Oberfläche von sonst wenig widerstandsfähigen, nur in einer (zweireihigen) Schicht angeordneten *hochprismatischen Zellen: Flimmerepithel.* Die Flimmerhaare schlagen koordiniert in Richtung eines Ausgangs (z. B. in Luftröhre und Nasenhöhle rachenwärts) und erzeugen so einen Flüssigkeitsstrom auf der Schleimhautoberfläche, der eingedrungene Partikelchen forträgt.

In einzelnen Organen bildet das Epithel besondere *Schutzstoffe* gegen *chemische Einwirkungen* (z. B. in der Harnblase gegen Harn), die auch ausgeschieden werden können (z. B. im Magen gegen Magensalzsäure). In diesem Fall entsteht Protektion durch Sekretion.

Resorption, Stoffaufnahme, findet in zahlreichen inneren Organen aus dem Organlumen ins Organinnere statt. Besonders resorptionsaktive Schleimhäute (z. B. Dünndarm) besitzen ein nur *einschichtiges hochprismatisches Epithel,* dessen lumenwärts gerichtete Oberfläche eine starke *Oberflächenvergrößerung* durch zahlreiche kleinste, nur elektronenmikroskopisch deutlich sichtbare Mikrozotten, *Mikrovilli,* aufweist, die lichtmikroskopisch als Saum erscheinen: *Saumzellen.* Einschichtigkeit des resorbierenden Epithels begünstigt die Resorption. Mehrschichtige Epithelien können gleichfalls, aber in geringerem Ausmaß, Stoffe resorbieren.

Als *Sekretion* bezeichnet man die Abgabe von eigens hierfür synthetisierten Stoffen. Sezernierende Epithelien sind *hochprismatische* oder *kubische Zellen* in *einschichtigem* Verband. Eine *nicht organspezifische* Sekretionsleistung von Epithelzellen der Schleimhäute ist die Produktion von *Schleim* durch *Becherzellen.* In einigen Organen (z. B. Magen) werden dagegen von Schleimhautepithelien organspezifische Stoffe sezerniert.

Die *biologische Bedeutung des Schleims* besteht hauptsächlich darin, daß er die Schleimhaut feucht hält und in manchen Organen (z. B. im Verdauungssystem) die Gleitfähigkeit des Organinhalts verbessert. Der Schleim kann auch chemisch als Puffer wirken.

In *Drüsen* sind sezernierende Epithelzellen organartig zusammengefaßt.

b) Schleimhautbindegewebe

Das *Schleimhautbindegewebe* besteht aus *lockerem,* in einigen Organen (z. B. im unteren Dünndarm) auch aus *retikulärem* Bindegewebe. Es ist gegen das Epithel durch eine *Basalmembran* oder wenigstens durch eine *Basallamina* abgegrenzt. Das Schleimhautbindegewebe ist Transitstrecke für den Stofftransport zwischen Gefäßen und Epithelschicht.

Ein Teil der Strukturen des Schleimhautbindegewebes steht *im Zusammenhang mit den Funktionen des Schleimhautepithels.* Aus den kleinen Arterien des submukösen Bindegewebes treten *Arteriolen* ins Schleimhautbindegewebe ein und speisen das – in vielen Fällen stark, auch organspezifisch entwickelte – *Kapillarnetz,* das u. a. chemische Stoffe (Aminosäuren, Zukker) heranführt, aus denen sezernierende Epithelzellen ihr Sekret synthetisieren. *Venolen* und *Lymphkapillaren* transportieren resorbierte Stoffe in Venen und Lymphgefäßnetze im submukösen Bindegewebe. *Bindegewebsfasern* stabilisieren die Organstrukturen.

Ein anderer Teil der Strukturen des Schleimhautbindegewebes, in den verschiedenen Organen unterschiedlich stark ausgeprägt, übt eine von den Leistungen der Epithelschicht weitgehend unabhängige Funktion aus, er ist Teil des spezifischen Abwehrsystems. In die Maschen des an diesen Stellen retikulären Bindegewebes sind Lymphozyten, häufig in Form einzelner *Lymphfollikel,* im unteren Dünndarm als *Folliculi lymphatici aggregati,* sowie andere *Zellen der Abwehr* eingelagert.

c) Schleimhautmuskelschicht

Die *Schleimhautmuskelschicht*, eine *nur im Verdauungssystem* deutlich ausgeprägte Einrichtung, ist aus einander spiralig überkreuzenden, die Schleimhaut umkreisenden Bündeln glatter Muskelzellen zusammengesetzt. Die Muskellage kann, durch das lockere submuköse Bindegewebe unabhängig von der außen anschließenden Muskelwand des Darmrohrs, durch Kontraktion *Schleimhautfalten* bilden (Abb. **32**). Die Schleimhautmuskelschicht ermöglicht eine Eigenmotilität der Schleimhaut.

d) Submuköses Bindegewebe

Das tiefer liegende *submuköse,* nur im Verdauungssystem durch die Schleimhautmuskelschicht deutlich von der Schleimhaut abgegrenzte *lokkere Bindegewebe* ist *Verschiebeschicht* und *Schicht der Leitungsbahnen* (Abb. **32**). Es enthält Blutgefäße, Lymphgefäßnetze und vegetative Nervenfasern; diese bilden im Verdauungssystem unter Einschluß von Nervenzellen einen ausgedehnten Plexus, der Schleimhautmuskelschicht und Gefäße der Schleimhaut innerviert.

2. Bauprinzipien der serösen Häute und der serösen Höhlen

Eine *seröse Höhle* (Abb. **33**) ist ein kapillarer, allseits geschlossener, vielgestaltiger Spaltraum, der von einer *serösen Haut* ausgekleidet wird und eine geringe Menge *seröser Flüssigkeit* enthält. Die serösen Höhlen in Brust-, Bauch- und Beckenraum trennen einen Teil der Eingeweide dieser Räume von der muskulären und knöchernen Rumpfwand und ermöglichen *Verschiebungen* der Eingeweide gegen die Rumpfwand und gegeneinander sowie *Änderungen des Füllungszustands* dieser Eingeweide.

An Änderungen des Füllungszustands von Eingeweiden ist in den meisten Fällen die Rumpfwand beteiligt (z. B. Lungenerweiterung und Weiterstellung des Brustkorbs bei der Einatmung, Magenerweiterung und Weiterstellung der Bauchwand bei der Nahrungsaufnahme).

Ein anderer Teil der Brust-, Bauch- und Beckenorgane verbleibt in einem *außerhalb* der serösen Höhlen gelegenen *Bindegewebslager* des Brust- oder Bauch- und Beckenraums (→ *Mediastinum, Extraperitonealraum,* Bd. 2). Die Beweglichkeit dieser wie auch der Halsorgane geht auf ihren Einbau in lockeres Bindegewebe zurück.

Seröse Höhlen sind die Brustfellhöhle, *Cavitas pleuralis (Pleurahöhle),* die Herzbeutelhöhle, *Cavitas pericardialis (Perikardhöhle)* und die Bauchfellhöhle, *Cavitas peritonealis (Peritonealhöhle).*

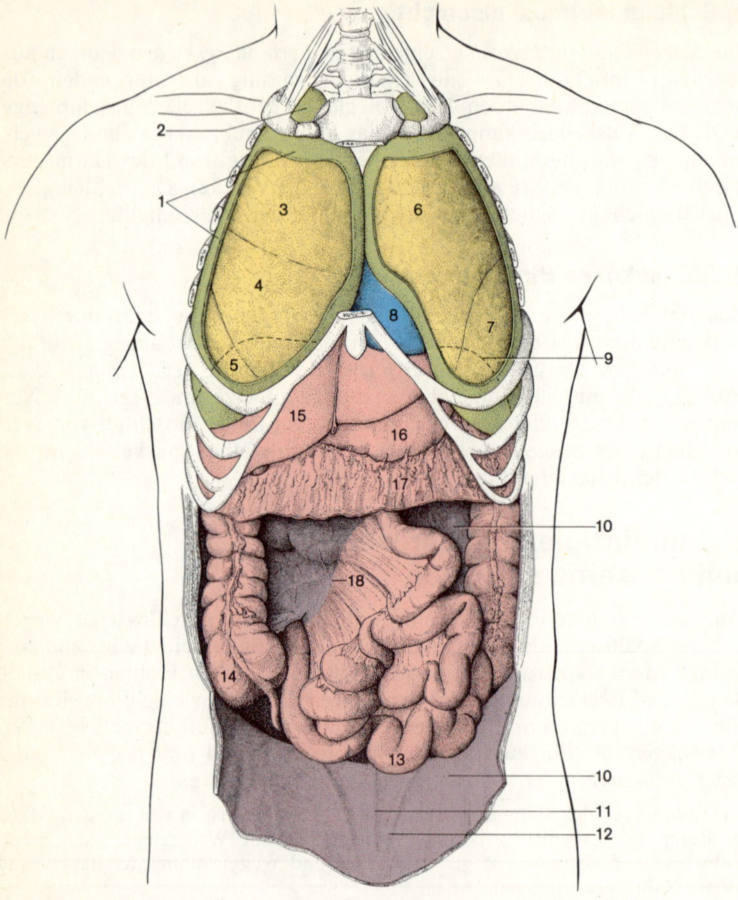

Abb. 33. **Seröse Höhlen**

Perikardhöhle geschlossen, Pleura- und Peritonealhöhle eröffnet

1 Pleura costalis (gefenstert)
2 Pleurakuppel (unter dem M. scalenus anterior)
3–7 *Lunge*, von Pleura pulmonalis überzogen
3 rechter Oberlappen
4 Mittellappen
5 rechter Unterlappen
6 linker Oberlappen
7 linker Unterlappen
8 Pericardium
9 Projektion der Zwerchfellkuppel
10 Peritoneum parietale
11 Plica umbilicalis mediana
12 Plica umbilicalis medialis
13–18 *Baucheingeweide*, von Peritoneum viscerale überzogen
13 Dünndarm
14 Blinddarm mit anhängendem Wurmfortsatz
15 Leber
16 Magen
17 großes Netz (teilweise abgeschnitten)
18 Radix mesenterii

a) Seröse Häute

Die *seröse Haut,* kurz: *Serosa,* ist dünn, rötlich gefärbt und spiegelnd glatt. Die wenigen Milliliter der bernsteinfarbenen, klaren, serösen Flüssigkeit werden durch die Serosa hindurch ausgeschieden.

Die seröse Haut überkleidet einerseits die Eingeweideoberfläche mit dem viszeralen Blatt, *Serosa visceralis,* andererseits die Innenseite der Wand der zugehörigen Körperhöhle mit dem parietalen Blatt, *Serosa parietalis* (Abb. **34**). Viszerales und parietales Blatt gehen in einer *Umschlaglinie* (z. B. am Gefäßstiel eines Organs) ineinander über.

Die Vielgestaltigkeit einer serösen Höhle kann durch Falten, die ins Innere vorspringen, oder durch Aussackungen des parietalen Blatts erhöht werden.

Folgende *seröse Häute* werden ihrer *Lokalisation* nach unterschieden
- in der *Pleurahöhle* des Brustraums: Das viszerale Blatt wird Lungenfell, *Pleura pulmonalis,* das parietale Blatt an der Brustkorbinnenfläche Rippenfell, *Pleura costalis,* genannt; das parietale Blatt überzieht als *Pleura diaphragmatica* das Zwerchfell, als *Pleura mediastinalis* die laterale Begrenzung des Mediastinum;
- in der *Perikardhöhle* des Brustraums: Das viszerale Blatt wird als Epikard, *Epicardium,* das parietale als Perikard, *Pericardium,* bezeichnet;
- in der *Peritonealhöhle* des Bauchraums: Viszerales Blatt ist das *Peritoneum viscerale,* parietales Blatt das *Peritoneum parietale.*

Bau der serösen Häute

Seröse Häute bestehen aus einer *Epithelschicht* und einer unterlagernden *Bindegewebsschicht.*

Das **Serosaepithel,** *Tunica serosa,* wegen seiner Herkunft aus dem Mesoderm auch *»Mesothel«* genannt, wird von platten, verformbaren Zellen gebildet – Abkömmlingen von Bindegewebszellen, die sich zu Epithelzellen verformt haben. Das Serosaepithel erlaubt einen starken *Flüssigkeitstransport* in die und aus den serösen Höhlen.

Das **subseröse Bindegewebe,** *Tela subserosa,* besitzt – je nach Lokalisation der Serosa – unterschiedliche Formen und Anteile von Bindegewebsfasern, über verformbaren Eingeweiden sind elastische Netze ausgebildet. Die serösen Häute sind reich mit Blutgefäßen, unterschiedlich stark mit Lymphgefäßen versehen. Die Serosa parietalis wird sensibel innerviert, der Serosa visceralis dagegen fehlen über vielen Organen sensible Nervenfasern.

Transsudation und Resorption. Die serösen Häute sind einerseits in hohem Maße zur Ausscheidung, *Transsudation,* von Flüssigkeit in die serösen Höhlen befähigt, die seröse Flüssigkeit wird ständig erneuert; sie können andererseits an vielen Stellen Flüssigkeiten und korpuskuläre Elemente rasch in großer Menge aus serösen Höhlen *resorbieren.*

Die seröse Flüssigkeit kann krankhafterweise stark vermehrt (Hydrops), bei entzündlicher Ursache durch Abwehrzellen, die aus serösen Häuten austreten, und durch Fibrin getrübt sein.

b) Lage der Eingeweide zu den serösen Höhlen

Die *Organe in Brust- und Bauchraum* haben unterschiedliche *Beziehungen zu der (den) serösen Höhle(n)* der betreffenden Körperhöhlen. Durch besondere Bezeichnungen wird speziell die Lage der Bauch- und Beckenorgane zur *Peritonealhöhle* gekennzeichnet (Abb. **34**).

In serösen Höhlen liegende Organe werden nahezu vollständig vom viszeralen Blatt der Serosa umhüllt (z. B. die Lunge in der Pleurahöhle, der größte Teil des Dünndarms in der Peritonealhöhle). Sie sind nur über eine von Serosa überzogene – häufig bandartige – Gefäß-Nervenstraße mit den im Bindegewebslager außerhalb der serösen Höhle verlaufenden Gefäß- und Nervenstämmen verbunden.

Als *»Meso-«* (unter Anfügung der Organbezeichnung, z. B. *Mesogastrium* beim Magen, *Mesenterium* beim Dünndarm) bezeichnet man die dünne, beiderseits von *Serosa überkleidete,* Gefäße und Nerven führende *Bindegewebsplatte,* die vollständig von Serosa überzogene Organe mit dem außerhalb der serösen Höhle liegenden Bindegewebslager verbindet.

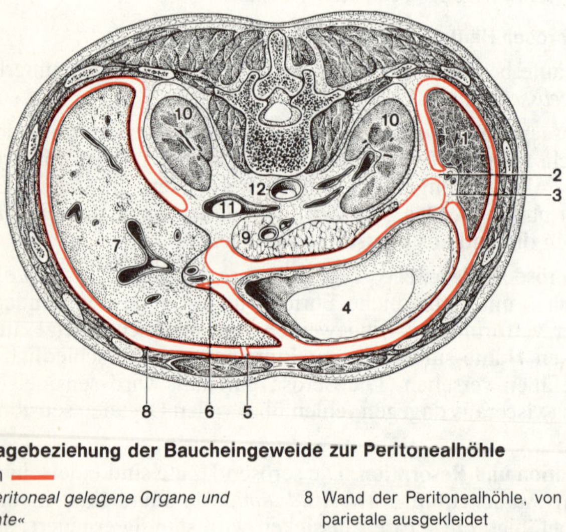

Abb. 34. **Lagebeziehung der Baucheingeweide zur Peritonealhöhle**
Peritoneum ▬

1–7 *intraperitoneal gelegene Organe und »Ligamente«*
1 Milz
2 Lig. lienorenale
3 Lig. gastrolienale
4 Magen
5 Lig. falciforme hepatis
6 Lig. hepatogastricum
7 Leber
8 Wand der Peritonealhöhle, von Peritoneum parietale ausgekleidet
9 *retroperitoneal gelegenes Organ:* Pancreas
10–12 *extraperitoneal gelegene Organe*
10 Niere
11 V. cava inferior
12 Pars abdominalis aortae

Die »Meso-« werden im Zusammenhang mit der Ausbildung und der Gliederung der embryonalen Leibeshöhle ausgebildet.

Ligamentum. In Fällen, in denen die im »Meso-« verlaufenden Gefäße ein größeres Kaliber aufweisen und/oder Bindegewebsfaserzüge das »Meso-« verstärken, wird dieses häufig *Ligamentum* genannt. Doch gewinnt das »Meso-« nur insofern mechanische Bedeutung, als es wie ein Zügel die Organbeweglichkeit begrenzt; als Aufhängevorrichtung für Eingeweide dient auch das Ligamentum benannte »Meso-« *nicht.*

Bauch- und Beckenorgane, die in dieser Weise weitgehend vom viszeralen Blatt des Peritoneum überzogen werden, liegen *intraperitoneal.*

An seröse Höhlen grenzende Organe werden nur an einer Wandfläche vom (parietalen) Blatt der Serosa bedeckt (z. B. Teile der Pars descendens aortae in der Brusthöhle, die Bauchspeicheldrüse in der Bauchhöhle), die übrigen Wandflächen sind breit im Bindegewebslager der Körperhöhle angeheftet.

Bauch- und Beckenorgane, die an die Peritonealhöhle angrenzen und deren eine Wandfläche vom parietalen Blatt des Peritoneum überzogen wird, liegen *retroperitoneal.*

Außerhalb seröser Höhlen liegende Organe sind, ohne jede Beziehung zu einer serösen Höhle, *im Bindegewebslager* einer Körperhöhle untergebracht (z. B. die Luftröhre im Mediastinum der Brusthöhle, die Niere im Retroperitonealraum der Bauchhöhle), sie werden vollständig von Bindegewebe eingeschlossen.

Bauch- und Beckenorgane, die keinerlei Beziehung zum parietalen Blatt des Peritoneum aufweisen, liegen *extraperitoneal.*

5. Drüsen

In den **Drüsen** sind *sezernierende Epithelzellen* in großer Zahl *organartig* durch Bindegewebe zusammengefaßt. Der *Drüsenkörper* kann mikroskopisch klein sein (z. B. kleine Schleimhautdrüsen) oder einen Durchmesser von mehreren Zentimetern haben (z. B. große Speicheldrüsen).

Eine grundsätzliche Unterscheidung zwischen Drüsen betrifft den *Abtransportweg* ihrer Produkte (Abb. **35**).

Exokrine Drüsen (Abb. **35 a**) besitzen einen *Ausführungsgang*, der ihr *Sekret* auf die äußere Körperoberfläche oder die innere Oberfläche von Eingeweiden leitet. Der Ausführungsgang mündet an der Stelle der Oberfläche, von der aus die Drüse in der Embryonalentwicklung ausgesproßt ist; die exokrine Drüse behält also ihre ursprüngliche Beziehung zur Oberfläche bei.

Exokrine Drüsen sind *Schweiß-*, *Duft-* und *Talgdrüsen* der *äußeren Haut* sowie *Drüsen des Verdauungs-, Atmungs- und Fortpflanzungssystems.*

Die Sekrete exokriner Drüsen dienen auf der Haut und auf der Schleimhaut des Atmungssystems hauptsächlich zu deren Schutz, auf der Schleimhaut des Verdauungssystems u. a. zum enzymatischen Abbau der Nahrungsstoffe, im Fortpflanzungssystem der Optimierung des Schwangerschaftseintritts.

Endokrine Drüsen (Abb. **35 b, c**) besitzen *keinen Ausführungsgang*, ihr *Inkret (Hormon)* wird über *Blutgefäße* abtransportiert. Zwar entstehen manche endokrinen Drüsen gleichfalls durch Aussprossung von einer Oberfläche, doch geht diese Verbindung in der Regel zugrunde.

Die *großen endokrinen Drüsen (Hormondrüsen)* sind *Hypophyse, Schilddrüse, Epithelkörperchen, Nebennierenrinde* und *-mark*, das *Inselorgan* im

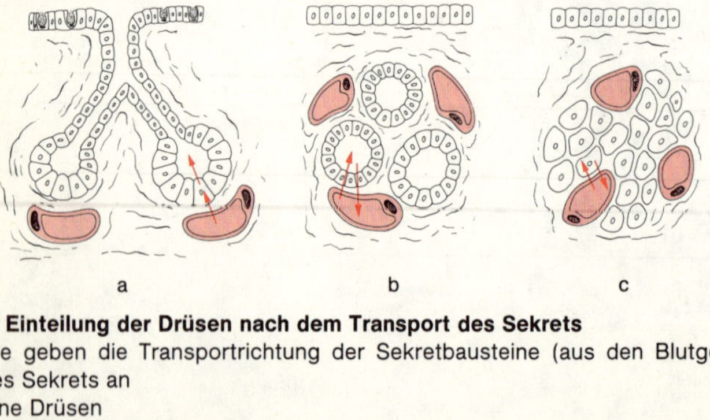

a b c

Abb. 35. **Einteilung der Drüsen nach dem Transport des Sekrets**
Die Pfeile geben die Transportrichtung der Sekretbausteine (aus den Blutgefäßen) sowie des Sekrets an
a exokrine Drüsen
b endokrine Drüsen mit Follikelbildung
c endokrine Drüsen ohne Follikelbildung

Pancreas, die *Geschlechtsdrüsen*, das *System der gastrointestinalen endokrinen Zellen* sowie kleine, knötchenförmige, ans vegetative Nervensystem angeschlossene Bildungen, die *Paraganglien*. Außerdem gibt es in den Nieren und in anderen Organen Zellen und Zellgruppen, die Hormone oder hormonähnliche Stoffe absondern.

Hormone sind lebensnotwendige Stoffe, die – in kleinsten Mengen an das Blut abgegeben – durch Enzyminduktion Vorgänge des Stoffwechsels, des Wachstums und der Fortpflanzung steuern. Die »Hormoninformation« wird nur von Zellen aufgenommen, die in ihrer Zellmembran spezifische, auf das betreffende Hormon spezialisierte *Rezeptoren* besitzen.

1. Elemente und Bauprinzipien der exokrinen Drüsen

Exokrine Drüsen werden mikroskopisch-anatomisch nach der *Gestalt der Drüsenendstücke*, nach der (färberisch identifizierbaren) *chemischen Beschaffenheit des Sekrets* und nach *Menge und Ausschleusungsart des Sekrets* unterschieden.

a) Sezernierender Anteil der Drüse (Drüsenendstück)

Gestaltunterschiede. Die *Drüsenendstücke*, d.h. die distalen Endigungen der aus dem Drüsensproß durch Aufteilung hervorgehenden Epithelschläuche, sind in der Regel die *sezernierenden* Anteile einer Drüse (Abb. **36**). Die übrigen, proximalen Teile der Zweige werden zum *Ausführungsgangsystem*, das in vielen Drüsen eigene Differenzierungen zeigt. Nach der Gestalt der Drüsenendstücke unterscheidet man *azinöse Endstücke*, die einer kugeligen Beere gleichen, *alveoläre Endstücke*, die birnenförmige Säckchen bilden, und *tubulöse Endstücke*, blind endigende

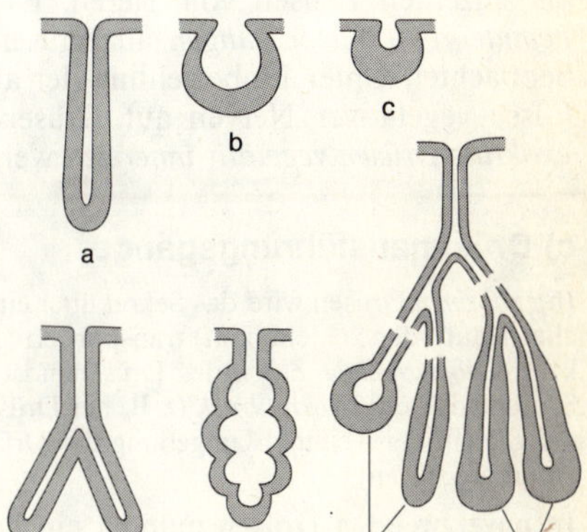

Abb. 36. **Einteilung der exokrinen Drüsen nach der Form der sezernierenden Endstücke**
a einfach tubulös
b einfach alveolär
c einfach azinös
d verzweigt tubulös
e verzweigt alveolär
f zusammengesetzt gemischt tubulös und azinös (auch tubuloazinös)
g zusammengesetzt tubuloazinös

Röhrchen, die gestreckt oder am Ende aufgeknäuelt sein können (Knäueldrüsen).

Färberische (chemische) Unterschiede erlauben bei vielen Drüsen die Unterscheidung von *serösen* und *mukösen Endstücken*. Eine gemischte Drüse enthält gleichzeitig verschiedenartige Endstücke.

Unterschiede in der Ausschleusungsart des Sekrets ermöglichen die Unterscheidung von *ekkrinen, apokrinen* und *holokrinen Endstücken*.

Die Sekretabgabe erfolgt in den (am häufigsten ausgebildeten) *ekkrinen* Endstücken ohne Zytoplasmaverlust (Exozytose), in den *apokrinen* durch Zytoplasmaabschnürung. In den *holokrinen* Endstücken gehen die Epithelzellen bei der Sekretbildung insgesamt zugrunde.

b) Bindegewebe, Muskelzellen der Drüsenendstücke und Nerven

Bindegewebe. Die Epithelzellen der Drüsenendstücke sitzen einer *Basalmembran* auf. Mehrere Drüsenendstücke werden durch Bindegewebe zu einem Drüsenläppchen verbunden. Eine (größere) Drüse besteht aus zahlreichen Drüsenläppchen, die der Drüsenoberfläche ein gekörneltes Aussehen verleihen. Große Drüsen werden von einer faserreichen *Bindegewebskapsel, Capsula fibrosa,* umgeben.

Muskelzellen. Die Endstücke vieler exokriner Drüsen sind von *glatten Muskelzellen* umgeben, die bei Kontraktion den Inhalt des Drüsenendstücks auspressen. Die Muskelzellen liegen auf der Epithelseite der Basalmembran, sie entstehen aus Epithelzellen und werden deshalb *myoepitheliale Zellen, Myoepithelien,* genannt.

Nerven. Die derzeitigen morphologischen Kenntnisse über die Innervation der sezernierenden Epithelzellen beziehen sich hauptsächlich auf Befunde an einzelnen Drüsen von Tieren. Es werden *cholinerge, aminerge und peptiderge Axonendigungen* an Drüsenepithelzellen oder in ihrer Nähe beobachtet. Unter Einbeziehung der aus der Physiologie bekannten Einflüsse vegetativer Nerven auf Drüsen ist die Feststellung erlaubt, daß *exokrine Drüsen vegetativ innerviert* werden.

c) Drüsenausführungsgänge

In *exokrinen* Drüsen wird das Sekret über einen Ausführungsgang auf eine Oberfläche (Haut oder Schleimhaut) transportiert (Abb. **35a** u. **36**). Den Transport bewirken: *myoepitheliale Zellen* des Drüsenendstücks (z. B. bei Schweißdrüsen, großen Speicheldrüsen), *Sekretdruck* (z. B. bei Drüsen des Verdauungstrakts), *glatte Muskelzellen* in der weiteren Umgebung des Drüsenendstücks (z. B. bei den holokrinen Haarbalgdrüsen).

In **unverzweigten Drüsen** mündet ein *einzelnes Drüsenendstück* mit einem *eigenen Ausführungsgang*. Dieser Mündungstyp wird bei den meisten tubulösen Drüsen verwirklicht; ein einfacher Tubulus besteht am blinden Ende (= Drüsenendstück) aus sezernierenden, an der Mündung aus (meist) nicht sezernierenden Zellen, in denen zur Regeneration des Drüsenepithels Mitosen auftreten (z. B. Darmdrüsen, kleine Schweißdrüsen = Knäueldrüsen).

In **verzweigten Drüsen** münden *mehrere Drüsenendstücke* unmittelbar in *einen einzigen, unverzweigten Ausführungsgang* (z. B. Magendrüsen, Meibomsche Drüsen des Augenlids).

In **zusammengesetzten Drüsen** münden *zahlreiche Drüsenendstücke* in die *Äste eines verzweigten Ausführungsgangs;* dieser bildet mit seinen Zweigen ein *Ausführungsgangsystem* (z. B. große Speicheldrüsen, Milchdrüse). Im *Ausführungsgangsystem* sind meist – organspezifisch – verschiedene *Abschnitte* zu unterscheiden.

2. Bauprinzipien und Ordnung der endokrinen Drüsen

Das *endokrine System* umfaßt alle Organe und Zellsysteme, die *Hormone (Inkrete)* sezernieren und diese auf dem Blut- oder dem Lymphweg an entfernte Zielzellen entsenden (oder über den Interzellularraum an benachbarte Zielzellen abgeben). *Endokrine Drüsen* sind ausschließlich mit der Produktion von Hormonen befaßt. Organe, die vorwiegend andere Aufgaben erfüllen (z. B. Organe des Magen-Darm-Trakts), gleichzeitig aber auch hormonbildende Zellsysteme besitzen, kann man als *endokrin tätige Organe* bezeichnen. Zum endokrinen System gehören auch Teile des Zentralnervensystems.

Hormone sind lebensnotwendige chemische Botenstoffe, die der Kommunikation zwischen Zellen eines Organismus dienen. Sie wirken schon in geringer Menge auf Stoffwechselvorgänge ihrer Zielzellen ein. In chemischer Hinsicht lassen sich Hormone verschiedenen Stoffgruppen zuordnen, den *Aminen* (z. B. Adrenalin, Noradrenalin, Dopamin, Melatonin, Serotonin), den *Steroiden* (z. B. Mineralkortikoide, Sexualhormone), den *Peptiden* (z. B. Steuerhormone des Hypothalamus, gastroentero-pankreatische Hormone) oder den *Proteinen* (z. B. Gonadotropine, Wachstumshormone).

Endokrine Zellen produzieren häufig nicht nur ein Hormon (so bei den Peptidhormonen). Sezerniert eine endokrine Zelle verschiedene Hormone, können diese von einem gemeinsamen Prohormon-Molekül abgespalten sein und eine »Familie« bilden. Sie können aber auch von verschiedenartigen Vorläufern abstammen oder unterschiedlichen Stoffgruppen angehören (so bei den Aminen und Peptidhormonen). Amine und Peptide kommen zugleich auch als Wirkstoffe im Zentralnervensystem und im peripheren Nervensystem vor.

Als *APUD*-Zellen (*A*mine and/or amine *P*recursor *U*ptake and *D*ecarboxylation cells) faßt man endokrine Zellen zusammen, die sowohl Peptide mit Hormoneigenschaften als auch biogene Amine produzieren und/oder aufnehmen oder Vorstufen von Aminen, d.h. Aminosäuren, anreichern und zu biogenen Aminen dekarboxylieren können. Gemeinsam scheint diesen Zellen ihre Abkunft aus der Neuralleiste.

a) Baumerkmale endokriner Drüsen

An *endokrinen* Drüsen lassen sich, im Unterschied zu exokrinen Drüsen, *keine allgemeinen,* an der Gestalt der sezernierenden Drüsenanteile oder an der Ausschleusungsart des Sekrets orientierten klassifizierenden *Unterscheidungen* durchführen.

Die **Gestalt** der *sezernierenden Drüsenanteile,* d.h. die Art und Weise, in der die Epithelzellen zusammengelagert sind, kann allerdings für die einzelne Drüse charakteristisch sein. Die Epithelzellen können in Ballen, Strängen, in Form von Netzen angeordnet sein oder ausnahmsweise auch Bläschen, *Follikel,* bilden, in denen das an eine Trägersubstanz gebundene Hormon gespeichert wird (z. B. Schilddrüse).

Die *Menge des Inkrets* ist, verglichen mit dem Sekret exokriner Drüsen, gering, die *Inkretausschleusung* erfolgt (nach derzeitiger Kenntnis in den meisten Drüsen) durch *ekkrine Extrusion.*

Unterschiede im färberischen (chemischen) Verhalten der Drüsenzellen sind zahlreich und für die Zuordnung einzelner Zelltypen innerhalb einer endokrinen Drüse zu Hormonen wichtig. Färbungen mit den allgemein gebräuchlichen Methoden ermöglichen jedoch keine generelle Einteilung der endokrinen Drüsen, weil in ihrer Wirkung verschiedenartige Hormone chemisch zu gleichartigen Stoffgruppen gehören können – und nur diese lassen sich ohne weiteres färberisch nachweisen. Dagegen können mit immunhistochemischen Methoden bestimmte Hormone einzelnen endokrinen Zellen zugeordnet werden.

Die *Funktion des Ausführungsgangs* exokriner Drüsen übernehmen in endokrinen Drüsen *Kapillaren* und *postkapillare Venen;* die Kapillaren sind in der Regel »gefenstert«. Endokrine Drüsen sind stark vaskularisiert.

Das *Bindegewebe* der endokrinen Drüsen ist zwischen den Epithelzellen und um die Kapillaren locker und faserarm. Die Hormone durchqueren das Bindegewebe auf ihrem Weg von den sezernierenden Zellen zu den Blutgefäßen. In einigen endokrinen Drüsen sind Lymphgefäße nachgewiesen, die (wahrscheinlich) gleichfalls Hormone aufnehmen und mit der Lymphe in die Blutbahn transportieren.

Nerven. Endigungen efferenter *vegetativer* (cholinerger, aminerger und peptiderger) Axone sind in mehreren endokrinen Drüsen nachgewiesen. Sie endigen mit synapsenähnlichen Bildungen teils an sezernierenden Zellen, teils an Blutgefäßen.

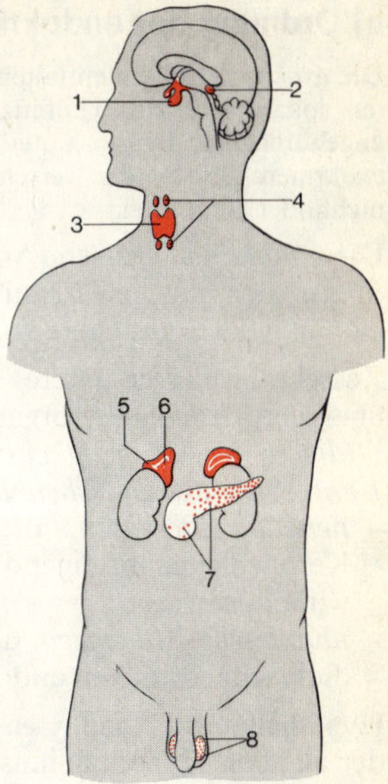

Abb. 37. **Endokrine Drüsen** (disseminierte endokrine Zellsysteme nicht eingezeichnet)

1 Hypothalamus-Hypophysen-System
2 Epiphyse
3 Schilddrüse
4 Epithelkörperchen
5 Nebennierenrinde
6 Nebennierenmark
7 Inselorgan
8 endokrine Anteile der Gonade

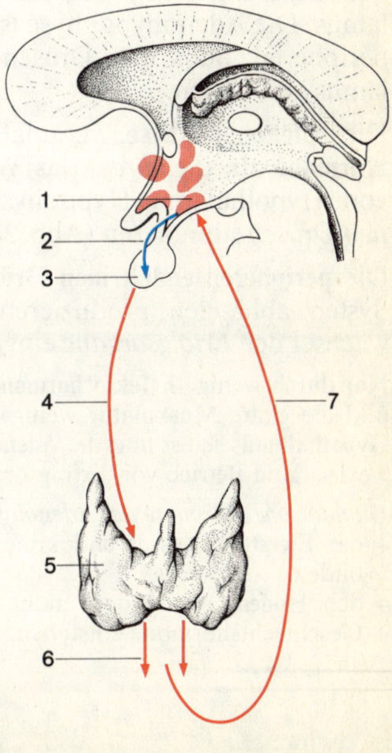

Abb. 38. **Beispiel für die Ordnung der Abhängigkeiten endokriner Drüsen,** schematische Projektion der Hypothalamuskerne auf die rechte Wand des III. Ventrikels in der Ansicht von links, Schilddrüse in der Ansicht von vorn

1 hormonbildende Hypothalamuskerne
2 Steuerhormone (hier: Thyrotropin freisetzendes Hormon = thyrotropin releasing factor = TRF)
3 Adenohypophyse
4 glandotropes Hormon (hier: thyroideastimulierendes Hormon = TSH = Thyrotropin)
5 Schilddrüse (Glandula thyroidea)
6 Effektorhormon (hier: Thyroxin)
7 Rückmeldung über den Blutweg zu Hypothalamus und Adenohypophyse

b) Ordnung der endokrinen Drüsen

Die *exokrinen* Drüsen entfalten ihre unmittelbare Wirkung nur in einem benachbarten, lokal begrenzten Umfang, z. B. innerhalb der Eingeweidesysteme, denen sie angehören. Die Drüsen unterliegen dabei einer organspezifischen Steuerung. Die exokrinen Drüsen der verschiedenen Eingeweidesysteme beeinflussen einander nicht oder nicht direkt.

Die *endokrinen* Drüsen (Abb. **37**) dagegen entwickeln Fernwirkungen, die (meist) den ganzen Organismus betreffen. Sie arbeiten in wechselseitiger Abhängigkeit, gesteuert von übergeordneten Zentren des Zwischenhirns.

Zwischenhirn. Der untere Teil des Zwischenhirns, der *Hypothalamus,* ist übergeordnetes Steuerorgan der endokrinen Drüsen. Es besteht folgende *Ordnung der Abhängigkeiten:*
Kerngebiete des Zwischenhirns, Hypothalamuskerne, entsenden
- *nervale Efferenzen,* die – im Hirnstamm zu viszeromotorischen Kerngebieten absteigend – auf endokrine Drüsen über *vegetative Nerven* wirken, sowie
- *hormonelle Efferenzen,* die über das *Hypothalamus-Hypophysen-System* die nachgeordneten endokrinen Drüsen steuern.

Hypothalamus-Hypophysen-System: Steuerhormone (Abb. **38**). Die meisten der aus den Hypothalamuskernen stammenden Hormone wirken *indirekt* auf periphere endokrine Drüsen, indem sie als *Steuerhormone, Releasing factors* und *Release inhibiting factors,* die Freisetzung der Hormone des Hypophysenvorderlappens, der *Adenohypophyse,* regeln. Diese liegt als bohnenförmiges Organ im Zentrum der Schädelbasis unter dem Hypothalamus. Die Adenohypophyse ist – als Mittler zwischen Hypothalamus und peripheren endokrinen Drüsen – durch Blutgefäße eng mit dem Hypothalamus verbunden.

Die **Adenohypophyse,** veranlaßt durch Steuerhormone, gibt **glandotrope Hormone** ab, die *direkt* das Wachstum und die Hormonproduktion der vom Hypothalamus-Hypophysen-System abhängigen peripheren *endokrinen Drüsen* stimulieren (Abb. **38**).

Die **peripheren endokrinen Drüsen,** die vom Hypothalamus-Hypophysen-System abhängen, produzieren **Effektorhormone,** die direkt in den Stoffwechsel der *Erfolgsorgane* eingreifen.

Nur durch wenige **Effektorhormone** (Hormone, die den Wasserhaushalt regulieren und die glatte Muskulatur weniger Organe zur Kontraktion bringen) greifen der **Hypothalamus** selbst und die **Adenohypophyse** (Wachstumshormon) direkt in Stoffwechsel und Betrieb von Erfolgsorganen ein.

Glandotrope Hormone der Adenohypophyse wirken auf
- den **Eierstock,** dessen endokrine Anteile zyklisch weibliche Geschlechtshormone bilden,
- den **Hoden,** wo in den endokrinen Zwischenzellen hauptsächlich männliche Geschlechtshormone entstehen,

- die **Nebennierenrinde,** in der zahlreiche Hormone, die u. a. in den Zuckerhaushalt eingreifen, sowie Geschlechtshormone synthetisiert werden,
- die **Schilddrüse,** deren Hormone den Zellstoffwechsel stimulieren, das Körperwachstum beeinflussen und den Blutkalziumspiegel senken.

Die **Rückmeldung** aus diesen – von der Adenohypophyse direkt abhängigen – endokrinen Organe erfolgt teils zum *Hypothalamus,* teils zur *Adenohypophyse* (Abb. **38**).

Die Rückmeldung schließt den **Regelkreis.** *Prinzip des Regelkreises:* Ein Überangebot (des Hormons der peripheren endokrinen Drüse) führt durch Rückmeldung an die Steuerzentrale zu einer Drosselung, ein Unterangebot zu einer Steigerung der Produktion steuernder Hormone.

Auf den *Hypothalamus* und damit auf die abhängigen endokrinen Drüsen wirken auch *zentralnervöse Einflüsse* ein (z. B. psychische Einflüsse auf den hormonell geregelten Menstruationszyklus).

Die **vom Hypothalamus-Hypophysen-System nicht direkt abhängigen** (nachfolgend genannten) **endokrinen Drüsen** werden teils durch das *vegetative Nervensystem* (also indirekt durch *nervale Efferenzen des Hypothalamus),* teils auf andere, organspezifische Weise gesteuert.

Die **Epiphyse,** *Corpus pineale,* ein kleines Organ, das dem Dach des III. Hirnventrikels hinten anhängt, bildet ein Hormon, das (im Tierexperiment) die Geschlechtsentwicklung hemmend steuert.

Das **Nebennierenmark,** *Medulla glandulae suprarenalis,* im Innern der den Nieren aufsitzenden Nebennieren gelegen, produziert Hormone, die u. a. den Blutdruck erhöhen.

Die **Epithelkörperchen,** *Glandulae parathyroideae,* vier erbsengroße Körperchen an der Rückseite der Schilddrüse, bilden ein den Kalzium- und Phosphatstoffwechsel regulierendes Hormon.

Das **Inselorgan,** 0,5–1,5 Millionen mikroskopisch kleiner Zellinseln in der Bauchspeicheldrüse, steuert den Blutzuckerspiegel.

Das **System der gastrointestinalen endokrinen Zellen** beeinflußt Funktionen des Verdauungstrakts.

Paraganglien, erbsengroße Körperchen an der Aorta und an anderen Stellen, produzieren – wie das Nebennierenmark – kreislaufwirksame Hormone.

Die **Placenta,** die in der Schwangerschaft vorübergehend hormonelle *Funktionen der Adenohypophyse* und des *Ovars* übernimmt, hat in der Ordnung der endokrinen Drüsen eine *Sonderstellung.* Die Placenta greift, als selbständiges Steuerorgan, in das Zusammenspiel zahlreicher anderer endokriner Drüsen ein.

6. Nervensystem

Über das Nervensystem steht der Organismus in (passiver und aktiver) Kommunikation mit seiner Umwelt. Das Nervensystem stimmt die Leistungen der Organsysteme direkt (über Nerven) oder indirekt (über Hormondrüsen) als übergeordnete Instanz aufeinander ab – es steuert oder regelt die Aktivitäten des Bewegungsapparats, des Atmungs-, Kreislauf-, Verdauungs- und Urogenitalsystems sowie des Systems der endokrinen Drüsen. Auch in die Leistungen des Abwehrsystems kann das Nervensystem indirekt in geringem Umfang eingreifen.

Man unterscheidet das aus *Gehirn und Rückenmark* bestehende *Zentralnervensystem,* ZNS, und das *periphere Nervensystem,* PNS = Summe aller *Nerven und Ganglien* (Nervenzellansammlungen). Die Unterscheidung von ZNS und PNS ist didaktisch begründet; beide sind Teile eines zusammenhängenden Systems. Die Kenntnis von Aufbau und Gliederung des peripheren Nervensystems ist Voraussetzung für das Verständnis der Funktionen der einzelnen, im Teil »Spezielle Anatomie« zu besprechenden Körperteile. In der allgemeinen Anatomie des Nervensystems werden deshalb vor allem die Bauprinzipien des peripheren Nervensystems und seiner Verbindungen mit Gehirn und Rückenmark dargestellt.

A. Elemente und Bauprinzipien des Nervensystems

1. Elemente des Nervensystems

Die spezifischen Bauelemente des Nervensystems entstehen aus *Neuralrohr, Neuralleiste* und *Sinnesplakoden.* Das *Bindegewebe* ist am Aufbau des Nervensystems durch Blutgefäße und durch Ausbildung schützender und verbindender Strukturen, der Hirn- und Rückenmarkshäute, beteiligt.

Die spezifischen Bauelemente des Nervensystems sind *Nervenzellen (Ganglienzellen)* und *Gliazellen.* Die Nervenzellen sind die erregungsbildenden und -leitenden Elemente. Die Gliazellen dienen teils der Stoffverteilung und Kompartimentierung, der mechanischen Stabilisierung, der Abwehr, teils der Isolierung von Nervenzellen sowie – als Bauteil von Nervenfasern – indirekt auch der Erregungsleitung.

a) Neuron

Als *Neuron* bezeichnet man das *erregungsbildende (und -leitende) Bauelement* aller Teile des Nervensystems, die *Nervenzelle mit allen ihren Fortsätzen.* Das Neuron ist als alleiniger Träger nervaler Funktionen eine *funktionelle Einheit,* die Neurone stehen durch Synapsen miteinander in Verbindung. Der Stoffwechsel der meist zahlreichen und langen Fortsätze des Neuron wird vom zellkernhaltigen Perikaryon als dem Stoffwechselzentrum des Neuron gesteuert, das Neuron ist eine *trophische Einheit*.

Das Neuron ist, wie alle Zellen, erregbar. *Ein Reiz verursacht eine Erregung* (Depolarisation der Zellmembran), *die sich* (als Aktionspotential) *in der Zellmembran ausbreitet*. Das Neuron unterscheidet sich von anderen Zellen u. a. dadurch, daß sich die Erregung an einem bis zu 1 m langen Zellausläufer, am Neuriten, über eine weite Strecke hin und – bei markscheidenführenden Nervenfasern (→ S. 108) sehr rasch – gerichtet fortpflanzen kann.

Gliederung des Neuron

Die Neurone sind meist End zu End in Form von Kreisen und Ketten miteinander verbunden. Neuronenkreise und -ketten sind gesetzmäßig angeordnet, so daß man die einzelnen Glieder dieser Kreise und Ketten mit *Ordnungszahlen* beziffern und vom 1., 2., 3. usw. Neuron eines Neuronenkreises (einer Neuronenkette) sprechen kann. Zugleich wird jedes Glied

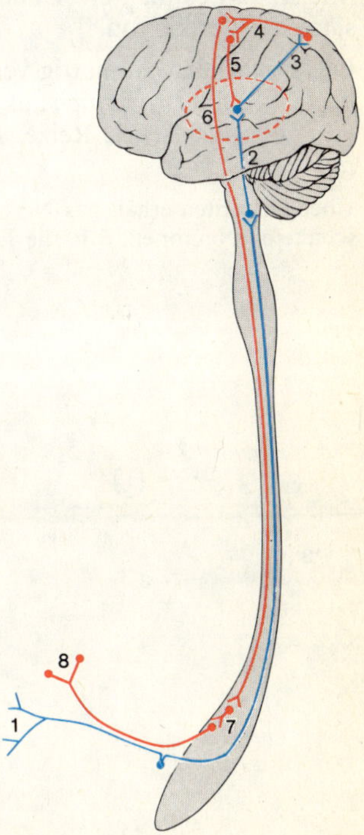

Abb. 39. **Beispiel für die Gliederung des Nervensystems in Neuronenketten und Neuronenkreise,** Ansicht von links (jedes Glied symbolisiert Tausende gleichgerichteter Neurone)

1 *Anfang einer Neuronenkette:* erstes afferentes Neuron
2–7 *Glieder von Neuronenkreisen*
2, 3 zweites und drittes afferentes Neuron
4, 5 Assoziationsneurone
6 efferentes Neuron
7 Schaltneuron
8 *Ende einer Neuronenkette:* letztes efferentes Neuron (»gemeinsame motorische Endstrecke«)

(Neuron) eines Kreises oder einer Kette durch eine *große Anzahl* parallel gerichteter Nervenzellen (Neurone) repräsentiert. So ist z. B. das 1. Neuron der afferenten Leitung eines Nervs aus zehntausenden Neuronen zusammengesetzt. Bei *Zahlenangaben über Neurone* sind also *Ordnungszahlen* und *Anzahl* zu *unterscheiden.*

Neurone des ZNS sind *Zwischenglieder* von *Neuronenketten* und *Neuronenkreisen. Neurone des PNS* dagegen bilden *Anfangs-* oder *Endglieder* von *Neuronenketten* und sind dadurch – man stelle sich eine Schmuckkette vor! – spezialisiert (Abb. **39**). Doch gilt auch für Anfangs- und Endglieder, was im folgenden am Beispiel eines Zwischenglieds über die Gliederung des Neuron gesagt ist.

Das Neuron wird, entsprechend der Richtung des Erregungsablaufs, in drei Abschnitte, *Dendrit, Perikaryon* und *Neurit,* unterteilt (Abb. **40**).

Richtung des Erregungsablaufs im Neuron: (Reiz →) Dendrit → Perikaryon → Neurit (→ Erfolgsgewebe).

Jedem der drei Teile des Neuron kommt überwiegend (nicht ausschließlich) eine der drei hauptsächlichen Funktionen des Neuron zu. Dendrit (meist sind es mehrere Dendriten) und Neurit sind Ausläufer oder Fortsätze des Perikaryon.

Die **Dendriten,** baumartig verzweigte, vielgestaltige Fortsätze, empfangen (im ZNS) über *Synapsen* aus vorgeschalteten Gliedern der Neuronenkette erregungsauslösende Reize. *Die Dendriten sind der wichtigste Rezeptorteil des Neuron.*

Über Dendriten erhält das Neuron in der Regel Erregungen von mehreren vorgeschalteten Neuronen, d. h. die Erregungen werden von diesen konvergent auf das

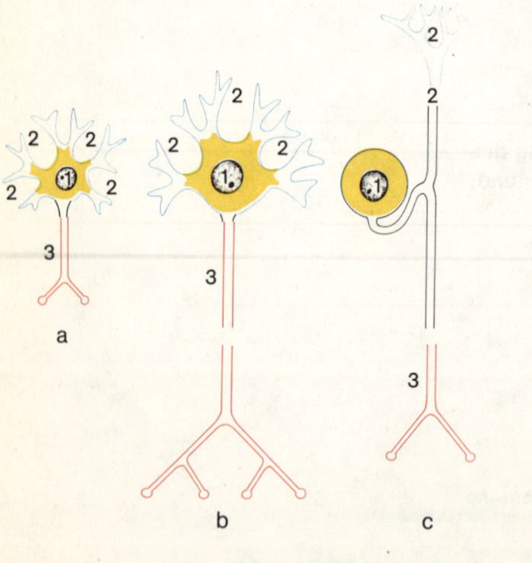

Abb. 40. **Gliederung des Neuron,** dargestellt an verschiedenen Formen des Neuron
a »multipolare« Nervenzelle mit kurzem Neuriten (z. B. Schaltzelle)
b »multipolare« Nervenzelle mit langem Neuriten (z. B. motorische Rückenmarkszelle der »gemeinsamen motorischen Endstrecke«, Motoneuron)
c »pseudounipolare« Nervenzelle (afferente, d. h. sensible Zelle)
1 Perikaryon
2 Dendriten
3 Neurit mit Kollateralen

Neuron übertragen *(Konvergenzprinzip)*. Die Zahl dieser interneuronalen Synapsen eines Dendritenbaums reicht von einzelnen bis zu vielen Tausenden.

Das **Perikaryon (Soma),** der Zelleib, im gewöhnlichen Sprachgebrauch »die Nervenzelle«, enthält den größten Teil der für nutritive Vorgänge und Regeneration unerläßlichen Zellbestandteile: Zellkern (= genetische Information), granuliertes endoplasmatisches Reticulum (= Proteinbildung), Mitochondrien (= Energiebildung), ferner den Golgi-Apparat sowie Microtubuli und Filamente. Je stärker der Dendritenbaum oder je länger der Neurit, um so größer ist das Perikaryon. *Das Perikaryon ist die nutritive Struktur, das Stoffwechselzentrum des Neuron.*

Der **Neurit** (im allgemeinen Sprachgebrauch Axon genannt) besteht aus einem einzigen, Millimeter bis über 100 cm langen Fortsatz des Neuron, der die Erregung dem Erfolgsgewebe oder dem folgenden Glied in der Neuronenkette zuleitet. Das Neuritenvolumen kann 100mal größer sein als das des Perikaryon. Der Neurit überträgt die Erregung auf das Erfolgsorgan meist auf chemischem Weg mit Hilfe einer Synapse. *Der Neurit ist der Effektorteil des Neuron.*

Kollateralen. Der Neurit kann Seitenzweige, Kollateralen, abgeben; dies geschieht regelmäßig unmittelbar am Erfolgsgewebe, wo er ein Endbäumchen, *Telodendron*, ausbildet. Auch die Kollateralen enden in Synapsen. Durch Kollateralen kann die von einem Neuron ausgehende Erregung auf mehrere Erfolgszellen übertragen werden; d. h. die Erregung breitet sich divergent aus *(Divergenzprinzip)*.

Die **Synapse** besteht grundsätzlich aus drei Komponenten, aus
- der kolbenförmigen Endformation des innervierenden Axon mit der *präsynaptischen Membran,*
- dem Interzellularspalt, *Synapsenspalt,* zwischen dieser und der zu innervierenden Zelle, und
- dem Plasmalemm der innervierten Zelle, der *subsynaptischen Membran.*

Die *Synapse* zwischen Nervenzellen kann lichtmikroskopisch in vielen Fällen durch färberischen Nachweis des Überträgerstoffes, des Transmitters, im Versilberungspräparat (»Golgi-Präparat«) immer auch als knopfförmige Verdickung, als Bouton, Endknopf, sichtbar gemacht werden (Abb. **41**). Enzymhistochemisch läßt sich die Synapse auch durch Darstellung der Enzyme nachweisen, die den Transmitter abbauen.

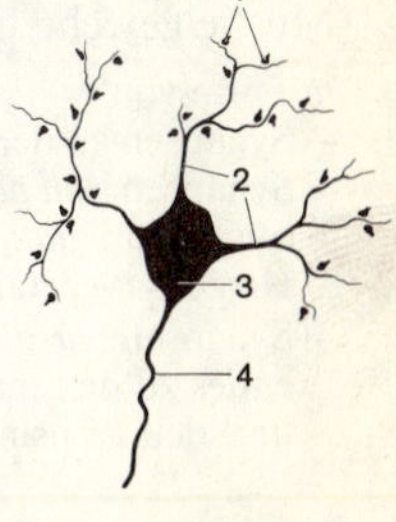

Abb. 41. **Axodendritische Synapse,** Darstellung durch Versilberung
(Vergr. etwa 200fach)
1 knopfförmige Enden der Neuriten (Boutons) der innervierenden Nervenzellen
2 Dendriten der innervierten Nervenzelle
3 Perikaryon
4 Neurit

Die Erregungsübertragung erfolgt durch Abgabe eines Überträgerstoffs, *Transmitter,* in Form einer rasch ablaufenden, kurzdauernden, gezielten, auf engsten Raum begrenzten »Neurosekretion in Quanten«. (Vgl. dagegen die langfristige Abgabe von Wirkstoffen an den Blutkreislauf durch Hormondrüsen!)

Zur *Einteilung von Synapsen* lassen sich funktionelle, substratspezifische oder lagetypische Kriterien heranziehen.

Im Hinblick auf die *Funktion* unterscheidet man
- *exzitatorische* (erregende) Synapsen, die die Empfängerzelle erregen (Depolarisation des Plasmalemm),
- *inhibitorische* (hemmende) Synapsen, die eine Erregungsbildung in der Empfängerzelle unterdrücken (Hyperpolarisation des Plasmalemm).

Nach den verschiedenen *Transmittern* kann man *cholinerge, aminerge, peptiderge* u. a. Synapsen einander gegenüberstellen und somit Neuronensysteme als Transmittersysteme zusammenfassen, und zwar als
- *Acetylcholin*-Systeme,
- *Aminosäuren*-Systeme (Glycin-, Glutamat-, γ-Aminobuttersäure-Systeme),
- Systeme der *biogenen Amine* (Dopamin-, Noradrenalin-, Adrenalin-, Serotonin-, Histamin-Systeme),
- *Peptid*-Systeme (z. Zt. mehr als 25 bekannt).

Die *Lokalisation* von Synapsen ermöglicht die Charakterisierung von
- *interneuronalen* (neuroneuronalen) Synapsen, der weitaus häufigsten Form von Synapsen, die den Transmitter von einem Neuron auf das folgende übertragen,

  in Form von
  - *axodendritischen* Synapsen zwischen innervierendem Axon und Dendriten der Empfängerzelle,
  - *axosomatischen* Synapsen zwischen innervierendem Axon und Perikaryon der Empfängerzelle,
  - *axoaxonalen* Synapsen zwischen innervierendem Axon und Axon der Empfängerzelle, am Ursprungskegel (Initialsegment) oder am Axonende »präsynaptisch« (vor der Synapse des innervierten Axon),
- *myoneuronalen* Synapsen, die den Transmitter von einem Neuron auf Muskelgewebe übertragen,

  in Form von
  - Synapsen an der *Skelettmuskelfaser* (»motorische Endplatte«, animales NS),
  - Synapsen *»en passant«* (mit mehrfachen transmitterfreisetzenden Axonausfaltungen) an *glatten Muskelzellen* und an *Zellen des Erregungsleitungssystems* des Herzens (vegetatives NS),
  - Synapsen *»à distance«,* wo der Abstand des transmitterfreisetzenden Axonendes zu den innervierten Zellen (der subsynaptische Spalt) stark erweitert ist und der Transmitter, der – ähnlich wie Hormone endokriner Zellen – in den

Interzellularraum freigesetzt wird, gleichzeitig mehrere Zellen des Erfolgsgewebes erreichen kann (vegetatives NS),

- *neuroglandulären* Synapsen, die den Transmitter von einem Neuron auf exokrine oder auf endokrine Drüsenzellen übertragen,
- Synapsen zwischen einer *Sinneszelle* und dem dendritischen Fortsatz des *afferenten Neuron* sowie zwischen dem Axonende eines *efferenten Neuron* und einer *Sinneszelle,*
- Synapsen an Zellen des *pluriglandulären Fettgewebes.*

Die im peripheren Nervensystem gelegenen Teile der Anfangs- und der Endglieder von Neuronenketten weisen im Hinblick auf Erregungsbildung und -übertragung morphologische Spezialisierungen auf. Ihre Synapsen unterscheiden sich von den zuvor beschriebenen Synapsen der Zwischenglieder.

Das (sensible) *Anfangsglied, das erste Neuron der afferenten Leitung,* kann entweder durch Vorgänge an einer *Rezeptorzelle* (→ S. 120) oder direkt durch einen spezifischen (mechanischen, chemischen, thermischen, elektromagnetischen) Reiz erregt werden, den der *dendritische Fortsatz als Rezeptor* aufnimmt (→ primäre Rezeptorzelle, S. 120).

Das (motorische) *Endglied, die »gemeinsame motorische Endstrecke«,* endigt am Erfolgsgewebe, z. B. an einer Skelettmuskelfaser (Abb. **42**), in anderen Fällen an einer Drüsenzelle, in der Nähe glatter Muskelzellen, Herzmuskelzellen, mit einer *Synapse.*

Als *Transmitter* waren bis vor kurzem bekannt: *Acetylcholin,* die Katecholamine *Noradrenalin* und *Dopamin,* das Indolamin *Serotonin* (5-Hydroxytryptamin, 5-HT), wobei Noradrenalin, Dopamin und Serotonin als Monoamine zusammengefaßt werden, sowie die Aminosäuren *Glutaminsäure, γ-Aminobuttersäure* (GABA) und *Glycin.* Diese »klassischen« Transmitter kommen im ZNS schätzungsweise in etwa der Hälfte aller Synapsen vor. Bei der anderen Hälfte der Synapsen im ZNS sind die Überträgerstoffe (mit großer Wahrscheinlichkeit) *Neuropeptide.* In einem Neuron können gemeinsam »klassische« Transmitter (besonders Monoamine) und Peptide gebildet werden (→ Hormone, S. 95). Voraussetzung der Transmitterwirkung ist, wie bei der Hormonwirkung, die Ausbildung von *Rezeptor*molekülen in der Zellmembran der Zielzelle.

Einige Transmitter werden im Perikaryon, andere im Axonende synthetisiert. Transmitter werden im Axonende gespeichert, freigesetzt und z. T. reabsorbiert. Jeder

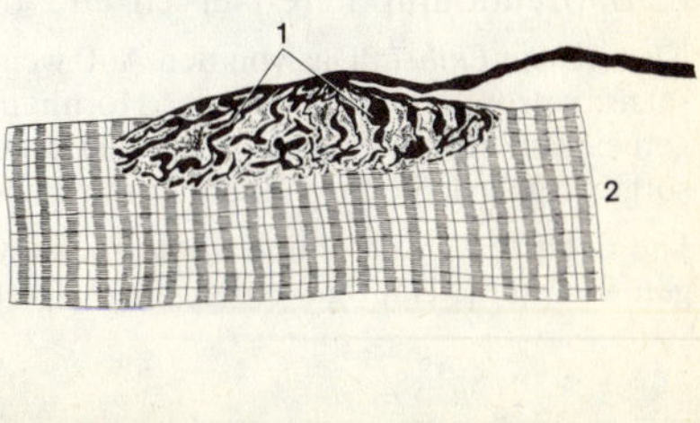

Abb. 42. **Myoneurale Synapse,** Darstellung durch Versilberung (Vergr. etwa 800fach)
1 knopfförmige Enden der Kollateralen (motorische Endplatte) der innervierenden Nervenzelle
2 innervierte quergestreifte Muskelfaser

dieser Vorgänge kann durch Pharmaka beeinflußt werden (→ Physiologie). Auch manche Psychopharmaka beeinflussen die Synapsen bestimmter Neuronensysteme. Synapsen sind äußerst empfindliche Teile der Neuronenkette.

Neuropeptide und Peptidhormone. Nach neueren Untersuchungen kommen die »hypothalamischen« Peptidhormone, die als Neurohormone im Hypothalamus gebildet und in Eminentia mediana und Neurallappen der Hypophyse an das Blut abgegeben werden, auch als *Wirkstoffe in Neuronen* vor, die in andere Teile des ZNS projizieren. Dasselbe gilt auch für die »adenohypophysären«, die »gastrointestinalen« und die in anderen Organen vorkommenden Peptidhormone, wie umgekehrt auch die »hypothalamischen« Peptidhormone im gastro-entero-pankreatischen System regelmäßig gefunden werden. Peptiderge Neurone sind in großer Zahl auch im PNS vertreten, sie bilden z. B. ein organeigenes intramurales Nervensystem in der Darmwand.

Neuronformen

Die Gliederung des Neuron in Dendriten, Perikaryon und Neurit ist in den verschiedenen Neuronen stark *modifiziert* (Abb. **40**), wodurch charakteristische Nervenzellformen entstehen, die am ausgeprägtesten im Umrißbild des Versilberungspräparates (»Golgi-Bild«) zu erkennen sind. Die verschiedenen Neuronformen treten regelmäßig in bestimmten und ihrer Funktion nach bekannten Verknüpfungen auf. Dabei bilden Neurone, deren Neurit oder dendritischer Fortsatz in das periphere Nervensystem hineinreicht, mit der Peripherie eine Funktionseinheit.

Motorische Neurone (Abb. **40 b**) zeichnen sich meist durch einen in unmittelbarer Nähe des Perikaryon stark verzweigten Dendritenbaum und durch einen sehr langen Neuriten aus (z. B. Pyramidenzellen der Endhirnrinde, Purkinje-Zellen der Kleinhirnrinde). Das gilt auch für das motorische Endglied der Neuronenkette, die multipolare Nervenzelle des Rückenmarks, deren Neurit bis zum Muskel zieht.

Neuromuskuläre Einheit. Der Neurit einer einzelnen Vorderhornnervenzelle des Rückenmarks oder einer motorischen Hirnnervenzelle innerviert über Kollateralen stets eine Mehrzahl von Muskelfasern – etwa 20 in den Augenmuskeln, etwa 300 im M. glutaeus maximus. Das Neuron und die von ihm abhängigen Muskelfasern bilden eine »neuromuskuläre (motorische) Einheit«.

Sensible Neurone (erstes Neuron der afferenten Leitung; Abb. **40 c**) haben meist einen sehr langen, in der Peripherie als Telodendron aufgezweigten dendritischen Fortsatz, während der Neurit in vielen Fällen kürzer ist (z. B. pseudounipolare Nervenzelle, bipolare Nervenzelle).

Sensorische Einheit. Das von den Aufzweigungen eines einzigen dendritischen Fortsatzes versorgte Gebiet – in der Hornhaut des Auges z. B. etwa 200 mm^2 – bildet gemeinsam mit dem zugehörigen Neuron eine *sensorische Einheit.* Benachbarte Versorgungsgebiete können einander stark überlappen.

Die Begriffe *»sensibel«* und *»sensorisch«* werden uneinheitlich für afferente Leitungen verwandt. Häufig werden die Afferenzen aus der Haut und aus dem Bewegungsapparat als »sensibel«, die aus den speziellen Sinnesorganen als »sensorisch« bezeichnet.

Die bei bestimmten Nervenzellformen übliche Bezeichnung »multipolar« oder »pseudounipolar« kennzeichnet die Aufzweigungsart der Nervenzellfortsätze. Jede dieser Nervenzellen ist im Prinzip bipolar gegliedert.

b) Nervenfaser

Der *Neurit* jeder Nervenzelle wird auf der ganzen Strecke vom Abgang aus dem Perikaryon bis zum Erfolgsgewebe von Gliazellen begleitet, die um den Neuriten eine Gliascheide bilden; allein das Axonende bleibt unbedeckt.

Im *ZNS* wird die Gliascheide von *zentraler Glia* (Oligodendroglia), im *PNS* von *peripherer Glia* (Schwannsche Zellen) gebildet.

Im Hinblick auf die zentrale Lage des *Neuriten* in der Gliascheide wird dieser auch *Axon* (Achsenzylinder) genannt. *Axon und Gliascheide (Axonscheide) bilden gemeinsam die Nervenfaser.* Auch der lange *dendritische* Fortsatz des »ersten Neuron der afferenten Leitung« wird von einer Gliascheide umgeben und deshalb *Axon* genannt. Die Gliascheide kann das

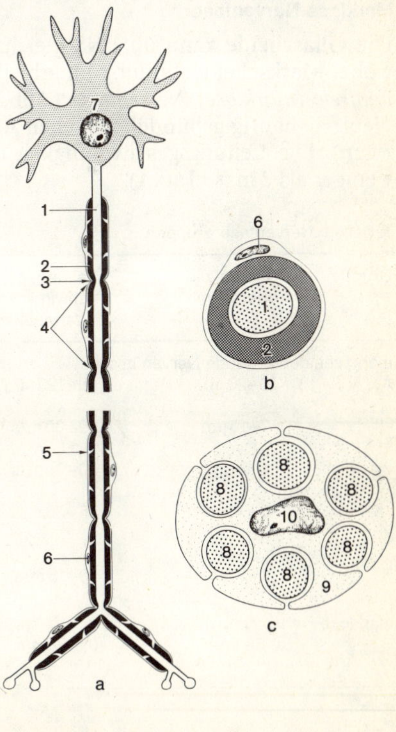

Abb. 43. **Periphere Nervenfasern**
a Längsschnitt
b Querschnitt durch eine markscheidenführende Nervenfaser
c Querschnitt durch eine markscheidenfreie Nervenfaser
1 Axon
2 Myelinscheide
3 Schnürring
4 Internodium
5 Schmidt-Lantermansche Einkerbung
6 Zellkern der Gliascheide (Schwannscher Kern)
7 Perikaryon mit Dendriten
8 Axone
9 Gliascheide, die kein Myelin bildet und mehrere Axone einschließt (nur elektronenmikroskopisch feststellbar!)
10 Zellkern der Gliascheide

Axon auf zweierlei Weise, als markscheidenbildende und als markscheidenfreie Gliascheide, umgeben.

Markscheidenführende Nervenfaser

Die Gliascheide kann um das einzelne Axon eine lipidreiche *Markscheide (Myelinscheide)* bilden; es entsteht eine *markscheidenführende (markhaltige) Nervenfaser* (Abb. **43a, b**). Die Lipide der Markscheiden verleihen den Nervenfasern ein weißliches Aussehen (z. B. weiße Substanz im ZNS). Je nach Dicke der Markscheide werden *markreiche* A- und *markarme* B-Nervenfasern unterschieden.

Die Markscheide wird in regelmäßigen 0,2–1 mm langen Abständen durch *Ranviersche Schnürringe* unterbrochen und in *interanuläre Segmente (Internodien)* unterteilt. Die Schnürringe sind Voraussetzung für die saltatorische Erregungsleitung (→ Physiologie). Der Faserdurchmesser verhält sich zur Länge des Internodium etwa wie 1 : 100. Die Geschwindigkeit der Erregungsleitung (Leitungsgeschwindigkeit) wächst mit dem Faserdurchmesser. Die Leitungsgeschwindigkeit beträgt, abhängig von Faserdurchmesser und Länge des Internodium, 3–120 m/s.

Die *markscheidenführenden Nervenfasern* werden in **Fasergruppen** unterschiedlicher Kaliber und Leitungsgeschwindigkeiten unterteilt (Tab. **1**).

Marklose Nervenfaser

Die Gliascheide kann im PNS gleichzeitig mehrere Axone einschließen, wobei Markscheidenbildung unterbleibt. Hierbei entsteht eine *markscheidenfreie (marklose) Nervenfaser* (Abb. **43c**). Im ZNS verlaufen marklose Neurone häufig gebündelt zwischen Ausläufern der zentralen Glia (Astrozyten). Die Leitungsgeschwindigkeit in marklosen Nervenfasern beträgt weniger als 2 m/s (Tab. **1**).

Tabelle **1** Nervenfasergruppen

Gruppe	Nervenfaserquerschnitt	Leitungsgeschwindigkeit (Warmblüter)	Beispiel
markscheidenführende Nervenfasern			
Aα	10–20 µm	60–120 m/s	motorische Nervenfasern zu Skelettmuskelfasern
β	7–10 µm	40–60 m/s	sensible Nervenfasern aus der Haut (Berührungsempfindung)
γ	4–7 µm	30–40 m/s	motorische Nervenfasern zu Muskelspindeln
δ	3–4 µm	15–30 m/s	sensible Nervenfasern aus der Haut (Wärme-, Kälte-, Schmerzempfindung)
B	1–3 µm	3–15 m/s	präganglionäre vegetative Nervenfasern
marklose Nervenfasern			
C	0,3–1 µm	0,5–2 m/s	postganglionäre vegetative Nervenfasern

2. Bauprinzipien des Nervensystems

Die Kenntnisse über neuronale Zusammenhänge im Nervensystem wurden früher hauptsächlich durch Untersuchungen über die retrograde (aufsteigende) Degeneration, die sekundäre (absteigende) Degeneration und die Myelogenese erarbeitet, sie werden heute mit Methoden der Fluoreszenzmikroskopie, der Immunhistochemie und des retrograden Transports von Markierungsstoffen in Axonen gewonnen.

a) Neuronenketten und Neuronenkreise

Die Neurone sind im Zentralnervensystem (Gehirn und Rückenmark) und im peripheren Nervensystem gesetzmäßig angeordnet, sie bilden *Neuronenketten* und *Neuronenkreise* (Abb. **39** u. **44**). Jedes Glied dieser Ketten und Kreise wird aus wenigen bis Zehntausenden von gleichgerichteten

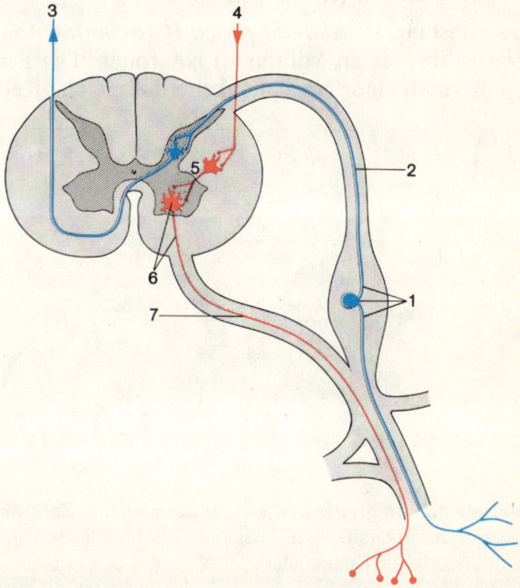

Abb. 44. **Einschaltung einer Neuronenkette auf Rückenmarksebene in Neuronenkreise,** Querschnitt durch das Rückenmark, linker Spinalnerv mit vorderer und hinterer Wurzel

1 *Anfang der Neuronenkette:* erstes Neuron der afferenten Leitung
2 Neurit des ersten Neuron der afferenten Leitung, der durch die hintere Wurzel des Rückenmarksnervs in das Rückenmark eintritt
3–5 *Glieder von Neuronenkreisen* im Zentralnervensystem
3 zweites Neuron der afferenten Leitung
4 efferentes Neuron
5 Schaltneuron
6 *Ende der Neuronenkette:* letztes Neuron der efferenten Leitung (»gemeinsame motorische Endstrecke«)
7 Neurit des letzten Neuron der efferenten Leitung, der durch die vordere Wurzel des Rückenmarksnervs das Rückenmark verläßt

Neuronen aufgebaut, deren Dendriten und Perikaryen, »Nervenzellen«, an umschriebener Stelle zusammenlagern und deren Neuriten in Form von Nervenfasern auf bestimmten Wegen gemeinsam verlaufen. Ansammlungen von Perikaryen und Nervenfaserbündel sind größtenteils makroskopisch als graue und weiße Substanz sichtbar. Die Anordnung der etwa 10 Milliarden Neurone bestimmt Gestalt und inneren Bau des Nervensystems.

Dendriten und Neuriten, über die Nervenzellen Kontakte miteinander und mit den Erfolgsorganen aufnehmen, ergeben schätzungsweise eine Gesamtlänge von 300000–400000 km (Entfernung Erde-Mond).

Graue und weiße Substanz

An *Schnitten* durch *Gehirn* oder *Rückenmark* kann man rötliche oder graubraun gefärbte Bezirke, die *graue Substanz*, von weißglänzenden Arealen, der *weißen Substanz*, unterscheiden (Abb. **45**).

Die **graue Substanz,** *Substantia grisea (Griseum),* enthält *Perikaryen* und *Dendriten* von (oft vielen Millionen) Neuronen. Die Perikaryen der Neurone, die innerhalb einer Neuronenkette das gleiche Kettenglied repräsen-

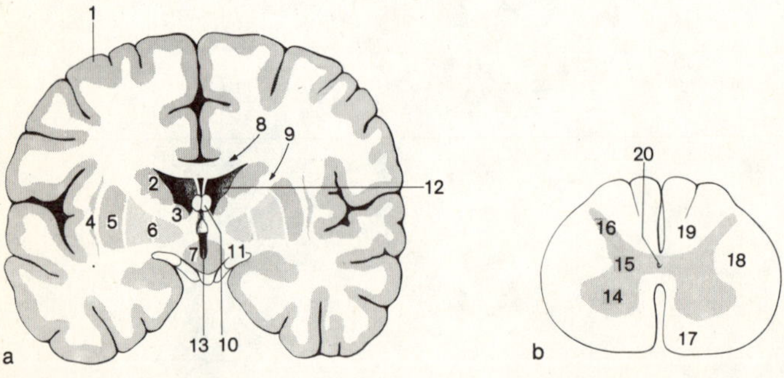

Abb. 45. **Verteilung von grauer und weißer Substanz im Zentralnervensystem**
a Frontalschnitt durch das Gehirn, Ansicht der Schnittfläche von hinten
b Querschnitt durch das Rückenmark

1–7 *graue Substanz des Gehirns*
1 Großhirnrinde
2–6 *subkortikale Kerne*
2 Nucleus caudatus
3 Thalamus
4 Claustrum
5 Putamen
6 Globus pallidus
7 Hypothalamuskerne
8–11 *weiße Substanz des Gehirns*
8 Balken
9 innere Kapsel
10 Fornix
11 Tractus opticus (Sehbahn)
12 Seitenventrikel
13 III. Ventrikel
14–16 *graue Substanz des Rückenmarks*
14 Vordersäule (Vorderhorn)
15 Seitensäule (Seitenhorn)
16 Hintersäule (Hinterhorn)
17–19 *weiße Substanz des Rückenmarks*
17 Vorderstrang
18 Seitenstrang
19 Hinterstrang
20 Zentralkanal

tieren, liegen häufig deutlich abgegrenzt von Perikaryen, die zu einem anderen Kettenglied gehören. Eine derart abgegrenzte Ansammlung von Perikaryen eines bestimmten Neuronenkettenglieds wird *Kerngebiet, Nucleus* (an besonderen Stellen auch *Cortex, Corpus* u. a. m.), genannt. Da an den Dendriten der Perikaryen eines Kerngebiets Erregungen aus anderen Ketten einlaufen und da die Neuriten, die ein Kerngebiet verlassen, Erregungen zu Perikaryen anderer Ketten leiten, gibt die *Verteilung der grauen Substanz* auf dem Hirnschnitt Einblick in die *grobe Anordnung der Schaltstellen* von Neuronenketten.

Die **weiße Substanz,** *Substantia alba (Album),* besteht aus oft vielen Millionen gebündelter *Nervenfasern,* die von und zu Kerngebieten ziehen. Nervenfasern, die Herkunft, Verlauf und Ziel gemeinsam haben, bilden eine *Bahn,* einen *Tractus* oder *Fasciculus* (an besonderen Stellen auch *Fibrae* u. a. m.) genannt.

Mit einem Spatel kann der Faserverlauf der Bahnen, besonders nach gewebslokkernder vorübergehender Tiefgefrierung, makroskopisch dargestellt werden.

Bahnen aus verschiedenen Kerngebieten verlaufen häufig weite Strecken gemeinsam. Die einzelnen Bahnen, ihre Herkunft und ihr Zielort, können dann nicht ohne weiteres gegeneinander abgegrenzt werden. Hierzu sind besondere Methoden zur Erforschung neuronaler Zusammenhänge nötig. Zahlreiche Bahnen führen gegenläufige (afferente und efferente) Nervenfasern.

Ganglien und Nerven

Ähnlich wie im ZNS sind auch im *PNS* Perikaryen und Nervenfasern lokal unterschiedlich, aber in neuronaler Gliederung gesetzmäßig verteilt. Da sich das periphere Nervensystem auf weite Teile des Körpers erstreckt, kann die Unterscheidung zwischen Perikaryen und Nervenfasern – grauer und weißer Substanz – nicht auf einem einzigen Schnitt getroffen werden. Doch wird sie deutlich, wenn man den gesamten Verlauf von *Nerven* und Nervenwurzeln verfolgt; sie zeigen an bestimmten Stellen knotenartige Verdickungen, *Ganglien.*

Ganglien sind millimeter- bis zentimetergroße Verdickungen in Nerven oder Nervenwurzeln. Sie kommen, *vergleichbar den Kerngebieten des ZNS,* durch Anhäufungen von Nervenzellen (Perikaryen) zustande, die in der Embryonalentwicklung aus der Anlage des Nervensystems (Neuralleiste) auswandern und sich in der Peripherie ansiedeln. Die Ganglien des peripheren Nervensystems sind entweder *sensible Ganglien* oder *vegetative Ganglien.*

Die *sensiblen Ganglien* (Abb. **46**) enthalten die Perikaryen der sensiblen Neurone (→ erstes Neuron der afferenten Leitung, S. 106 u. 133). An den Perikaryen dieser *pseudounipolaren Nervenzellen* sitzen *keine Synapsen,* die afferente Erregung durchläuft das sensible Ganglion *ungeschaltet.* Sensi-

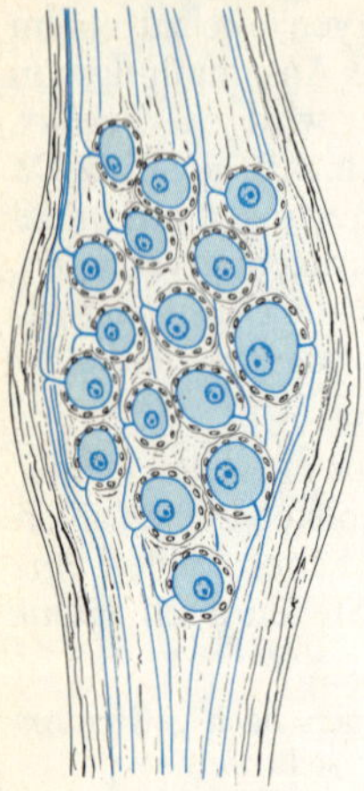

Abb. 46. **Sensibles Ganglion,** enthält die Perikaryen sensibler pseudounipolarer Neurone

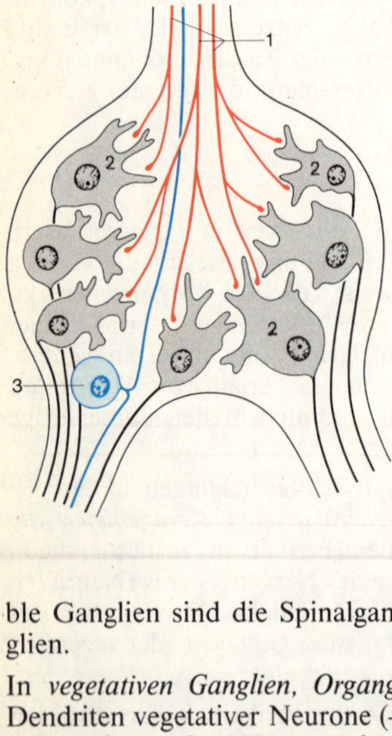

Abb. 47. **Vegetatives Ganglion**
1 Neuriten des ersten Neuron der efferenten vegetativen Leitung
2 Perikaryen des zweiten Neuron der efferenten vegetativen Leitung
3 Perikaryon eines sensiblen Neuron

ble Ganglien sind die Spinalganglien und die sensiblen Hirnnervenganglien.

In *vegetativen Ganglien, Organganglien* (Abb. **47**), sind Perikaryen und Dendriten vegetativer Neurone (→ zweites Neuron der efferenten vegetativen Leitung, S. 132) untergebracht. An diesen enden die Neuriten des ersten Neuron der efferenten vegetativen Leitung mit *Synapsen,* die efferente Erregung wird im vegetativen Ganglion *geschaltet*. Vegetative Gan-

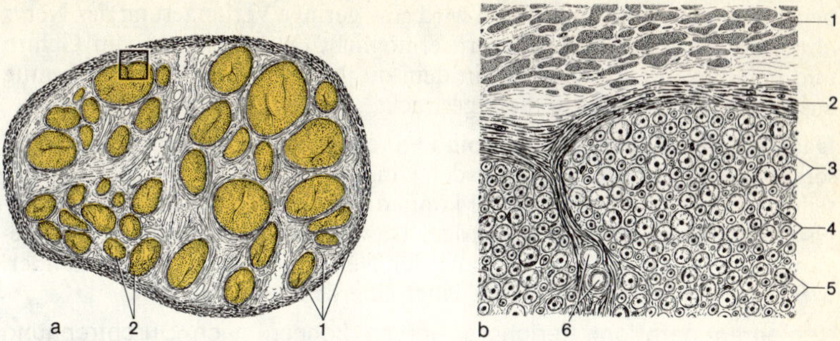

Abb. 48. **Bindegewebe im peripheren Nerven**
a Querschnitt durch einen peripheren Nerven
b stärker vergrößerter Ausschnitt aus a
1 Epineurium
2 Perineurium
3 Endoneurium
4 markscheidenführende Nervenfasern
5 Kerne der Schwannschen Zellen
6 Vene (oben) und Arterie im Perineurium

glien sind die paravertebralen Ganglien des Sympathikusgrenzstrangs, die prävertebralen Ganglien, die intramuralen Ganglien sowie die vegetativen Ganglien der Hirnnerven.

Die **Nerven** sind, *verglichen mit den Bahnen von Gehirn und Rückenmark, periphere Bahnen* (gemeinsam mit den Gefäßen werden sie »periphere Leitungsbahnen« genannt). Im Nerven werden Bündel von Nervenfasern zusammengefaßt. Ein Nerv, der sensible und motorische Nervenfasern oder Nervenfasern verschiedener Fasergruppen führt, wird *gemischter Nerv* genannt. *Rein motorische* oder *rein sensible* Nerven enthalten weit überwiegend motorische oder sensible Nervenfasern. Die verschiedenen Faseranteile zweigen an unterschiedlichen Stellen vom Nerven ab, seine Zusammensetzung ändert sich also im Verlauf von und zu den (unterschiedlichen) Erfolgsorganen.

Die *Nervenfasern* eines Nervs werden durch *Bindegewebe* zusammengefaßt (Abb. **48**). Es ist in einem charakteristischen Schachtelsystem angeordnet, das – von kleineren zu größeren Einheiten fortschreitend – aus drei Schichten besteht.

Das **Endoneurium** umschließt die Nervenfasern als zartes, Kollagenfasern führendes Bindegewebe, es enthält Blutkapillaren und Lymphgefäße. Die Gewebsflüssigkeit im Endoneuralraum stammt (mit großer Wahrscheinlichkeit) aus dem Liquor cerebrospinalis (→ S. 161).

Das **Perineurium** faßt als straffes Bindegewebe Bündel von wenigen bis mehreren hundert Nervenfasern in Kabeln zusammen. Es bildet als *Perineuralscheide* eine Barriere zwischen dem endoneuralen und dem epineuralen Raum. Innerhalb der Kabel nehmen die Nervenfasern einen schraubenförmigen Verlauf; hierdurch wird eine geringe Verlängerung des Nervs ohne Dehnung der Nervenfasern ermöglicht (Reservelänge). Im Gehirn und im Rückenmark dagegen, in dem die Nervenfasern keiner Dehnung ausgesetzt sind, verlaufen diese gestreckt.

Das **Epineurium** verbindet die vom Perineurium umschlossenen Nervenfaserkabel untereinander und mit der Umgebung durch lockeres, faserführendes Bindegewebe. Die Kabel können aus dem Epineurium makroskopisch präparatorisch isoliert werden. Das Epineurium erlaubt bei Verbiegung des Nervs eine Verschiebung der Nervenfaserkabel gegeneinander, wirkt aber, wie das Perineurium, einer Überdehnung entgegen.

Nervenregeneration. Periphere Nerven können nach Durchtrennung regenerieren. Voraussetzung für die funktionelle Wiederherstellung ist, daß die Bindegewebsstrukturen des proximalen und des distalen Stumpfs durch eine Nervennaht aneinandergefügt werden. Die aus dem proximalen Stumpf auswachsenden Neuriten gelangen auf diesem Weg zum Erfolgsorgan. Mitosen von Neuroblasten werden beim Menschen dagegen nach der Geburt nicht mehr beobachtet; die Zahl der Nervenzellen des ZNS nimmt nachgeburtlich nicht mehr zu.

b) Zentrales und peripheres Nervensystem

Bei der Tätigkeit des Nervensystems spielen *Reizaufnahme, Verarbeitung (Integration)* der durch den Reiz erzeugten Erregung und die aus der Verarbeitung resultierende *Antwort* eine überragende Rolle. Der Vorgang kann auf unterschiedlichen Ebenen entsprechend der Gliederung des Nervensystems ablaufen.

Zentralnervensystem

Die *Integrationsorte* liegen in Gehirn und Rückenmark, im *Zentralnervensystem.* Die weitaus größte Masse des ZNS steht im Dienst der Korrelation von Aktivitäten des Bewegungsapparats. Die Repräsentation der übrigen Organsysteme in der Masse des ZNS ist demgegenüber zwar gering, aber lebensnotwendig.

Das durchschnittliche Hirngewicht des Mannes ist geringfügig größer (1434 g) als das der Frau (1306 g). Der Unterschied geht auf die geschlechtsspezifisch unterschiedlich starke Entwicklung des Bewegungsapparats zurück.

Die *Verarbeitung* eingehender Erregungen in Gehirn und Rückenmark kann auf folgenden Ebenen geschehen:
- auf unterster Ebene als *unbedingter (präformierter) Reflex,*
- auf höherer Ebene als *bedingter (erlernter) Reflex,*
- auf höchster Ebene als *Willenshandlung.*

Darüber hinaus wird die Motorik durch *Automatismen, Trieb- und Ausdrucksbewegungen* geprägt, die gleichfalls mittelbar durch eingehende Erregungen ausgelöst, aber auch spontan gebildet werden können.

Unbedingte *(unkonditionierte)* **Reflexe** sind *angeboren,* d. h. es besteht ein funktionell präformierter Reflexbogen. Der unbedingte Reflex wird durch einen *adäquaten Reiz* ausgelöst. Die Funktionen eines Organismus werden durch zahlreiche unbedingte Reflexe aufrechterhalten.

Bedingte *(durch Konditionierung geschaffene)* **Reflexe** müssen individuell erlernt werden, d. h. der Reflexbogen muß funktionell erst ausgebildet werden. Der bedingte Reflex entsteht durch *Konditionierung,* unter der Bedingung wiederholter *Koppelung eines adäquaten mit einem inäquaten Reiz.* Bedingte Reflexe spielen bei der Dressur und bei der Einpassung eines Organismus in seine Umwelt eine Rolle.

Die Funktion des ZNS beruht nicht allein in der Beantwortung eingehender Erregungen, das ZNS erzeugt auch *spontane Aktivitäten,* die genetisch festgelegt sind und die sich z. B. auf den Bewegungsapparat auswirken.

Darüber hinaus befähigt die Gehirntätigkeit den Menschen zu *mentalen Leistungen* (Lernen, Gedächtnis, Urteilsfähigkeit, Phantasie, Sprache), die nicht oder nicht erkennbar im Zusammenhang mit den Korrelations- und Integrationsleistungen stehen und die gewöhnlich als »höhere Funktionen« des ZNS bezeichnet werden. Die anatomischen Grundlagen dieser Leistungen sind nur zum geringen Teil bekannt.

Die *unterschiedlichen Fragestellungen* zu den Funktionen des Nervensystems haben zur Entwicklung *verschiedenartiger Methoden* der Erforschung des Nervensystems im weitesten Sinne und zu *verschiedenartigen Disziplinen* geführt, von denen folgende der ärztlichen Tätigkeit unmittelbar verbunden sind:

Die *Psychologie* beschäftigt sich mit den »normalen seelisch-geistigen Äußerungen« in einer vorläufigen »Selbstwahrnehmung eines neurologischen Prozesses« *(Jodl),* ohne daß (bisher) die Ursachen dieser Äußerungen in ausreichende Beziehung zu Strukturen und Funktionen des Nervensystems gebracht werden (können). Mit psychologisch-experimentellen Ansätzen arbeitet die *Verhaltensforschung.*

Die *Psychiatrie* ist in Diagnose und Therapie auf die »krankhaften seelisch-geistigen Äußerungen« gerichtet mit dem Ziel, kausale Zusammenhänge zu (geschädigten) Strukturen und (gestörten) Funktionen des Nervensystems herzustellen. Das gelingt in noch begrenztem Rahmen mit Hilfe *neurochemischer, neurophysiologischer* und *neuropharmakologischer* Forschung.

Die *Neurologie* (einschließlich der *Neurochirurgie)* steht auf einer weitgehend gesicherten Basis neuroanatomischer und neurophysiologischer Kenntnisse; neurologische Diagnostik ist angewandte Anatomie.

Peripheres Nervensystem

Hirn- und Rückenmarksnerven (Abb. **49**). Das ZNS ist über 12 Paar *Hirnnerven, Nn. craniales (Kopfnerven),* und 31 Paar *Rückenmarksnerven, Nn. spinales (Spinalnerven),* mit dem übrigen Körper verbunden. Die *Summe aller Nerven und der knotenförmigen Ganglien* – Ansammlungen von Nervenzellen, *Ganglienzellen* (Perikaryen), die während der Embryonalent-

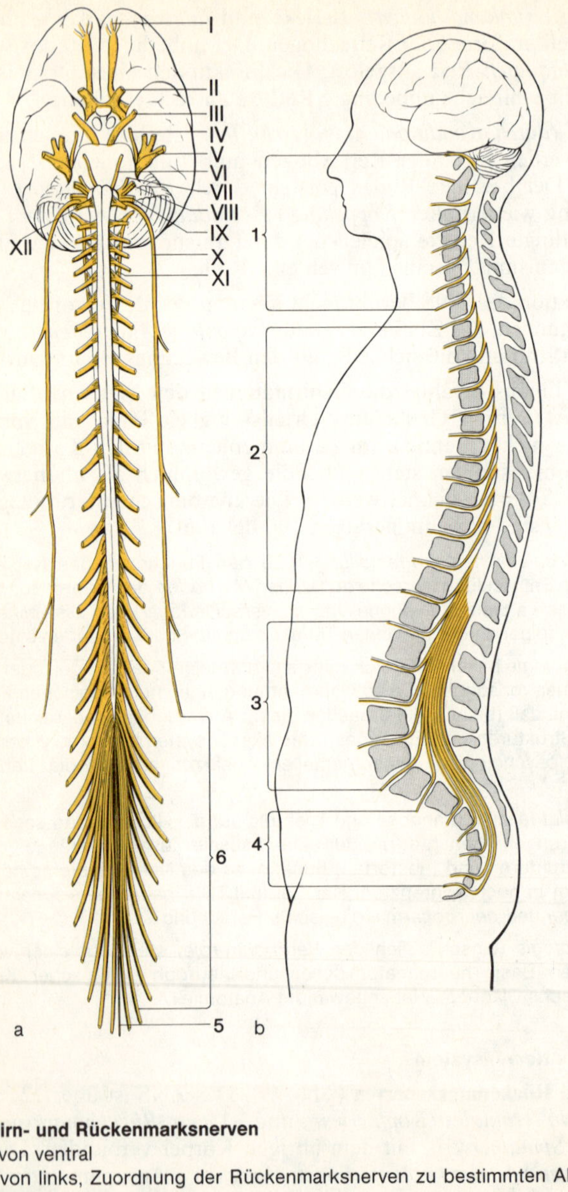

Abb. 49. **Hirn- und Rückenmarksnerven**

a Ansicht von ventral

b Ansicht von links, Zuordnung der Rückenmarksnerven zu bestimmten Abschnitten der Wirbelsäule

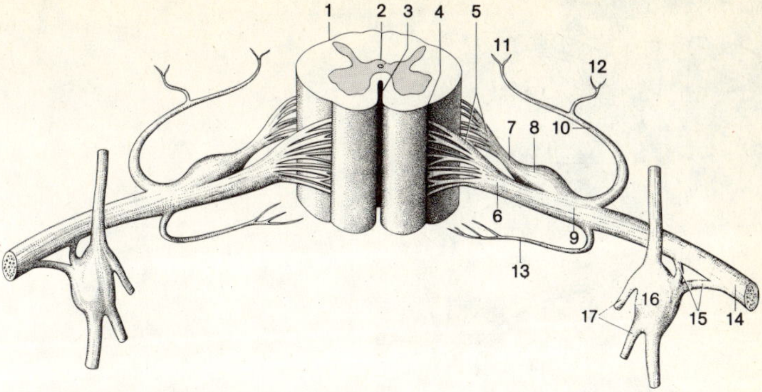

Abb. 50. **Spinalnervensegment, Rückenmarksabschnitt** mit Spinalnervenpaar und seinen Verbindungen, Ansicht von ventral

1 Sulcus dorsolateralis (Eintritt der hinteren Wurzel)
2 Sulcus medianus dorsalis
3 Fissura mediana ventralis
4 Sulcus ventrolateralis (Austritt der vorderen Wurzel)
5 Fila radicularia
6 Radix ventralis
7 Radix dorsalis
8 Ganglion spinale
9 N. spinalis
10 R. dorsalis mit R. medialis (11) und R. lateralis (12)
13 R. meningeus
14 R. ventralis
15 Rr. communicantes
16 Ganglion trunci sympathici
17 Nn. splanchnici

wicklung aus der Anlage des Nervensystems in die Peripherie auswandern – bildet das *periphere Nervensystem, PNS.*

Afferente und efferente Nervenfasern (Abb. 50 u. 51). Der *Reiz* wird von Rezeptoren aufgenommen, er führt zur *Erregung,* die über *afferente Nervenfasern* sensibler Neurone (erstes Neuron der afferenten Leitung) dem Rückenmark oder dem Gehirn zugeleitet wird. Die Verarbeitung (Integration) im ZNS erfolgt zumeist unter Zwischenschaltung weiterer Neurone im ZNS.

◀ I–XII *Hirnnerven*
I Nn. olfactorii
II N. opticus
III N. oculomotorius
IV N. trochlearis
V N. trigeminus
VI N. abducens
VII N. facialis
VIII N. vestibulocochlearis
IX N. glossopharyngeus
X N. vagus
XI N. accessorius
XII N. hypoglossus

1–4 *Spinalnerven*
1 Nn. cervicales
2 Nn. thoracici
3 Nn. lumbales
4 Nn. sacrales und N. coccygeus
5 Filum terminale
6 Cauda equina = Rückenmarksnervenwurzeln und Filum terminale kaudal des 1.–2. Lumbalwirbels

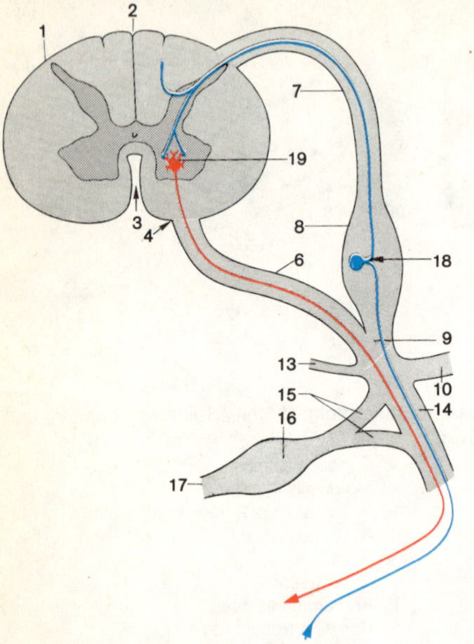

Abb. 51. **Spinalnervensegment,** Querschnitt durch das Rückenmark, linker Spinalnerv mit vorderer und hinterer Wurzel
Einfachste Neuronenkette zwischen Rückenmark und Skelettmuskel
1–17 Erklärung der Hinweise → Abb. 50
18 Perikaryon des afferenten Neuron
19 Perikaryon des efferenten Neuron

In die *Schaltstellen* können weitere *Zuschaltungen* aus höheren Teilen des ZNS eingreifen. Das gilt besonders für die motorischen Nervenzellen, *Motoneurone,* deren Neuriten das ZNS verlassen, um als »gemeinsame motorische Endstrecke« zum Erfolgsorgan zu ziehen. Die Neurone erhalten über *Synapsen* Erregungen auch aus übergeordneten Systemen, von denen die Erregungen der Motoneurone (fördernd oder hemmend) beeinflußt werden.

Die *Antwort* wird über *efferente Nervenfasern,* Neuriten motorischer Neurone, an das Erfolgsorgan (Skelettmuskelfaser, unter Zwischenschaltung eines vegetativen Ganglion auch an glatte Muskelzellen, Herzmuskelzellen, Drüsenzellen u. a.) durch Effektorstrukturen, *Synapsen,* übermittelt. Efferente Nervenfasern treten als vordere Wurzel aus dem Rückenmark aus, afferente Nervenfasern als hintere Wurzel ein. Beide Faserarten verlaufen aber in der Peripherie auf weite Strecken gemeinsam, gebündelt als Nerven.

Beeinträchtigungen der Erregungsleitung können *zentral* oder *peripher* auftreten. Eine Beeinträchtigung der efferenten Leitung wird *(motorische) Lähmung* genannt; *Parese* ist eine unvollständige, *Paralyse* eine vollständige Lähmung. Eine unvollständige Beeinträchtigung der afferenten Leitung führt zur *Hypästhesie,* eine vollständige zur *Anästhesie* (auch *sensible Parese* genannt).

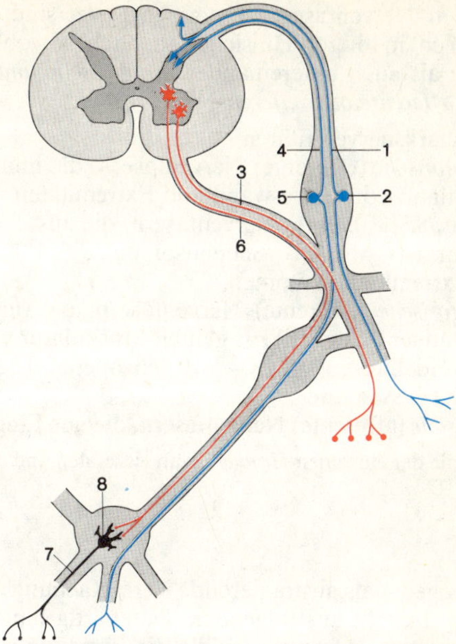

Abb. 52. **Neuronale Gliederung der somatischen und der viszeralen Nervenfasern im Rückenmarksnerven,** Querschnitt durch das Rückenmark, linker Spinalnerv mit vorderer und hinterer Wurzel sowie Rr. communicantes und Nn. splanchnici

1 somatosensibles Neuron (erstes Neuron der afferenten Leitung)
2 Perikaryon im Spinalganglion
3 somatomotorisches Neuron (»Motoneuron«, »gemeinsame motorische Endstrecke«)
4 viszerosensibles Neuron
5 Perikaryon im Spinalganglion
6 erstes viszeromotorisches Neuron (präganglionäre viszeromotorische Nervenfaser)
7 zweites viszeromotorisches Neuron (postganglionäre viszeromotorische Nervenfaser)
8 Perikaryon in einem prävertebralen vegetativen Ganglion

Somatische und viszerale Nervenfasern. Die Unterscheidung von *somatischen* und *viszeralen* Nervenfasern (Abb. **52**) entspricht dem Bauplan des Wirbeltierkörpers, ist aber *nicht* völlig identisch mit der in der Medizin (Physiologie) gebräuchlichen funktionellen Unterscheidung in Träger *animaler* und *vegetativer Funktionen* (→ animales und vegetatives Nervensystem, S. 121).

Somatische Nervenfasern verbinden das ZNS mit der Leibeswand und den Extremitäten, *viszerale* Nervenfasern (unter Zwischenschaltung vegetativer Ganglien) mit Eingeweiden im weitesten Sinn (einschließlich der glatten Muskulatur und der Drüsen in allen Körperregionen). Während die Rückenmarksnerven alle annähernd in gleicher Weise aus somatischen und viszeralen Nervenfasern zusammengesetzt sind, unterscheiden sich die Hirnnerven in dieser Hinsicht erheblich sowohl von den Rückenmarksnerven als auch untereinander. *Somatische und viszerale Nervenfasern können afferente oder efferente Fasern sein.*

Die Rückenmarksnerven führen
- *somatomotorische* (efferente) Nervenfasern, die immer zur quergestreiften Muskulatur von Leibeswand und Extremitäten ziehen,
- *somatosensible* (afferente) Nervenfasern, die aus der Haut oder aus der Muskulatur (→ Muskel-, Sehnenspindeln, S. 138 f.) der Leibeswand und der Extremitäten kommen,
- *viszeromotorische* (efferente) Nervenfasern, die (unter Zwischenschaltung vegetativer Ganglien) zur glatten Muskulatur von Eingeweiden, zu Gefäßen und Drüsen sowie – aus den oberen Thorakalnerven – zum Herzmuskel ziehen und
- *viszerosensible* (afferente) Nervenfasern, die aus Eingeweiden kommen.

Über die Anteile der einzelnen *Hirnnerven* an viszeralen und somatischen Nervenfasern → S. 144 ff.

Reflexbogen

Der Reflexbogen – als abstrahierende Vereinfachung der integrierten Nerventätigkeit – besteht aus folgenden, kettenartig hintereinander angeordneten, »geschalteten« Strukturen, die die Erregung vom Reizort aus über das ZNS bis zum Erfolgsgewebe leiten:
Rezeptor → afferentes Neuron (→ zentrale Zwischenneurone) → efferentes Neuron → Erfolgsgewebe.

Rezeptor. Eine die Rezeptorstruktur tragende Sinneszelle wird *primäre Sinneszelle* genannt, wenn sie einen afferenten Neuriten aussendet, also gleichzeitig das erste Neuron der afferenten Leitung ist (Beispiel: Sinneszellen der Riechschleimhaut, Sehzellen der Netzhaut). Die *sekundäre Sinneszelle* dagegen besitzt keinen Neuriten. Sie ist dem ersten Neuron der afferenten Leitung vorgeschaltet. Seine Dendriten werden durch die sekundäre Sinneszelle erregt (Beispiel: Sinneszellen der Geschmacks-, Gleichgewichts- und Hörorgane).

Freie Nervenendigungen sind die Enden der Dendriten des ersten Neuron der afferenten Leitung, die in zahlreichen Fällen ohne weitere gewebliche Hilfseinrichtungen frei im Epithel oder im Bindegewebe innerer oder äußerer Körperoberflächen oder an anderer Stelle in einem Gewebe liegen (Rezeptoren für mechanische, thermische Reize, Schmerzreize).

Von einem *Sinnesorgan* spricht man, wenn (primäre oder sekundäre) Sinneszellen oder die dendritischen Enden des ersten Neuron der afferenten Leitung mit anderen Gewebsanteilen, die der Reizaufnahme dienen, zu einem Sinnesorgan zusammengefügt sind (z. B. Tastkörperchen, Muskel- und Sehnenspindel, Auge). Sekundäre Sinneszellen sind immer in ein Sinnesorgan integriert (z. B. Hör- und Gleichgewichtsorgan, Geschmacksknospe).

Effektor. Die effektorischen Synapsen sind nach den S. 103 f. beschriebenen Prinzipien gebaut, zeigen aber – abhängig von der Art des Erfolgsgewebes – im einzelnen Unterschiede (z. B. myoneurale Synapsen, neuroglanduläre Synapsen).

Muskelreflexe → S. 137, Eingeweidereflexe → S. 153.

c) Animales und vegetatives (autonomes) Nervensystem

Die Leistungen des Nervensystems sind sowohl *nach außen* als auch *ins Innere* des Organismus gerichtet. Durch das Nervensystem steht der Organismus in (passiver und aktiver) Kommunikation mit seiner Umwelt. Es stimmt die Leistungen der einzelnen Organsysteme aufeinander ab und paßt sie den wechselnden Erfordernissen des Organismus an. In der Medizin unterscheidet man deshalb gewöhnlich ein *animales Nervensystem (Umweltnervensystem)* und ein *vegetatives (autonomes) Nervensystem (Eingeweidenervensystem)*. Das *animale Nervensystem* steuert die Beziehungen des Organismus zur Umwelt, es ist ein *oikotropes Relationssystem*. Das *vegetative Nervensystem* regelt den inneren Betrieb des Organismus, es ist ein *idiotropes Regulationssystem*.

Es scheint der Allgemeinerfahrung zu entsprechen, daß die Verrichtungen des Nervensystems im animalen Funktionsbereich weit ins Bewußtsein vordringen, die im vegetativen Funktionsbereich dagegen unbewußt, autonom, ablaufen – eine Vorstellung, die in dieser Verallgemeinerung aber unhaltbar ist.

Der Begriff »vegetatives Nervensystem« wird in unterschiedlich weitem Umfang angewandt. Die eng gezogene Begriffsbestimmung bezieht sich auf das periphere Nervensystem, die weiter gefaßte schließt die zugehörigen Kerne und Bahnen des Zentralnervensystems mit ein.

Setzt man die Begriffe animales und vegetatives Nervensystem in Beziehung zu den im Bauplan verankerten Nervenzell- und Nervenfasergruppen, so ergeben sich folgende Übereinstimmungen.

Bei den **Rückenmarksnerven** repräsentieren die *somatischen* Nervenfasern das *animale*, die *viszeralen* das *vegetative* Nervensystem.

Afferente animale (somatosensible) Nervenfasern kommen aus Haut und Muskulatur der Leibeswand und der Extremitäten, *afferente vegetative* (viszerosensible) Fasern aus Eingeweiden. *Efferente animale* (somatomotorische) Nervenfasern ziehen immer nur zur quergestreiften Muskulatur von Leibeswand und Extremitäten, *efferente vegetative* (viszeromotorische) Fasern zur glatten Muskulatur von Eingeweiden, zu Gefäßen und Drüsen und zum Herzmuskel.

Bei den **Hirnnerven** sind dagegen beide Begriffspaare *nicht identisch*. Das ist entwicklungsgeschichtlich darin begründet, daß im Kopf-Hals-Bereich *Abkömmlinge viszeraler Anlagen* in den Dienst der *Kommunikation mit der*

Umwelt treten. Viszerosensible Fasern vermitteln hier nicht nur (unbewußte) Erregungen aus Eingeweiden, sondern – im Fall der Geschmacksfasern – auch bewußte Sensibilität. Und viszeromotorische Fasern leiten nicht nur (unbewußte) Erregungen zur glatten Muskulatur der Eingeweide und zu Drüsen, sondern – im Fall der Hirnnerven V, VII, IX, X und XI – auch bewußte Motorik (ohne Zwischenschaltung eines 2. efferenten Neuron) zu quergestreifter (Kiemenbogen-)Muskulatur (→ Branchialnerven, S. 145).

Afferente animale Nervenfasern der Hirnnerven kommen aus allen »speziellen« (sog. höheren) Sinnesorganen, *afferente vegetative* Fasern aus Eingeweiden. *Efferente animale* Nervenfasern ziehen zur (willkürlich zu innervierenden) quergestreiften Muskulatur des Kopfes und der Halsorgane (äußere Augenmuskeln, Gesichts-, Schlund- und Kehlkopfmuskulatur, M. trapezius, M. sternocleidomastoideus), *efferente vegetative* Fasern (unter Zwischenschaltung eines 2. efferenten Neuron) zur glatten Muskulatur.

Die »beiden Nervensysteme« sind Teilaspekte eines einzigen Nervensystems, beide »Teile« wirken in der Peripherie, mehr noch im Zentralorgan, eng zusammen, eine genaue Abgrenzung ist nur stellenweise möglich. Trotz der geäußerten Bedenken ist es aus didaktischen Gründen zweckmäßig, an geeigneten Stellen »animales« und »vegetatives« Nervensystem zu unterscheiden.

d) Sinnesorgane

In den *Sinnesorganen* sind die *Rezeptoren,* d. h. die Rezeptorzellen oder die dendritischen Enden des 1. afferenten Neuron, *mit Anteilen anderer Gewebe* – Hilfseinrichtungen, die der Reizaufnahme dienen – *zu einem Organ zusammengefügt*.

Die *Rezeptoren* der einzelnen Sinnesorgane sind gegen *bestimmte* Reize (Energieformen), nämlich gegen *adäquate* Reize, empfindlicher (besitzen eine niedrigere Schwelle) als gegen andere Reize. Doch können auch andere, inäquate Reize in einem Rezeptor Impulse erzeugen. Die dann entstehende *Wahrnehmung ist spezifisch,* d. h. von der gleichen Art wie die durch adäquaten Reiz erzeugte (→ Physiologie).

Dieses Phänomen, *»Gesetz der spezifischen Sinnesenergie« (Johannes Müller)* genannt, geht nicht auf den Rezeptor, sondern auf die durch die Afferenz aktivierte spezifische Hirnregion zurück. Auch Reizungen der afferenten Bahn an jeder beliebigen Stelle sowie der spezifischen Hirnregion würden eine spezifische Wahrnehmung hervorrufen. Durch starken Druck auf das Auge können z. B. Lichtwahrnehmungen ausgelöst werden.

Rezeptoren wie Hilfseinrichtungen sind in den einzelnen Sinnesorganen zwar für bestimmte Reize spezialisiert, doch ist *eine Einteilung der Sinnesorgane nach Sinnesmodalitäten nicht gleichermaßen mit einer funktionellen Einteilung der in diesen enthaltenen Rezeptoren verbunden.* So besitzen z. B. Hautsinnesorgane (Druck- und Berührungsorgane) und Ohr (Gehörorgan) Mechanorezeptoren, Geschmacksknospen und Glomusorgane (zur Messung des O_2-Partialdrucks des Bluts) Chemorezeptoren. Es gibt deshalb keine ganz befriedigende Klassifizierung der Sinnesorgane.

Hautsinnesorgane nehmen Druck und Berührung wahr, Reize, die aus der unmittelbaren äußeren Umgebung kommen. Ihre Rezeptoren werden deshalb auch *Exterozeptoren* genannt. Hautsinnesorgane sind mikroskopisch kleine bis millimetergroße, runde oder längliche Körperchen. Die Rezeptoren für Kälte und Wärme sind dagegen (wahrscheinlich) freie Nervenendigungen, die auch das Schmerzerlebnis vermitteln.

Sinnesorgane der Tiefensensibilität, in Muskeln, Sehnen und an Gelenkkapseln gelegen, werden durch Dehnungsreize des Bewegungsapparats selbst erregt, ihre Rezeptoren deshalb *Propriozeptoren* genannt. Zu den Sinnesorganen der Tiefensensibilität rechnet man die *Muskelspindeln* und die *Golgi-Sehnenorgane.*

Als **Organe der Eingeweidesensibilität** werden verschiedenartige Strukturen zusammengefaßt; ihre Rezeptoren werden *Interozeptoren (Viszerozeptoren)* genannt und je nach Spezialisierung differenziert.

Lamellenkörperchen in der Umgebung von Eingeweiden und größeren Gefäßen, mikroskopisch klein oder millimetergroß, nehmen Druck bzw. Schwere wahr, sie besitzen *Presso-* bzw. *Barorezeptoren.* Eine größere Bedeutung haben als Pressorezeptoren allerdings geflechtartige *freie Nervenendigungen* in der Lunge, in der Wand großer Gefäße und in Teilen der Herzwand.

Glomusorgane (Glomus caroticum, Corpora paraaortica), erbsengroße Körperchen, messen den O_2-Partialdruck des Bluts, sie besitzen *Chemorezeptoren.*

Weitere *Interozeptoren,* die die Bluttemperatur im Kopf, das pH des Liquor cerebrospinalis (Hirnflüssigkeit), den osmotischen Druck des Blutplasmas und die arteriovenöse Blutzuckerdifferenz messen, liegen nach physiologischen Untersuchungen *im Gehirn selbst;* die messenden Strukturen sind zentrale Neurone bestimmter Hirnregionen.

Als **spezielle** oder *höhere* **Sinnesorgane** faßt man Gesichts-, Gehör-, Geruchs-, Geschmacks- und Gleichgewichtsorgan zusammen (→ Bd. 2). Gesichts-, Gehör- und Geruchsorgan werden, da sie entfernte Vorgänge wahrnehmen, *Telezeptoren* genannt. Geruchs- und Geschmacksorgan besitzen *Chemorezeptoren,* Gehör- und Gleichgewichtsorgan *Mechanorezeptoren.*

Das *Auge* ist Sehorgan, das *Ohr* Gehörorgan, die *Nasenschleimhaut* im oberen Bereich der Nasenhöhle Geruchsorgan. Die *Geschmacksknospen* in Papillen an Zungenrücken und Zungengrund bilden gemeinsam das Geschmacksorgan. *Bogengänge, Utriculus* und *Sacculus* – Bildungen des Innenohrlabyrinths – sind Gleichgewichtsorgan, in dem Winkel- bzw. Linearbeschleunigung des Kopfes gemessen wird.

B. Bauplan des Nervensystems

1. Gehirn und Rückenmark

Die Gliederung des zentralen Nervensystems wird verständlich aus der embryonalen und fetalen Organentwicklung (Abb. **53**). Aus dem im *Kopfbereich* verbreiterten Neuralrohr gehen das *Vorderhirn, Prosencephalon,* und das *Rautenhirn, Rhombencephalon,* hervor, in ihrem wechselseitigen Überlappungsgebiet entwickelt sich das *Mittelhirn, Mesencephalon*. Im *Rumpfbereich* entsteht aus dem Neuralrohr das *Rückenmark*. Die Hirngliederung geht einher mit einer Aufgliederung des Hohlraums der Hirnanlage zum *Ventrikelsystem*.

Das **Rückenmark,** *Medulla spinalis,* ist der am einfachsten gebaute Teil des ZNS. Es ist als Reflexorgan über die Rückenmarksnerven mit Rumpfwand und Extremitäten sowie mit den Rumpfeingeweiden verbunden und steht gleichzeitig unter dem Einfluß übergeordneter Teile des ZNS.

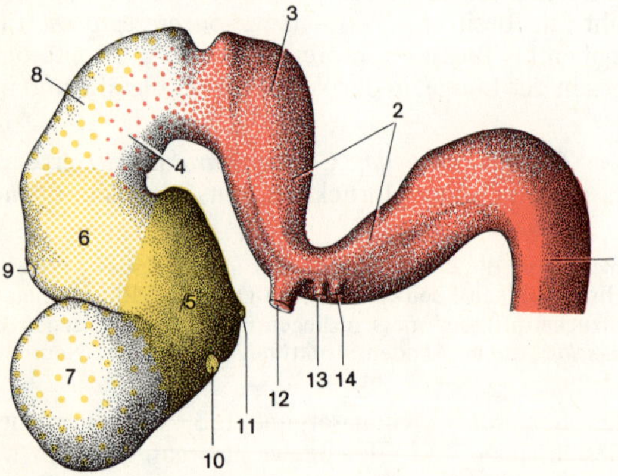

Abb. 53. **Hirnanlage eines menschlichen Embryo von 12,84 mm Scheitel-Steiß-Länge** (nach *Hochstetter)*

Die Anlagen der grauen Substanz der einzelnen Hirnteile sind durch unterschiedliche Anfärbung markiert (→ Abb. 54–56)

- Derivate des Rhombencephalon
- Derivate des Prosencephalon

1 Medulla oblongata [Myelencephalon]
2 Pons [Metencephalon] mit Kleinhirnanlage (3)
4 Mesencephalon
5, 6 *Diencephalon*
5 Hypothalamus
6 Thalamus
7 Telencephalon
8 Tectum mesencephali
9 Epiphysenanlage
10 Augenbecherstiel
11 Infundibulum
12 N. trigeminus
13 N. facialis
14 N. vestibulocochlearis

Die *graue Substanz* (Abb. **54**) liegt in ganzer Ausdehnung des Rückenmarks zentral, umschließt den engen *Zentralkanal* und ist in *Rückenmarkskerne* gegliedert. Sie enthalten u. a. die Perikaryen von *Wurzelzellen,* deren Neuriten die efferenten Leitungen der Rückenmarksnerven bilden. Der Rückenmarksquerschnitt ist in allen Höhen prinzipiell gleich gestaltet. Die graue Substanz hat im Schnitt die Form eines H oder eines Schmetterlings, an dem an jeder Seite Vorder-, Seiten- und Hinterhorn unterschieden werden.

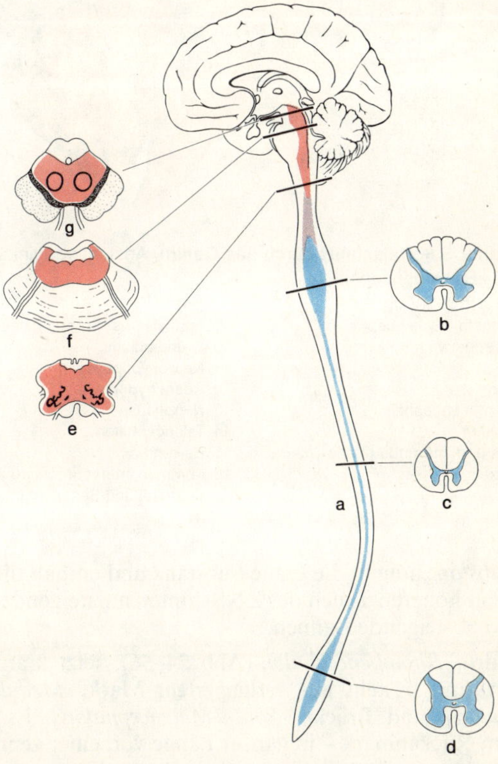

Abb. 54. **Verteilung der Substantia grisea des Rückenmarks ☐ und des Tegmentum des Hirnstamms ☐**

a Sagittalschnitt durch Gehirn und Rückenmark, Ansicht von links
b–g Querschnitte durch Hirnstamm und Rückenmark
b Intumescentia cervicalis
c Thorakalmark
d Intumescentia lumbosacralis
e Medulla oblongata [Myelencephalon]
f Pons [Metencephalon]
g Mesencephalon

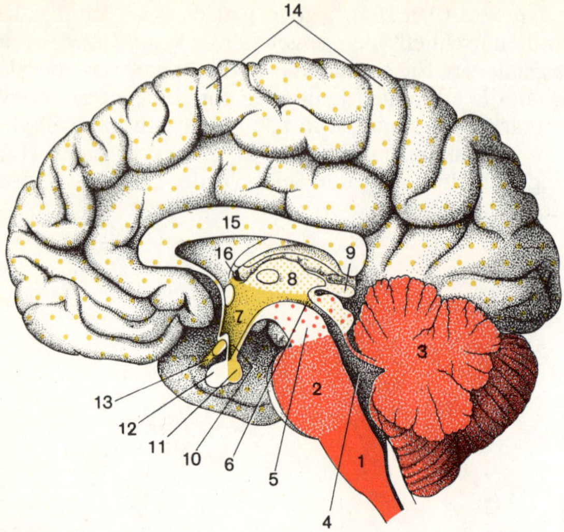

Abb. 55. **Medianer Sagittalschnitt durch das Gehirn,** Ansicht von links
■ Derivate des Rhombencephalon
■ Derivate des Prosencephalon (→ Abb. 53 u. 54)

1 Medulla oblongata [Myelencephalon]
2 Pons [Metencephalon] mit Kleinhirn (3)
4 IV. Ventrikel
5 Mesencephalon
6 Aquaeductus mesencephali
7–11 *Diencephalon*
7 Hypothalamus und Thalamus (8) als Wand des III. Ventrikels
9 Epithalamus [Corpus pineale]
10 Infundibulum
11 Neurohypophyse
12 Adenohypophyse
13 N. opticus
14 Telencephalon
15 Balken
16 Foramen interventriculare zwischen III. Ventrikel und Seitenventrikel

Die *weiße Substanz* umgibt die graue Substanz und enthält die Verbindungen zu und von höheren Teilen des ZNS, hinten aufsteigende, seitlich und vorn auf- und absteigende Bahnen.

Das **Rautenhirn,** *Rhombencephalon* (Abb. **54–56**), setzt kranial das Rükkenmark fort und besteht aus **verlängertem Mark,** *Medulla oblongata [Myelencephalon],* und **Brücke,** *Pons [Metencephalon].* Es wird – vergleichbar dem Rückenmark – in ganzer Länge von einer zentralen grauen Substanz durchzogen, dem *Tegmentum* des Rautenhirns.

Das *Tegmentum* des Rautenhirns liegt in der *Medulla oblongata* und in der *Pars dorsalis pontis [Tegmentum pontis].* Es setzt sich in das Tegmentum des Mittelhirns *[Tegmentum mesencephali]* fort und enthält die *Kerngebiete der Hirnnerven* und den größten Anteil ihres *Eigenapparats,* die *Formatio reticularis.*

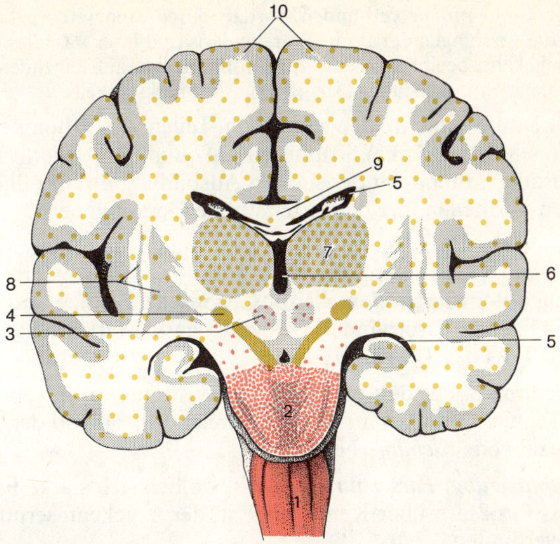

Abb. 56. **Frontalschnitt durch das Gehirn,** Ansicht der Schnittfläche von vorn

■ Derivate des Rhombencephalon

■ Derivate des Prosencephalon (→ Abb. 53 u. 54)

1 Medulla oblongata [Myelencephalon]
2 Pons [Metencephalon]
3 Nucleus ruber
4 Nucleus subthalamicus
5 Seitenventrikel
6 III. Ventrikel
7 Thalamus
8 Basalganglien
9 Balken
10 Hirnmantel

Die *Formatio reticularis* verbindet die hochspezialisierten Hirnnervenkerne auf komplizierte Weise. Durch die Formatio reticularis können z. B. afferente Erregungen des weitgehend sensiblen N. trigeminus (→ S. 146) über rein motorische Hirnnervenkerne, z. B. über die Kerne der Augenmuskelnerven (→ S. 145), die selbst keine afferente Leitung besitzen, efferente Erregungen auslösen. Diese und viele andere, die Hirnnervenkerne verknüpfenden Verbindungen der Formatio reticularis ermöglichen Funktionen, die den gesamten Organismus betreffen.

Die einzelnen, gegeneinander nicht immer genau abgrenzbaren Kerngebiete der Formatio reticularis koordinieren die Funktionen der bei der Regulierung von Atmung, Herzfrequenz und Blutdruck sowie anderer vegetativer Leistungen tätigen Nerven. Teile der Formatio reticularis werden in der Physiologie deshalb *Inspirationszentrum, Exspirationszentrum, Kreislaufzentrum* usw. genannt. *Absteigende* Fasern aus der Formatio reticularis gelangen (z. B. für die Atemregulation, bei der auch Zwerchfell, Brust- und Bauchmuskeln tätig sind) durch eine im Vorderstrang abwärts ziehende Bahn ins *Rückenmark*. Durch *aufsteigende* Fasern ist die Formatio reticularis teils mit übergeordneten vegetativen Kerngebieten im *Hypothalamus,* teils mit der *Großhirnrinde* verbunden, so daß durch Sinneseindrücke ausgelöste Impulse in die Leistungen der Formatio reticularis und ihrer »Zentren« eingreifen können. Umgekehrt beeinflussen die zur Großhirnrinde aufsteigenden Fasern die Bewußtseinslage, ihre Erregungen steigern die Aufmerksamkeit.

Dem Tegmentum sind in den einzelnen Teilen des Rhombencephalon (verlängertes Mark, Brücke) Strukturen auf- und eingelagert, die großenteils im Zusammenhang mit der starken Ausbildung des Großhirns stehen und die den Hirnteilen ihre charakteristische Gestalt geben.

Dem *verlängerten Mark* lagern vorn lange absteigende Faserbündel an, die *Pyramidenbahn,* eine Leitung der Willkürmotorik; ihre Fasern kreuzen in der Medulla oblongata großenteils zur Gegenseite. Seitlich und hinten verlaufen aufsteigende Faserbündel. Das verlängerte Mark reicht bis in Höhe des unteren Teils des *IV. Ventrikels.*

Die *Brücke* umschließt den rostralen Teil des rautenförmigen *IV. Ventrikels.* Das Tegmentum wird im Brückenbereich ventral von der *Brückenfaserung,* dorsal vom *Kleinhirn* bedeckt.

Als *Brückenfaserung, Pars ventralis pontis,* wölben sich starke Faserbündel vor, die das Großhirn über Kerngebiete in der Brückenfaserung mit dem Kleinhirn verbinden.

Das *Kleinhirn, Cerebellum,* ist ein wichtiges *Koordinationsorgan der Motorik.* Es erhält über beiderseits drei Kleinhirnstiele, deren stärkster aus dem ventralen Teil der Brücke kommt, aus verschiedenen Hirngebieten andauernd *Vorinformationen* über Bewegungsabläufe. Das Kleinhirn »vergleicht« diese ständig mit *Rückinformationen* aus Bewegungsapparat und Gleichgewichtsorgan und greift als stabilisierendes Regelsystem korrigierend und anpassend in die Bewegungsabläufe ein. Es hat Einfluß auf den Muskeltonus und auf die zeitliche Abfolge der Bewegungen. In Zusammenarbeit mit dem Labyrinthorgan des Innenohrs sorgt es für die Erhaltung des Gleichgewichts.

Das **Mittelhirn,** *Mesencephalon,* ist im Grenzgebiet zwischen Rautenhirn und Vorderhirn (Zwischenhirn) entstanden. Es birgt als Ventrikelanteil ein dünnes Rohr, den *Aquädukt (Aquaeductus mesencephali),* der III. und IV. Ventrikel verbindet. Im *Tegmentum mesencephali,* der rostralen Fortsetzung des Tegmentum pontis, liegt der walzenförmige *rote Kern, Nucleus ruber,* in dem zahlreiche, die Motorik beeinflussenden Erregungen (u. a. auch aus dem Kleinhirn) zusammenlaufen, um in absteigenden Bahnen schließlich ins Rückenmark zu gelangen.

Dem Tegmentum des Mittelhirns liegen basal starke absteigende Bahnen als »Hirnschenkel« an. Ein Teil von ihnen, die Pyramidenbahn, wird nach Durchquerung der Brücke an der Vorderseite des verlängerten Marks wieder sichtbar, ein anderer Teil zieht zum Kleinhirn. Zwischen Hirnschenkel und Tegmentum ist beiderseits schalenförmig der dunkel pigmentierte *schwarze Kern, Substantia nigra,* eingeschoben, ein Kerngebiet der unwillkürlichen Motorik (→ Basalganglien, S. 130), das mit der Großhirnrinde verbunden ist. Seitlich sind in das Tegmentum des Mittelhirns starke aufsteigende Bahnen eingesenkt, hinten ist ihm das Mittelhirndach als Vierhügelplatte aufgelagert – Reflexzentren der Hör- und Sehbahn, die im Mittelhirn Einfluß auf die Motorik gewinnen.

Als **Hirnstamm,** *Truncus encephalicus,* faßt die anatomische Nomenklatur Rhombencephalon und Mesencephalon zusammen. Wegen des engen funktionellen Zusammenhangs werden aber im klinischen Sprachgebrauch die Basalganglien, oft auch das Zwischenhirn und die basalen Teile des Riechhirns hinzugerechnet.

Das **Vorderhirn,** *Prosencephalon* (Abb. **55** u. **56**), das rostralwärts auf das Rautenhirn folgt, besteht aus dem *Zwischenhirn* und dem *Endhirn.* Im Vorderhirn liegen keine Hirnnervenkerne (über die Sonderstellung des 1. und des 2. Hirnnerven → S. 140 u. 145).

Das **Zwischenhirn,** *Diencephalon,* umschließt den *III. Ventrikel.* Es besteht aus folgenden, zum Teil mächtig entwickelten Hirnteilen: Der *Thalamus,* eine obere Kerngruppe, birgt *Umschaltstellen* für lange gegenläufige (auf- und absteigende) Bahnen zur Großhirnrinde und zu anderen Kerngebieten des Endhirns sowie zum Hypothalamus. Mit Ausnahme eines Teils des Schläfenlappens sind alle Großhirnrindenareale gegenläufig mit Thalamuskernen verbunden.

Der *Epithalamus* mit dem *Corpus pineale* (Epiphyse), einer endokrinen Drüse, ist hinten oben dem Thalamus angegliedert.

Der *Hypothalamus,* die untere Kerngruppe, enthält *übergeordnete Kerngebiete für vegetative Funktionen.*

Von hinteren Hypothalamuskernen werden lebenswichtige *viszeromotorische* (vegetative) Funktionen im Zusammenhang mit Nahrungsaufnahme, Ausscheidung, Fortpflanzung und affektiver Abwehr mit somatomotorischen (animalen) Leistungen funktionell gekoppelt; der Hypothalamus enthält Zentren für Schlaf, Hunger, Sexualfunktionen. Besondere hypothalamische Zellgruppen steuern indirekt, durch *Beeinflussung der übergeordneten endokrinen Drüse,* der Adenohypophyse, die Tätigkeit der meisten nachgeordneten Drüsen (→ Bd. 2: Hypothalamus). Eine andere Kerngruppe des Hypothalamus *gibt direkt Hormone* ab, die den Wasserhaushalt steuern und die glatte Muskulatur einiger Organe erregen.

Der *N. opticus,* der 2. Hirn»nerv«, gehört seiner Entstehung nach gleichfalls zum Zwischenhirn. Der N. opticus ist in Wirklichkeit kein peripherer Nerv, sondern ein in die Peripherie verlagerter Teil der Sehbahn (Rezeptoren → Bd. 2: Retina), die in einem hinteren Teil der Thalamuskerngruppe, im *Metathalamus,* ein Kerngebiet besitzt, aus dem ein starker Faserzug zur Hirnrinde aufsteigt.

Der *Globus pallidus,* ein seitlicher Kern des Zwischenhirns, tritt in nachbarschaftliche und funktionelle Beziehung zu den ausgedehnten »subkortikalen«, d. h. unter der Hirnrinde liegenden Kerngebieten des Endhirns,

Telencephalon, die aus dem Ganglienhügel des Endhirns hervorgehen. Auf diese Weise entstehen die mächtig entwickelten *Basalganglien* – Schaltstellen umfangreicher Neuronenkreise, in die auch Teile der Hirnrinde mit einbezogen sind und die ingesamt der Motorik dienen.

Durch die Basalganglien werden die willkürlich eingeleiteten Bewegungen in zeitlich und räumlich der Gesamtsituation eingepaßte Bewegungsabläufe gegliedert und mit Beibewegungen versehen, die auch Ausdrucksbewegungen (Mimik!) einschließen. Beim Ablauf erlernter Bewegungen kommt den Basalganglien wahrscheinlich die entscheidende Aufgabe zu.

Die *Schädigung* eines der Neuronenkreise, an denen die Basalganglien beteiligt sind, führt immer zu einer Störung der gesamten Motorik – auch der von Hirnnerven gesteuerten Bewegungen (Mimik, Sprache). Die Schädigung betrifft häufig die hemmenden Neuronenkreise, wodurch unkoordinierte, überschießende Bewegungsabläufe entstehen, z. B. beim »Veitstanz«, Chorea.

Das **Endhirn,** *Telencephalon,* besteht aus rechter und linker Endhirnhemisphäre, *Hemisphaerium cerebrale,* und unpaaren, verbindenden Teilen. Jede Hemisphäre enthält einen *Seitenventrikel.* Ihre graue Substanz läßt sich in den *Hirnmantel, Pallium,* und in die im Innern gelegenen *Basalganglien, Nuclei basales,* gliedern. An der Basis der Endhirnhemisphären liegen Teile des beim Menschen rudimentären *Riechhirns, Rhinencephalon.*

Die *Riechnerven, Nn. olfactorii,* insgesamt »1. Hirnnerv« genannt, sind gebündelte Neuriten primärer Sinneszellen der Riechschleimhaut (Geruchsorgan). Sie ziehen zu den primären Riechzentren an der Basis der Endhirnhemisphäre und treten als marklose Nervenfasern in den Riechkolben, *Bulbus olfactorius,* ein.

Als **Großhirn,** *Cerebrum,* bezeichnet man die beim Menschen besonders stark entfaltete *Großhirnrinde, Cortex cerebri,* und ihre Verbindungen. Das Großhirn überdeckt beim Menschen den gesamten Hirnstamm. Die mit der Großhirnrinde in Zusammenhang stehenden Fasermassen geben auch anderen Hirnteilen, z. B. der Brücke, ein typisch »menschliches« Aussehen.

Großhirnrinde (Endhirnrinde). In Großhirn und Kleinhirn bilden Nervenzellen, die während der Embryonalentwicklung in die Hirnoberfläche einwandern, eine geschlossene Decke grauer Substanz, eine *»Rinde«.* Die durch Windungen und Furchen stark vergrößerte Großhirnoberfläche wird von der Großhirnrinde eingenommen. Ihre Ausdifferenzierung findet erst nach der Geburt ihren Abschluß.

Das Großhirn ist als *Integrationsorgan* dem Hirnstamm und dem Rückenmark übergeordnet. Die Leistungen des Großhirns erwachsen allerdings aus einer engen Kooperation mit allen Teilen des Nervensystems.

Die intakte Struktur der Hirnrinde ist Voraussetzung dafür, daß einerseits die durch

Sinnesorgane aufgenommenen Reize ins *Bewußtsein* dringen und, in das *Gedächtnis* aufgenommen, als *Erinnerung* abrufbar werden, und daß andererseits *bewußte Motorik* im weitesten Sinn möglich ist. Nach den Erfahrungen der Neuropathologie lassen sich den durch die einzelnen Sinnesorgane aufgenommenen Sinnesqualitäten jeweils einzelne Rindengebiete zuordnen. Innerhalb eines solchen Gebiets werden *Projektionsfelder,* die hauptsächlich Afferenzen empfangen, und *Assoziationsfelder* unterschieden, aus denen Efferenzen in andere Rindengebiete und/oder in tiefere Kerngebiete gelangen. Große Hirnrindenareale stehen in Zusammenhang mit Sprach- und Schriftverständnis sowie mit Sprechen und Schreiben; die letztgenannten Fähigkeiten sind in der linken Großhirnhemisphäre lokalisiert. Über die funktionelle Zuordnung zahlreicher Hirnrindenbezirke besteht keine hinreichende Klarheit.

Die Neurologie kennt zahlreiche *Störungen der Kommunikation,* die auf Schädigung einzelner Hirnrindenfelder zurückgeführt werden und die man unter drei Begriffen zusammenfassen kann: Bei der (sensorischen) *Aphasie* wird die Bedeutung des gesprochenen oder geschriebenen Worts bei erhaltener Funktion der Sinnesorgane nicht mehr erkannt. *Agnosie* bedeutet, daß der Betroffene unfähig ist, aus den ihm durch ein Sinnesorgan vermittelten Reizen (Tasten, Sehen) einen Gegenstand zu erkennen. Mit *Apraxie* wird die Unfähigkeit bezeichnet, bei voll erhaltener Motorik sinnvolle Zweckbewegungen durchzuführen. Die unter diesen drei Begriffen zusammengefaßten Störungen stehen in mehrfachen Beziehungen zueinander, daraus ergibt sich eine Vielfalt von Krankheitsbildern.

2. Verbindungen zwischen Zentralnervensystem und peripherem Nervensystem

a) Organisation des peripheren, an das Rückenmark angeschlossenen Nervensystems

Rückenmark und Rückenmarksnerven stehen in enger Beziehung zu den Segmenten der Wirbelsäule und der Leibeswand (Abb. **49**). Man spricht deshalb auch von *Rückenmarkssegmenten* und unterscheidet *Halsmark, Brustmark, Lendenmark, Sakralmark.* Doch stimmen Rückenmarkssegment und Wirbelsäulensegment in der Höhe nicht überein (Abb. **49 b**).

Zur *Bezeichnung eines Spinalnervs* und des zu diesem gehörigen Rückenmarkssegments werden in Abkürzung der Wirbelsäulenabschnitt, in dem der Spinalnerv durch das Zwischenwirbelloch austritt, und die Nummer des Nervs angegeben, z. B. C_1, Th_2, L_3 usw. Zur groben Orientierung bedient man sich der Begriffe *Hals-, Brust-, Lenden-* und *Sakralnerven.*

Das *Rückenmark* ist durch 31 Paar *Rückenmarksnerven, Nn. spinales (Spinalnerven),* mit Rumpfwand, oberer und unterer Extremität und mit den Brust-, Bauch- und Beckeneingeweiden (→ Truncus sympathicus, S. 148 ff.) verbunden. Jeder Spinalnerv entsteht im Foramen intervertebrale aus einer *vorderen motorischen* und einer *hinteren sensiblen Wurzel;* die hintere Wurzel enthält nahe am Spinalnerven das reiskorngroße sensible *Spinalganglion* (Abb. **50** u. **51**).

Vordere Wurzel des Rückenmarksnervs

Die *vordere Wurzel, Radix ventralis,* wird von den Neuriten der **Wurzelzellen** gebildet; Wurzelzellen sind die efferenten Neurone der Spinalnerven. Man unterscheidet *somatomotorische* und *viszeromotorische (vegetative)* Wurzelzellen (Abb. **52**).

Die *somatomotorischen Wurzelzellen,* multipolare Zellen, sind die größten des Rückenmarks, sie liegen gruppenweise im Vorderhorn. Jeder Nervenzellgruppe entsprechen bestimmte Muskeln des Bewegungsapparats.

Das Rückenmark besitzt etwa ½ Million somatomotorische Wurzelzellen, *Motoneurone.* Auf diese relativ geringe Anzahl von Nervenzellen wirken viele Millionen übergeordneter Neuronenketten des ZNS ein (→ Konvergenzprinzip, S. 103). Die *Neuriten* der somatomotorischen Wurzelzellen bilden deshalb die *»gemeinsame motorische Endstrecke«* aller aus höheren Kerngebieten und durch die zugehörige hintere Wurzel einlaufenden Erregungen. Die »gemeinsame motorische Endstrecke« – der *efferente Schenkel des animalen Nervensystems* – besteht demnach hinsichtlich der neuronalen Gliederung aus *einem einzigen Neuron.*

Viszeromotorische (vegetative) Wurzelzellen. Unter den vegetativen Wurzelzellen unterscheidet man im allgemeinen Sprachgebrauch und im Hinblick auf die von ihnen innervierten Neurone in vegetativen Ganglien zwei Gruppen, *Sympathikus-* und *Parasympathikuswurzelzellen* (Abb. **64**).

Die *efferente Bahn des vegetativen Nervensystems* ist, im Unterschied zu der des animalen, in *zwei Neurone* gegliedert. Die viszeromotorischen (vegetativen) Wurzelzellen sind das 1. Neuron; die Perikaryen des 2. Neuron liegen in den vegetativen Ganglien, *Organganglien,* der Peripherie. Die Nervenfasern des 1. Neuron werden deshalb auch *präganglionäre Fasern* genannt.

Die *Sympathikuswurzelzellen,* multipolare Nervenzellen, liegen im Seitenhorn von Brust- und Lendenmark (C_8–L_{2-3}). In diesen Abschnitten ist das Seitenhorn stark ausgeprägt. Die Neuriten der Sympathikuszellen ziehen mit der *vorderen Wurzel* zum Spinalnerven. In den *Rr. communicantes,* die den Spinalnerv mit dem Sympathikusgrenzstrang verbinden, gelangen sie zu den segmentalen *Ganglia trunci sympathici* beiderseits der Wirbelsäule vor den Rippenköpfen. Über den weiteren Verlauf dieser Fasern → Postganglionäre Nervenfasern, S. 150.

Die *Parasympathikuswurzelzellen* liegen im Sakralmark (S_{2-4}), medial vom Seitenhorn. Die Zellen sind multipolar, ihre Neuriten verlassen mit der ventralen Wurzel das Rückenmark. Sie bilden die *Nn. splanchnici pelvici* und innervieren die Beckeneingeweide im Anschluß an das Innervationsgebiet des N. vagus parasympathisch.

Auch die übrigen Rückenmarkssegmente enthalten Wurzelzellen, die von manchen Autoren im Hinblick auf das Verhalten des von ihnen innervierten 2. Neuron (cholinerges Neuron!) dem Parasympathicus zugerechnet werden, obwohl sie und ihr 2. Neuron in der Fasermasse und den Ganglien des Sympathikusgrenzstrangs enthalten sind. Die vegetativen Efferenzen gelangen zur Rumpfwand und in die Extremitäten. Dieser Anteil des vegetativen Nervensystems wird wegen seiner streng segmentalen Ausbreitung auch *»System der segmentalen vegetativen Fasern«* genannt. Über ihren weiteren Verlauf → Segmentale vegetative Nervenfasern, S. 152.

Im Unterschied zu den Wurzelzellen verbleiben die Neuriten der **Binnenzellen** *(Strangzellen* und Zellen des *Eigenapparats)* im ZNS. Strangzellen sind das zweite Neuron afferenter Leitungen. Die Perikaryen der Strangzellen liegen in den Kernen des Hinterhorns, ihre Neuriten verlaufen gebündelt als aufsteigende Leitungsbahnen in den Rückenmarkssträngen.

Hintere Wurzel des Rückenmarksnervs

Die *hintere Wurzel, Radix dorsalis,* besteht aus den gebündelten Neuriten der *sensiblen pseudounipolaren Nervenzellen,* deren Perikaryen das *Spinalganglion* enthält. Unter ihnen sind *somatosensible* und *viszerosensible* Nervenzellen – das *erste Neuron der afferenten Leitung* (Abb. **51** u. **52**).

Die *somatosensiblen Nervenzellen* führen Erregungen aus der Haut und den Rezeptoren der Muskulatur (→ Muskel-, Sehnenspindeln, S. 138 f.) von Rumpfwand und Extremitäten zu den Perikaryen des 2. Neuron in Rückenmark und Medulla oblongata. Der *afferente Schenkel des animalen Nervensystems* besteht, wie der efferente, hinsichtlich der neuronalen Gliederung aus einem *einzigen Neuron.* Insgesamt treten durch die hinteren Wurzeln der Spinalnerven etwa 2 Millionen Nervenfasern ins Rückenmark ein.

Die *viszerosensiblen Nervenzellen* führen Erregungen aus Rezeptoren der Eingeweide und der Gefäße. Auch der *afferente Schenkel des vegetativen Nervensystems* wird – im Gegensatz zum efferenten – aus einem *einzigen Neuron* aufgebaut. Die afferenten Nervenfasern verlaufen in Sympathikusästen zum Spinalnerven, die Perikaryen liegen (meist) im Spinalganglion, die Neuriten ziehen gleichfalls über die hintere Wurzel zum 2. Neuron im Rückenmark.

Das *Spinalganglion,* ein sensibles Ganglion, ist Teil der hinteren Wurzel jedes Spinalnervs kurz vor deren Zusammenschluß mit der vorderen Wurzel. Es wird von einer kollagenfaserreichen meningealen Scheide eingehüllt (→ Rückenmarkshäute, S. 155 ff.).

Spinalnerv

Der aus der Vereinigung von dorsaler und ventraler Spinalnerven*wurzel, Radix dorsalis, Radix ventralis,* im Foramen intervertebrale entstehende *Spinalnerv* ist gemischt (sensibel-motorisch) und etwa 1 cm lang. Unmittelbar nach Durchtritt durch das Foramen intervertebrale teilt sich der kurze Nervenstamm in vier ungleich starke *Äste, Rami,* auf (Abb. **50–52**).

Der sensible *R. meningeus,* ein kleiner Ast, läuft zurück in den Wirbelkanal zu den Rückenmarkshäuten.

Der gemischte *hintere Ast, R. dorsalis,* versorgt die Haut etwa handbreit neben der Wirbelsäule sowie die autochthone Rückenmuskulatur.

Der gemischte *vordere Ast, R. ventralis,* innerviert die übrige Haut und die Muskulatur der Rumpfwand oder, unter Plexusbildung, der Extremitäten sowie die Haut und einige Muskeln des Halses.

Die *Rr. communicantes,* postganglionäre und sensible Sympathikusfasern, in den Segmenten C_8–L_{2-3} auch präganglionäre Sympathikusfasern (→ S. 132), verbinden den Spinalnerv mit dem Sympathikusgrenzstrang. Die präganglionären Sympathikusfasern ziehen aus dem Spinalnerven in den Sympathikusgrenzstrang, die postganglionären Fasern treten aus dem Grenzstrang in den Spinalnerv zurück.

Segmentale Innervation

Die Leibeswand des Menschen ist wie die aller Wirbeltiere *segmental* angelegt (→ Metamerie der Leibeswand, S. 12). Diese ursprüngliche *Metamerie* wird von der autochthonen Rückenmuskulatur und der autochthonen Brustmuskulatur (Zwischenrippenmuskeln) noch teilweise bewahrt, die *dorsalen Äste aller Spinalnerven* und die *ventralen Äste der thorakalen Spinalnerven* (Th_2–Th_{12}) behalten die segmentale Form der Innervation bei. Im Bereich der segmentalen Innervation haben Muskulatur und benachbarte Haut denselben Segmentbezug – mit der Einschränkung, daß sich die Hautinnervationsgebiete überlappen.

Segmentale Hautinnervation (Abb. 57). Der Verlauf eines (uni-)segmentalen Hautnervs läßt sich präparatorisch nur bis ins Unterhautbindegewebe verfolgen. Über die Ausbreitung in der Haut selbst geben klinische Erfahrungen Auskunft. Danach *überlappen sich die benachbarten (kraniokaudal einanderfolgenden) Segmente.* Ein Segment greift bis zur Hälfte auf die Nachbarsegmente über – ein Hautsegment wird also immer von drei benachbarten Nerven innerviert, von denen der mittlere für »sein« Segment die größte Anzahl von Nervenfasern stellt. An dieser Überlappung nehmen aber nur Tast- und Temperaturfasern, nicht dagegen die Schmerzfasern teil. So sind auch die »Headschen Zonen« (→ S. 155) auf ein Segment beschränkt. Im übrigen zeigt die Ausbreitung eines segmentalen Hautnervs selten reine Gürtelform, sie ist vielmehr durch variable wellenartige Ausläufer nach beiden Seiten gekennzeichnet.

Die *Abgrenzung* der Hautsegmente, *Dermatome,* und deren Zuordnung zu bestimmten Spinalnerven läßt sich wegen der Überlappung benachbarter Segmente im Bereich der feinsten Verzweigungen, an der die verschiedenen Sinnesqualitäten in unterschiedlichem Ausmaß teilhaben, anatomisch-präparatorisch nur unzureichend

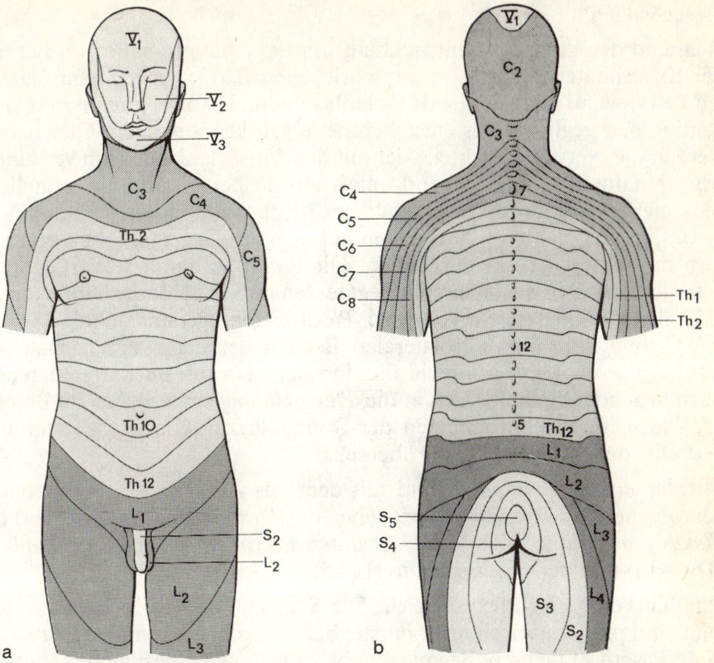

Abb. 57. **Segmentbezüge der Innervationsfelder der Haut beim Erwachsenen** (nach *Hansen* u. *Schliack*)
a Ansicht von vorn
b Ansicht von hinten

klären. Abweichende Angaben über die Dermatomgrenzen gehen auf nicht völlig einheitliche *klinische Beobachtungen* (Ausfallserscheinungen nach Querschnittsverletzungen des Rückenmarks, Hernien der Zwischenwirbelscheiben, Gürtelrose, segmentale Nävi u. a.) zurück. Dies betrifft vor allem den *Hiatus* zwischen den Hals- und den Brustsegmenten.

Der Ausfall einer einzigen sensiblen Wurzel, eine *»monoradikuläre Störung«*, wird durch *Prüfung des Schmerzsinns* (Kneifen) diagnostiziert, da sich die Schmerzzonen benachbarter Segmente nicht überlappen. Dem Ausfall der Berühungsempfindung eines Segments liegt wegen der Überlappung der Berührungszonen immer die Störung von mehr als einem Segment zugrunde.

Die *Gürtelrose, Herpes zoster,* hervorgerufen durch eine virusbedingte Entzündung eines Spinalganglion, hebt durch schmerzhafte Hautrötung und Bläschenbildung ein Hautsegment deutlich hervor.

Plexusbildung

Während der Embryonalentwicklung werden – hauptsächlich im Bereich der Extremitätenanlagen – in umschriebenen Bereichen der ventrolateralen Leibeswand segmentale Muskelanlagen durch Aufteilung und Polymerisation neu gegliedert, es entstehen neue Muskelindividuen. Gleichzeitig werden die Nervenfaseranteile der mit den Muskelanlagen früh verbundenen Spinalnerven entsprechend umverteilt. Dabei geht die ursprüngliche Metamerie verloren. Ein neu gebildetes Muskelindividuum vereinigt Nervenfasern aus mehreren Segmenten auf sich, ein Segment gibt Nervenfasern in mehrere Muskelindividuen. Die damit verbundene Verflechtung von Nervenfasern aus mehreren Segmenten und die Komposition zu individuellen peripheren Nerven wird *Plexusbildung* genannt (Abb. **58**). Da die Extremitäten im ventrolateralen Bereich der Leibeswand entstehen, werden *nur die ventralen,* nicht die dorsalen *Äste* der im Extremitätenbereich liegenden Spinalnerven in die *Plexusbildung* einbezogen. Im Bereich der Plexusinnervation stimmen der Segmentbezug von Muskulatur und bedeckender Haut nicht mehr überein.

Mit der *oberen Extremität* (und mit dem aus Anlagen des Halsbereichs hervorgehenden Zwerchfell!) entstehen der *Plexus cervicalis* (C_{1-4}) und der *Plexus brachialis* (C_5–Th_1), mit der *unteren Extremität* der *Plexus lumbalis* (Th_{12}–L_4) und der *Plexus sacralis* (L_4–S_4).

Hautinnervation im Plexusbereich. Die Segmentbezüge der Extremitätenhaut sind präparatorisch nicht darstellbar, da jeder Extremitätennerv afferente Fasern in mehrere Segmente gibt – die Segmentbezüge der Haut im Plexusbereich können nur aus klinischen Befunden erschlossen werden. Die Unterbrechung der dorsalen Wurzel eines Spinalnervs im Plexusbereich kann sensible Ausfälle in mehreren Plexusnerven zur Folge haben. Wie bei den segmentalen Hautnerven, so überlappen sich auch bei den Plexushautnerven die Innervationsgebiete. Man unterscheidet das *Autonomgebiet* eines Hautnervs, das er allein innerviert, von seinem *Maximalgebiet,* an dessen Innervation benachbarte Hautnerven beteiligt sind. Wird ein einziger Hautnerv peripher geschädigt, so ist der Ausfall nur im Autonomgebiet eindeutig und total. Bleibt ein einziger Hautnerv intakt, so läßt sich sein Maximalgebiet nachweisen. Das Autonomgebiet eines Hautnervs ist meist klein, es kann ausnahmsweise auch ganz fehlen. Auch bei der Überlappung der (plurisegmentalen) Plexushautnerven sind die verschiedenen Sinnesqualitäten unterschiedlich beteiligt.

Peripherer Faseraustausch. Außer der Umverteilung von Fasern ventraler Äste der Spinalnerven bei der Plexusbildung, die sich immer nahe am Spinalnervenstamm (d. h. auch nahe der Wirbelsäule) abspielt, werden noch weit in der Peripherie sowohl bei segmentalen Nerven als auch bei Plexusnerven Fasern zwischen einzelnen Nerven ausgetauscht.

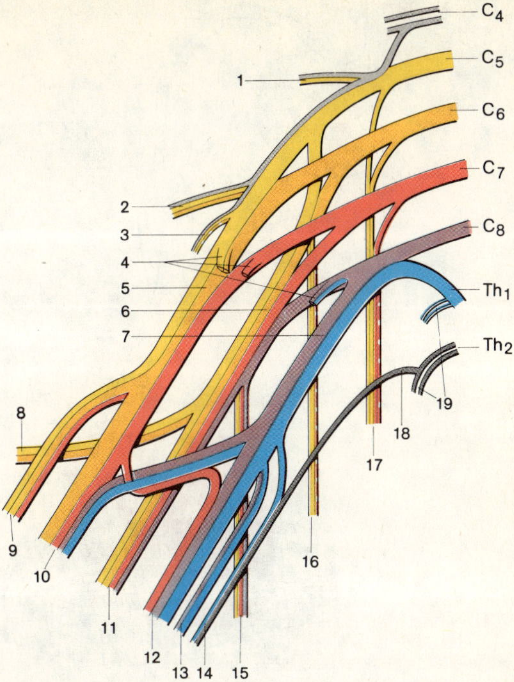

Abb. 58. **Plexusbildung** (Armgeflecht, Plexus brachialis) (nach *v. Lanz-Wachsmuth*)
Die Beteiligung der einzelnen Segmente an der Bildung der Plexusnerven ist aus dem Verlauf der Farben ersichtlich

1, 2 *dorsale kurze Plexusäste*
1 N. dorsalis scapulae
2 N. suprascapularis
3, 4 *ventrale kurze Plexusäste*
3 N. subclavius
4 Nn. pectorales
5 Fasciculus lateralis
6 Fasciculus posterior
7 Fasciculus medialis
8 N. axillaris
9 N. musculocutaneus
10 N. medianus
11 N. radialis
12 N. ulnaris
13 N. cutaneus antebrachii medialis
14 N. cutaneus brachii medialis
15–17 *dorsale kurze Plexusäste*
15 N. thoracodorsalis
16 Nn. subscapulares
17 N. thoracicus longus
18 N. intercostobrachialis
19 Nn. intercostales

Elemente des Muskeleigenreflexes

Muskelreflexe können sowohl über *Spinalnerven* als auch über *Hirnnerven* ablaufen (→ Reflexbogen, S. 120). Bei Muskelreflexen (reflektorische Aktivitäten der quergestreiften Muskulatur) liegt der Rezeptor entweder *in Muskel* oder *Sehne* = *Eigenreflex*, oder *in der Haut* oder *Schleimhaut* = *Fremdreflex*. Die *Rezeptoren des Eigenreflexes*, des propriozeptiven Refle-

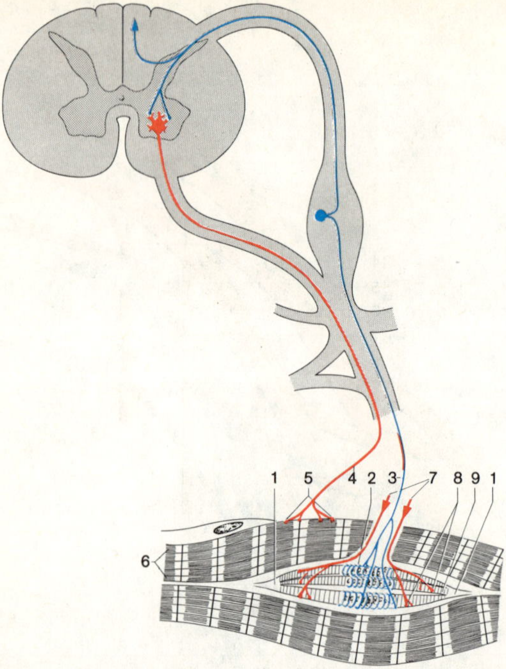

Abb. 59. **Elemente des Muskeleigenreflexes,** Querschnitt durch das Rückenmark, linker Spinalnerv mit vorderer und hinterer Wurzel, Muskelspindel und Muskelfasern
1 Muskelspindel
2 anulospiralige Endigung des afferenten α-Neuron (3)
4 efferentes α-Motoneuron mit myoneuraler Synapse (5) an (Arbeits-) Muskelfasern (6)
7 efferente γ-Motoneurone mit myoneuralen Synapsen (8) an (intrafusalen) Muskelfasern (9)

xes, sind *Propriozeptoren* in Sinnesorganen, in Muskelspindel oder Golgi-Sehnenorgan. Die *Effektoren* bilden myoneurale Synapsen, motorische Endplatten (Abb. **59**).

Muskelspindeln liegen inmitten des quergestreiften Muskels. Die Muskelspindel ist bis 20 mm lang und etwa 0,2 mm dick. Sie wird durch eine Bindegewebskapsel, die auch elastische Netze enthält und mit Bindegewebe der übrigen Muskulatur verankert ist, von dieser abgegrenzt.

Die *Muskelspindel* enthält 4–10 quergestreifte Muskelfasern, »intrafusale Fasern«. Jede von diesen steht mit einer afferenten und einer efferenten Nervenfaser in Verbindung. Die intrafusalen Fasern sind *Kernsackfasern* (Zellkerne im mittleren Bereich, kontraktil sind nur die Faserenden) oder *Kernkettenfasern* (Zellkerne gleichmäßig verteilt, die ganze Faser ist kontraktil). Beiden Faserarten liegen sowohl *Rezeptorstrukturen* (sensible Axonendigungen) als auch *myoneurale Synapsen* (motorische Axonendigungen) an. Die Rezeptorstruktur ist entweder eine *anulospiralige* (dendritische) Endigung einer *Aα-Nervenfaser,* die den mittleren, nicht kontrahierbaren Teil der intrafusalen Faser umwickelt, oder eine *»blütendoldenförmige«* (flower-spray-)Endigung einer *Aβ-Nervenfaser,* die vorwiegend an Kettenfasern liegt. Die anulospiraligen Rezeptoren registrieren Dehnung und Dehnungsgeschwindigkeit, die doldenförmigen nur konstante Dehnung.

Muskelzug und Kontraktion führen zu Verformungen des Rezeptors und zu unterschiedlicher Erregungsbildung. Die *efferente Aγ-Nervenfaser* aus dem Vorderhorn des Rückenmarks bildet an den kontraktilen Enden der intrafusalen Muskelfaser den *Effektor* in Form von *motorischen Endplatten,* über die die Empfindlichkeit der intrafusalen Faser den unterschiedlichen Kontraktionszuständen des Muskels angepaßt werden kann. Beide Einrichtungen stehen im Dienst eines Rückkoppelungsmechanismus, durch den die Muskellänge gesteuert wird (→ Physiologie).

Die absolute und relative Anzahl der Muskelspindeln schwankt. Im M. latissimus dorsi wurden 368 Muskelspindeln, aber nur 1,4 pro g Muskelgewicht gezählt, im M. abductor pollicis brevis dagegen insgesamt 80, jedoch 29,3 pro g Muskelgewicht. Auch in Augen- und Larynxmuskulatur kommen relativ sehr viele Spindeln vor.

Die **Golgi-Sehnenorgane** liegen im muskelnahen Anfang von Kollagenfaserbündelchen der Sehne, ein Organ auf 5–25 Muskelfaserinsertionen. Im Organbereich ist das Faserbündel geringfügig aufgetrieben (»Sehnenspindel«).

Die dendritischen Zweige von *afferenten β-Neuronen* enden zwischen den Kollagenfasern. Die Rezeptorendigungen werden sowohl bei Dehnung als auch bei Kontraktion verformt und gereizt. Die Golgi-Sehnenorgane sind *Rezeptoren* im Dienste eines Rückkoppelungsmechanismus, durch den die Muskelspannung reguliert wird (→ Physiologie).

Das **afferente Neuron** des Eigenreflexes beginnt (mit der anulospiraligen Endigung) in der Muskelspindel oder (mit den Aufzweigungen) im Golgi-Sehnenorgan. Das Perikaryon liegt im Spinalganglion. Der Neurit gelangt durch die hintere Wurzel des Spinalnervs ins Rückenmark, er gibt Kollateralen *(Reflexkollateralen)* zu α-Motoneuronen im Vorderhorn des Rückenmarks. Zwischenneurone fehlen in der Regel, der *Eigenreflex* ist (überwiegend) *monosynaptisch.*

Die *Reflexkollateralen* des afferenten Neuron aus der Muskelspindel erregen die α-Motoneurone des betreffenden Muskels und führen damit zur Kontraktion des Muskels (Starterfunktion → Physiologie).

Die Reflexkollateralen des afferenten Neuron aus den Golgi-Sehnenorganen hemmen die α-Motoneurone des betroffenen Muskels und begrenzen hierdurch das Anwachsen der Spannung (autogene Hemmung → Physiologie).

Efferentes Neuron ist ein α-Motoneuron oder ein γ-Neuron. Sein Neurit verläßt in der vorderen Spinalnervenwurzel das Rückenmark und endet mit myoneuralen Synapsen im Arbeitsmuskel (α-Motoneuron) oder in der Muskelspindel (γ-Neuron).

Die **myoneurale Synapse** bildet die *Effektorstruktur* des Axonendes.

Beispiele für Eigenreflexe: Patellarsehnenreflex, Achillessehnenreflex, Bizepssehnenreflex. Ein Schlag auf eine der genannten Sehnen führt zur raschen Dehnung des Muskels, die eine rasche Kontraktion auslöst.

Golgi – Mazzonische Körperchen sind Lamellenkörperchen von ähnlichem Bau wie die Vater-Pacinischen Körperchen. Sie kommen als *Dehnungsrezeptoren* an Sehnenansatzstellen vor. Ähnliche Körperchen an Gelenkkapseln vermitteln *Empfindungen des Lagesinns.*

Elemente des Muskelfremdreflexes

Die *Rezeptoren,* über die der *Fremdreflex,* der exterozeptive Reflex, ausgelöst wird, liegen außerhalb des Muskels, es sind *Hautrezeptoren:* Schmerz-, Temperatur- und Tastrezeptoren der Haut (Hautsinne) oder Schleimhautrezeptoren (Abb. **60**).

Die **afferenten Neurone,** A-, B- oder C-Fasern, enden nicht direkt an Motoneuronen; vielmehr sind zwischen Kollateralen und Motoneurone unterschiedlich viele *Zwischenneurone* eingeschaltet, der *Fremdreflex* ist *polysynaptisch.* Die Zwischenneurone besitzen Kollateralen, über die sie Motoneurone *mehrerer Rückenmarkssegmente* erreichen; über Fremdreflexe können mehrere Muskeln aktiviert werden. Die (erregungsspeichernden) Zwischenneurone machen den Fremdreflex, im Unterschied zum Eigenreflex, in seinen Auswirkungen sehr variabel.

Das **efferente Neuron** ist, wie beim Eigenreflex, ein α- oder γ-Neuron des Vorderhorns. Es endigt mit einer myoneuralen Synapse.

Beispiele für Fremdreflexe: Kremasterreflex, Bauchdeckenreflex, Plantarreflex. Durch Bestreichen der Haut an der Innenseite des Oberschenkels (der Bauchhaut oder der Fußsohlenhaut) kommt es zur Kontraktion des M. cremaster (der Bauchwandmuskulatur oder der kurzen Beuger des Fußes). Fremdreflexe spielen als *Schutzreflexe* eine wichtige Rolle (Husten- und Niesreflex, Kornealreflex, Tränenreflex sind gleichfalls Fremdreflexe).

b) Organisation des peripheren, an das Gehirn angeschlossenen Nervensystems

Der *Hirnstamm* birgt lebenswichtige, u.a. Atmung, Kreislauf, endokrine Drüsen koordinierende Kerngebiete. Alle Teile stehen in engen funktionellen und morphologischen Beziehungen zueinander. Der Hirnstamm enthält die Hirnnervenkerne.

Hirnnervenkerne

Die *Kerne* der Hirnnerven III–XI liegen im Tegmentum des Hirnstamms (Abb. **54**).

Der *I. Hirnnerv,* die Riechnerven, *Nn. olfactorii,* treten als einzige direkt in einen vorgeschobenen basalen Teil des Endhirns, in den *Bulbus olfactorius,* ein.

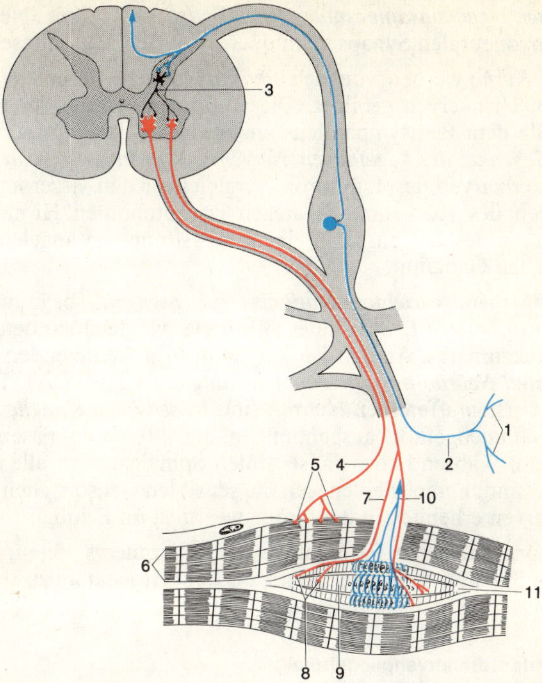

Abb. 60. **Elemente des Muskelfremdreflexes,** Querschnitt durch das Rückenmark, linker Spinalnerv mit vorderer und hinterer Wurzel, Muskelspindel und Muskelfasern

1 freie Nervenendigung als Hautrezeptor des afferenten Neuron (2)
3 Zwischenneuron
4 efferentes α-Motoneuron mit myoneuraler Synapse (5) an (Arbeits-) Muskelfasern (6)
7 efferentes γ-Motoneuron mit myoneuralen Synapsen (8) an (intrafusalen) Muskelfasern (9)
10 afferentes α-Neuron mit anulospiraliger Endigung der Muskelspindel (11)

Der *II. Hirnnerv,* der Sehnerv, *N. opticus,* ist eine vorgeschobene Bahn des Zwischenhirns und besteht aus den Neuriten des 3. Neuron der Sehbahn. (Die Rezeptorzellen der Retina werden als 1. Neuron gezählt.)

Der *XII. Hirnnerv,* der Zungenmuskelnerv, *N. hypoglossus,* ist seiner Entstehung nach die *motorische Wurzel* eines im übrigen zurückgebildeten oberen *Spinalnervs* (Okzipitalnerv), dessen Kerngebiet den Übergang der grauen Substanz des Rückenmarks in das Tegmentum des Rautenhirns markiert.

Ursprungskerne, *Nuclei originis (Nuclei motorii),* werden die Hirnnervenkerne genannt, die Perikaryen der efferenten (motorischen) *animalen Anteile* von Hirnnerven zusammenfassen. Die motorischen Neurone der Hirnnerven bilden, wie die somatomotorischen Wurzelzellen des Rückenmarks, eine *»gemeinsame motorische Endstrecke«,* ihre Nervenfasern enden in myoneuralen Synapsen an quergestreiften Muskelfasern.

Autonome Kerne werden von den Perikaryen der efferenten *vegetativen Anteile* von Hirnnerven gebildet. Die autonomen Kerne der Hirnnerven gehören alle dem Parasympathicus an. Auch bei den Hirnnerven ist der *efferente Schenkel des vegetativen Nervensystems* in *zwei Neurone* gegliedert. Die Perikaryen des 1. Neuron, vergleichbar den viszeromotorischen Wurzelzellen des Rückenmarks, liegen im autonomen Hirnnervenkern, die Perikaryen des 2. Neuron in einem an Hirnnerven angelehnten parasympathischen Ganglion.

In den **Endkernen,** *Nuclei terminationis (Nuclei sensorii),* beginnt das *zweite Neuron der afferenten Leitung* eines Hirnnervs, vergleichbar den Strangzellen des Rückenmarks. An den Perikaryen der Endkerne enden die Neuriten des *ersten Neuron der afferenten Leitung* eines Hirnnervs. Die Perikaryen dieses ersten afferenten Neuron sind in *sensiblen Ganglien* der Hirnnerven zusammengefaßt, ausgenommen die afferenten Fasern aus den Kaumuskeln. Während aber die sensiblen Spinalganglien alle annähernd gleich groß sind, unterscheiden sich die sensiblen (sensorischen) Ganglien der Hirnnerven erheblich in der Größe wie auch im Feinbau.

Efferente und afferente Faseranteile eines Hirnnervs treten, im Unterschied zum Spinalnerven, gemeinsam aus dem Hirnstamm aus bzw. in diesen ein.

Grundzüge der Hirnnervengliederung

Das an das Gehirn angeschlossene periphere Nervensystem wird von 12 Paar *Hirnnerven, Nn. craniales (Kopfnerven),* gebildet. Diese unterscheiden sich sowohl von den Rückenmarksnerven als auch untereinander, sie sind hinsichtlich ihrer Entstehung, Zusammensetzung und Funktion *ungleichwertig.* Das besondere Verhalten jedes einzelnen Nervs hängt mit der Eigenart der Bildung des Kopfes zusammen, dessen Anlage und Entwicklung sich nicht mit der segmentalen Anlage von Rumpf und Gliedmaßen vergleichen lassen.

Die *Numerierung* der Hirnnerven von I bis XII gibt die *Abfolge ihres Austritts aus dem Gehirn* von rostral nach kaudal an (Abb. **61**). Bei einer Gliederung der Hirnnerven nach *Faserkomponenten* und nach *peripherer Zuordnung* (Tab. **2**) müssen z. T. weit auseinander liegende Hirnnerven in Gruppen zusammengefaßt werden (Abb. **62**).

Reine Sinnesnerven aus »speziellen Sinnesorganen« sind die *Nn. olfactorii (I),* der *N. opticus (II)* und der *N. vestibulocochlearis (VIII).* Sie werden von manchen Autoren auch zur Somatosensibilität im weiteren Sinn gerechnet. Dagegen sind die Hirnnerven, die u. a. Geschmacksfasern aus dem »speziellen Sinnesorgan« Geschmacksorgan führen, gemischte viszeromotorisch-viszerosensible Nerven.

Abb. 61. **Hirnnerven,**
Ansicht von basal

- reine Sinnesnerven
- Augenmuskelnerven
- Branchialnerven
- Zungenmuskelnerv (als ventrale Wurzel eines ersten Spinalnervs)

I Nn. olfactorii
II N. opticus
III N. oculomotorius
IV N. trochlearis
V N. trigeminus
VI N. abducens
VII N. facialis und N. intermedius
VIII N. vestibulocochlearis
IX N. glossopharyngeus
X N. vagus
XI N. accessorius
XII N. hypoglossus

1, 2 *Großhirn*
1 Frontalpol
2 Temporalpol
3–6 *Hirnstamm*
3 Infundibulum mit Hypophyse
4 Brücke
5 Kleinhirnhemisphäre
6 Medulla oblongata

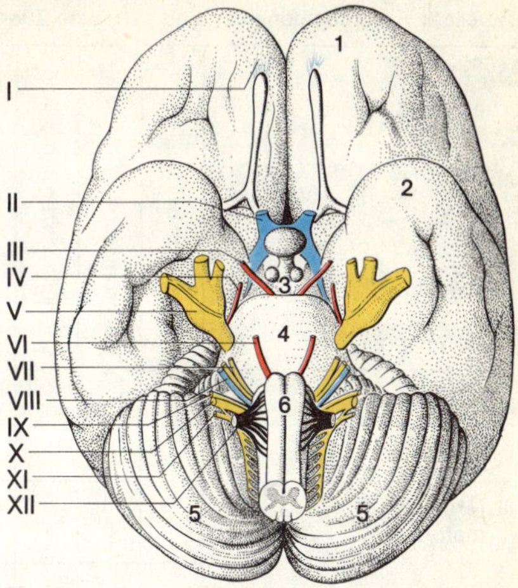

Abb. 62. **Nervenfaseranteile und Ganglien der Hirnnerven III–XII und ihrer ersten Aufzweigungen,** Ansicht von links

- willkürmotorische Fasern
- sensible Fasern und Ganglien
- parasympathische Fasern und Ganglien

Die Ziffern III–XII bezeichnen die Hirnnerven
1 Ganglion ciliare (N. III)
2 Ganglion trigeminale (N. V)
3 Ganglion geniculi (N. VII)
4 Ganglion pterygopalatinum (N. VII)
5 Ganglion submandibulare (N. VII)
6 Ganglion vestibulare (N. VIII)
7 Ganglion cochleare (N. VIII)
8 Ganglion superius (N. IX)
9 Ganglion inferius (N. IX)
10 Ganglion oticum (N. IX)
11 Ganglion superius (N. X)
12 Ganglion inferius (N. X)
13, 14 vegetative Ganglien des Brust- und des Bauchraums

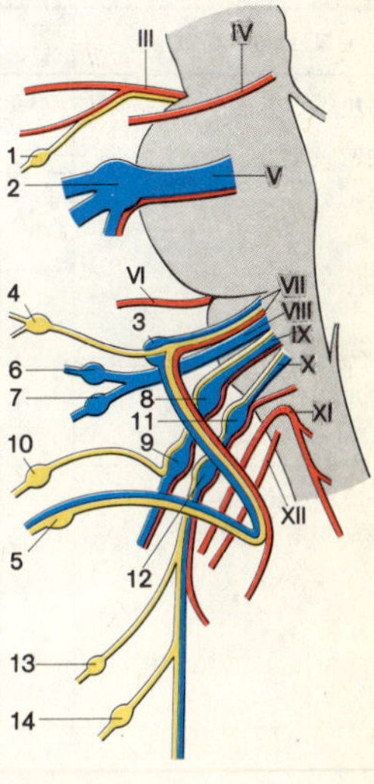

Tabelle **2.** Faserkomponenten und periphere Zuordnung der Hirnnerven

Reihenfolge und Bezeichnung	Somatosensibilität	Viszerosensibilität	Viszeromotorik	spezielle Viszeromotorik	Somatomotorik	periphere Zuordnung
I. Nn. olfactorii	(+)					Riechepithel (Riechnerven)
II. N. opticus	(+)					Netzhaut (Sehnerv)
III. N. oculomotorius					(+)	äußere Augenmuskeln
			+			innere Augenmuskeln
IV. N. trochlearis					(+)	äußerer Augenmuskel
V. N. trigeminus	+	+				Gesicht und Kopf bis Scheitel, Nasen-, Augen-, Mundhöhle
				+		Kaumuskeln (Muskulatur des Mandibularbogens)
VI. N. abducens					(+)	äußerer Augenmuskel
VII. N. facialis		+				Geschmacksfasern aus vorderer Zungenhälfte
				+		mimische Muskulatur (Muskulatur des Hyalbogens)
			+			Speicheldrüsen des Mundbodens, Tränendrüse
VIII. N. vestibulocochlearis	(+)					Labyrinthorgan (Hör- und Gleichgewichtsnerv)
IX. N. glossopharyngeus		+				Geschmacksfasern aus der hinteren Zungenhälfte, Schlund
				+		Schlund
			+			Ohrspeicheldrüse

Tabelle **2**. (Fortsetzung)

Reihenfolge und Bezeichnung	Somatosensibilität	Viszerosensibilität	Viszeromotorik	spezielle Viszeromotorik	Somatomotorik	periphere Zuordnung
X. N. vagus	+					Teil des äußeren Gehörgangs
		+				Geschmacksknospen um den Kehlkopfeingang
				+		Kehlkopf
			+			Darmkanal bis Colon transversum, Lungen, Bronchien, Herz
XI. N. accessorius				+		Mm. trapezius, sternocleidomastoideus
XII. N. hypoglossus					+	Zungenmuskulatur

Die *Nn. olfactorii* und der *N. opticus* können nicht den übrigen afferenten Leitungen peripherer Nerven gleichgestellt werden; die Nn. olfactorii bestehen aus den Neuriten primärer Sinneszellen, der N. opticus ist ein Teil der Sehbahn.

Augenmuskelnerven. Eine eigene Gruppe rein motorischer Nerven, die der Augenmotorik (Blickeinstellung) dienen, sind der *N. oculomotorius (III), N. trochlearis (IV)* und der *N. abducens (VI).* Sie werden von manchen Autoren für somatomotorische Nerven gehalten. Doch führt der N. oculomotorius auch viszeromotorische (autonome) Nervenfasern, die (unter Zwischenschaltung eines vegetativen Ganglion) die inneren Augenmuskeln versorgen.

Branchialnerven. Eine weitere Hirnnervengruppe bilden die den Viszeralbögen zugeordneten Branchialnerven (Kiemenbogennerven): *N. trigeminus (V,* 1. Viszeralbogen), *N. facialis (VII,* 2. Viszeralbogen), *N. glossopharyngeus (IX,* 3. Viszeralbogen) sowie *N. vagus (X,* 4. Viszeralbogen) und der von ihm abgegliederte *N. accessorius (XI).*

Die *Afferenzen* der Branchialnerven kommen aus der äußeren Haut des Kopfes (allgemeine Hautsensibilität, von manchen Autoren zur Somatosensibilität gerechnet) und aus Eingeweiden (Viszerosensibilität einschließlich Geschmack). Die *Efferenzen* gelangen zu den Muskelderivaten der Viszeralbögen im Kopf-Hals-Bereich sowie zu den vegetativen Ganglien der Eingeweide (Viszeromotorik einschließlich Sekretomotorik). Doch besitzen die viszeromotorischen Nerven, die zur Muskulatur von Gesicht, Schlund und Kehlkopf, zu M. trapezius und M. sternocleidomastoideus ziehen – Muskeln, die aus Viszeralanlagen entstanden, in den Dienst der Kommunikation mit der Umwelt genommen sind –, eine *»spezielle viszeromotorische«* Komponente, sie führen schnelleitende Nervenfasern vom Typ somatomotorischer Nerven. Ihre »gemeinsame motorische Endstrecke« wird durch ein einziges Neuron repräsentiert.

Diese Faserkomponenten sind bei den höheren Vertebraten ungleich auf die stark spezialisierten Branchialnerven verteilt. *Alle* Faseranteile der Branchialnerven treten – im Unterschied zu den Spinalnerven – jeweils *seitlich* aus dem Gehirn aus bzw. in dieses ein.

Der *N. trigeminus,* dessen Branchialnervenanteil ($V_{2,3}$) durch Angliederung einer sensiblen Hirnnervenanlage (V_1) für den embryonalen Stirnfortsatz erweitert ist, führt hauptsächlich Fasern der allgemeinen Haut- und Schleimhautsensibilität aus dem Kopf. Ferner enthält der N. trigeminus »spezielle viszeromotorische« Fasern für die Kaumuskulatur.

Der *N. facialis* besitzt viszeromotorische (sekretomotorische) Fasern sowie »spezielle viszeromotorische« Fasern für die Gesichtsmuskulatur und viszerosensible (Geschmacks-)Fasern.

Der *N. glossopharyngeus* und der *N. vagus* sind ähnlich wie der N. facialis zusammengesetzt; ihre »speziellen viszeromotorischen« Fasern innervieren die quergestreifte Muskulatur von Schlund, Speiseröhre und Kehlkopf.

Der *N. vagus* besitzt darüber hinaus einen starken Anteil allgemeiner viszeromotorischer Fasern für Herz, Bronchien und den Verdauungstrakt sowie einen kleinen Anteil von Fasern der allgemeinen Hautsensibilität aus dem äußeren Gehörgang.

Der *N. accessorius* ist ein verselbständigter motorischer Anteil des N. vagus mit einem ausgedehnten Kerngebiet, das weit ins Halsmark reicht; der Nerv tritt – als Anteil eines Kiemenbogennervs – seitlich aus dem Rükkenmark aus. Der N. accessorius führt nur »spezielle viszeromotorische« Fasern, er innerviert den M. trapezius und den M. sternocleidomastoideus.

Der **Zungenmuskelnerv,** *N. hypoglossus (XII),* schließlich unterscheidet sich von allen anderen Hirnnerven dadurch, daß er als *Spinalnerv* angelegt ist, dessen sensible Wurzel aber im Laufe der Embryonalentwicklung verkümmert. Als *»motorische Wurzel«* tritt der N. hypoglossus ventrolateral aus dem Gehirn aus – am oberen Ende einer ventrolateralen Furche, in der alle folgenden motorischen Spinalnervenwurzeln das Rückenmark verlassen.

c) Organisation des peripheren vegetativen (autonomen) Nervensystems

Das *vegetative Nervensystem* versorgt die glatte Muskulatur in Eingeweiden, die Blutgefäße, Drüsen, Haarmuskeln, das Herz und die Geschlechtsorgane. Die Perikaryen, die *letztlich* diese Organe und Gewebe innervieren, liegen in *vegetativen Ganglien*.

Vegetative Ganglien

Die in den *vegetativen Ganglien* verankerten *Neurone* – das zweite Neuron der efferenten vegetativen Leitung – bilden mit den von ihnen innervierten Organen eine *Funktionseinheit* (vergleichbar etwa der neuromuskulären Einheit von Motoneuronen und Skelettmuskelfasern, → S. 106), die vegetativen Ganglien können deshalb auch als *»Organganglien«* verstanden werden (Abb. **63**). Im Hinblick auf den postganglionären Verlauf ihrer Neuriten (und in Analogie zur Bezeichnung »präganglionäres Neuron«)

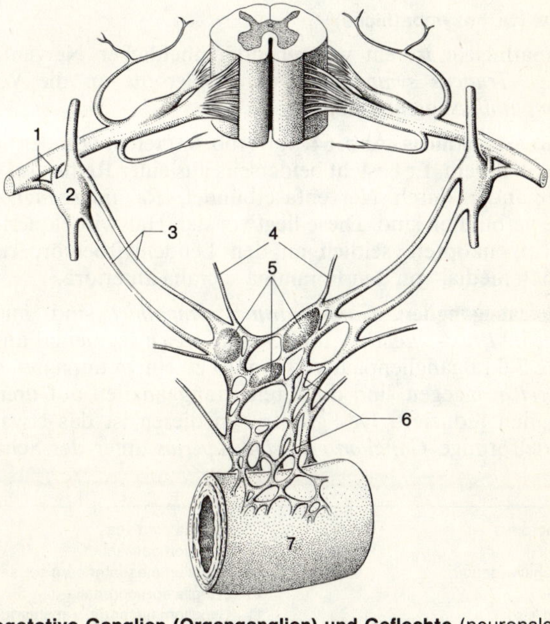

Abb. 63. **Vegetative Ganglien (Organganglien) und Geflechte** (neuronale Gliederung → Abb. 65)

1 Rr. communicantes des Spinalnerven (→ Abb. 50 u. 51)
2 Ganglion trunci sympathici
3 Nn. splanchnici des Truncus sympathicus
4 parasympathische Äste
5 vegetative Ganglien
6 vegetativer Plexus
7 Erfolgsorgan

werden die Neurone auch als »postganglionäres Neuron« zusammengefaßt.

Die vegetativen Ganglienzellen siedeln sich auf ihrer entwicklungsgeschichtlichen Wanderung in unterschiedlichem *Abstand* zu ihren Organen an. In topographischer Hinsicht lassen sie sich deshalb unterteilen in

- *intramurale Ganglien* (in den Organen angesiedelt; Parasympathikusneurone),
- *prävertebrale Ganglien* (vor der Wirbelsäule auf halbemWeg zwischen Rückenmark und Organen gelegen; vorwiegend Sympathikus-, auch Parasympathikusneurone) und
- *paravertebrale Ganglien* (neben der Wirbelsäule nahe dem Rückenmark angelegt; Sympathikusneurone).

Diese vegetativen Ganglien enthalten die Perikaryen des *zweiten Neuron der efferenten vegetativen Leitung*. Das *erste Neuron der efferenten vegetativen Leitung* ist mit seinen Perikaryen noch *im ZNS* angesiedelt (→ Sympathikus- und Parasympathikuswurzelzellen, S. 132).

Sympathicus (Orthosympathicus)

»Der Sympathicus« ist ein weitgehend einheitlicher Nervenfaser-Ganglien-Strang, *Truncus sympathicus,* der beiderseits an die Wirbelsäule grenzt *(Sympathikus»grenzstrang«).*

Der **Truncus sympathicus** (Abb. **64,** vgl. Abb. **63**) reicht von der Schädelbasis bis zum Steißbein. Er besteht beiderseits aus einer Reihe von Ganglien, die untereinander durch Nervenfaserbündel, *Rr. interganglionares,* zu einer Kette verbunden sind. Diese liegt vor den Halswirbelquerfortsätzen, vor den Rippenköpfen, seitlich an den Lendenwirbelkörpern und im Sakralbereich medial von den Foramina sacralia anteriora.

Die **Grenzstrangganglien,** *Ganglia trunci sympathici,* sind, mit geringer Variabilität, in *Brust-, Lenden-* und *Sakralbereich* segmental ausgebildet; das unterste Sakralganglienpaar verschmilzt zu einem unpaaren Ganglion. Im *Halsbereich* dagegen sind die Grenzstrangganglien auf drei (seltener zwei) Ganglien reduziert. Das größte von diesen ist das etwa zwei cm lange spindelförmige *Ganglion cervicale superius* unter der Schädelbasis;

III N. oculomotorius
VII N. facialis
IX N. glossopharyngeus
X N. vagus
1 Ganglion ciliare
2 Ganglion pterygopalatinum
3 Ganglion oticum
4 Ganglion submandibulare
5 Ganglion cervicale superius
6 Ganglion cervicothoracicum (stellatum)
7 Ganglia cardiaca
8 Ganglion coeliacum
9 Ganglion mesentericum superius
10 Ganglia aorticorenalia
11 Ganglion mesentericum inferius
12 Nn. splanchnici pelvici (Nn. erigentes)
13 Ganglia pelvica
14 Nervenfasern für Vasodilatatoren und Schweißdrüsen (segmentale vegetative Nervenfasern)

▶

das kleine *Ganglion cervicale medium,* das gelegentlich fehlt, liegt in Höhe des 5. Halswirbels, das *Ganglion cervicale inferius* verschmilzt meist mit dem 1. Brustganglion zum *Ganglion cervicothoracicum (Ganglion stellatum).*

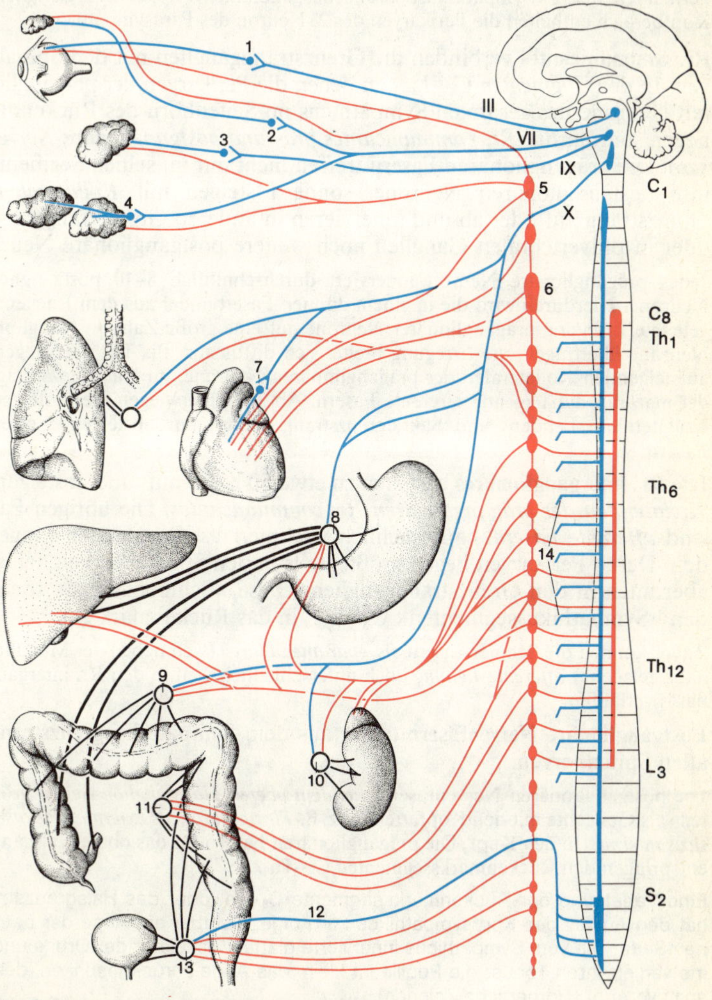

Abb. 64. **Schema des vegetativen Nervensystems**

Sympathicus

Parasympathicus

Das **obere Halsganglion,** *Ganglion cervicale superius,* nimmt insofern eine besondere Stellung ein, als in ihm die Perikaryen des 2. Neuron des gesamten *Kopfsympathikus* (Auge, Speicheldrüsen und Gefäße) sowie eines Teils der Perikaryen des zum Herzen ziehenden 2. Neuron liegen

Im *Kopf* selbst gibt es *keine* Sympathikusganglien (vereinzelte kleine Gruppen von Perikaryen der 2. Sympathikusneurone ausgenommen); vegetative Ganglien im Kopfbereich enthalten die Perikaryen des 2. Neuron des Parasympathicus.

Rr. communicantes verbinden die Grenzstrangganglien mit den Spinalnerven. In den *Segmenten* $C_8 - L_{2-3}$, in denen die Perikaryen der präganglionären Neurone des gesamten Sympathicus im Seitenhorn des Rückenmarks liegen, führen die *Rr. communicantes prä- und postganglionäre Nervenfasern.* Die präganglionären Fasern treffen nicht nur im selben Segment auf ihre postganglionären Neurone, sondern steigen mit *Kollateralen* im Grenzstrang auf oder ab und innervieren in anderen Grenzstrangganglien oder in prävertebralen Ganglien noch weitere postganglionäre Neurone.

Jedes präganglionäre Neuron innerviert durchschnittlich 8–10 postganglionäre Neurone. Hierdurch wird die in einem dünnen Faserbündel aus dem Rückenmark geleitete Erregung präganglionärer Neurone auf eine große Zahl postganglionärer Neurone übertragen, die Erregung breitet sich diffus aus. Bis Th_7 überwiegen die aufsteigenden Kollateralen der präganglionären Neurone, im Halsgrenzstrang findet man nur aufsteigende efferente Fasern. Ab Th_{11} überwiegen die absteigenden Kollateralen, Lenden- und Sakralgrenzstrang führen nur absteigende efferente Fasern.

Die **Rr. interganglionares** bestehen zu etwa 50% aus auf- und absteigenden *Kollateralen der präganglionären Rr. communicantes.* Die übrigen Fasern sind *afferente Fasern,* hauptsächlich »Schmerzfasern« aus den Eingeweiden. Deren Perikaryen liegen größtenteils in den Spinalganglien, teilweise aber auch in den Grenzstrangganglien. Diese »Schmerzfasern« treten in den »Sympathikussegmenten« $C_8 - L_{2-3}$ in das Rückenmark ein.

Zuvor können die Schmerzfasern als *»paramedulläre«* (weil neben der Medulla spinalis gelegene) *afferente Leitung* noch unterschiedlich weit in den Rr. interganglionares verlaufen.

Postganglionäre Nervenfasern treten aus dem Sympathikusgrenzstrang zu allen Spinalnerven.

Die postganglionären Nervenfasern *aus dem oberen Halsganglion* ziehen größtenteils als Geflechte mit den Kopfarterien (z. B. *Plexus caroticus externus, Plexus caroticus internus)* in den Kopf. Die präganglionären Fasern für das obere Halsganglion entspringen den Rückenmarkssegmenten C_8–Th_3.

Eine Verletzung der Rückenmarkssegmente C_8–Th_3 oder des Halsgrenzstrangs hat den Ausfall des Kopfsympathikus zur Folge, sichtbar am Auge der betroffenen Seite: Die vom Sympathicus innervierte glatte Muskulatur der Orbita und der Iris verliert ihren Tonus; die Pupille ist klein, das Auge zurückgesunken, der Lidspalt verengt (Hornersche Zeichen).

Die postganglionären Nervenfasern aus dem *mittleren* und dem *unteren Halsganglion, Ganglia cervicalia medium* und *inferius,* ziehen zu Herz und Bronchien, das untere Halsganglion gibt außerdem postganglionäre Fasern zur oberen Extremität. Die präganglionären Fasern dieser Ganglien stammen aus den Segmenten Th_3–Th_7. Die postganglionären Nervenfasern *aus den übrigen Sympathikusganglien* kehren in den Rr. communicantes zum Spinalnerv zurück und ziehen mit diesem in die Peripherie zu Rumpfwand oder Extremität.

Eingeweidenerven, *Nn. splanchnici,* ziehen zu den Bauch- und Beckeneingeweiden. Die Sympathikusfasern werden größtenteils nicht in den Grenzstrangganglien auf das 2. Neuron geschaltet. Ihre in Rr. communicantes zum Grenzstrang tretenden *präganglionären* Nervenfasern laufen als *Nn. splanchnici* durch die Grenzstrangganglien hindurch in die Leibeshöhle. Die Perikaryen des 2. Neuron der Nn. splanchnici liegen in *prävertebralen Ganglien* des Eingeweideraums.

Prävertebrale Ganglien sind größere, makroskopisch sichtbare Ansammlungen von *Perikaryen des 2. vegetativen Neuron;* die prävertebralen Ganglien liegen häufig an Gefäßen (Beispiele: *Ganglia coeliaca, Ganglion mesentericum superius, Ganglion mesentericum inferius).* Die aus den prävertebralen Ganglien austretenden postganglionären Nervenfasern ziehen in dichten Fasergeflechten, *vegetativen Plexus,* die sich der Wand großer Arterien anlegen, zu den Eingeweiden.

Variabilität prävertebraler Ganglien. Bei der Ansiedlung von Perikaryen des vegetativen 2. Neuron in Ganglien erreichen einige Perikaryen die Ansiedlung nicht ganz und bilden gelegentlich proximal gelegene kleinere Ansammlungen. Das führt zu einer starken *Variabilität* der Ganglien und erklärt, daß auch außerhalb von Ganglien, z. B. im ganzen Verlauf der Nn. splanchnici, Perikaryen postganglionärer Neurone gefunden werden und *intermediäre Ganglien* zwischen Grenzstrang und prävertebralen Ganglien vorkommen.

Da auch die Perikaryen des 2. Neuron des Parasympathicus für die Brust-, Bauch- und Beckeneingeweide nicht immer ganz in die Peripherie hinaus verlagert sind, enthalten *prävertebrale Ganglien* in großer Zahl auch *Perikaryen des parasympathischen 2. Neuron.* In den postganglionären Fasergeflechten können demnach auch parasympathische postganglionäre Nervenfasern verlaufen.

Parasympathicus

»Der *Parasympathicus«* ist kein einheitliches Gebilde. Man unterscheidet *Kopfteil* und *Sakralteil,* beide versorgen *Eingeweide* (Abb. **62** und **64**).

Die *Perikaryen des 1. efferenten Neuron* dieser beiden Parasympathikusteile liegen in den *Kerngebieten* der betreffenden Hirnnerven und in der *Basis des Seitenhorns* der Rückenmarksegmente S_{2-4}. Die *Perikaryen des 2. Neuron* sind in *peripheren vegetativen Ganglien* untergebracht.

Die *Perikaryen des 2. efferenten Neuron des Parasympathicus,* die »parasympathischen Ganglien«, liegen (in Brust- und Bauchraum) meist nahe am oder im Erfolgsorgan (→ intramurale Ganglien, S. 148), die *Perikaryen des 2. Neuron des Sympathicus* dagegen, die »sympathischen Ganglien«, nahe der Wirbelsäule. *Die präganglionären Nervenfasern des Parasympathicus sind daher in der Regel länger als die des Sympathicus.*

Kopfteil *(mesenzephal-rhombenzephaler Parasympathicus).* Ein Teil der zu den Eingeweiden ziehenden parasympathischen Fasern verläuft mit den *Hirnnerven III, VII, IX und X.* Das parasympathische Ausbreitungsgebiet des N. vagus grenzt nahe der linken Dickdarmbiegung an das des sakralen Parasympathicus.

Sakralteil *(sakraler Parasympathicus).* Der anschließende sakrale Teil verläßt mit den *Spinalnerven* S_{2-4} das Rückenmark und versorgt über *Nn. splanchnici pelvici* die Eingeweide des kleinen Beckens.

Der *mesenzephal-rhombenzephale* und der *sakrale* Parasympathicus versorgen die Kopfeingeweide sowie die Eingeweide der Brust-, Bauch- und Beckenhöhle, aber nicht die Rumpfwand. Diese und die Extremitäten erhalten folgende, zum Sympathicus antagonistische Nervenfasern.

Segmentale vegetative Nervenfasern sind Teile vegetativer präganglionärer Neurone, deren Perikaryen *in allen Rückenmarkssegmenten* im Bereich der Basis des Seitenhorns liegen. Die segmentalen vegetativen Fasern treten durch die vordere Wurzel aus und treffen (wahrscheinlich) im Grenzstrangganglion auf ihr 2. Neuron. Die Neuriten der Perikaryen des 2. Neuron gelangen als postganglionäre Nervenfasern mit den Spinalnerven zu Rumpfwand und Extremitäten. Diese segmentalen vegetativen Nervenfasern innervieren (cholinerg) die Hautdrüsen. Die Fasern werden wegen der cholinergen Synapsen von den einen Autoren zum Parasympathicus, wegen der Lage der Perikaryen im Grenzstrang von anderen Autoren zum Sympathicus gerechnet.

Im Unterschied zu den Sympathikusfasern, die sich nicht segmentbezogen in der Rumpfwand ausbreiten, halten sich die *segmentalen vegetativen Nervenfasern* streng an die durch die »Schmerzfasern« abgezeichneten *Segmentgrenzen.*

Da die segmentalen vegetativen Fasern u. a. die Schweißdrüsen innervieren, kann der Ausfall der Innervation eines Hautsegments auch mit Hilfe eines (chemischen) Haut-Schweiß-Tests nachgewiesen werden.

Vegetative Plexus

Die *postganglionären vegetativen Nervenfasern,* die von den prävertebralen Ganglien zu den Eingeweiden ziehen, führen meist *sowohl Sympathikus- als auch Parasympathikusanteile.* Die Nervenfasern bilden *Fasergeflechte, Plexus autonomici,* an der Wand der Aorta und der großen Arterien, mit denen sie zu den Organen gelangen. Sympathische und parasympathische Faseranteile sind in den Plexus selbst präparatorisch nicht mehr zu trennen, z. T. aber noch immunhistochemisch oder fluoreszenzmikroskopisch zu unterscheiden. Obwohl die vegetativen Plexus größtenteils zusammenhängen, werden Teile dieser Nervengeflechte besonders benannt – zumeist nach den Arterien, an deren Wände sie sich anlehnen, oder nach den Organen, zu denen sie ziehen, z. B. *Plexus coeliacus, Plexus renalis.*

Intramurales Nervensystem

In der *Wand innerer Organe* (u. a. des Magen-Darm-Trakts, der Harnblase, der Prostata und der Bronchien) liegen *Perikaryen autonomer Neurone* und umfangreiche *Geflechte autonomer Nervenfasern.* Sie bilden das *intramurale Nervensystem* des jeweiligen Organs (Abb. **65**, vgl. Abb. **64**).

In einigen Organen (z. B. in der Harnblase) repräsentieren die intramuralen Perikaryen, soweit bisher bekannt, das 2. efferente Neuron des Parasympathicus (= *intramurales Ganglion*). In der Wand des Magen-Darm-Trakts besitzt das intramurale Nervensystem dagegen eine eigenständige (bisher hier nicht beschriebene) neuronale Gliederung mit afferenten und efferenten Neuronen, die teils in der Darmwand, teils in den prävertebralen Ganglien lokalisiert sind. Es kann einerseits noch die Tätigkeit des isolierten Organs stimulieren, steht aber andererseits unter dem übergeordneten, steuernden Einfluß von Sympathicus und Parasympathicus.

Elemente der Eingeweidereflexe

Das periphere vegetative Nervensystem besitzt, wie das animale, *afferente Leitungen, zentrale Integrationsorte* und *efferente Leitungen,* d. h. die anatomischen Grundlagen für Eingeweidereflexe im weitesten Sinne. Diese können auf der Ebene des Hirnstamms oder des Rückenmarks, als Eingeweidereflex des intramuralen Nervensystems des Darms auch auf der Ebene der Organganglien ablaufen (über *Rezeptoren* in Eingeweiden → Organe der Eingeweidesensibilität, S. 123).

Die **Eingeweidereflexe auf Hirnstammebene** spielen eine wichtige Rolle bei Regelmechanismen, durch die innere Bedingungen des Organismus konstant gehalten werden, sie laufen als Regelkreise ab (→ Physiologie).

Rezeptoren messen den *arteriellen Blutdruck* (in der Wand des Sinus caroticus und der Aorta), den *zentralen Venendruck* (in der Wand großer Venen), die *Lungendehnung* (in der Lunge), den *O_2-Partialdruck* (Glomus caroticum, Corpora paraaortica) u. a. Ihre *afferenten Neurone* verlaufen in *Hirnnerven (N. facialis, N. glossopharyngeus, N. vagus),* die *Perikaryen* liegen in den sensiblen Ganglien der betreffenden Hirnnerven. Die Neuriten der afferenten Neurone führen zu *übergeordneten Zentren* im Hirnstamm (Kreislauf-, Atemzentrum u. a. → Formatio reticularis, S. 127). *»Zentrale Interozeptoren«* liegen im Gehirn selbst (Fühler für das pH des Liquor cerebrospinalis, für den osmotischen Druck des Blutplasmas, für die arteriovenöse Blutzuckerdifferenz u. a.).

Eingeweidereflexe auf Rückenmarksebene (Abb. **65**) sind im Lumbal- und im Sakralbereich bekannt. Ihr *afferenter* Schenkel kann – wie beim Defäkations- und Miktionsreflex – *aus den Eingeweiden* kommen oder – wie ausnahmsweise beim Erektions- und beim Ejakulationsreflex – auch von *Hautrezeptoren* ausgehen. Doch bestehen keine, somatomotorischen Reflexen vergleichbare, streng segmentale Reflexbögen in allen Segmenten des Rückenmarks.

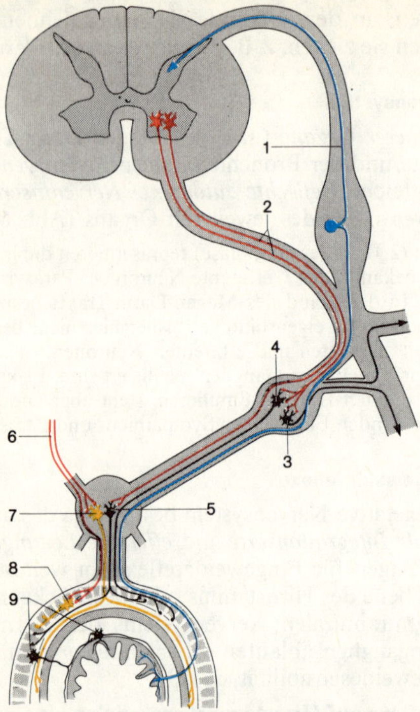

Abb. 65. **Neuronale Gliederung in vegetativen Nerven, Ganglien und Geflechten** (→ Abb. 63), Querschnitt durch das Rückenmark, linker Spinalnerv mit vorderer und hinterer Wurzel, Rr. communicantes und Nn. splanchnici

1 viszerosensibles Neuron
2 erste viszeromotorische Sympathikusneurone
3 zweites Sympathikusneuron im Grenzstrangganglion zur Rumpfwand
4 zweites Sympathikusneuron im Grenzstrangganglion zu Eingeweiden
5 zweites Sympathikusneuron im prävertebralen Ganglion (Organganglion) zu Eingeweiden
6 erste viszeromotorische Parasympathikusneurone
7 zweites Parasympathikusneuron im prävertebralen Ganglion (Organganglion) zu Eingeweiden
8 zweites Parasympathikusneuron in Eingeweiden
9 Neurone des intramuralen Nervensystems

Beim **viszeroviszeralen Reflex** erregen Afferenzen aus Eingeweiden efferente vegetative Wurzelzellen, häufig in mehreren Segmenten. So führt die Dehnung der Harnblasenwand zur reflektorischen Kontraktion der Blasenwandmuskulatur und zur Erschlaffung des Blasensphinkters (Miktionsreflex). Afferenzen aus der Darmwand können auf der Ebene prävertebraler Ganglien die Darmmotorik beeinflussen.

Ein **viszerokutaner Reflex** kommt dann zustande, wenn der Neurit einer efferenten vegetativen Wurzelzelle, die durch Afferenzen aus den Eingeweiden erregt wird (beim Durchlaufen des Sympathikusgrenzstrangs), Kollateralen an das die Rumpfwand versorgende 2. Neuron abgibt. Bei entzündlichen Erkrankungen innerer Organe kann z. B. die Rumpfwand auf der betroffenen Seite gerötet (vermehrt durchblutet) sein.

Beim **viszeromotorischen Reflex** werden die Afferenzen aus Eingeweiden durch Kollateralen über Schaltzellen den somatomotorischen Neuronen mitgeteilt. Dieser Reflexbogen ist bei der »reflektorischen Abwehrspannung«, einem Muskelspasmus der Bauchwand über (entzündlich) erkrankten Bauchorganen, wirksam.

Beim **kutiviszeralen Reflex** geben Kollateralen von Neuriten somatosensibler Neurone die Erregung aus der Haut über Schaltzellen an vegetative Wurzelzellen im Rückenmark. Über diesen Reflexbogen soll eine Beeinflussung innerer Organe von der Haut her (z. B. durch Wärme) möglich sein.

Vasodilatatorischer Axonreflex *(»antidrome Vasodilatation«).* Aus physiologischen Untersuchungen ist bekannt, daß die Reizung afferenter Nervenfasern aus der Haut zu einer Erweiterung der Blutgefäße des betreffenden Hautsegments führen kann. Der Effekt tritt auch dann ein, wenn der Spinalnerv distal vom Spinalganglion durchtrennt wurde.

Dem Vorgang liegt die Reizung afferenter Nervenfasern (»Schmerzfasern«) zugrunde, die als Transmitter das stark vasoaktive Peptid *Substanz P* besitzen. Das Peptid kann von den Fasern nicht nur am zentralen Fortsatzende im Rückenmark, sondern auch am peripheren Fortsatzende in der Haut freigesetzt werden und somit eine Vasodilatation hervorrufen. Diese Neurone können also – eine Besonderheit! – zugleich eine afferente und eine efferente Wirkung entfalten. Bei entsprechend disponierten Menschen kann das Bestreichen der Haut allein eine umschriebene Rötung oder Abblassung der Haut auslösen (Dermographismus).

Fortgeleiteter Schmerz (Headsche Zonen)

Die *Erscheinung des fortgeleiteten Schmerzes* besteht darin, daß bei Erkrankungen innerer Organe bestimmte Hautzonen, *Headsche Zonen,* schmerzhaft überempfindlich werden. Die Headschen Zonen stimmen überein mit dem Ausbreitungsgebiet der Schmerzfasern von Spinalnerven; im Rumpfbereich sind die Zonen gürtelförmig.

Dieses Phänomen ist nicht als Reflex zu verstehen – *es fehlt der Reflexbogen* –, zeigt aber doch, daß vegetative und animale Afferenzen in Segmenthöhe miteinander in Beziehung treten können. Die Erscheinung wird damit erklärt, daß sowohl die von den Eingeweiden als auch die von der Haut kommenden 1. afferenten Neurone im Rückenmark auf ein *gemeinsames 2. Neuron* treffen, wodurch eine Lokalisation des Schmerzes unmöglich wird. Da aber übergeordnete zentrale Kerngebiete »gelernt« haben, daß Schmerzen zumeist von der Körperoberfläche kommen, wird das betreffende Hautsegment »schmerzhaft« *(Konvergenztheorie der Headschen Zonen).*

C. Hirn- und Rückenmarkshäute

Das Zentralnervensystem besitzt drei bindegewebige Hüllen, die im Bereich des Gehirns als *Hirnhäute,* im Bereich des Rückenmarks als *Rükkenmarkshäute* bezeichnet werden. Von außen nach innen folgen aufeinander die

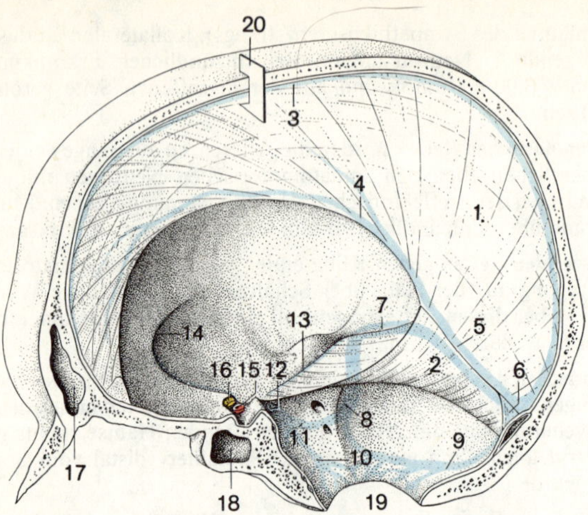

Abb. 66. **Harte Hirnhaut,** Paramedianschnitt durch den Hirnschädel, Ansicht von links

1 Falx cerebri
2 Tentorium cerebelli
3–14 *venöse Blutleiter*
3 Sinus sagittalis superior
4 Sinus sagittalis inferior
5 Sinus rectus
6 Confluens sinuum
7 Sinus transversus
8 Sinus sigmoideus
9 Sinus occipitalis
10 Plexus basilaris
11 Sinus petrosus inferior
12 Sinus cavernosus
13 Sinus petrosus superior
14 Sinus sphenoparietalis
15 A. carotis interna
16 N. opticus
17, 18 *Nasennebenhöhlen*
17 Sinus frontalis
18 Sinus sphenoidalis
19 Foramen magnum
20 vergrößerter Ausschnitt → Abb. **237**

– harte Hirn- und Rückenmarkshaut, Dura mater (Pachymeninx),
– Spinnwebhaut, Arachnoidea,
– weiche Hirn- und Rückenmarkshaut, Pia mater.

Arachnoidea und Pia bilden zusammen die *Leptomeninx* (weiche Hirn- und Rückenmarkshaut im weiteren Sinne); sie schließen den Subarachnoidealraum, *Cavitas subarachnoidea,* ein, der mit der Hirn-Rückenmarks-Flüssigkeit, *Liquor cerebrospinalis,* gefüllt ist (Abb. **67**).

a) Harte Hirn- und Rückenmarkshaut

Die *harte Hirn-* und *Rückenmarkshaut, Dura mater* (Abb. **66** u. **67**), ist eine derbe, aus Bindegewebsfasern gewobene Membran. Sie verhält sich in der Schädelhöhle und im Wirbelkanal unterschiedlich.

In der **Schädelhöhle** ist die Außenfläche der *Dura mater encephali* mit dem *Periost* der an die Schädelhöhle grenzenden Knochen fest *verwachsen,* beim Kind fester als beim Erwachsenen – ausgenommen wenige Stelle, an

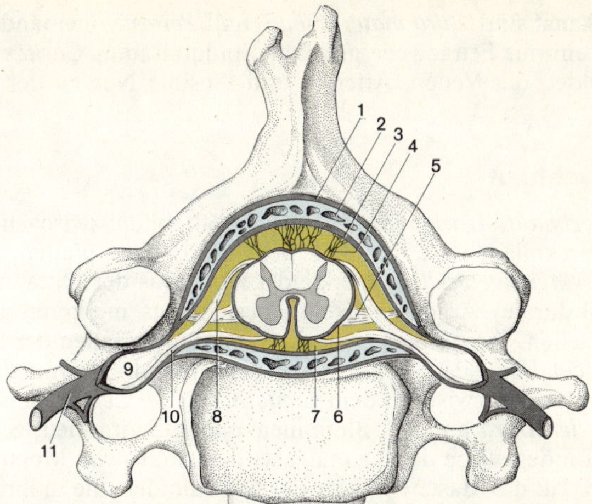

Abb. 67. **Rückenmarkshäute und Inhalt des Wirbelkanals,** 3. Halswirbel von kranial

1 Periost
2 Cavitas epiduralis, enthält die Plexus venosi vertebrales interni und Fettgewebe
3 Dura mater spinalis
4 Arachnoidea mater spinalis
5 Lig. denticulatum
6 Pia mater spinalis
7 Cavitas subarachnoidea
8 Radix dorsalis n. spinalis mit Ganglion spinale (9)
10 Radix ventralis n. spinalis
11 N. spinalis

denen beide Blätter, periostales und meningeales Blatt, auseinanderweichen, um venösen Blutleitern, Arterien oder Nerven Raum zu geben. Ein die Dura umgebender Epiduralraum fehlt in der Schädelhöhle.

Die *Leitungsbahnen* haben – abgesehen von den die Schädelhöhle verlassenden Hirnnerven – Versorgungsgebiete zu beiden Seiten, zur Dura wie zum Schädelknochen. Die *Innenseite* der Dura ist spiegelnd glatt.

Durasepten. Die Dura mater encephali dringt mit *septenartigen Bildungen* in die großen Spalten zwischen Gehirnteilen ein – nach Anordnung und Faserverlauf Längs- und Querverspannungen des Schädeldaches. Die *Hirnsichel, Falx cerebri,* trennt die beiden Großhirnhemisphären. Das *Kleinhirnzelt, Tentorium cerebelli,* überdacht das Kleinhirn, die *Kleinhirnsichel, Falx cerebelli,* schiebt sich gegen den Kleinhirnwurm vor.

Die **venösen Blutleiter** der harten Hirnhaut, *Sinus durae matris* (Abb. **66**), sind röhren- oder spaltförmige Bluträume zwischen meningealem und periostalem Durablatt bzw. zwischen den beiden Durablättern, aus denen Durasepten entstehen. Die Sinuswand wird von Bindegewebsfasern gebildet und von Endothel ausgekleidet; im Gegensatz zur Venenwand ist sie starr, eine Muskelschicht fehlt.

Im **Wirbelkanal** sind *Dura mater spinalis* und *Periost* voneinander *getrennt* (Abb. **67**); ein mit Fettgewebe gefüllter Epiduralraum, *Cavitas epiduralis*, ist ausgebildet, der Venen, Arterien und sensible Nerven der Dura aufnimmt.

b) Spinnwebhaut

Die *Spinnwebhaut, Arachnoidea* (Abb. **67** u. **68**), bildet zwischen Dura und Pia mater ein kollagenfaseriges Bälkchenwerk, das von platten, epithelartigen Zellen, *Meningealzellen*, überkleidet wird. Das der Dura zugewandte äußere (subdurale) Arachnoideablatt besteht aus mehreren Lagen von Meningealzellen. Ihre äußerste, an die Bindegewebszellen der Dura grenzende Schicht baut als geschlossener Zellverband, *Neurothel*, eine wirkungsvolle Barriere zwischen dem *Liquormilieu der Leptomeninx* und dem *Blutmilieu der Dura* auf (→ Blutmilieu und Liquormilieu, S. 161). Das faserarme Bindegewebe der Pia mater wird ebenfalls von Meningealzellen bedeckt, so daß die Maschenräume der Arachnoidea, die in ihrer Gesamtheit den Subarachnoidealraum bilden, vollständig von Meningealzellen begrenzt werden.

Das subdurale Arachnoideablatt liegt der Dura unmittelbar an. In dieser Lage wird es durch den Druck der Hirn-Rückenmarks-Flüssigkeit, des Liquor cerebrospinalis, gehalten, der den Subachnoidealraum ausfüllt. Bei Abnahme des Liquordrucks an der Leiche entsteht zwischen dem Arachnoideablatt und der Dura ein artifizieller Spaltraum, *Spatium subdurale*. In der Umgebung der Nervendurchtrittsstellen und an den Ein- und Austrittsstellen der Hirn- und Rückenmarksgefäße aus der Schädelhöhle und dem Wirbelkanal setzt sich das subdurale Arachnoideablatt in die *Perineuralscheiden* (und in das *perivaskuläre Bindegewebe)* fort; der Liquor kann in den – von der Perineuralscheide eingeschlossenen – Endoneuralraum abfließen. Bei der Entnahme des Gehirns bleibt das Arachnoideablatt in der Regel am Gehirn erhalten.

Arachnoidealzotten, *Granulationes arachnoideales (Pacchionische Granulationen),* gefäßlose Leptomeninxknöpfchen, ragen vom (äußeren) Arachnoideablatt in Ausweitungen der Sinus durae matris (und in ähnlicher Weise auch in Venen der Zwischenwirbellöcher) hinein. Sie gelten als Abflußweg des Liquor cerebrospinalis.

Subarachnoidealraum (Abb. **68**). Vom (äußeren) Arachnoideablatt ziehen zahlreiche spinnwebfeine Bälkchen durch den mit Liquor cerebrospinalis gefüllten *Subarachnoidealraum, Cavitas subarachnoidea,* zur Außenfläche der weichen Hirn- und Rückenmarkshaut, die ihrerseits der Hirn- und Rückenmarksoberfläche eng anliegt. Der Subarachnoidealraum der Schädelhöhle steht in kontinuierlicher Verbindung mit dem des Wirbelkanals.

Zisternen. Da die innere Oberfläche der von Dura und (äußerem) Arachnoideablatt ausgekleideten Schädelhöhle und die Hirnoberfläche stellen-

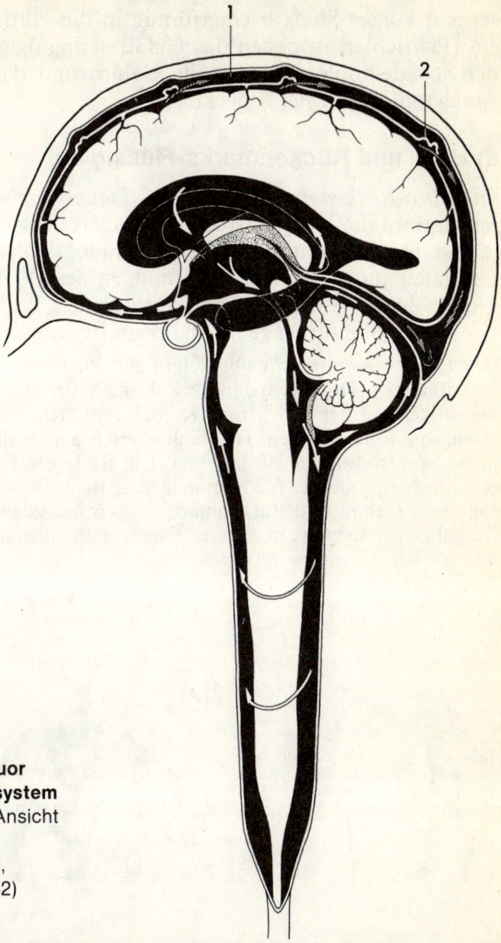

Abb. 68. **Zirkulation des Liquor cerebrospinalis in Ventrikelsystem und Subarachnoidealraum,** Ansicht von links (nach *Gardner*, aus *Mumenthaler, M.:* Neurologie, 7. Aufl. Stuttgart, Thieme 1982)
1 Sinus sagittalis superior
2 Granulatio arachnoidealis

weise auseinanderweichen, entstehen in der Schädelhöhle umschriebene *Erweiterungen des Subarachnoidealraums, Cisternae subarachnoideae.*

c) Weiche Hirn- und Rückenmarkshaut

Die *weiche Hirn-* und *Rückenmarkshaut* (im engeren Sinn, → S. 156), die Pia mater, schmiegt sich als lockeres Bindegewebe der Oberfläche von Gehirn und Rückenmark eng an und tritt dabei in alle Furchen ein (Abb. **67**). Die Pia bedeckt die Zweige der Hirngefäße und dringt mit diesen ein kurzes Stück trichterförmig in die Hirn-(Rückenmarks-)substanz ein (Piatrichter, in denen das Gefäß geringfügig beweglich ist). Das aus der Schädelhöhle entnommene Gehirn und das Rückenmark sind von Arachnoidea und Pia bedeckt.

d) Hirn- und Rückenmarks-Flüssigkeit

Die *Hirn-Rückenmarks-Flüssigkeit, Liquor cerebrospinalis,* füllt als »innerer Liquor« die Hirnventrikel, als »äußerer Liquor« die Subarachnoidealräume. Innerer Liquor und äußerer Liquor der Schädelhöhle kommunizieren miteinander durch drei Öffnungen des IV. Ventrikels (Abb. **68**). Der Liquor der Schädelhöhle steht mit dem des Wirbelkanals in Verbindung. Die Gesamtliquormenge beträgt beim Erwachsenen etwa 140 ml.

Der *Liquor cerebrospinalis* gibt Gehirn und Rückenmark Schutz gegen *mechanische* Einwirkungen (Druckverteilung, z. B. beim Auftreten von Fliehkräften), im Zusammenwirken mit der knöchernen Kapsel und ihren venösen Leitungen auch gegen *thermische* Einwirkungen. Der Liquor spielt eine Rolle beim *Ausgleich von Volumenschwankungen* der Hirnarterien. Die Rolle des Liquors als Transportweg für Stoffwechselprodukte, für Hormone u. a. ist noch wenig geklärt; doch muß der Liquor in Gehirn und Rückenmark als *zwischenzellige,* interstitielle *Flüssigkeit* die Aufgaben der Lymphe in anderen Organen übernehmen. Gehirn und Rückenmark besitzen keine Lymphgefäße.

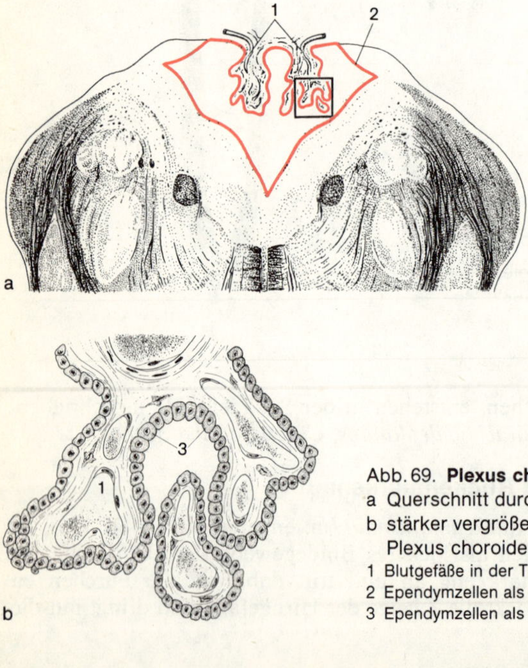

Abb. 69. **Plexus choroideus**
a Querschnitt durch den IV. Ventrikel
b stärker vergrößerter Ausschnitt des Plexus choroideus aus a
1 Blutgefäße in der Tela choroidea
2 Ependymzellen als Ventrikelauskleidung
3 Ependymzellen als Plexusepithel

Liquordynamik. Der Liquor cerebrospinalis wird etwa zu 55 % in die *Hirnventrikel,* zu 45 % in den *Subarachnoidealraum* abgeschieden, in 24 Stunden etwa 700 ml. Der *innere* Liquor wird etwa je zur Hälfte von zottenartigen, gefäßreichen Bildungen der Hirnwand, *Plexus choroidei,* und von den *Ventrikelwänden* aus Blutgefäßen abgesondert. Die Herkunft des äußeren Liquors ist nicht genau bekannt.

Die **Plexus choroidei** (Abb. **69**), die in alle vier Hirnventrikel hineinragen, sind an ihrer ventrikulären Oberfläche von einem einfachen kubischen *Epithel* bedeckt, das Zeichen von Sekretion zeigt. Das Epithel ist, seiner Entstehung nach, ein zurückgebildeter Teil der Hirnwand. Es wird von außen durch zahlreiche *Gefäßknäuel* zottenartig ins Ventrikellumen vorgestülpt. Die deutlichen Gefäßpulsationen der Plexus choroidei übertragen sich auf den Liquor cerebrospinalis.

Eine **Liquorströmung** entsteht zwischen Bildungs- und Resorptionsorten des Liquor. Sie wird überlagert von Hin- und Herbewegungen, hervorgerufen durch die Pulsation der Hirngefäße und durch Atem- und Preßbewegungen.

Als *Resorptionsorte* des Liquor werden u. a. die Arachnoidealzotten angesehen. Liquor fließt (in Lymphbahnen der Peripherie) auch über den Endoneuralraum ab, der von Ausläufern der Hirnhäute umgeben wird, die als Perineuralscheide Hirn- und Rückenmarksnerven begleiten.

e) Blut-Hirn-Schranke, Blutmilieu und Liquormilieu

Blut-Hirn-Schranke. Das Gehirn nimmt in bezug auf Austauschvorgänge gegenüber Stoffen einer bestimmten Molekülgröße und -beschaffenheit unter allen Organen eine Sonderstellung ein, die Hirnkapillaren bilden generell eine *Blut-Hirn-Schranke.* (In *Teilbereichen anderer Organe* sind vergleichbare Schranken als *Blut-Retina-Schranke, Blut-Thymus-Schranke* und *Blut-Hoden-Schranke* aufgebaut.) Nur an wenigen, sehr eng begrenzten Stellen des Gehirns, in den *neurohämalen Regionen zirkumventrikulärer Organe* (→ Bd. 2) fehlt die Blut-Hirn-Schranke. In ihnen werden Neurohormone an das Blut abgegeben. »Schrankenpflichtige« Stoffe, die sonst von der Blut-Hirn-Schranke zurückgehalten werden, verlassen die Blutgefäße und treten in den perivaskulären Raum.

Blutmilieu und Liquormilieu. Die Blut-Hirn-Schranke scheidet das *Blutmilieu* in den Blutgefäßen vom *Liquormilieu* des Interzellularraums des Gehirns, der den *intramuralen Liquor* enthält. Dieser steht mit dem *Ventrikelliquor* über die durchgängigen Interzellularspalten der Ependymzellen in einer (durch diese kontrollierten) Verbindung. Der *Interzellularraum des Gehirns* kommuniziert über Perivaskularspalten der Hirngefäße mit dem *Interzellularraum der Leptomeninx.*

Die Blut-Hirn-Schranke wird ergänzt durch die *Blut-Liquor-Schranke,* die an den Grenzen der neurohämalen Regionen zirkumventrikulärer Organe und zwischen der harten und der weichen Hirnhaut (Neurothel) ausgebildet ist.

7. Haut und Hautanhangsgebilde

Als *Haut* bezeichnet man die Bedeckung der äußeren Körperoberfläche. Die Haut ist über den verschiedenen Körperpartien unterschiedlich differenziert. Spezifische Bildungen der Haut sind die Hautsinnesorgane sowie die »Hautanhangsgebilde« – Hautdrüsen, Haare und Nägel.

Im Gegensatz zur Haut bedecken die Schleimhäute innere Oberflächen – ausgenommen die häufig zu den Schleimhäuten gerechnete Augenbindehaut. An den Körperöffnungen – Lippen, Nasenlöcher, Harnröhrenmündung, Scheideneingang und After – sowie am Rand der Augenlider geht die Haut kontinuierlich in eine Schleimhaut über.

A. Haut

Die Haut, beim Erwachsenen etwa 1,6 m^2 groß, ist ein Organ mit vielfältigen Aufgaben.

Schutzfunktion. Die Haut schützt den Körper vor mechanischen, thermischen und chemischen Schäden sowie vor dem Eindringen zahlreicher Krankheitserreger durch Verhornung des Epithels und durch Drüsensekrete.

Zahlreiche Stoffe (z. B. Salben, in Salben gelöste Medikamente) können aber in die Haut eindringen.

Temperaturregulierung. Durch Erweiterung oder Verengung der Hautblutgefäße und durch Flüssigkeitsabgabe über Hautdrüsen trägt die Haut zur Regulierung der Körpertemperatur bei.

Behindert ungeeignete Kleidung die Wärmeabgabe, so kann es zu einer Wärmestauung (mit geringfügigem Temperaturanstieg) kommen.

Wasserhaushalt. Die Haut schützt den Körper einerseits vor Flüssigkeitsverlusten, sie gibt andererseits Flüssigkeit und Salze in gesteuerten Mengen durch Drüsen ab.

Bereits der Verlust (z. B. durch Verbrennung) der Haut von etwa 9% der Körperoberfläche (etwa die Haut eines Arms) führt u. a. durch Salz- und Wasserverlust zu einem lebensbedrohlichen Zustand.

Sinnesfunktion. Eine große Zahl von Rezeptoren, Hautsinnesorganen, macht die Haut insgesamt zu einem Sinnesorgan, über das mechanische und thermische Reize sowie Schmerzreize wahrgenommen werden.

Bei krankhaftem Verlust dieser Sinnesfunktionen ist der Mensch durch mechanische, thermische oder chemische Einwirkungen gefährdet.

Kommunikation. Durch Erröten, Erblassen, »Haarsträuben« und andere – von efferenten Fasern vegetativer Nerven gesteuerte – Äußerungen wird die Haut zu einem »Organ für Mitteilungen des vegetativen Nervensystems«, zu einem Kommunikationsorgan.

Auch der elektrische Widerstand der Haut wird u. a. durch das vegetative Nervensystem über Drüsensekretion beeinflußt (Grundlage des »Lügendetektors«).

Immunfunktion. Die Haut besitzt einen erheblichen Anteil der Zellen des spezifischen Abwehrsystems, sie nimmt in charakteristischer Weise an immunbiologischen Abwehrvorgängen teil.

Allgemein bekannte spezifische Reaktionsweisen der Haut sind z. B. die bei Scharlach, Masern und Röteln auftretenden Hautveränderungen.

Die meisten dieser verschiedenartigen Funktionen sind Gemeinschaftsleistungen von Strukturen aller Schichten, aus denen die Haut zusammengesetzt ist.

Die Haut ist der ärztlichen Beobachtung und Untersuchung mehr als jedes andere Organ unmittelbar zugänglich. Da sie überdies an der Symptomatik zahlreicher Allgemeinerkrankungen (z. B. Zyanose bei Herzkrankheiten, umschriebene Rötungen bei Infektionskrankheiten, Veränderungen bei Ernährungsstörungen, hormonellen Störungen u. a.) teil hat, beansprucht sie besonderes Interesse. Die Haut wird bei der Differentialdiagnose nahezu jeder inneren Erkrankung berücksichtigt.

1. Hautschichten

Die Haut entsteht aus zwei Komponenten. Die oberflächliche Hautschicht geht aus dem Oberflächenektoderm hervor, die tieferen Schichten entwickeln sich aus dem darunter liegenden Mesenchym. Die Differenzierungen beider Komponenten sind in allen Bildungen der Haut durch eine Basalmembran scharf gegeneinander abgegrenzt.

Die **Hautdecke,** *Integumentum commune,* ist aus *Haut* und *Unterhaut* zusammengesetzt (Abb. **70**) und reicht bis zur allgemeinen Körperfaszie.

Die **Haut,** *Cutis,* besteht ihrerseits aus zwei Schichten, aus der
- *Oberhaut, Epidermis,* einem mehrschichtigen verhornten Plattenepithel, sowie der
- *Lederhaut, Dermis [Corium],* einem engen Geflecht aus Kollagenfasern und elastischen Netzen, das mit der Oberhaut verzahnt ist.

Oberhaut und Lederhaut werden in weitere Schichten unterteilt.

Die **Unterhaut,** *Tela subcutanea,* eine durch Faserzüge unterkammerte, Fettgewebe enthaltende Bindegewebsschicht, ist fest mit der Lederhaut verbunden, aber gegen die allgemeine Körperfaszie verschieblich.

Geweblicher Aufbau und Dicke der Hautschichten variieren stark über den verschiedenen Körperpartien.

a) Oberhaut

Die **Oberhaut,** *Epidermis,* bildet als Oberflächenschicht den Abschluß der Haut und damit die Hautoberfläche (Abb. **70**).

Hautoberfläche

Die *Hautoberfläche* besitzt ein variables Grobrelief und ein konstantes Feinrelief.

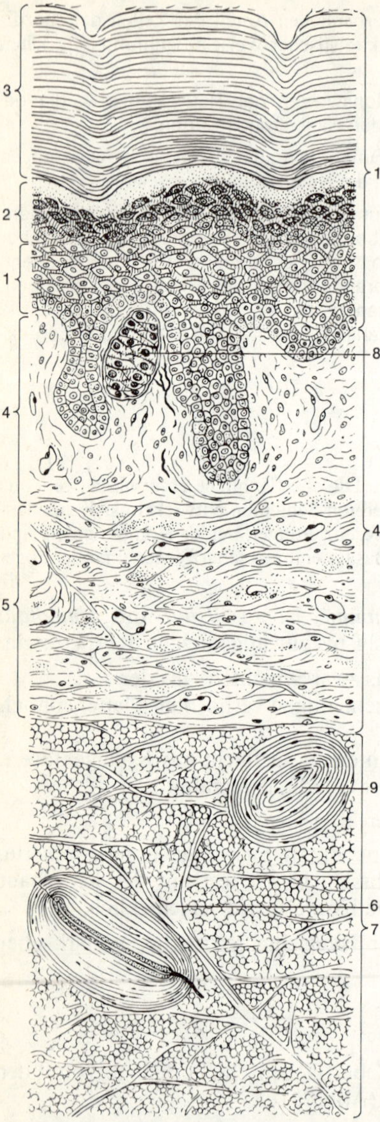

1–5 *Cutis* = Epidermis und Dermis
1–3 *Epidermis*
1 Regenerationsschicht
2 Hornbildungsschicht
3 Hornschicht
4, 5 *Dermis*
4 Papillarschicht
5 Geflechtschicht
6 Retinacula cutis
7 *Tela subcutanea*
8 Meissnersches Tastkörperchen
9 Vater-Pacinisches Lamellenkörperchen

Abb. 70. **Haut und Unterhaut (Integument)**
(aus *Feneis, H.:* Anatomisches Bildwörterbuch, 5. Aufl. Stuttgart, Thieme 1982)

Das *Grobrelief* kommt durch *Faltenbildung* zustande – beim gut genährten Jugendlichen durch *Reservefalten*. Diese sind stark ausgeprägt über Gelenken, besonders über deren Streckseite, wo sie bei Beugung verstreichen. Mit zunehmendem Alter treten normalerweise auch über anderen Körperpartien *Falten* auf. Sie gehen hauptsächlich auf Veränderungen der Bindegewebsgrundsubstanz, verbunden mit Verminderung des Wassergehalts sowie auf Verringerung der Elastizität elastischer Netze im Hautbindegewebe zurück.

Anhand des *Feinreliefs* unterscheidet man *Felderhaut* und *Leistenhaut*.

Die **Felderhaut,** die den weitaus größten Anteil der Haut stellt, ist durch feine, rillenförmige Furchen in rhombische Felder unterteilt. Abhängig von der örtlich unterschiedlichen mechanischen Beanspruchung ist die Verzahnung zwischen Oberhaut und Lederhaut lokal verschieden stark; die Haut über Knie und Ellenbogen ist z. B. durch zahlreiche, tiefe, die der Wange dagegen durch weniger zahlreiche, flache Verzahnungen charakterisiert.

In der Höhe der Felder münden Schweißdrüsen, an umschriebenen Stellen auch Duftdrüsen. In den Furchen stehen Haare mit Talgdrüsen.

Die **Leistenhaut,** die *Handteller* und *Fußsohle* bedeckt, zeigt parallel angeordnete Leisten und Furchen, deren Anordnung auf die Gestalt der Lederhaut zurückgeht (→ Papillarkörper, S. 167). Im Bereich der Leistenhaut sind Oberhaut und Lederhaut sehr stark verzahnt. Das Muster der Leisten ist genetisch festgelegt, also für den einzelnen Menschen charakteristisch; es kehrt bei Regeneration nach Entfernung der obersten Hautschichten, z. B. nach Verbrennung, in der ursprünglichen Form wieder.

An der Fingerbeere unterscheidet man vier Typen von – in sich variablen – Leistenmustern; Bogen, Schleife, Doppelschleife und Wirbel. Die genetisch bedingte, individualspezifische Ausbildung der Leistenmuster der Fingerbeeren bildet die Grundlage für die Anwendung des Fingerabdrucks (Daktylogramm) im Erkennungsdienst.

Die Leistenhaut besitzt weder Haare noch Talg- oder Duftdrüsen. Die Schweißdrüsen münden in der Höhe der Leisten.

Schichten der Oberhaut

Die **Epidermis,** ein mehrschichtiges verhornendes Plattenepithel, ist über den meisten Körperpartien 0,04 mm, höchstens 0,2 mm dick. In Hohlhand und Fußsohle (Leistenhaut) mißt die Epidermis 0,75–1,2 mm, in Schwielen 2 mm und mehr.

Die Epidermis regeneriert ständig aus einer basalen Epithelschicht. Von den beiden Tochterzellen einer der zahlreichen Mitosen wandert jeweils eine im Verlauf von etwa 30 Tagen zur Oberfläche, wobei die Zellen – schrittweise verhornend – Aussehen und Färbbarkeit ändern und schließlich als Hornschuppen abgestoßen werden. Der Vorgang führt zur Ausbildung von mikroskopisch sichtbaren Epidermisschichten, die allerdings nur in der Leistenhaut durchgängig ausgebildet sind: der *Regenerationsschicht* (Stratum basale), der *Differenzierungsschicht (Hornbildungsschicht:* Stratum granulosum und Stratum lucidum) und der *Hornschicht* (Stratum corneum).

Die *Regenerationsschicht* enthält außer den hornbildenden Zellen (Keratozyten) auch Pigmentzellen (Melanozyten), Zellen des Immunsystems (Langerhans-Zellen) und Merkelsche Tastscheiben (→ S. 171).

Die *Melanozyten* produzieren nachgeburtlich das braunschwarze Pigment *Melanin* und geben es an Epithelzellen ab – bei hellhäutigen Rassen in feinkörniger, bei dunkelhäutigen in grobkörniger Form. Das Melaninpigment schützt die basalen Epidermisschichten vor den die Mitosen schädigenden Ultraviolettstrahlen. Durch verstärkte Bestrahlung kann Melaninbildung provoziert werden (Sonnenbräune).

Die *Langerhans-Zellen* sind verzweigt und nicht mit den Epithelien durch Zellkontakte verbunden. Als *akzessorische Zellen des Immunsystems* sind sie zur Antigenaufnahme befähigt (→ S. 79 f.).

In den Zellen der *Differenzierungsschicht* entstehen *lamellierte Granula, Keratohyalinkörner* und *Filamentbündel.* Die lamellierten Granula enthalten Lipide, die sich – in den Interzellularraum ausgeschieden – ausbreiten und eine Barriere bilden. Sie verhindert, daß Körperflüssigkeit über den Interzellularraum verlorengeht, in ihr können sich aber auch von der Hautoberfläche her Lipide (z. B. Salben) ausbreiten.

Die Keratohyalinkörner verbacken mit den Filamenten zu *Hornschuppen.* Diese sind widerstandsfähig gegen Säuren, durch Laugen werden aber die Desmosomen und damit die Epithelzellen gelöst. Die Hornbildung wird durch Vitamin A gesteuert; Vitamin-A-Mangel führt zu überschießender Hornbildung, Hyperkeratose.

Hautfarbe

Die Hautfarbe wird hauptsächlich von zwei Faktoren bestimmt, von der *Farbe des Bluts der Hautgefäße* und von den *Melanozyten;* eine weitere Farbkomponente entsteht durch Einlagerung von *Karotin* in die Epidermis. Die Hautfarbe zeigt bei hellhäutigen Rassen folgende lokale Unterschiede.

Die rote *Farbe des arteriellen Bluts* bestimmt die Hautfarbe von Gesicht, Handteller, Fußsohle, oberer Rumpfhälfte und Gesäßbacken. Die bläuliche *Farbe des venösen Bluts* überwiegt in der unteren Rumpfhälfte und auf Hand- und Fußrücken.

Die braune *Melaninpigmentation* tritt verstärkt in der Haut der Achselhöhle, der äußeren Geschlechtsorgane, der Innenseite der Oberschenkel sowie in der perianalen Haut auf. Provoziert durch Lichteinwirkung zeigen auch die Gesichtshaut und die Haut anderer, dem Licht ausgesetzter Körperteile verstärkte Melaninpigmentation.

Karotin erzeugt einen gelblichen Farbton hauptsächlich in Gesicht, Handteller und Fußsohle, der durch karotinreiche Nahrung verstärkt werden kann.

Eine vermehrte bläuliche Verfärbung in den vom arteriellen Blut bestimmten Hautpartien, Zyanose, zeigt einen Sauerstoffmangel des arteriellen Bluts, z. B. bei Herzkrankheiten, an.

b) Lederhaut

Die **Lederhaut,** *Dermis [Corium]* (Abb. **70**), ist ein dichtes Geflecht aus Kollagenfasern, durchsetzt von elastischen Netzen. Es verleiht der Haut Reißfestigkeit und reversible Verformbarkeit; aus der Dermis tierischer Häute wird durch Gerben Leder gewonnen (»Lederhaut«). Die Dermis besitzt zahlreiche Blut- und Lymphgefäße, Nerven und Rezeptoren, sie nimmt die Haarwurzeln und deren Wurzelscheiden sowie die Hautdrüsen auf. In den Maschen der Dermis liegen Bindegewebszellen und Zellen der Abwehrsysteme. Man unterscheidet aufgrund der Faseranordnung die *Papillarschicht* und die *Geflechtschicht.*

Schichten der Lederhaut

Die **Papillarschicht** *(Papillarkörper), Stratum papillare,* grenzt unmittelbar an die Epidermis und ist mit dieser durch zapfenartige Kollagenfaserschleifen, die *Bindegewebspapillen,* verzahnt; diese ragen in entsprechende Vertiefungen der Epidermis hinein und wirken dadurch einer Abscherung der Epidermis entgegen. Das lockere Bindegewebe, das die Kollagenfasern begleitet, enthält Schlingen von Blutkapillaren, Lymphkapillaren, Nervenaufzweigungen und Sinnesorgane (→ Meissnersche Tastkörperchen, S. 171) sowie Bindegewebszellen (Fibrozyten und Zellen der Abwehrsysteme).

Die **Geflechtschicht,** *Stratum reticulare,* setzt die Papillarschicht zur Unterhaut hin fort. Die Geflechtschicht enthält durchflochtene starke Kollagenfaserbündel; auf ihnen beruht die Reißfestigkeit der Haut. Die Dehnbarkeit der Haut geht hauptsächlich auf Winkelverstellungen der Kollagenfaserbündel zurück; elastische Netze bewirken die Rückordnung des Fasergeflechts.

Das Kollagenfasergeflecht ist örtlich unterschiedlich ausgerichtet; der Nadelstich in die Haut hinterläßt einen Spalt, kein kreisrundes Loch. Die Richtung der Spaltlinien geht mit Spannungsunterschieden in der Haut einher (Abb. **71**).

Schneidet man senkrecht zum Verlauf der Spaltlinien, so klafft die Haut. Der Chirurg legt die Hautschnitte möglichst in Richtung der Spaltlinien, damit wird die Heilung beschleunigt und das kosmetische Resultat verbessert.

Bei erheblicher Überdehnung der Haut, z. B. der Bauchhaut in der Schwangerschaft, entstehen Einrisse im Gefüge der Lederhaut, die als helle Streifen, Striae distensae, sichtbar werden.

c) Unterhaut

Die **Unterhaut,** *Tela subcutanea* (kurz: Subcutis, Abb. **70**), ein lockeres, durch Bindegewebsfaserzüge unterkammertes, fettgewebsreiches Bindegewebe, stellt die Verbindung zwischen Haut und oberflächlicher Körperfas-

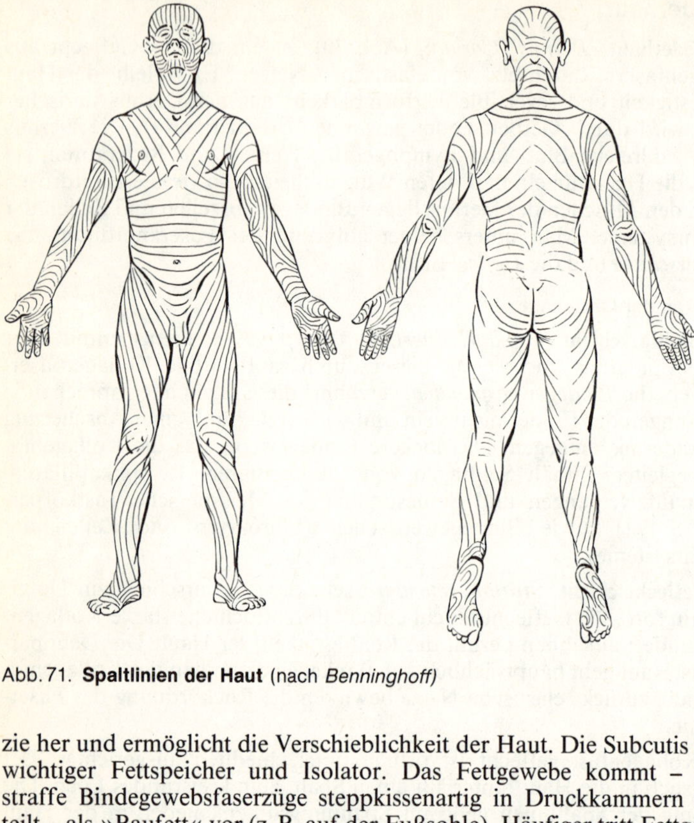

Abb. 71. **Spaltlinien der Haut** (nach *Benninghoff)*

zie her und ermöglicht die Verschieblichkeit der Haut. Die Subcutis ist ein wichtiger Fettspeicher und Isolator. Das Fettgewebe kommt – durch straffe Bindegewebsfaserzüge steppkissenartig in Druckkammern unterteilt – als »Baufett« vor (z. B. auf der Fußsohle). Häufiger tritt Fettgewebe als »Depotfett« auf (z. B. als Fettpolster, Panniculus adiposus, unter der Haut des Rumpfs). An der Grenze von Haut und Unterhaut und in der Unterhaut liegen weitere Sinnesorgane (→ Vater-Pacinische Tastkörperchen, S. 172).

Die Ausbildung auch des »Depotfetts« wird genetisch bestimmt und u. a. hormonell gesteuert; beim Mann wird die Bauchhaut, bei der Frau die Haut von Brust, Hüften und Gesäß bevorzugt von subkutanem Fett unterlagert.

Straffe Verbindungen der Haut mit der Unterlage entstehen durch derbe Bindegewebsfaserzüge, *Retinacula cutis* (z. B. in Hohlhand, Fußsohle). Im Bereich von Gesicht, Kopfschwarte und Anus ist die Haut fest mit der unterlagernden Muskulatur oder Sehne verbunden (im Gesicht: Grundlage der Mimik!).

Lockere Verbindungen der Haut mit der Unterlage ermöglichen eine starke Hautverschieblichkeit. Sie wird über einigen Körperpartien (z. B. Augenlider, Lippen, Penis, Scrotum) verstärkt durch den Mangel an subkutanem Fettgewebe.

In locker mit der Unterlage verbundene Hautpartien kann sehr leicht vermehrt Flüssigkeit eingelagert werden (Ödembildung).

2. Gefäße und Nerven von Haut und Unterhaut

a) Blut- und Lymphgefäße

Die Blutgefäße der stark vaskularisierten Haut dienen zugleich der Hauternährung und der Temperaturregulation des Körpers.

Temperaturregulation. Die hauptsächlich in den Muskeln und der Leber erzeugte Wärme wird mit dem Blut in die Haut getragen, es entsteht ein Temperaturgefälle, das u.a. durch Arteriolen und arteriovenöse Anastomosen der Haut reguliert wird. Stärkere Durchblutung führt zu vermehrter Wärmeabgabe, die Temperatur der »Körperschale« (Rumpfhaut, distale Anteile der Arme und Beine) steigt. Bei geringerer Durchblutung sinken Wärmeabgabe und Temperatur der »Körperschale«. Der »Körperkern« (zentrale Anteile von Rumpf und Kopf) bleibt temperaturkonstant.

Messungen der Körpertemperatur im Bereich der »Körperschale« können deshalb nur dann direkt verglichen werden, wenn sie an derselben Stelle und bei gleicher Umgebungstemperatur vorgenommen werden. Oral und rektal kann die Temperatur des »Körperkerns« gemessen werden.

Die **Arterien** der Haut (Abb. 72) bilden zwischen Cutis und Subcutis ein Geflecht, aus dem Zweige zu Haarwurzeln und Schweißdrüsen ab- und in

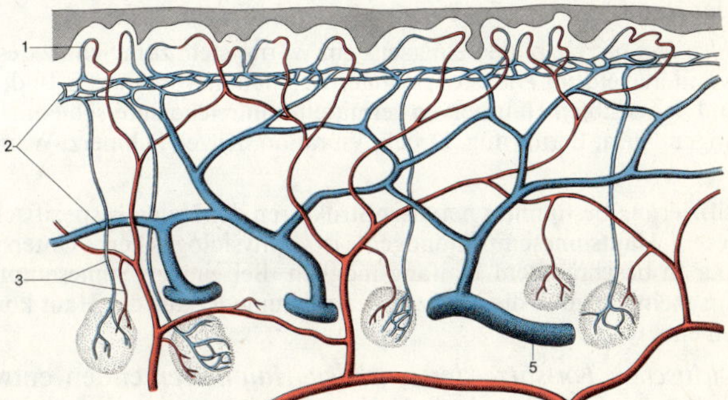

Abb. 72. **Blutgefäße der Haut** (nach *Horstmann*)
1 Kapillarschlingen in den Papillen der Lederhaut
2 kutaner Venenplexus
3 Äste zu Haarwurzeln und Schweißdrüsen
4 subkutane Arterie
5 subkutane Vene

den Papillarkörper aufsteigen. Die aufsteigenden Zweige bilden den subpapillären Plexus, der Kapillarschlingen in die Bindegewebspapillen der Lederhaut entsendet.

Durch *arteriovenöse Anastomosen* – kleine arteriovenöse Organe an den Akren (Fingerspitzen) – kann durch Umgehung der Kapillarschlingen zur Temperaturregulation die Strömungsgeschwindigkeit in Arterien und Venen erheblich beeinflußt werden.

Die Dichte der Kapillarschlingen schwankt, sie beträgt 20–60 Kapillarschlingen/ mm^2. Da der Gewebsdruck normalerweise unter dem Blutdruck in den Kapillaren liegt, bleiben diese geöffnet.

Bei äußerem Druck von 60–80 mm Hg und mehr, z. B. bei Bettlägerigen, werden die Hautkapillaren gedrosselt. Kurzdauernde Drosselung der Durchblutung hat keine Folgen, bei längerdauernder Drosselung erleidet die Haut dagegen Ernährungsstörungen, die zu Geschwüren führen, ein Dekubitus entsteht.

Die **Venen** bilden gleichfalls Netze in der Lederhaut, vor allem unter den Papillen, und in der Subcutis (kutaner Venenplexus, Abb. **72**).

Die **Lymphgefäße,** netzförmig in den Schichten der Haut angeordnet, erhalten Zufluß aus Lymphkapillaren des Papillarkörpers. Die Lymphe fließt größtenteils über subkutane Lymphbahnen ab. Verbindungen zu subfaszialen Lymphbahnen bestehen in lokal unterschiedlicher Anzahl.

b) Nerven

Die Haut wird von sensiblen sowie von vegetativen efferenten Nervenfasern reich innerviert.

Die *vegetativen efferenten Nervenfasern* versorgen Blutgefäße, Drüsen und Haarmuskeln der Haut.

Die *sensiblen Hautnerven* bilden einerseits ein Warnsystem zum Schutz des Körpers, sie stehen andererseits im Dienste wichtiger Regulationsvorgänge, z. B. der Wärmeregulation. Die sensiblen Hautnerven vermitteln zahlreiche unterschiedliche Sinnesempfindungen – u. a. Berührung, Druck, Vibration, Kitzel, Schmerz, Wärme, Hitze, Kälte.

Die Identifizierung bestimmter nervöser Strukturen der Haut als spezifische Rezeptoren dieser Hautsinnesempfindungen ist, physiologischen Untersuchungen zufolge, nur in beschränktem Umfang möglich. Bei einigen Sinnesempfindungen spielt wahrscheinlich auch die zentrale Verarbeitung der aus der Haut kommenden Afferenzen eine Rolle.

Die *dendritischen Fortsätze der sensiblen Hautnerven* enden entweder an *Nervenendkörperchen* oder als *freie Nervenendigungen.*

Nervenendkörperchen

Die *Nervenendkörperchen, Corpuscula nervosa terminalia,* der Haut (Abb. **70** u. **73**) gelten als *Mechanorezeptoren.* Mechanische Verformungen der Nervenendkörperchen führen zur Erregungsbildung in der afferenten Nervenfaser. In den Nervenendkörperchen sind die Nervenfaserendigun-

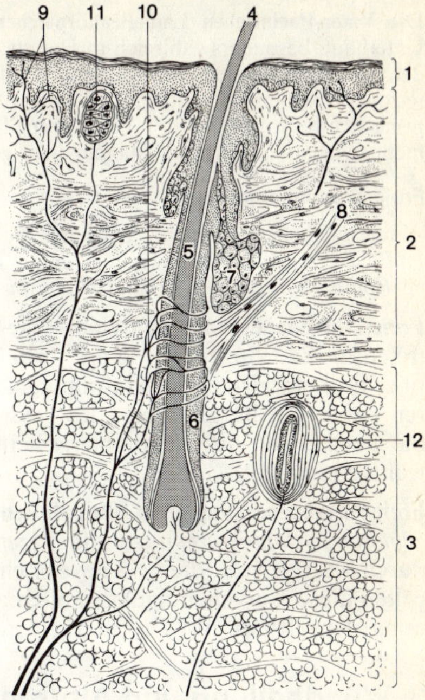

Abb. 73. **Haar und Nervenendigungen in der Haut**
1 Epidermis
2 Dermis
3 Tela subcutanea
4 Haarschaft
5 Haarwurzel
6 Haarwurzelscheide
7 Haarbalgdrüse (Talgdrüse)
8 M. arrector pili
9 freie Nervenendigungen in Epidermis und Dermis
10 Nervenendigung an Haarwurzelscheide
11 Meissnersches Tastkörperchen
12 Vater-Pacinisches Lamellenkörperchen

gen in jeweils besonderer Weise mit anderen zellulären Gewebselementen zu kleinen Sinnesorganen verbaut, die von einer Bindegewebskapsel umgeben werden.

Die afferenten Nervenfasern aus Nervenendkörperchen (= dendritische Fortsätze pseudounipolarer Ganglienzellen des Spinalganglion) sind markhaltig vom Typ Aβ (Durchmesser 10–15 µm, Leitungsgeschwindigkeit 30–60 m/s). Eine Nervenfaser kann durch Kollateralen mit mehreren Körperchen verbunden sein.

Unter den zahlreich bekanntgewordenen Formen kommen *Merkelsche Tastscheiben, Meissnersche Tastkörperchen, Vater-Pacinische Lamellenkörperchen* sowie die *Genitalkörperchen* regelmäßig an bestimmten Stellen der Haut vor.

Die **Merkelschen Tastscheiben,** *Menisci tactus,* sind helle Zellen in basalen Schichten der Epidermis, denen sich Endigungen peripherer Fortsätze sensibler Neurone anlegen.

Die **Meissnerschen Tastkörperchen,** *Corpuscula tactus,* liegen in den Bindegewebspapillen der Lederhaut, hautpsächlich der Fingerbeeren. Die etwa 0,1 mm langen, 0,04 mm breiten ovalen Körperchen sind aus 5 bis 10 keilförmigen, übereinandergeschichteten Zellen aufgebaut.

Die **Vater-Pacinischen Lamellenkörperchen,** *Corpuscula lamellosa,* liegen in der Unterhaut, besonders zahlreich in Handteller und Fußsohle (sie kommen auch in der Nähe von Faszien, Periost, Sehnen, Blutgefäßen sowie in Mesenterien und in retroperitonealen Organen, z. B. im Pancreas, vor). Die 2–4 mm langen, makroskopisch sichtbaren, birnenförmigen, knorpelharten Körperchen bestehen aus 50 und mehr zwiebelschalenförmig übereinander gelegten lamellären Zellen.

Freie Nervenendigungen

»Freie Nervenendigungen« gelten als *Rezeptoren für Schmerz-, Druck-. Wärme- und Kälteempfindungen* sowie für *Jucken.* Freie Nervenendigungen werden häufig an *Haarbälgen, Blutgefäßen* und *frei im Bindegewebe* gefunden.

Freie Nervenendigungen an Haarbälgen bilden eine *Nervenmanschette,* sie treten in die Wurzelscheide ein, verlaufen zentral in longitudinaler, peripher in mehr zirkulärer Anordnung – besonders ausgeprägt bei Tasthaaren (Abb. **73**). Berührungen des Haars erzeugen hebelartige Wirkungen. Sie werden von der Nervenmanschette nach Art eines *Mechanorezeptors* wahrgenommen.

Freie Nervenendigungen an Blutgefäßen und im Bindegewebe sind teils *Nozizeptoren (Schmerzrezeptoren* und *Rezeptoren für Jucken)* – d. h. sie werden durch Stoffe erregt, die bei Gewebsschädigungen freigesetzt werden. Teils gelten diese Nervenendigungen auch als *Mechanorezeptoren* (Tastempfindung, Kitzel) und als *Thermorezeptoren* (Wärme und Kälteempfindung).

3. Wundheilung und Alterung der Haut

Wundheilung. Nach einer Verletzung der Haut wächst vom Wundrand her Epithelgewebe über das regenerierende Bindegewebe der Wunde, eine Hautnarbe entsteht. Wegen der starken Vaskularisation des regenerierenden Bindegewebes ist die Narbe zunächst rötlich gefärbt. Mit Zunahme der Kollagenfasern in der Dermis wird die Narbe silberweiß. Hautanhangsgebilde werden im Narbenbereich nicht wieder gebildet.

Die **Alterung** der Haut geht mit Veränderungen einher, die hauptsächlich Ausdruck der *allgemeinen Alterung des Bindegewebes* sind. Der Papillarkörper atrophiert, die Höhe der Bindegewebspapillen nimmt ab. Die Verringerung der Elastizität der elastischen Netze hat eine Verzögerung der Rückstellbewegung von Hautfalten zur Folge. Veränderungen in der chemischen Zusammensetzung der Bindegewebsgrundsubstanz führen zur Wasserverarmung und zur Abnahme des Hautturgors. Melanozyten gehen zugrunde oder verlieren ihren Kontakt zur Epidermis, die Hautpigmentation wird »fleckig«.

Ultraviolettbestrahlung (»Höhensonne«) beschleunigt den Elastizitätsverlust der Haut.

B. Hautanhangsgebilde

Die Hautanhangsgebilde – *Drüsen, Haare, Nägel* – wachsen in formal gleichartiger Weise als solide Epithelzapfen ins Bindegewebe ein und differenzieren sich sekundär. An ihrem Aufbau beteiligt sich das umgebende Bindegewebe. In Haaren, Nägeln und Talgdrüsen tritt eine *Schichtenbildung* auf, die sich mit der Schichtung des verhornenden mehrschichtigen Plattenepithels der Epidermis vergleichen läßt.

1. Hautdrüsen

Man unterscheidet drei Arten von *Hautdrüsen, Glandulae cutis,* von denen jede ein spezifisches Sekret produziert: *Schweißdrüsen, Duftdrüsen* und *Talgdrüsen* (Abb. **74**).

Die **Schweißdrüsen,** *Glandulae sudoriferae,* insgesamt etwa 2 Millionen, kommen nahezu überall in der Haut vor, vermehrt in der Haut der Stirn, der Handteller und Fußsohlen. Das saure Sekret der Schweißdrüsen (pH 4,5) hemmt das Bakterienwachstum auf der Haut, indem es einen »Säureschutzmantel« (hauptsächlich durch Milchsäure) bildet, und dient durch Verdunstung der Wärmeregulation; mit dem Sekret werden ferner auch Stoffe ausgeschieden (Kochsalzgehalt etwa 0,4%, bis zu 0,03% absinkend).

Die **Duftdrüsen** liegen in Form größerer Drüsenpakete in der Haut der Achselhöhle, des Mons pubis, der großen Schamlippen und, als *Glandulae circumanales,* in der perianalen Haut. Kleinere Drüsen vom gleichen Typ enthält das Augenlid, *Glandulae ciliares,* die Haut des äußeren Gehör-

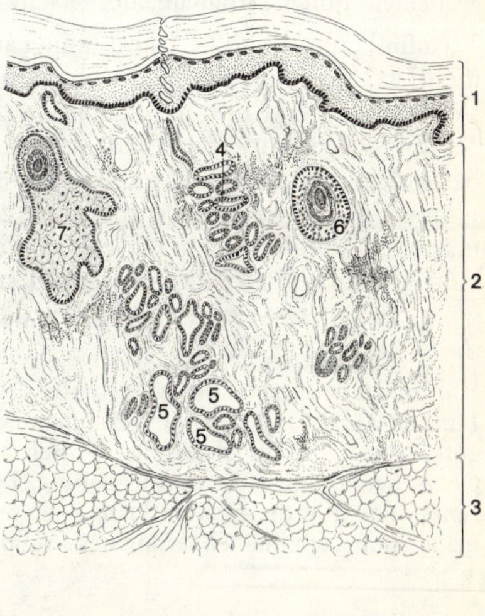

Abb. 74. **Hautdrüsen, Achselhöhlenhaut**
1 Epidermis
2 Dermis
3 Tela subcutanea
4 Schweißdrüse
5 Duftdrüse
6 Haarwurzelscheide
7 Haarbalgdrüse mit Haarwurzelscheide

gangs, *Glandulae ceruminosae,* sowie des Nasenvorhofs. Zum Typ der Duftdrüsen gehören auch die *Milchdrüsen* und die *Glandulae areolares* des Brustwarzenvorhofs. Die Duftdrüsen produzieren ein fettiges, alkalisches Sekret. Bei der Frau werden zyklusabhängige Schwankungen der Sekretproduktion beobachtet.

Da im Bereich der Duftdrüsen der Säureschutzmantel fehlt, werden diese nicht selten von Hautbakterien infiziert (sog. Schweißdrüsenabszeß!).

Die **Talgdrüsen,** *Glandulae sebaceae,* kommen – wenige Stellen ausgenommen – nur in der behaarten Haut als Haarbalgdrüsen vor. Ihr Sekret, der Hauttalg, *Sebum,* von dem täglich 1–2 g produziert werden, ist wegen seines Gehaltes an Fettsäuren keimtötend, macht – besonders in der Vermischung mit Schweiß – die Haut geschmeidig und widerstandsfähig gegen Wasser und trägt zum Glanz der Haare bei.

Durch Verstopfung des Ausführungsgangs einer Talgdrüse entsteht der »Mitesser«, Komedo.

2. Haare

Haare, Pili, dienen dem Wärmeschutz und der Tastempfindung. Sie fehlen nur an wenigen Stellen der Körperoberfläche (Handteller, Fußsohle, Teile der äußeren Geschlechtsorgane). Man unterscheidet *Lanugohaare* und *Terminalhaare,* wobei Zwischenformen von dieser gebräuchlichen Einteilung nicht erfaßt werden.

Lanugohaare, Flaum- oder Wollhaare, entstehen beim Feten. Sie stehen einzeln, sind kurz, dünn, hell und wurzeln in der Lederhaut. Die Lanugohaare verschwinden postnatal, sie werden beim Kind von einem *Zwischenhaarkleid* abgelöst, das großenteils durch Terminalhaare, verstärkt in der Pubertät, ersetzt wird.

Terminalhaare (Abb. **73**) sind länger und dicker als Lanugohaare und pigmentiert. Sie entstehen in verschiedenen Zeiträumen des nachgeburtlichen Lebens, verstärkt und geschlechtsspezifisch different in der Pubertät. Die Terminalbehaarung ist lokal unterschiedlich stark entwickelt, sie kann, besonders beim Mann, nahezu die ganze Haut bedecken. Individuelle Unterschiede der Behaarung sind zahlreich. Namentlich unterscheidet man der Lokalisation nach im *Kopfbereich* die Kopfhaare, *Capilli,* Barthaare, *Barba,* Haare des äußeren Gehörgangs, *Tragi,* Haare am Naseneingang, *Vibrissae* – im *Rumpfbereich* die Haare der Achselhöhle, *Hirci,* und die Schamhaare, *Pubes.*

Hormonell bedingt ist die *geschlechtsspezifische Verteilung* der Terminalbehaarung. Für den *Mann* sind – bei großer individueller Variabilität – typisch die zum Nabel aufsteigende Schambehaarung, die Behaarung der Brust und der Innenfläche der Oberschenkel sowie die Bartbehaarung. Typisch männlich ist die Neigung zur Glatzenbildung. Für die *Frau* sind eine oben horizontal begrenzte Schambehaarung und mangelnde Terminalbehaarung des Rumpfes charakteristisch.

Endokrine Störungen bei der Frau, die zur Vermännlichung führen (z. B. Erkrankungen der Nebennierenrinde), können die Ausbildung eines männlichen Haarkleids (Hypertrichosis) und Glatzenbildung hervorrufen (Virilismus, Hirsutimus). Männlichen Kastraten fehlt dagegen das typisch männliche Haarkleid.

Das *Terminalhaar* steckt schräg zur Oberfläche in der zylinderförmigen *Wurzelscheide.* Durch die kollektive Schrägstellung größerer Haarbezirke entstehen *Haarstrich* und *Haarwirbel.* In die Wurzelscheide mündet eine *Talgdrüse.* Oberhalb der Talgdrüsenmündung erweitert sich die Wurzelscheide zum *Haartrichter.* Unterhalb der Talgdrüsenmündung entspringt auf der Seite der Haarneigung ein Bündelchen glatter Muskelzellen, der *Haarmuskel, M. arrector pili.* Er zieht schräg aufwärts in die Lederhaut. Der Muskel kann das Haar aufrichten (Haarsträuben) und die Talgdrüse komprimieren, wobei gleichzeitig die Epidermis an der Stelle der Muskelinsertion grübchenförmig eingezogen wird (»Gänsehaut«).

Am Haar unterscheidet man den *Haarschaft, Scapus pili,* der die Hautoberfläche überragt, und die *Haarwurzel, Radix pili,* die mit der *Haarzwiebel, Bulbus pili,* auf der bindegewebigen *Haarpapille, Papilla pili,* sitzt. Bulbus, Papille und umgebendes Bindegewebe bilden gemeinsam den *Haarfollikel.*

Haarwechsel. Das Haar wächst zyklisch, man unterscheidet *Wachstums-, Involutions-* und *Ruhephase,* dann fällt das Haar aus. Etwa 80% der Haare sind in der Wachstumsphase, 15% in der Ruhephase. Täglich gehen etwa 50 Haare verloren. Der Bulbus wird von der Papille abgeschoben und als *Kolbenhaar* nach außen gedrängt. Aus Epithelresten des Bulbus über der strangartig ausgezogenen Papille wächst ein neues Haar nach. Terminalhaare wachsen im Monat etwa 1 cm, sie können Monate bis Jahre erhalten bleiben.

3. Nägel

Die Nägel schützen Finger- und Zehenendglieder. Sie dienen gleichzeitig der Tastempfindung, indem sie für den Druck, der auf die Tastballen ausgeübt wird, ein Widerlager bilden; bei Verlust eines Nagels ist die Tastempfindung im betroffenen Endglied eingeschränkt.

Der **Nagel,** *Unguis* (Abb. **75**), ist, wie das Haar, eine umschriebene, modifizierte Hornbildung der Epidermis – eine etwa 0,5 mm dicke Hornplatte, die im Nagelbett (vor allem in dessen Epithel, *Hyponychium*) verankert ist. Der Nagel besteht aus polygonalen, dachziegelartig verpackten Hornschuppen.

Der **Nagelkörper,** *Corpus unguis,* hat distal einen freien Rand, die seitlichen Ränder und die proximal gelegene Nagelwurzel dagegen werden von einer Hautfalte, dem *Nagelwall,* umfaßt. Der Nagelwall bildet im Bereich der Nägel die etwa 0,5 cm tiefe *Nageltasche.* Von ihrem vorderen Rand wächst ein epitheliales Häutchen, die *Nagelhaut, Perionyx* (= vorstehender Rand des auf der Nagelwurzel gelegenen Epithels, *Eponychium*), auf die Nageloberfläche. Die Seitenränder des Nagels sind in den *Nagelfalz* eingelassen.

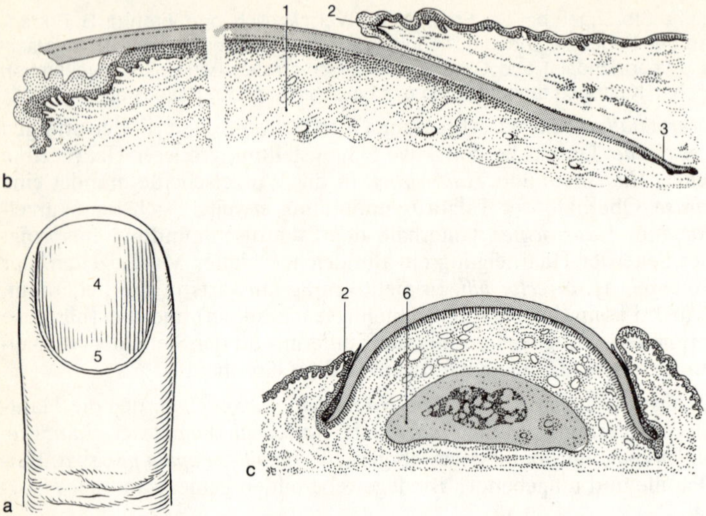

Abb. 75. **Fingernagel** (nach *Rauber-Kopsch*)
a Aufsicht
b Längsschnitt durch das Nagelbett
c Querschnitt durch das Nagelbett
1 Nagelbett
2 Nagelwall
3 Nagelwurzel
4 Nagelkörper
5 Lunula
6 Fingerknochen

Nagelbett, *Matrix unguis,* ist das die Nagelwurzel unterlagernde epitheliale Gewebe, aus dem der Nagel ständig nachwächst, täglich 0,14–0,4 mm. Der proximale Teil des Nagelbetts liegt in der Nageltasche verborgen, der distale Teil schimmert hellrosa, nahe dem proximalen Nagelwall, als nach distal konvexe *Lunula* durch den Nagel. Das Nagelbett setzt sich distal der Lunula in das dunkelrosa durch den Nagel schimmernde *Hyponychium* fort. Auf dieser Epithelschicht wird der Nagel distalwärts vorgeschoben. Das dem Papillarkörper der Haut entsprechende, unter dem Epithel des Nagelbetts und des Hyponychium liegende Bindegewebe ist in längsverlaufende Leisten angeordnet. Das Blut der Kapillaren dieser Bindegewebsleisten verursacht die rosa Farbe des Nagels.

Bei der chirurgischen Entfernung des Nagelkörpers wird das Nagelbett geschont, ein neuer Nagel wächst nach. Bei Zerstörung des Nagelbetts dagegen unterbleibt das Nagelwachstum. Der Nagel zeigt bei einigen Krankheiten diagnostisch wichtige Veränderungen nach Größe, Form, Oberfläche und Farbe.

Spezielle Anatomie des Menschen

8. Obere Extremität

Mit der Aufrichtung des Menschen und der Ausbildung der für ihn typischen Bipedie (Zweifüßigkeit) geht eine Aufgabenteilung und Spezialisierung der beiden Gliedmaßenpaare einher. Die *untere Extremität* bleibt, wenn auch unter etwas anderen mechanischen Bedingungen als beim Quadrupeden (Vierfüßer), weiterhin *Lokomotionsorgan*. Sie trägt nunmehr die Körperlast allein. Die *obere Extremität* ist durch die Bipedie für andere Aufgaben freigeworden. Ihr distaler Abschnitt, die Hand, hat sich zu einem hochspezialisierten *Greif-* und *Tastorgan* entwickelt, das eine differenzierte Motorik und eine reiche sensible Innervation besitzt. Die Hand ist ein wichtiges Ausdrucksorgan (Gebärden) geworden und übernimmt gestaltende Funktionen. Die Instrumente der Hand sind die Finger, wobei dem Daumen eine Sonderstellung zukommt. Er kann den übrigen Fingern gegenübergestellt werden (*Opposition* des Daumens), so daß die Hand als Greifzange wirken kann.

Die Bedeutung des Daumens für die Greiffunktion der Hand läßt sich daran ablesen, daß in der chirurgischen Begutachtung die Beeinträchtigung der Arbeitsfähigkeit bei vollständigem Verlust des rechten Daumens mit 20–25%, bei Verlust des Zeigefingers mit 10% und bei Verlust eines der übrigen Finger mit 0–5% beurteilt wird.

Angesichts der für den Menschen spezifischen Funktion der oberen Extremität ergeben sich für die Verbindung mit dem Rumpf Vorteile aus einer Konstruktion, die der Hand einen möglichst großen Verkehrsraum eröffnet. Die Basis der oberen Extremität, der Schultergürtel, ist – im Gegensatz zum Beckengürtel – nicht fest am Rumpf verankert, sondern außerordentlich beweglich mit dem Brustkorb verbunden. Der Schultergürtel hängt in einer Muskelschlinge, und die einzige Skelettverbindung mit dem Rumpf ist funktionell ein Kugelgelenk (mediales Schlüsselbeingelenk).

Aufbau und Gliederung beider Extremitäten stimmen dennoch weitgehend überein. Obere und untere Gliedmaße bestehen jeweils aus dem *Extremitätengürtel* und der *freien Extremität*. Vom *Schlüsselbein* abgesehen, das mit dem *Schulterblatt* den Gürtel der oberen Extremität, *Schultergürtel*, bildet, sind alle Skelettelemente beider Gliedmaßen Ersatzknochen.

Der Extremitätengürtel der unteren Gliedmaße, der *Beckengürtel*, wird beim Erwachsenen vom *Hüftbein* gebildet. Es ist aus der synostotischen Verschmelzung (18.–20. Lebensjahr) von drei – in einer einheitlichen knorpeligen Beckenplatte entstandenen – Knochen hervorgegangen, aus dem *Darmbein*, dem *Sitzbein* und dem *Schambein*.

Die *Gliederung der freien Gliedmaßen* und die den einzelnen Abschnitten zugehörigen Skelettelemente sind aus der Tab. **3** zu ersehen.

Bei den primitiven vierfüßigen Wirbeltieren (z. B. noch bei den Eidechsen) sind Oberarm und Oberschenkel seitwärts vom Körper abgespreizt, der nur mit großem

Tabelle **3**. Gliederung der Gliedmaßen und zugehörige Skelettelemente

zugehörige Skelettelemente		*Abschnitte der Gliedmaßen*		zugehörige Skelettelemente	
Arm			**Bein**		
Oberarmknochen *Humerus*		**Oberarm** *Brachium*	**Oberschenkel** *Femur*	Oberschenkelknochen *Os femoris*	
		Ellenbogen *Cubitus*	Knie *Genu*		
Speiche *Radius*	Elle *Ulna*	**Unterarm** *Antebrachium*	*-Unterschenkel* *Crus*	Schienbein *Tibia*	Wadenbein *Fibula*
		Hand *Manus*	**Fuß** *Pes*		
		gegliedert in:			
Handwurzelknochen *Ossa carpi*		Handwurzel *Carpus*	Fußwurzel *Tarsus*	Fußwurzelknochen *Ossa tarsi*	
Mittelhandknochen *Ossa metacarpi*		Mittelhand *Metacarpus*	Mittelfuß *Metatarsus*	Mittelfußknochen *Ossa metatarsi*	
Fingerglieder *Ossa digitorum manus* [*Phalanges manus*]		Finger *Digiti manus*	Zehen *Digiti pedis*	Zehenglieder *Ossa digitorum pedis* [*Phalanges pedis*]	

Energieaufwand vom Boden abgehoben werden kann. Unterarm und Unterschenkel sind gegen den Boden abgewinkelt. »Ellenbogen« und »Knie« blicken nach lateral. Bei den Säugervorfahren unter den Reptilien wurden die Extremitäten parallel zum Körper gestellt und nahe an oder unter den Körper gebracht, der nunmehr von den Gliedmaßen frei getragen werden kann. Die hintere (untere) Gliedmaße wurde dabei nach vorn eingedreht (das »Knie« ist kopfwärts gerichtet), die vordere (obere) Extremität nach hinten an den Körper gebracht (der »Ellenbogen« blickt nach hinten). Der Rumpf wird somit federnd abgestützt. Damit bei der nach hinten eingeknickten vorderen Extremität die »Handfläche« dem Boden aufliegen kann und die »Fingerspitzen« kopfwärts weisen, müssen sich die Unterarmknochen überkreuzen (Pronationsstellung). Da die Hinterextremität nach vorn (kopfwärts) gedreht wurde, ist die ehemalige Dorsalseite dieser Gliedmaße beim aufrecht stehenden Menschen nach ventral gerichtet. Die Extensoren an Ober- und Unterschenkel (genetisch dorsale Muskeln) liegen an der Vorderseite, d. h. vor den entsprechenden Extremitätenknochen, während die Extensoren an Ober- und Unterarm ihre ursprüngliche dorsale Position bewahrt haben.

A. Schulter und Achselhöhle

1. Schultergürtel

a) Skelettelemente des Schultergürtels

Das **Skelett des Schultergürtels** besteht aus dem *Schulterblatt, Scapula,* und dem *Schlüsselbein, Clavicula.*

Die **Scapula** (Abb. **76** u. **77**) bildet eine dreieckige, rahmenartig verstärkte, dünne Knochenplatte, die der dorsolateralen Brustwand aufliegt. Die dem Brustkorb zugewandte Fläche, *Facies costalis,* ist geringgradig ausgehöhlt, *Fossa subscapularis,* und dient dem M. subscapularis als Ursprungsfläche. Auf der *Facies posterior* erhebt sich die durch die Haut tastbare *Schultergräte, Spina scapulae.* Sie steigt vom medialen, der Wirbelsäule parallelen Rand, *Margo medialis,* schräg nach lateral kranial an und endet mit einem platten, kräftigen Fortsatz, der *Schulterhöhe, Acromion,* genannt wird und das Schultergelenk von hinten oben überdeckt.

Der Scheitel des vom Seitenrand des Acromion mit der Spina scapulae gebildeten Winkels wird als *Angulus acromialis* bezeichnet. An seinem Vorderrand trägt das Acromion die ovale, fast plane *Facies articularis acromii* zur gelenkigen Verbindung mit dem Schlüsselbein.

Die Spina scapulae unterteilt die dorsale Fläche des Schulterblatts in die kleinere, kraniale *Fossa supraspinata* (für den Ursprung des M. supraspinatus) und in die *Fossa infraspinata,* das ausgedehntere Ursprungsfeld für den M. infraspinatus.

---

1 Extremitas sternalis der Clavicula
2 Lig. sternoclaviculare anterius
3 Lig. interclaviculare
4 Discus articularis in der Articulatio sternoclavicularis
5 Lig. costoclaviculare
6 Margo medialis scapulae
7 Angulus inferior scapulae
8 Margo lateralis scapulae
9 Fossa subscapularis
10 Caput humeri
11 Angulus lateralis scapulae
12 Gelenkkapsel des Schultergelenks (in Falten gelegt)
13 Tuberculum minus humeri
14 Facies anterior medialis humeri
15 Margo medialis humeri
16 Epicondylus medialis humeri
17–20 Condylus humeri
17 Fossa coronoidea
18 Trochlea humeri
19 Capitulum humeri
20 Fossa radialis
21 Epicondylus lateralis humeri
22 Margo lateralis humeri
23 Facies anterior lateralis humeri
24 Tuberositas deltoidea
25 Crista tuberculi majoris
26 Crista tuberculi minoris
27 Collum chirurgicum humeri
28 Sehne des langen Bizepskopfes
29 Tuberculum majus humeri
30 Collum anatomicum humeri
31 Lig. coracoacromiale
32 Acromion
33 Discus articularis in der Articulatio acromioclavicularis
34 Lig. acromioclaviculare
35 Extremitas acromialis der Clavicula
36 Proc. coracoideus
37 Lig. trapezoideum } Lig. coracoclaviculare
38 Lig. conoideum } Lig. coracoclaviculare
39 Lig. transversum scapulae superius

▶

Der Margo medialis scapulae ist oft leicht konvex, der wulstartig verdickte laterale Rand, *Margo lateralis,* gerade oder geringfügig konkav. Beide Ränder fassen den *Angulus inferior* zwischen sich, von dessen dorsaler Fläche der M. teres major entspringt. Der mediale obere Skapulawinkel, *Angulus superior,* dient dem M. levator scapulae als Insertionsfläche. In den kranialen Rand, *Margo superior,* schneidet die *Incisura scapulae* ein. Sie wird durch das manchmal verknöchernde *Lig. transversum scapulae superius* kranial abgeschlossen. Der N. suprascapularis zieht unterhalb des

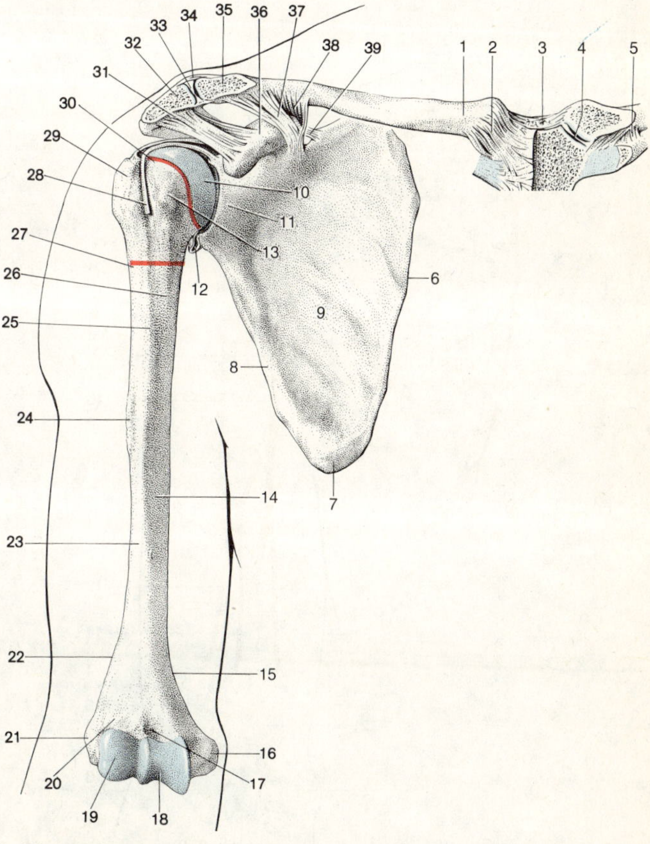

Abb. 76. **Skelettelemente und Verbindungen des Schultergürtels, Oberarmknochen und Schultergelenk** (eröffnet), Ansicht von ventral
(Rechtes laterales und linkes mediales Schlüsselbeingelenk durch frontale Sägeschnitte eröffnet)

Bands durch die Inzisur, die Vasa suprascapularia verlaufen über das Ligament.

Lateral von der Incisura scapulae geht aus dem oberen Skapularand der hakenartig geformte, nach ventrolateral gerichtete *Rabenschnabelfortsatz, Processus coracoideus,* hervor. Er dient als Anheftungsfläche für die Mm. pectoralis minor, coracobrachialis und den kurzen Kopf des M. biceps brachii. Vom Proc. coracoideus zieht ein breites Band, *Lig. coracoacromiale,* zur Schulterhöhe und bildet das ligamentöse Dach des Schultergelenks (Abb. **76, 82** u. **83**). Gelegentlich ist der zentrale Bereich des Bandes

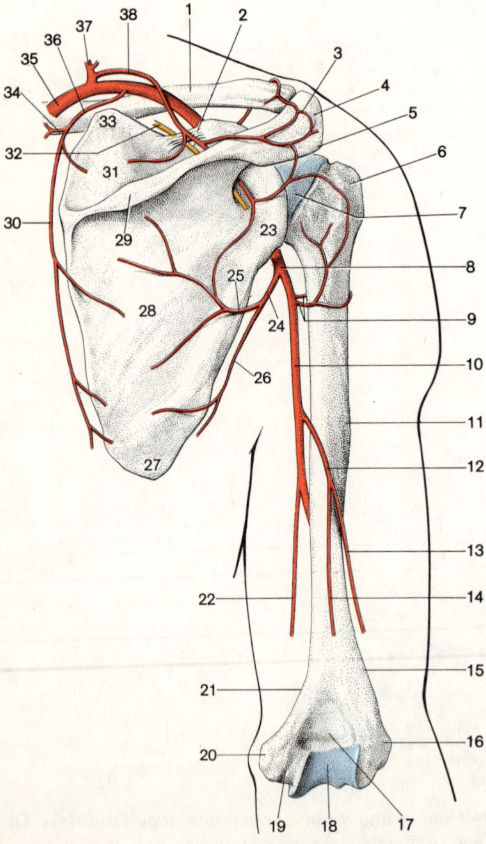

Abb. 77. **Skelettelemente des Schultergürtels und Oberarmknochen, Äste der A. subclavia und A. brachialis,** Ansicht von dorsal

reduziert oder fehlt, so daß es V-förmig oder zweigeteilt erscheint. Das Lig. coracoacromiale dient als Zuggurtung für das Acromion (!).

Am *Angulus lateralis* ist die Scapula verdickt und trägt die nach lateral gerichtete, ovale Gelenkpfanne für den Oberarmkopf, *Cavitas glenoidalis*. Am Oberrand dieser Pfanne ragt ein kleiner Knochenvorsprung, *Tuberculum supraglenoidale*, hervor, an dem sich die Sehne des langen Bizepskopfes anheftet. Unterhalb der überknorpelten Gelenkfläche entspringt am *Tuberculum infraglenoidale* ein Teil der Sehne des langen Trizepskopfes. Medial von der Cavitas glenoidalis ist die Scapula zum *Collum scapulae* eingeschnürt.

Die **Clavicula** (Abb. **76**), ein schwach S-förmig gebogener Knochenstab, ist medial nach ventral konvex gekrümmt und zu der dreikantigen *Extremitas sternalis* verdickt. Sie trägt die meist sattelförmige, faserknorpelige *Facies articularis sternalis* zur gelenkigen Verbindung mit dem Discus articularis des Sternoklavikulargelenks. Die *Extremitas acromialis* ist nach ventral konkav, an ihrem Ende stark abgeplattet und verbreitert. Die nur wenig gewölbte *Facies articularis acromialis* ist nach dorsolateral gerichtet.

An einem vertieften, rauhen Knochenareal auf der Unterfläche der Extremitas sternalis, *Impressio lig. costoclavicularis*, ist das Lig. costoclaviculare verankert. Auf der kaudalen Fläche der Extremitas acromialis liegen nahe am Hinterrand das *Tuberculum conoideum* und (lateral davon) die *Linea trapezoidea*. Hier heften sich die beiden Teilzüge des Lig. coracoclaviculare, das Lig. conoideum und das Lig. trapezoideum, an.

Die Clavicula kann teilweise oder vollständig fehlen, so daß die Patienten die Schultern bis zur gegenseitigen Berühung nach vorn führen können (Dysostosis cleidocranialis, dominante Erbkrankheit mit einer Ossifikationsstörung vornehmlich der Deckknochen).

◀ 1 Clavicula
2 Lig. transversum scapulae superius
3 Rete acromiale
4 Acromion
5 Angulus acromialis
6 Tuberculum majus humeri
7 Caput humeri
8 A. axillaris
9 Aa. circumflexae anterior und posterior humeri
10 A. brachialis
11 Tuberositas deltoidea
12 A. profunda brachii im Sulcus n. radialis
13 A. collateralis radialis
14 A. collateralis media
15 Margo lateralis humeri
16 Epicondylus lateralis humeri
17 Fossa olecrani
18 Trochlea humeri
19 Sulcus n. ulnaris
20 Epicondylus medialis humeri
21 Margo medialis humeri
22 A. collateralis ulnaris superior
23 Collum scapulae
24 A. subscapularis
25 A. circumflexa scapulae
26 A. thoracodorsalis
27 Angulus inferior scapulae
28 Fossa infraspinata
29 Spina scapulae
30 R. profundus der A. transversa cervicis [A. dorsalis scapulae]
31 Fossa supraspinata
32 N. suprascapularis
33 Angulus superior scapulae
34 R. superficialis der A. transversa cervicis
35 A. subclavia
36 A. transversa cervicis
37 Truncus thyrocervicalis
38 A. suprascapularis

Frakturen des Schlüsselbeins sind relativ häufig (etwa 16% aller Knochenbrüche) und betreffen meist das mittlere Drittel. Das mediale Frakturende wird durch den klavikulären Kopf des M. sternocleidomastoideus nach oben, das laterale Bruchstück durch den M. deltoideus abwärts gezogen. Die Schulter sinkt herab (Gewicht des Arms), der Arm ist adduziert und innenrotiert (die knöcherne Abstützung gegen die Wirkung der Adduktoren und Innenrotatoren fehlt). Bei der seltenen Fraktur lateral der Anheftung des Lig. coracoclaviculare zieht der M. trapezius das laterale Knochenfragment nach oben.

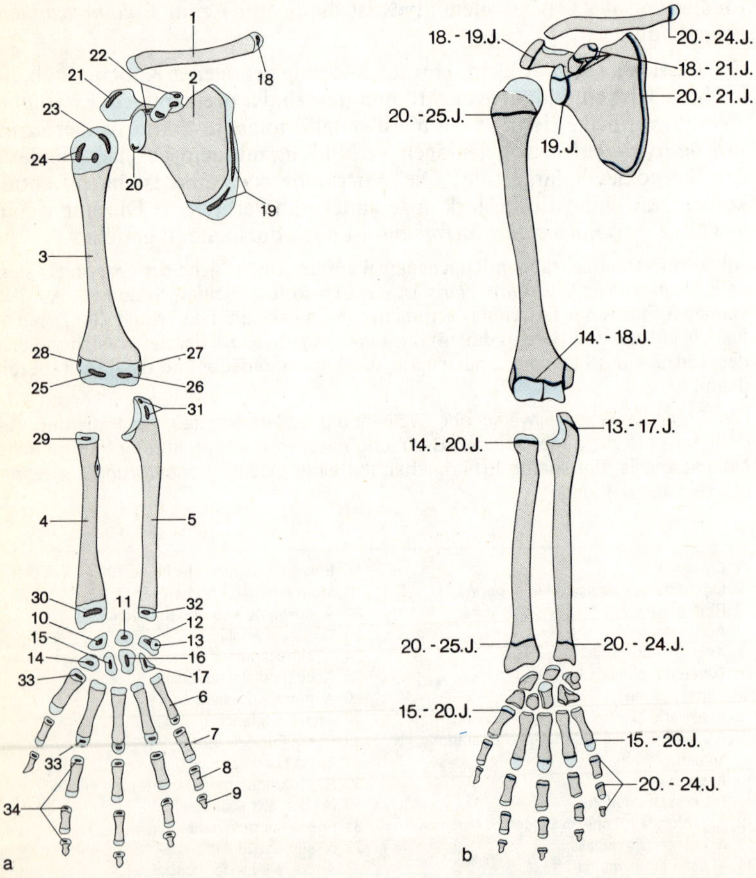

Abb. 78. **Ossifikation des Skeletts der oberen Extremität** (nach *v. Lanz-Wachsmuth*)
a Auftreten der Knochenkerne
b Schluß der Epi- und Apophysenfugen
(EW = Embryonalwoche, M = Lebensmonat, J = Lebensjahr)

Die **Ossifikation** der *Scapula* (Abb. **78**) beginnt im Bereich des Collum scapulae in der 8. Embryonalwoche. Selbständige Knochenkerne treten an der Konkavität des Proc. coracoideus (1. Lebensjahr), an seiner Wurzel (10.–12. Lebensjahr) und im Acromion (15.–18. Lebensjahr) auf. Hinzu kommen (zwischen 15. und 19. Lebensjahr) noch apophysäre Verknöcherungen im Bereich der Cavitas glenoidalis, an Spitze und Basis des Rabenschnabelfortsatzes, am medialen Skapularand und am unteren Schulterblattwinkel. Die Knorpelfugen schwinden z. T. erst um das 21. Lebensjahr.

Die desmale Ossifikation der *Clavicula* (Abb. **78**) beginnt in der 7. Embryonalwoche (erste Knochenbildung des Skeletts). In der sternalen knorpeligen Wachstumszone tritt im 18.–20. Lebensjahr ein Knochenkern auf, der oft erst im 24. Lebensjahr mit dem Schlüsselbein»körper« verschmilzt (Gefahr der Fehldeutung im Röntgenbild).

b) Verbindungen des Schultergürtels

Die Clavicula artikuliert mit dem Sternum im medialen (sternalen) Schlüsselbeingelenk, dem einzigen gelenkigen Kontakt zwischen Schultergürtel und Rumpf. Schlüsselbein und Schulterblatt stehen *gelenkig* im lateralen (akromialen) Schlüsselbeingelenk (in der Klinik meist als Schultereckgelenk bezeichnet) und *ligamentös* durch das Lig. coracoclaviculare miteinander in Verbindung. Das Schulterblatt ist beweglich durch Muskelschlingen am Thorax fixiert und gleitet vermittels einer lockeren Verschiebeschicht (subskapulare Gleitschicht) mit dem an der Facies costalis entspringenden M. subscapularis auf dem Brustkorb (speziell auf dem M. serratus anterior).

Das **mediale Schlüsselbeingelenk,** *Articulatio sternoclavicularis* (Abb. **76**), ist zweikammerig. Zwischen die inkongruenten faserknorpeligen Gelenkflä-

---

◀ 1–9 *Beginn der »diaphysären« Ossifikation*
1 Clavicula, 7. EW
2 Scapula, 8. EW
3 Humerus, 7.–8. EW
4 Radius, 7. EW
5 Ulna, 7. EW
6 Ossa metacarpi I–V, 9. EW
7 Phalanx proximalis, 9. EW
8 Phalanx media, 11.–12. EW
9 Phalanx distalis, 7.–8. EW
10–17 *Auftreten der Knochenkerne in den Handwurzelknochen*
10 Os scaphoideum, 5.–6. J
11 Os lunatum, 4.–5. J
12 Os triquetrum, 2.–3. J
13 Os pisiforme, 8.–12. J
14 Os trapezium, 4.–7. J
15 Os trapezoideum, 4.–6. J
16 Os capitatum, 1.–6. M
17 Os hamatum, 1.–7. M
18–32 *Auftreten epi- und apophysärer Knochenkerne*
18 sternales Ende der Clavicula, 18.–20. J
19 Margo medialis und Angulus inferior scapulae, 15.–19. J
20 Cavitas glenoidalis, 15.–19. J
21 Acromion, 15.–18. J
22 Proc. coracoideus: Hauptkern an der konkaven Krümmung, 11.–12. M; Wurzel, 10.–12. J; konvexe Krümmung und Spitze, 15.–19. J
23 Caput humeri, 1.–2. J
24 Tuberculum majus, minus humeri, 2.–4. J
25 Trochlea humeri, 10.–12. J
26 Capitulum humeri, 1.–2. J
27 Epicondylus medialis humeri, 5.–6. J
28 Epicondylus lateralis humeri, 8.–13. J
29 Caput radii, 5.–7. J
30 distale Radiusepiphyse, 1.–2. J
31 Olecranon, 8.–12. J
32 Caput ulnae, 5.–7. J

chen der Extremitas sternalis claviculae und der Incisura clavicularis sterni ist ein faserknorpeliger, dicker *Discus articularis* eingeschoben (der aus dem deckknöchernen Episternum niederer Vertebraten abgeleitet wird).

Das verdickte Ende der Extremitas sternalis ragt deutlich über den Oberrand des Sternum hinaus und vertieft die Drosselgrube. Die Gelenkzwischenscheibe mindert die Inkongruenzen der Gelenkflächen und ermöglicht ausgedehntere Gelenkbewegungen.

Bänder. Die schlaffe Gelenkkapsel wird auf Vorder- und Hinterfläche durch die *Ligg. sternoclavicularia anterius* und *posterius* verstärkt. Die Faserzüge beider Bänder schränken die Möglichkeiten der Vorwärts- oder Rückwärtsbewegung des Schlüsselbeins ein. Das straffe *Lig. interclaviculare* verbindet die sternalen Enden beider Claviculae und ist in der Incisura jugularis fest am oberen Sternalrand angeheftet. Es hemmt die Senkung der beiden Schlüsselbeine. Wird eine Clavicula deutlich gesenkt, so muß sich das andere Schlüsselbein schräg und mit dem akromialen Ende höher stellen, sonst würden die kurzen horizontalen Faserzüge des Lig. interclaviculare überdehnt oder könnten einreißen. Das *Lig. costoclaviculare* zieht von der Knorpel-Knochen-Grenze der 1. Rippe zur Impressio lig. costoclavicularis an der Unterfläche der Extremitas sternalis claviculae. Es wird bei extremer Hebung und Vorwärtsbewegung der Clavicula angespannt.

Im **lateralen Schlüsselbeingelenk,** *Articulatio acromioclavicularis* (Abb. **76**), sind die Gelenkflächen verhältnismäßig indifferent. Die obere Kapselwand wird durch das *Lig. acromioclaviculare* verstärkt (Abb. **82**).

Die Facies articularis acromii ist plan oder bildet eine ovale, seichte Grube, an der Clavicula kann die Facies articularis acromialis geringfügig gewölbt sein. Häufig ist ein faserknorpeliger *Discus articularis* vorhanden, doch wird die Gelenkhöhle selten völlig zweigeteilt.

Verrenkungen (Luxationen) in den Schlüsselbeingelenken sind wegen der Bandverstärkungen der Gelenkkapseln selten, im Akromioklavikulargelenk etwas häufiger als im medialen Schlüsselbeingelenk. Hierbei schiebt sich meist das laterale Ende der Clavicula über das Acromion hinweg.

Die **ligamentöse Schlüsselbein-Schulterblattverbindung,** das kräftige *Lig. coracoclaviculare* (Abb. **76** u. **82**), ist zweigeteilt. Es entlastet das laterale Schlüsselbeingelenk, indem es das Gewicht des Arms vom Rabenschnabelfortsatz auf die Clavicula überträgt. Lateral und vorn liegt das vierekkige *Lig. trapezoideum.* Seine Flächen stehen fast quer zur Längsachse des Schlüsselbeins, d.h. in Ruhelage der Clavicula nahezu sagittal. Das schwächere, dreieckige Band, *Lig. conoideum,* liegt medial und hinten. Die Basis des Dreiecks ist an der Clavicula fixiert, die Spitze zum Proc. coracoideus gerichtet. In die Nische zwischen den beiden Bandzügen kann sich ein weit lateral inserierender M. subclavius hineinschieben, meist wird sie durch Fettgewebe oder einen Schleimbeutel ausgefüllt.

Bewegungsmöglichkeiten des Schultergürtels. Die beiden Schlüsselbeingelenke sind funktionell Kugelgelenke. Richtung und Ausmaß der Bewegungen werden im Akromioklavikulargelenk im wesentlichen durch den Bewegungsspielraum bestimmt, den die durch Muskelschlingen an der Thoraxwand befestigte Scapula besitzt. Der Bewegungsumfang wird außerdem durch das Lig. coracoclaviculare eingeschränkt, wobei das Lig. trapezoideum die Schulterbewegung nach vorn, das Lig. conoideum nach hinten hemmt.

An den Bewegungen sind – mit unterschiedlichen Anteilen – beide Schlüsselbeingelenke beteiligt. Bewegungen allein im Sternoklavikulargelenk – ohne Beteiligung des Akromioklavikulargelenks – sind nicht möglich, da Clavicula und Scapula nicht durch Muskeln verbunden sind, die das Gelenk feststellen können. Durch eine Bewegung ausschließlich im Akromioklavikulargelenk könnte (theoretisch) eine Stellungsänderung nur des Schulterblatts erfolgen.

Die Verbindungen des Schultergürtels erlauben
- *Heben* oder *Senken der Schulter* (= Verschiebungen des Schulterblatts in der Vertikalen),
- *Vor-* oder *Zurücknehmen der Schulter* (= Verschiebungen des Schulterblatts in einer Horizontalebene nach ventrolateral oder dorsomedial),
- *Drehung des Schulterblatts* um die *Längsachse* der Clavicula, wobei ⅔ der Bewegung im lateralen, ⅓ im medialen Schlüsselbeingelenk erfolgen (Gesamtumfang der Drehbewegung etwa 60°).

Im Sternoklavikulargelenk ist aus der Ruhestellung die Senkung der Clavicula in geringem, die Hebung in ausgedehnterem Maße möglich (am akromialen Ende bis 10 cm). Bei extremer Ausnützung des Bewegungsraums im Sternoklavikulargelenk umschreibt die Extremitas acromialis eine quergestellte Ellipse. Hierbei wird die Clavicula zwangsläufig um ihre Längsachse gedreht.

Ziehen die Riemen eines schweren Rucksacks die Clavicula längere Zeit abwärts, so wird der venöse Rückfluß aus dem Arm erheblich behindert, die unteren »Wurzel«äste des Plexus brachialis können gereizt werden. Bei extremer Rückführung und Senkung des Schlüsselbeins kann die A. subclavia gegen die 1. Rippe gedrückt und abgeklemmt werden, so daß der Radialispuls verschwindet.

Bewegungen, bei denen hauptsächlich das *laterale Schlüsselbeingelenk* beteiligt ist, bestehen in
- *Schwenkungen des unteren Schulterblattwinkels* um *horizontale* Achsen durch das Akromioklavikulargelenk und
- *Flügelbewegungen des Schulterblatts* um eine *vertikal* durch das laterale Schlüsselbeingelenk verlaufende Achse.

Schwenkbewegungen des unteren Skapularwinkels sind die Voraussetzung für das Erheben des Arms über die Horizontale (die Cavitas glenoidalis wird dabei schräg nach oben gerichtet). Sie erfolgen beim Vorhochheben des Arms um eine frontale, beim Seithochheben um eine sagittale Achse und sind bei ausschließlicher Beteiligung des Akromioklavikulargelenks um etwa 40° (sonst 60°) möglich.

Bei den *Flügelbewegungen* wird der mediale Skapularand vom Thorax abgehebelt (Engelsflügelstellung) oder an die Brustwand angedrückt. Der Bewegungsumfang beträgt etwa 50°.

c) Anordnung und Innervation der Schultergürtelmuskulatur

Die Muskeln, die Skelettelemente des Schultergürtels mit dem Rumpf verbinden und sie bewegen, stammen aus verschiedenen Quellen. Der M. trapezius, der im kranialen Abschnitt des Rückens die oberflächliche Schicht bildet, ist ein Branchialmuskel, dem sich in geringem Maße Material aus den oberen Zervikalsomiten beigemischt hat. Die unter dem M. trapezius gelegene Muskelschicht, die Mm. levator scapulae und rhomboideus sowie der M. serratus anterior, stellt eine – in bezug auf die Extremität – dorsale Muskelgruppe im Übergangsbereich Rumpf – Extremität dar. Als ihr ventrales Pendant können die Mm. subclavius und pectoralis minor angesehen werden. Alle diese Muskeln sind Derivate der ventrolateralen Rumpfmuskulatur und werden von ventralen Ästen der unteren Zervikalnerven (Plexus brachialis) innerviert.

Meist bezeichnet man die Mm. levator scapulae, rhomboideus, serratus anterior zusammen mit den Mm. latissimus dorsi und teres major als *spinohumerale Muskeln*, den M. subclavius und die Mm. pectorales als *thorakohumerale Muskelgruppe*. Man betrachtet sie als Abkömmlinge der dorsalen (Strecker-) bzw. ventralen (Beuger-)Gruppe der Extremitätenmuskulatur, die sich sekundär wieder auf den Thorax vorgeschoben und oberflächlich zur autochthonen dorsalen und ventrolateralen Rumpfmuskulatur ausgebreitet haben.

Die in den Rückenbereich eingewanderten Mm. trapezius, levator scapulae, rhomboideus und latissimus dorsi werden mit den Mm. serrati posteriores auch als *oberflächliche Rückenmuskeln* zusammengefaßt und den *tiefen* Rückenmuskeln (= autochthone Rückenmuskulatur → S. 481) gegenübergestellt.

Dorsal gelegene Muskeln des Schultergürtels

Der **M. trapezius** (Abb. **79**) entspringt von der Linea nuchae suprema (oder superior) und der Protuberantia occipitalis externa des Hinterhauptbeins, vom Lig. nuchae, von den Dornfortsätzen der Brustwirbel und vom Lig. supraspinale der Thorakalregion. Die Insertion erfolgt am lateralen Drittel der Clavicula, am Acromion und an der Spina scapulae.

Die kranialen Fasern ziehen von ihrem Ursprung schräg abwärts, *Pars descendens*, die mittleren verlaufen horizontal, *Pars transversa*, und die kaudalen Bündel steigen aufwärts, *Pars ascendens*.

Der dreieckige Sehnenspiegel im Ursprungsbereich der Pars transversa (Abb. **188**) ergänzt sich mit dem Sehnenspiegel der Gegenseite zu einer Rautenform. Die Sehnenraute tritt häufig als Vertiefung an der äußeren Haut in Erscheinung. Die Randkontur des Muskels beider Seiten stellt ebenfalls einen Rhombus dar.

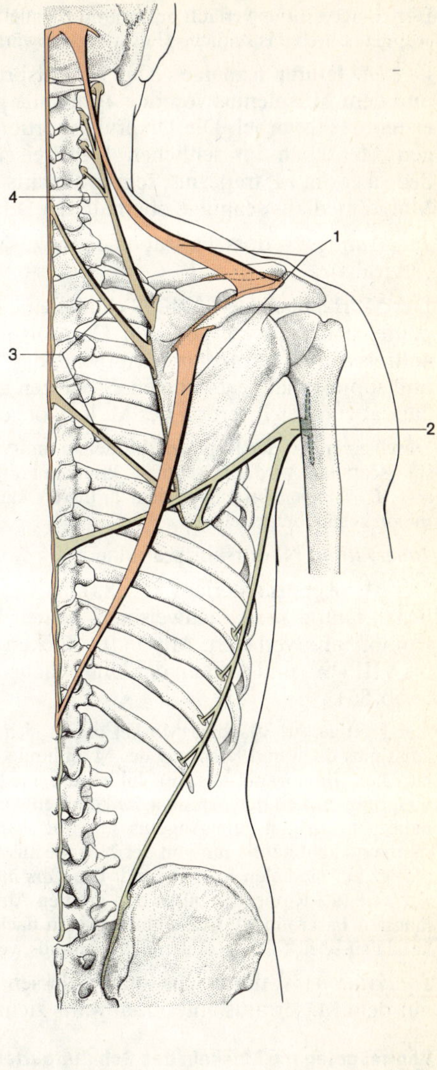

Abb. 79. **Muskeln des Schultergürtels und M. latissimus dorsi,** Ansicht von dorsal

1 M. trapezius
2 M. latissimus dorsi
3 M. rhomboideus (major et minor)
4 M. levator scapulae

Innervation:

- N. accessorius und Rr. ventrales der Nn. cervicales (II) III und IV
- N. dorsalis scapulae
- N. thoracodorsalis

Rechter und linker M. trapezius sind häufig asymmetrisch. Beim Rechtshänder reicht der Ursprung der Pars ascendens links meist nur bis zum 10. oder 11. Brustwirbeldorn kaudalwärts.

Innervation: N. accessorius sowie für den kranialen Abschnitt des Muskels ventrale Äste des (2.) 3. und 4. Zervikalnervs.

Der N. accessorius verläuft annähernd parallel zum lateralen Rand des M. levator scapulae durch das seitliche Halsdreieck abwärts zur Unterfläche des Muskels.

Der **M. levator scapulae** (Abb. **79**) entspringt zwischen den Mm. scaleni und dem M. splenius von den Tubercula posteriora der Querfortsätze der ersten 4 Halswirbel. Die Ursprungsportion ist bei mageren, muskelkräftigen Menschen im seitlichen Halsdreieck sichtbar. Der Muskel zieht, bedeckt vom M. trapezius, schräg abwärts zum Angulus superior und zum Margo medialis scapulae oberhalb der Schultergräte.

Innervation: N. dorsalis scapulae (mit zusätzlichen Fasern aus dem Plexus cervicalis).

Der **M. rhomboideus** (Abb. **79**) bildet eine kräftige, rautenförmige Muskelplatte, deren Fasern von den Dornfortsätzen des 5.(6.) Halswirbels bis 4. Brustwirbels und den entsprechenden Abschnitten der Ligg. nuchae und supraspinale entspringen. Sie setzen am Margo medialis scapulae an, kaudal von der Insertion des M. levator scapulae.

Durch einen Ast des R. profundus der A. transversa cervicis (bzw. durch die A. dorsalis scapulae) wird eine schmale, kraniale Partie des Muskels abgetrennt. Sie wird als *M. rhomboideus minor* dem größeren kaudalen Abschnitt, *M. rhomboideus major*, gegenübergestellt.

Innervation: N. dorsalis scapulae.

Der **M. serratus anterior** (Abb. **80**) hat erst sekundär – und in der menschlichen Ontogenese nachweisbar – seinen Ursprung auf die ventrolaterale Rumpfwand verlagert. Mit 9 (10) Zacken entspringt er von den Rippen I bis VIII (IX) und setzt an der Unterfläche des Margo medialis scapulae an (Abb. **85**).

Der kräftige, großflächige Muskel breitet sich zwischen M. pectoralis major, M. latissimus dorsi und Ursprung des M. obliquus externus abdominis auf der ventrolateralen Brustwand aus. Er bildet die mediale Wand der Achselhöhle. Die Ursprungszacken der *Pars superior* kommen von der 1. und 2. Rippe und verlaufen nahezu horizontal zum Angulus superior scapulae. Die *Pars media* ist ziemlich dünn und geht häufig nur von der 2. Rippe aus. Die Muskelbündel divergieren zum Ansatz am medialen Skapularand. Die *Pars inferior* entspringt mit 6–7 Zacken an der 3.–8.(9.) Rippe. Sie bildet den größten Abschnitt des Muskels und besitzt die längsten Faserbündel. Diese konvergieren nach der Scapula zu und inserieren im kaudalen Bezirk des medialen Skapularands, vor allem am Angulus inferior.

Innervation: N. thoracicus longus, dessen Hauptstamm in der Axillarlinie auf dem M. serratus anterior abwärts zieht.

Ventral gelegene Muskeln des Schultergürtels

Der M. subclavius und der M. pectoralis minor treten von der vorderen Rumpfwand an den ventralen Abschnitt des Schultergürtels. Doch wird der M. pectoralis minor wegen seiner engen genetischen und topographischen Beziehungen zum M. pectoralis major bei den Muskeln des Schultergelenks besprochen (→ S. 205).

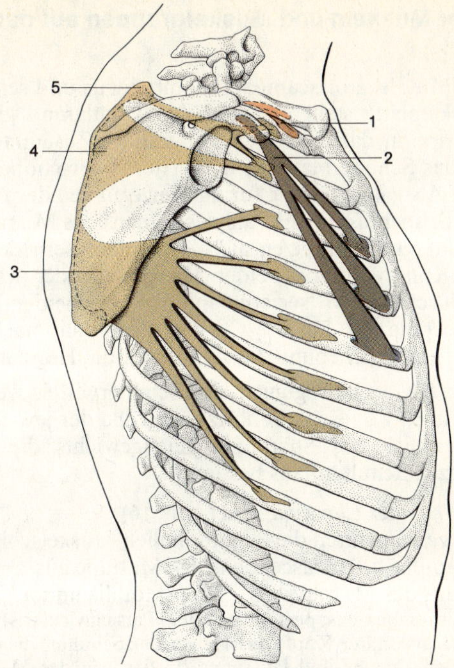

Abb. 80. **M. serratus anterior und ventrale Muskeln des Schultergürtels**

1 M. subclavius
2 M. pectoralis minor
3 Pars inferior
4 Pars media
5 Pars superior
} des M. serratus anterior

Innervation:
- N. thoracicus longus
- N. subclavius
- Nn. pectorales medialis und lateralis

Der **M. subclavius** (Abb. **80** u. **197**) ist ein kleiner, kräftiger, gefiederter Muskel, der vom ventralen Rand der 1. Rippe (Knorpel-Knochen-Grenze) zur Unterfläche der Clavicula zieht.

Er verläuft fast parallel zum Schlüsselbein, dessen mediales Ende er gegen den Discus articularis des Sternoklavikulargelenks drückt und so einem am Schultergürtel angreifenden, nach außen gerichteten Zug Widerstand leistet. Durch seinen schrägen Faserverlauf kann er die nicht elevierte Clavicula nur geringfügig senken.

Innervation: N. subclavius.

d) Wirkung der Muskeln und Muskelgruppen auf den Schultergürtel

In der von den Mm. levator scapulae, rhomboideus und serratus anterior gebildeten Muskelplatte stellt der mediale Skapularand gleichsam eine knöcherne Inskription dar. Durch das abgestufte Zusammenspiel dieser Muskeln kann das Schulterblatt auf dem Thorax verschoben und jeweils in die günstigste Ausgangsstellung für die Bewegungen des Arms gebracht werden. Da die Sehnenfasern der Pars descendens des M. trapezius weiter lateral am Schultergürtel ansetzen als die Sehnenfasern der Pars ascendens, führt eine Kontraktion der beiden Muskelteile oder des Gesamtmuskels zu einer (durch den M. serratus anterior entscheidend geförderten) Drehung der Scapula, so daß die Cavitas glenoidalis nach oben blickt (Voraussetzung für die Erhebung des Arms über die Horizontale).

Die zusammengesetzten Bewegungen des Schultergürtels werden in Muskelschlingen geführt, wobei die Verkürzungsgröße der jeweiligen Antagonisten im Augenblick des Spannungsgleichgewichts die Position des Schlüsselbeins bzw. Schulterblatts bestimmt.

Das *akromiale Ende der Clavicula wird* (Abb. **16**)

- *gehoben* oder *gesenkt* durch die longitudinalen Muskelschlingen:
  M. levator scapulae – Pars ascendens des M. trapezius,
  Pars descendens des M. trapezius – M. pectoralis minor,
  wobei die Mm. rhomboideus, pectoralis major (Pars clavicularis) und sternocleidomastoideus (klavikulärer Kopf) das Heben der Schulter, die kaudalen Züge der Mm. pectoralis major und latissimus dorsi sowie der M. subclavius die Schultersenkung unterstützen können;
- nach *ventrolateral* oder *dorsomedial geführt* durch die transversale Muskelschlinge:
  Pars superior und Pars media des M. serratus anterior – Pars transversa des M. trapezius,
  wobei der M. rhomboideus, ab- und aufsteigende Züge des M. trapezius sowie die kranialen Fasern des M. latissimus dorsi die Schulter zurücknehmen, die Mm. pectoralis minor und pectoralis major die Schulter nach vorn führen helfen.

Der *untere Schulterblattwinkel* wird

- nach *vorn* oder nach *hinten geschwenkt* (und damit die Cavitas glenoidalis nach oben oder nach unten gerichtet) durch die schräg angeordnete Muskelschlinge:
  Pars inferior des M. serratus anterior – M. rhomboideus,
  wobei die Schwenkung nach vorn durch das Zusammenwirken von Pars descendens und Pars ascendens des M. trapezius wesentlich mit verursacht wird, das Schwenken nach hinten durch die Mm. levator scapulae und pectoralis minor unterstützt werden kann.

Der *M. trapezius* wirkt mit seiner Pars descendens dem nach abwärts gerichteten Zug entgegen, der den Schultergürtel (z. B. beim Koffertragen) zu senken sucht. Der *M. levator scapulae* kann bei festgestelltem Schultergürtel die Halswirbelsäule strecken. Durch die Rhomboideus-Serratus-Schlinge wird das Schulterblatt an den Thorax angedrückt.

Lähmungen. Bei einer vollständigen Lähmung des *M. trapezius* (gleichzeitige Schädigung des N. accessorius und der oberen Zervikalnerven) steht die Schulter tiefer als auf der gesunden Seite. Die Nacken-Schulter-Linie verläuft nicht mehr bogenförmig, sondern ist abgeknickt. Die Scapula ist weiter von der Medianlinie entfernt, die Cavitas glenoidalis blickt nach vorn unten. Die Schulter kann nur noch mit geringer Kraft gehoben (M. levator scapulae) und nur noch schwach nach hinten geführt werden (M. rhomboideus). Die Seitwärtshebung des Arms ist stark behindert, der Arm kann meist nicht bis zur Horizontalen abduziert werden. Die Vorwärtshebung des Arms ist nicht (nennenswert) eingeschränkt (Drehung der Scapula durch den M. serratus anterior), die Elevation in der Sagittalebene jedoch stark behindert.

Bei einer Durchtrennung lediglich des N. accessorius bleibt die Funktion der Pars descendens des M. trapezius in wechselndem Maße erhalten (Mitinnervation durch die oberen Zervikalnerven). Die Stellungsänderungen des Schulterblatts sind nicht so auffällig, die Erhebung des Armes nach der Seite oder nach hinten ist allerdings ebenfalls erheblich eingeschränkt.

Bei einer Lähmung des *M. serratus anterior* steht der mediale Skapularand näher an der Wirbelsäule und etwas vom Thorax ab (Engelsflügelstellung, Scapula alata). Die Vorwärtsbewegung der Schulter erfolgt kraftlos (M. pectoralis major). Der Arm kann nach vorn nicht über die Horizontale erhoben werden, die Scapula hebelt sich flügelartig ab.

Bei einer Schädigung des N. dorsalis scapulae mit einer Lähmung der *Mm. levator scapulae* und *rhomboideus* steht der mediale Skapularand etwas vom Thorax ab. Bei der Hebung der Schulter (Pars descendens des M. trapezius) dreht sich der untere Schulterblattwinkel nach ventrolateral, da der mediale Skapularand durch den gelähmten M. rhomboideus nicht mehr festgehalten werden kann.

Clavicula und Vasa subclavia. Der M. subclavius und die Fascia clavipectoralis, die den Muskel an der Unterfläche der Clavicula einscheidet, überdecken als schützendes Polster die Vasa subclavia und die »Wurzel«äste des Plexus brachialis, die somit selbst bei Splitterbrüchen der Clavicula in der Regel nicht gefährdet sind. Da die V. subclavia am Periost der 1. Rippe und an der Fascia clavipectoralis fixiert ist, wird das Gefäß stets offen gehalten. Jede Bewegung, bei der sich das Schlüsselbein von der 1. Rippe entfernt, erweitert durch Zug über die Faszie das Lumen der Vene und fördert den Rückstrom des Bluts. Da bei einer Verletzung der V. subclavia das Gefäß nicht kollabiert, kann an der Verletzungsstelle Luft angesaugt werden (Gefahr einer Luftembolie).

2. Schultergelenk

a) Skelettelement des Oberarms

Im Schultergelenk artikulieren die *Scapula* und der *Oberarmknochen, Humerus.*

Am **Humerus** (Abb. **76** u. **77**) unterscheidet man den Schaft (Diaphyse), das proximale und das distale Endstück (proximale und distale Epiphyse).

Am *proximalen Ende* ist nach *mediokranial* der große, halbkugelige *Oberarmkopf, Caput humeri,* gerichtet. Er bildet mit der Schaftachse eine Winkel von etwa 130°. Seine überknorpelte Fläche artikuliert mit der Cavitas glenoidalis scapulae. Nach *lateral* blickt das kräftige *Tuberculum majus,* nach *ventral* springt das *Tuberculum minus* vor. Von den beiden Höckern zieht jeweils eine Knochenleiste nach distal: *Crista tuberculi majoris* und *Crista tuberculi minoris.* Die beiden Höcker und die beiden Knochenleisten begrenzen eine Rinne, den *Sulcus intertubercularis,* in dem die Sehne des langen Bizepskopfes verläuft (Abb. **82**).

An den drei Feldern des Tuberculum majus inserieren von dorsal nach ventral die Sehnen der Mm. teres minor, infraspinatus und supraspinatus. Am Tuberculum minus setzt die Sehne des M. subscapularis an.

Beim Humerus varus (u.a. als Folge von Wachstumsstörungen, Kretinismus, Rachitis) ist der Winkel zwischen Oberarmschaft- und Oberarmkopfachse bis nahe 90° verkleinert. Das Tuberculum majus steht relativ hoch.

Die ringförmige Einschnürung des proximalen Humerusendes zwischen Caput humeri und beiden Tubercula, das *Collum anatomicum,* fällt schräg nach medial ab (Abb. **76**). Das *Collum chirurgicum,* eine leichte Einschnürung des Humerusschafts distal der Tubercula, liegt dagegen in einer waagrechten Ebene.

Frakturen des Oberarms treten am Collum chirurgicum häufiger auf als am Collum anatomicum oder an den dickeren Schaftabschnitten.

Am *Humerusschaft, Corpus humeri,* unterscheidet man die *Facies anterior medialis* und die *Facies anterior lateralis,* die durch den *Margo medialis* und den *Margo lateralis* von der Facies posterior abgegrenzt werden. In der Schaftmitte liegt auf der Facies anterior lateralis eine Rauhigkeit für die Insertion des M. deltoideus, *Tuberositas deltoidea.*

In der Mitte des Humerusschafts, etwas distal von der Tuberositas deltoidea, zieht der *Sulcus n. radialis* in einer steilen Schraubenlinie von der Facies posterior um den Margo lateralis herum auf die Facies anterior lateralis. In dieser Rinne verläuft – knochennah und daher bei Frakturen gefährdet – der N. radialis zusammen mit A. und V. profunda brachii.

Das *distale Endstück* des Humerus (Abb. **90**) ist verbreitert und dorsoventral abgeplattet. Der zugeschärfte Margo medialis läuft in den deutlich vorspringenden *Epicondylus medialis,* der ebenfalls scharfe Margo lateralis in den weniger prominenten *Epicondylus lateralis* aus. Beide Knochenvorsprünge dienen als Ursprungsareale für Unterarmmuskeln. Auf der Dorsalfläche des Epicondylus medialis verläuft der N. ulnaris im *Sulcus n. ulnaris* dicht unter der Haut (Musikantenknochen). Zwischen beiden Epicondyli und distal davon liegt der als *Condylus humeri* bezeichnete Abschnitt des Oberarmbeins. Er trägt medial eine Rolle, *Trochlea humeri*, mit der die Incisura trochlearis der Elle artikuliert. Lateral bildet das durch eine Knochenleiste abgesetzte *Capitulum humeri* eine halbkugelige Vorwölbung auf der Vorderfläche des Condylus humeri.

Oberhalb des Capitulum humeri liegt eine flache Grube, *Fossa radialis*, in die sich bei maximaler Beugung des Ellenbogengelenks das Caput radii hineinschiebt. Proximal der Trochlea senkt sich die *Fossa coronoidea* für den Proc. coronoideus ulnae ein. Sie kann durch eine kleine Öffnung mit der tiefen *Fossa olecrani* auf der Dorsalseite des Condylus humeri in Verbindung stehen, in die sich bei extremer Streckung des Ellenbogengelenks das Olecranon stemmt.

Etwa 5–6 cm oberhalb des Epicondylus medialis tritt gelegentlich (bei Europäern in etwa 1%) ein knöcherner Fortsatz, *Proc. supracondylaris*, auf, von dem ein Bandzug zum Epicondylus zieht. Durch die auf diese Weise umgrenzte Öffnung treten der N. medianus und die A. brachialis hindurch. Bei vielen Säugern wird das *Foramen supracondyloideum* vollständig knöchern umrahmt.

Torsion des Humerus. Beim Erwachsenen kreuzen sich eine durch das Ellenbogengelenk gelegte frontale Achse und die Projektionslinie der Oberarmkopfachse vom Tuberculum majus zur Mitte des Caput humeri unter einem spitzen Winkel (Abb. **81**). Der Humerus ist geringfügig torquiert (14–20°). Beim Neugeborenen beträgt die Torsion des Humerus fast 60°, beim jungen Feten bilden die beiden

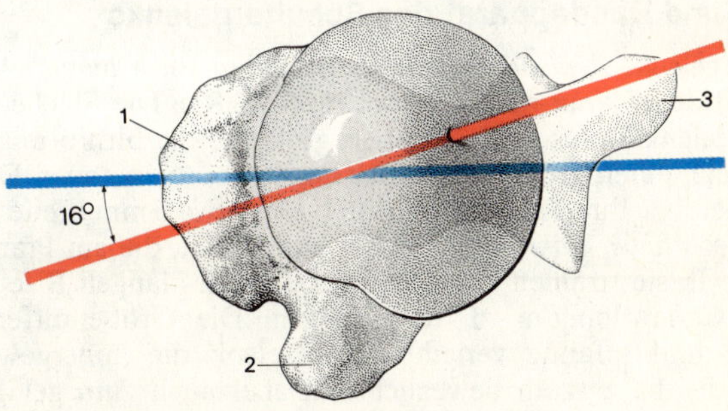

Abb. 81. **Torsion des Humerus beim Erwachsenen** (proximales Ende des rechten Humerus auf den Condylus humeri projiziert, Dorsalseite oben)
Projektionslinie der Oberarmkopfachse —
frontalgestellte Beuge-Streck-Achse des Ellenbogengelenks —
1 Tuberculum majus humeri
2 Tuberculum minus humeri
3 Epicondylus medialis humeri

Achsen ungefähr einen rechten Winkel. Die Verminderung der Torsion ist mit der postnatalen Stellungsänderung der Scapula als Folge der Umwandlung der Thoraxform korreliert. Beim Neugeborenen mit seinem faßförmigen Thorax blickt die Cavitas glenoidalis mehr nach ventral, beim Erwachsenen mit einem querovalen Thorax mehr nach lateral. Die Torsion des Humerus muß der Stellung der Scapula angepaßt sein, wenn der Verkehrsraum der Hände im Blickfeld liegen soll.

Die **Ossifikation** des *Humerusschafts (Abb.* **78**) beginnt in der 7.–8. Embryonalwoche. In den ersten Lebensjahren treten Knochenkerne in Caput humeri und beiden Tubercula auf, die im 5. Lebensjahr miteinander verschmelzen. Hierdurch entsteht eine einheitliche sekundäre Knorpelfuge, die vorn von den beiden Apophysenfugen, hinten von der ursprünglichen Epiphysenfuge gebildet wird. Sie liegt dorsal und medial innerhalb der Kapsel des Schultergelenks, ventral und lateral extrakapsulär und ist mehrere Millimeter breit. Die (sekundäre) *proximale* Epiphysenfuge des Humerus schließt sich relativ spät, das Längenwachstum des Humerus ist etwa im 25. Lebensjahr abgeschlossen.

Die (sekundäre) *distale* Epiphysenfuge des Humerus verknöchert viel früher, meist im 14.–16. Lebensjahr. Sie entsteht etwa im 13.–15. Lebensjahr, wenn die gesondert und zu verschiedenen Zeiten auftretenden Knochenkerne am distalen Humerusende (Capitulum humeri sehr früh, 1. Lebensjahr; Trochlea sehr spät, 12. Lebensjahr; Epicondylus lateralis 8.–13. Lebensjahr) zu einem einheitlichen sekundären Epiphysenkomplex verschmolzen sind. Der Apophysenkern im medialen Epicondylus (ab 5. Lebensjahr) bleibt bis zu seiner Verschmelzung mit der Diaphyse (14.–18. Jahr) selbständig.

Epiphysenlösungen im Bereich der proximalen Epiphysenfuge können als Geburtstrauma die primäre Fuge (im Bereich des Collum anatomicum) betreffen. Häufiger ist eine Epiphysenlösung in der breiten sekundären Knorpelfuge. Bei einer korrekt behandelten Epiphysenlösung ist die Gefahr einer Wachstumsstörung gering.

b) Kapsel und Bandapparat des Schultergelenks

Im **Schultergelenk,** *Articulatio humeri,* artikuliert die Cavitas glenoidalis scapulae mit dem Caput humeri (Abb. **76, 82** u. **83**). Die Fläche des halbkugeligen Gelenkkopfes ist 3–4mal so groß wie die birnförmige, flache Gelenkpfanne, deren größter sagittaler Durchmesser nur zwei Drittel des vertikalen beträgt. Ihre Fläche wird durch eine etwa 5 mm breite *Pfannen-* (oder Gelenk-) *lippe, Labrum glenoidale,* vergrößert, die am Pfannenrand befestigt ist. In sie strahlen oben Sehnenfasern des langen Bizepskopfes, unten des Caput longum m. tricipitis ein. Die Größendifferenz von Gelenkkopf und -pfanne verleiht dem Gelenk die außergewöhnliche Beweglichkeit, die es zum beweglichsten, aber auch zum gefährdetsten Kugelgelenk des menschlichen Körpers macht.

Die *Gelenkkapsel* ist weit und schlaff. Sie legt sich bei adduziertem Arm im unteren Abschnitt, bei abduziertem Arm im oberen Bereich in Falten. Die Kapsel heftet sich am äußeren Rand der Pfannenlippe an der Scapula an, schließt jedoch oben den Ursprung der Bizepssehne in die Gelenkhöhle ein. Am Humerus ist die Kapsel am Collum anatomicum befestigt.

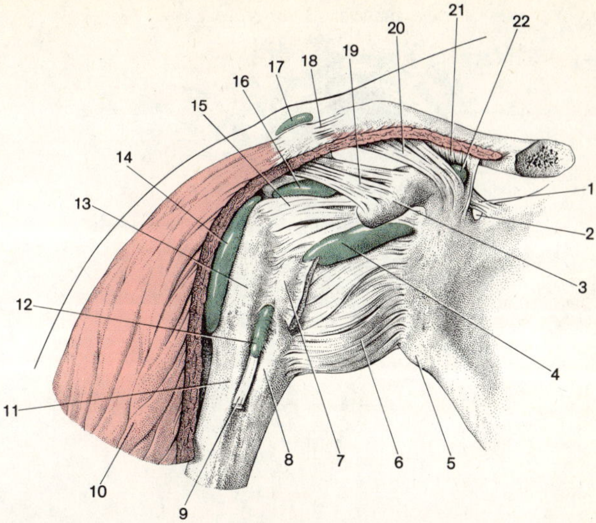

Abb. 82. **Schleimbeutel in der Umgebung des Schultergelenks,** Ansicht von ventral

1 Lig. transversum scapulae superius
2 Incisura scapulae
3 Proc. coracoideus
4 Bursa subtendinea m. subscapularis
5 Tuberculum infraglenoidale
6 Capsula articularis humeri
7 Tuberculum minus humeri mit Ansatz des M. subscapularis (durchtrennt)
8 Crista tuberculi minoris
9 Sehne des langen Bizepskopfes im Sulcus intertubercularis
10 M. deltoideus (klavikulärer Ursprungsteil abgetrennt)
11 Crista tuberculi majoris
12 Vagina tendinis intertubercularis
13 Tuberculum majus humeri
14 Bursa subdeltoidea
15 Lig. coracohumerale
16 Bursa subacromialis
17 Bursa subcutanea acromialis
18 Lig. acromioclaviculare
19 Lig. coracoacromiale
20 Lig. trapezoideum } Lig. coraco-
21 Lig. conoideum } claviculare
22 Schleimbeutel zwischen den beiden Teilzügen des Lig. coracoclaviculare

Bänder (Abb. **82** u. **83**). Die vordere obere Kapselwand wird verstärkt durch das *Lig. coracohumerale,* das vom Proc. coracoideus zum Tuberculum majus zieht.

Darunter verläuft das *Lig. glenohumerale superius* in Richtung auf den großen Oberarmhöcker. Das *Lig. glenohumerale medium* (zum Tuberculum minus) verstärkt die vordere Kapselwand, das *Lig. glenohumerale inferius* die Kapsel zwischen der Sehne des M. subscapularis und dem Ursprung des langen Trizepskopfes. Die glenohumeralen Bänder strahlen von der Gelenklippe aus und sind nur an der Innenfläche der Kapsel zu erkennen.

Alle Verstärkungsbänder des Schultergelenks hemmen eine übermäßige Außenrotation. Die Ligg. coracohumerale und glenohumerale superius werden auch bei der Adduktion des Arms angespannt.

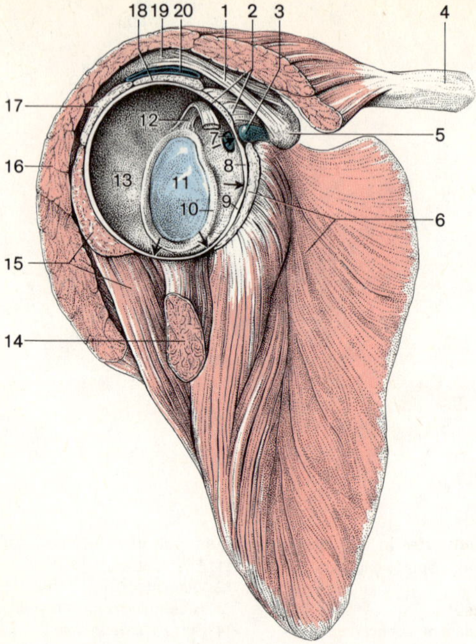

Abb. 83. **Schultergelenk,** Ansicht von lateral
Gelenkkapsel eröffnet, Humerus entfernt

1 Lig. coracoacromiale
2 Lig. coracohumerale + Lig. glenohumerale superius
3 Bursa subtendinea m. subscapularis
4 Clavicula
5 Proc. coracoideus
6 M. subscapularis
7 Kommunikation der Bursa subtendinea m. subscapularis mit der Gelenkhöhle
8 Lig. glenohumerale medium
9 Lig. glenohumerale inferius
10 Labrum glenoidale
11 Cavitas glenoidalis
12 Sehne des langen Bizepskopfes
13 Gelenkkapsel, Innenfläche
14 Caput longum des M. triceps brachii
15 M. teres minor
16 M. deltoideus
17 M. infraspinatus
18 M. supraspinatus
19 Acromion
20 Bursa subacromialis, eröffnet
→ schwache Stellen der Gelenkkapsel

Wichtiger als die Bandzüge ist als Verstärkung der Gelenkkapsel die trichterartige Muskelhülle, die das Gelenk umgibt. Sie wird von den Mm. supraspinatus, infraspinatus und teres minor, der *Rotatorenmanschette* der Orthopäden, auf der kranialen und dorsalen Seite, vom M. subscapularis auf der Vorderseite der Gelenkkapsel gebildet wird. Von den Sehnen dieser Muskeln strahlen Fasern in die Kapselwand ein und verhindern als *Kapselspanner* ein Einklemmen der Kapselfalten.

Einen zweiten, oberflächlichen Muskelmantel des Schultergelenks bildet der M. deltoideus, der ebenfalls den Gelenkschluß verstärkt und einem Abgleiten des Kopfes aus der Pfanne entgegenwirkt.

Als intrakapsuläre, in ihrer Länge und Spannung verstellbare »Verstärkung« der Kapselwand kann die innerhalb der Gelenkhöhle verlaufende Sehne des langen Bizepskopfes angesehen werden. Sie liegt der schwachen Stelle der Kapsel zwischen Vorderrand des kranialen Teils des Muskelmantels und Lig. coracohumerale an und wird im Sulcus intertubercularis durch eine Ausstülpung der Gelenkinnenhaut, *Vagina tendinis intertubercularis,* umhüllt.

Weitere schwache Stellen der Kapselwand findet man ober- und unterhalb des Lig. glenohumerale medium und im unteren Abschnitt der Kapsel, der nicht von Muskeln überdeckt wird, vor bzw. hinter dem Ursprung der Sehne des langen Trizepskopfes.

Die *Innervation der Gelenkkapsel* erfolgt durch Äste der Nn. subscapularis und musculocutaneus (ventral), des N. suprascapularis (dorsal und oben) und des N. axillaris (dorsal und unten).

Die *Entspannungsstellung* des Schultergelenks beim Gelenkerguß, in der alle Teile der Kapsel möglichst wenig angespannt sind, besteht in einer Abduktion von etwa 45° (bei 0° Kreiselung). Der Arm wird dennoch an den Körper angelegt (Schwerkraft), die Abduktion im Schultergelenk durch die gleichzeitige Schwenkung des unteren Schulterblattwinkels nach medial kaschiert.

Luxationen des Oberarms im Schultergelenk sind angesichts des Mißverhältnisses von Kopf und Pfanne nicht selten (häufigste Verrenkung). Der Oberarmkopf tritt je nach Art und Richtung der Gewalteinwirkung meist nach vorn (Fossa subscapularis), selten nach hinten aus. Kapselrisse erfolgen in der Regel an den schwachen Stellen (zwischen den Ligg. glenohumeralia, vor und hinter dem Ursprung des langen Trizepskopfes). In sehr seltenen Fällen kann das Caput humeri nach oben austreten und das Schulterdach zerstören. Schulterluxationen können mit einer Lähmung des N. axillaris einhergehen.

Sehnenabrisse der am Tuberculum majus inserierenden Muskeln (z. T. in Verbindung mit Schulterluxationen) führen zu meist ausgedehnten Kapselrissen.

Bewegungsmöglichkeiten im Schultergelenk bestehen, wie bei jedem Kugelgelenk, um beliebig viele Achsen. Sie ergeben sich aus der Kombination von Bewegungen um die drei Hauptachsen. Es erfolgen

- *Ante-* oder *Retroversion* (Hebung des Arms nach vorn oder hinten) um eine *quere* Achse,
- *Abduktion* oder *Adduktion* um eine *sagittale* Achse,
- *Innen-* oder *Außenrotation* um die *Längsachse* des Humerus.

Aus der Ruhestellung kann der herabhängende Oberarm im Schultergelenk in der Sagittalebene um etwa 60° antevertiert, nach vorn außen um etwa 105° gehoben werden. Die Retroversion ist in der Sagittalebene um etwa 37° möglich. Eine Abduktion läßt sich um etwa 90°, eine Adduktion um etwa 10° durchführen. Eine stärkere Erhebung des Arms nach lateral verhindert das von Acromion, Lig. coracoacromiale und Proc. coracoideus gebildete Schulterdach.

Ausmaß der Kreiselung und Verhältnis von möglicher Außen- und Innenrotation sind von der Stellung des Humerus abhängig. Umgekehrt schränken Innen- und vor allem Außenkreiselung das Ausmaß der möglichen Abduktion, Ante- und Retroversion ein. Eine Hemmung der Bewegung in Extremstellungen erfolgt vor allem durch die Anspannung der das Schultergelenk umhüllenden Muskulatur, ferner durch die Anspannung der die Gelenkkapsel verstärkenden Bändern. Bei Ausnutzung aller im Schultergelenk gegebenen Möglichkeiten beschreibt das distale Humerusende eine elliptische Bahn. Durch die Anspannung und Torquierung der Gelenkkapsel erfolgt hierbei eine Zwangskreiselung.

Die Einbeziehung der Bewegungsmöglichkeiten des Schultergürtels vergrößert den Verkehrsraum des Oberarms entscheidend. Sie erfolgt frühzeitig, ehe der Bewegungsbereich des Schultergelenks ausgeschöpft ist. Die Scapula wird auf dem Thorax so verschoben und gedreht, daß die Cavitas glenoidalis in die günstigste Ausgangsstellung für die Bewegungen des Arms kommt. Durch die Drehung des unteren Skapulawinkels nach außen und die damit verbundene Drehung der Cavitas glenoidalis nach kranial wird die Erhebung des Arms über die Horizontale möglich. Für die Elevation des Arms bis zur Senkrechten sind Mitbewegungen der Wirbelsäule und des Brustkorbs erforderlich.

Schleimbeutel in der Umgebung des Schultergelenks (Abb. **82** u. **83**). Mit der Gelenkhöhle steht ziemlich regelmäßig die *Bursa subtendinea m. subscapularis* in Verbindung. Dieser Schleimbeutel liegt hinter dem Oberrand der Sehne des M. subscapularis und schiebt sich bis an die Wurzel des Proc. coracoideus vor. Er kommuniziert zwischen den Ligg. glenohumerale superius und glenohumerale medium mit der Gelenkhöhle.

Zwischen der Sehne des M. supraspinatus und der Gelenkkapsel einerseits, dem Acromion und dem M. deltoideus andererseits liegen die *Bursa subacromialis* und die *Bursa subdeltoidea,* die meist miteinander in Verbindung stehen, aber nicht mit der Gelenkhöhle kommunizieren. Sie bilden einen wichtigen Gleitspalt für Bewegungen im Schultergelenk und werden als *subakromiales Nebengelenk* bezeichnet.

Kleine Schleimbeutel, die nicht mit dem Schultergelenk in Verbindung stehen, liegen vielfach zwischen Pfannenrand und Sehnen der Schultermuskeln.

c) Anordnung und Innervation der Schultermuskulatur

Die Muskeln, die auf das Schultergelenk wirken, lassen sich in eine *dorsale* und eine *ventrale* Gruppe gliedern. Von der dorsalen Muskelgruppe inserieren die Mm. supraspinatus, infraspinatus und teres minor am Tuberculum majus, der M. deltoideus distal davon an der Tuberositas deltoidea. Die Mm. subscapularis, teres major und latissimus dorsi heften sich am Tuberculum minus und der von diesem Höcker ausgehenden Cri-

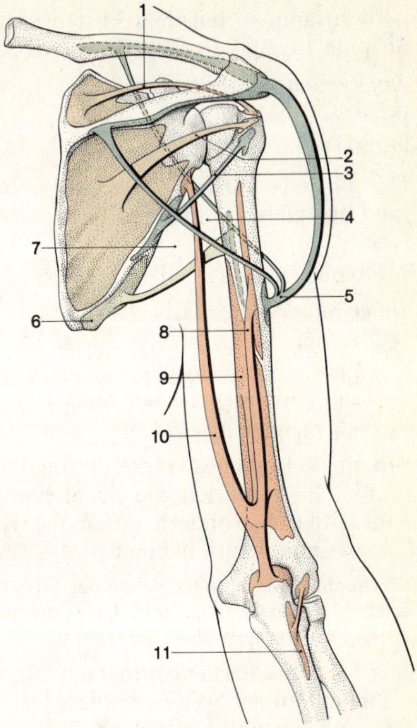

Abb. 84. **Schulter- und Oberarmmuskeln,** Ansicht von dorsal

1 M. supraspinatus
2 M. infraspinatus
3 M. teres minor
4 laterale Achsellücke
5 M. deltoideus
6 M. teres major
7 mediale Achsellücke
8 Caput laterale } des M. triceps brachii
9 Caput mediale } des M. triceps brachii
10 Caput longum } des M. triceps brachii
11 M. anconaeus

Innervation:

- N. suprascapularis
- N. subscapularis
- N. axillaris
- N. radialis

sta an. Zur ventralen Gruppe rechnet man die Mm. pectoralis major, pectoralis minor und coracobrachialis.

Dorsale Gruppe

Der **M. supraspinatus** (Abb. **83** u. **84**) entspringt in der Fossa supraspinata der Scapula (nach lateral bis zum Collum scapulae) und an der den Muskel überdeckenden Faszie, die am Skapularand und an der Schultergräte angeheftet ist. Die Sehne verläuft unter dem Acromion hindurch, entsendet Fasern in die Kapsel des Schultergelenks und heftet sich an der vorderen Facette des Tuberculum majus an.

Innervation: N. suprascapularis.

Der Nerv tritt unter dem Lig. transversum scapulae superius in die Fossa supraspinata.

Der **M. infraspinatus** (Abb. **83** u. **84**) kommt aus der Fossa infraspinata (der an das Collum scapulae grenzende Abschnitt bleibt frei) und setzt an der Gelenkkapsel und am mittleren Feld des Tuberculum majus an. Er wird zusammen mit dem M. teres minor von einer an den Rändern der Scapula angehefteten Faszie überdeckt.

Innervation: N. suprascapularis.

Der Nerv gelangt um das Collum scapulae aus der Obergrätengrube in die Fossa infraspinata.

Der **M. teres minor** (Abb. **83, 84** u. **86**) entspringt am lateralen Skapularand und zieht zur hinteren Facette des Tuberculum majus.

Der Muskel ist häufig so eng an den M. infraspinatus angeschlossen, daß die Abgrenzung nur aufgrund der unterschiedlichen Innervation möglich ist.

Innervation: N. axillaris.

Der Ast zum M. teres minor verläßt den N. axillaris unmittelbar nach Durchtritt durch die laterale Achsellücke und zieht auf der Hinterfläche der Ursprungssehne des langen Trizepskopfes zum Muskel.

Der **M. deltoideus** (Abb. **82** u. **86**) umfaßt als dicker Muskelmantel das proximale Ende des Humerus von oben, von vorn, von der Seite und von hinten. Er konturiert die Schulterwölbung, die jedoch nicht durch das Muskelfleisch, sondern durch die Knochenform, vor allem durch das Tuberculum majus, bedingt wird.

Flächenhaft ausgebreitet gleicht der Muskel einem auf den Kopf gestellten, großen griechischen Delta, da sein Ursprung am Schultergürtel sehr ausgedehnt, der Ansatz am Humerus dagegen recht schmal ist.

Der M. deltoideus entspringt am lateralen Drittel der Clavicula, am Acromion und an der Spina scapulae. Der akromiale Teil ist komplex gefiedert (große Faserzahl – großer physiologischer Querschnitt). Die dicken Muskelfaserbündel konvergieren gegen die auf der Innenfläche des Muskels gelegene Ansatzsehne, die sich an der Tuberositas deltoidea anheftet.

Innervation: N. axillaris.

Der **M. subscapularis** (Abb. **83** u. **85**) polstert als kräftige Muskelplatte die Fossa subscapularis aus, entspringt zusätzlich an Sehnenstreifen, die an den Lineae musculares der Facies costalis scapulae angeheftet sind, und setzt am Tuberculum minus, mit einigen Sehnenfasern auch an der Gelenkkapsel an.

Innervation: N. subscapularis.

Der **M. teres major** (Abb. **84** u. **86**) entspringt auf der dorsalen Fläche des Angulus inferior scapulae, schlingt sich um den langen Trizepskopf und inseriert dorsal von der Endsehne des M. latissimus dorsi (mit ihr am unteren Rand verwachsen) an der Crista tuberculi minoris.

Der M. teres major ist eine Abspaltung des M. subscapularis. Er steht außerdem in enger genetischer Beziehung zum M. latissimus dorsi, der aus derselben Anlage hervorgegangen ist.

Innervation: N. subscapularis.

Achsellücken (Abb. **84** u. **86**). Das von den Mm. teres minor und teres major sowie vom Humerus umgrenzte Dreieck wird durch den langen Kopf des M. triceps brachii in eine *viereckige laterale* und eine *dreieckige mediale* Achsellücke unterteilt. Durch die *mediale Achsellücke,* die von den Mm. teres minor, teres major und dem Caput longum des M. triceps brachii umrahmt wird, verläuft die A. circumflexa scapulae mit Begleitvenen, durch die *laterale Achsellücke* (begrenzt von den Mm. teres minor, teres major, triceps und vom Humerus) treten der N. axillaris, die A. circumflexa humeri posterior und die begleitenden Venen.

Der **M. latissimus dorsi** (Abb. **79** u. **87**) hat sich weit auf der Rückenfläche ausgebreitet. Er entspringt von den Dornfortsätzen der 6 unteren Brustwirbel und den zugehörigen Abschnitten des Lig. supraspinale, über die Fascia thoracolumbalis von den Dornen aller Lendenwirbel und vom Kreuzbein, von der Crista iliaca und von der (9.) 10.–12. Rippe, häufig auch vom Angulus inferior der Scapula. Die Muskelfasern verlaufen schräg aufwärts, konvergieren gegen den Ansatz am Humerus, winden sich um den M. teres major und inserieren an der Crista tuberculi minoris (am unteren Rand mit der Endsehne des M. teres major verwachsen, ansonsten durch einen Schleimbeutel getrennt).

Die am weitesten kranial entspringenden Fasern heften sich distal an der Knochenleiste an, die von den Rippen kommenden Faserbündel am weitesten proximal. Der humerusnahe Teil des Muskels ist somit verdreht. Diese Drehung wird bei der Elevation des Arms aufgehoben. Sie verhindert, daß bei der Erhebung des Arms die einzelnen Muskelportionen allzu ungleich gedehnt werden; denn am elevierten Humerus liegt der distale Teil der Crista am weitesten kranial.

Innervation: N. thoracodorsalis.

Ventrale Gruppe

Der **M. pectoralis major** (Abb. **86**), ein Abkömmling der Beugergruppe der oberen Extremität, hat sich vom Schultergürtel (Schlüsselbein) auf die ventrale Brustwand ausgebreitet. Er entspringt von der sternalen Hälfte der Clavicula, vom Sternum und von den Knorpeln der (1.) 2.–7. Rippe sowie vom vorderen Blatt der Rektusscheide. Die Fasern der *Pars sternocostalis* und *Pars abdominalis* unterkreuzen die Faserbündel der *Pars clavicularis* und setzen proximal an der Crista tuberculi majoris an, die Schlüsselbeinportion inseriert distal. So entsteht – ähnlich wie beim M. latissimus dorsi – eine nach kranial offene Muskeltasche, die bei Abduktion und Anteversion des Arms geöffnet wird.

Der M. pectoralis major hat bei herabhängendem Arm eine viereckige, bei abduziertem Humerus eine dreieckige Form. Sein lateraler Rand bildet die vordere Achselfalte. Die hintere Achselfalte wird vom seitlichen Rand des M. latissimus dorsi aufgeworfen.

Zwischen der Pars clavicularis des M. pectoralis major und dem Schlüsselbeinteil des M. deltoideus tritt die V. cephalica durch einen Bindegewebsspalt in die Tiefe. Er ist bei muskelkräftigen Individuen sehr schmal, verbreitert sich aber bei schwach ausgebildeter Pars clavicularis schlüsselbeinwärts, so daß er in der Aufsicht einem auf der Spitze stehenden Dreieck gleicht. Dann trägt er seine Bezeichnung *Trigonum clavipectorale* zu Recht. Die Haut senkt sich hier zur Mohrenheimschen Grube, *Fossa infraclavicularis,* ein.

Innervation: Nn. pectorales medialis und lateralis (aus dem medialen und dem lateralen Faszikel des Plexus brachialis).

Ein **M. sternalis** kann in variabler Form und Ausdehnung ein- oder beidseitig längs des Sternalrands auf der Fascia pectoralis ausgebildet sein (bei Europäern in knapp 5% der Fälle). Wird dieser Muskel von Ästen der Nn. pectorales innerviert, so ist er als Rudiment eines Hautmuskels der Säugetiere (Panniculus carnosus) anzusehen. Beobachtet wurden auch enge Beziehungen des M. sternalis zum M. sternocleidomastoideus oder eine Innervation durch Interkostalnervenäste.

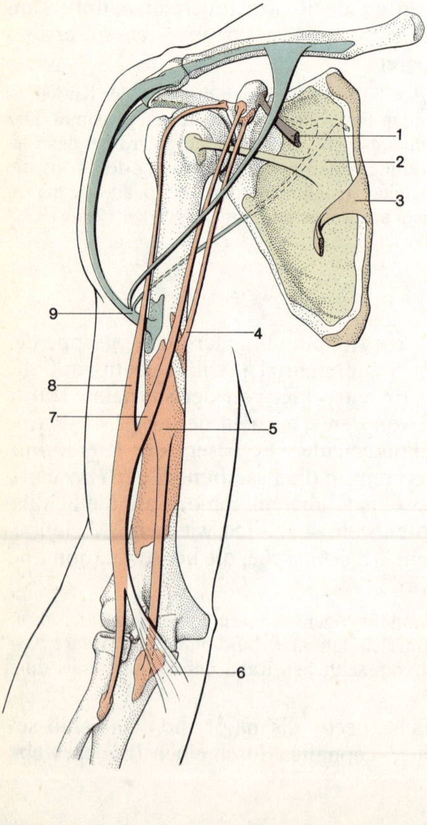

Abb. 85. **Schulter- und Oberarmmuskeln,** Ansicht von ventral
1 M. pectoralis minor
2 M. subscapularis
3 M. serratus anterior
4 M. coracobrachialis
5 M. brachialis
6 Aponeurosis m. bicipitis brachii
7 Caput breve } des M. biceps brachii
8 Caput longum } des M. biceps brachii
9 M. deltoideus

Innervation:
- N. thoracicus longus
- Nn. pectorales medialis und lateralis
- N. subscapularis
- N. musculocutaneus
- N. axillaris

Der **M. pectoralis minor** (Abb. **80, 87** u. **197**) entspringt, vom M. pectoralis major vollständig bedeckt, vom ventralen Ende der knöchernen (2.) 3.–5. Rippe und setzt am Proc. coracoideus der Scapula an.

Der Muskel hat sich aus demselben Blastem entwickelt, aus dem der M. pectoralis major hervorgegangen ist. Normalerweise verbindet er nur den Schultergürtel mit der Brustwand, doch deuten gelegentliche Varianten des Muskels, die an der Crista tuberculi majoris inserieren, auf seine Abkunft aus der Extremitätenmuskulatur hin.

Innervation: Nn. pectorales medialis und lateralis.

Der **M. coracobrachialis** (Abb. **85**) gehört genetisch zur ventralen Muskelgruppe des Oberarms (Flexoren) und wird – wie die Mm. biceps brachii und brachialis – vom N. musculocutaneus versorgt. Er wirkt jedoch nur auf das Schultergelenk und wird deshalb hier besprochen.

Der Muskel entspringt gemeinsam mit dem kurzen Bizepskopf am Proc. coracoideus und inseriert an der Innenfläche des Humerus, distal von der Crista tuberculi minoris.

Bei herabhängendem Arm liegt der M. coracobrachialis in der Achselgrube verborgen. Er dient als Leitmuskel für den Gefäß-Nervenstrang des Arms.

Innervation: N. musculocutaneus.

d) Wirkung der Muskeln und Muskelgruppen auf das Schultergelenk

Bei Bewegungen des Schultergelenks arbeiten stets Teile mehrerer Muskeln zusammen, wobei die Antagonisten Richtung, Ausmaß und Geschwindigkeit einer Bewegung entscheidend mitbestimmen. Die Wirkung eines Muskel(teil)s hängt von der jeweiligen Gelenkstellung (Kugelgelenk) ab, die Muskelfunktion kann sich unter geänderten Ausgangsbedingungen ins Gegenteil verkehren. Von Rotationsbewegungen des herabhängenden Arms abgesehen, handelt es sich bei den normalen Bewegungen des Schultergelenks (fast) immer um eine Phase aus einer mehrgliedrigen Bewegung, an der vor allem die Schultermuskeln, aber auch die Armmuskeln mitwirken.

Bei einer ärztlichen Untersuchung der Bewegungsmöglichkeiten des Schultergelenks muß die Scapula am Thorax festgehalten werden, um Mitbewegungen des Schultergürtels möglichst auszuschalten.

Eine annähernd gleichmäßige *Entspannung der Schultermuskeln* (z. B. zur Ruhigstellung des Arms bei einer Oberarmfraktur) wird durch eine Abduktion des Oberarms (in der Frontalebene) bis zur Horizontalen bei gleichzeitiger rechtwinkliger Beugung des horizontal gelagerten Unterarms erreicht.

Im Schultergelenk wird der Arm

- *antevertiert* (ventralwärts gehoben) durch das Zusammenwirken von akromialem und klavikulärem Teil des M. deltoideus, der beiden Köpfe des M. biceps brachii, des M. coracobrachialis, der klavikulären (und

sternokostalen) Portion des M. pectoralis major und des M. supraspinatus,
wobei die Mm. subscapularis, infraspinatus und teres minor die Beugebewegung geringgradig fördern;

- *retrovertiert* (dorsalwärts geführt) durch den kombinierten Einsatz des Grätenteils des M. deltoideus, der Mm. teres major und latissimus dorsi sowie – bei der Rückführung des antevertierten Arms bis zur Normalstellung – durch den langen Kopf des M. triceps brachii;
- *abduziert* durch die Pars acromialis des M. deltoideus, den M. supraspinatus und den langen Bizepskopf,
  wobei mit zunehmender Abduktion Teile des M. infraspinatus, des Schlüsselbein- und Grätenteils des M. deltoideus sowie – in geringem Maße – auch Teile des M. subscapularis und des M. teres minor die Bewegung unterstützen;
- *adduziert* durch die Mm. pectoralis major, teres major und latissimus dorsi sowie durch das Caput longum des M. triceps brachii,
  wobei die Mm. subscapularis, coracobrachialis und der kurze Bizepskopf, bei fortgeschrittener Adduktion geringgradig auch die Mm. infraspinatus, teres minor sowie die an Clavicula und Spina scapulae entspringenden Portionen des M. deltoideus mithelfen;
- *einwärts rotiert* durch die Mm. subscapularis, pectoralis major und biceps brachii,
  ergänzt durch die Wirkung der Mm. teres major, latissimus dorsi und der klavikulären Deltoideusportion;
- *auswärts rotiert* vornehmlich durch den M. infraspinatus, ferner durch den M. teres minor und den Grätenteil des M. deltoideus,
  wobei der lange Trizepskopf und der M. supraspinatus die Auswärtskreiselung unterstützen.

Durch das Zusammenwirken von Muskeln bzw. Muskelteilen mit verschiedener Funktion lassen sich Mischbewegungen erzielen. Zum Beispiel kann durch die Kontraktion des Grätenteils des M. deltoideus, des M. teres major und des M. latissimus dorsi der Arm auf den Rücken geführt werden. Eine besonders kraftvolle Bewegung ergibt sich beim Wurf durch die Kombination von Adduktion, Anteversion und Innenrotation.

Als *Kapselspanner* wirken die Mm. subscapularis, supraspinatus, infraspinatus und teres minor.

Bei fixiertem Arm können die *Mm. pectoralis major* und *latissimus dorsi* den Rumpf an den Arm heranziehen (Hochziehen des Körpers beim Treppensteigen oder Klettern). Beim Koffertragen sichern die *Mm. deltoideus* und *coracobrachialis* das Schultergelenk, wobei die Pars descendens des *M. trapezius* das Absinken des Schulterblatts zu verhindern sucht.

Der *M. latissimus dorsi* preßt die Scapula an den Thorax, der *M. teres major* kann bei festgestelltem Arm den unteren Schulterblattwinkel nach lateral und vorn schwenken. Der *M. pectoralis minor* vermag die Scapula so zu kippen, daß sich der Angulus inferior von der Brustwand abhebt. Der *M. coracobrachialis* hilft mit, den Arm aus den verschiedenen Stellungen in die Normalstellung zu führen.

Bei Patienten mit chronischem Husten kann die laterale Randpartie des M. latissimus dorsi schmerzen oder bei länger dauernder erschwerter Exspiration hypertrophieren. Dieser Befund läßt sich in dem Sinne deuten, daß – bei aufgestütztem Arm – die laterale Muskelportion die Brustkyphose verstärken und somit exspiratorisch wirken kann.

Lähmungen. Bei einer Lähmung der *Mm. supra-* und *infraspinatus* nach Durchtrennung des N. suprascapularis fällt die deutliche Atrophie dieser Muskeln auf der Dorsalseite der Scapula auf. Der Humerus steht stark einwärts rotiert. Eine zwar ausgiebige, aber kraftlose Außenrotation ist noch möglich (M. teres minor). Bei der Abduktion des Arms besteht die Gefahr einer Subluxation des Humeruskopfes nach unten.

Durch die Lähmung des N. axillaris wird vor allem der *M. deltoideus* betroffen. Eine kraftvolle Abduktion ohne Beteiligung der akromialen Portion des M. deltoideus ist nicht möglich.

Bei einer Lähmung der *Mm. subscapularis* und *teres major* (z. B. als Folge einer Durchtrennung des N. subscapularis) steht der Arm nach außen rotiert. Die Einwärtskreiselung ist nur abgeschwächt möglich, die Patienten können mit der Hand nicht mehr den unteren Abschnitt des Rückens erreichen.

Bei einem Ausfall des *M. latissimus dorsi* (Unterbrechung des N. thoracodorsalis) kann der Arm in der Frontalebene weiterhin an den Körper herangeführt werden (Mm. pectoralis major, teres major). Es bereitet den Patienten jedoch Schwierigkeiten, den retrovertierten Arm kraftvoll zu adduzieren.

Eine vollständige Lähmung der *Mm. pectorales major* und *minor* tritt (in der Regel) nur ein, wenn sowohl der mediale als auch der laterale Faszikel des Plexus brachialis oder die daraus hervorgehenden Nn. pectorales gelähmt sind. Dann kann die Schulter nur noch abgeschwächt gesenkt werden (Ausfall des M. pectoralis minor und der kaudal entspringenden Fasern des großen Brustmuskels). Die Kraftentfaltung bei der Adduktion des Arms ist reduziert, bei der Anteversion weicht der Arm nach lateral ab.

3. Achselhöhle

Als **Achselhöhle,** *Axilla,* bezeichnet man den (großenteils) von Muskeln begrenzten Bindegewebsraum zwischen seitlicher Brustwand und Oberarm. Durch die Achselhöhle werden Gefäße und Nerven aus dem seitlichen Halsdreieck als *Gefäß-Nervenstrang* so zum Arm geleitet, daß sie einerseits die Bewegungen des Schultergürtels und des Arms nicht einschränken und andererseits durch diese Bewegungen nicht beeinträchtigt (gedehnt, gezerrt, ein- oder abgeklemmt) werden. Von der straffaserigen Bindegewebshülle des Gefäß-Nervenbündels verlaufen Züge und Lamellen lockeren Bindegewebes zu den Wänden der Axilla. Sie bewirken bei Größen- und Formänderungen der Achselhöhle (als Folge von Bewegungen des Schultergürtels und des Oberarms) eine schonende Verlagerung des Gefäß-Nervenstrangs.

Zwischen den Bindegewebssträngen und -platten liegt als verformbare Füllmasse Fettgewebe (zum größten Teil Speicherfett).

Kommt es (z. B. als Folge einer Entzündung) zu einer vermehrten Flüssigkeitsansammlung und damit zu einer prallen Füllung der Maschenräume oder zu einer Schrumpfung des bindegewebigen Maschenwerks, so wird die Beweglichkeit des Schultergelenks eingeschränkt.

a) Wandungen der Achselhöhle

Die Achselhöhle (Abb. **86**) gleicht bei abduziertem Arm einer vierseitigen *Pyramide,* deren *Spitze* hinter der Mitte der Clavicula liegt. Die *Basis* blickt nach lateral kaudal und wird von der Fascia axillaris gebildet.

Die *ventrale Wand* der Achselhöhle wird von den Mm. pectoralis major und pectoralis minor (sowie der Fascia clavipectoralis) aufgebaut. Der laterale Rand des großen Brustmuskels wirft die *vordere Achselfalte, Plica axillaris anterior,* auf. Ihr entspricht die *vordere Axillarlinie* (→ S. 548).

Die *dorsale Wand* wird medial vom M. subscapularis, lateral vom M. teres major und von der lateralen Randportion des M. latissimus dorsi gebildet, die zugleich die *hintere Achselfalte, Plica axillaris posterior,* formt. Ihr entspricht die *hintere Axillarlinie* (→ S. 548).

Die *mediale Wand* wird von den Ursprungszacken des M. serratus anterior gestaltet.

Die *laterale Wand* ist schmal. An ihrem Aufbau beteiligen sich proximales Humerusende, M. coracobrachialis und kurzer Bizepskopf.

Der Vorderwand der Achselhöhle entspricht auf der Körperoberfläche die *Fossa infraclavicularis* und der laterale Teil der *Regio mammaria,* die ihr nach kaudal ohne scharfe Grenze folgt.

Als *Regio axillaris* wird das Körperfeld über der Basis der Axilla bezeichnet, das die beiden Achselfalten und die zwischen ihnen gelegene, zur *Achselgrube, Fossa axillaris,* vertiefte (beim Erwachsenen behaarte) Hautzone umfaßt.

b) Faszien der Achselhöhle und der Brustwand

Die **Fascia axillaris** begrenzt als bindegewebige Platte die Achselhöhle bei abduziertem Arm nach lateral und kaudal. An der vorderen Achselfalte geht sie in die Fascia pectoralis, an der hinteren Achselfalte in die Rückenfaszie über. Armwärts setzt sie sich in die Fascia brachii fort. In die Tiefe steht die Fascia axillaris mit den Faszien der die Achselhöhle begrenzenden Muskeln und mit der Fascia clavipectoralis in Verbindung. In dem Areal, das Haar- und Schweißdrüsenfeld der Achselhaut unterlagert, ist die Achselfaszie dünn und vielfältig durchbrochen (Lamina cribrosa axillaris). In diesem ovalen Feld treten zahlreiche Lymphgefäße, kleinere Arterien-, Venen- und Nervenäste durch die Faszie. Die verstärkten Bindegewebszüge, die dieses aufgelockerte und perforierte Areal umgrenzen, werden als *faszialer Achselbogen* (medialer Rand der Lamina cribrosa axillaris) und als *Armbogen* (lateraler Rand) bezeichnet.

In die Achselfaszie können Muskelbündel einstrahlen, die längs des faszialen Achselbogens über den Gefäß-Nervenstrang und den M. coracobrachialis hinwegziehen. Sie können Latissimus- und Pektoralissehne verbinden: *muskulöser Achselbogen.* (Das Muskelmaterial kann sowohl aus dem Panniculus carnosus oder dem M. pectoralis major als auch aus dem Blasten des M. latissimus dorsi stammen.)

Die Fascia axillaris ist bei abduziertem Arm gespannt, die Haut gestrafft. Der M. coracobrachialis als Leitmuskel für den Gefäß-Nervenstrang wulstet sich deutlich vor (Stellung des Arms zur Inspektion der Axilla oder für operative Eingriffe). Bei adduziertem Arm ist die Faszie entspannt (Stellung des Arms für die digitale Untersuchung des Inhalts der Achselhöhle). Bei länger dauernder Ruhigstellung des Arms schrumpft die Achselfaszie ebenso wie die Kapsel, so daß die Beweglichkeit des Schultergelenks eingeschränkt wird.

Talg-, ekkrine Schweiß- und Duftdrüsen der Axilla liegen in der Dermis der Achselhaut, *oberflächlich* zur fettarmen Subcutis und zur Fascia axillaris. Die Faszie muß deshalb bei der Inzision eines Schweißdrüsenabszesses nicht gespalten werden. Allerdings setzt die Fascia axillaris der Ausbreitung von Entzündungen in die (oder aus der) Tiefe nur einen begrenzten Widerstand entgegen.

Die **Brustfaszien** (Abb. **210 b** u. **211**) sind keine Faszien der autochthonen Brustmuskulatur, der Mm. intercostales, sondern stehen in Beziehung zu den auf die Brustwand vorgeschobenen Schultergürtel- und Schultermuskeln. Die »oberflächliche« Brustfaszie grenzt die Subcutis gegen diese Muskelschicht ab, sie besitzt enge topographische und funktionelle Beziehungen zur Brustdrüse. Die »tiefe« Brustfaszie schließt die ventralen Schultergürtelmuskeln ein.

Die (oberflächliche) Brustfaszie, **Fascia pectoralis,** bedeckt den M. pectoralis major und setzt sich nach kranial in das oberflächliche Blatt der Halsfaszie, nach lateral in die Fascia axillaris und nach kaudal in die oberflächliche Bauchfaszie fort. Die Fascia pectoralis ist an Schlüsselbein und Brustbein fixiert und fest mit dem Perimysium externum an der Vorderfläche des großen Brustmuskels verbunden. Eine lockere Bindegewebsschicht zwischen Brustfaszie und Mamma ermöglicht die Verschieblichkeit der Brustdrüse gegen Faszie und Brustmuskel.

Die Verschieblichkeit der Mamma ist beim Mammakarzinom aufgehoben, wenn der Tumor in die Brustwand infiltriert ist.

Die »tiefe« Brustfaszie, **Fascia clavipectoralis,** umschließt die Mm. pectoralis minor und subclavius. Sie heftet sich kranial an der Clavicula und am Proc. coracoideus an. Am lateralen Rand des M. pectoralis major steht sie mit der Fascia pectoralis in Verbindung. Die Fascia clavipectoralis ist kranial vom M. pectoralis minor recht kräftig. Sie überdeckt hier die V. subclavia, mit deren Wand sie verwachsen ist, sowie die A. subclavia und den Plexus brachialis. Die Faszie kann durch den M. pectoralis minor gespannt werden und einen Zug auf die Venenwand ausüben. Dadurch wird das Lumen der Vene offen gehalten und der Abfluß des Bluts zur oberen Hohlvene gefördert. Von der Unterfläche des M. pectoralis major ist die Fascia clavipectoralis durch eine lockere Verschiebeschicht getrennt (interpektoraler Spalt).

c) Bindegewebskörper der Achselhöhle

Der verformbare Bindegewebskörper der Achselhöhle wird vom Gefäß-Nervenstrang für die freie obere Extremität, von Gefäßen und Nerven der Schulter- und Schultergürtelmuskulatur sowie von einem ausgedehnten Lymphbahnsystem durchzogen. Er beherbergt außerdem die verschiedenen Gruppen der axillaren Lymphknoten. Die Leitungsbahnen nehmen bei einem gut ernährten Menschen etwa die Hälfte der Achselhöhle ein.

Hinsichtlich der Ausbreitung von Entzündungen stellt der Bindegewebskörper der Axilla einen einheitlichen Raum dar, in dem die zarten Bindegewebslamellen das Vordringen von Eiterungen oder Blutergüssen nicht aufhalten.

Die Achselhöhle kommuniziert mit den Bindegewebsräumen benachbarter Regionen. Das axillare Bindegewebe setzt sich fort (Abb. **86**)
- zum *Hals* längs der Vasa subclavia und der Stämme des Plexus brachialis in den unteren Abschnitt des seitlichen Halsdreiecks,
- zum *Arm* entlang dem Gefäß-Nervenstrang der oberen Extremität in den Sulcus bicipitalis medialis,
- in die *Regio deltoidea* (Gebiet des M. deltoideus) längs der Vasa circumflexa anteriora humeri oder durch die laterale Achsellücke längs der Vasa circumflexa posteriora humeri,
- in die *Regio scapularis* (Gebiet über der Scapula) durch die mediale Achsellücke längs der Vasa circumflexa scapulae,
- zur *seitlichen Thoraxwand* unter die Mm. pectorales (ventral) und unter den M. latissimus dorsi (dorsokaudal),
- in die *Regio infraclavicularis* längs der die Fascia clavipectoralis durchdringenden Gefäße und Nerven (Vasa thoracoacromialia, V. cephalica, Nn. pectorales).

Entlang dieser Bindegewebsstraßen können sich Entzündungsprozesse in der Tiefe des axillaren Bindegewebskörpers relativ schnell ausbreiten. Aus dem Binde- und Fettgewebe im inter- und subpektoralen Bereich können subpektorale Phlegmonen (Phlegmone = durch Eitererreger hervorgerufene Entzündung mit der Tendenz zur Ausbreitung in Gewebsspalten) entlang den die Brustwand durchdringenden Interkostalgefäßen (lateral durch den M. serratus anterior) in das subpleurale Bindegewebe oder (ventral) in das Mediastinum vordringen.

d) Axillare Lymphknoten und ihre Einzugsgebiete

Im Bereich der Achselhöhle liegen etwa 30 Lymphknoten, *Nodi lymphatici axillares* (Abb. **112** u. **210**). Sie stehen untereinander durch den *Plexus lymphaticus axillaris* in Verbindung.

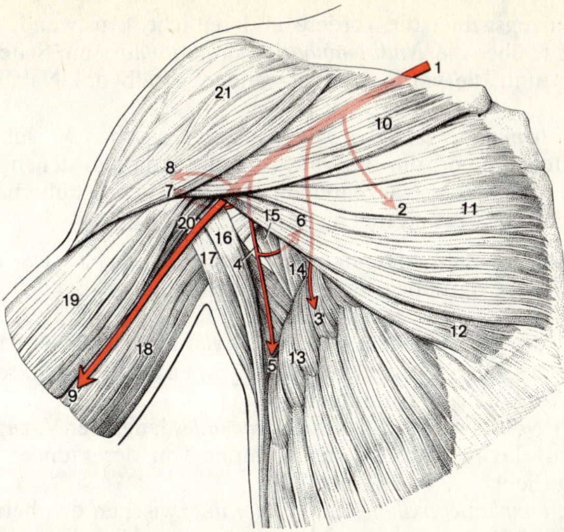

Abb. 86. **Bindegewebsstraßen aus der Achselhöhle,** Ansicht von ventral und etwas kaudal

zum Hals:
1 A. subclavia

zur vorderen und seitlichen Brustwand:
2 R. pectoralis der A. thoracoacromialis
3 A. thoracica lateralis
4 A. subscapularis
5 A. thoracodorsalis
6 A. circumflexa scapulae durch die mediale Achsellücke

in die Regio deltoidea:
7 A. circumflexa posterior humeri durch die laterale Achsellücke
8 A. circumflexa anterior humeri

zum Arm:
9 A. brachialis

10 Pars clavicularis } des M. pectoralis major
11 Pars sternocostalis } des M. pectoralis major
12 Pars abdominalis } des M. pectoralis major
13 M. serratus anterior (Ursprungszacken alternieren in der Gerdyschen Linie mit den Ursprüngen des M. obliquus externus abdominis)
14 M. subscapularis
15 M. teres minor
16 M. latissimus dorsi
17 M. teres major
18 M. triceps brachii
19 M. biceps brachii
20 M. coracobrachialis
21 M. deltoideus

Die drei *oberflächlichen Lymphknotengruppen, Nodi lymphatici axillares superficiales,* bestehen aus *regionären* Lymphknoten. Sie liegen zum Teil in den Faserlamellen der Fascia axillaris, zum Teil unmittelbar unter der Achselfaszie. Man unterscheidet

- die *Nodi lymphatici axillares laterales* (am medialen und dorsalen Umfang der distalen zwei Drittel der V. axillaris), die oberflächliche (epifasziale) und tiefe Lymphgefäße des Arms aufnehmen,
- die *Nodi lymphatici axillares pectorales* (am Unterrand des M. pectoralis minor, auf dem M. serratus anterior längs der Vasa thoracica lateralia),

deren Einzugsgebiet die vordere und seitliche Brustwand, die Brustdrüse (z. T. über die *Nodi lymphatici paramammarii* am Seitenrand der Mamma) und die vordere Bauchwand oberhalb des Nabels umfaßt, und
- die *Nodi lymphatici axillares subscapulares* (zwischen M. subscapularis und M. teres major, um die Vasa subscapularia), zu denen Lymphgefäße aus der unteren Nackenregion, dem dorsalen Schulterbereich und der hinteren Brustwand treten.

Nominell zu den Achsellymphknoten gerechnet werden auch drei *regionäre* Lymphknotengruppen, die nicht unmittelbar im Bereich der Axilla liegen, und zwar
- die (1–2) *Nodi lymphatici axillares cubitales* medial der V. basilica und oberhalb des Ellenbogengelenks, die Lymphe aus dem ulnaren Finger-, Hand- und Armbereich aufnehmen,
- die (1–2) *Nodi lymphatici axillares brachiales* längs der V. cephalica im Trigonum clavipectorale, denen Lymphe von der radialen Seite des Armes zufließt,
- die *Nodi lymphatici axillares interpectorales* zwischen den beiden Brustmuskeln, die Lymphe aus der Mamma den zentralen und apikalen Achsellymphknoten zuleiten.

Die *tiefen Lymphknoten, Nodi lymphatici axillares profundi,* bilden als zweite und dritte Filterstation eine Kette an der Medialseite des Gefäß-Nervenstrangs, die bis unter das Schlüsselbein reicht. Die tiefen Achsellymphknoten sind im Bindegewebskörper der Axilla auch bei Vergrößerung meist nur schwer zu tasten. Man unterscheidet
- die *Nodi lymphatici axillares centrales* (hinter dem M. pectoralis minor) mit Zuflüssen aus den oberflächlichen axillaren Lymphknoten und
- die *Nodi lymphatici axillares apicales* (kranial vom M. pectoralis minor, unterhalb der Clavicula, längs der V. subclavia). Sie nehmen Lymphe aus den zentralen Lymphknoten auf, erhalten aber auch direkte Zuflüsse aus den mit der V. cephalica verlaufenden Armlymphgefäßen und einer kranialen Randzone der Brustdrüse.

Aus den apikalen Lymphknoten fließt die Lymphe des gesamten Arms und der Brustwand in den *Truncus subclavius* (Abb. **112** u. **210 a**) ab, der meist selbständig in den Venenwinkel einmündet.

Der rechte Truncus subclavius bildet gelegentlich mit dem rechten Truncus jugularis einen *Ductus lymphaticus dexter,* der linke Truncus subclavius kann in den Ductus thoracicus eintreten.

Da die oberflächlichen Achsellymphknoten untereinander in Verbindung stehen, können Erkrankungen von einer Gruppe auf die andere Knotengruppe fortgeleitet werden (wichtig z. B. bei Metastasen). Aus der engen Nachbarschaft des N. intercostobrachialis zu den oberflächlichen axillaren Lymphknoten, aber auch zu den Nodi lymphatici axillares centrales, werden die bei Erkrankung dieser Knoten auftretenden, zu Thoraxwand und Innenseite des Oberarms ausstrahlenden Schmerzen verständlich (manchmal erster Hinweis auf ein Mammakarzinom).

e) Gefäß-Nervenstrang in der Achselhöhle

Der *Gefäß-Nervenstrang des Arms* (Abb. **87**) besteht in der Achselhöhle aus *A. axillaris, V. axillaris* samt begleitenden *Lymphbahnen* und *Pars infraclavicularis des Plexus brachialis.* Bei mäßig abduziertem Oberarm zieht das Gefäß-Nervenbündel von der Mitte der Clavicula zum proximalen Ende der medialen Oberarmfurche, wobei der (etwas ventrolateral gelegene) M. coracobrachialis als Leitstruktur dient.

Der Gefäß-Nervenstrang verläuft nahe der Vorderwand der Achselhöhle. Zur dorsalen Wand gewinnt er erst im lateralen Bereich der Axilla nähere Beziehungen, wo er die zum Tuberculum minus (M. subscapularis) und zur Crista tuberculi minoris (M. latissimus dorsi, M. teres major) ziehenden Muskelansätze kreuzt. Bei adduziertem Arm liegt das Gefäß-Nervenbündel dem M. serratus anterior an.

Bei extremer Abduktion des Arms kommt der Gefäß-Nervenstrang in engen Kontakt zum Oberarmkopf und wird gedehnt. Bei länger anhaltendem Druck des Oberarmkopfes (z. B. während einer Narkose bei eleviertem Arm) kann gelegentlich das mediale Bündel des Plexus brachialis geschädigt werden. Die bei falscher Lagerung des Arms auftretende, typische »Narkoselähmung« betrifft jedoch die oberen »Wurzeln« des Plexus brachialis ($C_{5,6}$), Erbsche Lähmung, da sich das Schlüsselbein bei erhobenem, nach hinten gezogenem Arm gegen die Querfortsätze der Halswirbelsäule andrängt und diese Nervenäste beim Austritt aus der Skalenuslücke einquetscht. Die früher üblichen Krücken führten durch Druck aus der Achselgrube gegen den Oberarm bei längerem Gebrauch zu einer »Krückenlähmung«, von der vor allem der N. radialis betroffen wurde.

Der Weg des Gefäß-Nervenstrangs durch die Axilla läßt sich in drei Teilstücke gliedern, in denen sich die Lagebeziehungen zwischen Arterie und Nervengeflecht auffällig ändern, während die V. axillaris gleichbleibend ventromedial von der A. axillaris verläuft.

In der *proximalen Achselstrecke* (zwischen M. subclavius und M. pectoralis minor) behalten die Primärstränge, *Trunci,* des Plexus brachialis zunächst ihre dorsokraniale Lage zur Arterie bei. Sie rücken jedoch näher zusammen und beginnen, sich zu drei Nervenbündeln, *Fasciculi,* umzuordnen.

Im *mittleren Streckenabschnitt* (hinter dem M. pectoralis minor) wird die Umgliederung der Trunci weitergeführt. Es entstehen drei Faszikel, welche die A. axillaris von drei Seiten umfassen. Der *Fasciculus lateralis* tritt unmittelbar an die laterale Seite der Arterie. Der *Fasciculus medialis* umgreift sie von dorsal und legt sich an ihre dorsomediale Seite. Der *Fasciculus posterior* schließt sich der A. axillaris von dorsal an.

In der *distalen Verlaufsstrecke* (zwischen M. pectoralis minor und Unterrand des M. pectoralis major) wird die Faszikelbildung abgeschlossen. Eine Abspaltung des medialen Faszikels umgreift als mediale Zinke die

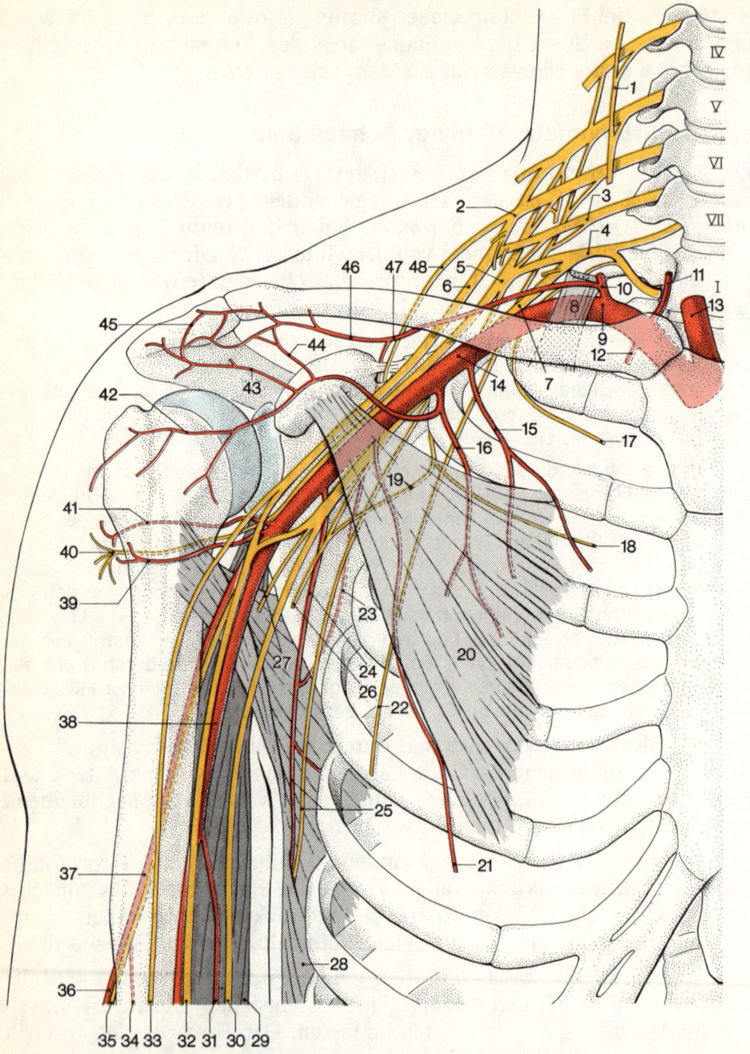

Abb. 87. **Arterien und Nerven im Bereich von Schultergürtel und Achselhöhle,** Ansicht von ventral
(Kurze Äste des Plexus brachialis eingezeichnet, der Übersichtlichkeit halber aber nicht beschriftet, → Abb. 58)

A. axillaris von ventral und bildet mit der lateralen Zinke aus dem Fasciculus lateralis die *Medianusgabel.*

Aus den drei in der Axilla entstandenen Nervenbündeln gehen insgesamt 7 »lange« Nerven zu Muskulatur und Haut der freien Extremität hervor. In der Achselhöhle entsendet die *Pars infraclavicularis* des Plexus brachialis außerdem 4 »kurze« Nerven zur Schultermuskulatur. Durch die Axilla ziehen ferner der *N. intercostobrachialis,* der sich dem N. cutaneus brachii medialis aus dem medialen Faszikel anschließt, und der der *N. thoracius longus* (aus dem supraklavikulären Teil des Plexus brachialis), der in der derben Faszie des M. serratus anterior relativ geschützt abwärts zieht und den Muskel innerviert.

Vasa axillaria

A. axillaris. Die Hauptschlagader zum Arm, die A. subclavia wird vom lateralen Rand der 1. Rippe ab als *A. axillaris* bezeichnet. Am Unterrand des M. pectoralis major (vordere Achselfalte) setzt sie sich in die *A. brachialis* fort.

Die Äste der A. axillaris zeigen hinsichtlich Ursprungshöhe und -modus eine beachtliche Variabilität. Die folgende Darstellung gibt ein Grundmuster der Gefäßanordnung wieder.

Die proximalen **Äste der A. axillaris** (Abb. **87**), die variable, meist schwa-

◀ 1 N. phrenicus
2 Truncus superior
3 Truncus medius
4 Truncus inferior
5 Fasciculus posterior
6 Fasciculus lateralis
7 Fasciculus medialis
8 M. scalenus anterior, in der Tiefe – an der Rückwand der A. subclavia – Ursprung des nicht eingezeichneten Truncus costocervicalis
9 A. subclavia
10 Truncus thyrocervicalis
11 A. vertebralis
12 A. thoracica interna
13 A. carotis communis
14 A. axillaris
15 A. thoracica superior
16 R. pectoralis der A. thoracoacromialis
17 N. intercostalis I
18 N. intercostalis II
19 N. intercostobrachialis
20 M. pectoralis minor
21 A. thoracica lateralis
22 N. thoracicus longus
23 A. circumflexa scapulae
24 A. subscapularis
25 A. und N. thoracodorsalis
26 N. cutaneus brachii medialis
27 N. cutaneus antebrachii medialis
28 M. latissimus dorsi
29 langer Kopf des M. triceps brachii
30 N. ulnaris
31 A. collateralis ulnaris superior
32 N. medianus
33 N. musculocutaneus
34 A. collateralis media
35 N. radialis
36 A. collateralis radialis
37 A. profunda brachii
38 A. brachialis
39 A. circumflexa anterior humeri
40 N. axillaris
41 A. circumflexa posterior humeri
42 R. deltoideus der A. thoracoacromialis
43 R. acromialis der A. thoracoacromialis
44 R. clavicularis der A. thoracoacromialis
45 Rete acromiale
46 R. acromialis der A. suprascapularis
47 A. suprascapularis
48 N. suprascapularis

che *A. thoracica superior* und die (gelegentlich gemeinsam entspringende, zu 70% jedoch selbständige) kräftige *A. thoracoacromialis,* treten vornehmlich zur ventralen Wand der Achselhöhle, einzelne kleine *Rr. subscapulares* direkt zum gleichnamigen Muskel.

Die *A. thoracica superior* verzweigt sich an den Mm. subclavius, intercostales I und II, pectorales major und minor und serratus anterior (obere Zacken).

Die *A. thoracoacromialis* dringt – in Gegenrichtung – gemeinsam mit der V. cephalica durch die Fascia clavipectoralis und teilt sich am Oberrand des M. pectoralis minor in *Rr. pectorales* zu beiden Brustmuskeln, in den *R. clavicularis* zu M. subclavius und Schlüsselbein, den *R. acromialis* zum Rete acromiale, einem Arteriennetz auf der Schulterhöhe, und in den *R. deltoideus* zu beiden Muskelrändern des Trigonum clavipectorale.

Die *A. thoracica lateralis,* im mittleren Streckenteil hinter (seltener lateral) vom M. pectoralis minor, verläuft (meist deutlich) ventral vom N. thoracicus longus abwärts und versorgt die mediale Wand der Achselhöhle (mittlere Zacken des M. serratus anterior), aber auch den großen Brustmuskel. Zur Brustdrüse entsendet sie *Rr. mammarii laterales.*

Die *A. subscapularis,* ein kurzer Gefäßstamm (mit kleinen Ästen zum M. subscapularis), und ihr vorderer Endast, die *A. thoracodorsalis,* ziehen im Bindegewebskörper der Axilla längs der hinteren Achselfalte kaudalwärts. Die A. thoracodorsalis gibt Äste zu den Mm. subscapularis, latissimus dorsi, teres major und den kaudalen Zacken des M. serratus anterior ab. Der dorsale Endast, *A. circumflexa scapulae,* gelangt durch die mediale Achsellücke zur Fossa infraspinata.

Die *Aa. circumflexae anterior* und *posterior humeri* (aus der distalen Achselstrecke) umgreifen den Humerus in Höhe des Collum chirurgicum.

Die *A. circumflexa anterior humeri* zieht unter dem M. coracobrachialis zum Sulcus intertubercularis humeri und versorgt den M. deltoideus und die Kapsel des Schultergelenks.

Die kräftige *A. circumflexa posterior humeri* verläuft durch die laterale Achsellücke (zusammen mit dem N. axillaris) zum M. deltoideus, zum langen und zum lateralen Trizepskopf und zur Gelenkkapsel.

Äste der A. axillaris zur Schulter anastomosieren mit Aufzweigungen der Halsäste der A. subclavia (A. thoracica lateralis ↔ R. descendens a. transversa cervicis und vor allem A. circumflexa scapulae ↔ A. suprascapularis). Bei der Unterbindung der A. axillaris vor Abgang ihrer Äste kann sich deshalb ein genügender Kollateralkreislauf ausbilden.

Da in über 75% der Fälle zwischen den Ästen der A. axillaris und der Armarterie keine Anastomosen bestehen, sollte eine Unterbindung zwischen dem Abgang der A. circumflexa posterior humeri und der A. profunda brachii vermieden werden.

V. axillaris (Abb. **111 a**). Die ulnare V. brachialis wird proximalwärts vom Unterrand des M. pectoralis major als *V. axillaris* bezeichnet. In sie mündet hoch in der Axilla die radiale Begleitvene der A. brachialis, nachdem sie den Plexus brachialis und die A. axillaris ventral gekreuzt hat. Außer den Begleitvenen der Äste der A. axillaris nimmt die V. axillaris die *Vv. thoracoepigastricae* in der distalen Achselstrecke und die *V. cephalica* proximal vom M. pectoralis minor auf.

Die *Vv. thoracoepigastricae* anastomosieren an der Bauchwand mit Ästen der V. epigastrica superficialis (Abb. **209**). In die *V. cephalica* münden vor dem Durchtritt durch die Fascia clavipectoralis (in der Mohrenheimschen Grube) Haut- und Begleitvenen der Aa. thoracoacromialis und thoracica suprema.

Die V. axillaris ist in der Achselhöhle durch Bindegewebszüge so ausgespannt, daß ihr Lumen bei entsprechenden Armbewegungen erweitert wird. Bei offenen Verletzungen des Gefäßes oder eines größeren Asts besteht die Gefahr einer Luftembolie.

Plexus brachialis

Am Plexus brachialis kann man die *Pars supraclavicularis* (mit Ästen zu dem Mm. rhomboideus, levator scapulae, serratus anterior, supraspinatus und infraspinatus) von der *Pars infraclavicularis* unterscheiden.

Die **Faszikelbildung der Pars infraclavicularis** des Plexus brachialis (Abb. **58** u. **87**) vollzieht sich im Prinzip auf folgende Weise.

Jeder der drei Primärstränge, *Trunci* (→ S. 741), teilt sich (bereits oberhalb der Clavicula) jeweils in den vorderen und den hinteren »Ast« (für die genetischen Flexoren und Extensoren des Arms).

Die Aufteilung kann so weit proximalwärts verschoben sein, daß die Abzweigung des »dorsalen Asts« bereits an den Rr. ventrales der Spinalnerven C_5–Th_1 erfolgt, die den Plexus brachialis bilden (d. h. an den Plexus»wurzeln«). In diesem Fall bestehen die Trunci jeweils nur aus ventralen Zweigen der Plexus»wurzeln«.

Alle »dorsalen Äste« der Trunci (oder der Plexus»wurzeln«) vereinigen sich zum *Fasciculus posterior* (C_5–Th_1). Die »ventralen Äste« aus *Truncus superior* ($C_{5,6}$) und *Truncus medius* (C_7) schließen sich zum *Fasciculus lateralis* zusammen. Die »ventralen Äste« des *Truncus inferior* (C_8, Th_1) bilden den *Fasciculus medialis*.

Kurze Äste der Pars infraclavicularis des Plexus brachialis

Auch die kurzen Äste des infraklavikulären Teils des Armgeflechts lassen sich in ventrale (Flexoren-)Äste und dorsale (Extensoren-)Äste gliedern (Abb. **58**).

Ventrale Äste zur Schultermuskulatur

Der **N. pectoralis medialis** (vom medialen Faszikel oder vom Truncus inferior, C_8, Th_1) und der **N. pectoralis lateralis** (aus dem lateralen Faszikel oder 2 Äste aus Truncus superior und Truncus medius, C_{5-7}) ziehen vor der A. axillaris abwärts, versorgen den M. pectoralis minor, treten durch die Fascia clavipectoralis (ein Ast mit der V. cephalica) und verzweigen sich im M. pectoralis major.

Dorsale Äste zur Schultermuskulatur

Der **N. subscapularis** (meist 2 Äste aus dem hinteren Faszikel, $C_{5,6(7)}$) erreicht nach kurzem Verlauf den M. subscapularis. Der laterale Ast versorgt meist den M. teres major.

Der **N. thoracodorsalis** (Abb. **87**, aus dem Fasciculus posterior, C_{6-8}) zieht zwischen dorsaler Wand der Axilla und Rumpfwand mit den gleichnamigen Gefäßen durch das axillare Bindegewebe (gefährdet bei Ausräumung der Achselhöhle) zum M. latissimus dorsi. Gelegentlich führt er auch die Äste für den M. teres major.

Lange Äste der Pars infraclavicularis des Plexus brachialis

Aus dem *Fasciculus lateralis* gehen der *N. musculocutaneus* und die laterale Zinke der Medianusgabel, *Radix lateralis n. mediani,* hervor (Abb. **87**).

Der **N. musculocutaneus** (C_{5-7}) liegt im Gefäß-Nervenstrang der Axilla am weitesten lateral, gibt einen Ast zum M. coracobrachialis ab, durchbohrt den Muskel in seinem mittleren Drittel, zieht zwischen den Mm. biceps brachii und brachialis nach distal und tritt mit seinem sensiblen Endast, dem *N. cutaneus antebrachii lateralis,* am distalen Ende des Sulcus bicipitalis lateralis durch die Faszie. Er innerviert alle Flexoren am Oberarm und als Hautnerv die Radialseite des Unterarms.

Die **Radix lateralis n. mediani** ($C_{6,7}$) schlingt sich von lateral um die A. axillaris auf die Ventralseite des Gefäßes und vereinigt sich mit der medialen Zinke aus dem medialen Faszikel zum N. medianus.

Der *Fasciculus medialis* liefert außer der medialen Zinke der Medianusgabel, *Radix medialis n. mediani,* zwei Hautnerven, die *Nn. cutanei brachii medialis* und *antebrachii medialis* sowie den *N. ulnaris* (Abb. **87**).

Der **N. cutaneus brachii medialis** ($Th_{1,2}$, gelegentlich in zwei Nerven geteilt) vereinigt sich in der Achselhöhle (oder am Oberarm) mit dem N. intercostobrachialis, tritt in Höhe der vorderen Achselfalte durch die Faszie und zweigt sich an der Medialseite des Oberarms (von der Achselgrube bis zur Ellenbeuge) auf.

Der **N. cutaneus antebrachii medialis** (C_8, Th_1) verläuft am Ende der distalen Achselstrecke ventral zwischen A. und V. axillaris, durchsetzt die Oberarmfaszie gemeinsam mit der V. basilica und innerviert mit einem *R. anterior* und einem *R. posterior* die Haut an der medialen Seite des Unterarms (zwischen Ellenbeuge und Handwurzel).

Der **N. ulnaris** (C_{6-8}, Th_1) hat sich beim Verlassen der Achselhöhle dorsal zwischen A. und V. axillaris geschoben und zieht am Oberarm hinter dem Septum intermusculare mediale, am Unterarm in der Ellenstraße distalwärts, wobei ihm der M. flexor carpi ulnaris als Leitmuskel dient. In Höhe des Ellenbogengelenks liegt der Nerv somit noch auf der Streckseite. Er versorgt die ulnaren Flexoren an Unterarm und Hand sowie die Haut an der Ulnarseite der Hand und der ulnaren Finger.

Die **Radix medialis n. mediani** (C_8, Th_1) gelangt von medial zur Vereinigungsstelle mit der lateralen Gabelzinke auf der Ventralseite der A. axillaris.

Der **N. medianus** zieht am Oberarm im Sulcus bicipitalis medialis zur Ellenbogengrube, wobei er sich in einer langgezogenen Spirale von lateral über ventral an die Medialseite der A. brachialis schlingt, am Unterarm zwischen oberflächlichem und tiefem Fingerbeuger zur Handwurzel. Er innerviert einen großen Teil der Flexoren am Unterarm und an der Hand sowie die Haut der Handwurzel, des Daumenballens, der Hohlhand und der Beugeseite der 3 ½ radialen Finger.

Die Medianusgabel kann erheblich variieren. Sie kann nach distal auf den Oberarm verlagert sein, doppelte mediale oder laterale Zinken besitzen und in knapp 5 % der Fälle fehlen. (In diesem Fall verlaufen alle Nervenfasern für die Flexoren und die Haut auf der Beugeseite des Arms in der Axilla zunächst im »lateralen« Faszikel. Die Äste des medialen Faszikels gliedern sich erst nach Abgang des N. musculocutaneus ab und kreuzen ventral von der A. axillaris nach medial.) Nicht allzu selten gehen Verbindungsäste vom N. musculocutaneus zum N. medianus.

Aus dem *Fasciculus posterior* entstehen zwei gemischte Nerven, die *Nn. axillaris* und *radialis* (Abb. **87**).

Der **N. axillaris** ($C_{5,6}$) zieht nahe dem Kapselansatz durch die laterale Achsellücke um das Collum chirurgicum, entsendet Hautäste als *N. cutaneus brachii lateralis superior* zur seitlichen Schulterregion sowie zur dorsolateralen Seite des Oberarms und versorgt die Mm. deltoideus und teres minor.

Der **N. radialis** (C_{6-8}, Th_1) verläuft in der Achselhöhle dorsal der A. axillaris und gelangt mit der A. profunda brachii an die Dorsalseite des Humerus. Im Sulcus n. radialis windet er sich knochennah um den lateralen Rand des Oberarmbeins, durchbricht das Septum intermusculare laterale und zieht auf der Beugeseite über das Ellenbogengelenk. Unmittelbar distal vom Gelenk teilt er sich in den sensiblen *R. superficialis,* der am Unterarm den M. brachioradialis als Leitmuskel nutzt, und in den stärkeren motorischen *R. profundus,* der im M. supinator in einer Spiraltour auf die Streckseite des Unterarms zieht. Der N. radialis innerviert sämtliche Extensoren am Arm sowie mit drei Hautästen, *N. cutaneus brachii lateralis inferior, N. cutaneus brachii posterior* und *N. cutaneus antebrachii posterior,* die Haut an der Streckseite des Arms (ohne Regio deltoidea) und der Hand (ausgenommen den ulnaren Rand, den 4. und 5. Finger und die Endglieder des 2. und 3. Fingers).

Durch die engen Nachbarschaftsbeziehungen zu Oberarmkopf und Collum chirurgicum sind der N. axillaris und die ihn begleitenden Vasa circumflexa posteriora humeri bei Frakturen am proximalen Humerusende, Luxationen des Schultergelenks und Repositionsversuchen besonders gefährdet. Der Verdacht auf eine traumatische Schädigung des N. axillaris kann leicht durch eine Kontrolle der Hautsensibilität in der Regio deltoidea überprüft werden (N. cutaneus brachii lateralis superior).

B. Oberarm und Ellenbogenbereich

1. Oberarm

a) Anordnung und Innervation der Oberarmmuskulatur

Die Oberarmmuskulatur ist in die auf der Vorderfläche des Humerus gelegene *ventrale* Muskelgruppe, *Flexorengruppe,* und die auf der Hinterfläche des Oberarmbeins angeordnete *dorsale* Gruppe, *Extensorengruppe,* geschieden. Zur Beugergruppe gehören der M. brachialis und der M. biceps brachii. Beide werdem vom N. musculocutaneus innerviert. Die Streckergruppe besteht aus dem M. triceps brachii und dem M. anconaeus, die vom N. radialis versorgt werden.

Die **Fascia brachii** (Abb. **88**) umhüllt Beuger und Strecker am Oberarm. *Septa intermuscularia brachii,* die auf beiden Seiten zwischen Knochen und Faszie ausgespannt sind und gleichzeitig als Muskelursprungsfläche dienen, trennen die beiden Muskelgruppen und begrenzen mit der Oberarmfaszie die *vordere* und die *hintere* Muskelloge.

Die Oberarmfaszie steht proximal mit der Fascia axillaris (auf der Beugeseite) und mit der Faszie des M. deltoideus (auf der Streckseite) in Verbindung. Nach distal setzt sie sich in die Fascia antebrachii fort. Am Humerus ist die Fascia brachii unmittelbar an den Epikondylen, mittelbar an der medialen und der lateralen Humeruskante durch die Septa intermuscularia brachii mediale und laterale fixiert, die sich nach proximal bis zur Insertion des M. coracobrachialis und bis zur Tuberositas deltoidea erstrecken. An der Ulna heftet sich die Oberarmfaszie am Olecranon an.

Oberarmfurchen. Der M. biceps brachii liegt ventral vom M. brachialis und benutzt diesen als Gleitbahn. Längs der beiden Bizepsränder ziehen *mediale* und *laterale Oberarmfurchen* zur Ellenbogengrube. Die mediale Furche, *Sulcus bicipitalis medialis* (Abb. **88**), ist bei muskelkräftigen, mageren Individuen im Hautrelief meist deutlich ausgeprägt. In ihrer Tiefe verläuft der Gefäß-Nervenstrang des Armes. Nahe der lateralen Furche, seltener im *Sulcus bicipitalis lateralis,* zieht eine Hautvene, V. cephalica, schulterwärts.

Extensorengruppe (dorsale Muskeln)

Am **M. triceps brachii** (Abb. **84, 86** u. **88**) unterscheidet man das mehr in der Tiefe gelegene *Caput mediale* und zwei oberflächliche Köpfe, das *Caput laterale* und das zweigelenkige *Caput longum.*

Das *Caput mediale* entspringt medial und distal vom Sulcus n. radialis an der Hinterfläche des Humerus und an beiden Septa intermuscularia (vor allem am medialen). Das *Caput laterale,* das von einem schmalen, streifenförmigen Ursprungsfeld proximal und lateral vom Sulcus n. radialis ausgeht, bedeckt einen großen Teil des medialen Kopfes. In einem schmalen Feld oberhalb des Epicondylus lateralis erreicht jedoch auch das Caput mediale die laterale Oberfläche. Das *Caput longum* kommt vom Tuberculum infraglenoidale der Scapula und vom angrenzenden Abschnitt des Margo lateralis scapulae. Der Muskel inseriert mittels einer ziemlich ausgedehnten oberflächlichen Sehnenplatte am Olecranon. Laterale Sehnenfaserbündel treten in die Fascia antebrachii ein und wirken als Reservestreckapparat, wenn das Olecranon abgerissen ist. Tiefe Faserzüge heften sich an der Kapsel des Ellenbogengelenks an. Sie können als *M. articularis cubiti* abgegrenzt werden.

Der Sulcus n. radialis wird durch die distal der Knochenrinne entspringenden Fasern des medialen Trizepskopfes und durch das über den Sulcus hinwegziehende Caput laterale des M. triceps brachii zum »Radialiskanal« ergänzt, in dem sich der N. radialis mit Begleitgefäßen knochennah um die dorsolaterale Fläche des Humerus windet.

Innervation: N. radialis.

Die Äste zu den Mm. triceps brachii und anconaeus verlassen den N. radialis bereits vor und beim Eintritt in den »Radialiskanal«.

Der **M. anconaeus** (Abb. **84**) bildet die distale Fortsetzung der lateralen Portion des Caput mediale m. tricipitis brachii. Seine Fasern breiten sich fächerförmig von dem schmalen Ursprungsfeld am Epicondylus lateralis humeri, an der Gelenkkapsel und am Lig. collaterale radiale zur Dorsalfläche am proximalen Ende des Ulnaschafts aus.

Innervation: N. radialis.

Flexorengruppe (ventrale Muskeln)

Der **M. biceps brachii** (Abb. **85** u. **86**) entspringt mit dem *Caput longum* am Tuberculum supraglenoidale, mit dem *Caput breve* am Proc. coracoideus. Der lange Kopf des M. biceps (lang ist lediglich die Ursprungssehne) zieht über das Caput humeri und – eingeschlossen in die Vagina tendinis intertubercularis – durch den Sulcus intertubercularis (Abb. **76** u. **82**). Die Endsehne des gemeinsamen Muskelbauches heftet sich in der Tiefe der Ellenbogengrube an der Tuberositas radii an. Ein Sehnenstreifen, *Aponeurosis m. bicipitis brachii,* spaltet sich von der Endsehne ab und strahlt ulnarwärts in die Unterarmfaszie ein.

Bei der Beugung im Ellenbogengelenk tritt der M. biceps brachii vor allem deshalb so deutlich hervor, weil er sich vom Gelenk abhebt und vom M. brachialis vorgedrängt wird.

Innervation: N. musculocutaneus.

Nach dem Durchtritt durch den M. coracobrachialis entsendet der N. musculocutaneus die Muskeläste zu den beiden Bizepsköpfen, etwas weiter distal den Ast zum M. brachialis.

Der **M. brachialis** (Abb. **85**) entspringt an der Vorderfläche des Humerus, distal der Tuberositas deltoidea (die man als knöcherne Inskription eines einheitlichen Deltoideus-Brachialis-Muskelzugs ansehen kann) und inseriert an der Tuberositas ulnae.

Innervation: N. musculocutaneus. Die lateralen Muskelbündel erhalten (fast) regelmäßig Nervenfasern über den N. radialis.

Da der M. brachialis dem Oberarmknochen unmittelbar aufliegt, kann er leicht verletzt werden, wenn eine von außen wirkende Gewalt den Muskel gegen den Knochen quetscht oder sich bei einem (suprakondylären) Überstreckungsbruch (Extensionsfraktur) des Oberarms Frakturenden in den Muskel spießen. Die bindegewebige Narbe, die an der Stelle des zerstörten Muskelgewebes entsteht, schrumpft und kann eine Verkürzung des M. brachialis herbeiführen. Der Arm läßt sich dann im Ellenbogengelenk nicht mehr vollständig strecken.

b) Gefäß-Nervenstraßen am Oberarm

Die vordere der beiden – von der Faszie, den Septen und dem Humerus begrenzten – Muskellogen nimmt außer den Oberarmflexoren den Gefäß-Nervenstrang des Arms (Abb. **87**) auf, der aus N. medianus, aus A. brachialis samt Begleitvenen und aus tiefen Lymphstämmen besteht. Die Gefäß-Nervenstraße führt aus der Axilla über die *mediale Oberarmfurche, Sulcus bicipitalis medialis,* in die *Ellenbogengrube, Fossa cubitalis.* Die dorsale Muskelloge ist dagegen nach distal geschlossen. Entzündungsprozesse des Oberarms können sich aus dieser Loge nicht ohne weiteres über das Olecranon hinaus auf den Unterarm ausbreiten. Die dorsale Loge beherbergt neben den Extensoren zwei Gefäß-Nervenstraßen (für den N. radialis + Vasa profunda brachii und für den N. ulnaris + Vasa collateralia ulnaria superiora).

Gefäß-Nervenstrang des Arms

Leitstruktur des Gefäß-Nervenstrangs ist für eine kurze proximale Strecke der M. coracobrachialis, ansonsten der M. biceps brachii (Abb. **88**). Entlang (und unter) dem medialen Rand des Muskels zieht die *A. brachialis* zur Fossa cubitalis. Die laterale Begleitvene ist schwächer als die *V. brachialis ulnaris,* die etwa in der Mitte des Oberarms die V. basilica aufnimmt. Zwischen beiden Begleitvenen bestehen zahlreiche Querverbindungen. Der *N. medianus,* der am Oberarm keine Äste abgibt, schlingt sich in einer langgestreckten Schraubenlinie von der ventrolateralen Seite der Arterie (in Höhe der vorderen Achselfalte) über die ventrale Fläche (Mitte des Oberarms) auf die dorsomediale Seite (nahe der Ellenbogengrube) (Abb. **87**). In der bindegewebigen Hülle des Gefäß-Nervenstrangs verlaufen – den Armvenen eng benachbart – *tiefe Lymphbahnen,* so daß Entzündungen der tiefen Lymphgefäße auf die Venenwand übergreifen können.

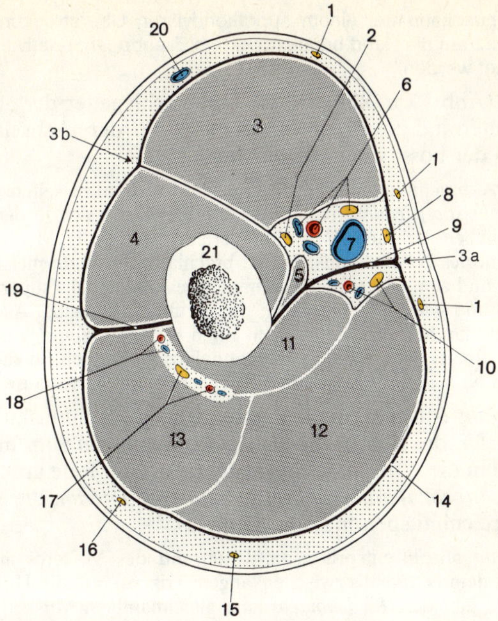

Abb. 88. **Querschnitt im mittleren Drittel des Oberarms,** Ansicht der Schnittfläche von distal

1 Ast des N. cutaneus brachii medialis
2 N. musculocutaneus
3 M. biceps brachii
3a Sulcus bicipitalis medialis
3b Sulcus bicipitalis lateralis
4 M. brachialis
5 M. coracobrachialis
6 N. medianus, A. brachialis und Vv. brachiales
7 V. basilica
8 N. cutaneus antebrachii medialis
9 Septum intermusculare brachii mediale
10 N. ulnaris und A. collateralis ulnaris superior mit Begleitvenen
11 Caput mediale } des M. triceps brachii
12 Caput longum } des M. triceps brachii
13 Caput laterale } des M. triceps brachii
14 Fascia brachii
15 N. cutaneus brachii posterior
16 N. cutaneus brachii lateralis inferior
17 N. radialis und A. collateralis media mit Begleitvenen
18 A. und V. collateralis radialis
19 Septum intermusculare brachii laterale
20 V. cephalica
21 Humerus

Proximal ziehen noch im Gefäß-Nervenstrang

- der *N. cutaneus antebrachii medialis,* der meist mit der V. basilica die Oberarmfaszie durchbricht,
- der *N. ulnaris,* der die A. brachialis am Oberarm verläßt und durch das Septum intermusculare brachii mediale in die Extensorenloge gelangt, und
- der *N. radialis,* der unterhalb der Sehne des M. teres major in den zwischen lateralem Trizepskopf und Humerusschaft gelegenen, distal vom Caput mediale des M. triceps brachii begrenzten »Radialiskanal« eintritt.

Der N. medianus kann bei einem suprakondylären Überstreckungsbruch des Oberarms (Sturz auf die Hand bei gestrecktem Ellenbogen, relativ häufig bei Kindern) überdehnt werden.

A. brachialis (Abb. 77 u. **87**) wird die Hauptschlagader der oberen Extremität vom Unterrand des M. pectoralis major (vordere Achselfalte) bis zur Aufteilung in der Fossa cubitalis genannt.

Varianten der A. brachialis und ihrer Zweige sind nicht allzu selten. So kann z. B. eine *A. brachialis superficialis* erhalten bleiben. Sie zweigt sich in der Achselhöhle von der eigentlichen A. brachialis ab und verläuft ventral der Medianusgabel, am Oberarm ventral des N. medianus. Die A. brachialis gibt dann meist die Äste zur Schulterregion und zum Oberarm ab, während die A. brachialis superficialis sich in die A. radialis und gelegentlich auch in die A. ulnaris fortsetzt. Als Variante am Oberarm findet man hin und wieder auch einen *»hohen Ursprung«* der A. radialis, seltener der A. ulnaris. Ist ein Proc. supracondylaris vorhanden, so kann die A. brachialis mit dem N. medianus hinter dem Knochenvorsprung verlaufen.

Die *A. brachialis* entsendet (außer Ästen zur Oberarmmuskulatur) die *A. profunda brachii,* die sich in die *A. collateralis media* zum medialen Trizepskopf und in die *A. collateralis radialis* (u. a. zum Rete articulare cubiti) teilt, und die *Aa. collaterales ulnares superior* und *inferior,* die ebenfalls das Rete articulare cubiti speisen (Abb. **87** u. **92**).

Die *A. profunda brachii* entspringt am Unterrand des M. teres major, verläuft gemeinsam mit dem N. radialis zwischen langem Trizepskopf und Humerus (Sulcus n. radialis) und gibt den *R. deltoideus* zum gleichnamigen Muskel, *Aa. nutriciae humeri* zum Oberarmbein ab.

Die *A. collateralis ulnaris superior* geht an der Grenze vom proximalen zum mittleren Drittel – gelegentlich auch gemeinsam mit der A. profunda brachii – aus der A. brachialis hervor, schließt sich dem N. ulnaris an und zieht dorsal vom Septum intermusculare brachii mediale ellenbogenwärts (Abb. **88**).

Die *A. collateralis ulnaris inferior* verläßt die A. brachialis nahe der Ellenbeuge, schlängelt sich über den M. brachialis ulnarwärts und anastomosiert über einen vorderen Ast mit dem R. anterior der A. recurrens ulnaris, über einen durch das mediale Septum tretenden Ast mit dem Rete articulare cubiti.

Die A. brachialis kann distal vom Abgang der A. profunda brachii ohne größere Gefahr unterbunden werden, da sich über das Rete articulare cubiti ein ausreichender Kollateralkreislauf ausbilden kann.

Der Puls der A. brachialis läßt sich längs einer Geraden tasten, die den medialen Rand des vom M. coracobrachialis aufgeworfenen Wulstes mit der Mitte der Ellenbeuge (bei supiniertem Unterarm) verbindet. Leitstruktur für das operative Aufsuchen der Arterie ist der ulnare Bizepsrand.

N. radialis und Vasa profunda brachii

Der *N. radialis,* die *A. profunda brachii* und ihre *Begleitvenen* ziehen – im Sulcus n. radialis unmittelbar dem Knochen anliegend – von dorsal um das mittlere Drittel des Humerusschafts (Abb. **87**). Die Gefäß-Nervenstraße beginnt proximal über dem Septum intermusculare mediale und verläuft – längs dem proximalen Rand der Ursprungsfläche des medialen

Trizepskopfes – zwischen Caput longum und Humerusschaft in einer absteigenden halben Schraubenwindung bis zum Septum intermusculare brachii laterale abwärts. Der N. radialis und ein ventraler Zweig der A. collateralis radialis (Endast der A. profunda brachii) treten im Ellenbogenbereich zwischen M. brachialis und M. brachioradialis durch das Septum aus der Strecker- in die Beugerloge (Abb. **92**).

Die **A. profunda brachii** (Abb. **88** u. **92**) entsendet etwa in der Mitte des »Radialiskanals« die *A. collateralis media,* die sich im medialen Kopf des M. triceps brachii verzweigt und Anschluß an das Rete articulare cubiti findet. Der Hauptast der *A. collateralis radialis,* der mit dem N. radialis das Septum intermusculare laterale durchbohrt, anastomosiert mit der A. recurrens radialis, der dorsale Ast verläuft zum Rete articulare cubiti.

Der **N. radialis** gibt den *N. cutaneus brachii lateralis inferior* zur Haut an der dorsolateralen Seite des Oberarms sowie Muskeläste zu den drei Trizepsköpfen und zum M. anconaeus vor Eintritt in den »Radialiskanal« ab. Im »Radialiskanal« verlassen den Gefäß-Nervenstrang der *N. cutaneus brachii posterior* (zur Haut an der distalen Hälfte der Dorsalseite des Oberarms) und der *N. cutaneus antebrachii posterior* (zur Haut im Ellenbogenbereich und an der Dorsalseite des Unterarms).

Beide Hautnerven ziehen zwischen lateralem Trizepskopf und M. brachialis zur Fascia brachii, die der N. cutaneus brachii posterior an der Grenze zum distalen Oberarmdrittel, der N. cutaneus antebrachii posterior am distalen Ende der lateralen Oberarmfurche durchbohrt.

Durch seinen knochennahen Verlauf kann der N. radialis bei anhaltendem Druck von außen (längeres Herabhängen des Arms über eine scharfe Kante) leicht geschädigt werden. Relativ häufig ist eine Radialislähmung bei Frakturen des Humerusschafts durch Dehnung oder Quetschung des Nervs im Augenblick der Fraktur, durch Narbenzug oder überschießende Kallusbildung. Wegen des hohen Abgangs der Äste zum M. triceps brachii ist dieser Muskel bei einer hierbei entstehenden Lähmung meist nicht betroffen.

N. ulnaris und Vasa collateralia ulnaria superiora

Dem dorsomedial von der A. brachialis verlaufenden *N. ulnaris* legt sich die *A. collateralis ulnaris superior* mit ihren *Begleitvenen* auf und gelangt mit dem Nerven durch das Septum intermusculare brachii mediale aus der Beuger- in die Streckerloge (Abb. **92**). Die Gefäß-Nervenstraße verläuft im Caput mediale des M. triceps brachii.

Der **N. ulnaris,** der am Oberarm keine Äste abgibt, zieht im Sulcus n. ulnaris in die Ellenbogenbereich.

Die **A. collateralis ulnaris superior** entsendet Muskeläste zu M. brachialis und medialem Trizepskopf, ehe sie sich an das Rete articulare cubiti anschließt.

Während der N. ulnaris im Oberarmbereich bei Stoß oder Druck ausweichen kann, liegt er hinter dem Epicondylus medialis humeri im Sulcus n.

ulnaris dem Knochen unmittelbar an und kann dort leicht gequetscht werden. Besonders gefährdet ist der Nerv bei Frakturen des distalen Humerusendes, speziell des medialen Epicondylus. Bei entsprechender Richtung der Gewalteinwirkung kann der N. ulnaris auch aus der Knochenrinne luxiert werden.

2. Ellenbogengelenk

a) Skelettelemente des Unterarms

Im Ellenbogengelenk artikulieren der *Humerus* und die beiden Unterarmknochen, *Ossa antebrachii.*

Die Elle, Ulna, übernimmt die Führung bei der Artikulation der Unterarmknochen mit dem Humerus, die *Speiche, Radius,* artikuliert mit den Handwurzelknochen. Radius und Ulna werden durch eine *Zwischenknochenhaut, Membrana interossea antebrachii,* verbunden (Abb. **89**). Blickt bei herabhängendem Arm die Handfläche nach ventral, so liegen Speiche (auf der Daumenseite) und Elle (auf der Kleinfingerseite) parallel nebeneinander: *Supinations*stellung. Sie überkreuzen sich bei der Umwendbewegung der Hand, wobei der Radius über (vor) die Ulna zu liegen kommt: *Pronations*stellung (Abb. **97**).

Oberarmschaftachse und Längsachse der Elle bilden einen nach lateral offenen, stumpfen Winkel von knapp 170° (mittlere Schwankungsbreite 164–174°) (Abb. **110 a**). Bei der Frau ist diese physiologische Abduktionsstellung des Unterarms etwas stärker ausgeprägt, der Winkel um 2° kleiner. Die Achse des Humeroulnargelenks halbiert im allgemeinen den Abduktionswinkel, so daß sich bei der Beugung die Ulna mit dem Humerus deckt.

Der **Radius** (Abb. **89**) ist ein schlanker Knochenstab, dessen distales Ende breiter und kräftiger ist als das proximale Endstück, der Speichenkopf, *Caput radii.* Die proximale Fläche des Caput bildet eine flache, überknorpelte Grube, *Fovea articularis radii,* die mit dem Capitulum humeri artikuliert. Um den Radiuskopf verläuft bandförmig eine ebenfalls knorpelige, schmale Gelenkfläche, *Circumferentia articularis radii,* die sich bei Pro- und Supinationsbewegungen gegen die Incisura radialis ulnae und das Lig. anulare radii dreht.

Mit dem Mittelstück des Radius, *Corpus radii,* steht der Radiuskopf durch das schlankere *Collum radii* in Verbindung, das gegen den Radiusschaft geringfügig nach dorsolateral abgeknickt ist. Das Corpus radii ist im Querschnitt dreikantig. An seinem proximalen Ende ragt nach medial die *Tuberositas radii* vor, an der die Sehne des M. biceps brachii ansetzt.

Der scharfe *Margo interosseus* des Radius ist der Ulna zugewandt. *Margo anterior* und *Margo posterior* sind etwas mehr gerundet. Die *Facies anterior* blickt (bei supiniertem Unterarm) nach ventromedial, die *Facies posterior* nach dorsomedial. Die *Facies lateralis* wird von Margo anterior und Margo posterior begrenzt.

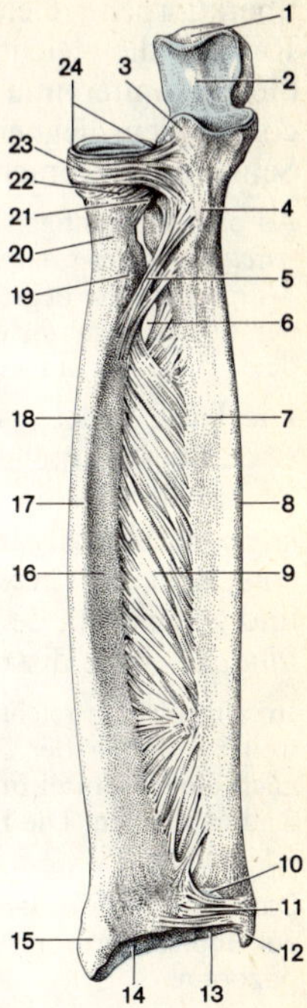

Abb. 89. **Skelettelemente des Unterarms und Membrana interossea antebrachii,** Ansicht von ventral

1 Olecranon
2 Incisura trochlearis
3 Proc. coronoideus
4 Tuberositas ulnae
5 Chorda obliqua
6 Durchtrittsstelle für die Vasa interossea posteriora
7 Facies anterior ulnae
8 Margo anterior ulnae
9 Membrana interossea antebrachii
10 Circumferentia articularis ulnae
11 Verstärkungszüge der Kapsel des distalen Radioulnargelenks
12 Proc. styloideus ulnae
13 Discus articularis
14 Facies articularis carpi
15 Proc. styloideus radii
16 Facies anterior radii
17 Margo anterior radii
18 Facies lateralis radii
19 Tuberositas radii
20 Collum radii
21 Lig. quadratum
22 Recessus sacciformis
23 Lig. anulare radii
24 Caput radii

Das breite, kräftige distale Ende des Radius (Abb. **98**) trägt die überknorpelte *Facies articularis carpi,* die mit den Ossa scaphoideum und lunatum der Handwurzel artikuliert. An der medialen Seite ist eine *Incisura ulnaris radii* eingekerbt, die sich auf der Circumferentia articularis ulnae bewegt. Lateral läuft das distale Ende des Radius in den *Griffelfortsatz, Proc. styloideus radii,* aus.

Die palmare Fläche des distalen Endstücks ist glatt, auf der Rückseite gleiten die Sehnen des M. extensor pollicis longus (medial) und der Mm. extensores carpi radiales (lateral) – getrennt durch das *Tuberculum dorsale* – in seichten Rinnen.

Die **Ulna** (Abb. **89**) ist – im Gegensatz zum Radius – proximal viel kräftiger als distal. Ihr proximales Endstück, dessen Querdurchmesser die Dicke des Radiuskopfes deutlich übertrifft, umgreift zangenartig die Trochlea humeri. Der hakenförmige dorsale Knochenfortsatz, *Elllenbogen, Olecranon,* liegt dicht unter der Haut. An ihm heftet sich die Sehne des M. triceps brachii an. Der vordere Zangenfortsatz, *Proc. coronoideus,* ist schwächer. Zwischen ihm und dem Olecranon schneidet die halbmondförmige *Incisura trochlearis* ein, sie nimmt die Trochlea humeri auf. Die überknorpelte Gelenkfläche der Incisura trochlearis geht am lateralen Rand in die gleichfalls überknorpelte *Incisura radialis ulnae* über, mit der die Circumferentia articularis radii gelenkt. Unmittelbar distal vom Proc. coronoideus liegt eine rauhe Knochenfläche, *Tuberositas ulnae,* an der die Sehne des M. brachialis inseriert.

An dem dreikantigen Ulnaschaft, *Corpus ulnae,* schneidet der scharfe *Margo interosseus* die *Facies anterior* und die *Facies posterior* voneinander. *Margo anterior* und *Margo posterior* begrenzen die *Facies medialis.* Distal der Incisura radialis tritt auf der Facies posterior eine Knochenleiste, *Crista m. supinatoris,* mehr oder minder deutlich hervor, an welcher der M. supinator entspringt.

Die Ulna endet distal in dem schwachen *Caput ulnae.* Seine leicht konvexe, überknorpelte Endfläche, die durch einen Discus articularis von der proximalen Reihe der Handwurzelknochen getrennt wird, setzt sich am lateralen Umfang in die *Circumferentia articularis ulnae* fort (Abb. **98**). Sie entspricht der Circumferentia articularis radii am proximalen Radiusende und gelenkt mit der Incisura ulnaris radii. Medial ragt der *Proc. styloideus ulnae* über die distale Endfläche des Caput ulnae hinaus.

Im allgemeinen reicht der Proc. styloideus radii (beim Erwachsenen um 8–10 mm) weiter distal als der Griffelfortsatz der Elle (Abb. **89**). Stehen beide Proc. styloidei nach einem Unfall in gleicher Höhe, so muß man an einen Stauchungsbruch des Radius denken. Die Elle kann allerdings auch genau so lang sein wie die Speiche oder länger.

Das *Röntgenbild* der distalen Epiphysenfugen von Radius und Ulna wird häufig zur Beurteilung von Wachstumsstörungen (Rachitis) oder Bleivergiftungen herangezogen.

Die **Ossifikation** im Schaftbereich beginnt am *Radius* in der 7. Embryonalwoche, an der *Ulna* nur wenige Tage später (Abb. **78**). Der Knochenkern der distalen Epiphyse tritt in beiden Unterarmknochen früher auf als der proximale (distale Radiusepiphyse 1.–2. Lebensjahr, Caput radii 5.–7. Jahr; Caput ulnae 5.–7. Jahr, Olecranon 1–2 Kerne im 8.–12. Jahr [das proximale Ende der Elle mit der Incisura trochlearis verknöchert größtenteils von der Diaphyse aus]). Die proximalen knorpeligen Epiphysenfugen schließen sich in Radius (14.–20. Jahr) und Ulna (13.–17. Jahr) früher als die distalen Wachstumsfugen (20.–25. Lebensjahr).

b) Kapsel und Bandapparat des Ellenbogengelenks

Das **Ellenbogengelenk,** *Articulatio cubiti,* ist ein zusammengesetztes Gelenk. Es artikulieren das Oberarmbein mit den beiden Unterarmknochen in der *Articulatio humeroulnaris* und der *Articulatio humeroradialis,* die proximalen Endstücke von Speiche und Elle miteinander in der *Articulatio radioulnaris proximalis.* Alle drei Teilgelenke besitzen eine gemeinsame buchtenreiche Gelenkhöhle, die von einer einheitlichen Kapsel umschlossen wird.

Die *Articulatio humeroulnaris* ist ein Scharniergelenk. Die Trochlea humeri gelenkt mit der Incisura trochlearis der Ulna. Hierbei gleitet eine gratartige Führungsleiste der Elle in der Hohlkehle der Trochlea.

Die Abknickung der Führungsrinne aus der Kreisebene ist so geringfügig, daß die hierdurch bedingte Abweichung der Beuge- oder Streckbewegung von einer Scharnierbewegung praktisch bedeutungslos ist. Die Führung der Bewegung ist – wie bei allen Gelenken des Menschen – nicht völlig starr. Der Kontakt der Gelenkflächen ist bei leichter Beugung am größten.

In der *Articulatio humeroradialis* artikuliert das Capitulum humeri mit der tellerförmig vertieften Fovea articularis radii. Nach der Form der Gelenkflächen ist das Gelenk ein Kugelgelenk. Der Radius ist jedoch durch die Membrana interossea und die Bandzüge der Radioulnargelenke an die Ulna gefesselt, so daß ein Freiheitsgrad verlorengeht und nur noch Beuge- oder Streckbewegungen sowie Pro- oder Supination möglich sind.

In der *Articulatio radioulnaris proximalis* dreht sich die Circumferentia articularis radii in dem durch die Incisura radialis ulnae und das Lig. anulare gebildeten Ring (Abb. **89**). Das Gelenk ist ein Radgelenk.

Bei der Drehung gleitet der abgeschrägte proximale Rand der Circumferentia auf einer Leiste, welche die Trochlea gegen das Capitulum humeri absetzt und sowohl bei der Pro- oder Supination als auch bei der Beuge- oder Streckbewegung als Führungsleiste dient.

Die *Kapsel* des Ellenbogengelenks (Abb. **90**) heftet sich am Humerus auf der Ventralseite proximal der Fossa radialis und der Fossa coronoidea an und zieht distal der Epikondylen auf die Dorsalfläche, wo sie die Fossa olecrani umschließt. Am Radius reicht die Kapsel bis zum Collum radii. Dieser Kapselteil ist zum dünnwandigen *Recessus sacciformis* erweitert und kann torquiert werden, so daß die Drehung des Radiuskopfes nicht behindert wird. An der Ulna heftet sich die Kapsel an der Knorpel-Knochen-Grenze an, nur am Olecranon und am Proc. coronoideus ist sie in einiger Entfernung davon am Knochen fixiert.

Vorder- und Hinterwand der Kapsel sind verhältnismäßig dünn. Verformbare Fettfalten über dem Capitulum humeri, der Fossa coronoidea und vor allem über der Fossa olecrani füllen bei Bewegungen des Ellenbogengelenks die von den Knochenvorsprüngen freigegebenen Räume aus. Die Vorderwand wird bei der Beugung, die Hinterwand bei der Streckung in Falten gelegt. Als *M. articularis cubiti* wirken Sehnenfasern der Mm. brachialis und triceps, die in die Kapsel einstrahlen, einer Einklemmung entgegen.

Bänder (Abb. **90**). In die seitlichen Teile der Kapsel sind Kollateralbänder eingewebt, die eine Abduktion im Ellenbogengelenk verhindern.

Das *Lig. collaterale ulnare* bildet eine dreieckige Platte. Seine Fasern entspringen vor und hinter der Drehachse am Epicondylus medialis humeri und ziehen fächerförmig zum medialen Rand der Incisura trochlearis. Ein Teil der Faserbündel ist somit in jeder Stellung des Gelenks angespannt. Oberflächliche, quere Faserzüge (Pars transversa) fassen den ansatznahen Bandabschnitt proximal der Incisura trochlearis zusammen.

Das *Lig. collaterale radiale* strahlt vom Epicondylus lateralis in das Ringband des Radius ein, wo seine Fasern um den Radiuskopf zum vorderen

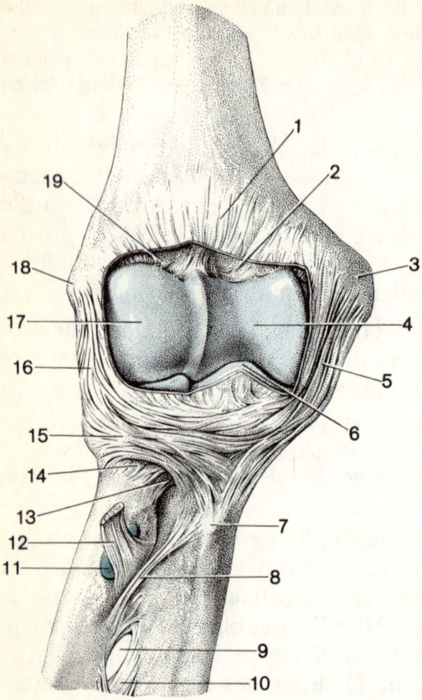

Abb. 90. **Ellenbogengelenk,**
Ansicht von ventral

1 Capsula articularis cubiti (auf der Ventralseite eröffnet)
2 Fossa coronoidea
3 Epicondylus medialis humeri
4 Trochlea humeri
5 Lig. collaterale ulnare
6 Proc. coronoideus ulnae
7 Tuberositas ulnae
8 Chorda obliqua
9 Durchtrittsstelle für die Vasa interossea posteriora
10 Membrana interossea antebrachii
11 Bursa bicipitoradialis
12 Ansatzsehne des M. biceps brachii
13 Lig. quadratum
14 Recessus sacciformis
15 Lig. anulare radii
16 Lig. collaterale radiale
17 Capitulum humeri
18 Epicondylus lateralis humeri
19 Fossa radialis

und zum hinteren Rand der Incisura radialis ulnae verlaufen. Es schränkt deshalb die Drehbewegung des Radius nicht ein, verhindert aber die Abduktion des Unterarms nach medial.

Das *Lig. anulare radii* ist völlig in die Kapselwand eingelassen. Zusammen mit der überknorpelten Incisura radialis ulnae formt es einen osteofibrösen Ring, der die Circumferentia articularis radii umgreift. Der Radiuskopf kann sich in dem Ring bei Pro- oder Supination ungehindert drehen, wird aber gleichzeitig (beim Erwachsenen) so fest umschlossen, daß er nur bei ganz grober Gewalteinwirkung herausgezogen werden kann.

Beim Kind ist das Ringband schwächer und weiter. Der Radiuskopf kann durch eine ruckartige Bewegung oder längeren Zug an der Hand eines widerstrebenden Kindes aus dem osteofibrösen Ring herausgelöst und subluxiert oder luxiert werden (Subluxation = unvollständige Verrenkung).

Als *Lig. quadratum* werden Faserzüge bezeichnet, die distal an das Ringband anschließen und von der Incisura radialis ulnae zum Collum radii ziehen.

Die *Innervation* der Gelenkkapsel erfolgt durch Äste des N. musculocutaneus (ventral und medial), des N. ulnaris (medial und dorsal) und des N. radialis (dorsal, lateral und ventral).

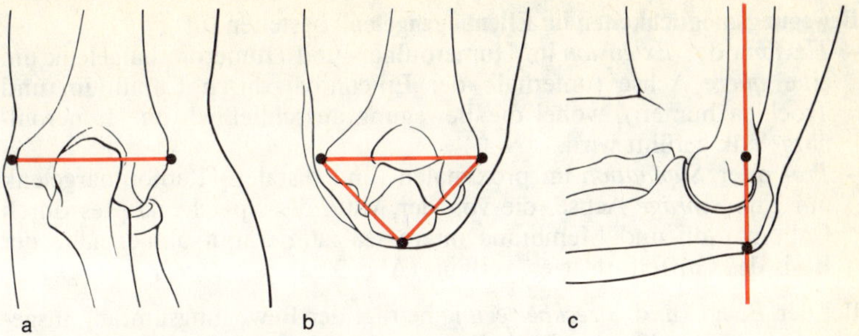

Abb. 91. **Lagebeziehung der Epikondylen des Humerus zum Olecranon**
a Streckstellung des Unterarms, Ansicht von dorsal
b rechtwinklige Beugung des Unterarms, Ansicht von dorsal
c rechtwinklige Beugung des Unterarms, Ansicht von medial

Die *Entspannungsstellung* des Gelenks bei Ergüssen besteht in einer leichten Beugung des Unterarms. Eine länger dauernde Ruhigstellung muß bei rechtwinklig gebeugtem Ellenbogengelenk und Mittelstellung der Radioulnargelenke erfolgen, da diese Gelenkstellung bei dem zur Versteifung neigenden Ellenbogengelenk nach einer möglicherweise eingetretenen Unbeweglichkeit funktionell am günstigsten ist.

Bei *Frakturen* im Bereich der Kondylen des Humerus, der suprakondylären Gruben, des Caput radii und des proximalen Abschnitts des Collum radii, des Proc. coronoideus ulnae und des Olecranon (abgesehen von der dorsalen Kante des Ellenbogens) sowie Lösungen der gelenknahen Epiphysen ist stets das Ellenbogengelenk mitbetroffen. Bei Frakturen der Epikondylen des Humerus kann die Bruchlinie extrakapsulär verlaufen.

Luxationen betreffen fast immer das Humeroulnargelenk und sind (vor allem bei Frauen und Jugendlichen, die im Ellenbogengelenk oft überstrecken können) trotz der ausgeprägten Knochenführung des Gelenks recht häufig. Bei Sturz auf den ausgestreckten Arm stemmt sich die Spitze des Olecranon in die Fossa olecrani und kann die Incisura trochlearis über die Humerusrolle hinweghebeln, wobei die vordere Kapselwand zerreißt.

Da die Epikondylen des Humerus und das Olecranon durch die Haut getastet werden können, läßt sich ohne großen Aufwand prüfen, ob am Ellenbogengelenk normale Lagebeziehungen bestehen (Abb. **91**). Bei dorsaler Betrachtung findet man in Streckstellung die beiden Epikondylen und den tastbaren Knochenpunkt am Olecranon auf einer Geraden.

Bei rechtwinkliger Beugung begrenzen die drei Knochenpunkte ein gleichschenkliges Dreieck, Ellenbogendreieck.

In der Seitenansicht läßt sich erkennen, daß das Ellenbogendreieck bei rechtwinklig gebeugtem Gelenk in der Ebene der Oberarmschaftachse liegt, aus der es bei spitzwinkliger Beugung nach ventral, bei zunehmender Streckung nach dorsal herausgekippt wird.

Bewegungsmöglichkeiten im Ellenbogengelenk bestehen für

- *Flexion* oder *Extension* im Humeroulnar- und Humeroradialgelenk um eine *quere* Achse (unterhalb der Epicondyli durch Capitulum und Trochlea humeri), wobei die Bewegung ausschließlich im Humeroulnargelenk geführt wird.
- *Pro-* oder *Supination* im proximalen (und distalen) Radioulnargelenk um eine *schräge* Achse, die von der Mitte des Speichenkopfes durch Collum radii und Membrana interossea zum Caput ulnae, nahe der Basis des Griffelfortsatzes, verläuft (Abb. **97 a**).

Bei der *Beuge-* und *Streckbewegung* beträgt der Bewegungsumfang insgesamt etwa 120–140° (maximale Beugung bis 40°, maximale Streckung bis zu einem Oberarm-Unterarm-Winkel von 175° und mehr; vor allem bei Frauen und Kindern ist eine Streckung von über 180° nicht selten).

Die Beugungshemmung ist eine Weichteilhemmung. Nur bei stärkster Beugung schlägt der Proc. coronoideus in die Fossa coronoidea ein. Die Streckhemmung erfolgt zunächst durch den Widerstand der gedehnten Beugemuskeln und der in der Extremstellung angespannten (vorderen Teilzüge der) Seitenbänder, doch stemmt sich das Olecranon nicht allzu selten in der Fossa olecrani an.

Bei *Pro-* und *Supination* (= Umwendbewegungen der Hand) beträgt der Bewegungsumfang beim Lebenden ebenfalls etwa 120–140°. Im allgemeinen wird der Radius (und mit ihm die Hand) um die Elle gedreht. Doch kann bei fixierter Hand auch die Elle um den Radius geführt werden, wenn der Oberarm oder der ganze Körper (z. B. beim Geräteturnen) entsprechend mitbewegt wird.

Die Drehachse der Umwendbewegungen läßt sich bei gestrecktem Arm zum Krümmungsmittelpunkt des Oberarmkopfes, bei gestreckter Hand auf den Ringfinger verlängern. Pro- oder Supination des Unterarms und Innen- oder Außenrotation des Humerus erfolgen demnach (bei gestrecktem Ellenbogengelenk) um dieselbe Achse und ergänzen sich zu einem Gesamtbewegungsumfang von etwa 230°. Durch zusätzliche Bewegungen des Schultergürtels und des Rumpfs läßt sich eine vollständige Umwendbewegung der Hand (360°) erreichen.

Pro- oder Supination des Unterarms werden vor allem durch die Anspannung der gedehnten Supinatoren oder Pronatoren gebremst (Muskelhemmung). Außerdem hemmen bei extremer Pronation die zwischen den gekreuzten Unterarmknochen eingezwängten Weichteile (tiefe Flexoren des Unterarms, Weichteilhemmung).

Die *Schleimbeutel* in der Nachbarschaft des Ellenbogengelenks stehen nicht mit der Gelenkhöhle in Verbindung. Die *Bursa bicipitoradialis* (Abb. **90**) liegt zwischen Bizepssehne und Tuberositas radii. Die *Bursa subcutanea olecrani* zwischen Olecranon und Haut ist ziemlich regelmäßig vorhanden und bei andauernder Reizung (Bergleute) häufig chronisch entzündet. Zwischen Trizepssehne und Gelenkkapsel kann eine *Bursa subtendinea m. tricipitis brachii,* innerhalb der Faserzüge der Trizepssehne eine *Bursa intratendinea olecrani* ausgebildet sein.

Gelegentlich liegt ein subkutaner Schleimbeutel zwischen dem Epicondylus lateralis oder medialis und der Haut. Eine *Bursa cubitalis interossea,* die sich bis zur Chorda obliqua ausdehnen kann, ist in etwa 20% der Fälle zwischen dem Ende der Bizepssehne, der Sehne des M. brachialis und der Ulna ausgebildet.

c) Wirkung der Muskeln und Muskelgruppen auf das Ellenbogengelenk

Im Ellenbogengelenk
- *beugen* alle Muskeln, die *ventral* von der frontalen Achse (durch Capitulum humeri und Trochlea) vorbeiziehen,
- *strecken* alle Muskeln, die *dorsal* der Achse verlaufen.

Hauptbeuger sind die Mm. biceps brachii und brachialis.

Unterstützend wirken die Mm. brachioradialis, pronator teres und – aus einer Flexionsstellung heraus – der M. extensor carpi radialis longus.

Der *M. brachialis* ist ein reiner Beuger. Der *M. biceps brachii* versucht stets zuerst zu supinieren. Sein Drehmoment als Flexor nimmt bei Pronation ab (Klimmzug im Untergriff besonders effektiv), während es für die Mm. brachioradialis und pronator teres größer wird. Das Drehmoment aller Flexoren steigt bis etwas über die rechtwinklige Beugung hinaus an und wird mit zunehmend spitzwinkliger Beugung geringer.

Der Anteil der Mm. flexor carpi radialis und palmaris longus sowie des M. extensor carpi radialis brevis an der Beugung des Ellenbogens ist unerheblich.

Hauptstrecker ist der M. triceps brachii, vor allem mit seinen beiden am Humerus entspringenden Köpfen.

Der *M. anconaeus* wirkt vor allem als *Kapselspanner* und verhindert, daß Teile der Gelenkkapsel bei der Extension eingeklemmt werden.

Ohne Berücksichtigung der Schwerkraft, welche die Wirkung der Extensoren bei herabhängendem Oberarm ersetzt oder (bei Streckung gegen Widerstand) ergänzt, ist das Drehmoment der Strecker etwas geringer als das aller Beuger des Ellenbogengelenks (etwa zwei Drittel). Die beiden Hauptflexoren, M. biceps brachii und M. brachialis, haben zusammen annähernd das gleiche Drehmoment wie die Strecker.

Lähmungen. Bei einer Durchtrennung des N. musculocutaneus kommt es zu einer Lähmung der *Mm. biceps brachii* und *brachialis.* Falls keine Doppelinnervation des M. brachialis (seltener des M. biceps brachii) über den N. radialis vorliegt, ist das Drehmoment der Beuger auf nahezu ein Drittel reduziert. Besteht eine ausgedehnte Kollateralinnervation der Oberarmflexoren über den N. radialis, so kann eine Schädigung des N. musculocutaneus weitgehend verborgen bleiben.

Bei einer Lähmung der *Mm. triceps* und *anconaeus* (Schädigung des N. radialis vor Eintritt in den »Radialiskanal«) ist eine Streckung des Ellenbogengelenks nur mit Hilfe der Schwerkraft (und/oder der Fliehkraft) bei entsprechender Haltung oder Bewegung des Oberarms möglich.

In den Radioulnargelenken
- *pronieren* alle Muskeln, die auf der *ventralen* Seite die Drehachse (durch Caput radii und Caput ulnae) kreuzen,
- *supinieren* alle Muskeln, die über diese Achse auf der *Dorsal*seite hinwegziehen.

Da alle Muskeln für die Umwendbewegungen der Hand – ausgenommen der M. biceps brachii – zu den Unterarmmuskeln gehören, soll ihre Wirkung auf die Speichen-Ellen-Gelenke erst später besprochen werden (→ S. 254 f.)

3. Ellenbogengrube

Die **Ellenbogengrube,** *Fossa cubitalis,* ist ein Y-förmiger Bindegewebsraum auf der Beugeseite des Ellenbogenbereiches. Auf der Streckseite liegt das Ellenbogengelenk.

Die muskulöse *Begrenzung* der Fossa cubitalis erfolgt von proximal durch den M. biceps brachii, der sich in der Mitte zwischen den beiden Oberarmfurchen auf dem M. brachialis vorwölbt. (Bei gebeugtem Ellenbogen springt die Bizepssehne vor und läßt sich leicht durch die Haut tasten.) Die seitliche Begrenzung des Bindegewebsraums übernehmen ulnar die oberflächlichen Flexoren des Unterarms, die am medialen Epicondylus entspringen, und lateral die Muskeln der radialen Gruppe, die ihren Ursprung vom lateralen Humerusrand und vom Epicondylus lateralis nehmen. Im distalen Abschnitt liegen am Grunde der Grube medial der humerale Kopf des M. pronator teres, lateral der M. supinator. Der Abschluß der Fossa cubitalis gegen die Subcutis erfolgt durch die Fasciae brachii und antebrachii, die medial durch die Aponeurosis m. bicipitis brachii verstärkt wird.

Bei gestrecktem Ellenbogen spannt sie die Faszie an und wölbt die epifaszial verlaufende Hautvene, V. intermedia cubiti, vor. Die Aponeurosis m. bicipitis ist ebenfalls gestrafft und schützt bei Blutentnahme oder intravenöser Injektion die in der Fossa cubitalis verlaufende A. brachialis.

Je nach Ausbildung des subkutanen Fettgewebes senkt sich die dünne, haarlose Haut über der Fossa cubitalis etwas ein. Man bezeichnet diesen vorderen Abschnitt des Ellenbogenbereiches als *Ellenbeuge, Regio cubitalis anterior.* (Von manchen Autoren wird Ellenbeuge auch als Synonym zu Ellenbogengrube benutzt.)

Die bei der Beugung auftretende quere Hautfurche liegt meist 1–2 cm proximal vom Ellenbogengelenk.

Gefäße und Nerven in der Ellenbogengrube

In der Fossa cubitalis ordnen sich Gefäße und Nerven um.

A. brachialis und N. medianus

Der *Gefäß-Nervenstrang* zieht aus der medialen Oberarmfurche in die Ellenbogengrube, wobei sich die *A. brachialis* mit ihren *Begleitvenen* – längs der tiefen Bizepssehne – stärker nach der Mitte orientiert, während der *N. medianus* mehr ulnarwärts verbleibt und durch den Schlitz zwischen humeralem und ulnarem Kopf des M. pronator teres in die Unterarmmittelstraße eintritt (Abb. **92**). Die A. brachialis zweigt sich unter der Aponeurosis m. bicipitis brachii, etwas distal vom Gelenkspalt, in die *A. radialis* und die *A. ulnaris* auf.

Die A. brachialis kann sich bei einer Beugung des Ellenbogengelenks nicht vom M. brachialis abheben. Sie wird bei maximaler Beugung komprimiert (Möglichkeit zur vorübergehenden Blutstillung, Gefahr einer Ischämie [Blutleere] bei längerer Dauer).

Die **A. radialis** (Abb. **92**) verläuft oberflächlich zur Ansatzsehne des M. pronator teres in die Speichenstraße (zwischen den Mm. brachioradialis und flexor carpi radialis). Sie versorgt die radiale Muskelgruppe des Unterarms, die radial gelegenen Flexoren, den Handrücken, den Daumenballen und über den tiefen Hohlhandbogen die Mittelhand und die Finger.

Die *A. radialis* gibt (außer Muskelästen) in der Fossa cubitalis die *A. recurrens radialis* ab, die – medial vom N. radialis – zwischen M. brachialis und M. brachioradialis proximalwärts verläuft, die benachbarten Muskeln versorgt, mit der A. collateralis radialis anastomosiert und variable Ästchen durch das Septum intermusculare brachii laterale zum Rete articulare cubiti entsendet.

Die **A. ulnaris** (Abb. **92**) unterkreuzt den M. pronator teres und erreicht auf dem M. flexor digitorum profundus die Ellenstraße (längs dem radialen Rand des M. flexor carpi ulnaris). Sie versorgt den ulnaren Teil der oberflächlichen Flexoren, über die *A. interossea anterior* die tiefen Beuger, über die *A. interossea posterior* die Streckmuskeln des Unterarms, ferner den Kleinfingerballen und – über den oberflächlichen Hohlhandbogen – Mittelhand und Finger.

Die *A. ulnaris* gibt (außer Muskelästen) in der Ellenbogengrube die *A. recurrens ulnaris* und die *A. interossea communis* (etwa 4–5 cm distal des Gelenkspalts) ab.

Die *A. recurrens ulnaris* zieht zwischen den Mm. pronator teres und brachialis nach ulnar und proximal. Sie teilt sich nach kurzem Verlauf in den *R. anterior* (vor dem Epicondylus medialis humeri) und den *R. posterior,* der hinter den medialen Epicondylus tritt.

Der *R. anterior* überkreuzt den M. brachialis und anastomosiert mit der A. collateralis ulnaris inferior. Der *R. posterior* begleitet rückläufig den N. ulnaris, gibt Äste an benachbarte Muskeln ab und anastomosiert mit der A. collateralis ulnaris superior.

Die *A. interossea communis* verläßt die A. ulnaris am Oberrand des M. pronator teres und teilt sich kurz nach dem Usprung in die *A. interossea anterior,* die in der palmaren Zwischenknochenstraße auf der Membrana interossea distalwärts zieht und mit dem Rete carpale palmare in Verbindung steht, und in die *A. interossea posterior,* die zusammen mit dem

N. radialis in der dorsalen Unterarmstraße nach distal verläuft und mit ihrem Endast das Rete carpale dorsale erreicht.

Die *A. interossea anterior* versorgt die tiefen Flexoren des Unterarms und entsendet außerdem einen Ast zum dorsalen Rete carpale. Die *A. interossea posterior* gibt zahlreiche Äste an die oberflächlichen und die tiefen Strecker ab. Unmittelbar nach dem Durchtritt durch die Membrana interossea zweigt die *A. interossea recurrens* ab, die unter dem M. anconaeus rückläufig zum Rete articulare cubiti gelangt.

Die (meist) schwache *A. comitans n. mediani,* die den N. medianus begleitet und sich an der Muskulatur und beiden Unterarmknochen verzweigt, geht meist aus der A. interossea anterior, gelegentlich aus dem Gefäßstamm, selten aus der A. ulnaris oder gar der A. brachialis hervor. Sie löste in der Ontogenese die A. interossea als

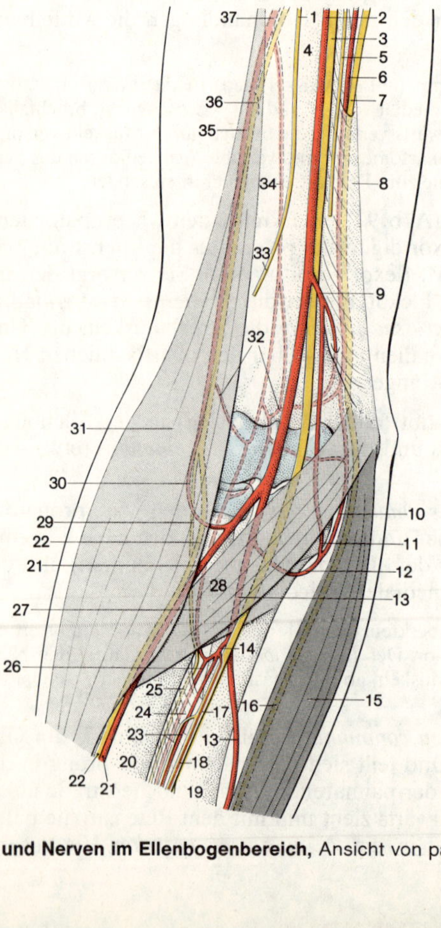

Abb. 92. **Arterien und Nerven im Ellenbogenbereich,** Ansicht von palmar

Hauptschlagader des Unterarms ab. Ihre Rolle haben im definitiven Zustand die Aa. radialis und ulnaris übernommen.

Rete articulare cubiti (Abb. **92**). Am Ellenbogengelenk bestehen zahlreiche Anastomosen zwischen absteigenden Ästen der A. brachialis und rückläufigen Zweigen aus den Aa. radialis, ulnaris und interossea posterior. Das ausgedehnte Arteriennetz, *Rete articulare cubiti,* das vor allem auf der Dorsalseite des Gelenks ausgebildet ist, wird von diesen Gefäßen gespeist. Über die erweiterungsfähigen Anastomosen kann sich – bei Unterbindung der A. brachialis distal vom Abgang der A. profunda brachii – ein ausreichender Kollateralkreislauf entwickeln.

Das *Rete articulare cubiti* erhält Zuflüsse aus

absteigenden Ästen der Oberarmarterien:	rückläufigen Ästen der Unterarmarterien:
A. collateralis radialis	A. recurrens radialis
A. collateralis media	A. recurrens ulnaris
A. collateralis ulnaris superior	A. interossea recurrens
A. collateralis ulnaris inferior	

Vv. brachiales. Die tiefen Venen begleiten die A. brachialis und ihre Äste. In der Ellenbeuge besteht zwischen den epifaszialen und den tiefen Venen eine Verbindung durch eine (oder mehrere) klappenlose V. intermedia cubiti profunda.

Tiefe Lymphgefäße leiten längs der Vasa brachialia Lymphe aus den tiefen Schichten des Unterarms ab. Gelegentlich sind in der Fossa cubitalis einige *Nodi lymphatici axillares cubitales profundi* in die tiefen Lymphwege eingeschaltet.

◄ 1 N. musculocutaneus
2 A. brachialis } im Gefäß-Nervenstrang des Arms
3 N. medianus } im Gefäß-Nervenstrang des Arms
4 Humerus
5 N. cutaneus antebrachii medialis
6 A. collateralis ulnaris superior
7 N. ulnaris
8 Septum intermusculare brachii mediale
9 A. collateralis ulnaris inferior
10 R. posterior der A. recurrens ulnaris
11 R. anterior der A. recurrens ulnaris
12 A. recurrens ulnaris
13 A. ulnaris
14 A. interossea communis
15 M. flexor carpi ulnaris
16 N. ulnaris in der Ellenstraße
17 N. medianus } in der Unterarmmittelstraße
18 A. comitans n. mediani } in der Unterarmmittelstraße
19 Ulna
20 Radius
21 A. radialis } in der Speichenstraße
22 R. superficialis des N. radialis } in der Speichenstraße
23 A. interossea anterior, N. interosseus [antebrachii] anterior } in der palmaren Zwischenknochenstraße
24 Membrana interossea antebrachii
25 N. interosseus [antebrachii] posterior } in der dorsalen Unterarmstraße
26 A. interossea posterior } in der dorsalen Unterarmstraße
27 A. interossea recurrens
28 M. pronator teres
29 R. profundus des N. radialis
30 A. recurrens radialis
31 M. brachioradialis
32 Rete articulare cubiti
33 N. cutaneus antebrachii lateralis
34 A. collateralis media
35 A. collateralis radialis
36 N. radialis (beim Durchtritt durch das Septum intermusculare brachii laterale)
37 A. profunda brachii

Der **N. medianus** gibt noch in der Ellenbogengrube Muskeläste zu den oberflächlichen Flexoren (ausgenommen den M. flexor carpi ulnaris) ab.

N. radialis und Begleitgefäße

Der **N. radialis** und der ventrale Ast der *A. collateralis radialis* (samt Begleitvenen) ziehen aus der Tiefe des Sulcus bicipitalis lateralis in die Fossa cubitalis. Der **N. cutaneus antebrachii lateralis,** der am Oberarm zwischen M. biceps brachii und M. brachialis verläuft, tritt am distalen Ende der lateralen Oberarmfurche durch die Armfaszie zur radialen Seite des Unterarms.

Der *N. radialis* (Abb. **92**) gibt in der Ellenbogengrube Äste zur radialen Muskelgruppe, meist auch zu lateralen Faserzügen des M. brachialis (seltener zum M. biceps brachii) ab und teilt sich etwas proximal vom Gelenkspalt in den *R. superficialis* (sensibel) und den *R. profundus* (motorisch).

Der *R. superficialis n. radialis* zieht – bedeckt vom M. brachioradialis – auf dem M. supinator nach distal. Er verläuft in der Speichenstraße an der lateralen Seite der Vasa radialia.

Der *R. profundus n. radialis* windet sich im M. supinator in schraubenförmigem Verlauf um das proximale Speichenende und gelangt in die dorsale Unterarmstraße zwischen der oberflächlichen und der tiefen Schicht der Extensoren.

Da der R. profundus n. radialis durch den M. supinator nahe am proximalen Radiusende entlang geführt wird und nicht ausweichen kann, ist er bei Frakturen des Collum radii oder Luxationen des Radiuskopfes gefährdet. Dem Gelenkspalt des Ellenbogengelenks kommt er besonders in Supinationsstellung sehr nahe.

N. ulnaris und Begleitgefäße

Der **N. ulnaris** (Abb. **92**) zieht auf der Dorsalseite des Ellenbogengelenks über den Gelenkspalt. Aus dem Sulcus n. ulnaris an der dorsalen Fläche des medialen Epicondylus humeri, wo er von der hier verstärkten Fascia antebrachii bedeckt wird, tritt er unter den Sehnenbogen, der den humeralen und den ulnaren Kopf des M. flexor carpi ulnaris verbindet. Meist gibt er hier die Äste für den M. flexor carpi ulnaris und den ulnaren Kopf des tiefen Fingerbeugers ab. Über eine Anastomose können N. medianus und N. ulnaris Fasern austauschen. Der N. ulnaris zieht unter dem ulnaren Karpalflexor in der Ellenstraße distalwärts und legt sich von medial an die Vasa ulnaria.

Im Ellenbogenbereich wird der N. ulnaris proximal von der *A. collateralis ulnaris superior*, distal vom *R. posterior* der *A. recurrens ulnaris* begleitet. Da er nahe der Drehachse des Ellenbogengelenks verläuft, wird er bei Beugebewegungen kaum gedehnt.

C. Unterarm und Hand

1. Unterarm

a) Anordnung und Innervation der Unterarmmuskulatur

Die Unterarmmuskulatur ist genetisch in die auf der Palmarseite gelegene *ventrale* Muskelgruppe, *Flexorengruppe,* und die auf der Dorsalseite lokalisierte *dorsale* Muskelgruppe, *Extensorengruppe,* geschieden. Diese Gliederung wird jedoch dadurch verwischt, daß einige Muskeln der dorsalen Gruppe sich um den Radius herum auf die Palmarseite des Unterarms verlagert haben und so – in bezug auf das Ellenbogengelenk – zu Beugemuskeln geworden sind, *radiale Muskelgruppe.*

Die **Fascia antebrachii** (Abb. **96**) umschließt die Unterarmmuskulatur und dient – durch Sehnenfasern verstärkt – in der Ellenbogenregion gleichzeitig als Ursprungsfläche der oberflächlichen Beuger und Strecker. An den beiden Epicondyli humeri, am Olecranon und an der dorsalen Kante der Ulna ist die Faszie am Knochen befestigt. Von der Faszienunterfläche dringen Bindegewebssepten zwischen die Muskelgruppen des Unterarms. So entstehen, begrenzt von der Fascia antebrachii, den Gruppenfaszien, den beiden Unterarmknochen und der Zwischenknochenhaut, die *ventrale Flexorenloge,* die *dorsale Loge* für die *Extensoren* (in engerem Sinne) und die *radiale Loge* für die *radiale* Muskelgruppe.

Ventrale und dorsale Loge werden jeweils proximal durch intermuskuläre Septen, distal durch Schichten lockeren Bindegewebes gegliedert, die oberflächliche und tiefe Flexoren bzw. Extensoren trennen.

Die Bindegewebsräume ermöglichen eine Ausbreitung von Entzündungen und Blutungen in Längsrichtung. Unterarmphlegmonen gehen häufig von Sehnenscheidenentzündungen im Karpalkanal aus und treten daher meist in der Flexorenloge auf.

In Höhe des Radiokarpalgelenks wird die Fascia antebrachii auf der Dorsalseite durch quere Faserzüge verstärkt, die das *Retinaculum extensorum* bilden (Abb. **94**). Distal davon setzt sie sich in die *Fascia dorsalis manus* fort, welche die Strecksehnen überdeckt und mit der Dorsalaponeurose der Finger verbunden ist.

Auf der Palmarseite verstärken ebenfalls quere Faserzüge, die an Radius und Ulna angeheftet sind, den handgelenknahen Abschnitt der Fascia antebrachii, die sich an der Handwurzel in die Faszie der Handfläche fortsetzt. Im Bereich der Hohlhand ist diese oberflächliche Faszie zur *Palmaraponeurose, Aponeurosis palmaris* (Abb. **106**), verstärkt. Distalwärts und mehr in die Tiefe stehen die queren Faszienzüge mit einem derben Band, *Retinaculum flexorum* (Abb. **102** u. **107**), in Verbindung, über das die Palmaraponeurose hinwegzieht. Das Retinaculum flexorum überbrückt die von den Handwurzelknochen geformte Rinne und ergänzt sie zu einem osteofibrösen Kanal, *Canalis carpi,* durch den die Sehnen der langen Fingerbeuger hindurchziehen.

Die **Membrana interossea antebrachii** (Abb. **89** u. **96**) spannt sich zwischen Radius und Ulna aus. Ihre Fasern verlaufen vorwiegend schräg von lateral proximal nach medial distal, im distalen Teil auch in umgekehrter Richtung. Die Membran sichert die beiden Unterarmknochen gegen Längsverschiebung, verhindert eine übermäßige Supination und dient gleichzeitig als Ursprungsfläche für tiefe Extensoren und Flexoren des Unterarms.

Die alte Vorstellung, daß die Membran Druckkräfte, die über die Hand auf den Radius wirken, als Zugkräfte auf die Ulna übertrage, wird durch experimentelle Untersuchungen, bei denen die Membran in Längsrichtung durchtrennt wurde, nicht gestützt.

Im proximalen Abschnitt des Zwischenknochenraums ist für die Tuberositas radii und die Bizepssehne, die bei der Pronation nach medial gedreht werden, eine Lücke ausgespart. Sie wird distal durch einen straffen Faserzug abgegrenzt, *Chorda obliqua.* Ihre Faserbündel gehen von der Tuberositas ulnae aus und verlaufen – entgegengesetzt zu der Mehrzahl der Fasern der Zwischenknochenhaut – von ulnar proximal nach radial distal. Zusammen mit dem proximalen Rand der Membrana interossea begrenzt die Chorda obliqua die Durchtrittsstelle für die Vasa interossea posteriora.

Der Unterarm verjüngt sich nach distal, da das Muskelfleisch der langen Unterarmmuskeln proximal liegt. So wird der Unterarm distal leichter und beweglicher, zumal der Urspung der Unterarmmuskeln nach proximal auf den Humerus vorgeschoben ist. Die oberflächlichen Beuger entspringen vom Epicondylus medialis humeri, die oberflächlichen Strecker vom Epicondylus lateralis.

Aufgrund ihrer Insertion lassen sich die *Unterarmmuskeln gliedern* in
- Muskeln, die am Radius inserieren: Mm. brachioradialis, supinator, pronator teres, pronator quadratus. Sie wirken über die Radioulnargelenke, sind also Pronatoren oder Supinatoren. Die Mm. brachioradialis und pronator teres helfen außerdem noch bei der Beugung im Ellenbogengelenk mit;
- Muskeln, die an den Ossa metacarpi (bzw. am Os pisiforme) ansetzen: Mm. extensor carpi radialis longus, extensor carpi radialis brevis, extensor carpi ulnaris, abductor pollicis longus, flexor carpi radialis, flexor carpi ulnaris, palmaris longus. Sie bewegen in erster Linie die Handgelenke (der M. abductor pollicis longus allerdings nur bei an den Zeigefinger adduziertem Daumen);
- Muskeln, die zu den Fingergliedern ziehen und (sowohl Hand- als auch) Fingerbewegungen durchführen.

Da einerseits die langen Streck- und Beugemuskeln der Finger außer über die Fingergelenke auch über die Handgelenke hinwegziehen, der M. flexor digitorum superficialis zusätzlich im Ellenbogengelenk beugt, und andererseits die Fasern dieser Muskeln relativ kurz sind, reicht ihre Kontraktionsfähigkeit nicht aus, um in allen Gelenken eine maximale Streckung oder Beugung herbeizuführen: *aktive*

Insuffizienz. Ebensowenig lassen sich die Muskelfasern so stark dehnen, daß alle Gelenke, über die der jeweilige Muskel hinwegzieht, in eine der Muskelwirkung entgegengesetzte maximale Streck- oder Beugestellung gebracht werden können: *passive Insuffizienz.*

Extensorengruppe (dorsale Muskeln)

Radiale Muskelgruppe

Von der oberflächlichen Schicht der dorsalen Muskeln des Unterarms hat sich die radiale Muskelgruppe abgegrenzt, ihren Ursprung am Epicondylus lateralis humeri nach proximal ausgedehnt und sich zwischen M. triceps brachii und M. brachialis geschoben. Die Muskeln dieser Gruppe ziehen *vor* der Beugeachse des Ellenbogengelenks distalwärts, sind somit Flexoren des Ellenbogengelenks und verlaufen in einer schrägen Schraubenlinie an die laterale Seite des Radius, so daß sie eine pronatorische Komponente erhalten.

Der **M. brachioradialis** (Abb. **93 a** u. **96**) liegt an der lateralen Kante des Radius und entspringt an der lateralen Fläche des Humerus, oberhalb des Epicondylus lateralis, und vom Septum intermusculare brachii laterale. Er setzt an der Wurzel des Proc. styloideus radii an.

Innervation: N. radialis.

Nachdem der N. radialis durch das Septum intermusculare laterale in die laterale Oberarmfurche eingetreten ist, entsendet er Äste zu Muskeln der radialen Gruppe und meist auch feine Zweige zu den lateralen Bündeln des M. brachialis.

Der **M. extensor carpi radialis longus** (Abb. **93 a** u. **96**) entspringt – distal vom Ursprung des M. brachioradialis – vom Margo lateralis humeri und vom Septum intermusculare brachii laterale. Er inseriert an der Basis des Os metacarpale II.

Der Oberrand des Muskelbauchs wird vom M. brachioradialis überdeckt, während er selbst sich über den Epicondylus lateralis seitwärts vorwölbt und den proximalen Abschnitt des M. extensor carpi radialis brevis bedeckt.

Innervation: N. radialis.

Der **M. extensor carpi radialis brevis** (Abb. **93 a** u. **96**) nimmt seinen Ursprung vom Epicondylus lateralis, vom Lig. anulare radii und von dem bindegewebigen Septum, das den Muskel vom M. extensor digitorum trennt. Die Brevis-Sehne inseriert am Proc. styloideus des Os metacarpale III.

Die Sehnen beider Mm. extensores carpi radiales ziehen am lateralen Rand des Radius distalwärts, werden vom Muskelbauch des M. abductor pollicis longus und des M. extensor pollicis brevis überkreuzt und verlaufen durch das 2. Sehnenfach unter dem Retinaculum extensorum (Abb. **94**).

Innervation: R. profundus n. radialis.

Der Muskelast geht aus dem R. profundus n. radialis ab, ehe dieser in den M. supinator eintritt, dringt jedoch erst weiter distal in den Muskel ein.

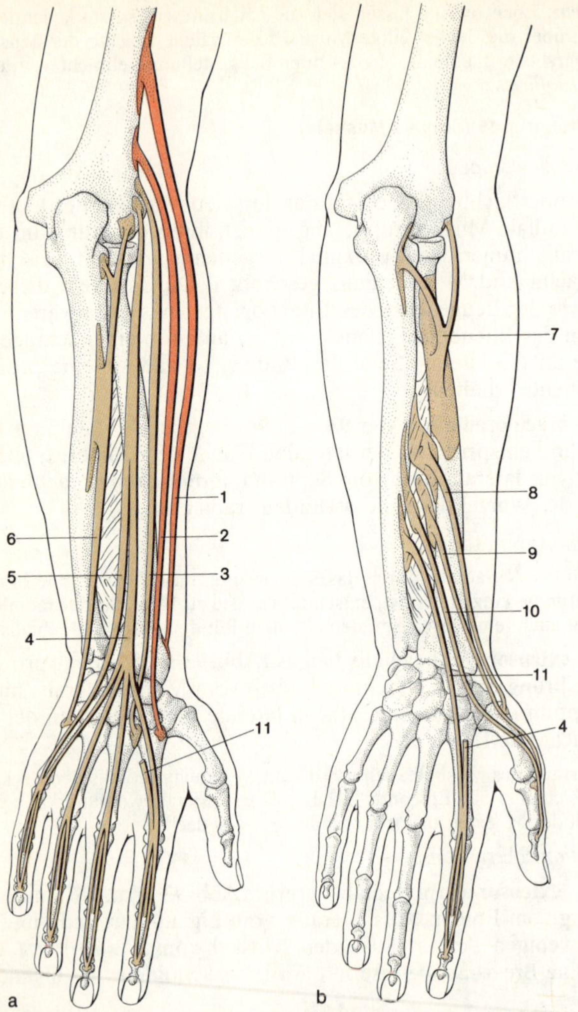

Abb. 93. **Extensorengruppe der Unterarmmuskulatur,** Ansicht von dorsal
a radiale Muskelgruppe (1–3) und oberflächliche Schicht der Extensoren (4–6)
b tiefe Schicht der Extensoren (7–11)

1 M. brachioradialis
2 M. extensor carpi radialis longus
3 M. extensor carpi radialis brevis
4 M. extensor digitorum
5 M. extensor digiti minimi
6 M. extensor carpi ulnaris
7 M. supinator
8 M. abductor pollicis longus
9 M. extensor pollicis brevis
10 M. extensor pollicis longus
11 M. extensor indicis

Innervation:
N. radialis
R. profundus n. radialis

Oberflächliche Schicht der Extensoren

Der **M. extensor carpi ulnaris** (Abb. **93 a** u. **96**) bildet die mediale Randkontur dieser Muskelgruppe. Er entspringt mit dem *Caput humerale* vom Epicondylus lateralis humeri zwischen den Ursprungsfeldern der Mm. anconaeus und extensor digitorum, mit dem *Caput ulnare* von der Fascia antebrachii und von der dorsalen Kante der Ulna. Er inseriert an der Basis des Os metacarpale V.

Der doppelt gefiederte Muskel liegt der dorsalen Fläche der Ulna auf. Seine Sehne gleitet in einer medial vom Proc. styloideus ulnae begrenzten Rinne über das Caput ulnae und tritt durch das 6. Sehnenfach unter dem Retinaculum extensorum hindurch (Abb. **94**).

Innervation: R. profundus n. radialis.

Der **M. extensor digitorum** (Abb. **93 a** u. **96**) liegt radial vom M. extensor carpi ulnaris in der Mitte des Unterarms. Er entspringt vom Epicondylus lateralis humeri, von den lateralen Bandzügen des Ellenbogengelenks, der Fascia antebrachii und von dem ihn vom M. extensor carpi radialis brevis trennenden Bindegewebsseptum. Er setzt an den Dorsalaponeurosen des 2.–5. Fingers an.

Die 4 Sehnen des Muskels liegen in derselben Schicht und treten gemeinsam durch das 4. Sehnenfach unter dem Retinaculum extensorum hindurch. Im Bereich der Ossa metacarpi stehen die Sehnen durch quere Bandzüge, *Connexus intertendinei*, untereinander in enger Verbindung, auf dem Fingerrücken bilden sie die *Dorsalaponeurose* (Abb. **94** u. **105**). Der mittlere Faserzug jeder Sehne endet an der Basis der Mittelphalanx, die seitlichen Stränge ziehen über das Mittelgelenk hinweg, vereinigen sich distal davon auf der Dorsalseite der Mittelphalanx und setzen an der Basis der Endglieder II–V an.

Innervation: R. profundus n. radialis.

Der R. profundus n. radialis zweigt nach dem Austritt aus dem »Supinatorkanal« einen Ast ab, der sich an die Mm. extensor digitorum und extensor digiti minimi aufzweigt, und entsendet unmittelbar danach den Ast zum M. extensor carpi ulnaris. Alle drei Muskeläste können auch aus einem kurzen, gemeinsamen Stamm hervorgehen.

Der **M. extensor digiti minimi** (Abb. **93 a** u. **96**) ist eine Abspaltung des M. extensor digitorum und wird von diesem Muskel am Ursprung nur durch ein Sehnenblatt getrennt. Seine Sehne besitzt allerdings ein eigenes Sehnenfach (das 5.) und inseriert an der Dorsalaponeurose des 5. Fingers (Abb. **94**).

Innervation: R. profundus n. radialis.

Die Innervation des M. extensor digiti minimi durch denselben Nervenast, der auch den M. extensor digitorum versorgt, weist auf den besonders engen genetischen Zusammenhang beider Muskeln hin.

Tiefe Schicht der Extensoren

Der **M. supinator** (Abb. **93 b**) entspringt vom Epicondylus lateralis humeri, den lateralen Bandzügen des Ellenbogengelenks und von der Crista m. supinatoris der Ulna. Die dünne Muskelplatte umgreift den Radius von hinten und lateral und setzt an der Vorderfläche der Speiche zwischen Tuberositas radii und Insertionsfeld des M. pronator teres an.

In den Muskel tritt in der Nähe des proximalen Randes der R. profundus n. radialis ein und zieht in dem schraubenförmig verlaufenden »Supinatorkanal« durch den Muskel hindurch distalwärts.

Innervation: R. profundus n. radialis.

Der Muskelast verläßt den R. profundus, noch ehe dieser in den M. supinator eindringt. Feine Äste können vom R. profundus während des Verlaufs durch den »Supinatorkanal« abgegeben werden.

Der **M. abductor pollicis longus** und der **M. extensor pollicis brevis** bilden eine genetische und funktionelle (die Muskelbäuche häufig auch eine morphologische) Einheit (Abb. **93 b, 96** u. **105**). Sie entspringen von der dorsalen Fläche des Radius (2. und 3. Viertel) und von der Membrana interossea antebrachii, der doppelt gefiederte M. abductor pollicis longus distal vom Ursprung des M. supinator auch von der Ulna. Der M. abductor pollicis longus setzt an der Basis des Os metacarpale I an, der M. extensor pollicis brevis an der Basis der Grundphalanx des Daumens. Sehnenfasern des kurzen Daumenstreckers verschmelzen mit der Endsehne des M. extensor pollicis longus und bilden eine schwache Dorsalaponeurose.

Die beiden Muskeln überkreuzen in spitzem Winkel die Sehnen der Mm. extensores carpi radiales, ihre Sehnen verlaufen in der radialen Rinne auf der Dorsalseite des distalen Radiusendes und treten durch das 1. Sehnenfach (palmar der Beugeachse des Handgelenks).

Innervation: R. profundus n. radialis.

Die Muskeläste für beide Muskeln gehen meist aus einem gemeinsamen Stamm hervor, der den R. profundus distal vom M. supinator verläßt und sich nach kurzem Verlauf teilt.

Der **M. extensor pollicis longus** (Abb. **93 b** u. **95**) entspringt von einem schmalen Streifen an der dorsalen Fläche der Ulna, der distal- und ulnarwärts an das Ursprungsfeld der Mm. abductor pollicis longus und extensor pollicis brevis anschließt, und von der Membrana interossea. Seine Sehne, die durch das 3. Sehnenfach verläuft, inseriert an der Basis der Endphalanx des Daumens (Abb. **94**).

Die Ansatzsehne des Muskels grenzt ein als »Tabatière« bezeichnetes Grübchen nach ulnar ab, in dessen Tiefe die A. radialis und ihre Begleitvenen zur Streckseite der Handwurzel verlaufen. Der knöcherne Boden des Grübchens wird von Os trapezium und Os scaphoideum gebildet, die radiale Begrenzung von den Sehnen der Mm. extensor pollicis brevis und abductor pollicis longus. Bei einer Kontraktion dieser Muskeln springen ihre Sehnen unter der Haut vor, so daß die Grube deutlich sichtbar wird.

Innervation: R. profundus n. radialis

Der **M. extensor indicis** (Abb. **93 b**) liegt von allen tiefen Extensoren am weitesten distal und medial. Er entspringt ausschließlich von der Ulna (distales Drittel der Facies dorsalis). Seine Sehne zieht gemeinsam mit den Sehnen des M. extensor digitorum durch das 4. Sehnenfach und setzt an der Dorsalaponeurose des Zeigefingers an (Abb. **94** u. **105**).

Innervation: R. profundus n. radialis.

Der lange Muskelast trennt sich bereits im mittleren Drittel des Unterarms vom R. profundus oder geht aus einem gemeinsamen Stamm hervor, dessen proximaler Zweig den langen Daumenstrecker versorgt.

Dorsale Sehnenscheiden

Die Dorsalflächen von Radius und Ulna begrenzen zusammen mit dem Retinaculum extensorum einen osteofibrösen Kanal, der durch Bindegewebssepten in 6 Fächer unterteilt wird. Im allgemeinen liegt in jedem Fach eine *Sehnenscheide* (Abb. **94**). Proximal beginnen die Sehnenscheiden etwa 1 cm oberhalb des Retinaculum extensorum, distal enden sie in Höhe der Ossa metacarpi. Die Sehnenscheiden der Mm. extensores carpi reichen nur bis zur distalen Karpalreihe.

Sehnenfächer. Durch das *erste*, am weitesten radial gelegene Fach treten in einer gemeinsamen Sehnenscheide die Sehnen der Mm. abductor pollicis longus und extensor pollicis brevis. Das *zweite* Fach beherbergt die Sehnen der Mm. extensores carpi radiales, deren zunächst einheitliche Sehnenscheide sich distal vom Retinaculum gabelt. Durch das *dritte* Fach zieht die Sehne des M. extensor pollicis longus, durch das *vierte* die Sehne der Mm. extensor digitorum und extensor indicis. Durch das *fünfte* Fach verläuft die Sehne des M. extensor digiti minimi und durch das *sechste*, am weitesten ulnar gelegene Fach die Sehne des M. extensor carpi ulnaris.

Flexorengruppe (ventrale Muskeln)

An der Flexorengruppe werden üblicherweise eine oberflächliche und eine tiefe Muskelschicht unterschieden. In dem bindegewebigen Septum, das beide Schichten trennt, liegt der N. medianus (Unterarmmittelstraße). Die Muskeln der oberflächlichen Schicht entspringen vom Epicondylus medialis humeri, die tiefen Beuger nehmen ihren Ursprung an Radius, Ulna und Membrana interossea.

Oberflächliche Schicht der Flexoren

Der **M. pronator teres** (Abb. **92, 95 a** u. **96**) entspringt mit dem *Caput humerale* gemeinsam mit den oberflächlichen Flexoren des Unterarms vom Epicondylus medialis humeri und vom Septum intermusculare brachii mediale. Das nicht regelmäßig ausgebildete *Caput ulnare* kommt von der medialen Fläche der Ulna zwischen Proc. coronoideus und Tuberositas ulnae. Der Muskel zieht schräg über Elle und Speiche hinweg,

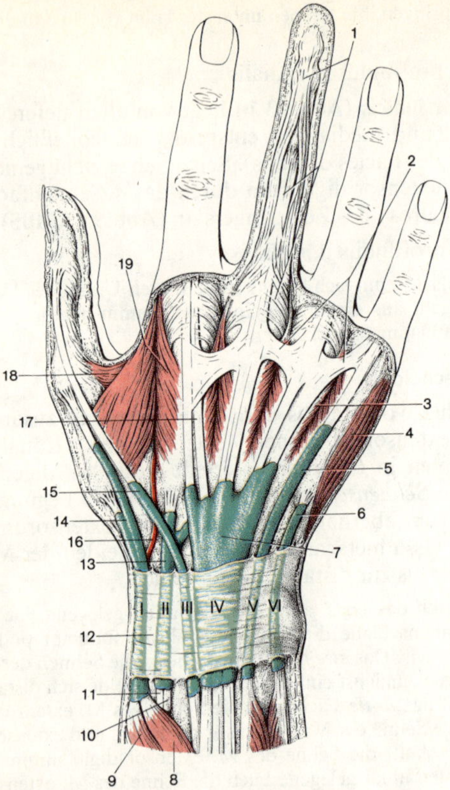

Abb. 94. **Sehnenscheiden am Handrücken**

1 Dorsalaponeurose des Mittelfingers
2 Connexus intertendinei
3 M. interosseus dorsalis IV
4 M. abductor digiti minimi
5 Vagina tendinis m. extensoris digiti minimi
6 Vagina tendinis m. extensoris carpi ulnaris
7 Vagina tendinum mm. extensoris digitorum et extensoris indicis
8 M. extensor pollicis brevis
9 M. abductor pollicis longus
10 Sehne des M. extensor carpi radialis brevis
11 Sehne des M. extensor carpi radialis longus
12 Retinaculum extensorum
13 Vagina tendinum mm. extensorum carpi radialium
14 Vagina tendinum mm. abductoris longi et extensoris brevis pollicis
15 Vagina tendinis m. extensoris pollicis longi
16 A. radialis in der »Tabatière«
17 Sehne des M. extensor indicis
18 M. adductor pollicis
19 M. interosseus dorsalis I
I–VI Sehnenfächer unter dem Retinaculum extensorum

umgreift den Margo anterior radii und setzt distal von der Insertion des M. supinator an der Facies lateralis radii an.

Der Muskel begrenzt zusammen mit dem M. brachioradialis die Ellenbogengrube nach distal. Zwischen Caput humerale und Caput ulnare tritt der N. medianus hindurch.

Innervation: N. medianus, gelegentlich auch zusätzlich über den N. musculocutaneus.

Vom N. medianus ziehen in der Ellenbogengrube ein oberer Ast zum proximalen Anteil des Caput humerale und ein distaler Zweig zu beiden Köpfen des M. pronator teres.

Der **M. flexor carpi radialis** (Abb. **95 a** u. **96**) entspringt von dem gemeinsamen Ursprungsfeld der oberflächlichen Flexoren am Epicondylus medialis humeri sowie von der Unterarmfaszie und dem ihn gegen die Nachbarmuskeln abgrenzenden Bindegewebsseptum. Er inseriert an der Basis des Os metacarpale II (und oft auch III).

Die lange Sehne des doppelt gefiederten Muskels zieht ulnar von der A. radialis und den Vv. radiales auf dem distalen Radiusdrittel schräg abwärts und tritt unter dem Retinaculum flexorum in einen eigenen Kanal (Abb. **102**).

Innervation: N. medianus.

Der **M. flexor carpi ulnaris** (Abb. **92, 95 a** u. **96**) bildet die ulnare Randkontur der Beugergruppe. Das *Caput humerale* kommt vom Epicondylus medialis humeri und vom Septum intermusculare brachii mediale, das *Caput ulnare* vom Olecranon, von den proximalen zwei Dritteln des Margo posterior ulnae und der Fascia antebrachii. Die beiden Köpfe stehen durch einen sehnigen Streifen in Verbindung, unter dem der N. ulnaris zur Beugerseite des Unterarms tritt. Die Sehne des Muskels begrenzt die ulnare Unterarmstraße (N. und A. ulnaris, Vv. ulnares) nach medial. Sie verläuft nicht durch den Canalis carpi, sondern heftet sich am Erbsenbein an und setzt sich in den *Ligg. pisohamatum* und *pisometacarpale* zu Os hamatum und Os metacarpale V fort (Abb. **95 a** u. **100**).

Durch die Einschaltung des Os pisiforme als Sesambein in die Sehne des Muskels wird der Abstand von der Drehachse vergrößert, und der M. flexor carpi ulnaris erhält ein günstiges Drehmoment für die Palmarflexion.

Innervation: N. ulnaris.

Nachdem der N. ulnaris aus dem Sulcus hinter dem medialen Epicondylus unter den Sehnenbogen des M. flexor carpi ulnaris getreten ist, entsendet er einen Ast zum ulnaren Karpalflexor und meist zwei Zweige zum ulnaren Teil des tiefen Fingerbeugers ([3.,] 4. und 5. Finger). Distal des Ellenbogengelenks kann noch ein zweiter Ast zum M. flexor carpi ulnaris abgehen.

Der **M. palmaris longus** (Abb. **95 a** u. **96**) liegt zwischen den Mm. flexor carpi radialis und flexor carpi ulnaris. Der kurze Muskelbauch geht in eine lange Sehne über, die medial von der Sehne des M. flexor carpi radialis und oberflächlich zum M. flexor digitorum superficialis zur Hohlhand zieht. Sie ist bei gebeugter Hand durch die Haut sichtbar, tritt über das Retinaculum flexorum hinweg (Abb. **107**) und strahlt in die Palmaraponeurose ein, die sie anspannen kann. Der Muskel kann fehlen (in etwa 20%), zweiköpfig oder doppelt ausgebildet sein.

Innervation: N. medianus.

Der **M. flexor digitorum superficialis** (Abb. **95 a** u. **96**) liegt etwas tiefer als die vorgenannten Muskeln, die ihn teilweise bedecken. Er entspringt mit dem *Caput humeroulnare* vom Ursprungsfeld der oberflächlichen Beuger am Epicondylus medialis humeri und vom Proc. coronoideus, mit dem *Caput radiale* von einem schmalen Streifen auf der Vorderfläche des Radius, distal vom Ansatz des M. pronator teres. Seine Endsehnen inserieren an den Mittelphalangen II–V.

Das Muskelfleisch reicht bis nahe an das Retinaculum flexorum und ist unvollständig in 2 oberflächliche Bäuche (für Mittel- und Ringfinger) und 2 tiefe Muskelbäuche (Zeige- und Kleinfinger) gegliedert. Ihre Sehnen ziehen durch den Karpalkanal und teilen sich über den Grundphalangen jeweils in 2 Schenkel, zwischen denen die Sehnen des M. flexor digitorum profundus hindurch zur Endphalanx treten (daher die Bezeichnung »Flexor perforatus« für den oberflächlichen Fingerbeuger, »Flexor perforans« für den tiefen M. flexor digitorum, Abb. **103** u. **104**). Die Sehnenschenkel setzen an beiden Seitenrändern der Mittelphalangen II–V an. Die tiefen Sehnenfasern des M. flexor digitorum superficialis weichen als erste (proximal) auseinander. Sie vereinigen sich unmittelbar nach dem Durchtritt der tiefen Beugersehnen – dem Knochen direkt aufliegend – wieder, überkreuzen sich *(Chiasma tendineum)* und bilden den dorsalen Teil einer Gleithülse. Die laterale Wand dieser Röhre wird von den langgezogenen Schenkeln der gespaltenen Sehnen des oberflächlichen Fingerbeugers, die unvollständige, kurze palmare Wandung von dem proximalen, oberflächlichen, noch ungeteilten Sehnenabschnitt geformt.

Innervation: N. medianus.

Ein proximaler Ast, der mit einem Seitenzweig auch den M. palmaris longus innerviert, zieht in Höhe der Ellenbeuge zum oberflächlichen Fingerbeuger (Muskelbauch für den 2. Finger). Etwas distal davon verzweigt sich ein zweiter Ast an den Muskelbäuchen für den 3.–5. Finger. Ein distaler Ast für den Muskelbauch des 2. Fingers geht vom N. interosseus [antebrachii] anterior ab.

Tiefe Schicht der Flexoren

Der **M. flexor digitorum profundus** (Abb. **95 b** u. **96**) entspringt in großer Ausdehnung von der Vorder- und der Innenfläche der Ulna (proximale zwei Drittel), von der Membrana interossea und der Fascia antebrachii. Der kräftige Muskelbauch, der die Elle von vorn und medial umfaßt, dient dem oberflächlichen Fingerbeuger als Gleitbahn. Die 4 Sehnen liegen nebeneinander im Canalis carpi (Abb. **106**), durchbohren die Sehnen des M. flexor digitorum superficialis (Abb. **102, 103** u. **104**) und erreichen die Basis der Endphalanx des 2.–5. Fingers.

Innervation: radialer Anteil vom N. interosseus [antebrachii] anterior des N. medianus, ulnarer Anteil vom N. ulnaris.

Der Muskelbauch zum Zeigefinger wird nur über den N. medianus versorgt. Die übrigen Muskelbäuche können in Sonderfällen doppelt innerviert werden.

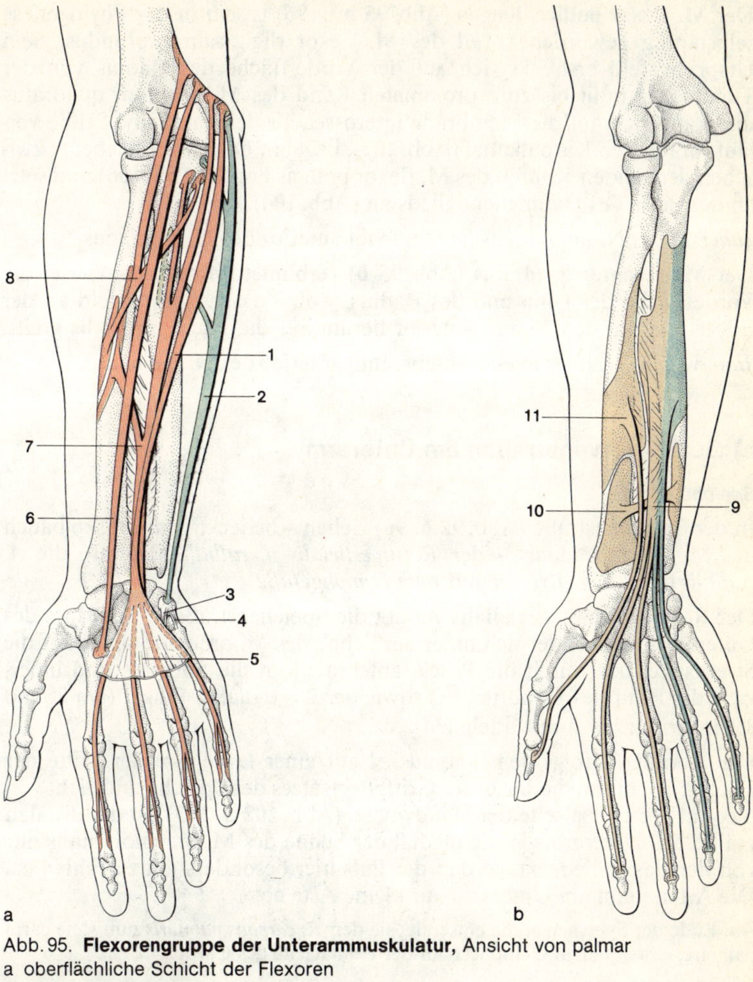

Abb. 95. **Flexorengruppe der Unterarmmuskulatur,** Ansicht von palmar
a oberflächliche Schicht der Flexoren
b tiefe Schicht der Flexoren

1 M. palmaris longus
2 M. flexor carpi ulnaris
3 Lig. pisohamatum
4 Lig. pisometacarpale
5 Aponeurosis palmaris
6 M. flexor carpi radialis
7 M. flexor digitorum superficialis
8 M. pronator teres
9 M. flexor digitorum profundus
10 M. pronator quadratus
11 M. flexor pollicis longus

Innervation:
- N. medianus
- N. interosseus [antebrachii] anterior
- N. ulnaris

Der **M. flexor pollicis longus** (Abb. **95 b** u. **96**) ist ein in der Phylogenese selbständig gewordener Teil des M. flexor digitorum profundus. Sein Ursprungsfeld erstreckt sich auf der Vorderfläche des Radius von der Tuberositas radii bis zum proximalen Rand des M. pronator quadratus und kann sich auf die Membrana interossea ausdehnen. Seine Sehne verläuft durch den Karpalkanal (Abb. **102**), liegt am Daumen eingebettet zwischen den beiden Köpfen des M. flexor pollicis brevis (Abb. **106**) und setzt an der Basis des Daumenendglieds an (Abb. **104**).

Innervation: N. interosseus [antebrachii] anterior des N. medianus.

Der **M. pronator quadratus** (Abb. **95 b**) verbindet im distalen Viertel die Vorderfläche der Ulna und des Radius, wobei das Ursprungsfeld an der Elle etwas um den Margo anterior herum auf die Facies medialis greift.

Innervation: N. interosseus [antebrachii] anterior des N. medianus.

b) Gefäß-Nervenstraßen am Unterarm

Speichenstraße

In der Speichenstraße (Abb. **92** u. **96**) ziehen – bedeckt vom Muskelbauch des M. brachioradialis – der *R. superficialis n. radialis* (lateral), die *A. radialis* mit 2 *Begleitvenen* und *tiefe Lymphgefäße.*

Der **R. superficialis n. radialis** verläßt die Speichenstraße in der Mitte des Unterarms. Er wendet sich unter der Sehne des M. brachioradialis auf die Streckseite, tritt durch die Fascia antebrachii in die Subcutis und innerviert die Haut des Handrückens sowie der 2½ radialen Finger (am 2. und 3. Finger nur bis zum Mittelglied).

Die **A. radialis** folgt dem Leitmuskel auf einer Linie von der Mitte der Ellenbeuge bis an die Basis des Griffelfortsatzes der Speiche und zieht von hier auf die Dorsalseite der Handwurzel (Abb. **102** u. **107**). In der distalen Hälfte des Unterarms ist sie medial der Sehne des M. brachioradialis nur von der Faszie bedeckt, so daß der Puls hier besonders gut zu fühlen ist. Die Arterie gibt am Unterarm nur kleine Äste ab.

Am Ende der Speichenstraße entsendet sie den *R. carpalis palmaris* zum Rete carpi palmare, einem feinen Gefäßnetz auf der Palmarseite des Carpus.

Ellenstraße

Leitmuskel der Ellenstraße (Abb. **92, 96** u. **107**) ist der M. flexor carpi ulnaris, dem der **N. ulnaris** auf der ganzen Unterarmstrecke folgt, bis er sich radial vom Os pisiforme auf dem Retinaculum flexorum in den *R. profundus* (für die Mm. lumbricales III, IV, die Mm. interossei palmares und dorsales, den M. adductor pollicis, den tiefen Kopf des M. flexor pollicis brevis, die Kleinfingerballenmuskeln) und den *R. superficialis* (für den M. palmaris brevis und die Haut der 1½ ulnaren Finger) teilt.

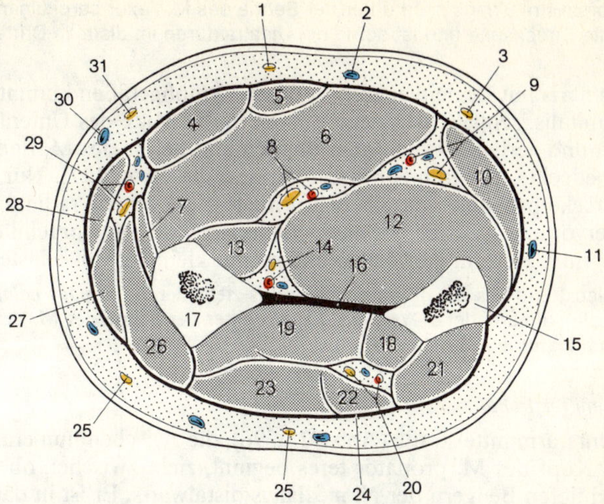

Abb. 96. **Querschnitt im mittleren Drittel des Unterarms,**
Ansicht der Schnittfläche von distal

1 N. cutaneus antebrachii medialis, R. anterior
2 V. intermedia antebrachii
3 N. cutaneus antebrachii medialis, R. ulnaris
4 M. flexor carpi radialis
5 M. palmaris longus
6 M. flexor digitorum superficialis
7 M. pronator teres
8 N. medianus, A. comitans n. mediani } in der Unterarmmittelstraße
9 N. ulnaris, A. ulnaris mit Begleitvenen } in der Ellenstraße
10 M. flexor carpi ulnaris
11 V. basilica
12 M. flexor digitorum profundus
13 M. flexor pollicis longus
14 N. interosseus [antebrachii] anterior, A. interossea anterior } in der palmaren Zwischenknochenstraße
15 Ulna
16 Membrana interossea antebrachii
17 Radius
18 M. extensor pollicis longus
19 M. abductor pollicis longus und M. extensor pollicis brevis
20 N. interosseus [antebrachii] posterior, A. interossea posterior } in der dorsalen Unterarmstraße
21 M. extensor carpi ulnaris
22 M. extensor digiti minimi
23 M. extensor digitorum
24 Fascia antebrachii
25 N. cutaneus antebrachii posterior
26 M. extensor carpi radialis brevis
27 M. extensor carpi radialis longus
28 M. brachioradialis
29 R. superficialis n. radialis, A. radialis mit Begleitvenen } in der Speichenstraße
30 V. cephalica
31 N. cutaneus antebrachii lateralis

Der *N. ulnaris* gibt am Unterarm (proximal) *Rr. musculares* zum M. flexor carpi ulnaris und zum ulnaren Teil des tiefen Fingerbeugers ab und entsendet (etwa in der Mitte) den *R. dorsalis n. ulnaris* zur Haut des Handrükkens und der Dorsalseite der 2 ½ ulnaren Finger sowie (in variabler Höhe) den *R. palmaris n. ulnaris* zur Haut des Kleinfingerballens.

Der R. dorsalis n. ulnaris zieht unter der Sehne des M. flexor carpi ulnaris um die Elle auf die Streckseite und ist somit bei Ulnafrakturen im distalen Drittel gefährdet.

Die **A. ulnaris** mit Begleitvenen und tiefen Lymphgefäßen kommt aus der Fossa cubitalis, schließt sich dem Nerven in der Mitte des Unterarms von radial an und verläuft – von Muskelbauch und Sehne des M. flexor carpi ulnaris bedeckt – mit ihm zur Handwurzel (Abb. **96** u. **107**). Nur für eine kurze Strecke proximal vom Os pisiforme tritt die Arterie radial unter der Sehne hervor und legt sich der hier verstärkten Fascia antebrachii unterflächig an. Am Unterarm gibt die A. ulnaris nur kleinere Muskeläste ab.

Am distalen Rand des M. pronator quadratus zieht der *R. carpalis palmaris* zum Rete carpale palmare, der *R. carpalis dorsalis* unter der Sehne des M. flexor carpi ulnaris zum Handrücken (Abb. **107**).

Unterarmmittelstraße

In der Unterarmmittelstraße (Abb. **92** u. **96**), die zwischen humeralem und ulnarem Kopf des M. pronator teres beginnt, zieht zwischen oberflächlichen und tiefen Beugern der **N. medianus** distalwärts. Er ist in das Bindegewebe an der Unterfläche des M. flexor digitorum superficialis eingebettet und wird proximal von der *A. comitans n. mediani,* distal von einem dünnen Zweig der *A. interossea anterior* begleitet. Nahe dem Handgelenk liegt der Nerv oberflächennah (Abb. **102** u. **107**), dicht unter der verstärkten Fascia antebrachii. Er zieht meist zwischen den Sehnen der Mm. flexor carpi radialis und palmaris longus, gelegentlich auch ulnar der Palmarissehne, zum Karpalkanal.

Durch seine oberflächliche Lage proximal des Handgelenks ist der Nerv z. B. bei Schnittverletzungen sehr gefährdet.

Der *N. medianus* entsendet am Unterarm *Rr. musculares* zu den oberflächlichen Beugern, ausgenommen den M. flexor carpi ulnaris (in Höhe oder distal vom M. pronator teres), den *N. interosseus* [*antebrachii*] *anterior* zu den tiefen Flexoren in die palmare Zwischenknochenstraße und (im distalen Drittel) den *R. palmaris n. mediani* zur Haut des Daumenballens und der lateralen Hohlhand.

Palmare Zwischenknochenstraße

In dieser Gefäß-Nervenstraße verlaufen auf der Ventralfläche der Membrana interossea, in der Tiefe zwischen den Mm. flexor pollicis longus und flexor digitorum profundus, der *N. interosseus [antebrachii] anterior* (aus dem N. medianus) und die *Vasa interossea anteriora* nebst tiefen Lymphgefäßen distalwärts (Abb. **92** u. **96**).

Der **N. interosseus** [**antebrachii**] **anterior** innerviert die Mm. flexor pollicis longus, flexor digitorum profundus und mit seinem Endast den M. pronator quadratus.

Die **A. interossea anterior** (aus der A. interossea communis) versorgt mit Muskelästen die tiefen Flexoren und erreicht mit schwachen Endzweigen das Rete carpale palmare. Ein stärkerer Ast durchbricht am Oberrand des M. pronator quadratus die Zwischenknochenhaut und zieht zum Rete carpale dorsale.

Dorsale Unterarmstraße

In der Bindegewebslage zwischen oberflächlichen und tiefen Extensoren verlaufen der *R. profundus* des *N. radialis* und die *Vasa interossea posteriora* (begleitet von tiefen Lymphgefäßen), ohne daß sie einen einheitlichen Gefäß-Nervenstrang bilden (Abb. **92** u. **96**).

Der **R. profundus n. radialis,** der sich im M. supinator um das proximale Speichenende windet, innerviert alle Extensoren (i. e. S.) des Unterarms. Sein Endast, der *N. interosseus [antebrachii] posterior,* gibt dabei die Äste für die Mm. extensor pollicis longus und extensor indicis ab. Er zieht auf der Dorsalseite der Membrana interossea zur Kapsel des Handgelenks.

Die **A. interossea posterior** (aus der A. interossea communis) zieht am Oberrand der Membrana interossea, distal der Chorda obliqua, in die Streckerloge und verzweigt sich an den Extensoren. Sie steht mit dem Rete carpale dorsale in Verbindung.

2. Distales Radioulnargelenk und Handgelenke

a) Distales Radioulnargelenk

In der **Articulatio radioulnaris distalis** (Abb. **99**) bewegt sich der Radius mit der Incisura ulnaris radii um die Circumferentia articularis ulnae und nimmt dabei die Hand mit (*Umwendbewegungen* der Hand). In der Supinationsstellung stehen die beiden Unterarmknochen parallel zueinander, in der Pronationsstellung überkreuzen sie sich (Abb. **97**). Proximales und distales Radioulnargelenk führen die Pronations- oder Supinationsbewegung stets gemeinsam durch. Sie stellen zwei lediglich räumlich getrennte Abteilungen einer funktionell einheitlichen Gelenkverbindung dar.

Der dreieckige *Discus articularis* (Abb. **89** u. **99**), der die Ulna von den Handwurzelknochen trennt, ist mit seiner breiten Basis am Radius, mit der Spitze am Proc. styloideus der Ulna befestigt. Er wird bei Pro- und Supination gegen die überknorpelte distale Fläche des Caput ulnae gedreht.

Die Faserknorpelplatte ist randwärts dicker als im Zentrum, wo sie – vor allem bei älteren Menschen – perforiert sein kann.

Die *Gelenkkapsel* ist schlaff und weit, nach proximal zum *Recessus sacciformis* ausgestülpt und distal am Discus articularis angeheftet, so daß die Gelenkhöhle im Längsschnitt einem L gleicht.

Luxationen des distalen Radioulnargelenks treten meist in Verbindung mit einer klassischen Radiusfraktur auf. Die Bruchlinie verläuft dabei quer, gegen die Ulna etwas nach distal abfallend, durch das distale Speichenende und liegt außerhalb

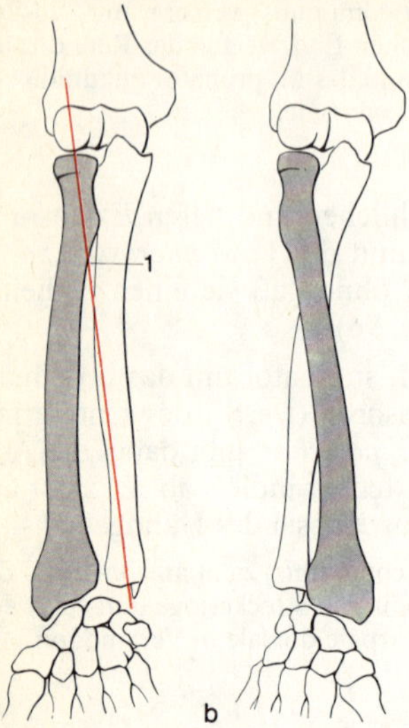

Abb. 97. **Umwendbewegung der rechten Hand**
Unterarmknochen in Supinationsstellung (a) und in Pronationsstellung (b)
1 Achse der Umwendbewegung der Hand

der Gelenkkapsel. Bei Epiphysenlösungen kann das Gelenk betroffen sein. Da die Synovialmembran im Bereich des Recessus sacciformis nur locker aufliegt, kann sie sich jedoch ablösen und die Gelenkhöhle wird nicht eröffnet.

b) Wirkung der Muskeln und Muskelgruppen auf die Radioulnargelenke

Bei *gestrecktem* Ellenbogen ist das Drehmoment aller Pronatoren deutlich größer als das der Supinatoren, da das Moment der hierbei mitwirkenden Innenrotatoren des Schultergelenks das der Außenrotatoren deutlich übertrifft. Bei *gebeugtem* Unterarm überwiegen die Kräfte der Supinatoren, da das Drehmoment des M. biceps brachii für die Supination bei der Beugung im Ellenbogengelenk zunimmt. Für Rechtshänder sind Werkzeuge zum Bohren oder Schrauben so gestaltet, daß sie bei Supinationsbewegungen eingesetzt werden (z. B. Korkenzieher).

In den Radioulnargelenken

- *supinieren:* die Mm. biceps brachii und supinator,
  wobei die Mm. abductor pollicis longus und extensor pollicis longus (sowie der M. brachioradialis bei möglichst gestrecktem Arm aus der Pronationsstellung heraus) geringgradig mithelfen können;
- *pronieren:* die Mm. pronator teres, pronator quadratus und flexor carpi radialis,
  wobei die Mm. brachioradialis (mit zunehmender Beugung des Ellenbogengelenks aus der Supinationsstellung) und extensor carpi radialis longus (bei

gebeugtem Unterarm aus äußerster Supination) die Bewegung geringfügig unterstützen können.

Der *M. supinator* kann im Gegensatz zum *M. biceps brachii* in jeder Stellung des Ellenbogengelenks supinieren, wobei sein Drehmoment gleich bleibt. Er wickelt sich bei der Supination ebenso wie die Bizepssehne vom Radius ab, während der M. pronator teres dabei um die Vorderfläche des Radius herumgewickelt wird. Bei rechtwinklig gebeugtem Arm beträgt sein Drehmoment etwa ein Viertel, bei gestrecktem Arm die Hälfte des Drehmoments des M. biceps, das mit zunehmender Streckung im Ellenbogengelenk abnimmt.

Der *M. pronator teres* ist bei gebeugtem Arm ein kräftiger Pronator, bei zunehmender Streckung des Ellenbogengelenks wird seine Pronationswirkung geringer. Der *M. pronator quadratus* kann, unabhängig von der Stellung des Ellenbogengelenks, den supinierten Unterarm pronieren, wobei er sich etwas von der Elle abwickelt. Er nähert die Gelenkflächen von Radius und Ulna einander und sichert den gelenkigen Kontakt im distalen Radioulnargelenk.

Der *M. brachioradialis* ist in erster Linie ein Beugemuskel des Ellenbogengelenks. Bei nur schwach gebeugtem Arm kann er geringgradig supinieren, bei rechtwinklig gebeugtem Unterarm aus maximaler Pronationsstellung nur um etwa 20°. Seine Fähigkeit, den supinierten Arm zu pronieren, ist wesentlich größer und nimmt mit dem Grad der Beugung im Ellenbogengelenk zu.

Bei einer Fraktur beider Unterarmknochen proximal der Insertion des M. pronator teres stehen die proximalen Fragmente supiniert (M. supinator, M. biceps brachii). Liegt die Frakturstelle in der Schaftmitte, so stehen sie in Mittelstellung.

Eine **Lähmung** einzelner *Supinatoren* bzw. *Pronatoren* wird sich bei gestrecktem Arm kaum bemerkbar machen, da Außen- und Innenkreisler des Oberarms um die gleiche Achse drehen. Bei gebeugtem Ellenbogengelenk kann bei einer Radialislähmung mit Hilfe des M. biceps brachii (N. musculocutaneus), bei einer Bizepslähmung mit Hilfe des M. supinator noch supiniert werden. Bei einer Medianuslähmung ist die Pronation im Falle einer Doppelinnervation des M. pronator teres durch den N. musculocutaneus noch abgeschwächt möglich, ansonsten kann nur der gebeugte Unterarm bis zur Mittelstellung proniert werden.

c) Skelettelemente von Handwurzel und Mittelhand

An der **Hand,** *Manus,* unterscheidet man drei von proximal nach distal einander folgende Abschnitte: die *Handwurzel, Carpus,* die *Mittelhand, Metacarpus,* und die *Finger, Digiti manus.* Die zugehörigen Skelettelemente sind: die *Handwurzelknochen, Ossa carpi,* die *Mittelhandknochen, Ossa metacarpi,* und die *Fingerknochen, Ossa digitorum manus* (zwei *Fingerglieder, Phalanges manus,* am Daumen, an den übrigen Fingern drei, Abb. **98**). Die *Hohlhand* bezeichnet man als *Palma manus (Vola manus),* den *Handrücken als Dorsum manus,* den lateralen Rand der Hand als Radial- oder Daumenrand, den medialen Rand als Ulnar- oder Kleinfingerrand.

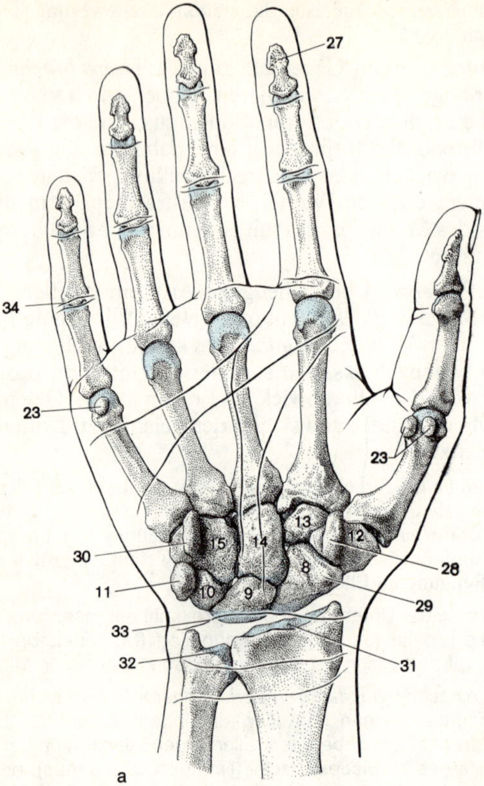

Abb. 98 a

Topographisch grenzt man die Hand nach proximal durch eine Linie ab, welche die Basis des Griffelfortsatzes der Speiche mit der Spitze des Proc. styloideus ulnae verbindet. Ihr entspricht etwa die distale Beugefurche des Handtellers, Rascetta (die allerdings z. T. im Bereich der Handwurzel verläuft, Abb. **98a**). Die distale Grenze der Hand wird auf der Palmarseite durch die Interdigitalfalten, am Handrücken durch die Köpfe der Mittelhandknochen, »Knöchel«, markiert.

Die **Handwurzelknochen,** *Ossa carpi,* sind in zwei Reihen angeordnet (Abb. **98** u. **99**). Die *proximale* Reihe besteht aus drei Knochen: dem *Kahnbein, Os scaphoideum,* auf der radialen Seite, dem *Mondbein, Os lunatum,* in der Mitte und dem *Dreiecksbein, Os triquetrum,* auf der Ulnarseite. Als kleines Sesambein ist das *Erbsenbein, Os pisiforme,* in die Sehne des M. flexor carpi ulnaris eingeschaltet. Es liegt dem Os triquetrum auf.

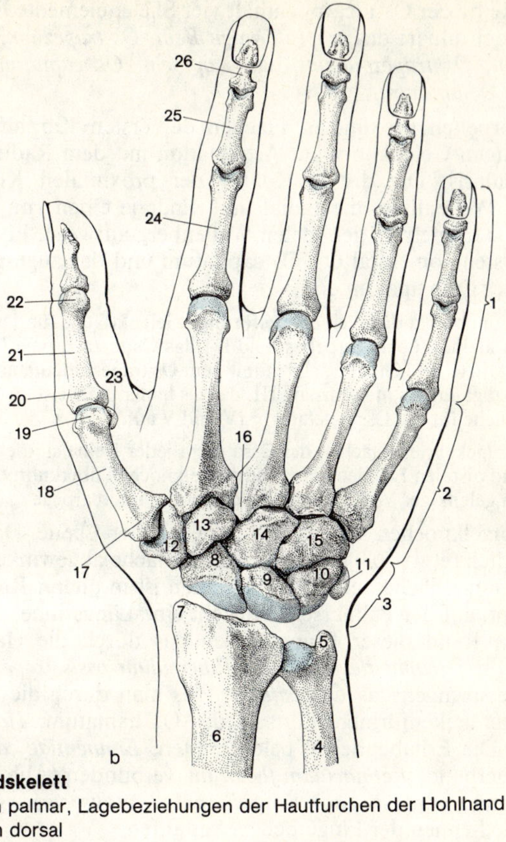

Abb. 98. **Handskelett**
a Ansicht von palmar, Lagebeziehungen der Hautfurchen der Hohlhand
b Ansicht von dorsal

1 Ossa digitorum manus
2 Ossa metacarpi (Metacarpus)
3 Ossa carpi (Carpus)
4 Ulna
5 Proc. styloideus ulnae
6 Radius
7 Proc. styloideus radii
8 Os scaphoideum
9 Os lunatum
10 Os triquetrum
11 Os pisiforme
12 Os trapezium
13 Os trapezoideum
14 Os capitatum
15 Os hamatum
16 Proc. styloideus des Os metacarpale III
17 Basis ossis metacarpalis
18 Corpus ossis metacarpalis
19 Caput ossis metacarpalis
20 Basis phalangis
21 Corpus phalangis
22 Caput phalangis
23 Os sesamoideum
24 Phalanx proximalis
25 Phalanx media
26 Phalanx distalis
27 Tuberositas phalangis distalis
28 Tuberculum ossis trapezii
29 Tuberculum ossis scaphoidei
30 Hamulus ossis hamati
31 Facies articularis carpi
32 Circumferentia articularis ulnae
33 distale Beugefurche proximal des Handtellers (Rascetta)
34 Beugefalte am Fingermittelgelenk

Die *distale* Reihe der Ossa carpi enthält vier Skelettelemente. Es sind dies von radial nach ulnar: das *trapezförmige Bein, Os trapezium,* das *trapezähnliche Bein, Os trapezoideum,* das *Kopfbein, Os capitatum,* und das *Hakenbein, Os hamatum.*

Die überknorpelten proximalen Flächen der ersten Karpalreihe bilden einen eiförmigen Gelenkkopf zur Artikulation mit dem Radius und dem Discus articularis. Die distale Kontur der proximalen Knochenreihe gleicht einer Wellenlinie, die radial und ulnar je einen von Os scaphoideum und Os triquetrum gebildeten Wellenberg aufweist. In das Wellental schieben sich von distal das Os capitatum und das zugespitzte proximale Ende des Os hamatum ein.

Das Os trapezium besitzt distal eine sattelförmige Gelenkfläche für das Os metacarpale I und ein kleines, überknorpeltes Feld für das Os metacarpale II, dessen rinnenförmig gestaltete Basis hauptsächlich mit dem Os trapezoideum artikuliert. Das Os capitatum trägt das Os metacarpale III, das Os hamatum weist distal eine unterteilte Gelenkfläche für die Ossa metacarpi IV und V auf.

Die einander zugekehrten Flächen der Ossa carpi jeder Reihe sind ebenso wie die proximalen und distalen Flächen der Handwurzelknochen überknorpelt und stehen miteinander in gelenkiger Verbindung: Articulationes intercarpeae.

Die Handwurzelknochen liegen nicht plan in einer Ebene. Das Os trapezium ist deutlich (etwa 70°) gegen die Palmarfläche abgewinkelt. Die glatt konturierte Dorsalfläche beider Karpalreihen ist in querer Richtung konvex gekrümmt, auf der Palmarseite entsteht eine Längsrinne, *Sulcus carpi.* Den radialen Rand dieser Rinne bilden das durch die Haut tastbare *Tuberculum ossis scaphoidei* und das *Tuberculum ossis trapezii.* Auf der ulnaren Seite springen das *Os pisiforme,* das man durch die Haut tasten kann, und der hakenförmige Fortsatz des Os hamatum, *Hamulus ossis hamati,* vor. Die Erhabenheiten beider Seiten, *Eminentiae carpi,* werden durch ein Querband, *Retinaculum flexorum,* verbunden (Abb. **102, 106** u. **107**). Die Rinne wird so zum *Karpalkanal, Canalis carpi,* geschlossen, durch den die Sehnen der Fingerbeuger verlaufen.

Die 5 **Mittelhandknochen,** *Ossa metacarpi* (Abb. **98** u. **99**), sind typische kleine Röhrenknochen. Dem Schaft entspricht das Mittelstück, *Corpus;* das proximale Ende wird als *Basis,* das distale Ende als *Caput* bezeichnet.

Die *Basis* trägt proximal eine bei den einzelnen Ossa metacarpi verschieden gestaltete Gelenkfläche zur Verbindung mit den distalen Ossa carpi. Sie setzt sich beim 2.–5. Mittelhandknochen auf die einander zugekehrten Seitenflächen der Basen fort. Beim Os metacarpale I ist die karpale Gelenkfläche sattelförmig. Die Basis der Os metacarpale III läuft auf der Dorsalseite in einen radial gelegenen *Proc. styloideus* aus, an dem der M. extensor carpi radialis brevis ansetzt.

Das *Corpus* gleicht einem dreikantigen Prisma. Die palmare Kante ist in der Längsrichtung leicht konkav gestaltet, die dorsale Fläche schwach konvex.

Das *Caput* ist kugelig geformt, auf der palmaren Seite etwas breiter als dorsal und artikuliert mit der Grundphalanx. Auf jeder Seite ist eine kleine Grube vorhanden, in der das Kollateralband angeheftet ist.

Der *Metacarpus* ist quergewölbt und proximal schmäler als distal, da die Mittelhandknochen nach distal etwas divergieren. Das Os metacarpale I ist der kürzeste und kräftigste Mittelhandknochen, das Os metacarpale II der längste.

Dem **Röntgenbild** der Handwurzelknochen kommt eine vielfältige diagnostische Bedeutung zu. Aus dem zeitlichen Auftreten der Knochenkerne lassen sich z. B. Schlüsse auf den altersgemäßen Ablauf der Skelettentwicklung ziehen. Gelegentlich treten akzessorische Karpalknochen auf, die im Röntgenbild mit Knochenabsprengungen verwechselt werden können.

Die **Ossifikation** der *Ossa carpi* (Abb. **78**) beginnt erst nach der Geburt. Während die Knochenkerne im Os hamatum (0.–7. Monat) und Os capitatum (1.–6. Monat) relativ früh und innerhalb einer begrenzten Zeitspanne auftreten, verknöchern die übrigen Carpalia (in der Reihenfolge: Ossa triquetrum, lunatum, trapezium, trapezoideum, scaphoideum, pisiforme) meist deutlich später und zu sehr variablen Zeiten (das Os pisiforme z. B. zwischen dem 8. und 12. Lebensjahr).

In den *Ossa metacarpi* beginnt die diaphysäre Ossifikation am Ende des 2. Embryonalmonats. Ein epiphysärer Knochenkern tritt im Os metacarpale I in der *proximalen* Epiphyse, in den übrigen Metacarpalia in der *distalen* Epiphyse zwischen dem 2. und 4. Lebensjahr auf. Der Schluß der Epiphysenfugen erfolgt zwischen 15. und 20. Lebensjahr.

Vereinzelt können auch bei normal entwickelten Kindern am Os metacarpale I (distal), II oder V (proximal) zusätzliche Epiphysenkerne, Pseudoepiphysen, auftreten, die relativ bald (ab 6. Jahr) mit der Diaphyse verschmelzen.

d) Kapseln und Bandapparat der Handgelenke

Als **Handgelenke** (im weiteren Sinne), *Articulationes manus,* faßt man die Gelenke im Karpalbereich zusammen, die bei den Bewegungen der Hand zusammenwirken. Dazu gehören

- das *proximale Handgelenk, Articulatio radiocarpalis,*
- das *distale Handgelenk, Articulatio mediocarpalis,*
- die Gelenkverbindungen zwischen den proximalen und den distalen Handwurzelknochen, *Articulationes intercarpales,*
- die Handwurzel-Mittelhand-Gelenke, *Articulationes carpometacarpales,* und
- die Gelenke zwischen den Basen der Mittelhandknochen, *Articulationes intermetacarpales II–V.*

Proximales Handgelenk

In der *Articulatio radiocarpalis* (Abb. **99**) bilden die Facies articularis carpi des Radius und die dreieckige Fläche des dem Caput ulnae distal aufliegenden Discus articularis die Gelenkpfanne. Die überknorpelten Flächen der drei proximalen Carpalia (Os scaphoideum, Os lunatum, Os trique-

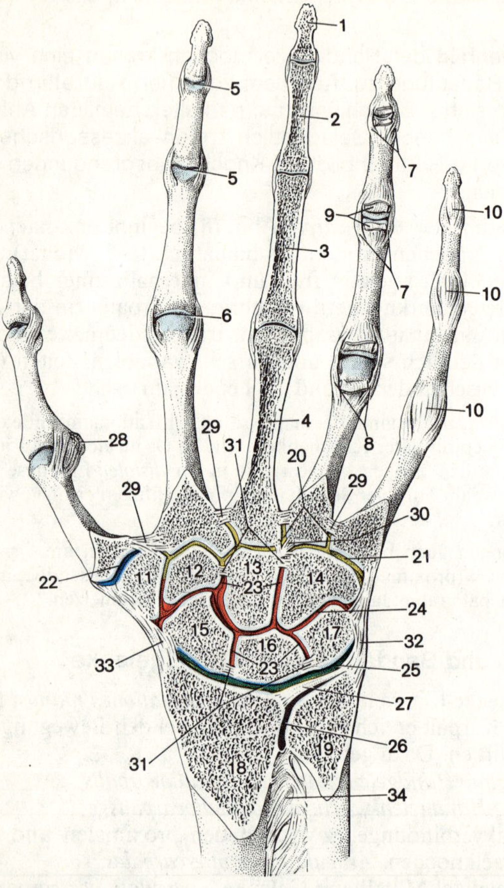

Abb. 99. **Flachschnitt durch die Hand: Hand- und Fingergelenke,** Ansicht von dorsal (Ligg. collateralia an den Gelenken von Daumen und Zeigefinger dargestellt. Gelenkkapseln und Seitenbänder am 5. Finger gezeichnet, Gelenkkapseln am 4. Finger aufgeschnitten und zurückgeklappt)

- ■ Gelenkspalt der Articulatio radioulnaris distalis
- ■ Gelenkspalt der Articulatio radiocarpalis
- ■ Gelenkspalt der Articulatio mediocarpalis und der Articulationes intercarpales
- ■ Gelenkspalt der Articulationes carpometacarpales und der Articulationes intermetacarpales
- ■ Gelenkspalt der Articulatio carpometacarpalis pollicis

trum) und der sie verbindenden Zwischenknochenbänder formen den eiförmigen, erheblich größeren Gelenkkopf.

Die *Gelenkkapsel* ist an der Knorpelgrenze der gelenkenden Knochen und am Discus angeheftet. Die Gelenkhöhle ist im Prinzip allseitig geschlossen, doch besteht in nahezu 40% der Fälle eine Kommunikation mit dem Erbsenbeingelenk.

Häufig (etwa 25%) steht das proximale Handgelenk mit dem distalen Radioulnargelenk in Verbindung (durch einen Schlitz an der basalen Anheftung des Discus articularis am Radius), seltener mit dem distalen Handgelenk (durch Spalten zwischen Os lunatum und Os scaphoideum oder Os triquetrum).

Diese Verbindungen der Gelenkhöhlen sind für die Bewegungsmechanik ohne Bedeutung, erlauben jedoch eine schnelle Ausbreitung von Entzündungen.

Das proximale Handgelenk ist nach der Form der Gelenkflächen ein reines *Eigelenk*. Es ermöglicht Beugung (Palmarflexion) oder Streckung (Dorsalflexion) der Hand (um die große, quergestellte Achse) und Radial- oder Ulnarabduktion (um die kleine, dorsopalmar gerichtete Achse des Gelenks). Bei dorsalflektierter Hand gibt die am weitesten proximal gelegene, quere Hautfalte, die an der Handwurzel entsteht, die Lage der Gelenklinie an.

Distales Handgelenk

Die *Articulatio mediocarpalis* (Abb. **99**) besitzt einen kompliziert gestalteten, wellenförmigen Gelenkspalt (→ S. 258), der von der distalen Fläche der proximalen Carpalia und der proximalen Fläche der distalen Handwurzelknochen begrenzt wird.

Die *Kapsel* des Mediokarpalgelenks ist palmar straff, dorsal schlaff. Sie heftet sich jeweils an der Grenze der überknorpelten Flächen an. Die buchtenreiche Gelenkhöhle kommuniziert mit den Gelenkspalten der Interkarpalgelenke.

◀ 1 Phalanx distalis
2 Phalanx media
3 Phalanx proximalis
4 Os metacarpale III
5 Articulationes interphalangeales II
6 Articulatio metacarpophalangealis II
7 Ligg. collateralia des End- und des Mittelgelenks des 4. Fingers
8 Ligg. collateralia des Grundgelenks des 4. Fingers
9 Capsula articularis, aufgeschnitten und zurückgeklappt
10 Capsula articularis der Fingergelenke
11 Os trapezium
12 Os trapezoideum
13 Os capitatum
14 Os hamatum
15 Os scaphoideum
16 Os lunatum
17 Os triquetrum
18 Radius
19 Ulna
20 Articulationes intermetacarpales
21 Articulationes carpometacarpales
22 Articulatio carpometacarpalis
23 Articulationes intercarpales
24 Articulatio mediocarpalis
25 Articulatio radiocarpalis
26 Articulatio radioulnaris distalis
27 Discus articularis
28 ulnares Sesambein am Daumengrundgelenk
29 Ligg. metacarpalia interossea
30 Lig. carpometacarpale interosseum
31 Ligg. intercarpalia interossea
32 Lig. collaterale carpi ulnare
33 Lig. collaterale carpi radiale
34 Membrana interossea antebrachii

Gelenkige Verbindungen innerhalb der Karpalreihen

Die gelenkige Verbindung der Ossa carpi einer Reihe erfolgt in den *Articulationes intercarpales* (Abb. **99**). In der *proximalen* Reihe werden die Carpalia durch straffe *Ligg. intercarpalia interossea* fest, aber nicht unverschieblich verbunden. Diese Bänder begrenzen proximal die Gelenkspalte der Interkarpalgelenke, die sich nach distal in die Gelenkhöhle des Mediokarpalgelenks fortsetzen. Die *distalen* Carpalia werden durch Zwischenknochenbänder straff aneinander fixiert und können sich nur geringgradig gegeneinander verschieben. Allerdings schließen die Ligg. intercarpalia interossea die Gelenkspalte nicht völlig ab, so daß die Interkarpalgelenke der distalen Reihe proximal mit dem Mediokarpalgelenk und distal mit den Karpometakarpalgelenken II–V kommunizieren. Lediglich zwischen Os capitatum und Os hamatum kann das Zwischenknochenband so kräftig sein, daß es den Gelenkspalt nach distal vollständig schließt.

Das **Erbsenbeingelenk,** *Articulatio ossis pisiformis,* bildet die gelenkige Verbindung des Os pisiforme mit dem Os triquetrum.

Das Erbsenbein ist als Sesambein in die Sehne des M. flexor carpi ulnaris eingelassen, die sich distalwärts als Lig. pisohamatum zum Hamulus ossis hamati, als Lig. pisometacarpale zur Basis der Ossa metacarpi IV und V fortsetzt. Die Gelenkfläche des Os pisiforme ist schwach konkav, die eiförmige Gelenkfläche des Os triquetrum leicht gewölbt. Die schlaffe Kapsel läßt ausgiebige Verschiebungen des Erbsenbeins zu.

Handwurzel-Mittelhand-Gelenke

Die *Articulatio carpometacarpalis pollicis* (Abb. **99**) ist ein selbständiges Gelenk, nach der Form der Gelenkflächen an Os trapezium und Os metacarpale I ein reines Sattelgelenk. Die weite, schlaffe Kapsel und der bis 1 mm dicke, etwas verformbare Knorpelbelag der Gelenkfläche erlauben jedoch passiv eine Kreiselung, und mit der Opposition des Daumens ist ebenfalls eine geringe Rotation des Os metacarpale I verbunden. Eine willkürliche Kreiselung ist nicht möglich, da die dafür notwendigen Muskeln fehlen.

Die *Articulationes carpometacarpales II–V* (Abb. **99**) sind straffe Amphiarthrosen ohne nennenswerte Beweglichkeit. Die Gelenkhöhle ist für alle Gelenke meist einheitlich, kann aber auch durch ein besonders kräftiges *Lig. carpometacarpale interosseum,* das vom Os capitatum zur Basis der 3. und 4. Mittelhandknochen zieht, zweigeteilt werden. Nach proximal steht sie mit den Interkarpalgelenken in Verbindung, nach distal setzt sie sich in die kurzen Gelenkspalte der drei Intermetakarpalgelenke (zwischen den Basen der Metacarpalia II–V) fort.

Bänder der Handgelenke

Bänder (Abb. **100** u. **101**) umhüllen den Carpus als ziemlich geschlossene Manschette und beeinflussen in hohem Maße die Mechanik der Handgelenke. Die Faserzüge sind nicht scharf abgegrenzt und lassen sich nur künstlich isoliert darstellen. Die Bänder des proximalen Handgelenks ziehen meist auch über das Mediokarpalgelenk hinweg und schließen sich den Bändern der Interkarpal- und Karpometakarpalgelenke eng an. Die vom Radius ausgehenden Bänder sind stärker als die Bandzüge auf der Ellenseite, die palmaren Bänder kräftiger als die dorsalen.

Das *Lig. radiocarpale palmare* verläuft vom Proc. styloideus radii und dem angrenzenden distalen Radiusrand schräg ulnarwärts. Seine fächerartig angeordneten, kräftigen Faserbündel setzen an den Ossa lunatum, triquetrum und capitatum an. Ein tiefer Bandzug verläuft zum Os scaphoideum. Das schwächere *Lig. radiocarpale dorsale* zieht vom Radius vor allem zu den Ossa triquetrum und capitatum. Beide Bänder verlaufen mit dem Großteil ihrer Fasern proximal von der Abduktionsachse (Mitte des Os capitatum). Sie werden deshalb bei der Radialabduktion angespannt.

Das schwache *Lig. ulnocarpale palmare* strahlt vom Proc. styloideus ulnae und vom distalen Rand des Caput ulnae zu Os lunatum, Os triquetrum und Os capitatum. Es spannt sich bei der Ulnarabduktion an. Seine Fasern bilden mit dem Lig. radiocarpale palmare einen bogenförmigen Bandzug, der den Kopf des Os capitatum und das Os lunatum umfaßt und die Dorsalflexion im proximalen Handgelenk einschränkt. Die palmaren Bänder werden bei der Supination, die dorsalen Faserzüge bei der Pronation angespannt.

Das kurze, kräftige *Lig. collaterale carpi radiale* (vom Proc. styloideus radii zum Os scaphoideum) spannt sich bei der Ulnarabduktion, das schwache *Lig. collaterale carpi ulnare* (vom Proc. styloideus ulnae zu Os triquetrum und Os pisiforme) bei der Radialabduktion an.

Als *Lig. carpi radiatum* bezeichnet man die langen Faserzüge der *Ligg. intercarpalia palmaria,* die strahlenförmig vom Os capitatum ausgehen und es mit den benachbarten Carpalia (ausgenommen das Os lunatum) verbinden.

Die oberflächlichen, langen *dorsalen* Faserbündel, *Ligg. intercarpalia dorsalia,* bilden ein vom Os scaphoideum zum Os triquetrum verlaufendes Bogenband, das den von Os capitatum und Os hamatum gebildeten Gelenkkopf der distalen Karpalreihe überdeckt und verhindert, daß er sich bei der Palmarflexion vorwölbt. Die kurzfaserigen *Ligg. intercarpalia palmaria* und *dorsalia* und die *Ligg. intercarpalia interossea* überbrücken jeweils den Gelenkspalt zwischen zwei benachbarten Handwurzelknochen einer Reihe, auf der Palmarseite auch zwischen proximaler und distaler Knochenreihe. Sie bauen die Ossa carpi in ein festes Gefüge ein, das lediglich Verschiebungen der Handwurzelknochen (und zwar vornehmlich der proximalen Reihe) längs der Seitenflächen gestattet.

Durch die *Ligg. carpometacarpalia palmaria, dorsalia* und *interossea* sowie die *Ligg. metacarpalia palmaria, dorsalia* und *interossea* werden die Karpometakarpalgelenke II–V zu straffen Amphiarthrosen verfestigt.

Das *Lig. metacarpale transversum profundum* verbindet die Köpfe der Ossa metacarpi (auf der Palmarseite), die Ligg. palmaria und die fibrösen Scheiden der Beugersehnen miteinander. Es macht eine Spreizung der Mittelhandknochen unmöglich.

Die *Innervation der Gelenkkapsel* der Handgelenke erfolgt auf der Palmarseite durch Äste der Nn. ulnaris und medianus, auf der Dorsalseite durch den R. dorsalis

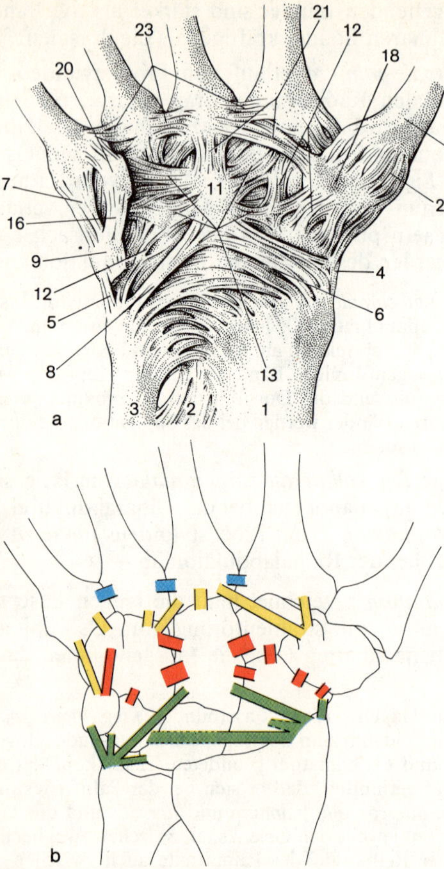

Abb. 100. **Bänder der Handgelenke,** Ansicht von palmar
a Bänder am Präparat
b Schema der Bänder
Erklärung der Hinweise für Abb. 100 u. 101

- Bänder zwischen Unterarm- und Handwurzelknochen (grün)
- Bänder zwischen Handwurzelknochen (rot)
- Bänder zwischen Handwurzel- und Mittelhandknochen (gelb)
- Bänder zwischen Mittelhandknochen (blau)

1 Radius
2 Membrana interossea antebrachii
3 Ulna
4 Lig. collaterale carpi radiale
5 Lig. collaterale carpi ulnare
6 Lig. radiocarpale palmare
7 Lig. radiocarpale dorsale
8 Lig. ulnocarpale palmare
9 Os pisiforme
10 Os triquetrum
11 Os capitatum
12 Ligg. intercarpalia palmaria

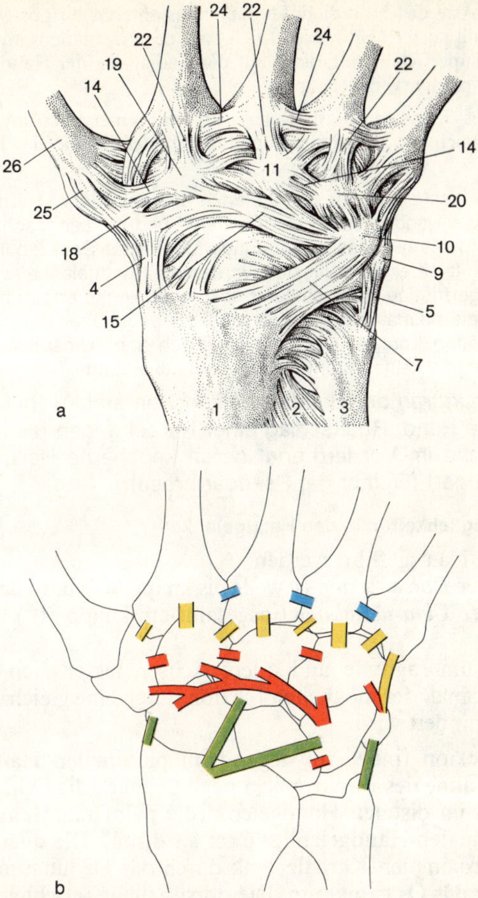

Abb. 101. **Bänder der Handgelenke,** Ansicht von dorsal
a Bänder am Präparat
b Schema der Bänder

13 Lig. carpi radiatum
14 kurze Züge der Ligg. intercarpalia dorsalia
15 Bogenband, gebildet von den oberflächlichen langen Zügen der Ligg. intercarpalia dorsalia
16 Lig. pisohamatum
17 Lig. pisometacarpale
18 Os trapezium
19 Os trapezoideum
20 Os hamatum
21 Ligg. carpometacarpalia palmaria
22 Ligg. carpometacarpalia dorsalia
23 Ligg. metacarpalia palmaria
24 Ligg. metacarpalia dorsalia
25 Capsula articularis der Articulatio carpometacarpalis I
26 Os metacarpale I

n. ulnaris und Äste des N. radialis (N. cutaneus antebrachii posterior, N. interosseus [antebrachii] posterior), während sich Äste des N. cutaneus antebrachii lateralis und des R. superficialis n. radialis auf der Radialseite der Handgelenke sowohl dorsal als auch palmar verzweigen.

Die Kapsel des Karpometakarpalgelenks I wird innerviert durch Äste des N. medianus (palmar), des N. cutaneus antebrachii lateralis und des N. radialis (dorsal).

Die *Entspannungsstellung* der Handgelenke besteht in der »Normalhaltung« der Hand, bei der die Handgelenke gestreckt sind und die Längsachsen des Unterarms, des Kopfbeins und des dritten Fingers auf einer Geraden liegen. In dieser Stellung oder in leichter Dorsalflexion werden die Handgelenke notfalls auch versteift. Eine längerfristige Ruhigstellung der Handgelenke erfolgt in mittlerer Dorsalflexion. Da die palmarflektierenden Muskeln gegenüber den Extensoren das Übergewicht haben, könnten sie sonst allmählich eine Palmarflexion herbeiführen oder verstärken, die keinen kräftigen Faustschluß erlaubt.

Unter den *Frakturen* der Handwurzelknochen stehen (bei Sturz auf die ausgestreckte Hand, Rückschlag einer Kurbel gegen die Hohlhand) die Kahnbeinbrüche im Vordergrund, deren knöcherne Heilung sich gelegentlich verzögert (Gefahr der Pseudarthrose).

Bewegungsmöglichkeiten in den Handgelenken

Es können aktiv ausgeführt werden
- *Palmar-* oder *Dorsalflexion* (jeweils bis knapp 90°) um *quere* Achsen,
- *Radial-* oder *Ulnarabduktion* (insgesamt um knapp 60°) um eine *sagittale* Achse.

Bewegungen um sagittale und quere Achsen lassen sich kombinieren, wobei das Ausmaß der möglichen Flexion durch eine gleichzeitige Abduktion nicht gemindert wird.

Die Palmarflexion findet vorwiegend im proximalen Handgelenk statt (die Gelenkpfanne des Radius blickt nach palmar), die Dorsalflexion zum größeren Teil im distalen Handgelenk (die palmaren Hemmungsbänder sind im proximalen Handgelenk stärker als distal). Die quere Beugeachse verläuft im proximalen Karpalgelenk durch das Os lunatum, im distalen Gelenk durch das Os capitatum. Die dorsopalmar gerichtete Abduktionsachse geht durch die Mitte des Os capitatum.

Aus der Normalstellung, bei der die Hand gegen den Unterarm bereits um etwa 12° nach radial abduziert ist, kann man um etwa 40° nach ulnar und um etwa 15° nach radial abduzieren. Ulnar- und Radialabduktion sind demnach aus der Mittelstellung in ziemlich gleichem Ausmaß möglich (knapp 30°).

Bei der Abduktion dreht sich der von der proximalen Karpalreihe gebildete Gelenkkörper um die Abduktionsachse, die distale Karpalreihe wird gegensinnig nach ulnar oder radial bewegt. Bei der Ulnarabduktion wird der Carpus auf der ulnaren, bei der Radialabduktion auf der radialen Seite zusammengedrängt und verkürzt.

Bei der Ulnarabduktion kann sich das Os triquetrum dem nachgiebigen

Discus articularis so weit nähern, daß für die nach ulnar drängende distale Karpalreihe (speziell für das Os hamatum) genügend Raum frei wird. Bei der Radialabduktion ist eine Verkürzung am radialen Rand des Carpus nur möglich, wenn das Os scaphoideum nach palmar gekippt wird. Es läßt sich auf der Palmarseite dann deutlich durch die Haut tasten. Das Os trapezium gleitet auf der dorsalen Seite des Os scaphoideum proximalwärts.

Geringe zwangsläufige Rotationen treten im Radiokarpalgelenk bei Zwischenbewegungen auf (Kombination von Flexions- und Abduktionsbewegung). Kreiselungen sind passiv in begrenztem Maße möglich, können jedoch nicht willkürlich ausgeführt werden, da das Innervationsmuster für diese Bewegungen fehlt.

Bewegungsmöglichkeiten im Karpometakarpalgelenk I bestehen für
- *Ab-* oder *Adduktion* des Daumens (35–40°) um eine *schräge,* von dorsal und radial nach palmar und ulnar verlaufende Achse,
- *Flexion* oder *Extension* des Daumens (insgesamt 60°) um eine ebenfalls *schräge* (senkrecht zur Abduktionsachse) von palmar und radial nach dorsal und ulnar verlaufende Achse.

Als *Opposition* bezeichnet man die zangenartige Greifbewegung, durch die der Daumen z. B. dem gebeugten Zeige- oder Mittelfinger gegenübergestellt und bis zur Berührung herangeführt wird (Festhalten z. B. einer Nadel). Diese Mischbewegung läßt sich je nach Ausführung aus Abduktion, Flexion, Adduktion und geringer zwangsläufiger Innenkreiselung des Daumens zusammengesetzt denken. Die entgegengesetzte Bewegung, *Reposition,* führt den Daumen in die Normalstellung.

Von manchen Autoren werden Flexion und Opposition sowie Extension und Reposition jeweils als Synonyme gebraucht.

e) Wirkung der Muskeln und Muskelgruppen auf die Handgelenke

Palmar- oder Dorsalflexion können in den Handgelenken wesentlich kraftvoller ausgeführt werden als Radial- oder Ulnarabduktion. Das Drehmoment der palmar flektierenden Muskeln ist mehr als doppelt so groß wie das der Dorsalflexoren (Extensoren). Jeder der langen Fingerbeuger hat ein größeres Drehmoment als beide Randflexoren zusammen. Die Wirkung der langen Fingerbeuger auf die Handgelenke ist um so kräftiger, je mehr die Finger gestreckt sind, die Sehnenkraft des M. extensor digitorum für die Dorsalflexion der Hand um so höher, je mehr die Finger gebeugt sind.

In den *Handgelenken* wird die Hand
- *palmarflektiert* durch die Mm. flexor digitorum superficialis, flexor digitorum profundus, flexor carpi ulnaris, flexor carpi radialis (relativ gering) und flexor pollicis longus,

  während die Beugewirkung des M. abductor pollicis longus unerheblich und die des M. palmaris longus variabel ist,

- *dorsalflektiert* durch die Mm. extensor digitorum, extensor carpi ulnaris, extensores carpi radiales longus und brevis,
  wobei die Mm. extensor indicis und extensor pollicis longus diese Bewegung unterstützen,
- *radial abduziert* vor allem durch den M. extensor carpi radialis longus, dessen Drehmoment genau so groß ist wie das der übrigen Radialabduktoren zusammen: Mm. extensor carpi radialis brevis, abductor und extensor pollicis longus, extensor indicis und flexor carpi radialis,
- *ulnar abduziert* durch die Mm. extensor und flexor carpi ulnaris.

Durch Kombination der Muskelwirkungen können in den Handgelenken Mischbewegungen ausgeführt werden.

Auf das *Karpometakarpalgelenk I* wirken nicht nur die Muskeln des Unterarms, die am Os metacarpale I (M. abductor pollicis longus), an der Grundphalanx des Daumens (M. extensor pollicis brevis) oder am Endglied ansetzen (Mm. extensor bzw. flexor pollicis longus). Bewegungen im »Sattelgelenk des Daumens« werden entscheidend durch die Muskeln des Daumenballens und durch den M. interosseus dorsalis I (Ursprung am Os metacarpale I) gestaltet. Die Wirkung all dieser Muskeln soll deshalb erst später besprochen werden (→ S. 280).

Bei einer **Lähmung** des *N. medianus* ist die Palmarflexion nur noch abgeschwächt (durch den ulnaren Teil des M. flexor digitorum profundus und den M. flexor carpi ulnaris) möglich. Bei der Radialabduktion wird die Hand dann gleichzeitig dorsalflektiert. Bei der *Ulnarislähmung* kann ebenfalls nur mit reduzierter Kraft palmar gebeugt und nach ulnar abduziert werden. Bei einer *Radialislähmung* proximal von der Aufteilung in R. superficialis und R. profundus hängt die Hand in Beugestellung herab, *Fallhand.* Betrifft die Schädigung nur den R. profundus n. radialis, so kann die Hand noch gerade gestreckt werden, weicht aber nach radial ab (M. extensor carpi radialis longus).

f) Karpalkanal und palmare Sehnenscheiden

Durch den von den Ossa carpi und dem Retinaculum flexorum begrenzten *Karpalkanal, Canalis carpi,* ziehen der N. medianus und die Sehnen des oberflächlichen und des tiefen Fingerbeugers in die mittlere Kammer (Fingerbeugerkammer) der Hohlhand. Ebenfalls vom Retinaculum flexorum bedeckt, aber durch eine bindegewebige Scheidewand vom eigentlichen Karpalkanal getrennt, verläuft die Sehne des M. flexor carpi radialis in einem kurzen, radial gelegenen Kanal zur Basis des 2. Mittelhandknochens. Der Karpalkanal verbindet den Unterarm mit der tiefen Hohlhandregion und ermöglicht die Ausbreitung von Entzündungen, Blutansammlungen usw. zwischen den beiden Bereichen.

In dem engen Kanal, von den Chirurgen auch als Karpaltunnel bezeichnet, kann der N. medianus aus vielfältiger Ursache durch Kompression geschädigt werden, so daß Sensibilitätsstörungen, später auch motorische Ausfälle der vom N. medianus innervierten Daumenballenmuskeln auftreten: *Karpaltunnelsyndrom.*

Karpale Sehnenscheiden (Abb. **102**). Im Bereich der Handwurzel sind die Sehnen des M. flexor carpi radialis, des langen Daumenbeugers und der

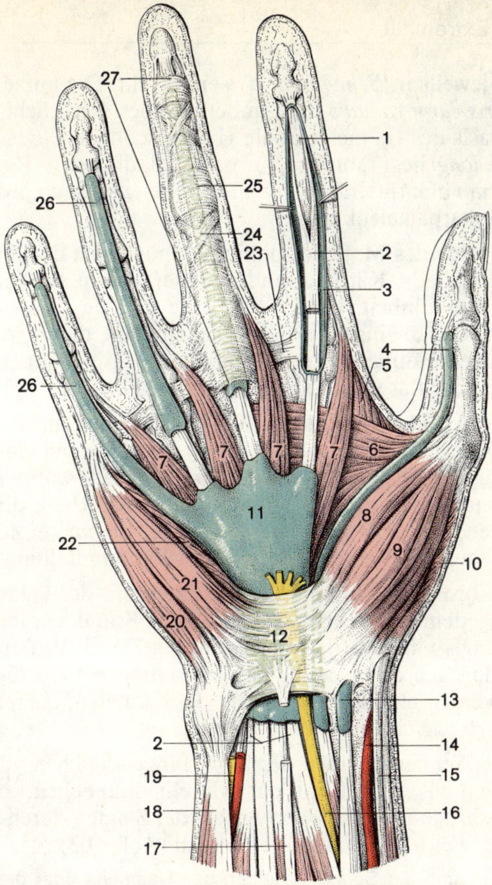

Abb. 102. **Karpale und digitale Sehnenscheiden der Fingerbeuger**

1 Sehne des M. flexor digitorum profundus
2 Sehne(n) des M. flexor digitorum superficialis
3 synoviale Sehnenscheide der Flexorensehnen des Zeigefingers, eröffnet
4 Vagina tendinis m. flexoris pollicis longi
5 M. interosseus dorsalis I
6 M. adductor pollicis
7 Mm. lumbricales I–IV
8 M. flexor pollicis brevis
9 M. abductor pollicis brevis
10 M. opponens pollicis
11 Vagina communis mm. flexorum
12 Retinaculum flexorum
13 Vagina tendinis m. flexoris carpi radialis
14 A. radialis
15 Sehnen der Mm. abductor pollicis longus und extensor pollicis brevis
16 N. medianus
17 Sehne des M. palmaris longus, unterbrochen
18 M. flexor carpi ulnaris
19 A. und N. ulnaris, durchtrennt
20 M. abductor digiti minimi
21 M. flexor digiti minimi brevis
22 M. opponens digiti minimi
23 Lig. metacarpale transversum profundum
24 Pars cruciformis vaginae fibrosae
25 Pars anularis vaginae fibrosae
26 Vaginae tendinum digitorum manus
27 Vagina fibrosa des Mittelfingers

Fingerbeuger jeweils in *Sehnenscheiden* eingehüllt. Die kurze *Vagina tendinis m. flexoris carpi radialis* zieht außerhalb des eigentlichen Karpalkanals bis zur Basis des Os metacarpale II. Die schmale *Vagina tendinis m. flexoris pollicis longi* liegt radial im Karpalkanal, die breite *Vagina communis mm. flexorum* ulnar. Beide Synovialsäcke reichen nach proximal etwas über das Radiokarpalgelenk hinaus.

Die Sehnenscheide des M. flexor pollicis longus endet distal an der Basis des Daumenendglieds. Karpaler und digitaler Teil dieser Sehnenscheide bilden somit eine Einheit. Ebenso steht die digitale Sehnenscheide der Beugersehnen zum 5. Finger (im allgemeinen) mit der karpalen Vagina communis in Verbindung. An den Sehnen zum 2.–4. Finger endet diese jedoch in Höhe der Basen der Mittelhandknochen.

Digitale Sehnenscheiden (Abb. **15** u. **102**) umschließen auf der Palmarfläche der Finger die Sehnen der beiden langen Flexoren mit einer doppelten Hülle. Die fibrösen Scheiden, *Vaginae fibrosae digitorum manus,* bestimmen die Verlaufsrichtung der Sehnen auf dem Knochen, die synovialen Sehnenscheiden, *Vaginae synoviales digitorum manus,* ermöglichen das ungestörte Gleiten der Sehnen innerhalb der Bandumhüllung.

Die Vaginae fibrosae digitorum manus formen mit der Palmarfläche der Phalangen an jedem Finger einen osteofibrösen Kanal, der im Bereich des Corpus phalangis eine kräftige bindegewebige Wandstruktur besitzt, in Gelenknähe dagegen dünnwandig ist. Die schrägen Faserzüge der fibrösen Scheide werden als *Pars cruciformis,* die schmalen, queren Faserringe als *Pars anularis vaginae fibrosae* bezeichnet.

Die synovialen Sehnenscheiden des 2.–4. Fingers reichen vom Kopf der Mittelphalangen bis zum Kopf der Mittelhandknochen. Äußeres und inneres Blatt werden proximal vom Ansatz der Sehnen durch sehnige Bindegewebszüge, *Vincula tendinum,* verbunden (Abb. **103**).

Bei einer Entzündung der Sehnenscheiden des Daumens oder des Kleinfingers kann sich der Prozeß nach proximal in den karpalen Abschnitt der Sehnenscheide ausbreiten. Die Erreger können durch die dünne Trennwand zwischen den beiden Synovialsäcken hindurchtreten und in der Sehnenscheide der Kleinfingersehnen oder der Scheide des M. flexor pollicis longus nach distal wandern. Schließlich kann das typische Bild der V-Phlegmone entstehen.

Die Ausbildung der Sehnenscheiden kann von dem zuvor beschriebenen Muster abweichen. Beim Neugeborenen sind die digitalen von den karpalen Sehnenscheiden noch getrennt. Die Verschmelzung kann auf der Kleinfingerseite (5%), gelegentlich auch an der Sehne des langen Daumenbeugers, unterbleiben. In diesen Fällen kann sich keine V-Phlegmone ausbilden. Auch die Ausbildung der karpalen Synovialsäcke kann variieren, indem z. B. der radiale Synovialsack auch die Beugersehnen zum 2. Finger einschließt oder ein dritter, intermediärer Sack vorhanden ist.

3. Hand und Finger

a) Skelettelemente der Finger

Die **Fingerknochen,** *Ossa digitorum manus,* sind kurze Röhrenknochen. Die Finger II–V besitzen jeweils ein *Grund-, Mittel-* und *Endglied, Phalanges proximalis, media* und *distalis* (Abb. **98** u. **99**). Am *Daumen, Pollex,* sind nur 2 Phalangen ausgebildet.

Das proximale Ende jeder Phalanx wird als *Basis,* das Mittelstück als *Corpus* und das distale Ende als *Caput phalangis* bezeichnet. Die Basis jeder Grundphalanx trägt die Gelenkpfanne für den Kopf des entsprechenden Mittelhandknochens. Das Caput ist bei Grund- und Mittelphalanx als Trochlea ausgebildet. In der Führungsrinne der Trochlea gleitet die Leiste der Basis der Mittel- oder der Endphalanx.

Das Mittelstück jeder Phalanx ist auf der Palmarseite plan (Anlagerungsfläche für die Sehnen der Fingerbeuger), auf der dorsalen Fläche gerundet. Das Caput der Endphalangen ist abgeplattet. Die rauhe Fläche auf der Palmarseite wird als *Tuberositas phalangis distalis* bezeichnet. An ihr sind straffe Bindegewebszüge angeheftet, die von den Tastballen der Finger ausgehen.

Die **Ossifikation** der *Phalangen* (Abb. **78**) beginnt in den Diaphysen im 3. Embryonalmonat (Reihenfolge: End-, Grund-, Mittelphalanx). Die *proximalen* Epiphysenkerne treten im 1.–3. Lebenjahr auf. Die knorpeligen Epiphysenfugen verschwinden mit 20–24 Jahren.

b) Kapseln und Bänder der Fingergelenke

Das **Grundgelenk der Finger,** *Articulatio metacarpophalangealis II–V,* ist jeweils ein Kugelgelenk (Abb. **99**).

Der vom Mittelhandknochen gebildete Gelenkkopf entspricht einem Ausschnitt aus einem Kugelmantel, der palmar verbreitert ist und in 2 Höckerchen ausläuft, zwischen denen die Sehnenscheide der Fingerbeuger befestigt ist. Die mäßig ausgehöhlte Gelenkpfanne an der Basis der Grundphalanx hat ihren größten Durchmesser in radioulnarer Richtung.

Die *Gelenkkapsel* ist weit und schlaff, durch kräftigen Zug am gestreckten Finger kann man die Gelenkpfanne vom Kopf abziehen. Auf der Palmarseite ist in die Kapselwand das *Lig. palmare* eingelassen, eine faserknorpelige Platte, welche die Pfanne nach proximal vergrößert. Die Seitenbänder, *Ligg. collateralia,* entspringen an den Seitenflächen des Kopfes der Mittelhandknochen, verlaufen dorsal der Beugeachse palmar- und distalwärts und heften sich seitlich am Pfannenrand der Grundphalangen an (Abb. **99** u. **103**).

Das **Daumengrundgelenk** ist ein Scharniergelenk. Es entspricht hinsichtlich der Form der Gelenkflächen, der Anordnung der Seitenbänder und der Führung der Bewegung den Interphalangealgelenken.

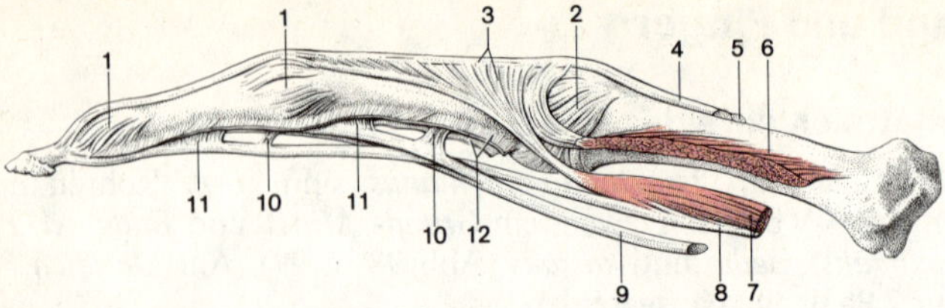

Abb. 103. **Fingergelenke, Sehnen der langen Fingerbeuger, M. lumbricalis und M. interosseus dorsalis,** Ansicht des Zeigefingers von radial

1 Lig. collaterale des Mittel- oder Endgelenks
2 Lig. collaterale des Grundgelenks
3 Dorsalaponeurose
4 Sehne des M. extensor digitorum
5 Sehne des M. extensor indicis
6 M. interosseus dorsalis I (ulnarer Kopf)
7 M. lumbricalis I
8 Sehne des M. flexor digitorum profundus (»M. flexor perforans«)
9 Sehne des M. flexor digitorum superficialis (»M. flexor perforatus«)
10, 11 *Vincula tendinum*
10 Vinculum longum
11 Vinculum breve
12 Vagina fibrosa (eröffnet)

Auf der Palmarseite sind in die Kapsel des Grundgelenks – in Höhe des Kopfes des Mittelhandknochens – am Daumengrundgelenk regelmäßig ein radiales und ein ulnares *Sesambein* eingelagert (Abb. **98 a**). Am Kleinfingergrundgelenk ist häufig (über 80%) ein ulnares Sesambein ausgebildet. Auch an den übrigen Fingergrundgelenken können radiale oder ulnare Sesambeine vorhanden sein.

Die **Mittel-** und **Endgelenke der Finger** (einschließlich des *Daumenendgelenks*), *Articulationes interphalangeales manus,* sind reine Scharniergelenke (Abb. **99**).

Palmar ist auch in die *Kapsel* der Mittel- und der Endgelenke eine derbe Faserplatte, *Lig. palmare,* eingewebt, welche die Pfanne nach proximal ergänzt. Die kräftigen *Ligg. collateralia* sichern die Führung der Bewegung (Abb. **99** u. **103**). In jeder Gelenkstellung ist ein Teil ihrer Fasern angespannt.

Die *Innervation* der Metakarpophalangealgelenke erfolgt palmar über Äste des R. profundus n. ulnaris und der Nn. digitales palmares proprii, dorsal über Äste des R. profundus n. ulnaris, die zwischen den beiden Ursprungsköpfen der Mm. interossei dorsales auf die Dorsalseite gelangen, und durch die Nn. digitales dorsales. Die Mittel- und Endgelenke werden von den entsprechenden Hautnerven versorgt.

Die *Entspannungsstellung* der Fingergelenke bei Gelenkergüssen besteht in einer mäßigen Beugung. In dieser Position werden die Gelenke auch ruhiggestellt (Verhinderung der ungünstigen Kontraktur in Streckstellung) und gegebenenfalls versteift (funktionell günstigste Stellung für das Greifen).

Gelenkergüsse werden stets an der Dorsalseite der Gelenke sichtbar, da sich die dünne dorsale Kapselwand vorwölbt.

Luxationen der Fingerglieder treten fast ausschließlich nach dorsal (aus Überstreckstellung, z. B. bei Basketballspielern) auf. Häufig ist eine Luxation des Daumengrundglieds nach dorsal bei Sturz auf die freie Hand (knapp 5% aller Verrenkungen).

Lagebeziehungen der Fingerfalten. Die Beugefalten der Finger (Abb. **98 a**) liegen im Bereich der Grundgelenke II–V distalwärts, im Bereich der Endgelenke proximalwärts des Gelenkspalts. Die proximale Beugefurche am Daumengrundgelenk und die Beugefalten an den Fingermittelgelenken entsprechen den Gelenkspalten. Auf der Streckseite springen bei gebeugten Fingern an allen Gelenken die Köpfe der Mittelhandknochen und der Fingerglieder vor, die Gelenkspalte liegt stets distal der Fingerknöchel.

Bewegungsmöglichkeiten im Daumengrundgelenk bestehen für

- *Flexion* (bis etwa 70°) oder *Extension* (bis zur Streckstellung oder – individuell wechselnd – bis zu einer mehr oder minder deutlichen Überstreckung) um eine *»quere«* Achse.

Bewegungsmöglichkeiten in den Fingergrundgelenken II–V bestehen für

- *Flexion* (etwa 90°) oder *Extension* (aktiv etwa 20° oder individuell mehr) um *quere* Achsen,
- *Radial-* oder *Ulnarabduktion* (bei gestrecktem Grundgelenk) um *dorsopalmare* Achsen.

Der Zeigefinger läßt sich aus achsengerechter Stellung etwa um 15° nach radial abspreizen und um 45° über den gebeugten Mittelfinger (in Normalstellung) ulnarwärts führen. Den Mittelfinger selbst kann man nach radial und ulnar um jeweils etwa 20° abduzieren. Ring- und Kleinfinger lassen sich etwa um 20° bzw. 25° abspreizen und gegen den gestreckten Nachbarfinger so weit adduzieren, daß sie ihn etwas über- oder unterkreuzen.

Mit zunehmender Palmarflexion wird die Fähigkeit zum Abspreizen der Finger immer mehr eingeschränkt und schließlich aufgehoben. Ursache für die Hemmung der Spreizbewegung der Finger ist die Anspannung der Ligg. collateralia; denn bei der Palmarflexion entfernen sich Ursprungs- und Ansatzpunkt der Bänder. Außerdem ziehen diese nunmehr über den breiteren palmaren Abschnitt des Gelenkkopfes.

Der gestreckte Finger kann im Grundgelenk passiv um seine Längsachse gedreht werden (bis zu 50°). Eine willkürliche Rotation ist nicht möglich, da das Zentralnervensystem keine entsprechenden Befehle an die Muskulatur gibt. Eine zwangsläufige Rotation in den Grundgelenken der Finger erfolgt bei Mischbewegungen (Kombination von reiner Flexion und reiner Abduktion).

Bewegungsmöglichkeiten in Mittel- und Endgelenken der Finger. Die *Mittelphalangen* können

- *gebeugt* (bis etwa 110°) oder *gestreckt* werden (meist nur bis zur Ebene des Handrückens).

Im *Daumenendgelenk* und in den *Endgelenken der Finger* ist möglich eine

- *Flexion* (bis etwa 80°) oder eine *Extension* (häufig bis zur geringgradigen Überstreckung).

c) Anordnung und Innervation der kurzen Handmuskeln

Die kraftvollen Bewegungen der Finger werden durch die langen Unterarmmuskeln ausgeführt. Für das feine Spiel der Finger stehen kurze Muskeln zur Verfügung, die im Bereich der Hand entspringen. Sie sind alle Abkömmlinge der ventralen Muskeln der oberen Extremität, im genetischen Sinne also Flexoren. Für die besonderen Aufgaben des Daumens und des Kleinfingers sind spezielle Muskelgruppen ausgebildet, deren Muskelmasse im Metakarpalbereich zwei Erhabenheiten der Palmarfläche, den *Daumenballen, Thenar,* und den *Kleinfingerballen, Hypothenar,* entstehen läßt. Zwischen diesen beiden Muskelgruppen liegen in einem mittleren Fach die Sehnen der langen Fingerbeuger und die an den Sehnen der tiefen Flexoren entspringenden Mm. lumbricales. Die zwischen den Mittelhandknochen gelegenen Räume, *Spatia interossea metacarpi,* werden von den Mm. interossei ausgefüllt.

Die Muskeln des Thenar und des Hypothenar werden jeweils von einer Muskelfaszie umschlossen, die an den Ossa metacarpi I und V fixiert ist (Abb. **106**). Die der Palmarfläche zugewandten Abschnitte dieser Faszien bilden gleichzeitig die Randpartien der *oberflächlichen Hohlhandfaszie,* deren Mittelteil zur *Palmaraponeurose* verstärkt ist. Die Zwischenknochenräume der Mittelhand werden durch eine *tiefe Hohlhandfaszie* auf der Palmarseite, durch eine *tiefe Handrückenfaszie* auf der Dorsalseite abgeschlossen. Beide Faszien sind an den Ossa metacarpi verankert. Außer den vier Spatia interossea metacarpi werden somit – in der Hohlhand – drei Kammern (Fächer) durch Faszien abgegrenzt: *mittlere Kammer, Kammer des Thenar* und des *Hypothenar.* Die mittlere Kammer (Fingerbeugerkammer) kommuniziert proximalwärts durch den Canalis carpi (entlang der Beugersehnen) mit den Bindegewebsräumen des Unterarms. Nach distal bestehen Verbindungen zur Palmarseite der Finger (Ausbreitungswege für Entzündungen).

Die Fächer von Daumen- und Kleinfingerballen sind proximal abgeschlossen. Sie stehen mit der mittleren Kammer durch Öffnungen für Nerven und Gefäße in Verbindung, die allerdings so eng sind, daß sie keine schnelle Ausbreitung von Entzündungen zulassen. Infektionen in der Thenar- und der Hypothenarkammer können sich somit nicht auf den Unterarm ausbreiten und rufen schnell schmerzhafte Spannungszustände hervor. Durch die abgeschlossenen Zwischenknochenräume der Mittelhand treten Arterien- und Venenäste, die das Gefäßsystem des Handrückens mit Ästen des tiefen Hohlhandbogens und der Begleitvenen verbinden (→ S. 288). Entlang dieser Gefäße können sich Entzündungen von der Hohlhandseite auf den Handrücken ausbreiten. Ödeme (= Schwellung durch vermehrte diffuse Wasseransammlung in Gewebsspalten) als Folge von infektiösen Prozessen im Bereich der Palma manus treten stets am Handrücken auf, da auf der Hohlhandseite die Palmaraponeurose ihre Ausbreitung zur Oberfläche nicht zuläßt.

Die **Palmaraponeurose,** *Aponeurosis palmaris,* bildet als Mittelteil der oberflächlichen Hohlhandfaszie zwischen Daumen- und Kleinfingerballen eine derbe, zugfeste, dreieckige Bindegewebsplatte, die proximal am Retinaculum flexorum befestigt ist und sich nach distal fächerförmig ausbreitet (Abb. **95 a** u. **106**). Sie besteht aus Längszügen und Querfaserbündeln *(Fasciculi transversi)*. Die Längsfaserzüge endigen an den Köpfen der Ossa metacarpi, in den fibrösen Scheiden der langen Beugersehnen und am Unterhautbindegewebe über der Basis der Grundphalangen. Der am weitesten distal liegende Querzug, *Lig. metacarpale transversum superficiale,* bildet die ligamentöse Grundlage der Interdigitalfalten der Haut (»Schwimmhaut«). Durch das subkutane Fett zwischen Palmaraponeurose und Cutis ziehen von der Oberfläche der Aponeurose zahlreiche Fasern zur Haut, *Retinacula cutis,* und grenzen kleine, nahezu unverschiebliche Druckkammern ab.

Proximal strahlt in die Palmaraponeurose der M. palmaris longus ein, der sie anspannen kann. Vom ulnaren Rand des verstärkten Mittelteils der Aponeurose zieht zur Haut des Kleinfingerballens der *M. palmaris brevis,* dessen Kontraktion das durch Fettgewebe und Cutis gebildete Polster festigt. Gleichzeitig schützt er die Vasa ulnaria.

Die Palmaraponeurose bewahrt Muskeln, Sehnen, Gefäße und Nerven der Hohlhand vor lokalen Druckschäden und bildet, zusammen mit den subkutanen Druckkammern und der besonders derben, stark verhornten Haut der Palma manus, ein festes Widerlager, wenn man einen Gegenstand durch kräftigen Faustschluß umfaßt.

Eine narbige Schrumpfung der Palmaraponeurose (Dupuytrensche Kontraktur) zwingt die Finger in den Grundgelenken in Beugestellung und führt zur Einschränkung der Beweglichkeit in den Fingergelenken.

Muskeln des Daumenballens

Den besonderen Bewegungsmöglichkeiten im Karpometakarpalgelenk I entsprechen Anordnung und Differenzierung der kurzen Muskeln des Daumens. Ihre Hauptaufgabe besteht darin, den Daumen zu opponieren und ihn den übrigen Fingern und auch dem Handteller gegenüberzustellen, so daß die Hand als Greifzange wirken kann.

Außer den kurzen Daumenmuskeln (Mm. opponens pollicis, flexor pollicis brevis, abductor pollicis brevis und adductor pollicis [Caput obliquum]) wirkt auch der lange Daumenbeuger bei der Opposition mit. Die Reposition wird dagegen nur durch lange Streckmuskeln, die Mm. extensor pollicis longus, extensor pollicis brevis und abductor pollicis longus, bewirkt.

Mit Ausnahme des M. adductor pollicis entspringen alle Daumenballenmuskeln vom Retinaculum flexorum und vom radialen Rand des Sulcus carpi (Tuberculum ossis scaphoidei, Tuberculum ossis trapezii).

Der **M. abductor pollicis brevis** (Abb. **102, 104** u. **106**) liegt oberflächlich und bedeckt den M. opponens pollicis nahezu vollständig. Er entspringt vom Retinaculum flexorum und dem Tuberculum ossis scaphoidei und inseriert an dem in die Kapsel des Daumengrundgelenks eingelassenen

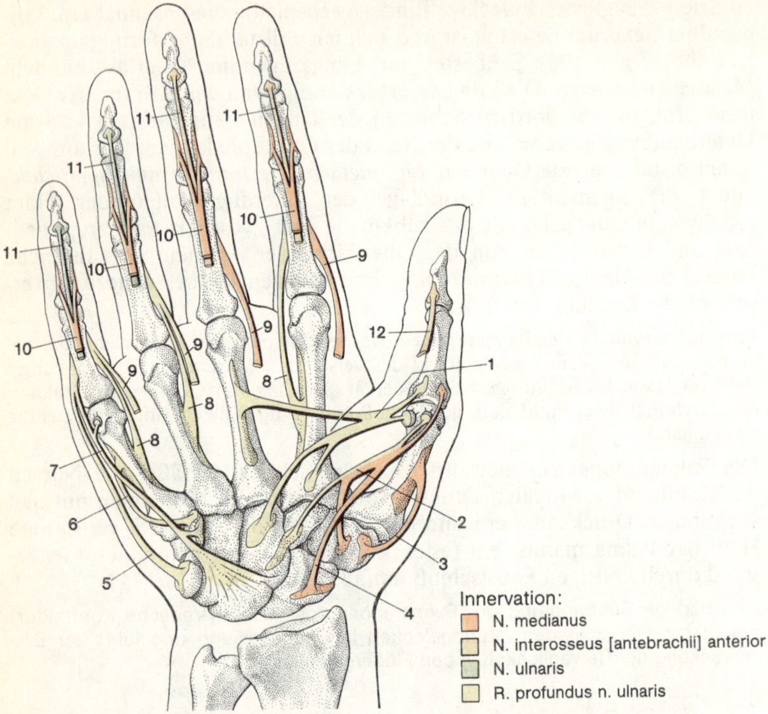

Abb. 104. **Kurze Handmuskeln und Sehnen der langen Fingerbeuger,** Ansicht von palmar (Mm. interossei dorsales → Abb. 105)

1 M. adductor pollicis
2 M. flexor pollicis brevis
3 M. opponens pollicis
4 M. abductor pollicis brevis
5 M. abductor digiti minimi
6 M. opponens digiti minimi
7 M. flexor digiti minimi brevis
8 Mm. interossei palmares I–III
9 Mm. lumbricales I–IV
10 Sehne des M. flexor digitorum superficialis
11 Sehne des M. flexor digitorum profundus
12 Sehne des M. flexor pollicis longus

radialen Sesambein, am seitlichen Rand der Basis der Grundphalanx und in der Dorsalaponeurose.

Innervation: N. medianus.

Der N. medianus zweigt sich unter dem Retinaculum flexorum in die Äste zur Daumenballenmuskulatur und die Nn. digitales palmares communes auf.

Der **M. opponens pollicis** (Abb. **102, 104** u. **106**) unterkreuzt den M. abductor pollicis brevis in spitzem Winkel und zieht vom Retinaculum flexorum und vom Os trapezium zur Radialseite des Os metacarpale I.

Innervation: N. medianus.

Der **M. flexor pollicis brevis** (Abb. **102, 104** u. **106**) liegt medial vom M. abductor pollicis brevis. Durch die Sehne des M. flexor pollicis longus wird seine Ursprungsportion in einen oberflächlichen Kopf, der am Retinaculum flexorum angeheftet ist, und einen tiefen Kopf geschieden, der von den radialen distalen Handwurzelknochen entspringt. (Beide Köpfe sind genetisch verschiedener Abkunft.) Die Endsehne des M. flexor pollicis brevis verschmilzt mit der Sehne des M. abductor pollicis brevis und inseriert wie dieser am radialen Sesambein, an der Grundphalanx des Daumens und an der Dorsalaponeurose.

Innervation: Oberflächlicher Kopf vom N. medianus, tiefer Kopf vom R. profundus n. ulnaris.

Der **M. adductor pollicis** (Abb. **102, 104** u. **106**) entspringt, verdeckt von der Palmaraponeurose, den Sehnen der langen Fingerbeuger und den Mm. lumbricales I und II, mit dem *Caput obliquum* vom Os capitatum, den davon ausstrahlenden Bandzügen und der Basis des Os metacarpale II, mit dem quer durch die Tiefe der Hohlhand ziehenden *Caput transversum* von der Palmarfläche des Os metacarpale III. Die gemeinsame Endsehne der beiden Köpfe inseriert am ulnaren Sesambein des Daumengrundgelenks und an der Basis der Daumengrundphalanx.

Bei der Abduktion des Daumens schiebt sich der distale Muskelrand in die zwischen Daumen und Zeigefinger ausgespannte »Schwimmhaut« hinein, die auch den M. interosseus dorsalis I einschließt.

Innervation: R. profundus n. ulnaris.

Muskeln des Kleinfingerballens

Die Muskeln des Kleinfingerballens sind in drei Etagen angeordnet. Der **M. palmaris brevis** liegt am oberflächlichsten (1. Schicht), außerhalb der Hypothenarkammer (Abb. **106**). Er zieht vom ulnaren Rand der Palmaraponeurose zur Haut des Kleinfingerballens und wird vom R. superficialis n. ulnaris versorgt.

Die Muskeln der 2. und 3. Schicht, die vom R. profundus des N. ulnaris innerviert werden, ziehen vom Retinaculum flexorum und vom ulnaren Rand der Karpalrinne zum Grundglied des 5. Fingers (2. Schicht: Mm. abductor digiti minimi, M. flexor digiti minimi brevis) und zum Os metacarpale V (3. Schicht: M. opponens digiti minimi).

Der **M. abductor digiti minimi** (Abb. **102, 104** u. **106**) entspringt vom Os pisiforme, vom Lig. pisohamatum und vom Retinaculum flexorum. Er setzt am ulnaren Rand der Basis der Grundphalanx des Kleinfingers an und strahlt in die Dorsalaponeurose ein.

Innervation: R. profundus n. ulnaris.

Der **M. flexor digiti minimi brevis** (Abb. **102, 104** u. **106**) schließt – meist ohne scharfe Grenze – radialwärts an und geht vom Retinaculum flexorum und vom

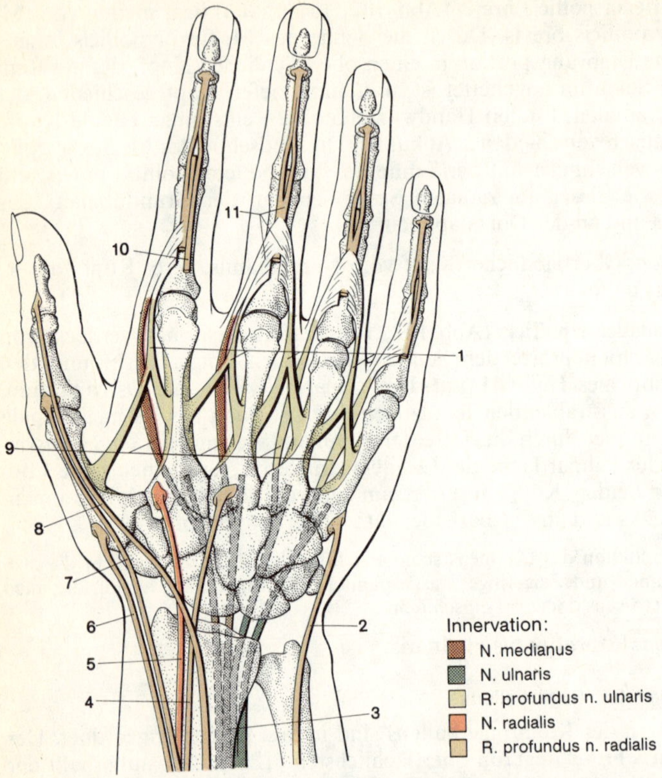

Abb. 105. **Unterarm- und Handmuskeln, Dorsalaponeurose,** Ansicht von dorsal (Mm. interossei palmares → Abb. 104)

1 Mm. interossei dorsales I–IV
2 M. extensor carpi ulnaris
3 M. flexor digitorum profundus (durchgezeichnet von der Palmarseite, Sehnen distal vom Ursprung der Mm. lumbricales durchtrennt)
4 M. extensor carpi radialis brevis
5 M. extensor carpi radialis longus
6 M. abductor pollicis longus
7 M. extensor pollicis brevis
8 M. extensor pollicis longus
9 Mm. lumbricales I–IV
10 Sehne des M. extensor indicis
11 Dorsalaponeurose des Mittelfingers (aufgeschnitten)

Hamulus ossis hamati aus. Er verschmilzt am Ansatz mit dem M. abductor digiti minimi.

Innervation: R. profundus n. ulnaris.

Der **M. opponens digiti minimi** (Abb. **102, 104** u. **106**) liegt unter den beiden vorgenannten Muskeln. Er zieht vom Hamulus ossis hamati und vom Retinaculum flexo-

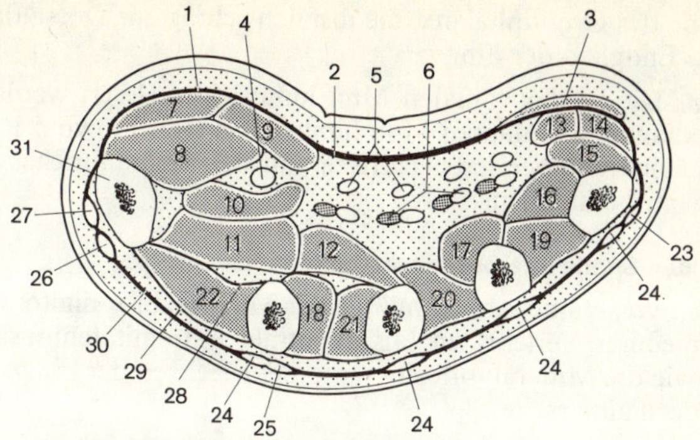

Abb. 106. **Querschnitt im Bereich der Mittelhand,** Anordnung der Faszien, Muskeln und Sehnen, Ansicht der Schnittfläche von distal
(Bezeichnung der Gefäße und Nerven → Abb. 108)

1 oberflächliche Hohlhandfaszie
2 Aponeurosis palmaris
3 M. palmaris brevis
4 Sehne des M. flexor pollicis longus
5 Sehnen des M. flexor digitorum superficialis
6 Sehnen des M. flexor digitorum profundus und Mm. lumbricales
7 M. abductor pollicis brevis
8 M. opponens pollicis
9 Caput superficiale, 10 Caput profundum } des M. flexor pollicis brevis
11 Caput obliquum, 12 Caput transversum } des M. adductor pollicis
13 M. flexor digiti minimi brevis
14 M. abductor digiti minimi
15 M. opponens digiti minimi
16 M. interosseus palmaris III
17 M. interosseus palmaris II
18 M. interosseus palmaris I
19 M. interosseus dorsalis IV
20 M. interosseus dorsalis III
21 M. interosseus dorsalis II
22 M. interosseus dorsalis I
23 Sehne des M. extensor digiti minimi
24 Sehnen des M. extensor digitorum
25 Sehne des M. extensor indicis
26 Sehne des M. extensor pollicis longus
27 Sehne des M. extensor pollicis brevis
28 tiefe Hohlhandfaszie
29 tiefe Handrückenfaszie
30 Fascia dorsalis manus
31 Os metacarpale I

rum zum Ulnarrand des Os metacarpale V und kann den 5. Mittelhandknochen etwas palmarwärts anheben, so daß die Wölbung der Hohlhand vertieft wird (Wasserschöpfen).

Innervation: R. profundus n. ulnaris.

Muskeln der mittleren Kammer

Die vier **Mm. lumbricales** (Abb. **103–106**) entspringen jeweils an der radialen Seite der Sehnen des M. flexor digitorum profundus und werden deshalb bei der Kontraktion dieses Muskels vorgespannt. Sie verlaufen palmar vom Lig. metacarpale transversum profundum – und damit auch palmar von der Beugeachse des entsprechenden Fingergrundgelenks – distalwärts. Ihre Sehnen treten von radial in die Dorsalaponeurose ein. Die proximalen Fasern der Ansatzsehne ziehen in nahezu querer Richtung auf die

Dorsalfläche der Grundphalanx, die distalen schräg zur Dorsalfläche von Mittel- und Endglied der Finger.

Innervation: Die beiden radialen Mm. lumbricales (I, II) werden durch den N. medianus, die ulnaren Mm. lumbricales (III, IV) vom R. profundus des N. ulnaris innerviert. Häufig erhält der M. lumbricalis III noch einen Ast vom N. medianus.

Muskeln in den Spatia interossea metacarpi

Die *Mm. interossei* sind Abkömmlinge der Mm. flexores digitorum breves profundi niederer Vertebraten (also ventrale Extremitätenmuskeln). Sie kreuzen – wie die Mm. lumbricales – die Beugeachsen der Fingergrundgelenke auf der Palmarseite.

Innervation der Mm. interossei: R. profundus n. ulnaris.

Die drei Mm. interossei palmares haben ihre ursprüngliche Lage auf der Palmarseite bewahrt, die vier Mm. interossei dorsales sind dorsalwärts verlagert und werden in der Tiefe zwischen den Streckersehnen auf dem Handrücken sichtbar, nachdem die überdeckende tiefe Handrückenfaszie entfernt wurde.

Die **Mm. interossei palmares** (Abb. **104** u. **106**) entspringen jeweils an einem Os metacarpale und inserieren an der Dorsalaponeurose des entsprechenden Fingers. Sie sind so angeordnet, daß sie den 2., 4. und 5. Finger an den Mittelfinger heranführen können, dem ein M. interosseus palmaris fehlt.

Der M. interosseus palmaris I liegt daher auf der ulnaren Seite des 2. Mittelhandknochens, die Mm. interossei palmares II und III entspringen von der radialen Seite der Ossa metacarpi IV und V. Die palmaren Zwischenknochenmuskeln inserieren zur Längsachse des Mittelfingers hin, die dorsalen Mm. interossei von dieser Längsachse weg. (Der »Interosseus palmaris« des Daumens ist in den M. adductor pollicis einbezogen.)

Die **Mm. interossei dorsales** (Abb. **94, 103, 105** u. **106**) entspringen zweiköpfig jeweils an den einander zugewandten Seiten zweier Metacarpalia und strahlen in die Dorsalaponeurose des 2., 3. und 4. Fingers ein. Am 3. Finger setzen zwei Mm. interossei dorsales an. Am 2. Finger tritt die Dorsalissehne von der Radialseite an die Dorsalaponeurose heran, am 4. Finger von der Ulnarseite.

d) Wirkung der Muskeln und Muskelgruppen auf das Karpometakarpalgelenk I

Der Daumen kann im Karpometakarpalgelenk I

- *abduziert* werden durch die Mm. abductores pollicis longus und brevis unter Mitwirkung des M. flexor pollicis brevis,
- *adduziert* werden durch die Mm. adductor pollicis und interosseus dorsalis I unter Mithilfe der Mm. opponens pollicis und extensor pollicis longus,

- *gebeugt* werden durch die Mm. flexores pollicis longus und brevis unter Mithilfe der Mm. abductor pollicis brevis, adductor pollicis (Caput obliquum) und opponens,
- *gestreckt* werden durch die Mm. extensores pollicis longus und brevis sowie den M. abductor pollicis longus,
- *opponiert* werden durch die Mm. opponens und adductor pollicis sowie die Mm. flexores pollicis longus und brevis,
- *reponiert* werden durch den M. abductor pollicis longus sowie die Mm. extensores pollicis longus und brevis.

Lähmungen. Bei einer entsprechenden Schädigung des N. radialis steht infolge Lähmung der reponierenden *Extensoren* der Daumen in Oppositionsstellung. Er kann auch nicht mehr mit gleicher Kraft abduziert werden.

Eine Lähmung der vom N. medianus innervierten *Daumenballenmuskeln* mindert die Kraftentfaltung bei Opposition und Abduktion des Daumens und führt zu einer Atrophie dieser Muskelgruppe.

Bei einer Unterbrechung der Erregungsleitung über den R. profundus n. ulnaris kann durch die Lähmung des *M. adductor pollicis* und des *M. interosseus dorsalis I* ein Gegenstand nicht mehr zwischen Daumen und Zeigefinger festgehalten werden.

Bei einer *kombinierten Lähmung* der Nn. medianus und ulnaris kann der abgespreizte Daumen nicht mehr an den Zeigefinger adduziert werden.

e) Wirkung der Muskeln und Muskelgruppen auf die Fingergelenke

Der *Daumen* kann im *Grundgelenk*
- *gebeugt* werden durch die Mm. flexores pollicis longus und brevis, wobei die Mm. abductor pollicis brevis und adductor pollicis gemeinsam mithelfen können,
- gestreckt werden durch die Mm. extensores pollicis longus und brevis.

Der *Daumen* kann im *Endgelenk*
- *gebeugt* werden durch den M. flexor pollicis longus,
- *gestreckt* werden durch den M. extensor pollicis longus.

Im Gegensatz zu den übrigen Fingern ist eine weitgehend isolierte Beugung oder Streckung eines einzelnen Daumenglieds möglich.

Die *Finger II–V* können im *Grundgelenk*
- *gebeugt* werden durch die Mm. flexores digitorum superficialis und profundus, die Mm. lumbricales, interossei palmares und dorsales, das Grundglied des 5. Fingers zusätzlich durch die Mm. flexor digiti minimi brevis und abductor digiti minimi,
- *gestreckt* werden durch den M. extensor digitorum, der Zeigefinger zusätzlich durch den M. extensor indicis, der Kleinfinger zusätzlich durch den M. extensor digiti minimi,
- *abduziert* (gespreizt) werden durch die Mm. interossei dorsales, der 5. Finger durch den M. abductor digiti minimi,

- *adduziert* (gegen den Mittelfinger geführt) werden durch die Mm. interossei palmares unter Mithilfe des M. extensor indicis (beim Zeigefinger) und des M. extensor digiti minimi (beim Kleinfinger).

Aus der extremen Spreizung adduzieren auch alle langen Fingermuskeln, bis die Finger in der Richtung der Mittelhandknochen stehen. Den Mm. interossei palmares bleibt dann als alleinige Aufgabe, die Finger aus dieser leichten Spreizstellung (Eigenstellung der langen Strecker) an den Mittelfinger heranzuführen. Sie können daher erheblich schwächer sein als die Mm. interossei dorsales, die den 2.–4. Finger von der Mittelfingerachse wegspreizen, d. h. abduzieren, und hierbei nur auf dem kurzen Weg bis zur Eigenstellung der langen Strecker durch die langen Fingermuskeln unterstützt werden.

Die *Finger II–V* können in den *Mittelgelenken*
- *gebeugt* werden durch die Mm. flexores digitorum superficialis und profundus,
- *gestreckt* werden durch die Mm. extensor digitorum, lumbricales und interossei,
  der Zeigefinger zusätzlich durch den M. extensor indicis, der Kleinfinger zusätzlich durch den M. extensor digiti minimi und die in die Dorsalaponeurose einstrahlenden Sehnenfasern des M. abductor digiti minimi.

Die *Finger II–V* können in den *Endgelenken*
- *gebeugt* werden durch den M. flexor digitorum profundus,
- *gestreckt* werden – wie in den Mittelgelenken – durch den M. extensor digitorum und die in die Dorsalaponeurose einstrahlenden Muskeln.

Die *langen Fingerbeuger* können sich nicht genügend verkürzen, um alle übersprungenen Gelenke maximal zu beugen. Der *M. flexor digitorum superficialis* beugt vornehmlich im Mittelgelenk, der *tiefe Flexor* in Mittel- und Endgelenk.

Auf die Grundgelenke wirken beide Muskeln erst dann in nennenswertem Maße, wenn das Handgelenk »dorsalflektiert« ist oder Mittel- und Endglied gestreckt werden. Der Faustschluß ist bei dorsalflektierter Hand deshalb viel kräftiger als bei palmarflektierten Handgelenken. Bei kraftvoller passiver Beugung in den Handgelenken kann ein Gegenstand den zur Faust geschlossenen Fingern leichter entwunden werden.

Die isolierte Beugung der Endgelenke (M. flexor digitorum profundus) ist den meisten Menschen nicht ohne besondere Übung möglich. Bei der Beugung der Mittel- und Endphalangen verhindern die von den perforierten Sehnen des oberflächlichen Fingerbeugers gebildeten Gleithülsen, daß sich die Sehnen des M. flexor digitorum profundus vom Knochen abheben.

Eine alleinige Beugung im Grundgelenk können die *Mm. lumbricales* und *interossei* herbeiführen, da ihre Sehnen palmar von der Drehachse dieses Gelenks in die seitlichen Zipfel der Dorsalaponeurosen eintreten. Eine Palmarflexion im Grundgelenk ist nur möglich, wenn der M. extensor digitorum nicht kontrahiert ist.

Der *M. extensor digitorum* streckt vor allem im Grundgelenk. Bei gestreckten Hand- und Grundgelenken ist er bereits weitgehend insuffizient, so daß Mittel- und Endglieder durch die *Mm. lumbricales* und *interossei* gestreckt werden. Da die Sehnen des langen Fingerstreckers durch die Connexus intertendinei miteinander verbunden sind, ist eine isolierte Streckung einzelner Finger nur so weit möglich, wie diese »Querbänder« erlauben. Der Zeigefinger hat hierbei die größte Freiheit, der 4. Finger die geringste. Die Sehnen des Fingerstreckers versuchen (ebenso wie die Mm. extensor indicis und extensor digiti minimi), die Längsachse der dreigliedrigen Finger in die Richtung der Metacarpalia zu bringen. Je nach der Ausgangsstellung können sie im Grundgelenk die Finger etwas abduzieren oder adduzieren.

In Ruhehaltung sind die Finger in allen drei Gelenken leicht gebeugt (Übergewicht der Beuger), der Daumen steht in mittlerer Oppositionsstellung.

Bei **Lähmungen** der die langen und kurzen Fingerbeuger versorgenden Nerven entstehen charakteristische Lähmungsbilder.

Bei einer Lähmung des *R. profundus n. radialis* können die Finger im Grundgelenk nicht mehr gestreckt werden. Die Mm. interossei und die Mm. lumbricales beugen die Grundphalangen (da der M. extensor digitorum ausfällt), die Mittel- und Endgelenke sind dagegen (infolge des Widerstands der langen Flexoren nur unvollkommen) gestreckt. Der Daumen steht in Opposition. Ist der Hauptstamm des N. radialis betroffen, so hängt die Hand bei gebeugtem und proniertem Unterarm nach unten: *»Fallhand«*.

Bei einer *Medianuslähmung* können am Zeigefinger Mittel- und Endglied nicht mehr, am Mittelfinger höchstens abgeschwächt gebeugt werden. Der Daumen liegt dem gestreckten Zeigefinger an (M. adductor pollicis). Der Versuch, die Faust zu ballen, ergibt die typische *»Schwurhand»stellung.*

Durch die Lähmung des M. opponens pollicis und der beiden *Mm. flexores pollicis* ist eine Berührung von Daumen und Kleinfinger (Daumen-Kleinfinger-Probe) nicht mehr möglich. Infolge der Atrophie der Daumenballenmuskeln spricht man bei einer Medianuslähmung auch von einer *»Affenhand«*.

Bei einer *Lähmung des R. profundus n. ulnaris* fallen u. a. die Mm. interossei und die ulnaren Mm. lumbricales aus. Im Grundgelenk der Finger führt der Tonus der langen Extensoren zu einer Streckung (sie haben hier ein günstigeres Wirkungsmoment als die Fingerbeuger), während Mittel- und Endgelenk der Finger gebeugt sind (hier übertreffen die langen Flexoren die Strecker): *»Krallen-«* oder *»Klauenhand«*.

Durch den Ausfall des *M. adductor pollicis* und der *Muskulatur des Kleinfingerballens* ist die Daumen-Kleinfinger-Probe nicht mehr möglich. Bei einer Schädigung des Hauptstammes des N. ulnaris kann der Kleinfinger nicht mehr aktiv gebeugt werden. Das Endglied des 4. Fingers und meist auch die Endphalanx des 3. Fingers lassen sich nur noch abgeschwächt beugen.

f) Gefäß-Nervenstraßen an der Hand

A. radialis am Handrücken

Die **A. radialis** gibt noch auf der Palmarseite der Handwurzel als variablen, meist schwachen Zufluß zum Arcus palmaris superficialis den *R. palmaris superficialis* ab, der über oder durch die Daumenballenmuskeln verläuft. Sie selbst gelangt mit ihren Begleitvenen um das Os trapezium herum zum Handrücken. Hier zieht sie in der als »Tabatière« bezeichneten, von den Sehnen des M. extensor pollicis longus (ulnar) sowie der Mm. extensor pollicis brevis und abductor pollicis longus (radial) begrenzten Grube nach distal und tritt am proximalen Ende des Spatium interosseum metacarpi I, zwischen den beiden Köpfen des M. interosseus dorsalis I hindurch, auf die Palmarseite der Hohlhand (Abb. **94**).

In der »Tabatière« liegt die A. radialis knochennah und tief, von derbem Bindegewebe bedeckt. Der Arterienpuls kann in der Regel durch die Faszie getastet werden.

Die *A. radialis* gibt am Handrücken (außer dem *R. carpalis dorsalis* zum Rete carpale dorsale) kurz vor Erreichen des 1. Zwischenknochenraums die *A. metacarpalis dorsalis I* ab, die sich in die *Aa. digitales dorsales* für die Dorsalseite des Daumens und den radialen Rand des Zeigefingers teilt (Abb. **109**).

Die A. radialis am Handrücken und die Aa. metacarpales dorsales (aus dem Rete carpale dorsale) ziehen zusammen mit den oberflächlich dazu gelegenen Sehnen (und Sehnenscheiden) der Extensoren in der »Kammer der Fingerstrecker«, die von der oberflächlichen und der tiefen Handrückenfaszie begrenzt wird. Die oberflächliche Faszie, *Fascia dorsalis manus,* ist die distale Fortsetzung der Fascia antebrachii und steht mit dem Retinaculum extensorum in Verbindung. Epifaszial verlaufen ein Hautvenennetz, Rete venosum dorsale manus, oberflächliche Lymphgefäße und Äste der Rr. superficialis n. radialis und dorsalis n. ulnaris.

Das **Rete carpale dorsale** liegt auf der Dorsalseite des Carpus (auf der Bändermanschette der Handgelenke) und erhält Zuflüsse aus
- der A. interossea anterior,
- der A. interossea posterior,
- dem R. carpalis dorsalis aus der A. radialis und
- dem R. carpalis dorsalis aus der A. ulnaris.

Aus dem Rete carpale dorsale gehen die (schwachen) *Aa. metacarpales dorsales* (Abb. **108**) hervor, die im Spatium interosseum II–IV zu den Fingern verlaufen und sich jeweils in zwei *Aa. digitales dorsales* zu den einander zugekehrten Rändern zweier Finger aufzweigen (Abb. **109**). Sie versorgen die Dorsalseite der Grundphalangen und der proximalen Hälfte der Mittelphalangen. In die Aa. metacarpales dorsales münden die Rr. perforantes der Aa. metacarpales palmares, aus denen die dorsalen Metakarpalgefäße hervorgehen, wenn das Rete carpale dorsale schwach ausgebildet ist.

Gefäß-Nervenschichten der Hohlhand

An der Hohlhand lassen sich eine oberflächliche, *subfasziale Gefäß-Nervenschicht* (zwischen Palmaraponeurose und Flexorensehnen) und eine *tiefe Gefäß-Nervenschicht* (auf der tiefen Hohlhandfaszie) unterscheiden.

Subfasziale Gefäß-Nervenschicht. In der dünnen, subfaszialen Fett- und Bindegewebsschicht liegen (Abb. **107**)
- der *oberflächliche Hohlhandbogen* – als Endast der A. ulnaris – mit seinen Ästen und Begleitnerven,
- die *Zweige des N. medianus* zu Daumenballenmuskeln, radialen Mm. lumbricales und radialen 3 ½ Fingern,
- der R. *superficialis n. ulnaris,* der einen Ast zum M. palmaris brevis abgibt und sich in die Hautnerven für die 1 ½ ulnaren Finger teilt, sowie
- eine (oder mehrere) *Anastomose(n)* zwischen N. medianus und N. ulnaris.

Tiefe Gefäß-Nervenschicht. Unter den Sehnen der langen Fingerbeuger und den Mm. lumbricales verlaufen auf der tiefen Hohlhandfaszie und den Ossa metacarpi (Abb. **107**)
- der vornehmlich aus der A. radialis gespeiste *tiefe Hohlhandbogen* mit seinen Ästen und Begleitvenen und
- der *R. profundus n. ulnaris* mit Rr. musculares zu Kleinfingerballenmuskeln, M. adductor pollicis und tiefem Kopf des kurzen Daumenbeugers.

Lymphgefäße. Aus dem feinmaschigen oberflächlichen Lymphgefäßnetz und aus der Tiefe der Hohlhand wird die Lymphe – ähnlich wie das Venenblut – hauptsächlich durch die Zwischenknochenräume der Mittelhand auf den Handrücken geleitet, von wo sie über die oberflächlichen Lymphbahnen abfließt. Schwache tiefe Lymphbahnen begleiten die Äste der Aa. radialis und ulnaris.

Subfasziale Gefäß-Nervenschicht der Hohlhand

Der **oberflächliche Hohlhandbogen,** *Arcus palmaris superficialis* (Abb. **107**), verläuft als Endast der A. ulnaris unter dem M. palmaris brevis hindurch und bildet auf den Sehnen der langen Fingerbeuger einen nach distal konvexen Gefäßbogen, der radial mit dem R. palmaris superficialis der A. radialis in Verbindung stehen kann. Der Arcus palmaris superficialis liegt distal vom Arcus palmaris profundus. Von der Konvexität des oberflächlichen Hohlhandbogens gehen die *A. digitalis palmaris propria* für die Ulnarseite des 5. Fingers und drei (–vier) *Aa. digitales palmares communes* ab, die sich etwa in Höhe der Fingergrundgelenke jeweils in zwei (kräftige) *Aa. digitales palmares propriae* zu den einander zugekehrten Rändern des 2. bis 5. Fingers spalten (Abb. **107–109**).

Die A. ulnaris versorgt somit vornehmlich die 3 ½ Finger auf der ulnaren Seite, während die 1 ½ radialen Finger ihr Blut aus den Ästen der A. radialis (A. princeps pollicis und A. radialis indicis) erhalten.

Die palmaren Gefäße greifen – ebenso wie die palmaren Hautnerven – in der distalen Hälfte der Mittelphalanx und an der Endphalanx der Finger auf die Dorsalseite über.

Der **N. medianus** (Abb. **107**) hat sich bereits unter dem Retinaculum flexorum in die Nervenäste zu den Muskeln des Daumenballens (ausgenommen den M. adductor pollicis und den tiefen Kopf des M. flexor pollicis brevis) und drei *Nn. digitales palmares communes* geteilt, die distal vom Karpalkanal auseinander weichen und den oberflächlichen Hohlhandbo-

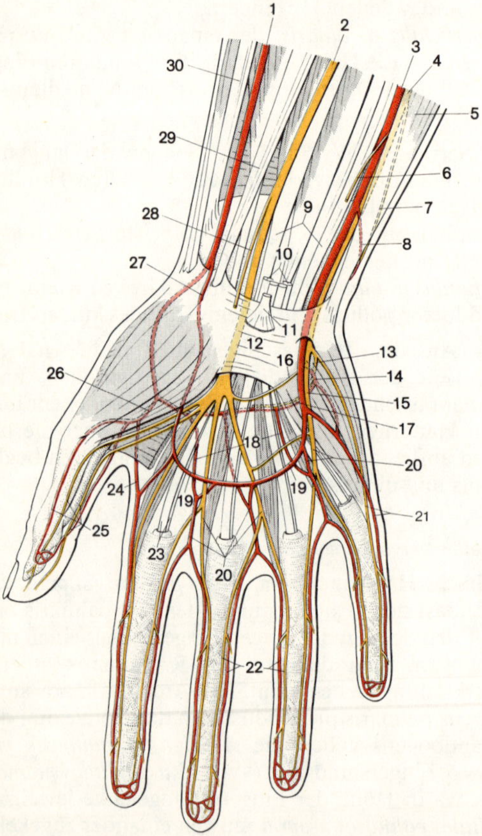

Abb. 107. **Arterien und Nerven an Unterarm und Hand,** Ansicht von palmar (Einige Unterarmmuskeln, Mm. lumbricales sowie Muskeln des Daumen- und Kleinfingerballens eingezeichnet, der Übersichtlichkeit halber jedoch nicht beschriftet, → Abb. 102)

gen unterkreuzen. Die Nn. digitales palmares communes entsenden Äste zu den Mm. lumbricales I und II (gelegentlich auch III) und verzweigen sich in der Haut der 3 ½ radialen Finger (Abb. **113 a**).

Der N. digitalis palmaris communis I teilt sich in drei Hautäste, *Nn. digitales palmares proprii,* die palmar an beiden Seitenkanten des Daumens und an der radialen Seitenkante des Zeigefingers verlaufen. Der 2. und 3. N. digitalis palmaris communis gabeln sich jeweils in zwei *Nn. digitales palmares proprii,* die an den einander zugekehrten palmaren Kanten des 2. und 3. sowie des 3. und 4. Fingers entlang ziehen.

Der **N. ulnaris** (Abb. **107**) teilt sich radial vom Os pisiforme in seine beiden Endäste. Während der *R. profundus* zwischen den Mm. abductor digiti minimi und flexor digiti minimi brevis in die Tiefe tritt, verläuft der *R. superficialis n. ulnaris* ulnar vom Anfangsteil des oberflächlichen Hohlhandbogens, versorgt den M. palmaris brevis und verzweigt sich in der Haut der 1 ½ ulnaren Finger. Zwischen dem R. superficialis n. ulnaris und dem N. medianus besteht ziemlich regelmäßig ein Faseraustausch durch einen *R. communicans cum n. ulnari.*

Der *R. superficialis des N. ulnaris* teilt sich nach dem Abgang des Muskelasts für den M. palmaris brevis in Hautäste, den *N. digitalis palmaris proprius* zum ulnaren Rand des Kleinfingers und den *N. digitalis palmaris communis,* der sich in zwei *Nn. digitales palmares proprii* gabelt. Sie verlaufen an den einander zugekehrten palmaren Seitenkanten des 4. und 5. Fingers (Abb. **113a**).

Tiefe Gefäß-Nervenschicht der Hohlhand

Die **A. radialis** (Abb. **107**), die durch das Spatium interosseum metacarpi I auf die Palmarseite der Hand gelangt, gibt in der Tiefe des Daumenballens die *A. princeps pollicis* ab. Ihr Endast bildet – radial vom M. adductor pollicis bedeckt – auf den Basen der Mittelhandknochen und den Mm. interossei palmares den *tiefen Hohlhandbogen.*

◀ 1 A. radialis
2 N. medianus
3 A. ulnaris
4 N. ulnaris
5 M. flexor carpi ulnaris
6 R. palmaris n. ulnaris
7 R. dorsalis n. ulnaris
8 R. carpalis dorsalis a. ulnaris
9 M. flexor digitorum profundus
10 Sehnen des M. flexor digitorum superficialis
11 Sehne des M. palmaris longus
12 Retinaculum flexorum
13 R. profundus n. ulnaris
14 R. palmaris profundus a. ulnaris
15 R. superficialis n. ulnaris
16 R. communicans cum n. ulnaris
17 Arcus palmaris profundus
18 Aa. metacarpales palmares
19 Arcus palmaris superficialis
20 Aa. und Nn. digitales palmares communes
21 A. digitalis palmaris propria und N. digitalis palmaris proprius zur ulnaren Seite des Kleinfingers
22 Aa. digitales palmares propriae und Nn. digitales palmares proprii
23 Sehne des oberflächlichen und des tiefen Fingerbeugers
24 A. radialis indicis
25 Aa. digitales palmares propriae I und Nn. digitales palmares proprii I
26 A. princeps pollicis
27 R. palmaris superficialis a. radialis
28 R. palmaris n. mediani
29 M. flexor carpi radialis
30 M. brachioradialis

Die *A. princeps pollicis* (Abb. **108**) verläuft unter dem M. opponens pollicis und zweigt sich in zwei *Aa. digitales palmares propriae I* zum radialen und zum ulnaren Rand des Daumens auf.

Die *A. radialis indicis* zum radialen Zeigefingerrand kann aus der A. princeps pollicis oder aus dem tiefen Hohlhandbogen (gelegentlich auch aus dem Arcus palmaris superficialis) entspringen.

Der **tiefe Hohlhandbogen,** *Arcus palmaris profundus* (Abb. **107**), liegt proximal vom oberflächlichen Hohlhandbogen. Den ulnaren Schenkel des tiefen Gefäßbogens bildet der meist schwache *R. palmaris profundus,* der die A. ulnaris radial vom Erbsenbein verläßt und zwischen M. abductor digiti minimi und M. flexor digiti minimi brevis in die Tiefe dringt. Der Arcus palmaris profundus entsendet von seiner konvexen Seite 3–4 *Aa. metacarpales palmares* (Abb. **108**), die sich jeweils mit einer A. digitalis palmaris communis aus dem oberflächlichen Hohlhandbogen verbinden.

In jedem Spatium interosseum tritt ein *R. perforans* durch die Zwischen-

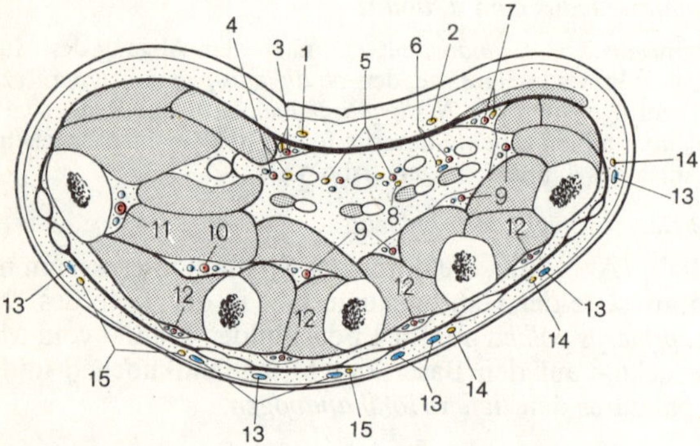

Abb. 108. **Querschnitt im Bereich der Mittelhand,** Anordnung der Nerven und Gefäße, Ansicht der Schnittfläche von distal
(Bezeichnung der Muskeln und Sehnen → Abb. 106)

1 R. palmaris n. mediani
2 R. palmaris n. ulnaris
3 A. digitalis palmaris propria und N. digitalis palmaris proprius (aus dem N. medianus) zur radialen Seite des Daumens
4 A. digitalis palmaris communis I und N. digitalis palmaris communis I (aus dem N. medianus)
5 Aa. digitales palmares communes II, III (aus dem N. medianus)
6 A. digitalis palmaris communis IV und N. digitalis palmaris communis IV (aus dem R. superficialis des N. ulnaris)
7 A. digitalis palmaris propria und N. digitalis palmaris proprius (aus dem R. superficialis des N. ulnaris) zur ulnaren Seite des Kleinfingers
8 R. communicans cum n. ulnari
9 Aa. metacarpales palmares
10 A. radialis indicis
11 A. princeps pollicis
12 Aa. metacarpales dorsales
13 Vv. metacarpales dorsales subcutaneae
14 Nn. digitales dorsales (aus dem R. dorsalis des N. ulnaris)
15 Nn. digitales dorsales (aus dem R. superficialis des N. radialis)

knochenmuskeln und anastomosiert mit einer A. metacarpalis dorsalis (Abb. **109**).

Die *Variabilität in der Ausbildung beider Hohlhandbogen* ist außerordentlich groß. Das geschilderte Gefäßmuster ist in weniger als 30% der Fälle ausgebildet. Häufig wird der oberflächliche Hohlhandbogen nur von der A. ulnaris gebildet, gelegentlich durch die A. comitans n. mediani (statt durch den R. palmaris superficialis) gespeist. Beide Bogen können unvollständig sein. Oft wird die Blutversorgung von Daumen und Zeigefinger völlig vom Arcus palmaris superficialis übernommen.

Der **R. profundus n. ulnaris** (Abb. **108**) verläuft mit dem arteriellen *R. palmaris profundus* durch den Kleinfingerballen. In der mittleren Kammer der Hohlhand zieht er proximal und unter dem tiefen Gefäßbogen daumenwärts. Er versorgt motorisch die Muskeln des Kleinfingerballens (außer dem M. palmaris brevis), die ulnaren Mm. lumbricales, den M. adductor pollicis sowie (meist) den tiefen Kopf des kurzen Daumenbeugers und in den Spatia interossea alle Zwischenknochenmuskeln. Sensible Äste treten zu den Hand- und Fingergrundgelenken.

g) Anordnung der Gefäße und Nerven an den Fingern

An den beiden Seitenflächen eines jeden Fingers verlaufen im Unterhautbindegewebe – jeweils kantennah – insgesamt je vier *Fingerarterien* und *Fingernerven*. Abgesehen vom Daumen sind die dorsalen Arterien und Nerven schwächer als die palmaren Gefäße und Nerven, die an den dreigliedrigen Fingern im Bereich des Endglieds und eines Teils der Mittelphalanx die Blut- und Nervenversorgung auch des Fingerrückens (Fingernagelbett!) übernehmen (Abb. **109**).

Die dorsalen *Fingerarterien* stammen aus den Aa. metacarpales dorsales, die palmaren Gefäße aus dem oberflächlichen Hohlhandbogen und aus der A. princeps pollicis.

Die *Innervation* des Fingerrückens übernehmen an den 2½ radialen Fingern der R. superficialis n. radialis, an den ulnaren Fingern der R. dorsalis n. ulnaris

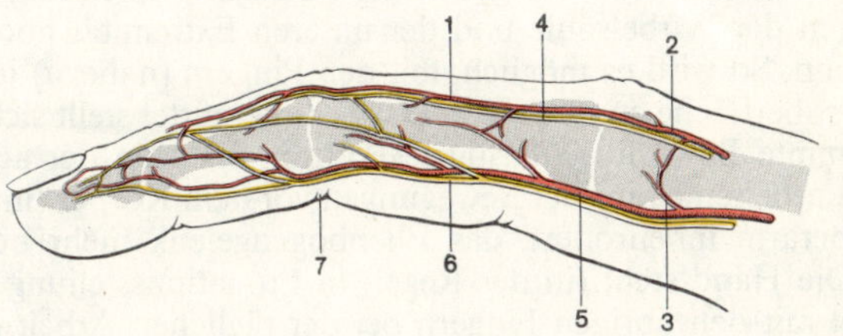

Abb. 109. **Fingerarterien und -nerven,** Ansicht des Zeigefingers von radial

1 A. digitalis dorsalis
2 A. metacarpalis dorsalis
3 R. perforans
4 N. digitalis dorsalis (am Zeigefinger aus dem R. superficialis des N. radialis)
5 A. digitalis palmaris propria
6 N. digitalis palmaris proprius (am Zeigefinger aus dem N. medianus)
7 Beugefalte am Mittelgelenk (entspricht der Lage des Gelenkspalts)

(Abb. **113 b**). Verschiebungen der Grenze zwischen den Versorgungsgebieten zugunsten des N. radialis sind nicht selten. Die palmaren Fingernerven der 3 ½ radialen Finger sind Äste des N. medianus, die Nn. digitales palmares proprii der 1 ½ ulnaren Finger Äste des R. superficialis n. ulnaris (Abb. **107** u. **113 a**).

Zwischen den vier Arterien eines Fingers bestehen zahlreiche Anastomosen, so daß bei der Durchtrennung einer Fingerarterie sowohl der proximale als auch der distale Gefäßstumpf versorgt werden muß. Im Handbereich überlagern sich teilweise die Versorgungsgebiete der Fingernerven. Dies gilt insbesondere für Daumen und Ringfinger, deren Nerven autonome Hautfelder fehlen können. Bei einer Leitungsanästhesie muß man deshalb die Erregungsleitung in allen vier Nn. digitales proprii eines Fingers unterbrechen.

Die *Venen* am Finger begleiten die Arterien nicht. Sie bilden vielmehr ein schwaches palmares, ein kräftiger ausgebildetes dorsales Venennetz. Das Venenblut wird vornehmlich über das Rete venosum dorsale manus und die subkutanen Unterarmvenen abgeleitet.

Die *Lymphgefäße* der Finger begleiten die Venen und bilden entsprechende Netze. Der Hauptabfluß der Lymphe aus dem Bereich der Finger erfolgt über die Lymphbahnen des Handrückens.

Ausbreitungswege von Entzündungen. Da an den Fingern eine typische Oberflächenfaszie fehlt und somit das Unterhautbindegewebe nicht gegen die Strukturen des Bewegungsapparats (Dorsalaponeurose, Sehnen, Sehnenscheiden, Knochen) abgegrenzt ist, können sich Entzündungen aus dem subkutanen Bindegewebe leicht auf den Bewegungspparat ausdehnen. Auf der Beugeseite der Finger sind die Bindegewebssepten, die Unterhautbindegewebe und Baufett in Druckkammern abgrenzen, am Periost verankert. Deshalb werden Entzündungsprozesse aus der Subcutis rasch in die Tiefe geleitet, wo sie den Knochen zerstören oder sich in den Sehnenscheiden ausbreiten können.

h) Zusammenwirken von Arm, Hand und Fingern

Durch die Kombination der Bewegungsmöglichkeiten in den einzelnen Gelenken ergeben sich für die obere Extremität eine außerordentliche Bewegungsvielfalt und ein ausgedehnter Bewegungsspielraum, der durch Bewegungen der Wirbelsäule und der unteren Extremität noch erweitert werden kann. So wird es möglich, mit den Fingern (nahezu) jeden Punkt der Körperoberfläche zu erreichen. Der Schultergürtel stellt sich in die für eine bestimmte Bewegung günstigste Position ein, von der aus die freie Extremität arbeiten kann. Bei Bewegungen vor dem Körper (im Blickfeld) ist der Oberarm innenrotiert, das Ellenbogengelenk mehr oder minder gebeugt. Die Hand steht (in der Regel) in Pronationsstellung. Der Daumen bildet mit den übrigen Fingern bei der täglichen Arbeit eine Greifzange. Entscheidend für den geordneten Ablauf einer Bewegung ist die zeitliche Koordination und die richtig abgestimmte Intensität der Muskeltätigkeit, wobei der Minderung des Muskeltonus der Antagonisten keine geringere Bedeutung zukommt als der Kontraktion der Synergisten.

D. Oberflächenanatomie der oberen Extremität

1. Oberflächenrelief der oberen Extremität und tastbare Knochenpunkte

Das **Oberflächenrelief** wird durch die individuell unterschiedliche Ausprägung der Muskulatur und die differente Einlagerung subkutaner Fettpolster bestimmt. Als Folge schwerer körperlicher Arbeit oder spezifischen sportlichen Trainings kann ein kräftig entwickelter M. deltoideus die Schulterwölbung besonders betonen. Der Oberarm ist dann durch die mächtige Entfaltung der Beuger (M. biceps brachii) und der Strecker außen und innen abgeplattet und der Unterarm kann die konische Verjüngung gegen die Handwurzel zu besonders deutlich erkennen lassen. Eine reichliche Ausbildung des subkutanen Fettmantels (besonders bei Säuglingen, Kleinkindern und meistens auch bei der Frau) läßt die Muskelkonturen zurücktreten. Ober- und Unterarm erscheinen rundlich (statt seitlich abgeplattet oder queroval). In der Ellenbeuge können die drei charakteristischen Muskelwülste (Bizepswulst, Wulst der radialen Extensoren und der Unterarmflexoren) mehr oder weniger verstreichen und die subkutanen Venen verdeckt sein.

Eine nicht geringe Rolle spielt für die Ausgestaltung des Oberflächenreliefs das Skelett. Die charakteristische Schulterwölbung verschwindet, wenn der Oberarm luxiert ist und das Tuberculum majus nicht mehr an typischer Stelle steht. Auf der Ellenbogenstreckseite zeichnen sich Olecranon und beide Epikondylen des Humerus durch die Haut ab. Der handgelenknahe Teil des Unterarm erscheint je nach der Form der Knochen breit und plump oder schlank und grazil.

Die Haut ist über der seitlichen Schultergegend mäßig dick und weist bei Männern gelegentlich eine Terminalbehaarung auf. Auf der Ellenbogenstreckseite ist die Haut derb, gefaltet, stärker verhornt und erscheint meist etwas rötlich. Die stark verhornte Haut der Hohlhand und der Palmarseite der Finger ist besonders dick und widerstandsfähig, unbehaart (ohne Talgdrüsen) und reich an Schweißdrüsen.

An den Endgliedern der Finger grenzen an der Palmarseite kollagene Bindegewebszüge und -septen, die von der Lederhaut in die Subcutis ziehen, mit Baufett gefüllte Druckkammern ab (ähnlich wie an der Hohlhand). Die Druckkammersysteme bilden an jedem Finger einen Tastballen, *Fingerbeere,* dessen Haut reich innerviert und intensiv durchblutet ist. Die Fingernägel dienen den Tastballen als Widerlager.

Im übrigen Bereich des Arms ist die Haut verhältnismäßig dünn (besonders auf der Beugerseite), verschieblich und in Falten abhebbar, auf der Streckerseite des Unterarms und auf der Ulnarseite des Handrückens beim älteren Mann oft behaart. Die in Gelenknähe ausgebildeten queren Stauchungsfalten sind bei der Beschreibung der Gelenke erwähnt. Die Subcutis des Handrückens ist frei von Fettgewebe. Ödeme können sich hier in den bindegewebigen Maschenräumen ausbreiten.

Die *Spaltlinien* (Spannungslinien) der Haut, deren Verlauf bei chirurgischen Eingriffen nach Möglichkeit zu berücksichtigen ist, zeigen – vor allem an Unterarm und Hand – einen komplizierten Verlauf. Im Schulterbereich konvergieren sie auf die Achselgrube zu, am Oberarm verlaufen sie von der Dorsalseite nach radial und nach ulnar steil abwärts (Abb. **71**).

Hautfurchen der Hohlhand. Die beim Faustschluß entstehenden Hautfalten der Hohlhand werden durch *Handlinien* abgegrenzt, die – da die Haut hier dünner ist – auch bei gestreckten Fingern deutlich sichtbar sind (Abb. **98 a**). Die Handlinien, die selbst bei Schwellungen erkennbar bleiben, können dem Arzt allerdings keine nennenswerte Orientierungshilfe bieten.

Als erbliche Variante kann (meist einseitig) anstelle der beiden Querfurchen, die nicht über die ganze Breite der Hohlhand verlaufen, eine als *Vierfingerfurche* (Affenfurche) bezeichnete Handlinie auftreten, die proximal der Mittelhandköpfe vom radialen zum ulnaren Rand der Hohlhand zieht. Sie findet sich häufiger bei Mongolismus oder Anenzephalie als beim Gesunden.

Tastbare Knochenpunkte. Mit Ausnahme von Os lunatum und Os trapezoideum können von allen Elementen des Armskeletts zumindest einzelne Abschnitte oder Flächen durch Haut und Weichteile getastet werden, so daß sich für nahezu alle Knochen eine Vorstellung über ihre grobe Form gewinnen läßt.

In ihren Konturen durch die Haut zu erkennen und daher dem tastenden Finger besonders gut zugänglich sind (Abb. **110**)
- am *Schultergürtel:* Clavicula, Acromion und Spina scapulae (durch die Mm. trapezius und latissimus dorsi hindurch sind auch der mediale Rand und der untere Winkel des Schulterblatts zu tasten, bei abduziertem Arm der Proc. coracoideus in der Fossa infraclavicularis),
- am *Oberarm:* die beiden Epikondylen (während das Tuberculum majus durch den M. deltoideus und der Oberarmkopf von der Achselgrube aus bei adduziertem Oberarm meist nicht mit gleicher Präzision tastbar sind),
- am *Unterarm:* das Olecranon, die dorsale Kante der Ulna und der Griffelfortsatz von Elle und Speiche (das Caput radii bei Pro- und Supinationsbewegungen),
- an der *Hand:* Tuberculum ossis scaphoidei und ossis trapezii, Os pisiforme und Hamulus ossis hamati, Dorsalfläche des Os capitatum und der Ossa metacarpi, Köpfe der Mittelhandknochen auf der Palmarseite sowie Seiten- und Rückenflächen der Fingerglieder.

Für die Messung der Teillängen des herabhängenden Arms (Handfläche nach vorn) benutzt man als *Meßpunkte:* Acromion, Epicondylus lateralis humeri, Proc. styloideus radii, Spitze des 3. Fingers.

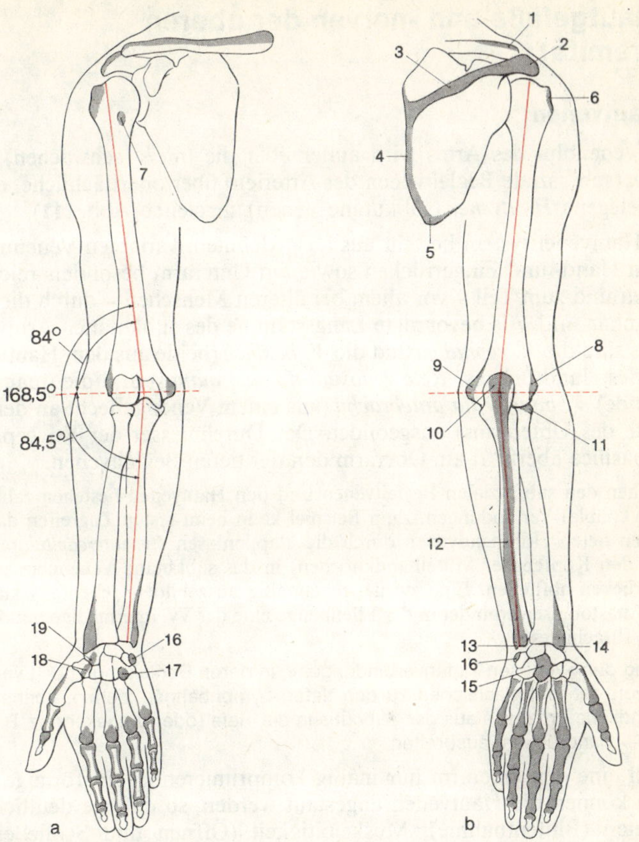

Abb. 110. **Tastbare Knochenpunkte am Skelett der oberen Extremität** (nach v. *Lanz-Wachsmuth*)

a Ansicht von ventral

b Ansicht von dorsal

1 Clavicula
2 Acromion
3 Spina scapulae
4 Margo medialis scapulae
5 Angulus inferior scapulae
6 Tuberculum majus humeri
7 Tuberculum minus humeri
8 Epicondylus lateralis humeri
9 Epicondylus medialis humeri
10 Olecranon
11 Caput radii
12 Margo posterior ulnae
13 Proc. styloideus ulnae
14 Proc. styloideus radii
15 Os capitatum
16 Os pisiforme
17 Hamulus ossis hamati
18 Tuberculum ossis trapezii
19 Tuberculum ossis scaphoidei

2. Hautgefäße und -nerven der oberen Extremität

a) Hautvenen

Das Venenblut des Arms wird außer über die (meist schwachen) *tiefen Venen* (subfasziale Begleitvenen der Arterien) über oberflächliche, epifaszial gelegene *Hautvenen* (subkutane Venen) abgeleitet (Abb. **111**).

Das Hautvenensystem besteht aus ausgedehnten, variablen Venennetzen, die an Hand- und Fingerrücken sowie am Unterarm besonders reich entwickelt und zum Teil – vor allem bei älteren Menschen – durch die Haut erkennbar sind. Als bevorzugte Längsstämme des subkutanen Armvenennetzes sind die *V. cephalica* und die *V. basilica* (beide aus dem Hautvenennetz des Handrückens, *Rete venosum dorsale manus*) und die (manchmal fehlende) *V. intermedia antebrachii* (aus einem Venengeflecht an der Beugeseite des Unterarms) ausgebildet. Der Durchmesser der Vv. cephalica und basilica übertrifft am Oberarm den der tiefen Begleitvenen.

Zwischen den subfaszialen Begleitvenen und den Hautvenen bestehen zahlreiche (z. T. variable) Verbindungen. Zum Beispiel kann beim festen Zugreifen das Blut aus den tiefen Hohlhandvenen durch die klappenlosen *Vv. intercapitulares* (zwischen den Köpfen der Mittelhandknochen) in das subkutane Venennetz auf den Handrücken abfließen. Eine zweite, regelmäßig ausgebildete (ebenfalls klappenlose) Anastomose verbindet in der Ellenbeuge eine der Vv. intermediae mit den tiefen Vv. brachiales.

Entlang den »venösen Tiefenverbindungen«, in deren Begleitung auch Lymphgefäße von den oberflächlichen zu den tiefen Lymphbahnen ziehen, können sich entzündliche Prozesse aus der Subcutis in die Tiefe (oder umgekehrt, z. B. Hohlhand → Handrücken) ausbreiten.

Durch eine den Oberarm nur mäßig komprimierende, ringförmige Staubinde können die Hautvenen angestaut werden, so daß sie deutlich hervortreten (Blutentnahme). Muskeltätigkeit (Öffnen und Schließen der Hand = »Pumpen«) steigert die Blutzufuhr und führt gleichzeitig durch die Verdickung der sich kontrahierenden Muskeln zur Kompression der tiefen und zur stärkeren Füllung der oberflächlichen Venen.

Das subkutane Venennetz des Handrückens, *Rete venosum dorsale manus,* besteht aus den *Vv. metacarpales dorsales* und ihren Queranastomosen (Abb. **111 b**). Es nimmt Blut aus den Fingern und aus der Hohlhand auf. Der Abfluß des Bluts erfolgt über Längsstämme, die sich auf der meist stärker entwickelten radialen Seite des Venennetzes zur *V. cephalica,* auf der ulnaren Seite zur *V. basilica* vereinigen. Gelegentlich kann aus der Mitte des Rete venosum noch eine *V. cephalica accessoria* hervorgehen, die zunächst über die Dorsalseite des Unterarms verläuft, ehe sie in die V. cephalica eintritt.

Die **V. cephalica** (Abb. **96** u. **111 a**) bildet den radialen Hauptstamm des Hautvenenetzes des Arms. Sie gelangt proximal vom Handgelenk auf die Beugeseite des Unterarms und zieht an dessen radialem Rand zur Ellenbeuge. Am Oberarm verläuft sie meist an der lateralen Fläche des M. biceps brachii (Abb. **88**), gelangt proximal, zwischen M. deltoideus und M. pectoralis major, in das Trigonum clavipectorale und tritt durch die Fascia clavipectoralis in die V. axillaris.

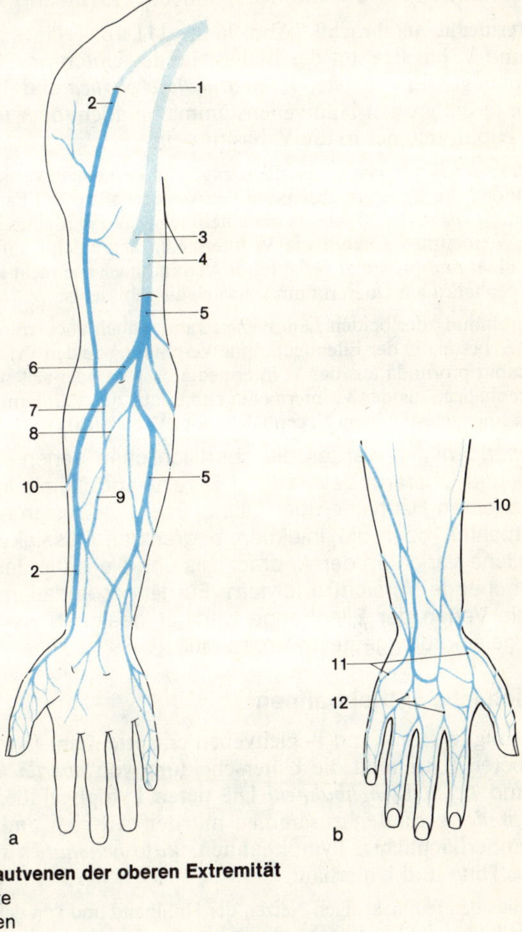

Abb. 111. **Hautvenen der oberen Extremität**

a Palmarseite
b Handrücken

1 V. axillaris
2 V. cephalica
3 radiale V. brachialis
4 ulnare V. brachialis
5 V. basilica
6 V. intermedia cubiti
7 V. intermedia cephalica
8 V. intermedia basilica
9 V. intermedia antebrachii
10 V. cephalica accessoria
11 Rete venosum dorsale manus
12 Vv. metacarpales dorsales

Die **V. basilica** (Abb. **96** u. **111 a**) wird erst im proximalen Drittel des Unterarms zu einem einheitlichen, kräftigen Stamm, der an der Ulnarseite aus mehreren Längsvenen hervorgeht. Sie anastomosiert in der Ellenbeuge durch die *V. intermedia cubiti* mit der V. cephalica, verläuft im Sulcus bicipitalis medialis und durchdringt in der Mitte des Oberarms die Fascia brachii (Hiatus basilicus). Die V. basilica mündet in die (ulnare) V. brachialis.

Die **V. intermedia antebrachii** (Abb. **96** u. **111 a**) verläuft zwischen V. cephalica und V. basilica auf der Beugeseite des Unterarms. Sie teilt sich in der Ellenbeuge in zwei Äste, *V. intermedia cephalica* und *V. intermedia basilica*, die in die großen Hautvenenstämme münden, oder tritt in die V. intermedia cubiti, seltener in die V. basilica ein.

Die *Anordnung der Hautvenen in der Ellenbeuge* kann erheblich variieren. Im typischen Fall bilden die Unterarmabschnitte der Vv. cephalica und basilica mit den beiden Mündungsästen der V. intermedia antebrachii die Figur eines »M«. Nimmt dagegen die V. intermedia cubiti die V. intermedia antebrachii auf, so ist diese schräg nach ulnar und proximal verlaufende Verbindungsvene recht kräftig, zumal wenn die V. cephalica am Oberarm nur schwach ausgebildet ist.

Eine Querverbindung der beiden Längsvenen kann jedoch auch völlig fehlen. Bei allen Varianten besteht in der Ellenbeuge eine Verbindung zu den Vv. brachiales (V. intermedia cubiti profunda aus der V. intermedia basilica oder seltener aus der V. intermedia cephalica, aus der V. intermedia cubiti, aus der V. intermedia antebrachii oder aus einer selbständigen V. cephalica oder V. basilica).

Für die *Venenpunktion* werden die oberflächlichen Venen an Handrükken, Unter- und Oberarm bevorzugt. Die relativ großlumigen und meist leicht erreichbaren Hautvenen der Ellenbeuge eignen sich ebenfalls für die Blutentnahme oder die Injektion begrenzter Flüssigkeitsmengen, wobei mögliche Varianten der A. brachialis und die Nähe des N. medianus entsprechende Vorsicht erfordern. Für länger andauernde Infusionen sind die Venen der Ellenbeuge weniger geeignet, weil dabei das Ellenbogengelenk ruhiggestellt werden muß.

b) Oberflächliche Lymphbahnen

Der Gliederung in Haut- und Begleitvenen entspricht am Lymphgefäßsystem der oberen Extremität die Unterscheidung von *oberflächlichen* (epifaszialen) und *tiefen Lymphbahnen*. Die tiefen Lymphgefäße, *Vasa lymphatica profunda*, verlaufen zusammen mit den Arterien und den tiefen Venen. Die oberflächlichen Lymphbahnen, *Vasa lymphatica superficialia*, kommen aus Haut und Unterhaut.

Die Lymphe aus den feinmaschigen Netzen der Hohlhand und von der Palmarseite der Finger fließt über die Lymphbahnen von Finger- und Handrücken ab, die auch Lymphe aus der Tiefe (Knochen, Gelenke, Sehnenscheiden) aufnehmen.

Am Unterarm verlaufen die Längsstämme der oberflächlichen Lymphbahnen, die untereinander vielfach anastomosieren, vor allem in der Nachbarschaft der Vv. cephalica und basilica (Abb. **112**). Entzündungen der

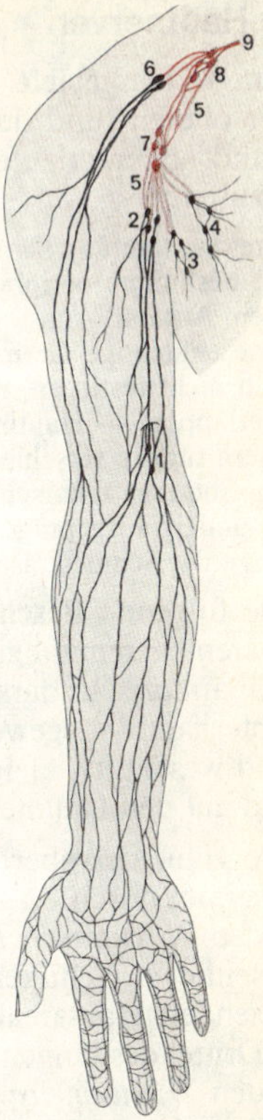

Abb. 112. **Oberflächliche Lymphbahnen des Arms und axilläre Lymphknoten,** Ansicht von ventral
oberflächliche Lymphbahnen und -knoten: (▬)
tiefe Lymphbahnen und -knoten: (▬)
1 Nodi lymphatici axillares cubitales
2–4 *Nodi lymphatici axillares superficiales*
2 Nodi lymphatici axillares laterales
3 Nodi lymphatici axillares subscapulares
4 Nodi lymphatici axillares pectorales
5 Plexus lymphaticus axillaris
6 Nodi lymphatici axillares brachiales
7, 8 *Nodi lymphatici axillares profundi*
7 Nodi lymphatici axillares centrales
8 Nodi lymphatici axillares apicales
9 Truncus subclavius

Lymphstränge sind als rote Streifen durch die Haut sichtbar. Zwischen den tiefen und den oberflächlichen Lymphgefäßen bestehende Verbindungen leiten Lymphe zu den *oberflächlichen* Lymphbahnen. In die ulnaren Lymphstränge können proximal vom Epicondylus medialis humeri (ein oder mehrere) oberflächliche *Nodi lymphatici axillares cubitales* eingelagert sein (etwa in ⅓ der Fälle). Ein Teil der die V. basilica begleitenden Lymphgefäße tritt mit der Vene durch die Faszie in die Tiefe. Die weiterhin oberflächlich verlaufenden ulnaren Lymphstränge, denen sich radiale Lymphstämme (aus der Nachbarschaft der V. cephalica) anschließen, ziehen epifaszial zu den *Nodi lymphatici axillares laterales* (Abb. **210 a**). Eine geringe Zahl radialer Lymphgefäße begleitet die V. cephalica zur Mohrenheimschen Grube und leitet die Lymphe (über *Nodi lymphatici axillares brachiales)* in die *Nodi lymphatici axillares apicales* ein.

c) Hautnerven

Innervationsgebiete. Die typischen Verbreitungsbezirke der Hautnerven der oberen (und der unteren) Extremität sind nicht, wie an der Rumpfwand, querverlaufende Hautstreifen, sondern unregelmäßig geformte Hautfelder.

Ihre Ausdehnung kann variieren, da die Aufteilung der segmentalen Nervenfasern auf bestimmte periphere Nerven individuell etwas differiert und in unterschiedlichem Ausmaß Anastomosen zwischen den Ästen der Hautnerven ausgebildet sind. Eine eindeutige Grenze zwischen benachbarten Hautarealen läßt sich schon deshalb nicht festlegen, weil sich die Ausbreitungsgebiete der einzelnen Hautnerven überlappen (→ Hautinnervation im Plexusbereich, S. 136), wobei sich die Nervenfasern für die verschiedenen Sinnesqualitäten (Schmerz, Berührungs-, Temperaturempfindung) unterschiedlich weit auf die Gebiete des Nachbarnervs ausbreiten. Besonders ausgeprägt ist, im Gegensatz zu den Rumpfwandnerven, das »overlapping« der Schmerzfasern.

Die folgende Beschreibung der Innervationsgebiete der Hautnerven der oberen Extremität gibt die sogenannten anatomischen Hautfelder, d. h. die präparatorisch darstellbaren Verzweigungsgebiete der Hautnerven im Unterhautbindegewebe wieder. Die klinisch ermittelten Autonomgebiete sind wesentlich kleiner. Für den N. radialis ist z. B. das autonome Hautfeld auf den Daumenrücken beschränkt oder fehlt völlig.

Die Haut der oberen Extremität wird sensibel innerviert (Abb. **113**) am **Oberarm** durch

- den *N. cutaneus brachii lateralis superior* (aus dem N. axillaris) in der seitlichen Schulterregion (über dem M. deltoideus) und einem angrenzenden Hautareal an der dorsolateralen Seite (über dem proximalen Drittel des langen und des lateralen Trizepskopfes),
- den *N. cutaneus brachii lateralis inferior* (aus dem N. radialis) an der dorsolateralen Seite im mittleren und distalen Drittel des Oberarms (über dem Caput laterale des M. triceps brachii),

---

1 Nn. supraclaviculares laterales
2 N. cutaneus brachii medialis
3 R. posterior des N. cutaneus antebrachii medialis
4 R. anterior des N. cutaneus antebrachii medialis
5 R. palmaris n. ulnaris
6 Nn. digitales palmares communes und proprii aus dem R. superficialis des N. ulnaris
7 R. palmaris n. mediani
8 Nn. digitales palmares communes und proprii aus dem N. medianus
9 N. cutaneus antebrachii lateralis aus dem N. musculocutaneus
10 N. cutaneus brachii lateralis superior aus dem N. axillaris
11 N. cutaneus brachii lateralis inferior } aus dem N. radialis
12 N. cutaneus brachii posterior } aus dem N. radialis
13 N. cutaneus antebrachii posterior } aus dem N. radialis
14 R. superficialis n. radialis
15 Nn. digitales dorsales aus dem R. superficialis n. radialis
16 Nn. digitales dorsales aus dem R. dorsalis n. ulnaris
17 R. dorsalis n. ulnaris

▶

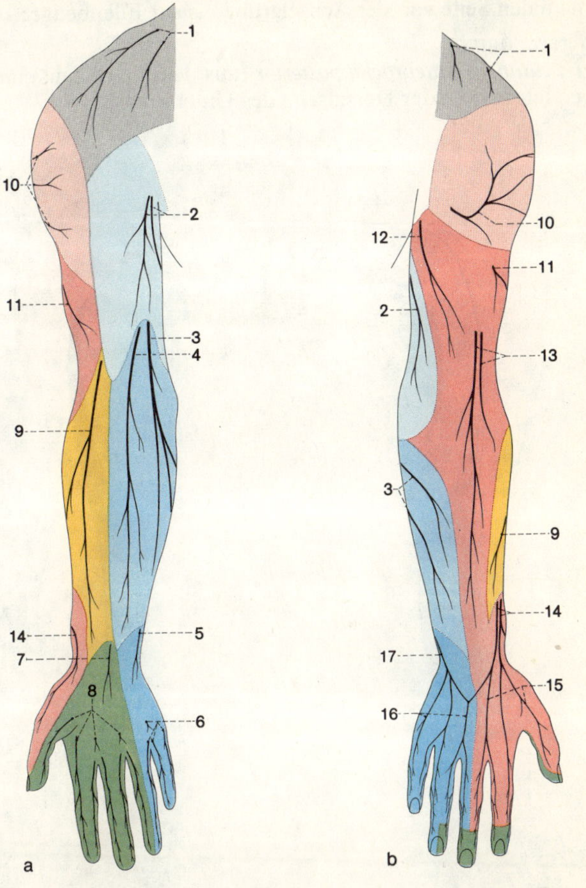

Abb. 113. **Hautnerven und anatomische Hautnervenfelder der oberen Extremität**
a Ventralseite des Arms
b Dorsalseite des Arms
Innervationsgebiete:

- Äste des Plexus cervicalis
- Äste des medialen Faszikels
- Äste des N. ulnaris
- Äste des medialen und des lateralen Faszikels = Äste des N. medianus
- Ast des lateralen Faszikels = Ast des N. musculocutaneus
- Äste des dorsalen Faszikels
- Äste des N. radialis

- den *N. cutaneus brachii posterior* (aus dem N. radialis) an der Dorsalseite in der distalen Hälfte des Oberarms,
- den *N. cutaneus brachii medialis* (aus dem medialen Faszikel, $Th_{1,2}$) an der medialen Seite von der Achselgrube bis zur Ellenbeuge;

am **Unterarm** durch

- den *N. cutaneus antebrachii posterior* (aus dem N. radialis) im Ellenbogenbereich und an der Dorsalseite des Unterarms,

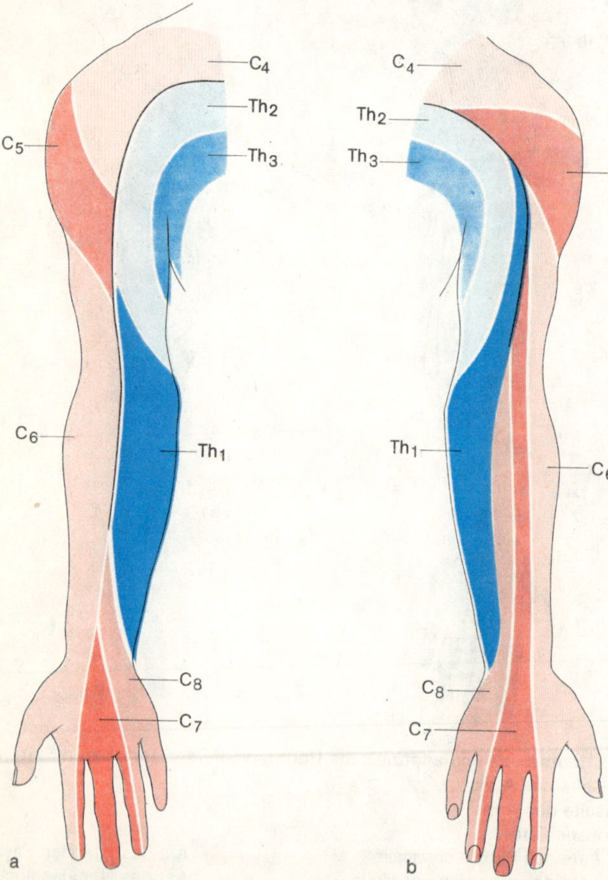

Abb. 114. **Segmentbezüge der Haut der oberen Extremität** (Dermatome) (modifiziert nach *Hansen* u. *Schliack*)
a Ventralseite des Arms
b Dorsalseite des Arms

- den *N. cutaneus antebrachii lateralis* (aus dem N. musculocutaneus) an der lateralen Seite,
- den *N. cutaneus antebrachii medialis* (aus dem medialen Faszikel, C_8, Th_1) an der medialen Seite;

am **Handrücken** durch
- den *R. superficialis* des *N. radialis* an der lateralen Seite und (über Nn. digitales dorsales) an den 2½ radialen Fingern (an Zeige- und Mittelfinger bis zum Mittelglied),
- den *R. dorsalis n. ulnaris* an der medialen Seite und (über Nn. digitales dorsales) an den 2½ ulnaren Fingern (bis zum Mittelglied),
- den *N. medianus* (über Nn. digitales palmares proprii) am Endglied des Daumens und an den Mittel- und Endgliedern des 2. und 3. Fingers sowie der radialen Seite des 4. Fingers,
- den *R. superficialis* des *N. ulnaris* (über Nn. digitales palmares proprii) an den Mittel- und Endgliedern der 1½ ulnaren Finger;

an der **Hohlhand** durch
- den *N. medianus* am Daumenballen (R. palmaris n. mediani), an der lateralen Seite der Hohlhand und den 3½ radialen Fingern,
- den *N. ulnaris* (R. palmaris und R. superficialis) am Kleinfingerballen, an der medialen Seite der Hohlhand und den 1½ ulnaren Fingern.

Die **Segmentbezüge der Haut** der oberen Extremität (Abb. **114**) lassen sich nicht durch die Präparation der plurisegmentalen Hautnerven darstellen, sondern nur aus klinischen Befunden (z. B. bei Durchtrennung der hinteren Wurzel einzelner Spinalnerven) erschließen. Die Armanlage entsteht als Derivat der ventrolateralen Leibeswand im Niveau der unteren Zervikalsomiten. Die Haut der oberen Extremität ist der Ausbreitungsbereich der (Fasern der ventralen Äste der) segmentalen Spinalnerven (C_5–$Th_{2(3)}$). Mit dem Auswachsen der Extremität werden in der Ontogenese die Hautsegmente (in unterschiedlichem Maße) in die Länge gestreckt und zu schmalen Streifen ausgezogen. Dabei werden sie, mit Ausnahme von Th_2 und Th_3, aus dem Bereich der Leibeswand ausgegliedert. Die – auf die Extremitätenanlage bezogen mittleren – Hautsegmente C_7 und C_8 reichen am weitesten distal (Trennungslinie etwa auf dem vierten Finger).

An der radialen Seite des Arms liegen die Segmente C_6 (Daumenbereich, Unter- und Oberarm) und C_5 (Oberarm und Schulter), an der ulnaren Seite Th_1 (Unterarm, Oberarm), Th_2 (Oberarm) und Th_3 (Oberarm). Denkt man sich die Hautsegmente am abduzierten Arm farbig aufgetragen, so werden die ursprünglich metamere Gliederung und die prinzipielle Übereinstimmung mit der gürtelförmigen Anordnung der Hautsegmente der Leibeswand erkennbar.

9. Untere Extremität

Die untere Extremität ist Tragsäule und Lokomotionsorgan des menschlichen Körpers. Das Skelett des Extremitätengürtels, das *Hüftbein,* ist in die Rumpfwand eingefügt und so gut wie unbeweglich mit dem Kreuzbein verbunden. Ventral sind die beiden Hüftbeine in der *Schambeinfuge* (Symphyse) durch faserknorpeliges Gewebe zusammengefügt, so daß ein geschlossener, aus Kreuzbein und beiden Hüftbeinen gebildeter Knochenring, das *knöcherne Becken,* entsteht. Es überträgt die Last des Stamms und der oberen Extremitäten beiderseits auf die untere freie Gliedmaße, das Bein.

Manche Lehrbuchautoren bezeichnen mit dem Begriff »Beckengürtel« die beiden – durch eine Knorpelfuge verbundenen – Hüftbeine. Dem Beckengürtel unserer Definition entspricht in ihrer Darstellung eine Gürtelhälfte. Gelegentlich werden sogar beide Hüftbeine und das Kreuzbein zum »Beckengürtel« gerechnet, d. h. »Beckengürtel« und »knöchernes Becken« gleichgesetzt. Diese Begriffsbestimmung ist sicher nicht korrekt, denn das Kreuzbein ist ein Abschnitt des Achsenskeletts und nicht ein Teil der unteren Extremität.

Muskeln des Beckengürtels, die Wirbelsäule und Beckengürtel verbinden, fehlen; ein bewegliches Kreuzbein-Darmbein-Gelenk wäre in höchstem Maße unökonomisch. Bewegungen der Beckengürtel sind nur mittelbar möglich, wenn der zugehörige Abschnitt des Achsenskeletts, das Kreuzbein, (mit-)bewegt wird.

Bewegungsstelle zwischen Rumpf (+ Beckengürtel) und freier Extremität ist das *Hüftgelenk,* wie das Schultergelenk ein Kugelgelenk.

Die Gliederung der freien unteren Extremität entspricht der Gliederung der freien oberen Gliedmaße (→ S. 179). Das Beinskelett besteht aus dem *Oberschenkelknochen* (Schenkelbein), den beiden *Unterschenkelknochen* und den *Skelettelementen des Fußes.*

A. Beckenwand

1. Beckengürtel

a) Skelettelemente des Beckengürtels

Das **Skelett des Beckengürtels** wird beim Erwachsenen von einem einzigen Großknochen gebildet, dem *Hüftbein, Os coxae.*

Das **Os coxae** (Abb. **115** u. **117**) entsteht durch die Synostose von drei Einzelknochen, dem kranial gelegenen *Darmbein, Os ilii,* dem kaudal liegenden *Sitzbein, Os ischii,* und dem nach ventral gerichteten *Schambein, Os pubis.* Bis etwa zum 18. Lebensjahr werden die drei Knochen noch durch

Knorpelfugen (Abb. **9**) gegeneinander abgegrenzt, die in der *Hüftpfanne, Acetabulum,* aufeinandertreffen und die Figur eines Y bilden.

Am **Os ilii** unterscheidet man eine nach kranial gerichtete, großflächige Knochenplatte, die *Darmbeinschaufel, Ala ossis ilii,* und einen massiven Sockel, *Corpus ossis ilii,* dessen kaudaler Abschnitt den oberen Sektor der Hüftpfanne bildet.

Die leicht ausgehöhlte Innenfläche der Darmbeinschaufel, die *Darmbeingrube, Fossa iliaca,* dient dem M. iliacus als Ursprungsfläche und umfaßt den Eingeweidekern von dorsolateral. Kaudal wird sie von einem Knochenbalken *Linea arcuata,* gegen den Darmbeinkörper abgegrenzt. Dorsal von der Darmbeingrube liegt die *Facies sacropelvica.* Sie trägt die ohrmuschelförmige Gelenkfläche, *Facies auricularis,* für das Kreuzbein-Darmbein-Gelenk und dorsokranial davon die *Tuberositas iliaca* für die Anheftung der Ligg. sacroiliaca. Auf der Außenfläche der Darmbeinschaufel, *Facies glutaea,* grenzen die beiden mehr horizontal verlaufenden *Linea glutaea anterior* und *Linea glutaea inferior* sowie die mehr vertikal gerichtete *Linea glutaea posterior* die Ursprungsfelder der Gesäßmuskeln ab (Abb. **123**).

Der verdickte kraniale Rand der Darmbeinschaufel wird als *Darmbeinkamm, Crista iliaca,* bezeichnet. Er endet ventral an dem durch die Haut tastbaren *vorderen oberen Darmbeinstachel, Spina iliaca anterior superior* (Ursprung der Mm. sartorius und tensor fasciae latae, Anheftung des Leistenbandes) und läuft dorsal in die *Spina iliaca posterior superior* aus. Die Crista iliaca trägt drei Knochenlinien, *Labium externum* (außen, Ansatz des äußeren schrägen Bauchmuskels), *Linea intermedia* (Mitte, Ursprung des inneren schrägen Bauchmuskels) und *Labium internum* (innen, Ursprung des queren Bauchmuskels). Am Labium externum springt – etwa 5 cm hinter der Spina iliaca anterior superior – ein palpabler Knochenhöcker, *Tuberculum iliacum,* an der Stelle vor, an der die Linea glutaea anterior den Darmbeinkamm erreicht.

Am ventralen Darmbeinrand grenzt eine kleine Inzisur die *Spina iliaca anterior inferior* vom vorderen oberen Darmbeinstachel ab, sie dient dem M. rectus femoris und dem Lig. iliofemorale als Ursprungsstelle. Am dorsalen Rand der Darmbeinschaufel liegt kaudal der Spina iliaca posterior superior die *Spina iliaca posterior inferior.* Von den beiden hinteren Darmbeinstacheln entspringen Züge der Ligg. sacroiliaca und des Lig. sacrotuberale. Kaudal vom hinteren unteren Darmbeinstachel ist der Hinterrand von Darmbein und angrenzendem Sitzbein zur *Incisura ischiadica major* eingezogen, deren kaudale Begrenzung von der Spina ischiadica gebildet wird.

Das **Os pubis** grenzt mit dem *Corpus ossis pubis* dorsokranial an das Corpus ossis ilii, dorsokaudal an das Corpus ossis ischii. Der Schambeinkörper bildet den ventralen Abschnitt der Hüftpfanne. Am Vorderrand des

Os coxae formt er an der Darmbein-Schambein-Grenze die *Eminentia iliopubica,* an der sich der Arcus iliopectineus anheftet. Nach medial und etwas nach ventrokaudal gerichtet geht vom Corpus ossis pubis der *Ramus superior ossis pubis* aus, der sich im Symphysenbereich in den *Ramus inferior ossis pubis* umwendet.

Der Oberrand des Ramus superior ist zu dem nach ventrokranial gerichteten, scharfen *Schambeinkamm, Pecten ossis pubis,* ausgezogen, der an dem lateral von der Symphyse gelegenen *Tuberculum pubicum* endet. Vom Tuberculum pubicum zieht die *Crista pubica* als schmale Leiste nach medial zur Symphyse. Der Unterrand des Ramus superior ossis pubis ist zur *Crista obturatoria* zugeschärft, die eine Rinne, *Sulcus obturatorius,* aufweist (vordere und hintere Begrenzung des Sulcus durch die *Tubercula obturatoria anterius* und *posterius).*

Der untere Schambeinast zieht von der *Facies symphysialis* nach laterokaudal und geht in den Ramus ossis ischii über. Die unteren Schambeinäste beider Seiten formen zusammen mit dem Unterrand der Symphyse den *Schambogen, Arcus pubis.* Der eingeschlossene Winkel ist bei der Frau stumpf und am Scheitel gerundet. Beim Mann verlaufen die unteren Schambeinäste steiler abwärts, der Winkel beträgt etwas weniger als 90° und wird deshalb *Angulus subpubicus* genannt.

Das **Os ischii** beteiligt sich mit dem *Corpus ossis ischii* am Aufbau der Hüftpfanne, mit dem *Ramus ossis ischii* an der dorsokaudalen Begrenzung des Foramen obturatum. Durch einen Knochenvorsprung am Hinterrand des Sitzbeinasts, *Spina ischiadica,* wird die tief einschneidende *Incisura ischiadica major* von der seichten *Incisura ischiadica minor* abgetrennt, deren kaudale Begrenzung der *Sitzbeinhöcker, Tuber ischiadicum,* darstellt. Er liegt am Scheitel des vom Ramus ossis ischii gebildeten Bogens und dient als Ursprungsfeld der ischiokruralen Muskulatur. Beim Stehen wird der Sitzbeinhöcker von kaudalen Faserbündeln des M. glutaeus maximus überdeckt. Bei der Beugung des Hüftgelenks schieben sich diese Faserzüge kranialwärts, so daß beim Sitzen das Tuber nur vom subkutanen Fettpolster unterlagert wird.

Das *Foramen obturatum,* das »verstopfte Loch«, wird durch Körper und Äste des Schambeins und des Sitzbeins umrahmt (Abb. **115**) und durch die *Membrana obturatoria* (Abb. **117**) verschlossen, deren Faserzüge vorwiegend in querer Richtung verlaufen. Sie besitzt an ihrem mediokranialen Umfang eine Aussparung, die zusammen mit dem Sulcus obturatorius des Os pubis den *Canalis obturatorius* bildet (Durchtrittsstelle der Vasa obturatoria und des N. obturatorius). Auf der Außenfläche der Membran entspringt der M. obturator externus, auf der Innenfläche der M. obturator internus.

Das **Acetabulum** liegt an der dicksten Stelle des Hüftbeins und stellt eine halbkugelige Aushöhlung dar (Abb. **115 a**). Die Hüftpfanne wird von den

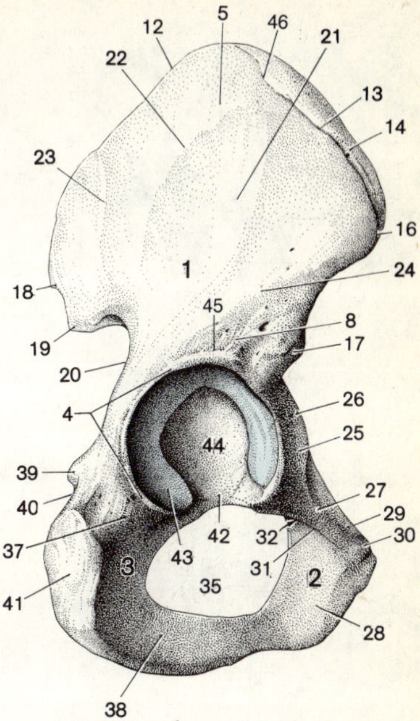

a

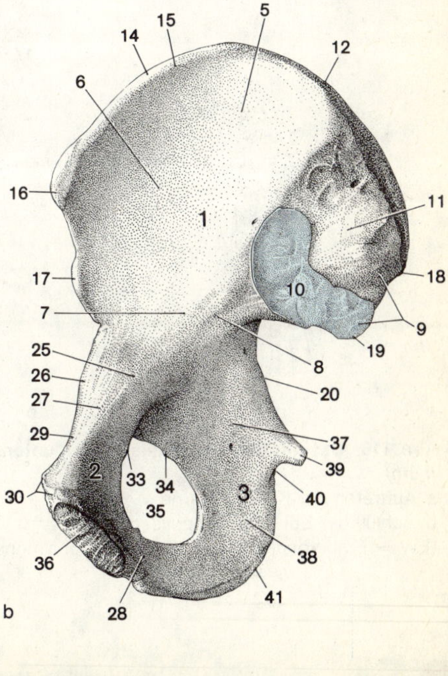

b

Abb. 115. **Hüftbein**
a Ansicht der Außenfläche (♀)
b Ansicht der Innenfläche (♂)

1 Os ilii
2 Os pubis
3 Os ischii
4 Acetabulum
5 Ala ossis ilii
6 Fossa iliaca
7 Linea arcuata
8 Corpus ossis ilii
9 Facies sacropelvica
10 Facies auricularis
11 Tuberositas iliaca
12 Crista iliaca
13 Labium externum
14 Linea intermedia
15 Labium internum
16 Spina iliaca anterior superior
17 Spina iliaca anterior inferior
18 Spina iliaca posterior superior
19 Spina iliaca posterior inferior
20 Incisura ischiadica major
21 Facies glutaea
22 Linea glutaea anterior
23 Linea glutaea posterior
24 Linea glutaea inferior
25 Corpus ossis pubis
26 Eminentia iliopubica
27 Ramus superior ossis pubis
28 Ramus inferior ossis pubis
29 Pecten ossis pubis
30 Tuberculum pubicum und (symphysenwärts) Crista pubica
31 Crista obturatoria
32 Sulcus obturatorius
33 Tuberculum obturatorium anterius
34 Tuberculum obturatorium posterius
35 Foramen obturatum
36 Facies symphysialis
37 Corpus ossis ischii
38 Ramus ossis ischii
39 Spina ischiadica
40 Incisura ischiadica minor
41 Tuber ischiadicum
42 Incisura acetabuli
43 Facies lunata
44 Fossa acetabuli
45 Sulcus supraacetabularis
46 Tuberculum iliacum

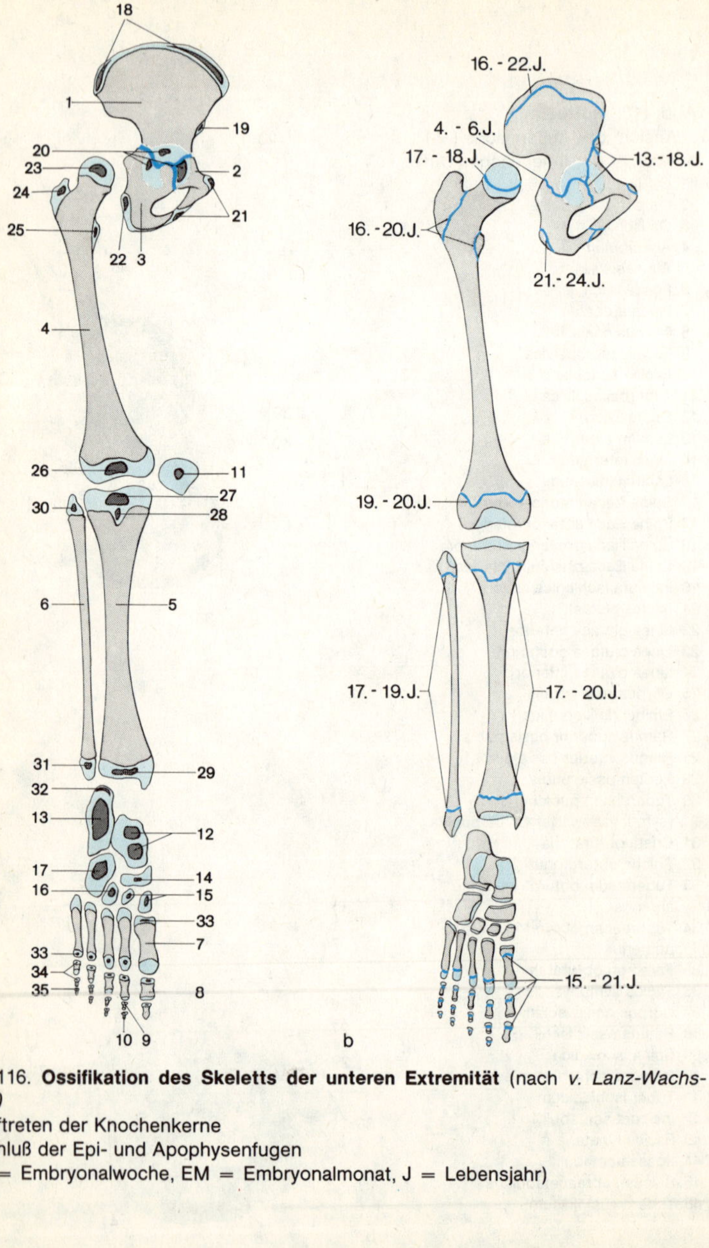

Abb. 116. **Ossifikation des Skeletts der unteren Extremität** (nach *v. Lanz-Wachsmuth)*

a Auftreten der Knochenkerne

b Schluß der Epi- und Apophysenfugen

(EW = Embryonalwoche, EM = Embryonalmonat, J = Lebensjahr)

Körpern aller drei Knochen gebildet, die sich zum Os coxae vereinigt haben, und nimmt den Schenkelkopf auf. Der kräftige knöcherne Randwulst, *Limbus acetabuli,* wird vom Corpus ossis ilii durch eine Rinne, *Sulcus supraacetabularis,* abgegrenzt. Am kaudalen Umfang ist er unterbrochen, *Incisura acetabuli,* und wird hier durch das *Lig. transversum acetabuli* (Abb. **9** u. **123**) ersetzt, das die Inzisur schließt. Von der Pfannenfläche ist nur ein randwärts gelegener, sichelförmiger Streifen, *Facies lunata,* überknorpelt, mit der das Caput ossis femoris artikuliert. Der dünnwandige zentrale Pfannenboden, *Fossa acetabuli,* ist mit Fettgewebe ausgefüllt und öffnet sich nach kaudal zur Incisura acetabuli.

Röntgenbild. Das Acetabulum ist bis zum 5. Lebensjahr ausgesprochen flach. Die Röntgenologen bezeichnen als »Os acetabuli« einen oder mehrere röntgenologisch nachweisbare kleine Knochenschatten am Oberrand der Hüftpfanne, während die Anatomen darunter einen der drei Knochenkerne in der Knorpelfuge des Hüftbeins verstehen.

Ossifikation. Im knorpeligen *Hüftbein* treten im 3.–7. Fetalmonat nacheinander die Hauptknochenkerne in Darmbein, Sitzbein und Schambein (Abb. **116**) auf, die – abgesehen von der Y-förmigen Knorpelfuge in der Hüftpfanne – etwa im 6.–10. Lebensjahr miteinander verschmelzen. Bei der Geburt hat die Verknöcherung das Acetabulum zwar erreicht, doch entstehen in der breiten Knorpelfuge erst zwischen 10. und 13. Lebensjahr drei zunächst isolierte Knochenkerne, die zwischen 13. und 18. Lebensjahr miteinander und mit den Hauptkernen synostosieren. Die epiphysäre Ossifikation des Darmbeinkamms und das Auftreten von Apophysenkernen in der Spina iliaca anterior inferior und im Tuber ischiadicum erfolgen zwischen 13. und 16. Lebensjahr. Im Tuberculum pubicum und zwischen Sitz- und unterem

---

◀ 1–10 *Beginn der »diaphysären« Ossifikation*
1 Os ilii, 3. EM
2 Os pubis, 6.–7. EM
3 Os ischii, 4.–5. EM
4 Os femoris, 8. EW
5 Tibia, 7.–8. EW
6 Fibula, 8. EW
7 Ossa metatarsi I–V, 9. EW
8 Phalanx proximalis, 5. EM
9 Phalanx media, 8. EM
10 Phalanx distalis, 9. EW
11–17 *Auftreten der Knochenkerne in der Kniescheibe und in den Fußwurzelknochen*
11 Patella, 3.–4. J
12 Talus, 7. EM
13 Calcaneus, 5.–6. EM
14 Os naviculare, 4. J
15 Os cuneiforme I, II, 3.–4. J
16 Os cuneiforme III, 1. J
17 Os cuboideum, 10. EM
18–35 *Auftreten epi- und apophysärer Knochenkerne*
18 Crista iliaca, 13.–15. J
19 Spina iliaca anterior inferior, 16. J
20 Knochenkerne im Acetabulum, 10.–13. J
21 Tuberculum pubicum sowie zwischen Sitzbeinast und unterem Schambeinast, 16.–20. J
22 Tuber ischiadicum, 13.–15. J
23 Caput ossis femoris, 1. J
24 Trochanter major, 3.–5. J
25 Trochanter minor, 9. J
26 distale Femurepiphyse, 10. EM
27 proximale Tibiaepiphyse, 10. EM
28 Tuberositas tibiae, 11.–13. J
29 distale Tibiaepiphyse, 2. J
30 Caput fibulae, 4.–6. J
31 Malleolus lateralis, 2. J
32 Tuber calcanei, 9.–11. J
33 Epiphyse im Os metatarsale I (proximal), in den Ossa metatarsi II–V (distal), 3.–4. J
34 Epiphyse in Grund- und Mittelphalangen, 1.–2. J
35 Epiphyse in den Endphalangen, 3.–5. J

Schambeinast lassen sich apophysäre Knochenkerne zwischen 16. und 20. Lebensjahr nachweisen.

b) Verbindungen des Beckengürtels

Im **Kreuzbein-Darmbein-Gelenk,** *Articulatio sacroiliaca* (Abb. **117**), stehen die Facies auricularis des Kreuzbeins und des Darmbeins in einer straffen, praktisch unbeweglichen Verbindung (Amphiarthrose).

Der Knorpelüberzug der Gelenkflächen besteht oberflächlich aus Faserknorpel, in der Tiefe aus Hyalinknorpel. Die Gelenkflächen sind häufig in komplizierter Weise ineinander verzahnt und durch intraartikuläre Faserzüge miteinander verbunden.

Bänder. Auf der Ventralseite überspannen die *Ligg. sacroiliaca anteriora* den Gelenkspalt. Die mächtigen, kurzfaserigen *Ligg. sacroiliaca interossea* ziehen hinter dem Gelenk von der Tuberositas sacralis zur Tuberositas iliaca. Nach dorsal folgen die *Ligg. sacroiliaca posteriora,* deren breite, kurze Züge schräg vom Seitenteil des Kreuzbeins zur Tuberositas iliaca und zur Spina iliaca posterior inferior verlaufen, während oberflächliche, lange Faserbündel steil aufwärts zur Spina iliaca posterior superior ziehen.

Nach kranial schließt sich an die Kreuzbein-Darmbein-Bänder das *Lig. iliolumbale* an, das vom Proc. costalis des 5. Lendenwirbels (d. h. von einem der Pars lateralis des Kreuzbeins homologen Rippenrudiment) zur Crista iliaca verläuft.

Die Form der Gelenkflächen und die kräftigen Fasermassen erlauben in der Articulatio sacroiliaca keine nennenswerten Bewegungen.

Nur während der Schwangerschaft sind die Bandzüge so weit gelockert, daß eine geringe Kippbewegung um eine frontale Achse passiv – nicht durch aktive Muskeltätigkeit – möglich wird. Sie kann durch die sogenannte Walchersche Hängelage erzwungen werden und führt zu einer geringgradigen Erweiterung des Beckeneingangs.

Bandverbindungen zwischen Kreuz- und Sitzbein (Abb. **117**). In der Kreuzbein-Darmbein-Verbindung wird der von der Körperlast auf das Os sacrum ausgeübte Druck auf die Hüftbeine übertragen. Dies geschieht sowohl direkt über die Gelenkflächen der Articulatio sacroiliaca, als auch indirekt über die Ligg. sacroiliaca, durch die das Kreuzbein gewissermaßen an den seitlichen Teilen des Beckenrings aufgehängt ist. Unter der Körperlast hat das Kreuzbein die Tendenz, sich um eine Frontalachse zu drehen, so daß das Promontorium (Vorderrand der Basis ossis sacri) nach ventrokaudal abkippt, während die Kreuzbeinspitze nach dorsokranial aus dem Becken herausgehebelt wird. Diese Bewegung wird durch zwei kräftige Bandzüge, die Ligg. sacrospinale und sacrotuberale, weitgehend verhindert.

Das *Lig. sacrospinale* zieht als dreieckige Faserplatte vom Seitenrand des Kreuz- und des Steißbeins zur Spina ischiadica und trennt das Foramen ischiadicum majus vom Foramen ischiadicum minus.

Das kräftige *Lig. sacrotuberale* besitzt eine ausgedehnte Ursprungslinie am

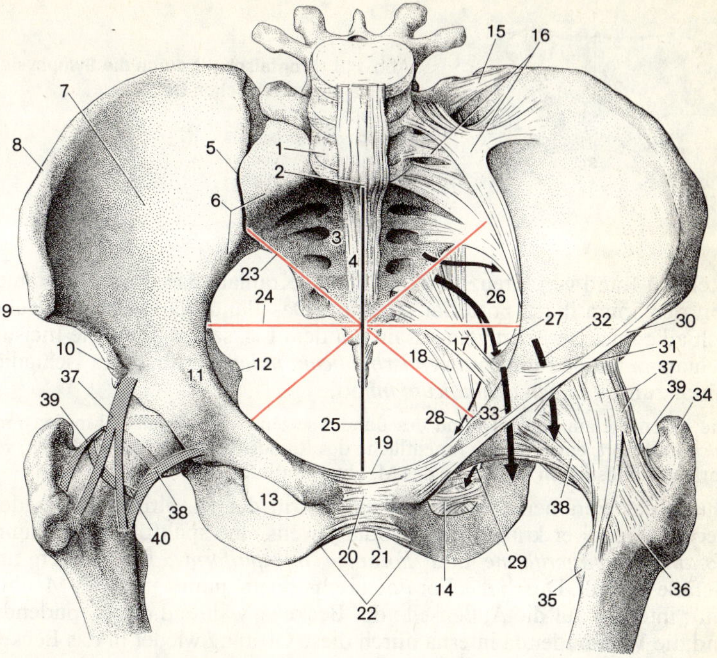

Abb. 117. **Knöchernes weibliches Becken,** linke Seite mit Bändern, Durchmesser des Beckeneingangs, Gefäß-Nervenstraßen (Pfeile), **Hüftgelenk**

1 Vertebra lumbalis V
2 Promontorium
3 Facies pelvica ossis sacri
4 Lig. longitudinale anterius
5 Articulatio sacroiliaca
6 Linea terminalis
7 Fossa iliaca
8 Crista iliaca
9 Spina iliaca anterior superior
10 Spina iliaca anterior inferior
11 Eminentia iliopubica
12 Spina ischiadica
13 Foramen obturatum
14 Membrana obturatoria
15 Lig. iliolumbale
16 Ligg. sacroiliaca anteriora
17 Lig. sacrospinale
18 Lig. sacrotuberale
19 Lig. pubicum superius
20 Discus interpubicus
21 Lig. arcuatum pubis
22 Arcus pubis
23 Diameter obliqua
24 Diameter transversa
25 Conjugata des Beckeneingangs
26–29 *Gefäß-Nervenstraßen* durch
die suprapiriforme Abteilung des Foramen ischiadicum majus (26)
die infrapiriforme Abteilung des Foramen ischiadicum majus (27)
das Foramen ischiadicum minus (28)
den Canalis obturatorius (29)
30 Lig. inguinale
31 Arcus iliopectineus
32 Pfeil in der Lacuna musculorum
33 Pfeil in der Lacuna vasorum
34 Trochanter major
35 Trochanter minor
36 Linea intertrochanterica
37 Lig. iliofemorale
38 Lig. pubofemorale
39 Lig. ischiofemorale
40 Zona orbicularis

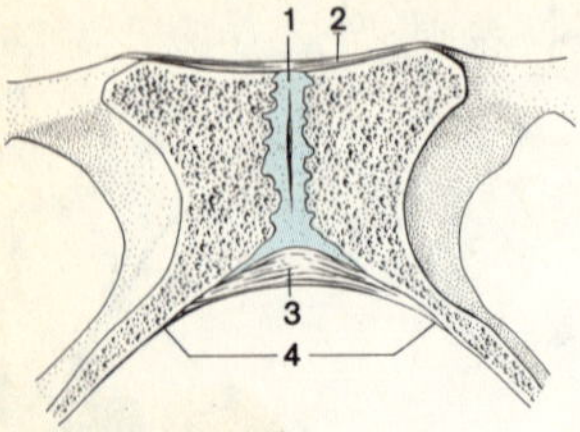

Abb. 118. **Frontalschnitt durch die Symphysis pubica eines weiblichen Beckens,** Ansicht von ventral
1 Discus interpubicus
2 Lig. pubicum superius
3 Lig. arcuatum pubis
4 Arcus pubis (>90°)

lateralen Rand von Kreuz- und Steißbein. Kraniale Faserbündel kommen von der Spina iliaca posterior superior. Das Band heftet sich am Tuber ischiadicum an, ergänzt gemeinsam mit dem Lig. sacrospinale die Incisura ischiadica major zum *Foramen ischiadicum majus,* die Incisura ischiadica minor zum *Foramen ischiadicum minus.*

Die Faserzüge am unteren Rand des Bandes setzen sich nach medial in den *Proc. falciformis* fort, einen an der Innenfläche des Ramus ossis ischii angehefteten, verstärkten Randstreifen der Faszie des M. obturator internus.

Durch das Foramen ischiadicum majus tritt der M. piriformis aus dem Becken, wobei er kranial und kaudal jeweils eine spaltförmige Öffnung, *Foramen suprapiriforme* und *Foramen infrapiriforme,* für Nerven und Gefäße freiläßt. Durch das Foramen ischiadicum minus zieht der M. obturator internus auf die Außenseite des Beckens, während der N. pudendus und die Vasa pudenda interna durch diese Öffnung wieder in das Beckeninnere gelangen.

In der **Schambeinfuge,** *Symphysis pubica,* werden die beiden Schambeine durch den *Discus interpubicus* verbunden (Abb. **117** u. **118**). Er besteht beim Erwachsenen fast ausschließlich aus Faserknorpel; der ursprünglich vorhandene Hyalinknorpel bleibt jederseits nur in einer dünnen, unmittelbar an den Knochen grenzenden Scheibe erhalten.

Im Discus tritt nach der Geburt ein variabel ausgebildeter, mit Synovia gefüllter Spaltraum auf. An Ober- und Unterrand ragt der (auf der Vorderfläche verbreiterte) Symphysenknorpel etwas über die knöcherne Begrenzung der Schambeinfuge hinaus.

Das *Lig. pubicum superius* verbindet den Oberrand beider Schambeine, das *Lig. arcuatum pubis* kleidet den Schambeinwinkel aus. Beide Verstärkungsbänder sind meist mit dem Periost des Knochens und mit dem Perichondrium des Symphysenknorpels fest verschmolzen.

Die *Symphyse* wird beim Stand auf beiden Beinen vor allem auf Zug, beim Stand auf einem Bein vornehmlich auf Schub beansprucht. Beim Sitzen ist die Beanspruchung der Symphyse je nach der Beckenform verschieden.

Beim typisch männlichen Becken, bei dem die Distanz der Sitzbeinhöcker geringer ist als die Entfernung der beiden Sakroiliakalgelenke, wird die Symphyse beim Sitzen vor allem auf Druck beansprucht, beim typisch weiblichen Becken, bei dem der

Abstand der Sitzbeinhöcker größer ist als die Entfernung der Kreuzbein-Darmbein-Gelenke, dagegen auf Zug.

Der histologische Bau der Symphyse entspricht der vielfältigen und wechselnden mechanischen Beanspruchung. Das Knorpelgewebe nimmt Druckspannungen auf, die queren Fibrillenbündel leisten Zugkräften, die schrägen, die Medianlinie kreuzenden Faserbündel Schubkräften Widerstand.

2. Becken

Das **Beckenskelett** (Abb. **117**) ist ein dreiteiliger Knochenring, der aus den beiden Ossa coxae und dem Os sacrum besteht. Das *große Becken, Pelvis major,* wird von den beiden Darmbeinschaufeln gebildet, die den Eingeweidekern von dorsolateral umfassen. Das *kleine Becken, Pelvis minor,* dessen knöcherne Wand von allen Elementen des Beckenskeletts aufgebaut wird, begrenzt den Beckenraum, *Cavitas pelvis,* in dem die Beckenorgane liegen.

Die Grenzlinie, *Linea terminalis,* die großes und kleines Becken trennt, setzt sich aus dem Promontorium, der Linea arcuata und dem Pecten ossis pubis zusammen. Im Bereich des Hüftbeins entspricht ihr ein kräftiger Knochenbalken, »Hauptbalken«, der von der Articulatio sacroiliaca zur Symphyse zieht und in den auf der Außenfläche das Acetabulum eingelassen ist. Er überträgt den Druck, den die Körperlast auf das Kreuzbein ausübt, auf den Schenkelkopf. Der vordere Balkenteil nimmt die hierbei in der Symphyse auftretenden Spannungen auf. An den Hauptbalken ist kranial und kaudal jeweils ein knöcherner Rahmen angefügt, der am großen Becken von dem verdickten Rand der Darmbeinschaufel, am kleinen Bekken von den Ästen des Schambeins und dem Sitzbeinast gebildet wird. Der Mittelteil der beiden Rahmenkonstruktionen ist für die Festigkeit des Beckens von geringer Bedeutung, dient jedoch als Muskelursprungsfeld.

Im Zentrum des kaudalen Beckenteils ist der Knochen völlig reduziert und durch die Membrana obturatoria ersetzt. Die zentrale Partie der Darmbeinschaufel besteht, vor allem im dorsalen Bereich, aus einer dünnen Knochenplatte. Auf ihrer Außenfläche entspringen die Abduktoren des Hüftsgelenks (Mm. glutaei medius und minimus), die während der Standbeinperiode das Becken fixieren und verhindern, daß es nach der Spielbeinseite abkippt. Die Vergrößerung und die Stellungsänderung ihrer Ursprungsfläche, der Ala ossis ilii, stellen eine bedeutsame Anpassung an den aufrechten Gang des Menschen dar.

Eine nicht rechtzeitig behandelte Rachitis bei Säugling und Kleinkind, bei der infolge Vitamin-D-Mangels das neugebildete Osteoid nicht ausreichend mineralisiert wird, führt auch zu Formveränderungen des Beckenskeletts. Unter dem Druck der Körperlast auf das Kreuzbein und dem Gegendruck der Schenkelköpfe auf die Hüftpfannen plattet sich das Becken ab (plattes, rachitisches Becken) oder wird – bei der heute selten gewordenen Form der schweren Rachitis – kar-

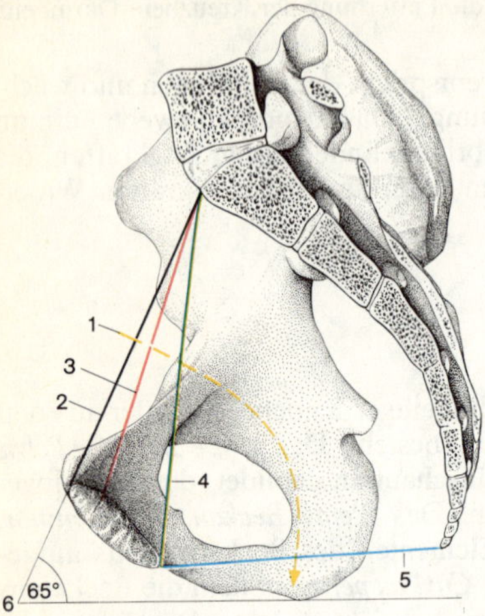

Abb. 119. **Achse und Durchmesser des Beckens,** Mediansagittalschnitt
1 Axis pelvis
2 Conjugata des Beckeneingangs ≈ 11,7 cm
3 Conjugata vera ≈ 11 cm
4 Conjugata diagonalis ≈ 13 cm
5 Conjugata des Beckenausgangs ≈ 9 cm
6 Inclinatio pelvis = 55–75°

tenherzförmig gestaltet. Da die Deformationen auch nach Ausheilung der Krankheit bestehen bleiben, können sie ein Geburtshindernis darstellen.

Beckenkanal (Abb. **119**). Bei der Geburt muß der kindliche Kopf durch das kleine Becken der Mutter hindurchtreten. Der Beckenkanal (Geburtskanal) bildet ein um die Symphyse nach ventral abgebogenes Rohr, das in Höhe des 3. Kreuzwirbels am weitesten ist (Beckenweite). Die *Führungslinie des kleinen Beckens, Axis pelvis,* verläuft jeweils durch den Mittelpunkt des medianen Durchmessers *(Conjugata)* des Beckeneingangs, der Beckenmitte und des Beckenausgangs. Der *Beckeneingang, Apertura pelvis superior,* wird von der Linea terminalis umgrenzt. Die Beckeneingangsebene ist bei »normaler« Körperhaltung beim aufrechten Stand um etwa 65° gegen eine Horizontalebene geneigt *(Inclinatio pelvis).* Das Becken kann jedoch in erheblichem Maße steiler oder flacher gestellt werden, ohne daß sich dies in einer Änderung der Körperhaltung ausdrücken muß; denn die veränderte Beckenstellung läßt sich durch entsprechende Zu- und Abnahme des lumbosakralen Winkels kompensieren. Beim Sitzen liegt die Beckeneingangsebene annähernd horizontal. Der *Beckenausgang, Apertura pelvis inferior,* wird von der Steißbeinspitze, von den Sitzbeinhökkern und den unteren Schambeinästen begrenzt.

Maße des weiblichen Beckens (Abb. **119**). Den kleinsten sagittalen Durchmesser weist der Geburtskanal am Beckenausgang zwischen Steißbeinspitze und Hinterfläche der Symphyse auf (Conjugata des Beckenausgangs, etwa 9 cm), doch kann der Kopf des Kindes die Steißbeinspitze um etwa 2,5 cm zurückdrängen. Die effektiv engste Stelle des Geburtskanals liegt zwischen Promontorium und Hinterfläche der Symphyse und wird als *Conjugata vera* bezeichnet. Bei der Frau beträgt sie im Durchschnitt 11 cm (beim Mann etwas weniger), läßt sich allerdings nur am anatomischen Präparat direkt messen. Erfahrungsgemäß ist sie um 1,5–2 cm geringer als die bei der lebenden Frau meßbare *Conjugata diagonalis* (Distanz zwischen Promontorium und Unterrand der Symphyse), die etwa 13 cm beträgt. Der quere Beckendurchmesser, *Diameter transversa* (Abb. **117**), ist am größten (etwa 13,5 cm); der schräge Durchmesser, *Diameter obliqua,* der die Articulatio sacroiliaca mit der Eminentia iliopubica der Gegenseite verbindet, mißt etwa 12 bis 12,5 cm. Beide Maße lassen sich an der lebenden Frau nicht bestimmen.

In der Geburtshilfe sind eine Reihe *äußerer Beckenmaße* bekannt, z. B. die *Conjugata externa* (Entfernung der Vorderfläche der Symphyse am 5. Lendenwirbeldorn, etwa 20 cm), die *Distantia spinarum* (Abstand der Spinae iliacae anteriores superiores beider Seiten), die *Distantia cristarum* (Abstand der Cristae iliacae) usw. Alle diese Maße lassen sich zwar ohne Schwierigkeiten an der lebenden Frau messen, erlauben jedoch keinen sicheren Schluß auf die Weite des Geburtskanals, da die genannten Meßstrecken nicht immer mit den Dimensionen des kleinen Beckens genügend korreliert sind.

Geschlechtsunterschiede des Beckens. Das knöcherne Becken des Erwachsenen weist im typischen Fall charakteristische Sexualdifferenzen auf. Die Ausgestaltung der weiblichen Beckenform (als Voraussetzung für einen ungestörten Ablauf des Geburtsakts) erfolgt zur Zeit der Pubertät unter dem Einfluß der Sexualhormone.

Der *Beckeneingang* ist bei der geschlechtsreifen Frau mehr rundlich oder queroval; beim Manne springt das Promontorium stärker nach ventral vor, so daß der Beckeneingang einen kartenherzförmigen Umriß erhält.

Der *Angulus subpubicus* beträgt beim Mann höchstens 90°. Bei der Frau ist die Symphyse niedriger, der Arcus pubis bogenförmig gerundet, der Winkel größer als 90° (Abb. **117** u. **118**).

Am *Foramen obturatum* steht beim Mann der größte Durchmesser in vertikaler Richtung, bei der Frau ist das Foramen mehr in querer Richtung ausgedehnt.

Die *Darmbeinschaufeln* laden bei der Frau weiter nach lateral aus als beim Mann, das gesamte Becken ist relativ niedriger und breiter.

Der *Abstand der Sitzbeinhöcker* ist beim Mann relativ geringer als bei der Frau.

Bei der Frau ist das *Kreuzbein* oft absolut, immer relativ breiter als beim Mann. Der Querdurchmesser der *Venusraute* (→ S. 497), d. h. der Abstand der Gelenkspalte der Sakroiliakalgelenke, ist bei der Frau deshalb nicht wesentlich kleiner als der vertikale Durchmesser.

B. Hüfte

1. Hüftgelenk

a) Skelettelement des Oberschenkels

Im Hüftgelenk artikulieren das *Os coxae* und der *Oberschenkelknochen, Os femoris*.

Das **Os femoris** (*Femur*, Abb. **120a** u. **b**), der längste Knochen des Körpers, besteht aus dem kugeligen *Schenkelkopf, Caput ossis femoris,* dem schlanken *Schenkelhals, Collum ossis femoris,* dem kräftigen Schaft, *Corpus ossis femoris,* und dem distalen Endstück, das die beiden Gelenkknorren, *Condylus medialis* und *Condylus lateralis,* trägt.

Das Schenkelbein ist ein typischer Röhrenknochen, der in wesentlichem Maße die individuelle Körpergröße mit bestimmt. Das *Caput ossis femoris* gelenkt im Acetabulum (Abb. **9**). In seine überknorpelte Fläche ist etwas distal von der Mitte eine kleine Grube, *Fovea capitis ossis femoris,* eingesenkt, in der das Lig. capitis femoris verankert ist. Das Collum ossis femoris bildet mit der Schaftachse den stumpfen Schenkelhalswinkel, *Kollodiaphysenwinkel* (Abb. **121**). (Diese Bezeichnung ist insofern nicht ganz korrekt, als der Schenkelhals ebenfalls zur Diaphyse gehört und die Epiphysenfuge zwischen Caput und Collum liegt.) Der Schenkelhalswinkel beträgt beim Neugeborenen etwa 150°, hat beim Kleinkind noch einen Durchschnittswert von über 140° und verkleinert sich vom 3. Lebensjahr ab auf ungefähr 125°.

Bei steilgestelltem Schenkelhals (138° und mehr) spricht man von einer *Coxa valga,* bei einem über die Norm verkleinerten Kollodiaphysenwinkel (weniger als 120°) von einer *Coxa vara.*

Der *Schenkelhals* des Menschen wird – in besonderem Maße während der Standbeinphase – auf Biegung beansprucht. Die hierbei auftretenden

---

1 Caput ossis femoris
2 Fovea capitis ossis femoris
3 Collum ossis femoris
4 Trochanter major
5 Fossa trochanterica
6 Linea intertrochanterica
7 Crista intertrochanterica
8 Trochanter minor
9 Corpus ossis femoris
10 Tuberositas glutaea
11 Linea pectinea
12 Foramen nutricium
13 Linea aspera
14 Labium laterale
15 Labium mediale
16 Facies poplitea
17 Linea intercondylaris
18 Condylus medialis
19 Tuberculum adductorium (Ansatz des M. adductor magnus)
20 Epicondylus medialis
21 Facies patellaris
22 Fossa intercondylaris
23 Condylus lateralis
24 Epicondylus lateralis
25 Basis patellae
26 Apex patellae
27 Facies articularis patellae

Druck- und Zugspannungen werden durch Spongiosabälkchen aufgenommen, die in Richtung der im Modellversuch an homogenen Vergleichskörpern nachweisbaren Spannungstrajektorien verlaufen (Abb. **7a** u. **b**).

An geeigneten Schnittpräparaten und Röntgenbildern des proximalen Femurendes lassen sich (bei normalem Kollodiaphysenwinkel) zumindest zwei Spongiosa-

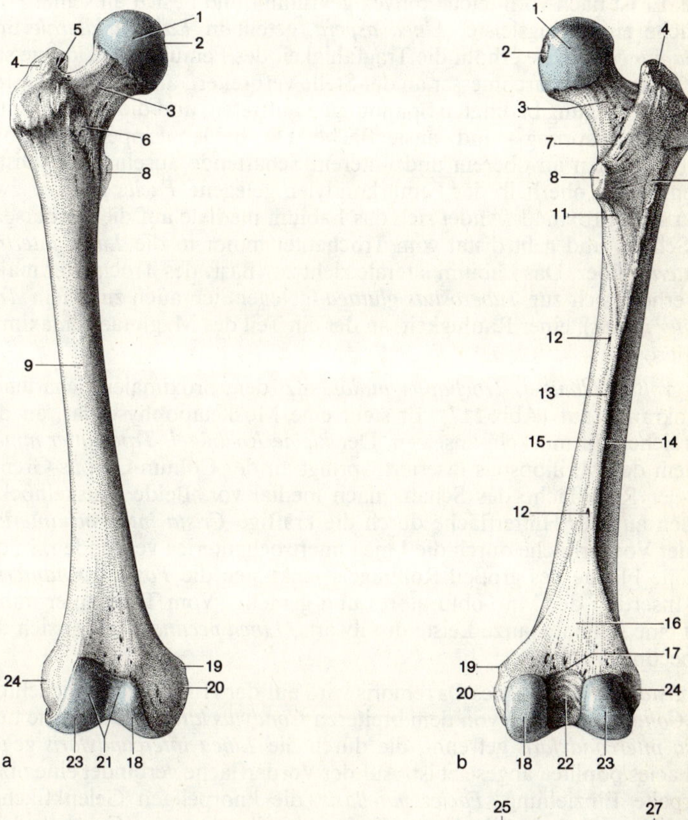

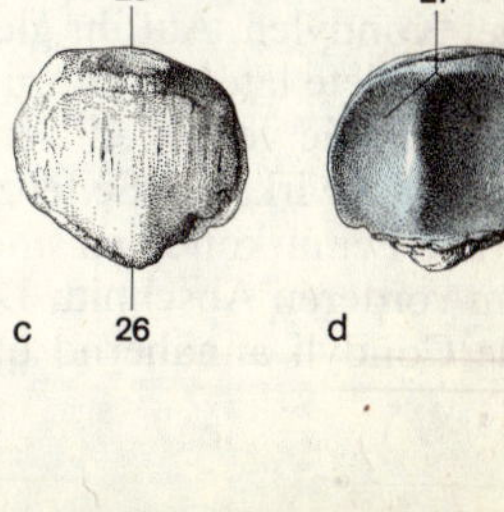

Abb. 120. **Skelettelemente des Oberschenkels**

a Os femoris, Ansicht von vorn

b Os femoris, Ansicht von hinten

c Patella, Ansicht von vorn

d Patella, Ansicht von hinten

systeme erkennen. Das eine System steigt aus der medialen Halskortikalis steil in den oberen Abschnitt des Femurkopfes auf (Druckaufnahme), das andere verläuft bogenförmig aus der lateralen Schaftkortikalis in den unteren Kopfbereich, wobei es die Spongiosabälkchen des erstgenannten Systems nahezu rechtwinklig kreuzt (Zugbündel der Spongiosa). Das von den beiden Bälkchensystemen spitzbogenartig umschlossene, rarefizierte Spongiosaareal erscheint im Röntgenbild als (weniger schattendichtes) Wardsches Dreieck.

Der röhrenförmige *Schenkelschaft* besteht aus kompaktem Knochengewebe. Er ist nach vorn leicht konvex gekrümmt und besitzt an seiner Hinterfläche eine Längsleiste, *Linea aspera*, geteilt in *Labium laterale* und *Labium mediale*. Sie erhöht die Tragfähigkeit des Femurschafts, da sie seinen Querschnittsdurchmesser an der Stelle verbreitert, an der die höchsten durch die Biegung bedingten Spannungen auftreten, und dient gleichzeitig als Muskelursprungs- und -ansatzfläche. Die beiden Lippen der Linea aspera weichen an oberem und unterem Schaftende auseinander. Distal fassen sie die oberhalb der Femurkondylen gelegene *Facies poplitea* zwischen sich. Proximal wendet sich das Labium mediale auf die Vorderseite des Schafts und geht distal vom Trochanter minor in die *Linea intertrochanterica* über. Das Labium laterale zieht zur Basis des Trochanter major und erhebt sich zur *Tuberositas glutaea* (gelegentlich auch zu einem *Trochanter tertius*), einer Rauhigkeit, an der ein Teil des M. glutaeus maximus inseriert.

Der *große Rollhügel, Trochanter major,* sitzt dem proximalen Schaftende laterokranial auf (Abb. **117**). Er stellt eine Muskelapophyse dar, an der zahlreiche Hüftmuskeln ansetzen. Der *kleine Rollhügel, Trochanter minor,* an dem der M. iliopsoas inseriert, springt an der Collum-Corpus-Grenze von der Rückfläche des Schafts nach medial vor. Beide Muskelhöcker werden auf der Hinterfläche durch die kräftige *Crista intertrochanterica,* auf der Vorderfläche durch die Linea intertrochanterica verbunden. In die mediale Fläche des großen Rollhügels senkt sich die *Fossa trochanterica* ein (Insertion der Mm. obturatores und gemelli). Vom Trochanter minor zieht eine schmale kurze Leiste distalwärts, *Linea pectinea,* an der sich der M. pectineus anheftet.

Am *distalen Endstück* des Os femoris wird auf der Hinterfläche der schmälere *Condylus medialis* von dem breiteren *Condylus lateralis* durch die tiefe *Fossa intercondylaris* getrennt, die durch die *Linea intercondylaris* gegen die Facies poplitea abgesetzt ist. Auf der Vorderfläche verbindet eine überknorpelte Einziehung, *Facies patellaris,* die knorpeligen Gelenkflächen beider Kondylen. Auf ihr gleitet die Kniescheibe. Die vom Condylus lateralis gebildete laterale Führungswange dieser Gleitbahn springt etwas weiter vor als die vom medialen Condylus aufgeworfene mediale Führungswange und wirkt der Seitenzugkomponente des M. vastus lateralis entgegen. Die Femurkondylen sind im hinteren Bereich stärker gekrümmt als in ihrem vorderen Abschnitt. Die Seitenansicht der Kondylenkontur, die für beide Condyli annähernd übereinstimmt, gleicht daher einer Spirallinie.

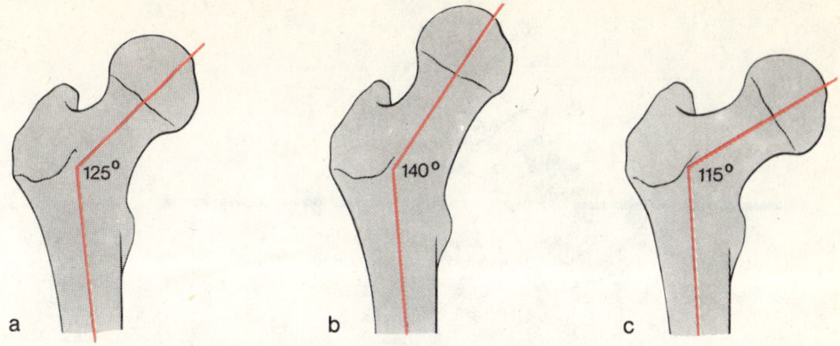

Abb. 121. **Kollodiaphysenwinkel beim Erwachsenen**
a Durchschnittswert
b Coxa valga
c Coxa vara

Jeder Condylus wird proximal der Gelenkfläche durch eine Muskel- und Bandapophyse seitwärts überragt, *Epicondylus lateralis* und *Epicondylus medialis*. Am *Tuberculum adductorium*, einem kleinen Höcker oberhalb des medialen Epicondylus, heftet sich die »epikondyläre« Portion des M. adductor magnus an.

Hält man den Femurschaft senkrecht, so reicht der mediale Condylus weiter nach distal. Beim aufrechten Stand liegen die beiden Gelenknorren jedoch in gleicher Höhe, da die Schaftachse schräg steht und mit der Schienbeinachse einen nach lateral offenen Winkel bildet (frontaler Kniewinkel, Abb. **133 a**).

Die Projektion der Schenkelhalsachse auf eine horizontale Ebene bildet beim Erwachsenen mit der queren Kondylenachse einen Winkel von etwa 12°, der Schenkelhals ist antevertiert (Abb. **122**). Die *Anteversion* des Femurhalses, häufig und nicht völlig korrekt Femurtorsion genannt, prägt sich vom 4. Fetalmonat ab zunehmend stärker aus. Sie erreicht ihren höchsten Wert nach der Geburt (im Mittel 34°) und wird dann wieder rückläufig.

Die *Kniescheibe, Patella* (Abb. **120 c, d** u. **139**), ist als Sesambein in die Sehne des M. quadriceps femoris eingeschaltet. Die dreiseitige Knochenplatte besitzt proximal eine breite, gerundete *Basis* und distal einen stumpfwinklig zugespitzen *Apex patellae,* von dem das distale Endstück der Quadrizepssehne, *Lig. patellae,* ausgeht. An ihrer überknorpelten Hinterfläche, *Facies articularis,* grenzt eine Führungsleiste zwei gering gekehlte Felder ab. Das größere Areal liegt lateral und artikuliert mit dem Condylus lateralis des Os femoris. Die Kniescheibe verhindert, daß die Sehnenfasern des M. quadriceps auf dem Gelenkknorpel des Os femoris schleifen.

Ossifikation. Der Knochenkern der distalen *Femur*epiphyse (Abb. **6 b** u. **116**), von dem aus Kondylen und Epikondylen verknöchern, entsteht zwi-

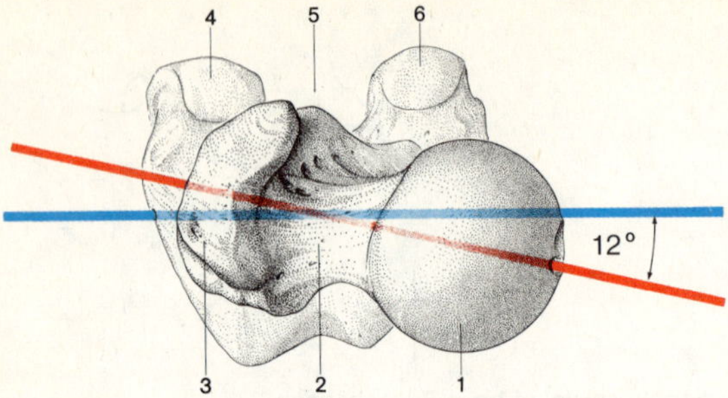

Abb. 122. **Anteversion des Femurhalses** (Schenkelhals auf die Femurkondylen projiziert, »Dorsal«seite oben)
Schenkelhalsachse ——
frontalgestellte Kondylenachse ——
1 Caput ossis femoris
2 Collum ossis femoris
3 Trochanter major
4 Condylus lateralis
5 Fossa intercondylaris
6 Condylus medialis

schen 9. Fetalmonat und 2. Lebensmonat. Da er bei 95% aller Neugeborenen nachweisbar ist, gilt er als eines der *Reifezeichen* und hat forensische Bedeutung. Das Röntgenbild dieses Knochenkerns wird häufig bei Wachstumsstörungen im Kindesalter zur Klärung der Diagnose oder bei Rachitis zur Beurteilung des Krankheitsablaufs herangezogen.

Die diaphysäre Verknöcherung beginnt am Ende des 2. Embryonalmonats. Sie beschränkt sich nicht nur auf das Corpus ossis femoris, sondern setzt sich schließlich auch auf den Schenkelhals fort. Der Knochenkern in der proximalen Epiphyse (Schenkelkopf) tritt in der 2. Hälfte des 1. Lebensjahrs auf, die Epiphysenfuge schließt sich mit dem 18. Lebensjahr (bei Mädchen etwas früher, bei Knaben etwas später). Die Apophysenkerne erscheinen sehr spät, im Trochanter major im 3.–5. Lebensjahr, im Trochanter minor etwa mit 9 Jahren.

Epiphysenlösungen am proximalen Femurende können als Folge eines Geburtstraumas bei Neugeborenen beobachtet werden. Sie können aber auch in Form einer Lockerung der Knorpelfuge bei Jugendlichen auftreten, wobei sich der Schenkelhals langsam gegen den in der Hüftpfanne sitzenden Schenkelkopf verschiebt.

b) Kapsel und Bandapparat des Hüftgelenks

Das **Hüftgelenk,** *Articulatio coxae,* ist ein Kugelgelenk mit drei Freiheitsgraden. Da jedoch der Gelenkkopf so tief in die Pfanne hineinragt, daß diese ihn über den Äquator hinaus umschließt, bezeichnet man das Hüftgelenk auch als *Nußgelenk, Articulatio cotylica.*

Die *Gelenkpfanne* (Abb. **9** u. **123**) wird vom Acetabulum und dem Lig. transversum acetabuli gebildet und durch eine ringförmige, faserknorpelige Pfannenlippe, *Labrum acetabulare,* vervollständigt. Sie ist am Pfannenrand befestigt, umfaßt das kugelige Caput ossis femoris jenseits des Äquators und schließt mit dem freien Lippenrand den Gelenkspalt luftdicht ab. Der Schenkelkopf artikuliert lediglich mit der sichelförmigen, überknorpelten Facies lunata. Sie umgreift die mit Fettgewebe ausgekleidete Fossa acetabuli, in die das *Lig. capitis femoris* eingebettet ist. Dieses Band entspringt am Rande des Pfannengrunds in der Incisura acetabuli und am Lig. transversum acetabuli. Es heftet sich in der Fovea capitis ossis femoris an und führt dem Femurkopf Ästchen des R. acetabularis der A. obturatoria oder der A. circumflexa femoris medialis zu, die im Alter oft obliteriert sind.

Die *Gelenkkapsel* ist am knöchernen Pfannenrand und am Lig. transversum acetabuli fixiert, im Unterschied zum Schultergelenk im allgemeinen jedoch nicht an der Pfannenlippe befestigt. Am Os femoris setzt die Kapsel auf der Vorderseite an der Linea intertrochanterica an, so daß die Vorderfläche des Schenkelhalses völlig intrakapsulär liegt. Auf der Hinterseite bleibt sie etwa 1,5 cm von der Crista intertrochanterica entfernt (der Schenkelhals ist hinten länger als auf der Vorderseite). Die Epiphysenfuge des Femurkopfes liegt vollständig intrakapsulär.

Bei Schenkelhalsbrüchen kann die Bruchlinie hinten extrakapsulär verlaufen, während sie auf der Vorderseite stets innerhalb der Kapsel liegen muß – sofern die Frakturlinie nicht von der Hinterfläche des Halses in den Schenkelschaft zieht.

Bänder (Abb. **117** u. **123**). In die fibröse Wandschicht der Gelenkkapsel sind kräftige Verstärkungsbänder eingelassen, welche die Bewegungsmöglichkeiten des Hüftgelenks entscheidend beeinflussen.

Das *Lig. iliofemorale,* eines der stärksten Bänder des menschlichen Körpers, zieht auf der Vorderseite des Hüftgelenks von der Spina iliaca anterior inferior fächerförmig zur Linea intertrochanterica. Ein lateraler »Quer«zug und ein medialer »Längs«zug sind besonders ausgeprägt und verleihen dem Band die Figur eines umgekehrten V. Das Lig. iliofemorale spannt sich bei der Streckung des Beins an und läßt nur eine geringfügige Retroversion des Os femoris zu. (Die Rückhebung des Spielbeins wird durch eine Beugung im Hüftgelenk des Standbeins bewirkt.) Beim aufrechten Stand verhindert das Band, daß das Becken nach hinten absinkt. Der laterale Schenkel des Lig. iliofemorale hemmt übermäßige Außenrotation und Adduktion, der mediale Schenkel in geringerem Maße die Innenrotation.

Das schwächere *Lig. pubofemorale* entspringt vom oberen Schambeinast. Seine Fasern strahlen in den medialen Schenkel des Lig. iliofemorale ein, ein Teil erreicht die Linea intertrochanterica. Das Band hemmt die übermäßige Abduktion des Oberschenkels. Der Teil des Schenkelkopfes, der bei extremer Abduktion nach unten aus der Hüftpfanne herausragt, stemmt sich gegen das pubofemorale Band. In Abduktionsstellung wird das Lig. pubofemorale auch bei der Außenkreiselung angespannt.

Das *Lig. ischiofemorale* ist kräftiger als der vorgenannte Bandzug. Es liegt auf der Hinterfläche der Gelenkkapsel, entspringt vom Sitzbein und verläuft schraubenförmig über den Schenkelhals hinweg zur Zona orbicularis und zur Fossa trochanterica. Proximale Fasern erreichen den »Quer«zug des Lig. iliofemorale. Das Band hemmt die Innenkreiselung und verhindert gemeinsam mit dem Lig. iliofemorale eine nennenswerte Retroversion im Hüftgelenk.

Die *Zona orbicularis* (Abb. **9** u. **117**) bildet einen der Gelenkinnenhaut anliegenden Faserring, der den Schenkelhals an seiner dünnsten Stelle eng umschließt. An seiner Außenfläche ist das Ringband mit den schraubenförmigen Faserzügen der drei genannten Bänder verschmolzen. Der

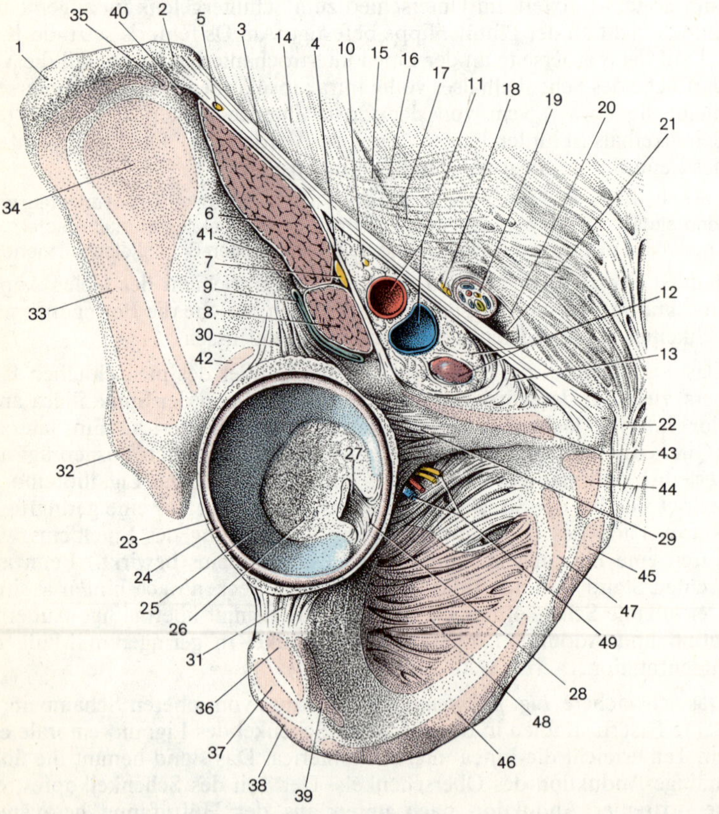

Abb. 123. **Muskel- und Gefäßpforte zwischen Leistenband und oberem Beckenrand**
Außenfläche des Hüftbeins und Hüftpfanne, Ansicht von vorn

Schenkelkopf kann die Gelenkpfanne nicht verlassen, solange die Zona orbicularis intakt ist und die Gelenkkapsel nicht proximal dieses Ringwulstes einreißt.

Die Gelenkkapsel weist zwischen den durch die Außenbänder verstärkten Wandabschnitten sowie zwischen der Zona orbicularis und der Basis der beiden Rollhügel, wo sie eine dem Recessus sacciformis des Ellenbogengelenks vergleichbare Aussakkung besitzt, insgesamt vier *schwache Stellen* auf.

Arterielle Versorgung des Hüftgelenks. Die Blutversorgung der Gelenkkapsel erfolgt durch Äste der Aa. circumflexae femoris medialis und lateralis (Abb. **128**), im dorsalen Wandbereich auch durch schwache Äste der A. glutaea inferior. Der Beitrag der A. obturatoria zur Blutversorgung der Gelenkkapsel (über den R. acetabularis) ist variabel und gering.

Innervation der Gelenkkapsel. Zur ventralen Seite der Gelenkkapsel treten Äste der Nn. femoralis und obturatorius, zur Dorsalseite Zweige des N. ischiadicus.

Die *Entspannungsstellung* des Hüftgelenks bei Flüssigkeitsansammlung im Gelenkraum besteht in leichter Beugung, Abduktion und Außenrotation des Os femoris (= Mittelstellung des Hüftgelenks). In dieser Position sind die Verstärkungsbänder des Gelenks gleichmäßig entspannt.

◀ 1 Crista iliaca
2 Spina iliaca anterior superior
3 Lig. inguinale
4 Arcus iliopectineus
5 N. cutaneus femoris lateralis, kann auch unterhalb des Leistenbandes durch die Lacuna musculorum ziehen
6–8 Inhalt der *Lacuna musculorum*
6 M. iliacus
7 N. femoralis
8 M. psoas major
9 Bursa iliopectinea
10–12 Inhalt der *Lacuna vasorum*
10 R. femoralis des N. genitofemoralis
11 A. und V. femoralis
12 Septum femorale, verschließt den Anulus femoralis, und Rosenmüllerscher Lymphknoten
13 Lig. lacunare, setzt sich als Lig. pectineale auf den Pecten ossis pubis fort
14 Aponeurose des M. obliquus externus abdominis
15 Crus laterale } des M. obliquus
16 Crus mediale } externus abdominis
17 Fibrae intercrurales
18 N. ilioinguinalis
19 Funiculus spermaticus (u. a. mit Ductus deferens, A. testicularis, Plexus pampiniformis und M. cremaster)
20 Anulus inguinalis superficialis
21 Lig. reflexum
22 Lig. fundiforme penis
23 Capsula articularis des Hüftgelenks, Schnittfläche
24 Labrum acetabulare
25 Facies lunata
26 Fettgewebe in der Fossa acetabuli
27 Lig. capitis femoris
28 Lig. transversum acetabuli
29 Lig. pubofemorale
30 Lig. iliofemorale
31 Lig. ischiofemorale
32–48 *Muskelursprungsfelder* für:
32 M. glutaeus maximus
33 M. glutaeus medius
34 M. glutaeus minimus
35 M. tensor fasciae latae
36 M. semimembranosus
37 M. biceps femoris
38 M. semitendinosus
39 M. quadratus femoris
40 M. sartorius
41 M. rectus femoris, Caput rectum
42 M. rectus femoris, Caput reflexum
43 M. pectineus
44 M. adductor longus
45 M. gracilis
46 M. adductor magnus
47 M. adductor brevis
48 M. obturator externus auf der Membrana obturatoria und ihrem knöchernen Rahmen
49 A. und V. obturatoria, R. anterior und R. posterior des N. obturatorius

Traumatische Hüftgelenksluxationen sind relativ selten (5% aller Verrenkungen), da die starken Bänder das Gelenk sichern und der kräftige Muskelmantel aktiven Schutz gewährt. Verrenkungen des Hüftgelenks sind die Folge grober Gewalteinwirkungen auf das Os femoris, wobei der Schenkelkopf aus der Pfanne herausgehebelt wird. Die Luxation erfolgt an einer der schwachen Stellen der Kapsel je nach Richtung der einwirkenden Gewalt – nach hinten häufiger als nach unten oder nach vorn. Die Kapsel reißt zwischen Lig. pubofemorale und Lig. ischiofemorale ein. Das Lig. iliofemorale bleibt erhalten und bestimmt maßgeblich die Stellung des Schenkelkopfes nach der Luxation und die Zwangshaltung des Beins. Das Lig. pubofemorale reißt (meist) ein, das Lig. capitis femoris ab.

Bei der sogenannten *angeborenen Hüftgelenksluxation* wandert der Schenkelkopf bei den ersten Gehversuchen des Kindes aus der inkongruenten und zu flachen Hüftpfanne ohne Kapselriß auf die Darmbeinschaufel. Beim Gehen kann dann das Becken durch die Abduktoren des Hüftgelenks der Standbeinseite nicht mehr festgehalten werden und sinkt nach der Spielbeinseite ab. Bei beidseitiger Luxation resultiert der sogenannte *Watschelgang* (Trendelenburgsches Zeichen).

Bewegungsmöglichkeiten im Hüftgelenk. Bei Ausnutzung aller Bewegungsmöglichkeiten im Hüftgelenk umschreibt das Os femoris die Mantelfläche eines Kegels, dessen Basis ein nur leicht asymmetrisches Oval bildet. Die große Achse dieser Ellipse steht bei aufrechter Körperhaltung senkrecht, d. h. das Ausmaß der Beuge- und Streckbewegung ist größer als der Bewegungsumfang von Abduktion und Adduktion.

Aus der Normalstellung (aufrechte Körperhaltung, Beine stehen nebeneinander, Füße im Winkel von 45°, Schwerpunkt des Oberkörpers und Drehpunkte der Hüftgelenke liegen in einer Frontalebene) sind im Hüftgelenk in den Hauptebenen möglich

- *Beugung* (Anteversion, etwa 120°) oder *Streckung* (Retroversion, höchstens 15°) um eine *frontale* Achse,
- *Abduktion* (bis 45°) oder *Adduktion* (bis 10°) um eine *sagittale* Achse,
- *Innenrotation* (etwa 35°) oder *Außenrotation* (15°) um eine *»Längs«*-achse, die durch den Mittelpunkt von Hüft- und Kniegelenk verläuft.

Die *Beugemöglichkeit* wird bei Adduktion und bei Abduktion über 20° geringer, der Umfang der Streckbewegung nimmt bis zu einer Abduktion von etwa 40° zu und beträgt dann 45°. Beim Untrainierten wird die ischiokrurale Muskulatur (bei gestrecktem Kniegelenk) vorzeitig passiv insuffizient, die Möglichkeit der aktiven Beugung im Hüftgelenk ist daher bei gestrecktem Knie wesentlich eingeschränkt. Bei gebeugtem Kniegelenk kann der Oberschenkel auch nur passiv (oder unter Ausnutzung des Schwungs) bis an den Rumpf gebracht werden (aktive Insuffizienz der Beugemuskeln des Hüftgelenks).

Die Möglichkeit der *Abduktion* ist bei gleichzeitiger Beugung des Hüftgelenks um 60° am größten und beträgt dann nahezu 90°. Der reine »Querspagat« ist allerdings nicht möglich. Er wird bei maximaler Abduktion beider Beine und gebeugtem Hüftgelenk durch eine kompensatorische Lendenlordose vorgetäuscht. Die maximale *Adduktion* kann bei gebeugtem Oberschenkel etwa 55° erreichen.

Der Bewegungsumfang für die *Innenrotation* läßt sich auf 40°, für die *Außenrotation* auf 60° steigern, wenn man im Hüftgelenk beugt.

Bewegungen des Beckens lassen sich in entsprechender Weise durchführen, wenn das Bein festgestellt wird. Beim Stand auf beiden Beinen kann man das Becken nach vorn oder (geringgradig) nach hinten neigen. Beim Stand auf einem Bein kann das Becken zusätzlich nach innen oder außen gekippt sowie nach vorn oder hinten gedreht werden.

Beim beidbeinigen Stehen läßt sich die Hüfte nach vorn oder hinten schwingen, wenn die unteren Sprunggelenke mit den Hüftgelenken zusammenwirken.

Schleimbeutel. In der Nachbarschaft des Hüftgelenks liegen zwar mehrere Schleimbeutel, die am großen oder am kleinen Rollhügel inserierende Sehnen vor ihrer knöchernen Verankerung unterlagern, doch steht nur die *Bursa iliopectinea* (Abb. **123**) gelegentlich mit der Gelenkhöhle in Verbindung. Sie liegt unterhalb der Eminentia iliopubica, zwischen medialem Schenkel des Lig. iliofemorale und Lig. pubofemorale, der Gelenkkapsel auf und mindert die Reibung zwischen der Kapsel und dem über sie hinwegziehenden M. iliopsoas.

c) Anordnung und Innervation der Hüftmuskulatur

Die Hüftmuskeln umfassen als enger, ringsum geschlossener Muskelmantel das Hüftgelenk. Sie entspringen fast ausnahmslos am Becken und setzen vornehmlich am proximalen Femurende an. Bei festgestelltem Becken bewegen sie das Os femoris, bei fixiertem Oberschenkel wirken sie auf das Becken, das sie entweder in eine bestimmte Stellung bringen oder – was für den aufrechten Gang von besonderer Bedeutung ist – in einer bestimmten Stellung halten (Standbeinperiode).

Die Hüftmuskulatur ist genetisch autochthone Extremitätenmuskulatur. Übergangsmuskeln, wie sie im Grenzbereich von Rumpf und oberer Extremität so mächtig entfaltet sind, fehlen; die feste Verankerung der Wirbelsäule in dem geschlossenen Beckenring läßt keine Bewegungen des Beckengürtels gegen das Achsenskelett zu. Während sich jedoch an Ober- und Unterschenkel die genetische Gliederung in Extensoren- und Flexorengruppe relativ einfach durchführen läßt, bereitet eine entsprechende Einteilung der Hüftmuskeln Schwierigkeiten. Da nur der M. iliopsoas aus einem primär innerhalb des Beckens gelegenen Blastem hervorgeht und da die vom N. obturatorius innervierten Adduktoren aufgrund ihrer Innervation und ihrer Lage zwischen Extensoren und Flexoren am Oberschenkel eine besondere Stellung einnehmen, erscheint es am zweckmäßigsten, die Muskeln des Hüftgelenks nach topographischen Gesichtspunkten zu gliedern. Man unterscheidet: *innere Hüftmuskeln, äußere Hüftmuskeln* und *Muskeln der Adduktorengruppe.*

Nach dem Verlauf der Muskeln (oder ihrer wirksamen Endstrecke) zu den drei Hauptachsen kann man Flexoren und Extensoren, Abduktoren und Adduktoren,

Innenrotatoren und Außenrotatoren des Hüftgelenks bestimmen. Diese Charakterisierung gilt jedoch nur für eine genau zu bezeichnende Stellung des Gelenks; denn während des Ablaufs einer Bewegung können zunehmend Faserbündel eines Muskels über eine bestimmte Bewegungsachse hinwegwandern, wobei sich ihre Wirkung auf das Gelenk umkehrt. Ferner berücksichtigt eine solche Einteilung nicht, daß Teile desselben Muskels antagonistisch zueinander wirken können. Sie läßt auch außer acht, daß die z. B. als Abduktoren gekennzeichneten Muskeln gleichzeitig bei Bewegungen um die beiden anderen Hauptachsen des Gelenks mitwirken können.

Innere Hüftmuskeln

Der **M. iliopsoas** (Abb. **124** u. **126**) ist zweiteilig. Der mediale Muskelteil, *M. psoas major* (langfaserig, große Hubhöhe), entspringt mit einer tiefen Schicht von der Seitenfläche des 12. Brust- und des 1.–4. Lendenwirbels, mit einer oberflächlichen Ursprungsportion von den Procc. costales aller Lendenwirbel. (Zwischen den beiden Portionen liegt ein großer Teil des Plexus lumbalis.) Das laterale Teilstück des M. iliopsoas, der *M. iliacus* (große Faserzahl, daher große Kraftkomponente), füllt die Fossa iliaca aus. Ein extrapelviner Kopf entspringt von der Kapsel des Hüftgelenks (Kapselspanner). Die einheitliche Endsehne des M. iliopsoas inseriert am Trochanter minor.

M. psoas major und M. iliacus verlassen das Becken gemeinsam durch die *Lacuna musculorum* (zusammen mit dem N. femoralis, Abb. **123**). Sie umgreifen den Schenkelhals von medial und werden von der Gelenkkapsel durch die gelegentlich mit der Gelenkhöhle kommunizierende *Bursa iliopectinea* getrennt. Zwischen Ansatzsehne und Trochanter minor ist häufig ein Schleimbeutel, *Bursa subtendinea iliaca,* eingeschoben. Die im kranialen Bereich dünne Psoasfaszie wird kaudalwärts stärker und bildet zusammen mit der derben, mit dem lateralen Abschnitt des Leistenbands fest verschmolzenen Fascia iliaca (Abb. **205**) eine straffe bindegewebige Hülle, die den Muskel bis zu seiner Insertion bedeckt.

Innervation: Äste des Plexus lumbalis und des N. femoralis.

Ein dritter innerer Hüftmuskel, der *M. psoas minor* (Abb. **124**), ist beim Menschen inkonstant. Er entspringt vom 12. Brust- und vom 1. Lendenwirbel. Seine lange Sehne zieht auf dem M. psoas major kaudalwärts und strahlt in die Iliopsoasfaszie, speziell in den Arcus iliopectineus, ein.

Innervation: Äste des Plexus lumbalis.

Der *M. pectineus* entsteht aus demselben Blasten wie der M. iliopsoas. Wegen seiner engen funktionellen Zugehörigkeit zur Adduktorengruppe ist dieser Muskel dort abgehandelt.

Äußere Hüftmuskeln

Die äußeren Hüftmuskeln bilden einen mehrschichtigen Muskelfächer, der das Hüftgelenk von der Seite, von vorn und von hinten überdeckt. Die Muskelzüge konvergieren von einem ausgedehnten Ursprungsfeld auf der Außen- und der Innenfläche des Beckens zu einem verhältnismäßig begrenzten Insertionsareal am Os femoris, vor allem im Bereich des Trochanter major.

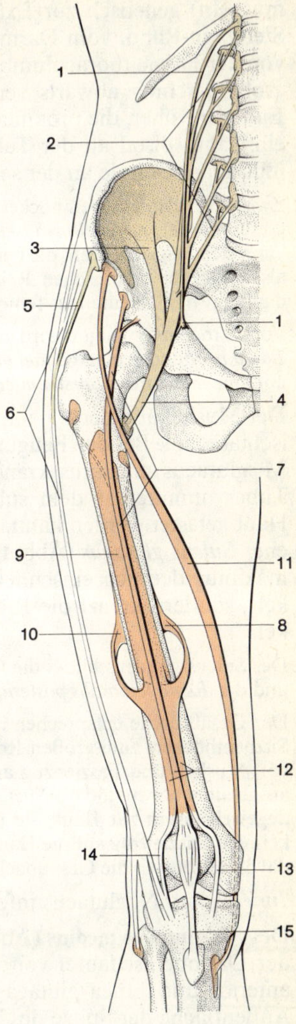

Abb. 124. **Innere Hüftmuskeln, M. tensor fasciae latae und Extensorengruppe der Oberschenkelmuskulatur,** Ansicht von vorn

1 M. psoas minor
2 M. psoas major
3 M. iliacus
4 M. iliopsoas
5 M. tensor fasciae latae
6 Tractus iliotibialis
7 M. rectus femoris
8 M. vastus medialis
9 M. vastus intermedius
10 M. vastus lateralis
11 M. sartorius
12 M. quadriceps femoris
13 Retinaculum patellae mediale
14 Retinaculum patellae laterale
15 Lig. patellae

Innervation:
- Äste des Plexus lumbalis und des N. femoralis
- N. femoralis
- N. glutaeus superior

Die Mm. piriformis und obturator internus haben in der Ontogenese ihren Ursprung auf die Vorderseite des Kreuzbeins sowie auf die Innenfläche der Membrana obturatoria und ihre knöcherne Umrandung vorgeschoben.

Der **M. glutaeus maximus,** der große Gesäßmuskel (Abb. **123** u. **125**), gehört ebenso wie die Mm. glutaei medius und minimus (kleine Gesäßmuskeln) genetisch zur Extensorengruppe. Er entspringt am Kreuzbein-Steißbein-Rand, vom Darmbeinkamm hinter der Linea glutaea posterior, von der Fascia thoracolumbalis und vor allem vom Lig. sacrotuberale. Die groben, schräg abwärts verlaufenden Faserbündel gehen in eine breite Endsehne über, die proximal in die Fascia lata und den Tractus iliotibialis einstrahlt, distal an der Tuberositas glutaea und über das Septum intermusculare laterale an der seitlichen Lippe der Linea aspera inseriert.

Zwischen dem Sitzbeinhöcker und der Faszie an der Unterfläche des großen Gesäßmuskels ist die *Bursa ischiadica m. glutaei maximi* eingelagert (Abb. **130**). Sie kann sich bei Menschen, die bei der Arbeit auf ungepolsterter Fläche sitzen müssen, als Folge der chronischen Reizung entzünden (Webers- oder Hauersknopf) und dann auf den N. cutaneus femoris posterior drücken.

Vom Trochanter major wird die Endsehne des M. glutaeus maximus durch die *Bursa trochanterica m. glutaei maximi* getrennt, an der Tuberositas glutaea gleitet sie über meist mehrere *Bursae intermusculares mm. glutaeorum* (Abb. **130**).

Der Muskel überdeckt beim Stehen mit seiner kaudalen Portion das Tuber ischiadicum. Bei der Beugung des Oberschenkels wird der Unterrand des M. glutaeus maximus kranialwärts verschoben, so daß beim Sitzen das Tuber unmittelbar dem subkutanen Fettpolster aufliegt und durch die Haut getastet werden kann. Die nahezu horizontal verlaufende Gesäßfurche, *Sulcus glutaeus* (Abb. **188**), die bei der Kontraktion des M. glutaeus maximus deutlich einschneidet, markiert nicht den Unterrand des Muskels, sondern kreuzt die Richtung der Muskelbündel unter spitzem Winkel.

Der Sulcus glutaeus bildet die Grenzlinie zwischen der *Regio glutaealis* (proximal) und der *Regio femoralis posterior* (distal).

Der Gesäßfurche entsprechen in der Fascia lata bogenförmig aus der Gegend des Sitzbeinhöckers zum großen Rollhügel verlaufende Fasern, die sich als Resultante von Muskel- und Faszienzug an der Grenze von Gesäß- und Oberschenkelregion ausgebildet haben und als *Sitzhalfter* bezeichnet werden. Von ihm ziehen kurze Bindegewebsfasern zur Haut. Sie übertragen bei Kontraktion des großen Gesäßmuskels den Faszienzug auf die Haut, so daß die Gesäßfurche eingezogen wird. Kranial davon wölbt sich die Gesäßbacke vor.

Innervation: N. glutaeus inferior.

Der **M. glutaeus medius** (Abb. **123** u. **125**) entspringt auf der Außenfläche der Darmbeinschaufel von einem durch Darmbeinkamm, Linea glutaca anterior und Linea glutaea posterior begrenzten Feld und setzt an der Außenfläche der Spitze des Trochanter major an.

Die Faserbündel des in der Ansicht von lateral dreieckigen Muskels konvergieren zum Trochanter major. Dabei überkreuzen die von ventral kommenden Züge die hinteren Muskelbündel, bevor sie in die kurze Endsehne übergehen. Zwischen Sehne und Knochen sind Schleimbeutel, *Bursae trochantericae m. glutaei medii,* eingeschoben (Abb. **130**). Der M. glutaeus medius wird von der Fascia lata überdeckt, von deren Unterfläche Faserbündel des Muskels entspringen. Die hintere Portion des Muskels liegt unter der vorderen Randpartie des M. glutaeus maximus.

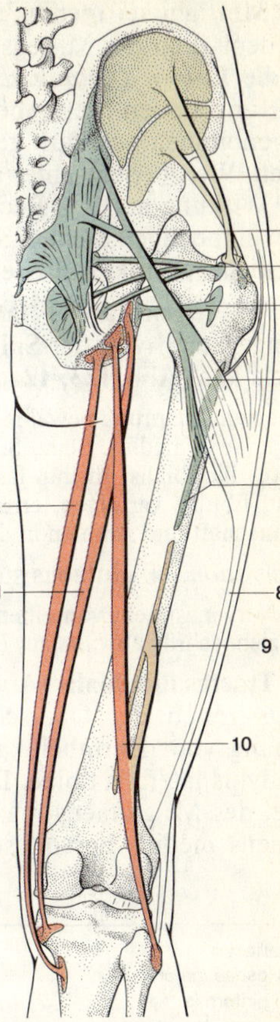

Abb. 125. **Äußere Hüftmuskeln und Flexorengruppe der Oberschenkelmuskulatur,** Ansicht von hinten
(M. tensor fasciae latae → Abb. 124, M. piriformis → Abb. 127)

1 M. glutaeus medius
2 M. glutaeus minimus
3 M. glutaeus maximus
4 M. obturator internus + Mm. gemelli
5 M. quadratus femoris
6 Ansatzsehne des M. glutaeus maximus zum Tractus iliotibialis
7 Ansatzsehne des M. glutaeus maximus zur Tuberositas glutaea
8 Tractus iliotibialis
9 Caput breve } des M. biceps femoris
10 Caput longum } des M. biceps femoris
11 M. semimembranosus
12 M. semitendinosus

Innervation:
- N. glutaeus superior
- N. glutaeus inferior, 4 N. obturatorius internus, 5 N. m. quadrati femoris
- Tibialisanteil des N. ischiadicus
- Peronäusanteil des N. ischiadicus

Der **M. glutaeus minimus** (Abb. **123, 125** u. **130**) entspringt auf der Außenfläche des Darmbeins zwischen Linea glutaea anterior und Linea glutaea inferior. Er inseriert an der lateralen Kante der Vorderfläche des Trochanter major.

Der M. glutaeus minimus wird vom M. glutaeus medius nahezu völlig bedeckt. Die beiden Muskeln sind an ihrem Vorderrand verschmolzen und bilden eine nach hinten offene Tasche. Zwischen der Ansatzsehne und der Trochanterspitze liegt die *Bursa trochanterica m. glutaei minimi*.

Innervation beider Muskeln: N. glutaeus superior.

Der Nerv tritt aus der suprapiriformen Abteilung des Foramen ischiadicum majus auf die Oberfläche des M. glutaeus minimus und verzweigt sich an beide Muskeln.

Die Mm. glutaei medius und minimus entstammen demselben Blastem, aus dem auch der M. tensor fasciae latae hervorgegangen ist. Sie werden als die *kleinen Glutäalmuskeln* dem M. glutaeus maximus gegenübergestellt und bilden die »Abduktorengruppe« der Hüftmuskulatur, da sie – ausgenommen bei stark gebeugtem Oberschenkel – im Hüftgelenk abduzieren. Weit bedeutsamer als die Bewegung des Oberschenkels ist jedoch ihre Wirkung auf das Becken in der Standbeinperiode des Gehens oder beim einbeinigen Stehen. Sie verhindern, daß das Becken auf der Seite des Spielbeins absinkt (und neigen es geringfügig nach der Standbeinseite).

Der **M. tensor fasciae latae,** ein platter, parallelfaseriger Muskel, entspringt lateral von der Spina iliaca anterior superior und inseriert an der Fascia lata (Abb. **123, 124** u. **129**).

An seinem Ursprung bewahrt er noch den ursprünglichen Zusammenhang mit dem M. glutaeus medius. Seine Sehnenfasern bilden in der Fascia lata einen Teil des Tractus iliotibialis. In ihm lassen sie sich zum Condylus lateralis tibiae und zum Caput fibulae verfolgen, erreichen über das Septum intermusculare laterale den Femurschaft und strahlen in das Retinaculum patellae laterale ein.

Innervation: N. glutaeus superior.

Der Nervenast geht von einem Muskelast zum (oder im) M. glutaeus minimus ab und zieht schräg abwärts zur Unterfläche des M. tensor fasciae latae.

Der **Tractus iliotibialis** (Abb. **124, 125, 129** u. **132**) zieht als breiter Verstärkungsstreifen der Oberschenkelfaszie, Fascia lata, an ihrem lateralen Umfang vom Darmbeinkamm über Hüft- und Kniegelenk hinweg zum Condylus lateralis tibiae. Er geht aus Sehnenfasern des M. tensor fasciae latae, des M. glutaeus maximus und der aponeurotischen Faszie des M. glutaeus medius hervor, setzt – außer an der Tibia – über das Septum

1 M. iliacus
2 M. psoas major
3 M. piriformis
4 M. obturator internus
5 M. levator ani (durchtrennt)
6 M. coccygeus
7 Arcus tendineus m. levatoris ani
8 sehnige Faserzüge der Fascia obturatoria, die in die Ursprungssehne des M. levator ani einstrahlen
9 Linea arcuata (vaginae m. recti abdominis)
10 Linea alba
11 M. rectus abdominis
12 M. transversus abdominis
13 Pars abdominalis aortae
14 A. sacralis mediana
15 A. iliaca communis
16 A. iliaca externa
17 A. iliaca interna
18 A. iliolumbalis
19 A. glutaea superior
20 A. sacralis lateralis
21 A. obturatoria und N. obturatorius
22 R. pubicus der A. obturatoria (verbindet sich mit dem R. pubicus der A. epigastrica inferior)
23 A. glutaea inferior
24 A. pudenda interna und N. pudendus im Canalis pudendalis
25 R. pubicus der A. epigastrica inferior
26 A. epigastrica inferior
27 A. circumflexa iliaca profunda
28 Lig. inguinale und Arcus iliopectineus
29 N. cutaneus femoris lateralis
30 N. genitofemoralis
31 Plexus sacralis
32 Truncus sympathicus
33 Ureter
34 Ductus deferens und A. ductus deferentis

►

intermusculare laterale am Os femoris an und entsendet Fasern zum Caput fibulae und zum Retinaculum patellae laterale. Der Tractus iliotibialis stellt eine Zuggurtung des Os femoris dar. In der Standbeinperiode sucht das Körpergewicht das Schenkelbein nach außen durchzubiegen. Die Anspannung des Tractus iliotibialis erzeugt eine entgegengesetzt gerichtete Biegungstendenz, so daß die auftretenden Druckspannungen (medial) und vor allem die Zugspannungen (lateral) entscheidend herabgesetzt werden. Die Kontraktion des M. glutaeus medius, die das Herabsinken des Beckens verhindert, spannt gleichzeitig den Tractus an, so daß

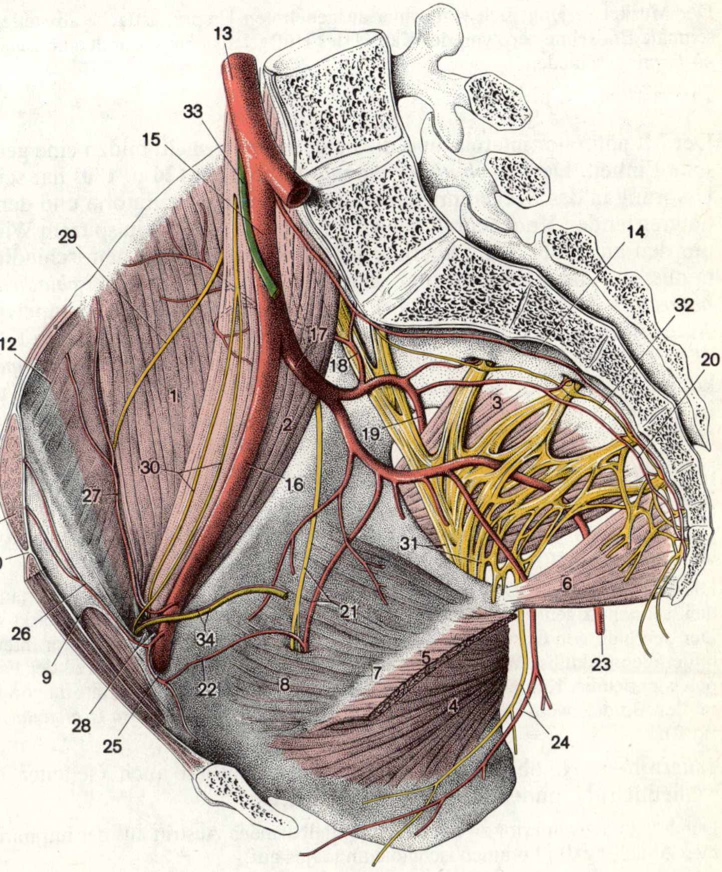

Abb. 126. **Muskeln, Arterien und Nerven an Wand und Boden eines männlichen Beckens,** Ansicht des Sagittalschnitts von medial

die entlastende Wirkung der Zuggurtung synchron mit der erhöhten Belastung des Standbeins einsetzt.

Der **M. piriformis** (Abb. **126** u. **127**) entspringt an der Facies pelvica des Kreuzbeins (lateral der Foramina sacralia anteriora und zwischen diesen Öffnungen), an der Kapsel der Articulatio sacroiliaca, mit einigen Faserbündeln auch vom Oberrand der Incisura ischiadica major. Er gelangt durch das Foramen ischiadicum majus, das er in einen supra- und einen infrapiriformen Abschnitt unterteilt (Abb. **130**), auf die Außenfläche des Beckens und zieht – vom M. glutaeus maximus bedeckt – zur Innenseite der Spitze des Trochanter major.

Der Muskel verjüngt sich von seiner ausgedehnten Ursprungsfläche ab stetig, die schmale Endsehne wird von der Kapsel des Hüftgelenks meist durch eine *Bursa m. piriformis* geschieden.

Innervation: N. piriformis.

Der **M. obturator internus** und die beiden **Mm. gemelli** bilden eine genetische Einheit. Der *M. obturator internus* (Abb. **125, 126** u. **130**) hat seinen Ursprung in das Beckeninnere auf die Membrana obturatoria und den sie umgrenzenden Knochenrahmen vorgeschoben. Er zieht in spitzem Winkel um den an dieser Stelle überknorpelten Rand des Foramen ischiadicum minus, der als Hypomochlion dient und durch die *Bursa ischiadica m. obturatoris interni* geschützt wird, nach außen. Mit seinem extrapelvinen Anteil überdeckt er mehr oder minder ausgedehnt die beiden tiefen Köpfe des dreiteiligen Muskels, die Mm. gemelli. Der *M. gemellus superior* kommt von der Spina ischiadica, der *M. gemellus inferior* vom Tuber ischiadicum (Abb. **125** u. **130**). Die Endsehne des M. obturator internus, an deren Ober- und Unterkante die Sehnen der beiden Gemelli inserieren, setzt in der Fossa trochanterica an.

Der endopelvine Teil des M. obturator internus wird von einer derben Faszie, *Fascia obturatoria,* überkleidet (Abb. **126**). Von der Fascia obturatoria entspringen Sehnenfasern des M. levator ani.

Die Faszie kann am Ursprung dieser Fasern durch einen bogenförmig verlaufenden, sehnenartigen Faszienstreifen, *Arcus tendineus m. levatoris ani,* verstärkt sein. Der oberhalb von diesem Muskelursprung gelegene Teil des M. obturator internus bildet die muskulöse Wand des kleinen Beckens, seine Faszie einen Teil der Fascia pelvis parietalis. Kaudal davon begrenzen Muskel und Fascia obturatoria von lateral den Bindegewebsraum unterhalb des Beckenbodens, die *Fossa ischioanalis* (→ Bd. 2).

Innervation: N. obturatorius internus, gelegentlich auch (seltener ausschließlich) N. pudendus oder N. ischiadicus.

Der N. glutaeus inferior zweigt sich unmittelbar nach Austritt aus der infrapiriformen Abteilung des Foramen ischiadicum majus auf.

Der **M. quadratus femoris** (Abb. **123, 125** u. **130**), ein in Normalstellung des Os femoris rechteckiger, vorwiegend fleischiger Muskel, zieht vom

Sitzbeinhöcker in querer Richtung zur Crista intertrochanterica. Trotz seiner mäßigen Größe ist der Muskel ein wirkungsvoller Außenkreisler des Hüftgelenks, da infolge der günstigen Verlaufsrichtung seiner Fasern nahezu die gesamte Muskelkraft der Rotation zugute kommt.

Innervation: N. m. quadrati femoris, gelegentlich zusätzlich oder ausschließlich über den Tibialisanteil des N. ischiadicus.

Muskeln der Adduktorengruppe und M. pectineus

Die Muskeln der Adduktorengruppe füllen den in der Ansicht von vorn dreieckig konturierten Raum aus, der von der Innenseite des Os femoris, der Vorderfläche des kleinen Beckens und einer vom Sitzbeinhöcker zum medialen Epicondylus des Schenkelbeins verlaufenden Linie begrenzt wird. Sie vermögen alle, den Oberschenkel zu adduzieren. Praktisch bedeutsamer ist jedoch ihre Wirkung auf die Stellung des Beckens. Da die Adduktoren mit einem Teil ihrer Muskelmasse vor der Beugeachse, mit dem größeren Anteil dahinter angeordnet sind, können sie - gemeinsam mit den kleinen Glutäalmuskeln - das Becken auf dem Standbein oder beim bipeden Stand auf beiden Schenkelköpfen ausbalancieren.

Der M. obturator externus heftet sich an der Membrana obturatoria an, alle übrigen Muskeln der Adduktorengruppe kommen halbkreisförmig vom knöchernen Rahmen des Foramen obturatum (Abb. **123**). Mit Ausnahme des M. gracilis sind sie alle eingelenkig und inserieren am Os femoris.

Der **M. obturator externus** (Abb. **123** u. **127**) entspringt an der Außenfläche der Membrana obturatoria und dem mediokaudalen Umfang ihrer knöchernen Umrandung. Er wendet sich, von ventral und medial kommend, um Schenkelhals und Schenkelkopf auf die Dorsalfläche des Hüftgelenks und zieht mit seiner konisch gestalteten Endsehne schließlich in ventrolateraler Richtung zur Fossa trochanterica.

Der Muskel liegt sehr versteckt; vorn wird er von den Mm. adductor longus, adductor brevis und iliopsoas, auf der Hinterseite von den Mm. obturator internus, gemellus inferior und quadratus femoris überdeckt.

Innervation: N. obturatorius.

Der Muskelast zweigt sich vor Eintritt in den Canalis obturatorius vom Stamm des N. obturatorius ab und verläuft mit ihm (oder den Rr. anterior und posterior dieser Nerven) durch den Kanal.

Der **M. adductor longus** (Abb. **123, 127, 129** u. **132**) entspringt mit einer langen Sehne von einem kleinen Areal des Schambeins unterhalb der Crista pubica und vom Faserknorpel der Schambeinfuge. Er verbreitert sich distalwärts und inseriert mit einer dünnen breiten Sehne am mittleren Drittel der Linea aspera (Labium mediale).

Distale Randbündel der Ansatzsehne beteiligen sich in unterschiedlichem Maß am Aufbau der Membrana vastoadductoria und begrenzen den Eingang in den Adduktorenkanal.

Innervation: R. anterior des N. obturatorius.

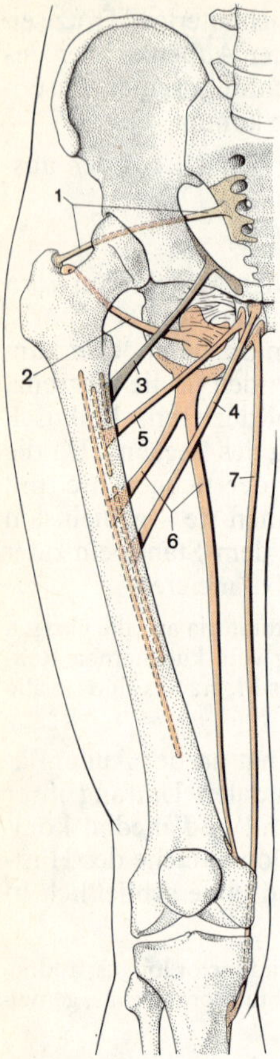

Abb. 127. **Adduktorengruppe,** Ansicht von vorn

1 M. piriformis
2 M. obturator externus
3 M. pectineus
4 M. adductor longus
5 M. adductor brevis
6 M. adductor magnus
7 M. gracilis

Innervation:

- N. obturatorius
- N. femoralis und R. anterior des N. obturatorius
- N. piriformis

Der **M. adductor brevis** (Abb. **123, 127** u. **130**), der zwischen M. obturator externus und M. gracilis von der Vorderfläche des unteren Schambeinasts entspringt, wird von den Mm. pectineus und adductor longus (fast) völlig bedeckt und setzt proximal von der Insertion des M. adductor longus an der medialen Lippe der Linea aspera an.

Innervation: R. anterior des N. obturatorius.

Der **M. adductor magnus** (Abb. **123, 127, 129** u. **132**) ist der stärkste Muskel der Adduktorengruppe und einer der größten Muskeln des menschlichen Körpers überhaupt. Er entspringt – dorsal von den übrigen Adduktoren – vom unteren Schambeinast und dem angrenzenden Teilstück des

Ramus ossis ischii bis zum Sitzbeinhöcker. Die vom Tuber ischiadicum ausgehende Muskelportion setzt mit einer kräftigen Sehne in der Nähe des Epicondylus medialis ossis femoris am Tuberculum adductorium an, die übrigen Faserbündel inserieren vorwiegend fleischig an der medialen Lippe der Linea aspera.

Innervation: R. posterior des N. obturatorius; die am Tuberculum adductorium ansetzende Muskelportion wird zusätzlich vom N. ischiadicus (Tibialisanteil) versorgt.

Adduktorenkanal. Die beiden Insertionen des M. adductor magnus und das Os femoris begrenzen einen länglichen Spalt, den *Adduktorenschlitz, Hiatus tendineus [adductorius].* Er wird durch den M. vastus medialis und die Membrana vastoadductoria zum *Adduktorenkanal, Canalis adductorius,* ergänzt, durch den die Schenkelgefäße zur Kniekehle gelangen (Abb. **129**). Die Membrana vastoadductoria stellt eine aponeurotische Zwischensehne zwischen den Mm. adductor magnus und adductor longus einerseits und dem M. vastus medialis andererseits dar. Sie wird aus Sehnenfasern gebildet, die sowohl von der an der Linea aspera inserierenden Muskelportion als auch von dem am Tuberculum adductorium ansetzenden Teil des M. adductor magnus stammen, und im proximalen Abschnitt durch distale Randfasern des M. adductor longus vervollständigt.

Der **M. gracilis** (Abb. **123, 127, 129** u. **132**) ist der einzige zweigelenkige Muskel der Adduktorengruppe. Er entspringt mit einer dünnen, platten Sehne von der medialen Kante des unteren Schambeinasts, unmittelbar distal der Symphyse, verläuft mit parallelen Faserbündeln an der medialen Fläche des Oberschenkels und geht im distalen Femurdrittel in eine lange Endsehne über. Sie zieht hinter dem medialen Femurkondylus distalwärts und setzt über den Pes anserinus (Abb. **142**) an der medialen Fläche der Tibia, hinter der Tuberositas tibiae, und an der Fascia cruris an.

Innervation: R. anterior des N. obturatorius.

Der **M. pectineus** (Abb. **123, 127** u. **129**) entspringt vom oberen Schambeinast zwischen Eminentia iliopubica und Tuberculum pubicum und heftet sich an der Linea pectinea des Os femoris an.

Der Muskel ist vornehmlich aus dem Blastem der Iliopsoasgruppe hervorgegangen. Der von der Adduktorengruppe zum Aufbau des Muskels geleistete Beitrag ist individuell verschieden.

Der M. pectineus wird von der Fascia pectinea, einer kaudalen Fortsetzung der Fascia iliaca, überkleidet und begrenzt zusammen mit dem M. iliopsoas eine Grube, Fossa iliopectinea, in der die Schenkelgefäße verlaufen.

Innervation: Regelmäßig durch den N. femoralis, zusätzlich durch einen variablen Ast des R. anterior des N. obturatorius.

d) Wirkung der Muskeln und Muskelgruppen auf das Hüftgelenk

Wie am Schultergelenk wirken auch am Hüftgelenk stets Teile mehrerer Muskeln als Synergisten zusammen, wobei der Bewegungserfolg durch die Antagonisten entscheidend mitgestaltet wird. Hinzu kommt gerade am Hüftgelenk die Wirkung der Flieh- und der Schwerkraft, da dieses Gelenk einen recht großen muskeltoten Raum aufweist; d. h. der Bewegungsspielraum des Gelenks kann zu einem erheblichen Teil (bei der Beugung zu 30%) nicht durch aktive Muskelkontraktion genützt werden (Abb. **17c**). Maßgeblich für die Muskelfunktion in einer bestimmten Bewegungsphase oder aus einer bestimmten Situation heraus ist, wie an jedem Kugelgelenk, die jeweilige Gelenkstellung, da davon nicht nur das Drehmoment, sondern bei manchen Muskeln oder Muskelteilen auch die Zugrichtung abhängt. Der M. piriformis ist z. B. in Normalstellung ein Außenkreisler, bei über die Horizontale gebeugtem Oberschenkel rotiert er dagegen nach innen.

Die wichtigste Aufgabe leisten am Hüftgelenk die Streckmuskeln. Sie müssen beim Treppensteigen jeweils die gesamte Körpermasse anheben, wogegen die (absolut gesehen) schwächeren Beuger beim Gehen nur die wesentlich geringere Masse des Spielbeins vorwärts schwingen müssen. Recht groß ist auch das Drehmoment der Abduktoren (Festhalten des Beckens in der Standbeinperiode) und vor allem der Adduktoren. Das Drehmoment der Rotatoren ist deutlich geringer, das der Außenkreisler des Hüftgelenks übertrifft das der Innenrotatoren.

Im Hüftgelenk wird der Oberschenkel

- *gebeugt* durch die Mm. iliopsoas, rectus femoris und tensor fasciae latae,
  wobei die Mm. sartorius und pectineus sowie die ventralen Teile der kleinen Glutäalmuskeln mithelfen (und die Abduktoren den Oberschenkel aus der Streckstellung bis in die Normalstellung mitbeugen können);
- *gestreckt* durch den M. glutaeus maximus, die ischiokruralen Muskeln (speziell durch den M. semimembranosus) und die hinteren Faserbündel der kleinen Glutäalmuskeln,
  während die Streckwirkung der Mm. piriformis und obturator internus gering ist und die Mm. obturator externus, quadratus femoris und (besonders kraftvoll) der dorsale Teil des M. adductor magnus den gebeugten Oberschenkel in die Normalstellung bringen können;
- *abduziert* vor allem durch die kleinen Glutäalmuskeln, den M. tensor fasciae latae (bei gestrecktem Knie), die kranialen Faserbündel des M. glutaeus maximus (Traktusansatz) und (bei gebeugtem Knie) durch den M. rectus femoris,
  wobei die Mm. piriformis und sartorius in geringem Maße mithelfen;
- *adduziert* durch die Muskeln der Adduktorengruppe (besonders wirksam durch den M. adductor magnus) und den M. pectineus, die kauda-

len Faserzüge des M. glutaeus maximus (Femuransatz), die Mm. iliopsoas und semimembranosus,

während die Mm. obturator internus (bei gestrecktem Hüftgelenk), quadratus femoris, semitendinosus und langer Bizepskopf nur Hilfsfunktion haben;

- *einwärts rotiert* durch die ventralen Abschnitte der kleinen Glutäalmuskeln, den M. tensor fasciae latae und die Mm. adductores magnus und longus (über die Faserzüge der Membrana vastoadductoria),

  die aus der Normalstellung (bei Anteversion des Femurhalses von 12°) auch der M. iliopsoas als schwacher Innenkreisler unterstützt;

- *auswärts rotiert* durch den M. glutaeus maximus und die dorsalen Teile der kleinen Gesäßmuskeln, die Mm. adductor magnus, obturator internus, piriformis (bei gestreckter Hüfte) und quadratus femoris,

  wobei die übrigen Muskeln der Adduktorengruppe und der M. pectineus – aus extremer Innenrotation auch der M. iliopsoas, aus der Normalstellung die Mm. sartorius, rectus femoris und der lange Bizepskopf – als Hilfsmuskeln wirken können.

Der *M. iliopsoas* wirft beim Gehen den Oberschenkel des Spielbeins nach vorn und beeinflußt somit die Schrittweite. Bei fixiertem Bein neigt er bei beidseitiger Kontraktion Becken und Lendenwirbelsäule nach vorn (Beugung von Lendenwirbelsäule und Hüftgelenk gegen Widerstand, Aufrichten des Rumpfes aus horizontaler Rückenlage), bei einseitiger Kontraktion zieht er die Lendenwirbelsäule seitwärts.

Der *M. glutaeus maximus* verhindert, daß das Becken und damit auch der Rumpf im Hüftgelenk nach vorn abkippen, wenn das Schwerelot vor dem Drehpunkt des Hüftgelenks liegt. Im Stehen bei sogenannter lässiger Haltung ist der Muskel entspannt. Er kontrahiert sich sofort, sobald das Schwerelot über die Beugeachse des Hüftgelenks nach ventral wandert.

Durch beidseitige Kontraktion vermag der M. glutaeus maximus das Becken ruckartig nach vorn zu bringen. Bei festgestellten Hüftgelenken drängen die angespannten großen Gesäßmuskeln zur Analfurche und ergänzen die Verschlußmechanismen des Anus.

Die *kleinen Gesäßmuskeln* halten beim Stand auf einem Bein das Becken fest und verhindern, daß es auf die Spielbeinseite absinkt. Gemeinsam mit den Muskeln der Adduktorengruppe führen sie die feine Balancierung des Beckens auf den Schenkelköpfen durch.

Der *M. tensor fasciae latae* ist oft bei Sprintern besonders kräftig ausgebildet (»Sprintermuskel«). Bei festgestelltem Bein neigt er das Becken nach vorn, während der *M. piriformis* das Becken dreht, so daß die Hüfte der Spielbeinseite nach hinten geführt wird.

Kapselspanner. Von der innersten Schicht des Muskelmantels, der das Hüftgelenk umgibt, strahlen Sehnenfasern in die Gelenkkapsel ein und wirken als Kapselspanner (kranial: M. glutaeus minimus; dorsal: Mm. obturator internus und quadratus femoris). Auf der Ventralseite entspringen Fasern der Mm. iliacus und rectus femoris an der Gelenkkapsel.

Lähmungen. Beim *Ausfall* des *M. iliopsoas* kann im Sitzen der Oberschenkel nicht über die Horizontale erhoben werden. Das Gehen ist außerordentlich erschwert, das raumgreifende Schreiten nicht mehr möglich.

Bei einer *Lähmung des M. glutaeus maximus* sind alle kraftvollen Streckbewegungen (Gehen auf unebenem Boden, Springen, Aufstehen aus Sitz- oder Hockstellung, Treppensteigen, Klettern usw.) nicht mehr durchführbar. Die Außenrotation ist nur abgeschwächt möglich. Sind die *kleinen Gesäßmuskeln* gelähmt oder ist bei »angeborener« Hüftgelenksluxation der Schenkelkopf und damit der Trochanter major proximalwärts verlagert, so daß die Muskelkontraktion wirkungslos bleibt, dann kippt das Becken nach der Spielbeinseite ab (Trendelenburgsches Zeichen). Bei beidseitigem Ausfall der »Abduktoren« tritt der typische Watschelgang auf. Ist infolge Durchtrennung des N. glutaeus superior auch noch der *M. tensor fasciae latae* gelähmt, so wird der Oberschenkel beim Gehen deutlich nach außen rotiert.

Selbst bei einer vollständigen Durchtrennung des N. obturatorius sind die *Adduktoren* nicht immer vollkommen gelähmt (Innervation des M. pectineus aus dem N. femoralis, des M. adductor magnus aus dem N. ischiadicus). Meist überwiegen jedoch die Abduktoren so stark, daß eine Abduktionskontraktur eintritt.

2. Gefäß- und Nervenstraßen zur unteren Extremität

Aus dem Becken führen Gefäß- und Nervenstraßen

- zwischen Leistenband und oberem Beckenrand in die *ventrale Hüftgegend,*
- durch den Canalis obturatorius in die *mediale Hüftgegend* und
- durch das Foramen ischiadicum majus in die *tiefe Gesäßgegend.*

a) Gefäß- und Nervenstraßen in die ventrale Hüftgegend

Leistenband. Im Grenzgebiet zwischen Rumpf und freier unterer Extremität bildet das *Leistenband, Lig. inguinale,* die Grenzmarke zwischen ventraler Bauchwand und Oberschenkel (Abb. **117** u. **123**). Der nach kaudal leicht konvex gekrümmte Bindegewebsstreifen spannt sich von der Spina iliaca anterior superior zum Tuberculum pubicum und ist kein einheitlich gestaltetes, typisches Band. Das laterale Drittel ist im Grunde nichts anderes als ein straffes, queres Faserbündel in der Fascia iliaca, die den M. iliopsoas überdeckt. Die medialen zwei Drittel des Leistenbandes werden vom kaudalen Rand der Aponeurose des M. obliquus externus abdominis gebildet. Die Fasern des lateralen Abschnitts setzen sich zum Teil in das mediale Teilstück fort, zum Teil spalten sie sich als *Arcus iliopectineus* vom Leistenband ab und ziehen zur Eminentia iliopubica.

Bei sehr mageren Menschen entspricht dem Verlauf des Lig. inguinale an der Hautoberfläche die Beugefurche zwischen Rumpf und Bein, *Leistenfurche* (Abb. **207** u. **210 a**). Mit zunehmender Fetteinlagerung in der Bauchdecke verschiebt sich die Leistenfurche distalwärts auf das Bein und gliedert sich in Sekundärfalten auf.

Lacuna musculorum und **Lacuna vasorum.** Die vom Leistenband und vom oberen Beckenrand (zwischen Tuberculum pubicum und Spina iliaca anterior superior) begrenzte Durchtrittsstelle für Muskeln, Gefäße und Nerven wird durch den *Arcus iliopectineus* in die laterale *Muskelpforte, Lacuna musculorum,* und die mediale *Gefäßpforte, Lacuna vasorum,* unterteilt (Abb. **117** u. **123**).

Durch die *Lacuna musculorum* treten (Abb. **129**)
- der *N. cutaneus femoris lateralis* (dicht neben dem vorderen oberen Darmbeinstachel, gelegentlich auch durch das Leistenband) zur Haut an der Außenseite des Oberschenkels;
- der *M. iliopsoas* zum Trochanter minor;
- der *N. femoralis* (im medialen Bereich der Muskelpforte, eingebettet in die von M. psoas und M. iliacus begrenzte Rinne) zu den Streckern am Oberschenkel sowie zur Haut an Vorder- und Innenseite von Ober- und Unterschenkel.

Durch die *Lacuna vasorum* verlaufen (Abb. **123** u. **129**)
- der *R. femoralis des N. genitofemoralis* (lateral von den Vasa femoralia) zur Haut unterhalb des Leistenbandes, vor allem in der Gegend des Hiatus saphenus;
- die *A. femoralis,* die lateral der Schenkelvene liegt und Äste zur Ventralseite der Hüfte, zum Oberschenkel und in die tiefen Schichten der Gesäßregion entsendet, ehe sie durch den Adduktorenschlitz als A. poplitea die Kniekehle erreicht;
- die *V. femoralis,* die medial von der gleichnamigen Arterie, mit ihr in eine bindegewebige Gefäßscheide eingeschlossen, beckenwärts zieht und sich in die V. iliaca externa fortsetzt;
- efferente *Lymphgefäße* der Nodi lymphatici inguinales profundi (am weitesten medial), die Lymphe aus der gesamten unteren Extremität, aus der Bauchwand unterhalb des Nabels, vom kaudalen Teil des Rükkens, aus der Gesäßregion, vom Damm und aus dem Genitalbereich zu den Nodi lymphatici iliaci externi leiten.

Schenkelring (Abb. **123**). Die Lacuna vasorum hat die Form eines auf der Spitze stehenden stumpfwinkligen Dreiecks. Die Basis wird von den medialen zwei Dritteln des Leistenbandes (d. h. vom Unterrand der Aponeurose des M. obliquus externus abdominis) gebildet, während Arcus iliopectineus und oberer Schambeinast den stumpfen Winkel des Dreiecks einschließen. Der mediale Winkel des Gefäßfaches wird von einer Faserplatte, *Lig. lacunare,* ausgekleidet. Das Lig. lacunare spannt sich zwischen

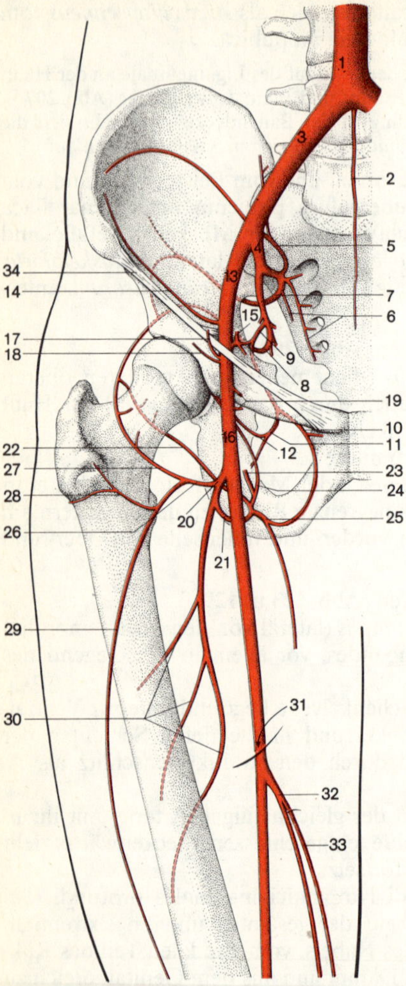

Abb. 128. **Arterien im Bereich der Hüfte und des Oberschenkels,** Ansicht von vorn

1 Pars abdominalis aortae
2 A. sacralis mediana
3 A. iliaca communis
4 A. iliaca interna
5 A. iliolumbalis
6 Aa. sacrales laterales
7 A. glutaea superior
8 A. glutaea inferior
9 A. obturatoria
10 R. anterior } der A. obturatoria
11 R. posterior } der A. obturatoria
12 R. acetabularis } der A. obturatoria
13 A. iliaca externa
14 A. circumflexa iliaca profunda
15 A. epigastrica inferior
16 A. femoralis
17 A. epigastrica superficialis
18 A. circumflexa iliaca superficialis
19 Aa. pudendae externae
20 A. profunda femoris
21 A. circumflexa femoris medialis
22 R. ascendens } der A. circumflexa femoris medialis
23 R. profundus } der A. circumflexa femoris medialis
24 R. acetabularis } der A. circumflexa femoris medialis
25 R. transversus } der A. circumflexa femoris medialis
26 A. circumflexa femoris lateralis
27 R. ascendens } der A. circumflexa femoris lateralis
28 R. transversus } der A. circumflexa femoris lateralis
29 R. descendens } der A. circumflexa femoris lateralis
30 Aa. perforantes
31 Eintritt der A. femoralis in den Canalis adductorius
32 A. descendens genicularis
33 Austritt des R. saphenus der A. descendens genicularis aus dem Adduktorenkanal
34 Lig. inguinale

Lig. inguinale und Ramus superior des Os pubis aus und setzt sich als *Lig. pectineale* auf den Pecten ossis pubis fort. Der scharfe, sichelförmige Rand dieser Faserplatte bildet die mediale Umgrenzung des *Schenkelrings, Anulus femoralis*. Lateral wird der Ring von der Gefäßscheide der Vasa femoralia, ventrokranial von den in das Leistenband einstrahlenden Fasern des Lig. lacunare und dorsokaudal vom Lig. pectineale umrandet.

Der Anulus femoralis wird durch das zarte *Septum femorale* verschlossen, das aus Fasern der Fascia transversalis und der Fascia iliaca gebildet wird. Durch den Schenkelring ziehen die Lymphgefäße kranialwärts (Lacuna lymphatica). Meist liegt ein Lymphknoten, Rosenmüllerscher Lymphknoten, im Anulus.

Die *Schenkelhernie, Hernia femoralis* (etwa 10% aller Hernien), geht vom Schenkelring aus, der einen Locus minoris resistentiae darstellt. Eingeweide stülpen das Peritoneum und das Septum femorale als Bruchsack vor, sie können unter der Fascia lata bis zum Hiatus saphenus vordringen und die Fascia cribrosa vorwölben. Der erst durch den Bruchsack geschaffene Kanal wird *Schenkelkanal, Canalis femoralis,* genannt. *Schenkelhernien* liegen stets *unterhalb* des Leistenbands, lateral vom Lig. lacunare, durch dessen scharfen Rand sie eingeklemmt werden können. Sie sind bei der Frau, bei der das Becken relativ breiter, die Gefäßpforte relativ weiter ist als beim Mann, 3 bis 4mal so häufig wie beim männlichen Geschlecht. Der Leistenkanal tritt kranial vom Leistenband durch die Bauchwand. *Leistenbrüche* wölben sich daher stets *oberhalb* des Leistenbands vor.

Senkungsabszesse. Abszesse (Eiteransammlungen) als Folge einer (meist tuberkulösen) Entzündung der Lendenwirbelsäule können in den M. psoas einbrechen und in dessen Faszienköcher abwärts wandern. Sie treten durch die Lacuna musculorum und können unterhalb der Leistenfurche getastet werden. Die als Folge der Reizung des M. psoas auftretende Kontraktur führt zu einer Zwangsstellung des Hüftgelenks (geringe Flexion, Abduktion und Außenrotation, → Entspannungsstellung des Hüftgelenks, S. 321).

Gefäße und Nerven im Trigonum femorale

Das **Trigonum femorale** (Schenkeldreieck) ist ein dreieckiges Areal, das kranial durch das Leistenband, lateral durch den M. sartorius und medial durch den M. gracilis begrenzt wird (Abb. **129**). Den Muskelboden dieser Region bilden lateral die Mm. iliopsoas, rectus femoris und vastus medialis, medial die Mm. pectineus, adductor longus und adductor magnus.

Im wesentlichen gleichsinnig wie der Terminus Trigonum femorale wird auch der Begriff *Leistenbeuge* (Regio subinguinalis) gebraucht. Manche Autoren verstehen darunter allerdings nur den proximalen Abschnitt des Trigonum femorale und geben als laterale Grenze die extrapelvine Verlaufsstrecke des M. iliopsoas, als mediale Begrenzung den M. pectineus an.

Als **Unterleistengrube** (Fossa subinguinalis, Fossa iliopectinea) bezeichnet man den unterhalb des Leistenbands gelegenen Bindegewebs*raum,* der von der Faszie des M. iliopsoas (lateral) sowie des M. pectineus und der Adduktoren (medial) begrenzt und gegen die Subcutis von der Oberschenkelfaszie, Fascia lata, abgeschlossen wird. Die Unterleistengrube wird in ganzer Länge von den Vasa femoralia durchzogen.

In der Unterleistengrube verlaufen die ursprungs- oder mündungsnahen Strecken der proximalen Äste der *Vasa femoralia* (einschließlich der Vasa profunda femoris) und Äste des *N. femoralis,* die durch die Iliopsoasfaszie in die Grube eintreten. In der nach distal gerichteten Spitze der dreieckigen Unterleistengrube legt sich der *N. saphenus* von lateral den Vasa femoralia an, so daß für eine begrenzte Strecke ein einheitlicher Gefäß-Nervenstrang besteht.

Die *A. femoralis* (Abb. **123, 128** u. **129**), die distale Fortsetzung der A. iliaca externa, liegt beim Austritt aus der Lacuna vasorum in der Mitte einer die Symphyse mit der Spina iliaca anterior superior verbindenden Linie (Pulsstelle) ziemlich oberflächlich, nur von der Fascia lata und der Haut bedeckt, in der Unterleistengrube. Hinter dem M. sartorius zieht die A. femoralis in der von den Mm. vastus medialis und adductor longus gebildeten Rinne (Abb. **132**) nach distal, tritt in den Adduktorenkanal und

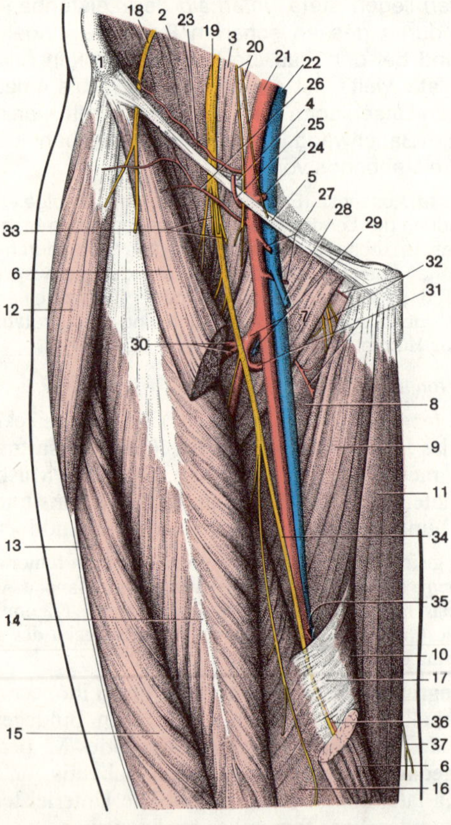

Abb. 129. **Gefäße und Nerven im Trigonum femorale,** Ansicht von vorn (Hautäste nur eine kurze Strecke, Muskelälste und Venen nicht oder nicht vollständig dargestellt)

gelangt durch den Hiatus tendineus [adductorius] in die Kniekehle, wo sie *A. poplitea* genannt wird.

Die *V. femoralis* (Abb. **123**) liegt in der Lacuna vasorum und in der Fossa iliopectinea medial von der A. femoralis, in der Mitte des Oberschenkels dahinter und im Adduktorenschlitz dorsolateral. Der *N. femoralis* wird von der Arterie durch den Arcus iliopectineus getrennt. Der *N. saphenus* (Abb. **129**) legt sich in der Fossa iliopectinea an die laterale Seite der Arterie, weiter distal vor das Gefäß und zieht mit in den Adduktorenkanal. Er verläßt jedoch die Arterie, durchbohrt die Membrana vastoadductoria und zieht mit dem R. saphenus der A. descendens genicularis zum Kniegelenk und zur medialen Seite der Tibia.

Die **A. femoralis** (Abb. **128**) entsendet in der Unterleistengrube »Haut«arterien, die *Aa. epigastrica superficialis, circumflexa iliaca superficialis* und *pudendae externae,* die durch die Fascia cribrosa treten. Als tiefes Gefäß gibt sie die Hauptschlagader für den Oberschenkel ab, die *A. profunda femoris*. Die *A. descendens genicularis* entspringt erst im Adduktorenkanal.

Die A. femoralis steht im Hüftbereich durch zahlreiche Anastomosen mit Ästen der A. iliaca interna in Verbindung, so daß bei Unterbindung der A. iliaca externa oder der A. femoralis (proximal des Abgangs der A. profunda femoris) ein ausreichender Kollateralkreislauf entstehen kann. Eine Blutung aus der A. femoralis läßt sich stillen, indem man das Gefäß kräftig gegen die Eminentia iliopubica andrückt.

Die *A. epigastrica superficialis* zieht über das Leistenband zur Bauchhaut (bis in Nabelhöhe) und anastomosiert mit Zweigen der A. thoracica interna. Die *A. circumflexa iliaca superficialis* verläuft parallel zum Leistenband lateralwärts. Die *Aa. pudendae externae* (meist zwei Gefäße) wenden

◀ 1 Spina iliaca anterior superior
2 M. iliacus } M. iliopsoas
3 M. psoas major } M. iliopsoas
4 Arcus iliopectineus
5 Lig. inguinale
6 M. sartorius
7 M. pectineus
8 M. adductor brevis
9 M. adductor longus
10 M. adductor magnus
11 M. gracilis
12 M. tensor fasciae latae
13 Tractus iliotibialis, Schnittrand
14 M. rectus femoris
15 M. vastus lateralis
16 M. vastus medialis
17 Membrana vastoadductoria
18 N. cutaneus femoris lateralis
19 N. femoralis
20 R. femoralis und R. genitalis des N. genitofemoralis
21 A. iliaca externa, jenseits der Lacuna vasorum: A. femoralis
22 V. iliaca externa, jenseits der Lacuna vasorum: V. femoralis
23 A. circumflexa iliaca profunda
24 A. epigastrica inferior
25 A. epigastrica superficialis
26 A. circumflexa iliaca superficialis
27 Aa. pudendae externae
28 V. saphena magna
29 A. und V. profunda femoris
30 R. ascendens und R. descendens der A. circumflexa femoris lateralis
31 A. circumflexa femoris medialis und Muskelast
32 R. anterior der A. obturatoria und R. anterior des N. obturatorius
33 Rr. cutanei anteriores des N. femoralis
34 N. saphenus
35 Adduktorenkanal
36 R. saphenus a. descendens genicularis
37 R. cutaneus des N. obturatorius

sich medialwärts, geben *Rr. inguinales* zur Haut der Leistengegend und zu den inguinalen Lymphknoten ab und enden beim Mann mit *Rr. scrotales anteriores* im Scrotum, bei der Frau mit *Rr. labiales anteriores* in der großen Labie.

Die **A. profunda femoris** entspringt 2–3 Querfinger unterhalb des Leistenbands von der lateralen Seite der A. femoralis, unterkreuzt diese Arterie nach medial und zieht zwischen dem M. vastus medialis und den Muskeln der Adduktorengruppe distalwärts.

Noch im Bereich der Unterleistengrube gibt die *A. profunda femoris* zwei starke Seitenzweige ab, *Aa. circumflexae femoris,* deren Äste Schenkelbein und Hüftgelenk umgreifen, die Muskeln der Adduktorengruppe und Teile der Gesäßmuskulatur sowie die Extensoren und Flexoren am Oberschenkel versorgen. Sie anastomosieren untereinander und mit Ästen benachbarter Arterien.

Die *A. circumflexa femoris medialis* gelangt zwischen den Mm. iliopsoas und pectineus an die mediale Seite des Schenkelhalses. Der *R. ascendens* umgreift das Collum ossis femoris auf der Hinterfläche, anastomosiert mit dem R. ascendens der A. circumflexa femoris lateralis und schließt so den Arterienring um den Schenkelhals. Der *R. profundus* versorgt die Mm. quadratus femoris, adductor magnus und die Flexoren am Oberschenkel, der *R. transversus* verzweigt sich in den Muskeln der Adduktorengruppe und der variable *R. acetabularis* tritt durch die Incisura acetabularis in die Fossa acetabuli und kann dem Schenkelkopf über das Lig. capitis femoris Blut zuführen.

Die *A. circumflexa femoris lateralis* verläuft dorsal von den Mm. sartorius und rectus femoris nach lateral und teilt sich in den über den Schenkelhals aufsteigenden *R. ascendens,* den das Os femoris dicht unterhalb des Trochanter major umgreifenden *R. transversus* und den im M. quadriceps femoris absteigenden *R. descendens.*

Die *Aa. circumflexae femoris* können auch direkt aus der A. femoralis entspringen (knapp 20% der Fälle).

Als Endäste der A. profunda femoris treten 3 (–5) *Aa. perforantes* nahe der Linea aspera durch die Adduktoren, verzweigen sich in ihnen sowie in den ischiokruralen Muskeln und stehen untereinander und mit benachbarten Arterienästen in Verbindung.

Die 1. und 3. (bzw. letzte) A. perforans entsenden meist eine *A. nutricia femoris* in das Schenkelbein.

V. femoralis. Am Bein ist wie am Arm neben dem System der Begleitvenen ein Hautvenennetz ausgebildet, das mit den tiefen Venen vielfach anastomosiert und in den Vv. saphenae kräftige Längsvenen besitzt.

Die *V. femoralis* (Abb. **129**), die Begleitvene der A. femoralis, geht im Adduktorenschlitz aus der V. poplitea hervor. Sie wendet sich von der dorsolateralen Seite der A. femoralis an deren Medialseite und nimmt im Hiatus saphenus die V. saphena magna auf. Die V. femoralis tritt medial von der Arterie in die Lacuna vasorum und setzt sich proximal vom Leistenband als V. iliaca interna fort.

Die V. femoralis und der proximale Teil der V. poplitea sind einfach, ihre Seitenäste und die distale Teilstrecke der V. poplitea doppelt ausgebildet. Die Zuflüsse der V. femoralis und der V. poplitea begleiten die Äste der gleichnamigen Arterien.

Die V. femoralis besitzt zwar über die V. epigastrica superficialis eine Anastomose mit dem Einzugsgebiet der V. cava superior (über Vv. thoracoepigastricae – V. axillaris), doch treten bei einer Unterbindung der V. femoralis in der Nähe des Leistenbands hochgradige venöse Stauungen auf. Distal sind ausreichende Anastomosen vorhanden. Da proximal der Einmündung der V. saphena magna die Schenkelvene frei von Klappen ist, kommt es bei einer Eröffnung des Gefäßes nahe dem Leistenband zu erheblichen Blutungen. Die Verspannung der Vene in der bindegewebigen Gefäßscheide begünstigt den Rückfluß des Bluts und hält das Gefäßlumen auch bei extremer Beugung oder Streckung des Hüftgelenks etwas offen. Eine Luftaspiration bei Verletzung der Venenwand wird durch den (unter dem Einfluß der Schwerkraft) in diesem Gefäßbereich herrschenden Venendruck verhindert.

Tiefe *Lymphgefäße* begleiten die Vasa femoralia und ihre Äste. In der Unterleistengrube treten (8–12, vor allem an der medialen Seite der V. femoralis verlaufende) kleine Lymphstämme in die *Nodi lymphatici inguinales profundi* (Abb. **204**) ein. Die (3–4) tiefen Leistenlymphknoten liegen an der Medialseite der Schenkelvene, nahe der Einmündung der V. saphena magna. Sie nehmen Lymphe aus dem Skelett und der Muskulatur der unteren Extremität sowie (den größten Teil der Lymphe) aus den Nodi lymphatici inguinales superficiales auf und leiten sie zu den Nodi lymphatici iliaci externi weiter.

Dem im Schenkelring gelegenen Rosenmüllerschen Lymphknoten (Nodus lymphaticus anuli femoralis), der zwischen der in der Unterleistengrube und der längs der Vasa iliaca externa gelegenen Lymphknotengruppe vermittelt, kommt erhebliche klinische Bedeutung zu. Er kann durch Eitererreger aus dem Einzugsgebiet der tiefen Leistenlymphknoten infiziert werden oder Sitz von Tumormetastasen (u. a. aus Bein, Rectum, Uterus) sein. Bei einer Anschwellung des Rosenmüllerschen Lymphknotens können ähnliche Symptome auftreten wie bei einer Schenkelhernie.

Der **N. femoralis** (Abb. **123** u. **128**) zieht mit dem M. iliopsoas durch die Lacuna musculorum und teilt sich sogleich in seine Äste auf, die durch die Iliopsoasfaszie treten.

Noch innerhalb des großen Beckens gibt der N. femoralis *Rr. musculares* zu den Mm. psoas und iliacus ab und entsendet kranial vom Leistenband zum M. pectineus einen dünnen Muskelast, der durch die Faserschichten des Arcus iliopectineus und dorsal der Vasa femoralia verläuft.

Am Oberschenkel gibt der N. femoralis *Rr. musculares* zu den Streckmuskeln (Mm. sartorius und quadriceps femoris) und *Rr. cutanei anteriores* ab, die durch die Fascia lata zur Haut an der medialen und der vorderen Fläche des Oberschenkels treten und mit Ästen des R. femoralis n. genitofemoralis und des N. cutaneus femoris lateralis anastomosieren können.

Der *N. saphenus* ist der Endast des N. femoralis. Er verzweigt sich zur Haut an der medialen Seite des Unterschenkels und am medialen Fußrand.

b) Gefäß-Nervenstraße in die mediale Hüftgegend

Der **Canalis obturatorius** (Abb. **117**), der durch den Sulcus obturatorius und die Membrana obturatoria begrenzt wird, ist etwa 2–3 cm lang. Er verbindet den subperitonealen Bindegewebsraum an der Wand des kleinen Beckens mit der Faszienkammer der Adduktorengruppe in der medialen Hüftgegend und beherbergt die in Fettgewebe gebetteten Leitungsbahnen, gelegentlich auch einen kleinen Fettkörper.

In dieser Gefäß-Nervenstraße (Abb. **123** u. **126**) verlaufen
- die *A. obturatoria,* die vor allem die Adduktoren und die tiefe Schicht der äußeren Hüftmuskeln mit Blut versorgt und deren Äste mit Zweigen der A. circumflexa femoris medialis sowie der A. glutaea inferior anastomosieren;
- die *Vv. obturatoriae,* die Blut aus der medialen Hüftgegend in die V. iliaca interna ableiten, jedoch auch ausgedehnte Anastomosen mit Ästen der V. femoralis und der V. iliaca externa besitzen;
- *Lymphgefäße* in Begleitung der Vasa obturatoria, die Lymphe aus der medialen Hüftgegend den iliakalen Lymphknoten zuführen;
- der *N. obturatorius,* der die Adduktoren innerviert und ein kleines Hautareal an der Medialseite des Oberschenkels (Autonomgebiet: oberhalb des Kniegelenks) sensibel versorgt.

Bei einer *Obturatoriushernie* (bei älteren Frauen nicht ganz selten) kann der Bruchsack von medial auf den N. obturatorius drücken, der im Canalis obturatorius kranial von den Gefäßen verläuft, und Parästhesien (Kribbeln, Taubheitsgefühl) oder Schmerzen an der Innenfläche des Oberschenkels auslösen. Die seltenere motorische Störung bewirkt eine durch Adduktion und Außenrotation des gebeugten Oberschenkels gekennzeichnete Zwangshaltung.

Der N. obturatorius kann bei Beckenbrüchen auf seiner relativ langen Verlaufsstrecke entlang der knöchernen Wand des kleinen Beckens und im Canalis obturatorius leicht verletzt werden.

Die **A. obturatoria** gibt vor Eintritt in den Canalis obturatorius – außer Ästen zu den Mm. iliopsoas und obturator internus – den *R. pubicus* ab, der an der Hinterfläche des R. superior ossis pubis zur Symphyse zieht (Abb. **126**). Ein Seitenast des R. pubicus anastomosiert mit dem R. pubicus der A. epigastrica inferior.

Nicht allzu selten entspringt die A. obturatoria über diese Verbindung oder erhält hierdurch einen zusätzlichen Ursprung, die *A. obturatoria accessoria.* Das starke Gefäß verläuft am medialen Rand der Lacuna vasorum. Da es in den Anfängen der Chirurgie bei der Operation von Schenkelhernien häufig angeschnitten wurde und eine Verblutung eintrat, erhielt dieser akzessorische Ursprung der A. obturatoria den Namen *Corona mortis.*

Die *A. obturatoria* (Abb. **128**) zweigt sich – wie der gleichnamige Nerv – im Canalis obturatorius in den *R. anterior* (zu den Muskeln der Adduktorengruppe und zur Haut des äußeren Genitale) und in den *R. posterior* auf, der über das Tuber ischiadicum zur tiefen Schicht der äußeren Hüftmuskeln zieht. Er entsendet den *R. acetabularis,* der im Lig. capitis femoris den Schenkelkopf erreicht.

Der R. anterior anastomosiert mit Zweigen der A. circumflexa femoris medialis, der R. posterior mit Ästchen der A. glutaea inferior.

Der **N. obturatorius** gibt vor Eintritt in den Canalis obturatorius für den M. obturator externus einen Muskelast ab, der mit den Nerven durch den Kanal zieht (Abb. **126**). Vor oder bei Austritt aus dem Canalis obturatorius teilt sich der N. obturatorius in den *R. anterior* und den *R. posterior* (Abb. **123**).

Der *R. anterior* verläuft zwischen den Mm. adductores brevis und longus, die er beide innerviert. Er versorgt den M. gracilis, meist – zusätzlich zum N. femoralis – auch den M. pectineus und gibt den *R. cutaneus* zur Haut an der Innenseite des Oberschenkels (Autonomgebiet) und des Kniegelenks (Maximalgebiet) ab. Der *R. posterior* innerviert den M. adductor magnus, auf dem er nach distal zieht.

c) Gefäß- und Nervenstraßen in die tiefe Gesäßgegend

Die Gefäß- und Nervenstraßen, die aus dem kleinen Becken nach dorsal in die tiefe Gesäßgegend treten, ziehen durch das Foramen ischiadicum majus (Abb. **117** u. **130**) und führen in das *subglutäale Bindegewebslager.* Dieser Bindegewebsraum, der reichlich Fettgewebe enthält, liegt zwischen dem M. glutaeus maximus und der tiefen, aus den Mm. piriformis, obturator internus samt gemelli und quadratus femoris bestehenden Muskelschicht. Er wird begrenzt einerseits durch die Faszie an der Unterfläche des großen Gesäßmuskels, andererseits durch ein tiefes Faszienblatt, das die Faszie des M. glutaeus medius nach distal fortsetzt, die tiefen Muskeln bedeckt und in die Faszienhülle der ischiokruralen Muskeln übergeht. Das subglutäale Bindegewebslager ist zugleich Verschiebeschicht und breite Gefäß-Nervenstraße für Gefäße und Nerven der Glutäalregion, die sich hier verzweigen, und für Leitungsbahnen, die zur Fossa ischioanalis oder zum Oberschenkel verlaufen.

In dem Bindegewebe, das die – durch das Foramen ischiadicum majus ziehenden – Gefäße und Nerven begleitet, können sich Entzündungen aus dem subperitonealen Bindegewebsraum des kleinen Beckens in die Gesäßgegend, längs des N. ischiadicus auch in den Verschiebeschichten zwischen den Muskeln an der Hinterseite des Oberschenkels ausbreiten.

Hernia ischiadica. Hernienbildungen im Bereich des Foramen ischiadicum majus sind äußerst selten. Eindeutige Symptome treten bei einer Hernia ischiadica meist erst bei einer Einklemmung des Bruches auf. Stülpt sich der Bruchsack unterhalb des M. piriformis aus, so kann er auf den N. ischiadicus drücken und dadurch Schmerzen im Bein auslösen.

Es verlaufen durch die *suprapiriforme Abteilung des Foramen ischiadicum majus* (Abb. **126, 130** u. **131**)

- die *A. glutaea superior* (mit Begleitvenen) zum kranialen Teil des M. glutaeus maximus, zu den kleinen Gesäßmuskeln und zum M. piriformis,

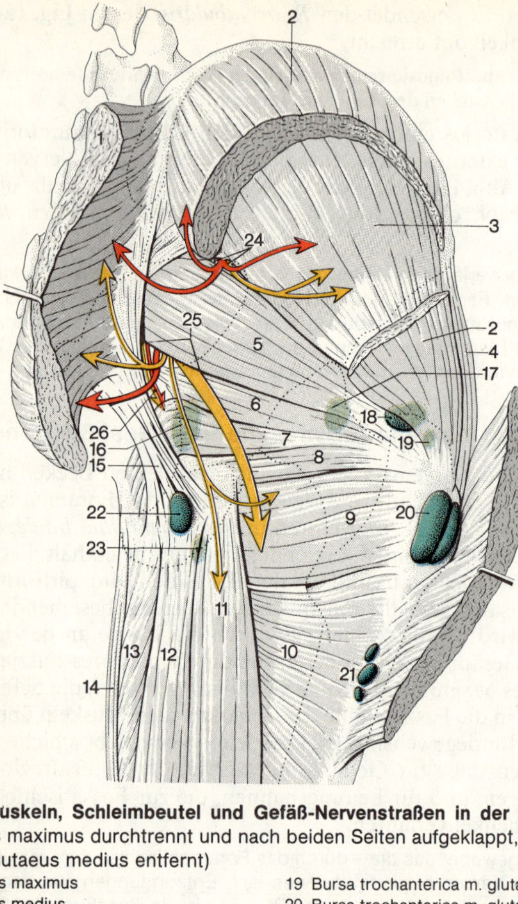

Abb. 130. **Muskeln, Schleimbeutel und Gefäß-Nervenstraßen in der Gesäßgegend** (M. glutaeus maximus durchtrennt und nach beiden Seiten aufgeklappt, mittleres Drittel des M. glutaeus medius entfernt)

1 M. glutaeus maximus
2 M. glutaeus medius
3 M. glutaeus minimus
4 M. tensor fasciae latae
5 M. piriformis
6 M. gemellus superior
7 M. obturator internus
8 M. gemellus inferior
9 M. quadratus femoris
10 M. adductor magnus
11 M. biceps femoris, Caput longum
12 M. semitendinosus
13 M. adductor longus
14 M. gracilis
15 Lig. sacrotuberale
16 Bursa ischiadica m. obturatoris interni
17 Bursa m. piriformis
18 Bursa trochanterica m. glutaei medii
19 Bursa trochanterica m. glutaei minimi
20 Bursa trochanterica m. glutaei maximi
21 Bursae intermusculares mm. glutaeorum
22 Bursa ischiadica m. glutaei maximi
23 Bursa m. bicipitis femoris superior
24–26 *Gefäß-Nervenstraßen* durch:

die suprapiriforme Abteilung des Foramen ischiadicum majus (24): Vasa glutaea superiora, N. glutaeus superior

die infrapiriforme Abteilung des Foramen ischiadicum majus (25): N. ischiadicus, N. cutaneus femoris posterior, Vasa glutaea inferiora, N. glutaeus inferior, Vasa pudenda interna, N. pudendus

das Foramen ischiadicum minus (26): Vasa pudenda interna, N. pudendus

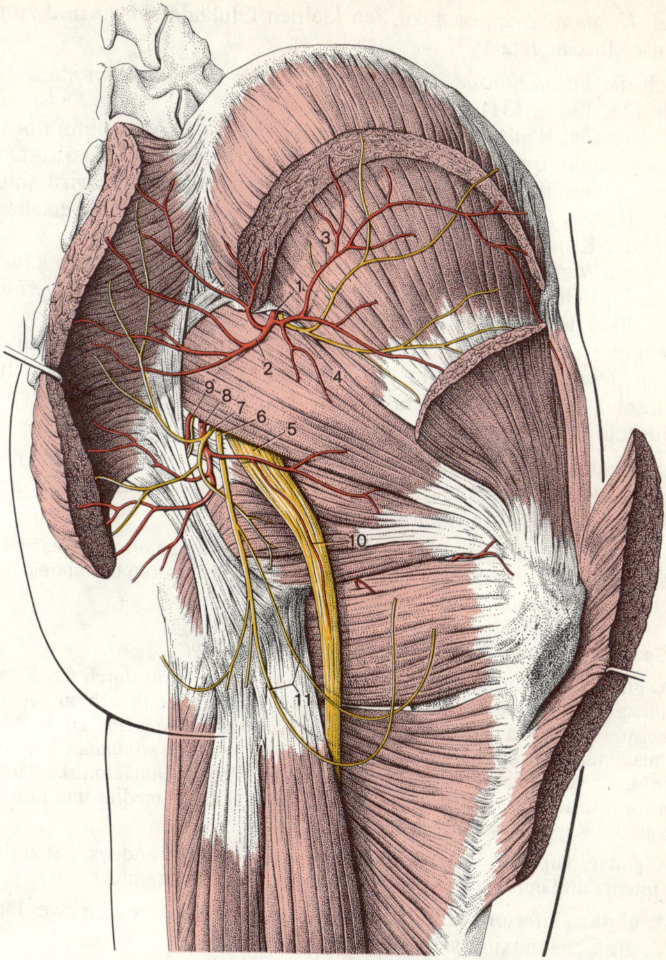

Abb. 131. **Arterien und Nerven im subglutäalen Bindegewebslager** (Muskeldarstellung → Abb. 130)

1 A. glutaea superior
2 R. superficialis der A. glutaea superior
3 R. profundus der A. glutaea superior
4 N. glutaeus superior
5 N. ischiadicus
6 N. cutaneus femoris posterior
7 N. glutaeus inferior
8 A. glutaea inferior
9 N. pudendus und A. pudenda interna
10 A. comitans n. ischiadici
11 Nn. clunium inferiores

- der *N. glutaeus superior* zu den kleinen Glutäalmuskeln und zum M. tensor fasciae latae.

Durch die *infrapiriforme Abteilung des Foramen ischiadicum majus* treten (Abb. **126, 130** u. **131**)
- im *lateralen Winkel* der *N. ischiadicus,* der auf den Mm. obturator internus, gemelli, quadratus femoris und adductor magnus distalwärts zieht und im Gesäßbereich vom M. glutaeus maximus bedeckt wird, und der *N. cutaneus femoris posterior* zur Haut des Gesäßes, des Oberschenkels und der Kniekehle (gelegentlich auch der Wade);
- in der *Mitte* die *A. glutaea inferior* (samt Begleitvenen) zu den kaudalen zwei Dritteln des M. glutaeus maximus und der *N. glutaeus inferior,* der vor allem den großen Gesäßmuskel innerviert;
- *im medialen Winkel* die *A. pudenda interna* (mit Begleitvenen) und der *N. pudendus,* die sich um die Spina ischiadica schlingen, durch das Foramen ischiadicum minus in die Fossa ischioanalis gelangen und Muskeln und Haut der Genitoanalregion versorgen.

Bei intramuskulären Injektionen, die vorteilhafterweise in die voluminöse Gesäßmuskulatur verabfolgt werden, ist bei unsachgemäßer Ausführung der N. ischiadicus sehr gefährdet.

Man injiziert in der Regel in den oberen äußeren Quadranten der Gesäßregion, wobei die Verbindungslinie von hinterem und vorderem oberen Dammbeinstachel nicht nach distal überschritten werden darf.

Gefäße und Nerven im subglutäalen Bindegewebslager

Die **A. glutaea superior** (Abb. **128** u. **131**) gibt beim Durchtritt durch das Foramen ischiadicum majus eine A. nutricia zum Darmbein ab und teilt sich am Oberrand der Incisura ischiadica major in den *R. superficialis* (zum kranialen Teil des M. glutaeus maximus und zum M. glutaeus medius) und in den *R. profundus.* Von seinen beiden Ästen verzweigt sich der *R. superior* in den kleinen Glutäalmuskeln und im M. tensor fasciae latae, der *R. inferior* in den Mm. glutaeus medius und piriformis sowie an der Kapsel des Hüftgelenks.

Die A. glutaea superior besitzt zahlreiche Anastomosen mit anderen Ästen der A. iliaca interna und mit Zweigen der A. circumflexa femoris lateralis.

Die **A. glutaea inferior** (Abb. **128** u. **131**) versorgt die kaudalen zwei Drittel des M. glutaeus maximus.

Sie entsendet feine Äste zu den kleinen Rollmuskeln und zur Kapsel des Hüftgelenks, anastomosiert mit zahlreichen Zweigen benachbarter Arterien und kann eine *A. comitans n. ischiadici* (Abb. **131** u. **132**) abgeben, die den N. ischiadicus am Oberschenkel begleitet.

Der **N. glutaeus superior** (Abb. **131**) zweigt zwischen den Mm. glutaei medius und minimus kurze Rr. musculares an beide Muskeln ab. Sein Endast zieht (häufig durch den M. glutaeus minimus) zum M. tensor fasciae latae.

Der **N. glutaeus inferior** (Abb. **131**) verläuft lateral der Vasa glutaea inferiora und zweigt sich fächerförmig an der Unterfläche des großen Gesäßmuskels auf.

Die kranialen Nervenäste durchflechten sich mit Ästen des R. superficialis der A. glutaea superior, die kaudalen Nervenfaserbündel begleiten die Zweige der A. glutaea inferior. Kleine Muskeläste treten in der Regel zu den Mm. obturator internus, gemelli und quadratus femoris.

Der **N. cutaneus femoris posterior** (Abb. **131**) gibt am Unterrand des M. glutaeus maximus 2–3 *Nn. clunium inferiores* ab, die zur Haut des Gesäßes umbiegen, und entsendet einzelne schwache *Rr. perineales* zur Haut des Dammes und zum Hodensack (bei der Frau zur großen Schamlippe). Sein Hauptast verläuft zwischen M. semitendinosus und M. biceps femoris unter der Faszie nach distal und zweigt sich an der Haut der Rückseite des Oberschenkels, der Kniekehle und (gelegentlich auch) der Wade auf.

Der **N. ischiadicus** (Abb. **131**) liegt in der Glutäalregion etwas medial von der Mitte einer Trochanter major und Tuber ischiadicum verbindenden Linie. Er zieht auf der Faszie des M. adductor magnus, zunächst zwischen Adduktoren und Flexoren, oberhalb der Kniekehle zwischen den medialen und den lateralen Flexoren, distalwärts und teilt sich spätestens beim Eintritt in die Kniekehle in den N. tibialis und den N. peronaeus communis.

Der N. ischiadicus innerviert in Sonderfällen die Mm. obturator internus, gemelli und quadratus femoris, in der Regel die ischiokrurale Muskulatur und alle Muskeln an Unterschenkel und Fuß. Sensibel versorgt er die gesamte Haut des Unterschenkels und des Fußes, ausgenommen ein streifenförmiges Feld über der medialen Fläche des Schienbeins (bis nahe an den medialen Knöchel), das ausschließlich vom N. saphenus innerviert wird.

d) Gefäße und Nerven in der Fossa ischioanalis

Die **Vasa pudenda interna** und der **N. pudendus** schlingen sich um die Spina ischiadica und den Unterrand des Lig. sacrospinale, sie treten durch das Foramen ischiadicum minus in den *Alcockschen Kanal, Canalis pudendalis* (Abb. **117**, **126** u. **130**). Er liegt in der lateralen Wand der Fossa ischioanalis, wird von einer Duplikatur der Fascia obturatoria gebildet und leitet die Gefäße und den Nerven an der medialen Seite des Sitzbeinhöckers und -asts entlang – kaudal vom Diaphragma pelvis – bis zum Hinterrand des Diaphragma urogenitale.

Die *A. pudenda interna* gibt – noch dorsal vom Sitzbeinhöcker– beim Eintritt in den Canalis pudendalis die *A. rectalis inferior* ab. Sie hat gelegentlich mehrere Ursprungsäste, durchbricht das mediale Blatt der Faszienduplikatur und zieht durch den Fettkörper zum Anus, wo sie mit der Arterie der Gegenseite und der A. rectalis media anastomosiert.

Die *V. pudenda interna* ist meist doppelt ausgebildet. Ihre Äste begleiten die Aufzweigungen der A. pudenda interna.

Der *N. pudendus* verläuft im Canalis pudendalis – meist in Bündeln gegliedert – etwas oberflächlicher als die Vasa pudenda interna.

Astfolge der Vasa pudenda interna und des N. pudendus → Bd. 2.

C. Oberschenkel und Kniebereich

1. Oberschenkel

a) Anordnung und Innervation der Oberschenkelmuskulatur

Wie am Oberarm werden auch am **Oberschenkel,** *Femur* (als genetische Gruppen) die *Extensorengruppe* (*dorsale* Muskeln) und die *Flexorengruppe* (*ventrale* Muskeln) unterschieden. Die Muskelmasse der Extensoren übertrifft die der Beugergruppe erheblich. Die *Strecker* liegen auf der *Vorderseite* des Oberschenkels (!), umschließen das Os femoris fast vollständig und lassen am Knochen auf der Hinterfläche nur die schmale Leiste der Linea aspera frei. Lateral werden Extensoren und Flexoren durch das Septum intermusculare femoris laterale getrennt, auf der Medialseite schiebt sich die Adduktorengruppe zwischen Strecker und Beuger. Die Streckergruppe besteht aus den vier Muskelindividuen des M. quadriceps femoris und aus dem M. sartorius, die alle vom N. femoralis innerviert werden. Von den Beugern werden der lange Bizepskopf sowie die Mm. semitendinosus und semimembranosus vom Tibialisanteil des N. ischiadicus, das Caput breve des M. biceps femoris vom Peronäusanteil des N. ischiadicus versorgt.

Die **Fascia lata** (Abb. **132** u. **204**) umhüllt die Muskelgruppen am Oberschenkel wie ein Strumpf. Sie ist proximal am Leistenband und am Darmbeinkamm angeheftet und setzt sich nach distal in die Unterschenkelfaszie fort. In die lateral und ventral relativ derbe Oberschenkelfaszie, die großenteils aus annähernd zirkulär verlaufenden Bindegewebsfasern besteht, sind am lateralen Umfang kräftige, längsverlaufende Faserzüge als *Tractus iliotibialis* eingewebt. Auf der Medialseite des Oberschenkels wird die hier dünne Faszie beim Stehen durch den nicht kontrahierten medialen Kopf des M. quadriceps femoris (M. vastus medialis) vorgewölbt: *Suprapatellarwulst*.

In der Gesäßregion wird die Fascia lata auch als Fascia glutaea besonders benannt. Sie überdeckt die Mm. glutaei medius und maximus und heftet sich längs der Ursprungslinie des großen Gesäßmuskels auch an Kreuz- und Steißbein an.

Von der Fascia lata gehen dünne Bindegewebsblätter in die Tiefe, die Muskelgruppen und einzelne Muskeln einschließen und gegeneinander verschieblich trennen (Abb. **132**). Besondere Logen sind für den M. sartorius, den M. tensor fasciae latae und den M. gracilis ausgebildet, die diesen Muskeln eine feste Führung geben. Das kräftige, zum Teil aponeurotische *Septum intermusculare femoris laterale* verbindet die Fascia lata mit dem Labium laterale der Linea aspera und trennt die Extensoren von den Flexoren. Das *Septum intermusculare femoris mediale,* das zwischen Extensoren- und Adduktorengruppe zum Labium mediale zieht, ist stellenweise ein ausgedehntes Bindegewebslager, in dem die Vasa femoralia und der N. saphenus verlaufen. Eine relativ zarte und nur in der Umgebung des N. ischiadicus kräftiger entwickelte Bindegewebsschicht schiebt sich dorsal von der Fascia lata aus zwischen Flexoren- und Adduktorengruppe.

Die Fascia lata und die bindegewebigen Trennwände, in die ein großer Teil der »Ring«fasern der Oberschenkelfaszie eintritt, grenzen drei Muskelkammern ab. Die ausgedehnte *Kammer der Extensoren* liegt an der Vorderfläche und zu beiden Seiten des Os femoris. Sie wird von der Fascia lata und den beiden Septa intermuscularia begrenzt und ist, abgesehen von Durchtrittsstellen der Vasa femoralia und ihrer Äste sowie von Ästen des N. femoralis, weitgehend abgeschlossen. Die *Kammer der Flexoren* nimmt am Oberschenkelquerschnitt den dorsolateralen Sektor, hinter dem Septum intermusculare laterale, ein. Sie kommuniziert proximalwärts durch die infrapiriforme Abteilung des Foramen ischiadicum majus mit dem Bindegewebsraum des kleinen Beckens und setzt sich nach distal in das Bindegewebslager der Kniekehle fort. In die *Kammer der Adduktoren* (hinter dem Septum intermusculare femoris mediale, am dorsomedialen Umfang des Oberschenkels) führt eine Bindegewebsstraße aus dem kleinen Becken durch den Canalis obturatorius.

Hiatus saphenus. Durch die Fascia lata tritt direkt unterhalb des Leistenbands die V. saphena magna in die V. femoralis. Die Durchtrittsstelle, *Hiatus saphenus* (Abb. **204**), wird lateral, distal und (etwas weniger ausgeprägt) proximal durch einen verstärkten C-förmigen Faszienstreifen, *Margo falciformis,* umrahmt und von einer siebartig durchbrochenen Membran, *Fascia cribrosa,* verschlossen. Die Fascia cribrosa überdeckt als Teil der Fascia lata die Vasa femoralia und schließt in diesem Bereich die Unterleistengrube nach ventral ab.

Außer der V. saphena magna ziehen durch die Maschen der Fascia cribrosa »Haut«äste der A. femoralis (→ S. 341) und deren Begleitvenen, der R. femoralis des N. genitofemoralis und ein R. cutaneus anterior des N. femoralis, der die V. saphena magna begleitet, sowie zahlreiche Lymphgefäße.

Auf der Vorderseite des Kniegelenks ist die Fascia lata an der Patella, den Retinacula patellae und am Lig. patellae fixiert. Über der Kniescheibe wird sie von der Haut durch die ausgedehnte *Bursa subcutanea praepatellaris* (Abb. **139**) getrennt. Auf der Rückseite des Kniegelenks schließt als distales Teilstück der Fascia lata eine dünne, durch zirkuläre Faserzüge verstärkte Fascia poplitea die Inhaltsgebilde der Kniekehle ab.

Extensorengruppe (dorsale Muskeln)

Der **M. quadriceps femoris** (Abb. **124** u. **132**) entspringt mit vier Köpfen: dem *M. rectus femoris,* der über Hüft- und Kniegelenk hinwegzieht, und den drei eingelenkigen *Mm. vasti,* die das Os femoris weitgehend umfassen. Die vier Muskeln schließen sich zu einer breiten gemeinsamen Endsehne zusammen, in die als Sesambein die Kniescheibe eingelagert ist. Von der Spitze der Patella zieht – als Fortsetzung der Endsehne – das *Lig. patellae* zur Tuberositas tibiae (Abb. **124** u. **140**). Durch die Patella wird der Abstand der Quadrizepssehne von der Beugeachse des Kniegelenks vergrößert und somit das Drehmoment des Muskels erhöht. Als *Retinacula patellae* bezeichnet man seitliche Sehnenzüge des Muskels, die als Längsschiene jederseits die Kniescheibe flankieren und zum Oberrand des Schienbeins verlaufen. Sie verhindern ein Abrutschen der Patella von der durch die Facies patellaris des Os femoris gebildeten Gleitbahn und übertragen einen begrenzten Anteil der Streckwirkung des M. quadriceps femoris auf die Tibia.

Der doppeltgefiederte **M. rectus femoris** (Abb. **124, 129** u. **140**) entspringt mit dem *Caput rectum* an der Spina iliaca anterior inferior, mit dem *Caput reflexum* am Oberrand der Hüftpfanne und an der Gelenkkapsel. Die Fasern aus dem zentralen Bereich der Ansatzsehne heften sich am Oberrand der Patella an oder ziehen über ihre Vorderfläche hinweg in das Lig. patellae. Die seitlichen Faserzüge strahlen beiderseits der Kniescheibe in die Retinacula patellae ein.

Der **M. vastus medialis** (Abb. **124, 129** u. **132**) entspringt an den proximalen zwei Dritteln der medialen Lippe der Linea aspera und von den Endsehnen der Mm. adductor longus und adductor magnus. Die proximalen Fasern des Muskels verlaufen schräg abwärts, die distalen fast quer. Außer zur gemeinsamen Endsehne des M. quadriceps femoris ziehen Fasern des M. vastus medialis an den medialen Patellarrand und zum Retinaculum patellae mediale.

Der **M. vastus lateralis** (Abb. **124, 129** u. **132**), der größte Kopf des M. quadriceps femoris, nimmt seinen Ursprung von der Basis des Trochanter major, vom Labium laterale der Linea aspera und der vom großen Rollhügel ausgehenden oberflächlichen Aponeurose des Muskels. Die Endsehne geht in das proximal der Patella gelegene gemeinsame Sehnenfeld des M. quadriceps femoris über, ein Teil der Sehnenfasern strahlt in das Retinaculum patellae laterale ein.

Der **M. vastus intermedius** (Abb. **124** u. **132**) zieht von der vorderen und der lateralen Fläche des Os femoris zur gemeinsamen Endsehne. Sein Ursprungsfeld reicht von der Linea intertrochanterica bis zur Grenze zwischen mittlerem und distalem Drittel des Femurschafts.

Medial und lateral wird der M. vastus intermedius von den Mm. vasti medialis und lateralis überwölbt. Auf der an der Vorderfläche des Muskels weit proximalwärts reichenden aponeurotischen Ansatzsehne gleitet der M. rectus femoris. Die am weitesten distal entspringenden Muskelbündel des M. vastus intermedius inserieren an der Kapsel des Kniegelenks, *M. articularis genus* (Abb. **139**), und verhindern, daß die Gelenkkapsel bei der Streckbewegung eingeklemmt wird.

Innervation: N. femoralis.

Der N. femoralis fächert sich unmittelbar unterhalb des Lig. inguinale in Hautäste und Äste zum M. sartorius und zu den vier Köpfen des M. quadriceps femoris auf.

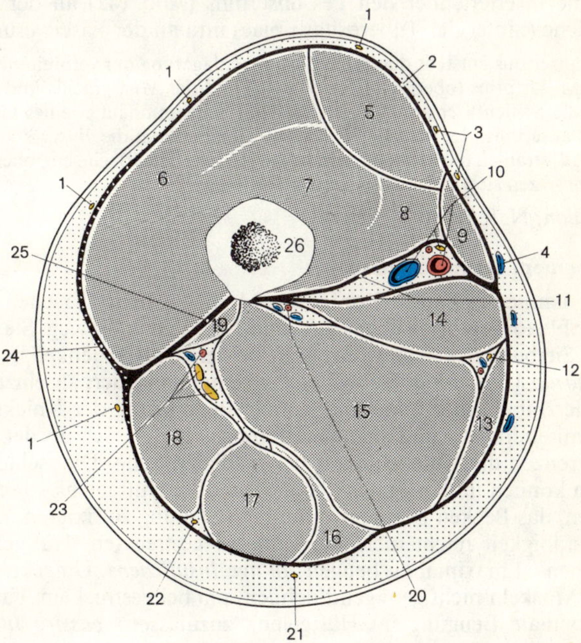

Abb. 132. **Querschnitt im mittleren Drittel des Oberschenkels,** Ansicht der Schnittfläche von distal

1 Äste des N. cutaneus femoris lateralis
2 Fascia lata
3 Rr. cutanei anteriores des N. femoralis
4 V. saphena magna
5–8 *M. quadriceps femoris*
5 M. rectus femoris
6 M. vastus lateralis
7 M. vastus intermedius
8 M. vastus medialis
9 M. sartorius
10 N. saphenus, A. und V. femoralis
11 Septum intermusculare femoris mediale
12 R. anterior des N. obturatorius
13 M. gracilis
14 M. adductor longus
15 M. adductor magnus
16 M. semimembranosus
17 M. semitendinosus
18 Caput longum des M. biceps femoris
19 Caput breve des M. biceps femoris
20 Endast der A. profunda femoris: A. perforans tertia
21 Ast des N. cutaneus femoris posterior
22 N. cutaneus femoris posterior
23 N. ischiadicus und A. comitans n. ischiadici
24 Tractus iliotibialis
25 Septum intermusculare femoris laterale
26 Os femoris

Der Ast zum M. vastus medialis ist für eine kurze Strecke mit dem N. saphenus vereinigt und gibt auch kurze Zweige zum distalen Teilstück des M. sartorius ab.

Der **M. sartorius** (Abb. **123, 124, 129** u. **132**) zieht in einer von der Fascia lata gebildeten Faszienscheide von der Spina iliaca anterior superior spiralig über vordere und mediale Fläche des Oberschenkels. Durch seinen bogenförmigen Verlauf kreuzt der Muskel die Beugeachse des Kniegelenks auf der Dorsalseite. Die schräg nach distal und ventral gerichtete Endsehne inseriert über den Pes anserinus (Abb. **142**) an der medialen Tibiafläche (hinter der Tuberositas tibiae) und an der Fascia cruris.

Der Pes anserinus entsteht durch die Zusammenlagerung der verbreiterten Endsehnen des M. sartorius (oberflächliche Schicht) und der Mm. gracilis und semitendinosus (tiefe Schicht), er ähnelt den gefalteten Schwimmhäuten eines Gänsefußes. Vom Pes anserinus, der vom Lig. collaterale tibiale durch die *Bursa anserina* abgetrennt wird, strahlen die Sehnenfasern in die mediale Tibiafläche ein, oberflächliche Faserzüge setzen sich in die Fascia cruris fort.

Innervation: N. femoralis

Flexorengruppe (ventrale Muskeln)

Mit Ausnahme des kurzen Kopfes des M. biceps femoris ziehen die Muskeln der Flexorengruppe über Hüft- und Kniegelenk hinweg. Sie entspringen am Sitzbeinhöcker und setzen an beiden Unterschenkelknochen an: *ischiokrurale Muskulatur.* Der M. biceps femoris inseriert als einziger Muskel an der Fibula und bildet die laterale Begrenzung der Kniekehle. Die Mm. semitendinosus und semimembranosus heften sich an der Tibia an und begrenzen die Kniekehle auf der medialen Seite. Die ischiokruralen Muskeln können im Kniegelenk beugen und im Hüftgelenk strecken oder mithelfen, das Becken in einer bestimmten Stellung zu fixieren. Ihre Kontraktionsfähigkeit reicht nicht aus, um bei gestrecktem Hüftgelenk den Unterschenkel maximal zu beugen: *aktive Insuffizienz.* Umgekehrt lassen sich die Muskeln nicht genügend dehnen, um bei gestrecktem Kniegelenk eine maximale Beugung im Hüftgelenk zuzulassen: *passive Insuffizienz* (Abb. **17 b, c**).

Der **M. biceps femoris** (Abb. **123, 125** u. **132**) entspringt mit seinem *Caput longum* zusammen mit dem M. semitendinosus von der hinteren Fläche des Sitzbeinhöckers. Das *Caput breve* geht vom mittleren Drittel der lateralen Lippe der Linea aspera aus. Es setzt die Faserrichtung des M. adductor longus fort, der in Höhe des Muskelursprungs am Labium mediale inseriert. Die gemeinsame Endsehne der beiden Bizepsköpfe setzt am Kopf des Wadenbeins an. Ein Teil der Sehnenfasern zieht zum lateralen Tibiakondylus und in die Fascia cruris.

Vom Lig. collaterale fibulare wird die Bizepssehne durch die *Bursa subtendinea m. bicipitis femoris inferior* getrennt.

Innervation: Caput longum vom Tibialisanteil des N. ischiadicus, Caput breve vom Peronäusanteil des N. ischiadicus.

Die Muskeläste aus dem Tibialisanteil des N. ischiadicus, die zur ischiokruralen Muskulatur ziehen, verlassen den N. ischiadicus, nachdem dieser unter den langen Bizepskopf getreten ist, häufig als einheitlicher Stamm. Nach kurzem Verlauf weichen die Muskeläste distalwärts auseinander und teilen sich, so daß in der Regel jeweils zwei Nervenzweige in einen Muskel eintreten.

Der **M. semitendinosus** (Abb. **123, 125** u. **132**) entspringt in enger Nachbarschaft zum langen Bizepskopf vom Tuber ischiadicum und setzt über den Pes anserinus an der medialen Fläche des proximalen Tibiaendes und an der Fascia cruris an.

Der Muskel verläuft in einer vom M. semimembranosus gebildeten Rinne distalwärts. Die lange, bereits am Oberschenkel beginnende Endsehne (daher der Name »semitendinosus«) strahlt in die tiefe Schicht des Pes anserinus ein.

Innervation: Tibialisanteil des N. ischiadicus.

Der **M. semimembranosus** (Abb. **123, 125** u. **132**) entspringt zwischen dem langen Bizepskopf und dem M. quadratus femoris vom Sitzbeinhöcker. Er inseriert am medialen Condylus der Tibia, an der hinteren Kapselwand des Kniegelenks und an der Faszie des M. popliteus.

Der Muskel ist nur in den beiden mittleren Vierteln muskulös. Die lange Ursprungssehne verbreitert sich zu einer ausgedehnten Sehnenplatte, und die Endsehne ist ebenfalls platt. Sie läuft in drei Sehnenstränge aus, von denen der tibiale nach ventral umbiegt und unter dem Lig. collaterale tibiale am medialen Tibiakondylus ansetzt, während der mittlere Strang die Richtung des Muskels fortsetzt und zum Teil an der Hinterfläche des proximalen Tibiaendes inseriert, zum Teil in die Faszie des M. popliteus einstrahlt (Abb. **142**). Der fibulare Sehnenzipfel verstärkt die Hinterwand der Kniegelenkkapsel und zieht als *Lig. popliteum obliquum* schräg nach lateral in Richtung zum lateralen Femurkondylus. An der Aufteilung der Ansatzsehne liegt regelmäßig ein Schleimbeutel, *Bursa m. semimembranosi,* zwischen Sehne und medialem Tibiakondylus.

Innervation: Tibialisanteil des N. ischiadicus.

b) Gefäß-Nervenstraßen am Oberschenkel

Gefäße und Nerven auf der Streckerseite des Oberschenkels

Ein eigentlicher Gefäß-Nervenstrang besteht auf der Extensorenseite des Femur nur im distalen Bereich der Unterleistengrube und im proximalen Abschnitt des Adduktorenkanals (Abb. **129**). Der N. saphenus, der in der Unterleistengrube von lateral an die A. femoralis herantritt, begleitet auf dieser Strecke das aus den Vasa femoralia und einigen tiefen Lymphstämmen gebildete Gefäßbündel, das in eine derbe Bindegewebsscheide eingehüllt ist.

Der **N. saphenus** liegt im Bereich des Adduktorenkanals oberflächlicher als die Schenkelgefäße. Bevor die Vasa femoralia den Kanal durch den Adduktorenschlitz verlassen und in die Kniekehle eintreten, durchbohrt der Nerv die Membrana vastoadductoria, zieht unter dem M. sartorius, zwischen den Mm. vastus medialis und adductor magnus, zur Medialseite des Knies und begleitet die V. saphena magna bis zum medialen Fußrand.

Der M. sartorius ist der Leitmuskel für die Vasa femoralia, die in der von M. vastus medialis und Adduktoren begrenzten Rinne aus der Unterleistengrube nahezu geradlinig in die Kniekehle ziehen. Der M. sartorius schlingt sich in einer langgezogenen Schraubenlinie von lateral über die Ventralfläche des Gefäßbündels hinweg auf dessen mediale Seite.

Die **A. femoralis** (Abb. **128** u. **129**) gibt im Adduktorenkanal als stärkeres Gefäß nur die *A. descendens genicularis* ab, die im M. vastus medialis, dem sie ebenso wie dem M. adductor magnus kleine Äste zuleitet, zum Kniegelenk abwärts zieht und sich in *Rr. articulares* zum Rete articulare genus aufzweigt. Noch im Adduktorenkanal entsendet die A. descendens genicularis den *R. saphenus,* der – gemeinsam mit dem N. saphenus oder nahe seiner Durchtrittsstelle – die Membrana vastoadductoria durchbricht und sich an der medialen Seite der Tibia an der Haut des Unterschenkels verzweigt.

Die A. femoralis sollte distal vom Abgang der A. profunda femoris nur im Notfall unterbunden werden, da die Ausbildung eines ausreichenden Umgehungskreislaufes zwischen den Ästen der A. profunda femoris und der A. descendens genicularis zwar möglich, aber nicht unbedingt gesichert ist.

Die **V. femoralis** (Abb. **129**), die aus der V. poplitea hervorgeht, liegt im Adduktorenschlitz noch dorsal der Arterie. Sie schiebt sich proximalwärts zunehmend an deren mediale Seite, so daß sie unterhalb des Leistenbandes medial von der A. femoralis verläuft.

Gefäße und Nerven auf der Beugerseite des Oberschenkels

Gefäße. Auf der Flexorenseite des Oberschenkels fehlen größere, den Gliedmaßenabschnitt in Längsrichtung durchziehende Gefäße. Die Blutgefäße zu Muskeln, Haut und Knochen sind Äste der A. profunda femoris, die distal vom M. quadratus femoris (R. profundus der A. circumflexa femoris medialis) und durch die Adduktoren (Aa. perforantes) auf die Rückseite des Oberschenkels gelangen. Sie werden von Wurzelästen der V. profunda femoris und tiefen Lymphgefäßen begleitet.

Der **N. cutaneus femoris posterior** (Abb. **131**) verläuft subfaszial bis zur Kniekehle und gibt nach beiden Seiten Äste durch die Fascia lata zur Haut der dorsalen Seite des Oberschenkels ab.

Der **N. ischiadicus** (Abb. **131** u. **132**) zieht in der Bindegewebsschicht, die Adduktoren- und Flexorengruppe trennt, distalwärts.

Unmittelbar am Unterrand des M. glutaeus maximus und beim Eintritt in die Kniekehle liegt der Nerv relativ oberflächlich und nahe der Fascia lata. Auf der ganzen übrigen Verlaufsstrecke wird er vom langen Bizepskopf bedeckt, der schräg nach distal und lateral über ihn hinwegzieht. Der N. ischiadicus wird nicht auf ganzer Strecke von einer durchgehenden Arterie begleitet. Ihm schließen sich nacheinander die A. comitans n. ischiadici sowie Zweige des R. profundus der A. circumflexa femoris medialis und der Aa. perforantes an.

Von der A. ischiadica, die bei Nichtsäugern die Hauptarterie des Beins bildet, bleibt in der menschlichen Ontogenese vom proximalen Teilstück nur die (meist) dünne *A. comitans n. ischiadici* (Abb. **131** u. **132**) erhalten. Bei langsamem Verschluß der A. femoralis kann sich zwischen den Beckenarterien und der A. poplitea, dem distalen Teilstück der embryonalen A. ischiadica, u. U. ein Umgehungskreislauf ausbilden. Die Anastomosenbildung wird erleichtert, wenn die A. ischiadica nur unvollständig rückgebildet wurde.

Der N. ischiadicus ist innerhalb seiner bindegewebigen Scheide schon beim Austritt aus dem Foramen ischiadicum majus in den Tibialis- und den Peronäusanteil gegliedert. Äußerlich sichtbar wird diese Teilung in den N. tibialis und den N. peronaeus communis kurz vor Eintritt in die Fossa poplitea. Der Tibialisanteil entsendet nacheinander Muskeläste zu der am Tuberculum adductorium inserierenden Portion des M. adductor magnus, zum langen Bizepskopf und zu den Mm. semitendinosus und semimembranosus. Am distalen Ende der Oberschenkelstrecke des N. ischiadicus verläßt der Muskelast für den kurzen Bizepskopf den Peronäusanteil oder (bei hoher Teilung) den N. peronaeus communis.

2. Kniegelenk

a) Skelettelemente des Unterschenkels

Im Kniegelenk artikuliert das Os femoris mit dem *Schienbein, Tibia.* Das *Wadenbein, Fibula,* steht mit dem Oberschenkelknochen nicht in gelenkigem Kontakt. Die Fibula ist wesentlich dünner als das Schienbein, liegt an der lateralen (fibularen) Seite der Tibia und ist mit ihr durch eine *Zwischenknochenhaut, Membrana interossea cruris,* verbunden (Abb. **134**). Das distale Ende des Wadenbeins bildet mit dem distalen Ende des Schienbeins die Gelenkgabel für das obere Sprunggelenk. Deshalb ist auch bei jenen Säugetieren (z. B. Huftieren oder Fledermäusen), bei denen der Fibulaschaft reduziert ist und der Wadenbeinkopf fehlt, der distale Fibulaabschnitt stets ausgebildet.

Die Schaftachse des Os femoris bildet mit der Längsachse der Tibia beim Erwachsenen einen nach lateral offenen Winkel (frontaler Kniewinkel, Tibiofemoralwinkel) von etwa 175° (Abb. **133**). Dabei ist die Femurschaftachse gegen eine Horizontale durch den Gelenkspalt um 82° geneigt, während die Schienbeinachse mit der Horizontalen einen Winkel von 93° bildet. Unter diesen Normbedingungen liegt die *Traglinie des Beins,* die jeweils durch die Mitte des Hüftgelenks und des oberen Sprunggelenks verläuft, in der Mitte des Kniegelenks.

Ist der frontale Kniewinkel deutlich kleiner als 175°, so daß die Knie beim Gehen aneinander streifen, dann besteht eine X-Beinstellung im Kniegelenk, *Genu valgum,* im umgekehrten Fall eine O-Beinstellung, *Genu varum.* Die Traglinie rückt beim »X-Knie« nach lateral, beim »O-Knie« nach medial.

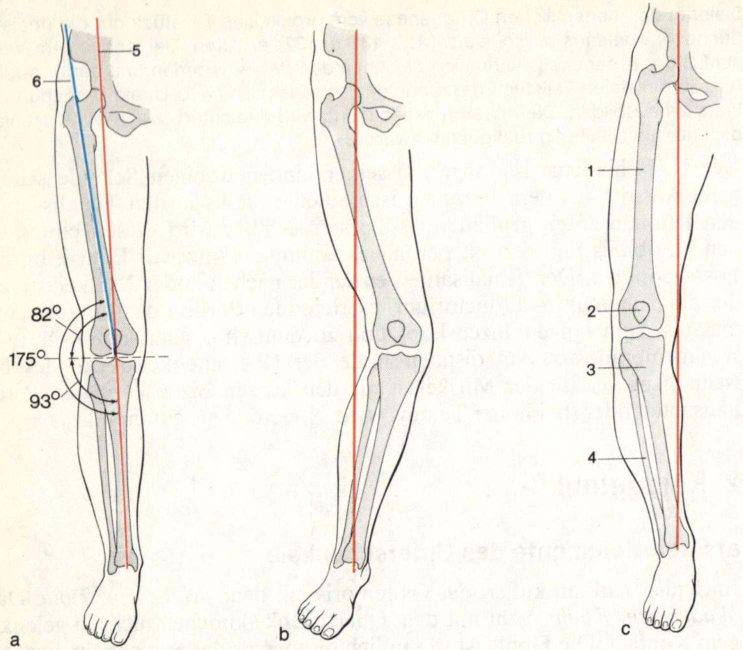

Abb. 133. **Frontaler Kniewinkel und Traglinie des Beins** (—)

a Normverhältnisse
b Genu valgum
c Genu varum

1 Os femoris
2 Patella
3 Tibia
4 Fibula
5 Traglinie
6 Oberschenkelschaftachse

Beim Genu valgum wird das innere Seitenband überdehnt, der Knorpel in der lateralen Gelenkhälfte durch übermäßige Druckbeanspruchung geschädigt. Beim Genu varum sind umgekehrt äußeres Seitenband und Knorpel des medialen Gelenkabschnitts betroffen.

Eine leichte O-Beinstellung ist bei Neugeborenem und Säugling durchaus physiologisch. Durch differentes Längenwachstum an den Epiphysenfugen wandelt sich dieses physiologische Genu varum beim Kleinkind in ein geringgradiges Genu valgum um (beim 5jährigen Kind beträgt der frontale Kniewinkel 170°). Die Traglinie des Beins kehrt zu Beginn der Pubertät wieder in die Mitte des Kniegelenks zurück.

Die **Tibia** (Abb. **134**) besteht aus einem kräftigen, im Querschnitt dreikantigen Schaft, *Corpus tibiae,* einem verbreiterten proximalen Ende, das die beiden Gelenkknorren, *Condyli medialis* und *lateralis* trägt, und einem

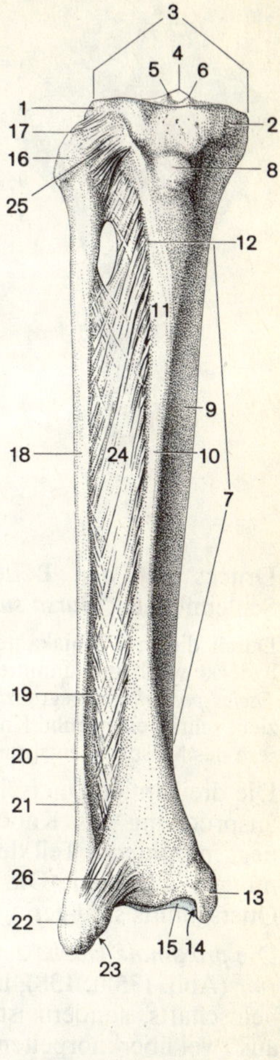

Abb. 134. **Skelettelemente des Unterschenkels und Membrana interossea cruris,** Ansicht von vorn
1 Condylus lateralis tibiae
2 Condylus medialis tibiae
3 Facies articularis superior tibiae
4 Eminentia intercondylaris
5 Tuberculum intercondylare laterale
6 Tuberculum intercondylare mediale
7 Corpus tibiae
8 Tuberositas tibiae
9 Facies medialis tibiae
10 Margo anterior tibiae
11 Facies lateralis tibiae
12 Margo interosseus tibiae
13 Malleolus medialis
14 Facies articularis malleoli medialis
15 Facies articularis inferior tibiae
16 Caput fibulae
17 Apex capitis fibulae
18 Corpus fibulae
19 Margo interosseus fibulae
20 Margo anterior fibulae
21 Facies lateralis fibulae
22 Malleolus lateralis
23 Facies articularis malleoli lateralis
24 Membrana interossea cruris
25 Lig. capitis fibulae anterius
26 Lig. tibiofibulare anterius

distalen Endstück, das den medialen Knöchel, *Malleolus medialis,* und einen Teil der Gelenkgabel bildet.

Am *Corpus tibiae* unterscheidet man den scharfkantigen, unmittelbar unter der Haut gelegenen *Margo anterior,* den nach lateral gerichteten *Margo interosseus,* an dem die Membrana interossea befestigt ist, und den gerundeten *Margo medialis.* Der Margo anterior, der Schienbeinkamm, wird proximal breiter und läuft in einen Knochenhöcker aus, *Tuberositas tibiae,* an der das Lig. patellae ansetzt. (Die Tuberositas tibiae überträgt beim Knien einen wesentlichen Anteil des von der Körperlast ausgeübten

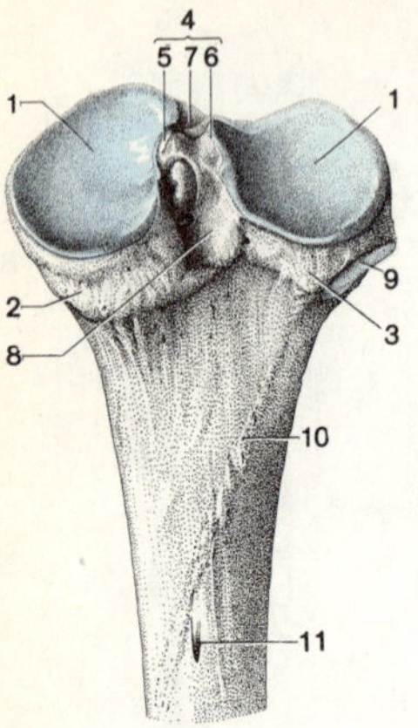

Abb. 135. **Proximales Ende der Tibia,** Ansicht von hinten und oben

1 Facies articularis superior
2 Condylus medialis
3 Condylus lateralis
4 Eminentia intercondylaris
5 Tuberculum intercondylare mediale
6 Tuberculum intercondylare laterale
7 Area intercondylaris anterior
8 Area intercondylaris posterior
9 Facies articularis fibularis
10 Linea m.solei
11 Foramen nutricium

Drucks auf den Boden. Der Knochenvorsprung wird durch einen Schleimbeutel, *Bursa subcutanea tuberositatis tibiae,* geschützt.)

Durch die drei Tibiakanten werden die *Facies medialis,* die nicht von Muskeln bedeckt wird und unmittelbar unter der Haut liegt, die *Facies lateralis* und die *Facies posterior* abgegrenzt. Über den proximalen Abschnitt der Facies posterior zieht schräg eine rauhe Knochenleiste, *Linea m. solei* (Abb. **135**), an der Sehnenfasern des M. soleus entspringen.

Die dreikantige Querschnittsform der Tibia ist an die besondere Biegebeanspruchung des Knochens angepaßt. Die Hauptmasse des Knochens liegt im hinteren Teil des Querschnitts, wo auch die größeren Druckspannungen auftreten. Die Zugspannungen an der Spitze des dreieckigen Querschnitts sind geringer.

Die *proximale Fläche* der beiden Tibiakondylen, die *Facies articularis superior* (Abb. **135** u. **138**), liegt nicht zentral über der Mittelachse des Schienbeinschafts, sondern ist nach hinten verschoben (Abb. **136**). Sie besteht aus zwei überknorpelten Gelenkflächen, von denen die mediale in sagittaler Richtung etwas ausgedehnter ist als die laterale. Die knorpelfreie Zwischenzone wird durch die *Eminentia intercondylaris* in ein vorderes und ein hinteres Feld unterteilt, *Areae intercondylares anterior* und *posterior.* Die Eminentia intercondylaris läuft in zwei Zacken aus, *Tubercula intercondylaria mediale* und *laterale.* An der Area intercondylaris anterior heftet sich das vordere Kreuzband, an der Area intercondylaris posterior das hintere Kreuzband an. An der lateralen Fläche des Condylus lateralis tibiae liegt, etwas nach dorsal gewendet, die *Facies articularis fibularis,* der sich die entsprechende Gelenkfläche des Fibulakopfes anlegt.

Die proximale Fläche der Tibia ist beim Neugeborenen um über 25° nach hinten

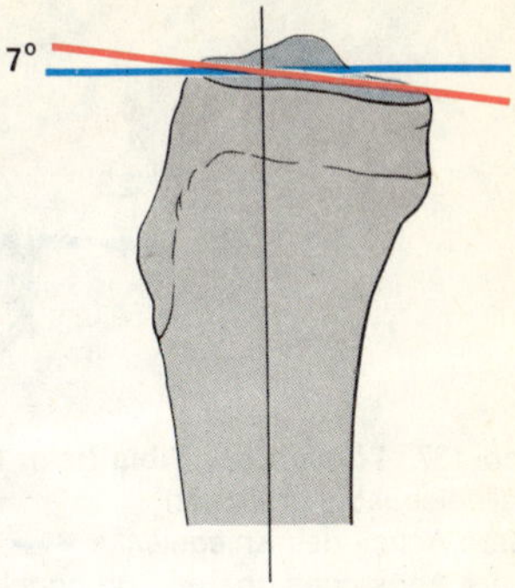

Abb. 136. **Retroversion der proximalen Schienbeinfläche,** Ansicht von medial
Horizontalebene ——
Ebene der Facies articularis superior ——
Mittelachse des Tibiaschafts ——

geneigt, *Retroversio tibiae.* Junge Säuglinge können daher das Kniegelenk nicht vollständig strecken. In der postnatalen Entwicklung wird die Retroversion weitgehend aufgehoben. Beim Erwachsenen beträgt die Rückwärtsneigung der proximalen Schienbeinfläche nur noch 3–7° (Abb. **136**).

Das distale Endstück der Tibia bildet zusammen mit der Fibula die Gelenkgabel des oberen Sprunggelenks, *Malleolengabel,* die von oben und von der Seite die Sprungbeinrolle umfaßt. Die Fibula legt sich in eine seichte Aushöhlung der Tibia, *Incisura fibularis tibiae.* Die mediale Gabelzinke bildet der innere Knöchel, *Malleolus medialis* (Abb. **134**). Er springt nach medial deutlich vor und besitzt auf seiner nach lateral gerichteten Fläche eine überknorpelte *Facies articularis malleoli,* die in die quergelagerte, in sagittaler Richtung konkave *Facies articularis inferior* der Tibia übergeht. Dorsal wird der mediale Knöchel durch den *Sulcus malleolaris* eingekerbt, der die Sehnen der Mm. tibialis posterior und flexor digitorum longus aufnimmt.

Das distale Tibiaende ist beim Erwachsenen gegen das proximale Endstück nach außen gedreht, so daß die größten Querdurchmesser der beiden Schienbeinenden miteinander einen variablen Winkel (von im Durchschnitt etwa 23°) bilden, *Torsion der Tibia* (Abb. **137**). Die Fußspitze ist etwas nach auswärts gerichtet, wenn die Querachse des oberen Tibiaendes frontal steht. Durch die Winkelstellung beider Füße (normalerweise etwa 45°) wird die Standsicherheit erhöht.

Die Torsion der Tibia entwickelt sich – anders als die Anteversion des Os femoris – erst postnatal, im 1. Lebensjahr. Bei den Menschenaffen (und beim menschlichen Feten) ist die Tibia nach innen torquiert.

Die **Fibula** (Abb. **134**), ein schlanker, geringgradig biegsamer Knochenstab, wird fast in ganzer Ausdehnung von Unterschenkelmuskeln bedeckt. Der Schaft ist im Querschnitt vierkantig. An dem dorsomedial gerichteten *Margo interosseus* heftet sich die Membrana interossea an.

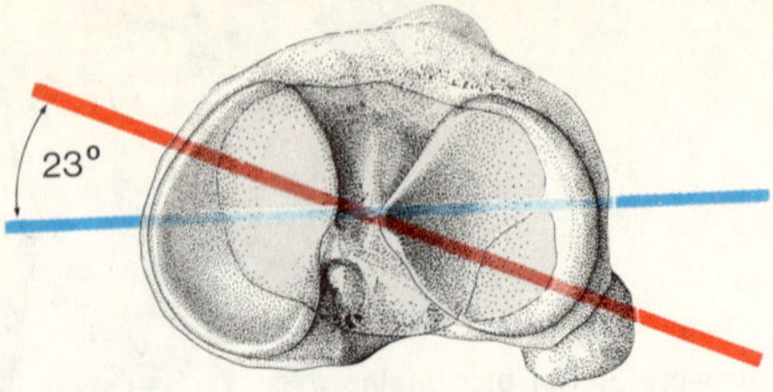

Abb. 137. **Torsion der Tibia beim Erwachsenen** (proximales Ende der Tibia auf die Malleolengabel projiziert)
quere Achse des Kniegelenks —
quere Achse des oberen Sprunggelenks —

Die *Crista medialis* trennt auf der *Facies posterior* die Ursprungsareale der Mm. tibialis posterior und flexor hallucis longus.

Der Wadenbeinkopf, *Caput fibulae,* läuft in eine kurze Spitze, *Apex capitis fibulae,* aus und besitzt medial eine kleine überknorpelte *Facies articularis capitis fibulae,* die sich der entsprechenden Gelenkfläche am Condylus lateralis tibiae anlagert.

Das distale Ende des Wadenbeins formt den äußeren Knöchel, *Malleolus lateralis,* der die laterale Zinke der Malleolengabel bildet. Er reicht etwas weiter nach distal als der innere Knöchel. Seine mediale Fläche trägt die *Facies articularis malleoli,* die mit der lateralen Fläche der Sprungbeinrolle artikuliert, und weist dorsal davon eine Grube auf, *Fossa malleoli lateralis,* in der das Lig. talofibulare posterius verankert ist. Auf der Außenfläche des Malleolus lateralis ist eine Rinne, *Sulcus malleolaris,* für die Sehnen der beiden Mm. peronaei eingegraben.

Ossifikation. Der Knochenkern in der proximalen *Tibia*epiphyse (Abb. **116**), der in etwa 80% der Fälle kurz vor der Geburt auftritt, wird ebenso als Reifezeichen gewertet wie das Ossifikationszentrum in der distalen Epiphyse des Schenkelbeins.

Der distale Epiphysenkern tritt in der Tibia im 2. Lebensjahr auf. Die Ossifikation des Schienbeinschafts beginnt in der 7.–8. Embryonalwoche. Proximale und distale Epiphysenfuge schließen sich meist mit dem 17. (♀) oder 18. (♂) Lebensjahr, wobei individuelle Varianten mit ± 2–3 Jahren keine Ausnahme bilden. Die Tuberositas tibiae verknöchert (im 11.–13. Lebensjahr) von der proximalen Tibiaepiphyse aus in Form eines zungenförmigen Knochenzapfens oder besitzt einen eigenen Knochenkern.

Die Ossifikation der Anheftungsstelle des Lig. patellae kann – vor allem bei männlichen Jugendlichen – gestört sein (Osgood-Schlattersche Krankheit).

Der *Fibula*schaft ossifiziert nur wenig später als der Schienbeinschaft in der 8. Embryonalwoche, die Knochenkerne treten im Wadenbeinkopf im 4.–6. Lebensjahr, im lateralen Knöchel zu Beginn des 2. Lebensjahres auf. Der Schluß der Epiphysenfugen erfolgt etwa zum gleichen Zeitpunkt wie im Schienbein. Sowohl am medialen als auch am lateralen Malleolus kann im 6.–12. Lebensjahr an der Spitze ein zusätzlicher Knochenkern auftreten, der bald mit der distalen Epiphyse verschmilzt.

b) Menisci, Kapsel und Bandapparat des Kniegelenks

Im **Kniegelenk,** *Articulatio genus* (Abb. **138–141**), dem größten Gelenk des menschlichen Körpers, sind Beuge- und Streckbewegungen, bei gebeugtem Knie auch Rotationsbewegungen möglich. Formal ist das Kniegelenk somit eine Kombination von Scharniergelenk und Radgelenk, es wird deshalb auch als *Trochoginglymus* bezeichnet.

Die überknorpelten Flächen der beiden Femurkondylen gelenken mit der Facies articularis superior der Tibia. Die Fibula ist am Kniegelenk nicht beteiligt. Da die Krümmung der Gelenkflächen der Femurkondylen von vorn nach hinten zunimmt, ist die Auflagefläche des Os femoris um so ausgedehnter, je mehr das Kniegelenk gestreckt wird.

Die *Menisci* sind verformbare, C-förmige Scheiben, deren Baumaterial dem Faserknorpel ähnelt. Im Querschnitt sind sie keilförmig, der äußere Rand ist verdickt und mit der Gelenkkapsel verwachsen. Der *Meniscus lateralis* bildet einen nahezu geschlossenen Ring. Der *Meniscus medialis* ist

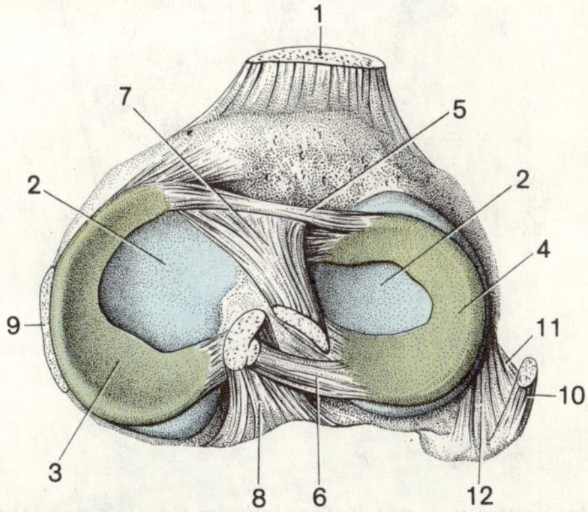

Abb. 138. **Menisci und Bandapparat des Kniegelenks,** Blick auf die Facies articularis superior der Tibia (Gelenkkapsel nicht dargestellt)

1 Lig. patellae
2 Facies articularis superior tibiae
3 Meniscus medialis
4 Meniscus lateralis
5 Lig. transversum genus
6 Lig. meniscofemorale posterius
7 Lig. cruciatum anterius
8 Lig. cruciatum posterius
9 Lig. collaterale tibiale (durch die Gelenkkapsel mit dem medialen Meniscus verwachsen)
10 Lig. collaterale fibulare
11 Lig. capitis fibulae anterius
12 Lig. capitis fibulae posterius

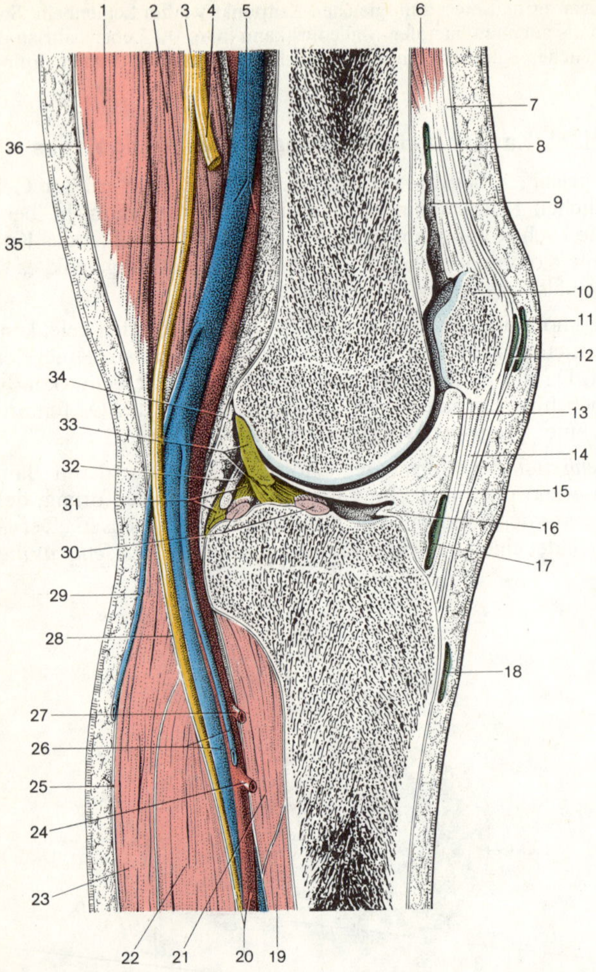

Abb. 139. **Sagittalschnitt durch das Kniegelenk im Bereich des lateralen Femurkondylus,** Ansicht der Schnittfläche von lateral
Präparation der Muskeln, Gefäße und Nerven in der Kniekehle

1 M. semitendinosus
2 M. semimembranosus
3 N. ischiadicus
4 N. peronaeus communis, durchtrennt
5 A. und V. poplitea
6 M. articularis genus
7 Sehne des M. quadriceps femoris
8 Bursa suprapatellaris
9 Recessus suprapatellaris
10 Patella

dagegen mehr halbmondförmig. Beide Menisci sind mit ihrem vorderen Horn an der Area intercondylaris anterior, mit ihrem hinteren Horn an der Area intercondylaris posterior fixiert. Die Ansatzfelder der beiden Enden des medialen Meniscus fassen die enger benachbarten Haftstellen des lateralen Meniscus zwischen sich.

Am Vorderrand können die beiden Menisci durch ein *Lig. transversum genus* verbunden sein. Vom hinteren Horn des lateralen Meniscus zieht ein kräftiges Faserbündel, *Lig. meniscofemorale posterius,* hinter dem hinteren Kreuzband medial- und kranialwärts zur lateralen Fläche der medialen Femurrolle. Ein schwaches *Lig. meniscofemorale anterius* kann das hintere Ende des lateralen Meniscus vor dem hinteren Kreuzband mit dem medialen Femurkondylus verbinden.

Bei Bewegungen im Kniegelenk werden die Menisci mit ihrer planen freien Unterfläche auf der Facies articularis superior der Tibia verschoben. Sie bilden transportable Gelenkpfannen für die Femurkondylen und verteilen den umschriebenen Druck auf die größeren Gelenkflächen der Tibiakondylen. Die Menisci unterteilen das Kniegelenk unvollkommen in die (obere) Articulatio meniscofemoralis und die (untere) Articulatio meniscotibialis.

Die Exkursionsmöglichkeiten der medialen Zwischenscheibe sind stärker eingeschränkt als die des lateralen Meniscus; denn das mediale Seitenband ist in die Gelenkkapsel eingelassen und somit auch mit dem medialen Meniscus verbunden, während das laterale Seitenband nicht mit der Gelenkkapsel verwachsen ist.

Eine Schädigung der Menisci trifft aus den oben genannten Gründen wesentlich häufiger die mediale Zwischenscheibe. Vor allem bei maximaler Beugung und gleichzeitiger Außenrotation des Unterschenkels kommt es zu Ein- oder Abrissen in dem schwächeren vorderen Sichelrand des weniger beweglichen medialen Meniscus (häufige Sportverletzung).

◀ 11 Bursa subcutanea praepatellaris
12 Bursa subfascialis praepatellaris
13 Corpus adiposum infrapatellare
14 Lig. patellae
15 Plica synovialis infrapatellaris
16 Plica alaris
17 Bursa infrapatellaris profunda
18 Bursa subcutanea tuberositatis tibiae
19 M. tibialis posterior (Schnittfläche)
20 A. tibialis posterior und N. tibialis
21 M. popliteus (Schnittfläche)
22 M. soleus (Schnittfläche)
23 Caput mediale des M. gastrocnemius (Schnittfläche)
24 A. peronaea, durchtrennt
25 Fascia cruris (Schnittrand)
26 Vv. tibiales posteriores
27 A. tibialis anterior, durchtrennt
28 tiefes Blatt der Fascia cruris (Schnittrand)
29 V. saphena parva
30 Meniscus lateralis, nahe der Verankerung durchtrennt
31 Lig. cruciatum posterius
32 Lig. meniscofemorale posterius
33 Lig. cruciatum anterius (z. T. Schnittfläche, z. T. Aufsicht, Synovialmembran entfernt)
34 Membrana fibrosa der hinteren Kapselwand (das Bindegewebe, das sich nach ventral gegen die Kreuzbänder vorschiebt, ist großenteils entfernt)
35 N. tibialis
36 Fascia lata (Schnittrand)

Nach operativer Entfernung eines Meniscus ist zunächst die Belastbarkeit des Kniegelenks herabgesetzt. Unter entsprechender Übungstherapie bildet sich ein Ersatzgewebe und es kommt meist zu weitgehender Wiederherstellung der funktionellen Leistungsfähigkeit.

Die *Gelenkkapsel* heftet sich an der Tibia längs der Knorpel-Knochen-Grenze an. Am Schenkelbein stimmt die Ansatzlinie der Innenhaut großenteils nicht mit der Anheftung der äußeren Faserschicht überein. Die Gelenkinnenhaut liegt der Vorderfläche des Os femoris, proximal der Facies patellaris, meist einen Querfinger breit auf (Recessus suprapatellaris) und ist mit dem Knochen durch Fettgewebe verschieblich verbunden. Die Umschlagstelle liegt in individuell wechselnder Höhe im Bereich des distalen Viertels des Femurschafts. Seitlich läßt die Ansatzlinie die Epikondylen frei und folgt auf der Dorsalseite der Knorpel-Knochen-Grenze. Die Gelenkinnenhaut stülpt sich hier in die Fossa intercondylaris ein und umhüllt die Kreuzbänder von vorn und von beiden Seiten. An der Ventralseite grenzt die Patella mit ihrer überknorpelten Facies articularis unmittelbar an die Gelenkhöhle.

Distal der Patella wird die Gelenkinnenhaut durch einen keilförmigen Fettkörper, *Corpus adiposum infrapatellare,* von der hier durch das Lig. patellae und die Retinacula patellae gebildeten Faserschicht abgedrängt und in das Gelenkinnere vorgebuchtet. Das Corpus adiposum umgreift den Unterrand der Kniescheibe. Es schiebt sich mit zwei Fettfalten, *Plicae alares,* in die beiden Buchten vor, die jeweils von den Innenflächen der Femurkondylen, von den Menisci und der Patella begrenzt und durch die Kreuzbänder voneinander getrennt werden. Als Relikt einer embryonal deutlich ausgebildeten vorderen Scheidewand zieht eine schmale, von der Gelenkinnenhaut bedeckte Fettfalte, *Plica synovialis infrapatellaris,* vom Fettkörper zu den Kreuzbändern. Der Fettkörper bildet eine verformbare Füllmasse, die den je nach der Gelenkstellung unterschiedlich gestalteten Raum ausfüllt, der durch die Stellungsänderung der Gelenkenden und der Menisci entsteht. Da bei der Beugung der Gelenkspalt vorn weit klafft, drückt der Luftdruck den Fettkörper tief in das Gelenkinnere hinein, und die Haut sinkt beiderseits der Patella etwas ein. Bei gestrecktem Unterschenkel wölbt der Fettkörper die Haut zu beiden Seiten des Lig. patellae vor.

Durch die Ausdehnung und den Buchtenreichtum der Gelenkhöhle ist das Kniegelenk bei Entzündungen besonders gefährdet. Angesichts der großen Oberfläche der Synovialmembran können sehr rasch Krankheitserreger und Bakteriengifte in die Blutbahn aufgenommen werden.

Die *vordere Kapselwand* wird durch Bandzüge verstärkt, die direkt oder indirekt mit dem Sehnenspiegel des M. quadriceps femoris zusammenhängen: Lig. patellae und Retinacula patellae. Das *Lig. patellae* stellt die Endsehne des M. quadriceps femoris dar und verbindet die als Sesambein in die Quadrizepssehne eingelassene Kniescheibe mit der Tuberositas tibiae.

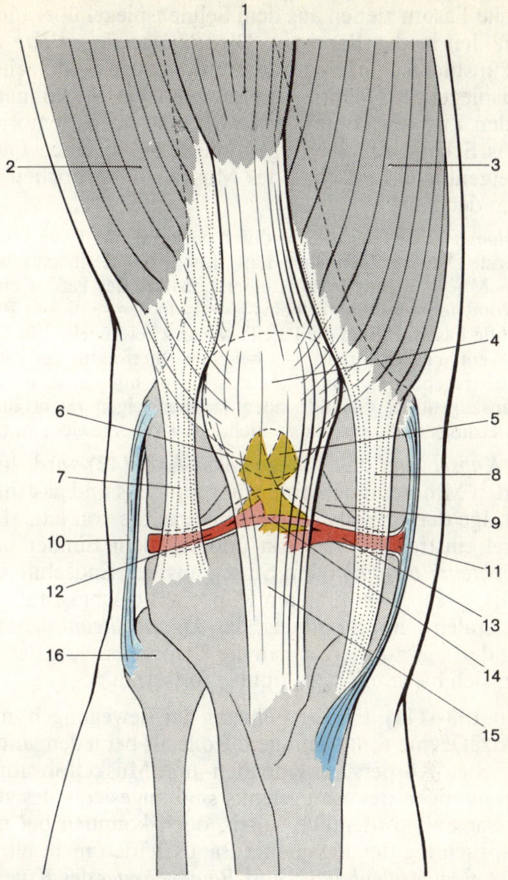

Abb. 140. **Kniegelenk,** Ansicht von vorn
(Gelenkkapsel nicht dargestellt, Bauelemente zum Teil durchsichtig gedacht)

1 M. rectus femoris
2 M. vastus lateralis
3 M. vastus medialis
4 Patella
5 Lig. cruciatum posterius
6 Lig. cruciatum anterius
7 Retinaculum patellae laterale
8 Retinaculum patellae mediale
9 Facies patellaris des Os femoris
10 Lig. collaterale fibulare
11 Lig. collaterale tibiale
12 Meniscus lateralis
13 Meniscus medialis
14 Lig. transversum genus
15 Lig. patellae
16 Caput fibulae

Oberflächliche Fasern ziehen aus dem Sehnenspiegel über die Patella hinweg und strahlen in das Band ein. Die *Retinacula patellae* verlaufen als breite, nur künstlich scharf abgrenzbare Bandzüge beiderseits der Patella vom Sehnenspiegel der Quadrizepssehne zur Tibia. Sie können in begrenztem Maße den Zug des kontrahierten M. quadriceps femoris auch dann noch auf das Schienbein übertragen, wenn durch einen Querbruch der Patella die eigentliche Endsehne des Muskels unterbrochen ist: Reservestreckapparat der Tibia.

Das *Retinaculum patellae laterale* wird durch einstrahlende Fasern des Tractus iliotibialis verstärkt. Die oberflächlichen Längsfasern der Retinacula wirken nur bei kontrahiertem M. quadriceps femoris einer Luxation der Patella entgegen. Tiefe, von den Epikondylen des Schenkelbeins jeweils an den seitlichen Rand der Kniescheibe ziehende Fasern führen die Patella wie an zwei Zügeln. Eine Luxation wird erst möglich, wenn ein Zügel reißt. Der bei einer Querfraktur der Patella durch die Retinacula übertragene Zug ermöglicht das Gehen auf ebenem Boden. Für das Gehen auf ansteigendem Gelände oder Treppensteigen reicht die übertragene Streckkraft allerdings nicht aus, da sie nicht das Körpergewicht zu tragen vermag.

Die *hintere Kapselwand* des Kniegelenks (Abb. **142**) wird durch Sehnenbündel aus den Mm. semimembranosus, popliteus und gastrocnemius und durch Bandzüge der Articulatio tibiofibularis, die von lateral in die Kniegelenkskapsel einstrahlen, verstärkt und vor dem Einklemmen bewahrt. Das *Lig. popliteum obliquum,* ein Strang aus der Endsehne des M. semimembranosus, zieht in der hinteren Kapselwand schräg aufwärts in Richtung zum lateralen Femurkondylus, das *Lig. popliteum arcuatum* verläuft rechtwinklig dazu, gibt Faserzüge an die Ursprungssehne des M. popliteus ab und kann sich bis zum Caput fibulae fortsetzen.

Bänder (Abb. **138–141**). Für die Führung der Bewegungen im Kniegelenk spielen Bandzüge eine weit wichtigere Rolle als bei jedem anderen Gelenk des menschlichen Körpers, da Knochen- und Muskelführung weitgehend fehlen. Verrenkungen des Kniegelenks sind angesichts des starken Bandapparates zwar außerordentlich selten, doch kommen bei unphysiologischer Beanspruchung der Ligamente Bandschäden nicht allzu selten vor. Man unterscheidet *Außenbänder* und *Binnenbänder* des Kniegelenks.

Von den *Außenbändern* des Kniegelenks sind die *Ligg. collateralia* auf der lateralen und der medialen Seite des Gelenks, das *Lig. patellae* und die *Retinacula patellae* an der Vorderfläche sowie die sich überkreuzenden *Ligg. popliteum obliquum* und *popliteum arcuatum* in der hinteren Kapselwand als Verstärkungszüge angeordnet.

Das laterale (äußere) Seitenband, *Lig. collaterale fibulare,* zieht – in einigem Abstand von der Gelenkkapsel – als drehrunder Strang vom Epicondylus lateralis des Os femoris zum Caput fibulae.

Durch den Spalt zwischen Gelenkkapsel und Bandzug verlaufen die Sehne des M. popliteus und ein von der Sehne des M. biceps femoris abgegliederter Faserstrang, der am Condylus lateralis tibiae inseriert.

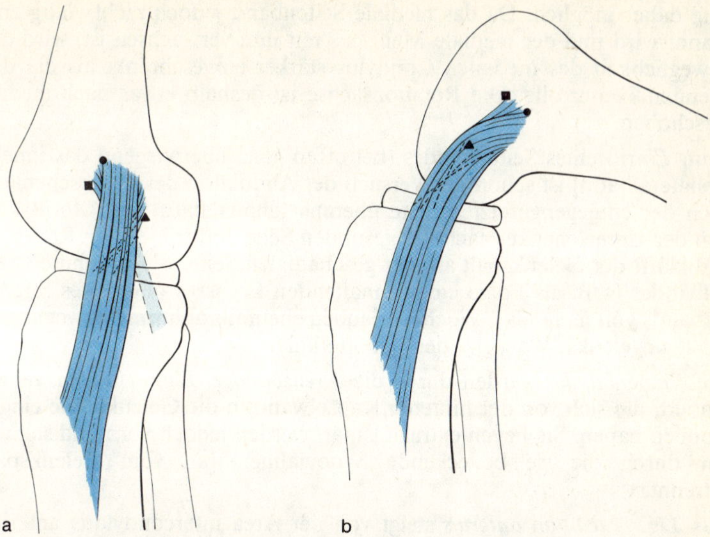

Abb. 141. **Inneres Seitenband des Kniegelenks**
a in Streckstellung, äußeres Seitenband durchscheinend gezeichnet
b Einrollung des Lig. collaterale tibiale in Beugestellung
(identische Anheftungsstellen des inneren Seitenbandes in beiden Abbildungen gleich markiert)

Das mediale (innere) Seitenband, *Lig. collaterale tibiale,* ist fest mit der Gelenkkapsel und durch sie mit dem medialen Meniscus verwachsen. Das breitflächige Band entspringt mit einer vorderen Portion vom Epicondylus medialis des Schenkelbeins, mit einem kürzeren, hinteren Anteil von der medialen Seite der inneren Femurrolle. Die kurzen dorsalen Faserzüge verlaufen zum Meniscus medialis (Meniskuszüge), der Hauptteil des inneren Seitenbands zieht an die mediale Fläche des proximalen Tibiaendes (Tibiazüge), wobei er die zur Tibia ausstrahlenden Sehnenbündel des M. semimembranosus überdeckt.

Da die vorderen Faserzüge weiter proximal am Os femoris verankert sind als die hintere Portion, wird das in Streckstellung breit entfaltete innere Seitenband bei der Beugung des Kniegelenks zusammengeschoben und in sich gedreht (Abb. **141**). Bei gestrecktem Knie zieht das mediale Kollateralband etwas schräg von hinten oben nach vorn unten, das laterale Seitenband entgegengesetzt von vorn oben nach hinten unten.

Die Seitenbänder stellen in der Streckstellung das Knie fest und verhindern Ab- und Adduktion. Bei gebeugtem Kniegelenk ist nur die hintere Portion des medialen Kollateralbands gespannt, eine willkürliche Kreiselung daher möglich. Da das mediale Seitenband jedoch nicht völlig entspannt wird und der mediale Meniscus mit ihm verwachsen ist, wird die Beweglichkeit des medialen Condylus stärker eingeschränkt als die der lateralen Femurrolle. Die Rotationsachse ist deshalb etwas nach medial verschoben.

Beim *Ein*riß eines Seitenbandes (betroffen ganz überwiegend das innere Kollateralband) ist schon der Versuch der Abduktion des Unterschenkels nach der entgegengesetzten Seite überaus schmerzhaft, beim *Ab*riß läßt sich der Unterschenkel nach der gesunden Seite abduzieren. Im Röntgenbild klafft der Gelenkspalt auf der geschädigten Seite. »Überdehnte« Seitenbänder (z. B. als Folge eines anhaltenden Ergusses oder eines Streckverbands von mehr als 1 Woche) erlauben ebenfalls abnorme Bewegungen des Kniegelenks: Wackel- oder Schlotterknie.

Die *Binnenbänder* werden durch die *Kreuzbänder, Ligg. cruciata,* repräsentiert, die sich von der hinteren Kapselwand in die Gelenkhöhle eingeschoben haben. Sie liegen extrakapsulär, werden jedoch vorn und seitlich nur durch die sie bedeckende Synovialmembran vom Gelenkspalt getrennt.

Das *Lig. cruciatum anterius* steigt von der Area intercondylaris anterior der Tibia zur medialen Fläche des lateralen Femurkondylus auf, das *Lig. cruciatum posterius* zieht von der Area intercondylaris posterior zur lateralen Fläche der medialen Femurrolle. Das vordere Kreuzband verläuft somit schräg von vorn, unten und medial nach hinten oben und lateral, das hintere Kreuzband umgekehrt von hinten, unten und lateral nach vorn, oben und medial.

Beide Kreuzbänder entspringen an der Tibia in frontalen Ebenen. Das Lig. cruciatum anterius verwindet sich derart, daß in Streckstellung die lateral entspringenden Fasern am weitesten dorsal an der medialen Fläche des lateralen Condylus ansetzen, während sie beim Lig. cruciatum posterius am weitesten ventral an der lateralen Fläche der medialen Schenkelrolle angeheftet sind.

Die Kreuzbänder sichern den gelenkigen Kontakt von Os femoris und Tibia und verhindern das Abgleiten der Femurkondylen von der Gelenkfläche des Tibiakopfes. Sie machen bei gebeugtem Kniegelenk Ab- und Adduktion unmöglich und wirken bei gestrecktem Knie gemeinsam mit den Seitenbändern einer Überstreckung entgegen. In jeder Stellung des Kniegelenks sind Teile der Ligg. cruciata angespannt (bei der Streckung die medialen Teilzüge beider Kreuzbänder, bei der Beugung der laterale Teil des vorderen und die medialen Faserbündel des hinteren Kreuzbandes). Bei der Innenrotation umwickeln sie sich, bei der Außenrotation lösen sie sich wieder voneinander. Eine Parallelstellung der Ligg. cruciata wird jedoch normalerweise nicht erreicht, da das mediale Seitenband keine so ausgedehnte Außenkreiselung zuläßt.

Beim Abriß der Kreuzbänder – ihre Verankerung wird meist mitsamt der Eminentia intercondylaris aus dem Tibiakopf herausgerissen – kann bei gebeugtem Knie die Tibia gegen das Os femoris hin- und hergeschoben werden: Schubladenphänomen.

Die *arterielle Versorgung des Kniegelenks* erfolgt über ein engmaschiges Netz, *Rete articulare genus,* das die Kapsel des Kniegelenks umgibt. Es wird von Ästen der Aa. femoralis, poplitea, tibialis anterior und tibialis posterior gespeist.

Innervation der Gelenkkapsel. Die Nervenäste zum Kniegelenk stammen aus dem N. tibialis (und verlaufen mit den Aa. superior medialis genus, inferior medialis genus und media genus), aus dem N. peronaeus communis (zusammen mit den Aa. superior lateralis genus und inferior lateralis genus) und aus dem N. saphenus (zusammen mit der A. descendens genicularis) oder aus dem N. obturatorius.

Die *Entspannungsstellung des Kniegelenks* besteht in einer leichten Beugung (etwa 25°), wie sie beim Liegenden durch Unterlegen einer Knierolle erreicht wird. In dieser Stellung sind alle Kapselteile, der M. rectus femoris (durch die leichte Beugung im Hüftgelenk) und die Flexoren (durch die Beugung im Kniegelenk) entspannt. Die *Normalstellung* des Kniegelenks ist allerdings die Streckstellung. Bei einem Gelenkerguß wird das Knie leicht gebeugt gehalten (Entspannungsstellung); die Gelenkkapsel ist oberhalb und beiderseits der Kniescheibe vorgebuchtet. Die Patella wird durch die Flüssigkeitsansammlung in der Gelenkhöhle von der Unterlage abgehoben. Drückt man abwechselnd auf die Kniescheibe und läßt wieder los, dann »tanzt« die Patella. Bei einem Erguß in einem präpatellaren Schleimbeutel ändert sich ihre Lage dagegen nicht.

Bewegungsmöglichkeiten im Kniegelenk bestehen

- *aus der Normal-(= Streck-)stellung für die Beugung* um annähernd *frontale* Achsen,
- *mit zunehmender Beugung* im Kniegelenk für die willkürliche *Innen-* oder *Außenrotation* der Tibia (oder bei fest aufgesetztem Fuß für die Außen- oder Innenkreiselung des Os femoris) um eine *Längs*achse des Unterschenkels, die durch den medialen Condylus der Tibia verläuft.

Die *Beugung* ist aktiv um etwa 130° möglich, dann werden die Flexoren des Kniegelenks aktiv insuffizient (Abb. **17c**). Passiv läßt sich das Knie durchschnittlich um etwa 155° beugen, ehe eine Weichteilhemmung die Bewegung beendet. Bei der Beugung werden vor allem die Ligg. cruciata angespannt.

Während der ersten Phase der Beugebewegung (bis zu 20°) rollen sich die Femurkondylen ab, die Achse wandert dabei nach hinten. Der Hauptteil der Bewegung erfolgt anschließend als Drehgleiten der Oberschenkelrollen an Ort und Stelle, da die Kreuzbänder ein weiteres Abwickeln der Kondylen verhindern. Der mediale und vor allem der laterale Meniscus werden bei der Beugung nach hinten verschoben, bei der Streckung gleiten sie nach vorn.

Die *Streckung* des Kniegelenks wird durch die Anspannung der Kollateralbänder und von Teilen der Kreuzbänder gebremst. Eine nennenswerte Überstreckung ist unter physiologischen Bedingungen nur beim Kleinkind möglich (Rundform der Kondylen). Ist das Kniegelenk bis etwa 170° gestreckt, so erfolgt zwangsläufig eine Außenrotation der Tibia um etwa 5° (oder eine Innenrotation des Os femoris bei fest aufgesetztem Fuß), bevor die Streckbewegung zu Ende geführt werden kann (weitere Streckung um 10° auf 180°). Bei dieser sogenannten *Schlußrotation* werden die Kreuzbänder etwas voneinander abgewickelt, so daß sie die weitere Streckung zulassen. Bei der Beugung des Kniegelenks aus der Streckstellung wird die Rotation wieder rückgängig gemacht.

Die Kniescheibe liegt bei kräftig gebeugtem Knie der Facies patellaris des Os femoris auf, bei der Streckung wird sie um mehrere Zentimeter nach proximal verschoben und grenzt an die Bursa suprapatellaris.

Die willkürliche *Ein-* oder *Auswärtskreiselung* der Tibia erfolgt im wesentlichen in dem Gelenkspalt zwischen den Menisci und der Facies articularis superior der Tibia. Der Bewegungsumfang ist um so größer, je stärker das Kniegelenk gebeugt ist. Bei einer Beugestellung von 90° ist die Innenrotation des Unterschenkels bis etwa 10° möglich und wird durch die Kreuzbänder gehemmt. Der Umfang der Außenrotation kann etwas über 40° betragen und wird durch die Anspannung der beiden Seitenbänder (vor allem des medialen) begrenzt.

Bei der Außenkreiselung wird der laterale Condylus tibiae nach hinten geführt, bei der Innenkreiselung der mediale. Die Menisci werden jeweils in entgegengesetzter Richtung verschoben, wobei die beweglichere laterale Zwischenscheibe den größeren Weg zurücklegt und gleichzeitig verformt wird. Durch die Möglichkeit der willkürlichen Kreiselung des Unterschenkels wird der Verkehrsraum des Fußes beim Gehen (z. B. auf unebenem, steinigem Grund) erweitert.

Schleimbeutel (Abb. **139** u. **142**). In der Umgebung des Kniegelenks liegen zahlreiche Schleimbeutel. Sie verhindern, daß die über das Gelenk hinwegziehenden Sehnen sich an den unterlagernden Knochen reiben und bewahren vorspringende Knochenteile vor umschriebenem Druck und vor Reibung. Als Verschiebespalt für die Quadrizepssehne ist proximal der Patella die *Bursa suprapatellaris* ausgebildet, die fast immer mehr oder minder ausgedehnt mit dem proximalen Abschnitt der Gelenkhöhle (Recessus suprapatellaris) in Verbindung steht. Distal der Kniescheibe ermöglicht die oberhalb der Tuberositas tibiae gelegene *Bursa infrapatellaris profunda* ein reibungsloses Gleiten des Lig. patellae. Dieser Schleimbeutel kommuniziert selten mit dem Gelenkraum.

An der Hinterwand der Kapsel steht der unter der Ursprungssehne des M. popliteus gelegene *Recessus subpopliteus* stets mit der Gelenkhöhle, häufig auch mit dem Gelenkspalt der Articulatio tibiofibularis, in Verbindung. Auch die *Bursa m. semimembranosi* und die *Bursa subtendinea m. gastrocnemii medialis* kommunizieren häufig mit dem Gelenk. Die übrigen Schleimbeutel (unter den Sehnen der Mm. gastrocnemius lateralis, biceps femoris, sartorius und unter dem Pes anserinus) haben dagegen ebenso wie die subkutan, subfaszial oder subtendinös gelegene *Bursa praepatellaris* keine Verbindung mit der Gelenkhöhle.

c) Wirkung der Muskeln und Muskelgruppen auf das Kniegelenk

Das Drehmoment der Strecker des Kniegelenks übertrifft das der Beuger um etwa das Dreifache. Der M. quadriceps femoris muß nicht nur beim Treppensteigen nahezu das gesamte Körpergewicht bewegen, er muß auch bei Beugung des Kniegelenks rechtzeitig bremsen und die gewünschte Position fixieren (Kniebeuge). Beim Aufstehen aus dem Sitzen, beim Aufrichten des Körpers aus dem Liegen oder aus der Hocke kann kein anderer Muskel den M. quadriceps femoris ersetzen.

Im Kniegelenk

- *beugen* die ischiokruralen Muskeln (Mm. semimembranosus, semitendinosus und biceps femoris),
  wobei sie durch die Mm. gracilis, sartorius, popliteus und gastrocnemius unterstützt werden,
- *streckt* der M. quadriceps femoris,
  wobei die Unterstützung durch die in das Retinaculum patellae laterale einstrahlenden Sehnenfasern des M. tensor fasciae latae kaum ins Gewicht fällt,
- *rotieren* (bei gebeugtem Unterschenkel) die Tibia *einwärts* die Mm. semimembranosus, semitendinosus und popliteus,
  wobei die Mm. gracilis und sartorius sowie der laterale Gastroknemiuskopf mithelfen können,
- *rotiert* (bei gebeugtem Unterschenkel) die Tibia *auswärts* vor allem der M. biceps femoris,
  während die Wirkung des M. tensor fasciae latae und des medialen Gastroknemiuskopfes begrenzt ist.

Das Drehmoment der ischiokruralen Muskulatur wird, vom kurzen Bizepskopf abgesehen, durch gleichzeitige Beugung im Hüftgelenk erhöht. Es vergrößert sich bei gestrecktem Hüftgelenk bis zur rechtwinkligen Beugung des Kniegelenks, nimmt dann rasch ab und ist bei einer Beugung von über 130° erschöpft. Der *M. semimembranosus* ist der kräftigste Beuger des Kniegelenks und auch der wirkungsvollste Innenkreisler. Der *M. biceps femoris* wirkt bei gebeugtem Kniegelenk als Außenkreisler des Unterschenkels. Sein Drehmoment ist hierbei nahezu so groß wie das der zahlreichen Innenrotatoren.

Die Wirkungsmöglichkeit des zweigelenkigen *M. rectus femoris* auf das Kniegelenk ist bei gestrecktem Hüftgelenk am größten, wird aber vom Drehmoment der *Mm. vasti* weit übertroffen. Der mit der Kontraktion des M. vastus lateralis einhergehende Seitenzug wird durch den Querzug des M. vastus medialis und die Zugwirkung des Systems der Membrana vastoadductoria ausgeglichen. Außerdem wirkt die Überhöhung des äußeren Femurkondylus einer Luxation der Patella nach lateral entgegen.Bei der Kniebeuge kommt die Haltefunktion vor allem den Mm. vasti zu. Sie bilden gleichzeitig eine Zuggurtung für das Os femoris, welche die Biegebeanspruchung dieses Knochens durch die Körperlast entscheidend vermindert.

Lähmungen. Bei einer Lähmung der *ischiokruralen Muskulatur* kann das Kniegelenk nicht mehr kraftvoll gebeugt werden. Die Fußspitze des Spielbeins kann auf der gelähmten Seite nicht genügend vom Boden abgehoben werden und schleift. Gleichzeitig fällt die Streckwirkung dieser Muskeln auf das Hüftgelenk aus. Der Kranke versucht daher, möglichst aufgerichtet zu gehen, das heißt das Schwerelot des Körpers nach hinten zu verlagern, um nicht nach vorn zu fallen.

Beim Ausfall des *M. quadriceps femoris* ist eine aktive Streckung im Kniegelenk unmöglich. Der Patient kann sich bei einseitiger Lähmung meist nicht, bei beidseitiger Lähmung sicher nicht ohne andere Hilfe aus dem Sitzen erheben. Er kann aber auf dem gelähmten Bein stehen, so lange das Schwerelot des Körpers vor die quere Beuge-Streck-Achse fällt. Sobald er den Schwerpunkt des Körpers über diese Achse nach hinten führt, knickt das Bein im Kniegelenk ein. Beim Gehen wird der Unterschenkel des gelähmten Spielbeins mit Hilfe von Schwer- und Fliehkraft gestreckt und nur eine begrenzte Strecke nach vorn geführt, so daß nur kurze Schritte möglich sind. Bei beidseitiger Lähmung kann sich ein Kranker nicht langsam niedersetzen oder in der Kniebeuge halten.

3. Kniekehle

Als **Kniekehle,** *Fossa poplitea* (Abb. **142**), bezeichnet man das durch Muskelwülste begrenzte, bei gebeugtem Knie zu einer rautenförmigen Grube vertiefte Areal an der Dorsalseite des Kniegelenks. Proximal wird die Muskelraute an der lateralen Seite vom M. biceps femoris, medial vom M. semimembranosus und dem ihm dorsal aufliegenden M. semitendinosus begrenzt. Distal schließen die beiden Ursprünge des M. gastrocnemius (sowie an der lateralen Rautenkante der M. plantaris) die Kniekehle ab.

In Längsrichtung erstreckt sich die Kniekehle vom Oberschenkelbein bis zum Schienbein, proximal vom Ursprung des M. soleus. In der oberen und der mittleren Etage wird der Grund der Fossa poplitea von der Facies poplitea des Os femoris und der hinteren Kapselwand des Kniegelenks mit ihren Verstärkungszügen gebildet. Das untere Stockwerk der Kniekehle wird erst zugänglich, wenn man beide Gastroknemiusköpfe künstlich auseinanderdrängt. Am Boden (beim aufrecht stehenden Menschen: an der Vorderwand) dieser distalen Etage liegen der M. popliteus und die ihn bedeckende Muskelfaszie.

Der von der Muskelraute umgrenzte Raum der Kniekehle wird von einem verformbaren Fettkörper ausgefüllt. Der oberflächliche Abschluß dieses Bindegewebsraums erfolgt durch das auch als Fascia poplitea bezeichnete distale Teilstück der Fascia lata. Dieser derbe, vorwiegend quergefaserte Abschnitt der Oberschenkelfaszie, der bei gestrecktem Kniegelenk straff gespannt und von dem Fettkörper vorgewölbt wird, trennt Haut und Unterhaut der Kniekehle von dem tiefen Bindegewebsraum und setzt sich nach ventral in die Faszienhülle des Kniegelenks, nach distal in die Unterschenkelfaszie fort.

Die kurze quere Achse der Kniekehlenraute liegt etwas proximal der Linea intercondylaris, die Spitze des durch die Querachse abgegrenzten distalen Anteils der Raute (Wadenmuskeldreieck) bei gestrecktem Bein und nicht künstlich auseinandergedrängten Gastroknemiusköpfen in Höhe des Kniegelenksspalts.

Im Bindegewebsraum der Kniekehle verlaufen die großen, Ober- und Unterschenkel verbindenden Leitungsbahnen (N. peronaeus communis und N. tibialis, dieser locker verbunden mit dem aus den Vasa poplitea und tiefen Lymphgefäßen gebildeten Gefäßstrang) sowie subfaszial kleinere Gefäße und Nerven zur Haut von Unterschenkel und Fuß (V. saphena parva, oberflächliche Lymphgefäße, Nn. cutanei surae medialis und lateralis).

Das Bindegewebe in der Fossa poplitea steht nach proximal durch den Hiatus tendineus [adductorius] mit dem Bindegewebslager an der Beugerseite des Oberschenkels in Verbindung und setzt sich distalwärts unter dem Arcus tendineus m. solei in die Bindegewebsschicht zwischen den Wadenmuskeln und den tiefen Beugern am Unterschenkel fort. Entzündungsprozesse können sich in diesen Bindegewebsstraßen schnell ausbreiten, Abszesse ungehindert absenken, ohne daß dies angesichts der straffen Kniekehlenfaszie äußerlich erkennbar sein muß.

Gefäße und Nerven in der Kniekehle

Die großen Leitungsbahnen ziehen durch den Fettkörper der Fossa poplitea (Abb. **142**). Der *N. tibialis* (in der Mitte) und der *N. peronaeus communis* (am lateralen Rand) liegen oberflächlich, wobei sich der N. peronaeus communis distalwärts zunehmend der Kniekehlenfaszie nähert. Der N. tibialis, der in der Längsachse der Kniekehlenraute verläuft, wird allmählich von den in einer bindegewebigen Gefäßscheide eingeschlossenen *Vasa poplitea* unterkreuzt, so daß er beim Austritt aus der Fossa poplitea an die dorsomediale Seite der Gefäße gelangt. Der Nerv ist durch lockeres Bindegewebe mit der derben Gefäßscheide der Vasa poplitea zu einem Gefäß-Nervenstrang verbunden. Die *A. poplitea* liegt am tiefsten (Abb. **139**). Sie wird von der Facies poplitea des Os femoris durch ein lokkeres Fettpolster getrennt, während sie der Hinterwand der Kniegelenkkapsel recht nahe kommt. Zwei Begleitvenen flankieren – als proximale Fortsetzung der Vv. tibiales anteriores und posteriores – im distalen Stockwerk der Fossa poplitea beiderseits die Kniekehlenarterie und vereinigen sich in wechselnder Höhe zu einer singulären *V. poplitea*. Sie verläuft – zunächst zwischen Arterie und Nerv, weiter proximal an der dorsolateralen Seite der A. poplitea – zum Adduktorenschlitz.

Durch extreme Beugung des Kniegelenks läßt sich der Blutstrom in der A. poplitea drosseln, aber nicht völlig unterbrechen. Da der Fettkörper das Gefäß nicht nennenswert schützen kann, ist die A. poplitea bei suprakondylären Frakturen des Oberschenkelschafts gefährdet.

Der **N. peronaeus communis** (Abb. **142** u. **143**) hat sich spätestens beim Eintritt in die Fossa poplitea vom N. tibialis getrennt und zieht, zunächst vom M. biceps femoris bedeckt, dann an der tibialen Seite der Ansatzsehne dieses Muskels entlang, über den lateralen Kopf des M. gastrocnemius hinweg distalwärts. Der Nerv verläuft zunehmend oberflächlicher, nur von der Fascia poplitea bedeckt, und verläßt die Kniekehle in ihrem unteren Stockwerk. Er schlingt sich unmittelbar unterhalb des Fibulakopfes, durch Bindegewebszüge im Periost fixiert, um das Wadenbein und tritt in die Peronäusloge ein. Hier teilt er sich in den *N. peronaeus superficialis* (für die Mm. peronaei und die Haut an Fuß- und Zehenrücken) und den *N. peronaeus profundus,* der in der Extensorenloge nach distal zieht, alle Extensoren und die Haut an den einander zugekehrten Rändern der 1. und 2. Zehe innerviert.

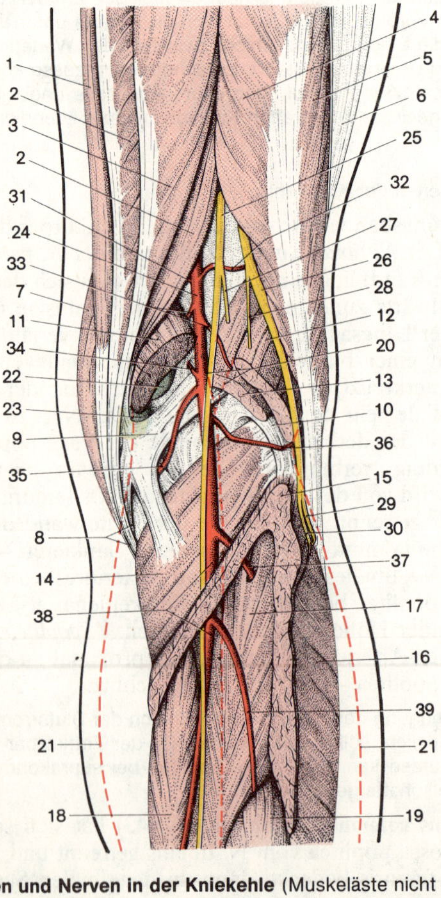

Abb. 142. **Arterien und Nerven in der Kniekehle** (Muskeläste nicht dargestellt)

Der N. peronaeus communis ist wegen seines oberflächlichen Verlaufs dorsal und distal vom Wadenbeinkopf sehr gefährdet. Nur von Haut und Faszie bedeckt und gleichzeitig am Knochen fixiert, kann er durch Druck und Stoß gegen das proximale Wadenbeinende gequetscht, durch scharfe Bruchenden bei einer Fraktur des Fibulakopfes verletzt und durch überschießende Kallusbildung bei einer Frakturheilung in Mitleidenschaft gezogen werden.

Der *N. peronaeus communis* gibt außer einem Ast zur Kapsel des Kniegelenks im oberen oder im mittleren Drittel der Kniekehle den *N. cutaneus surae lateralis* ab, der auf dem lateralen Gastroknemiuskopf die Faszie durchbricht und mit mehreren Zweigen die laterale Seite des Unterschenkels innerviert.

Ein medialer Ast des N. cutaneus surae lateralis (selten ein direkterZweig des N. peronaeus communis) anastomosiert meist als *R. communicans peronaeus* [*fibularis*] mit dem N. cutaneus surae medialis (aus dem N. tibialis) und bildet den *N. suralis*.

Die **A. poplitea** (Abb. **139, 142** u. **143**) behält ihre tiefe, knochen- und gelenknahe Lage während ihres Verlaufs durch das obere und das mittlere Stockwerk der Fossa poplitea bei, zieht distal über den M. popliteus hinweg und teilt sich am Oberrand des M. soleus in die Aa. tibialis anterior und tibialis posterior auf. Die A. poplitea gibt Äste zu den gelenknahen Abschnitten der Oberschenkelmuskeln (vor allem zu den Flexoren) ab, entsendet nach distal *Aa. surales* zu beiden Gastroknemiusköpfen (mit jeweils einem Ast zu Haut und Faszie des Unterschenkels) und versorgt mit fünf *Aa. genus* das Kniegelenk.

Die *A. media genus* entspringt in der mittleren Etage der Kniekehle, dringt

◄
1 M. gracilis
2 M. semimembranosus
3 M. semitendinosus
4 Caput longum } des M. biceps femoris
5 Caput breve }
6 Tractus iliotibialis
7 M. sartorius
8 Pes anserinus
9 Lig. popliteum obliquum
10 Lig. popliteum arcuatum
11 Caput mediale } des M. gastrocnemius (durchtrennt)
12 Caput laterale }
13 M. plantaris
14 M. popliteus
15 M. soleus (nahe am Ursprung durchtrennt)
16 M. peronaeus longus
17 M. tibialis posterior
18 M. flexor digitorum longus
19 M. flexor hallucis longus
20 distale Begrenzung der Kniekehlenraute
21 äußere Konturlinie des M. triceps surae
22 Bursa subtendinea m. gastrocnemii medialis
23 Bursa m. semimembranosi
24 A. poplitea
25 N. tibialis
26 N. peronaeus communis
27 N. cutaneus surae medialis
28 N. cutaneus surae lateralis
29 N. peronaeus profundus
30 N. peronaeus superficialis
31 A. superior medialis genus
32 A. superior lateralis genus
33 Aa. surales
34 A. media genus
35 A. inferior medialis genus
36 A. interior lateralis genus
37 A. tibialis anterior
38 A. tibialis posterior
39 A. peronaea

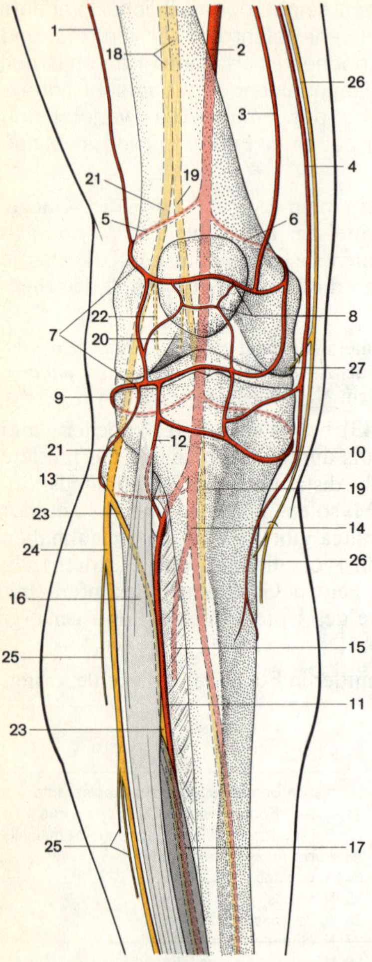

Abb. 143. **Arterien und Nerven im Bereich des Kniegelenks,** Ansicht von vorn (Hautnerven und A. peronaea durchtrennt, A. media genus und Muskeläste der Arterien nicht dargestellt)

1 R. descendens der A. circumflexa femoris lateralis
2 A. poplitea
3 R. articularis } der A. descendens genicularis
4 R. saphenus } der A. descendens genicularis
5 A. superior lateralis genus
6 A. superior medialis genus
7 Rete articulare genus
8 Rete patellae
9 A. inferior lateralis genus
10 A. inferior medialis genus
11 A. tibialis anterior
12 A. recurrens tibialis anterior
13 R. circumflexus fibularis
14 A. tibialis posterior
15 A. peronaea
16 M. extensor digitorum longus
17 M. extensor hallucis longus
18 N. ischiadicus
19 N. tibialis
20 N. cutaneus surae medialis
21 N. peronaeus communis
22 N. cutaneus surae lateralis
23 N. peronaeus profundus
24 N. peronaeus superficialis
25 Rr. musculares des N. peronaeus superficialis zu den Mm. peronaei
26 N. saphenus
27 R. infrapatellaris des N. saphenus

von hinten in die Kapselwand des Kniegelenks ein und versorgt die Ligg. cruciata. Vier *Gelenkäste* der A. poplitea ziehen zum *Rete articulare genus,* das vor allem im Bereich der Kniescheibe, *Rete patellae,* und unter den Retinacula und dem Lig. patellae engmaschig ausgebildet ist.

Die *A. superior medialis genus* verläuft proximal vom medialen Femurkondylus unter den Sehnen der Mm. adductor magnus und vastus medialis, die *A. superior lateralis genus* proximal der lateralen Schenkelrolle unter der Bizepssehne nach vorn zur Kniescheibe. Die *A. inferior medialis genus* entspringt am proximalen Rand des M. popliteus und umrundet, von der Semimembranosussehne und vom medialen Seitenband bedeckt, den Condylus medialis tibiae. Die *A. inferior lateralis genus* zieht über die Ursprungssehne des M. popliteus hinweg nach lateral, unterkreuzt den lateralen Gastroknemiuskopf, die Bizepssehne und das Lig. collaterale fibulare, ehe sie oberhalb des Fibulakopfes auf der Vorderseite des Kniegelenks das Gefäßnetz erreicht.

Zum *Rete articulare genus* treten als
Äste der *A. femoralis*
- der R. descendens der A. circumflexa femoris lateralis und
- die A. descendens genicularis;

Äste der *A. poplitea*
- Zweige der Muskeläste zu den Flexoren am Oberschenkel und zu den Mm. vasti,
- die A. superior medialis genus,
- die A. superior lateralis genus,
- die A. inferior medialis genus,
- die A. inferior lateralis genus;

Äste der *A. tibialis anterior*
- die A. recurrens tibialis anterior,
- die A. recurrens tibialis posterior (inkonstant);

Ast der *A. tibialis posterior*
- der R. circumflexus fibularis.

Das Rete articulare genus wird somit von Ästen der Aa. femoralis, poplitea, tibialis anterior und tibialis posterior gespeist. Die Anastomosen zwischen den von proximal und von distal in das Arteriennetz eintretenden Gefäßen reichen jedoch nicht aus, um bei einer plötzlichen Unterbrechung der A. poplitea dem Unterschenkel genügend Blut zuzuführen. Die A. poplitea darf daher nicht unterbunden werden.

Zur **V. poplitea** (im distalen Abschnitt der Kniekehle doppelt) treten die mit den Ästen der A. poplitea verlaufenden Begleitvenen, *Vv. genus*. In der oberen Etage der Fossa poplitea nimmt die Kniekehlenvene die *V. saphena parva* (Abb. **139**) auf, die Blut aus dem Venennetz des Fußrückens zuführt, hinter dem äußeren Knöchel zur Wade zieht und subfaszial, in der Rinne zwischen den beiden Gastroknemiusköpfen, zur Kniekehle verläuft.

Lymphgefäße. Oberflächliche Lymphbahnen begleiten die V. saphena parva und leiten Lymphe vom lateralen Fußrand, aus dem Bereich des äußeren Knöchels und aus der Wadengegend ab. Sie verlaufen in der Fossa poplitea subfaszial und treten in (1–2) *Nodi lymphatici popliteales superficiales* ein, die der V. saphena parva anliegen.

Epifasziale Lymphbahnen können einen Teil der Lymphe jedoch den die V. saphena magna begleitenden Lymphbahnen zuführen und damit unmittelbar in die oberflächlichen Leistenlymphknoten leiten.

Lymphe aus dem Skelett und der Muskulatur des Unterschenkels sowie aus dem Bereich des Kniegelenks fließt über tiefe, im Gefäßstrang der Fossa poplitea verlaufende Lymphbahnen zu den längs der Vasa poplitea gelegenen (3–4) *Nodi lymphatici poplitea les profundi.*

Aus oberflächlichen und tiefen Lymphknoten der Kniekehle gelangt die Lymphe durch den Adduktorenschlitz in die tiefen Lymphgefäße, die mit den Vasa femoralia verlaufen.

Der **N. tibialis** (Abb. **139, 142** u. **143**), oberflächlich im Gefäß-Nervenstrang gelegen, verläßt die Kniekehle zusammen mit den Blutgefäßen, indem er unter dem Arcus tendineus m. solei in die Bindegewebsschicht zwischen den Wadenmuskeln und den tiefen Flexoren tritt. Er innerviert alle Flexoren an Unterschenkel und Fuß sowie die Haut in einem unterschiedlich breiten Streifen an der dorsomedialen Seite des Unterschenkels und an der Fußsohle.

Der *N. tibialis* gibt in der Kniekehle - außer Ästen zur Gelenkkapsel und *Rr. musculares* (zu beiden Gastroknemiusköpfen, den Mm. plantaris, soleus und popliteus) - den *N. cutaneus surae medialis* ab, der in der Rinne zwischen den beiden Köpfen des M. gastrocnemius mit der V. saphena parva verläuft, in der Mitte der Wade die Fascia cruris durchbricht und in der Regel mit dem R. communicans peronaeus [fibularis] anastomosiert. Er versorgt - nunmehr als *N. suralis* bezeichnet– die Haut über der Achillessehne, am lateralen Knöchel und (als *N. cutaneus dorsalis lateralis)* am lateralen Fußrand.

D. Unterschenkel und Fuß

1. Unterschenkel

a) Verbindungen der beiden Unterschenkelknochen

Die beiden Skelettelemente des Unterschenkels, *Ossa cruris,* artikulieren am proximalen Ende miteinander in der Articulatio tibiofibularis und stehen syndesmotisch im Schaftbereich durch die *Membrana interossea cruris,* am distalen Ende in der *Syndesmosis tibiofibularis* in Verbindung (Abb. **134** u. **150**).

In der **Articulatio tibiofibularis** gelenken die Facies articularis fibularis des Schienbeins und die Facies articularis des Wadenbeinkopfes miteinander.

Die Gelenkkapsel, die ventral an der Tibia und dorsal an der Fibula über die Knorpel-Knochen-Grenze hinausreicht, wird an der Vorderseite durch das aus queren und schrägen Faserzügen bestehende *Lig. capitis fibulae anterius,* an der Dorsalseite durch das schwächere, vorwiegend aus Querzügen gebildete *Lig. capitis fibulae posterius* verstärkt (Abb. **138**). Die proximale Epiphysenfuge der Tibia grenzt an den Gelenkspalt.

Das Tibiofibulargelenk erlaubt höchstens unbedeutende Gleitbewegungen zwischen den nahezu planen Gelenkflächen. Da der Gelenkspalt in etwa 20% der Fälle mit der Gelenkhöhle des Kniegelenks mittelbar (durch den Recessus subpopliteus) in Verbindung steht, können Entzündungsprozesse überwandern.

Die **Membrana interossea cruris** verbindet als straffe Faserplatte die beiden Unterschenkelknochen miteinander (Abb. **134, 148**). Die Mehrzahl der Fasern zieht vom Margo interosseus der Tibia schräg abwärts zum Zwischenknochenrand der Fibula. Ventral und dorsal lagern sich dieser Schicht umgekehrt verlaufende Faserbündel auf. Die Membrana interossea dient als ausgedehntes Muskelursprungsfeld. Die Anordnung ihrer Fasern läßt keine nennenswerte Entfernung der beiden Unterschenkelknochen voneinander zu und wirkt dem distal gerichteten Muskelzug entgegen.

An der **Syndesmosis tibiofibularis** verbinden die kräftigen, von der Tibia schräg distalwärts zur Fibula verlaufenden *Ligg. tibiofibularia anterius* und *posterius* (Abb. **150** u. **151 c**) das distale Ende beider Unterschenkelknochen zu einer festen, widerstandsfähigen, aber nicht völlig starren Knöchelgabel, *Malleolengabel.* Die beiden Knochenenden können sich etwas gegeneinander verschieben und geringgradig von einander entfernen. Bei starker Dorsalflexion des Fußes drängt der breitere vordere Abschnitt der Sprungbeinrolle die beiden Zinken der Mallelolengabel etwas auseinander.

Zwischen die distalen Enden von Tibia und Fibula setzt sich die Gelenkhöhle des oberen Sprunggelenks als eine etwa 1 cm lange Spalte nach proximal fort (Abb. **153**). Die Knochenflächen sind hier (meist) nicht überknorpelt, sondern von Gelenkinnenhaut bedeckt. In die Spalte schiebt sich eine von Fettgewebe unterlagerte Falte der Synovialmembran ein.

Verletzungen der Malleolengabel sind relativ häufig. Fast immer handelt es sich dabei um eine Knöchelverletzung, wobei ein oder beide Knöchel abknicken oder abreißen. Ein Riß der Ligg. tibiofibularia ist sehr selten.

b) Anordnung und Innervation der Unterschenkelmuskulatur

Die Unterschenkelmuskulatur läßt sich in zwei genetische Gruppen gliedern. An der Vorder- (und Seiten-)fläche des Unterschenkels liegt die *Extensorengruppe,* an der Hinterfläche die *Flexorengruppe.* Unter den Extensoren unterscheidet man die *vordere Muskelgruppe* (häufig auch allein als Extensorengruppe bezeichnet), die vom N. peronaeus profundus innerviert wird, und die *laterale* oder *Peronäusgruppe,* die der N. peronaeus superficialis versorgt. Die vom N. tibialis innervierte Flexorengruppe wird durch eine (verschiedentlich als tiefes Blatt der Fascia cruris bezeichnete) Bindegewebsschicht in die oberflächlich gelegenen *Wadenmuskeln* und in die Gruppe der *tiefen Flexoren* geschieden.

Der genetischen Gruppierung der Peronäusgruppe zu den Extensoren entspricht nicht ihre funktionelle Zuordnung, da die Mm. peronaei ebenso wie oberflächliche und tiefe Flexoren im oberen Sprunggelenk plantar flektieren.

Die **Fascia cruris** (Abb. **148**) setzt distal des Kniegelenks die Fascia lata kontinuierlich fort. Die Unterschenkelfaszie, die mit der medialen Fläche der Tibia verwachsen ist, umhüllt oberflächlich die Unterschenkelmuskeln und steht durch die *Septa intermuscularia anterius* und *posterius cruris* mit der Fibula (Margo anterior und Margo posterior) in Verbindung. Durch die Unterschenkelfaszie und die beiden Zwischenmuskelsepten sowie Schienbein, Wadenbein und Zwischenknochenhaut werden drei osteofibröse Kammern für die Unterschenkelmuskulatur abgegrenzt.

Die *Kammer der Peronäusgruppe* wird durch die Fascia cruris, die beiden Septa intermuscularia und die Facies lateralis der Fibula begrenzt. Tibia, Membrana interossea, Fibula und Peronäusgruppe trennen die *Extensoren-* von der *Flexorenkammer.*

Die große Kammer der Flexoren wird durch ein im proximalen Bereich aponeurotisches Bindegewebsblatt unterteilt. Es leitet die Vasa tibialia posteriora und den N. tibialis zwischen Wadenmuskeln und tiefen Beugern hinter den medialen Knöchel.

Entzündungen breiten sich vornehmlich innerhalb der Muskelkammern nach der Knöchelgegend und zum Fußrücken aus. Aus der Kammer der Wadenmuskeln können Eiterungen in den Bindegewebsraum der Kniekehle aufsteigen.

Im distalen Bereich des Unterschenkels und in Höhe der Knöchel ist der die Extensoren bedeckende Teil der Unterschenkel- und Fußrückenfaszie durch Quer- und Schrägfaserzüge verstärkt. Es lassen sich das *Retinaculum mm. extensorum superius* als Querbinde und das *Retinaculum mm. extensorum inferius* als kreuz- oder ypsilonförmige (bereits am Fußrücken gelegene) Faszienverstärkung künstlich herauspräparieren (Abb. **145, 147** u. **159**). Die beiden Retinacula verhindern, daß sich die Muskeln bei der Kontraktion von der Unterlage abheben.

Zwischen dem medialen Knöchel und dem Calcaneus wird die Fascia cruris durch straffe Bindegewebszüge zu einem *Retinaculum mm. flexorum* (Abb. **146 b** u. **147**) verstärkt, dessen oberflächliches Blatt den Gefäß-Nervenstrang einhüllt. Das tiefe Blatt bedeckt die in gesonderte Sehnenscheiden eingeschlossenen Sehnen der tiefen Flexoren und bildet die laterale Wand der drei Sehnenfächer. Die Sehnen der tiefen Flexoren werden hinter dem *medialen* Knöchel zur Fußsohle geführt. Sie kreuzen die Achse des oberen Sprunggelenks auf der Hinterseite, die des unteren Sprunggelenks hinten und medial.

Hinter dem *lateralen* Knöchel werden die Peronäussehnen durch die als *Retinaculum mm. peronaeorum superius* (Abb. **145** u. **159**) bezeichneten Faszienverstärkungen ebenfalls hinter der queren Achse des oberen Sprunggelenks vorbeigeführt.

Auf den Fußrücken setzt sich die Fascia cruris als Fascia dorsalis pedis fort.

Vordere Muskelgruppe (Extensorengruppe)

Der **M. tibialis anterior** (Abb. **144** u. **148**) entspringt vom Condylus lateralis tibiae, von der lateralen Fläche der Tibia (proximale zwei Drittel), der

Fascia cruris und der Membrana interossea. Er setzt an der Plantarfläche des Os metatarsale I und des Os cuneiforme I an.

Der Muskelbauch springt bei der Kontraktion im proximalen Tibiadrittel über die Schienbeinkante vor. Er geht an der Grenze zum distalen Tibiadrittel in die Sehne über, die unter den Retinacula mm. extensorum hindurch zum medialen Fußrand zieht. Eine *Sehnenscheide* (Abb. **145**), die proximal des Retinaculum mm. extensorum superius beginnt und distal bis in Höhe des Spaltes des unteren Sprunggelenks reicht, bedeckt im proximalen und im distalen Abschnitt die Sehne und umhüllt sie im Mittelteil.

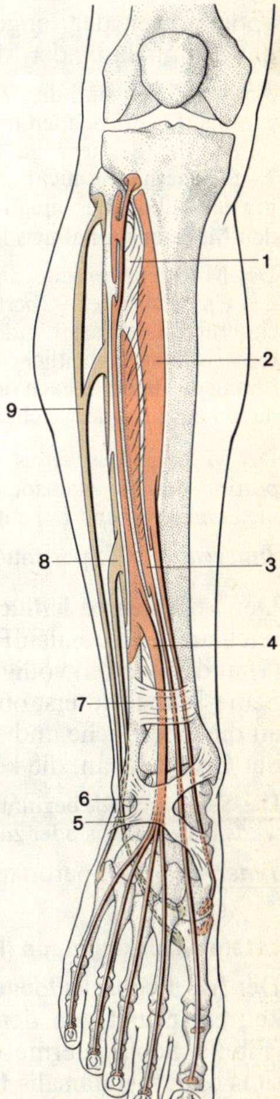

Abb. 144. **Extensoren- und Peronäusgruppe des Unterschenkels,** Ansicht von vorn

1 Membrana interossea cruris
2 M. tibialis anterior
3 M. extensor hallucis longus
4 M. extensor digitorum longus
5 Retinaculum mm. peronaeorum inferius
6 Retinaculum mm. extensorum inferius
7 Retinaculum mm. extensorum superius
8 M. peronaeus brevis
9 M. peronaeus longus

Innervation:
- N. peronaeus superficialis
- N. peronaeus profundus

Die proximalen Muskeläste für die Mm. tibialis anterior und extensor digitorum longus sondern sich bereits in der Peronäuskammer vom N. peronaeus profundus. Nachdem er den M. extensor digitorum longus durchbohrt hat, treten je ein distaler Ast zu den beiden genannten Muskeln und (meist zwei) Muskeläste zum langen Großzehenstrecker.

Der **M. extensor digitorum longus** (Abb. **144** u. **148**) entspringt vom Condylus lateralis tibiae, vom Margo anterior der Fibula und von einem schmalen Areal der Membrana interossea. Er zieht zu den *Dorsalaponeurosen* der 2.–5. Zehe, die im Prinzip ähnlich gebaut sind wie die Dorsalaponeurosen der Finger (die beiden Randbündel jeder Sehne enden an der Endphalanx, der Mittelteil zieht zur Mittelphalanx).

An den Zehen sind die *Dorsalaponeurosen* (Abb. **156**) nicht immer vollständig ausgeprägt. Da die Sehnen der Mm. interossei meist nur an den Grundphalangen inserieren, die Sehnenzüge der Mm. lumbricales Mittel- und Endphalangen der 2.–5. Zehe häufig nicht erreichen, ist die aktive Streckung dieser Zehenglieder oft nur unvollkommen möglich. Lediglich die Endphalanx der Großzehe kann durch den M. extensor hallucis longus sicher dorsalflektiert werden.

Der M. extensor digitorum longus füllt die laterale Nische der Extensorenkammer des Unterschenkels. Oberflächliche Fasern kommen von der aponeurotischen Fascia cruris. Die Faserbündel des Muskels treten schräg an die Ansatzsehnen heran, die – in eine einheitliche *Sehnenscheide* (Abb. **145**) eingehüllt – als geschlossener Strang das laterale Fach des Retinaculum mm. extensorum passieren und erst distal davon auseinanderweichen.

Der **M. peronaeus tertius** kann als mehr oder minder abgegliederte distale Muskelportion des M. extensor digitorum longus eine 5. Ansatzsehne zur Basis des Os metatarsale V (und IV) entsenden (Abb. **145**).

Innervation: N. peronaeus profundus.

Der **M. extensor hallucis longus** (Abb. **144**) wird in seinem Ursprungsbereich an der medialen Fläche der Fibula und an der Membrana interossea (2. und 3. Viertel) völlig von den beiden benachbarten Muskeln überdeckt. Seine Sehne tritt erst oberhalb des Retinaculum mm. extensorum superius an die Oberfläche und setzt an der Endphalanx, z. T. auch am Grundglied der Großzehe an, die keine Dorsalaponeurose besitzt.

Die *Sehnenscheide* beginnt erst in Höhe der Knöchel, erstreckt sich aber weit distalwärts bis zur Basis oder zum Kopf des Os metatarsale I (Abb. **145**).

Innervation: N. peronaeus profundus.

Laterale Muskelgruppe (Peronäusgruppe)

Der **M. peronaeus longus** (Abb. **144** u. **148**), ein doppelt gefiederter Muskel, entspringt von den proximalen Wandabschnitten der Peronäusloge (Fibula, Septa intermuscularia, Fascia cruris) und inseriert an der Tuberositas ossis metatarsalis I und am Os cuneiforme II.

Seine Sehne verläuft auf dem Muskelbauch und der Sehne des M. peronaeus brevis

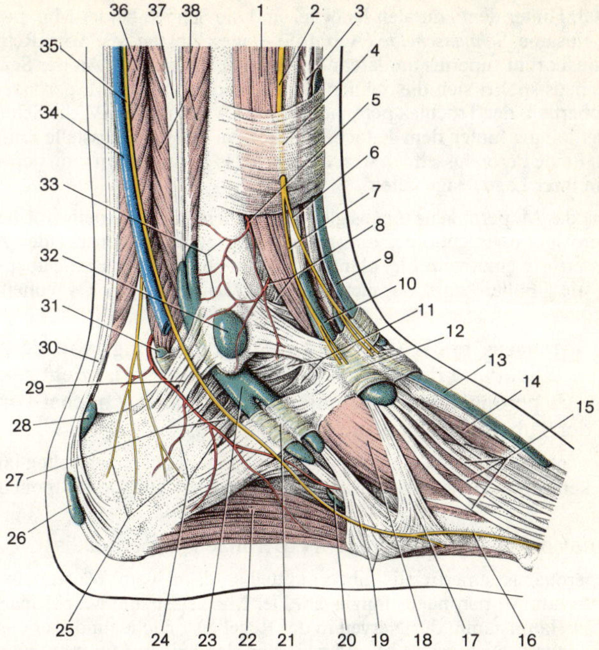

Abb. 145. **Sehnenscheiden am Fuß,** Ansicht von lateral
Arterien und Nerven in der lateralen Knöchelregion (Endaufzweigung der Arterien und Nerven nicht dargestellt)

1 M. extensor digitorum longus
2 N. peronaeus superficialis
3 M. extensor hallucis longus
4 Retinaculum mm. extensorum superius
5 R. perforans der A. peronaea
6 N. cutaneus dorsalis medialis
7 N. cutaneus dorsalis intermedius
8 A. malleolaris anterior lateralis und Lig. tibiofibulare anterius
9 Vagina tendinis m. tibialis anterioris
10 Vagina tendinum m. extensoris digitorum pedis longi
11 Lig. talocalcaneum interosseum
12 Retinaculum mm. extensorum inferius
13 Vagina tendinis m. extensoris hallucis longi
14 M. extensor hallucis brevis
15 Sehnen des M. extensor digitorum longus
16 N. cutaneus dorsalis lateralis
17 Sehne des M. peronaeus tertius
18 M. extensor digitorum brevis
19 Tuberositas ossis metatarsalis V mit Insertion der Sehne des M. peronaeus brevis
20 Vagina tendinis m. peronaei longi plantaris
21 Retinaculum mm. peronaeorum inferius
22 M. abductor digiti minimi
23 Vagina mm. peronaeorum communis
24 Rr. calcanei aus der A. peronaea
25 Rr. calcanei laterales aus dem N. suralis
26 Bursa subcutanea calcanea
27 Lig. talocalcaneare laterale und Lig. calcaneofibulare
28 Bursa tendinis calcanei
29 Retinaculum mm. peronaeorum superius
30 Tendo calcaneus
31 Vagina tendinis m. flexoris hallucis longi
32 Bursa subcutanea malleoli lateralis
33 Rete malleolare laterale
34 V. saphena parva
35 N. suralis
36 M. soleus
37 M. peronaeus longus
38 M. peronaeus brevis

nach distal. Hinter dem lateralen Knöchel sind die Sehnen beider Mm. peronaei in eine gemeinsame *Sehnenscheide* (Abb. **145**) eingeschlossen, die vom Retinaculum mm. peronaeorum superius am lateralen Knöchel fixiert wird. An der Seitenfläche des Calcaneus spaltet sich die Sehnenscheide. Die Sehne des M. peronaeus brevis verläuft oberhalb der Trochlea peronaealis zum Os metatarsale V, die Sehne des M. peronaeus longus hinter dem Knochenhöcker zur Umbiegungsstelle am lateralen Fußrand. Beide Peronäussehnen werden durch das Retinaculum mm. peronaeorum inferius in ihrer Lage festgehalten.

Die Sehne des M. peronaeus longus gleitet mit einem faserknorpeligen Überzug auf der Tuberositas ossis cuboidei und zieht – von einer Sehnenscheide (Abb. **145**) umschlossen – in einer vom Lig. plantare longum überdeckten Rinne über die Plantarfläche des Fußes zum Os metatarsale I (II) und zum Os cuneiforme II (Abb. **155**).

Der **M. peronaeus brevis** (Abb. **144** u. **148**) entspringt von der distalen Hälfte der Fibula und den beiden Septa intermuscularia, zieht gemeinsam mit dem M. peronaeus longus hinter dem lateralen Knöchel vorbei und setzt an der Tuberositas ossis metatarsalis V an.

Als phylogenetisches Relikt einer bei niederen Säugern gut entwickelten langen, tiefen Streckergruppe zieht ein schwacher Sehnenzipfel zur Dorsalaponeurose der 5. Zehe.

Innervation beider Mm. peronaei: N. peronaeus superficialis.

Der N. peronaeus superficialis gibt unmittelbar distal vom Wadenbeinköpfchen (2–3) Äste zum M. peronaeus longus ab. Der Muskelast zum M. peronaeus brevis verläßt den Hauptstamm des Nerven in der Regel erst, nachdem dieser aus dem M. peronaeus longus ausgetreten ist und zwischen den beiden Mm. peronaei verläuft.

Oberflächliche Schicht der Flexoren: Wadenmuskeln

Als *Wadenmuskeln* bezeichnet man den mit zwei Köpfen entspringenden M. gastrocnemius und den M. soleus, die mit einer gemeinsamen Sehne, der Achillessehne, an der Hinterfläche des Fersenbeins inserieren. Sie bilden den **M. triceps surae** (Abb. **146 a**), einen überaus kräftigen Muskel, der die Hinterfläche des Unterschenkels beim Menschen als »Wade« vorwölbt.

Der **M. gastrocnemius** (Abb. **142, 146 a** u. **148**) entspringt mit beiden Köpfen an der Facies poplitea, oberhalb der Femurkondylen, der kräftigere mediale Kopf etwas weiter proximal als der laterale. Die Endsehne des Muskels vereinigt sich mit der Sehne des M. soleus zur *Achillessehne, Tendo calcaneus,* die am Fersenbeinhöcker ansetzt (Abb. **145**).

Die *Bursa tendinis calcanei* (Abb. **145** u. **147**) polstert die Sehne gegen den Oberrand des Tuber calcanei ab und ermöglicht, daß sie sich bei der Plantarflexion des Fußes von ihrer Unterlage abhebelt.

Innervation: N. tibialis.

Die Muskeläste zu den drei Köpfen des M. triceps surae zweigen bereits in der oberen Etage der Kniekehle vom N. tibialis ab.

Der **M. soleus** (Abb. **146a** u. **148**) nimmt, großenteils bedeckt vom M. gastrocnemius, seinen Ursprung vom Kopf und von der angrenzenden hinteren Fläche der Fibula, von einer Sehnenarkade, *Arcus tendineus m. solei,* die von der Fibula zur Tibia zieht und den Gefäß-Nervenstrang überbrückt, und von der Tibia (Linea m. solei und medialer Rand). Er inseriert mittels der Achillessehne am Tuber calcanei (Abb. **145**).

Der Bauch des M. soleus, der weiter distalwärts reicht als das Muskelfleisch des M. gastrocnemius, ist von einer feinen Sehnenschicht überzogen, auf der der aufliegende Muskel gleitet. Der M. soleus ist ein komplex gefiederter Muskel und wird durch ein frontales Sehnenblatt in eine oberflächliche und eine tiefe Muskellage gegliedert.

Innervation: N. tibialis.

Der **M. plantaris** (Abb. **142** u. **146a**) entspringt medial vom lateralen Gastroknemiuskopf, proximal vom lateralen Femurkondylus. Von seinem kurzen Muskelbauch zieht eine lange, schmale Endsehne zwischen den Mm. gastrocnemius und soleus (über die Achillessehne) zum Tuber calcanei, gelegentlich zur Fascia cruris oder erreicht seltener auch die Plantaraponeurose.

Der Muskel, ein phylogenetisches Relikt eines noch bei niederen Primaten zur Plantaraponeurose durchgehenden Muskelzugs, kann beim Menschen gelegentlich fehlen oder ist mit dem lateralen Gastroknemiuskopf verschmolzen.

Innervation: N. tibialis.

Der M. plantaris ist in ein zwischen den Mm. gastrocnemius und soleus gelegenes Bindegewebsblatt eingehüllt, das mit der Gefäßscheide der A. und V. tibialis posterior in Verbindung steht. Der Muskel bildet oberhalb der Sehnenarkade einen Schutzbügel über die Gefäße. Er soll bei der Beugung des Kniegelenks das Gefäß-Nervenbündel anheben, in eine bogenförmige Verlaufsrichtung bringen und mithelfen, die Gefäße vor der Abknickung zu bewahren.

Tiefe Schicht der Flexoren

Der **M. tibialis posterior** (Abb. **146** u. **148**) besitzt ein breites Ursprungsfeld an der Membrana interossea. Schmale Randpartien kommen vom proximalen Abschnitt der Tibia und der Fibula, oberflächliche Faserzüge auch von dem Bindegewebsblatt zwischen oberflächlichen und tiefen Beugern. Seine Sehne, die oberhalb des inneren Knöchels die Sehne des M. flexor digitorum longus unterkreuzt (Chiasma crurale, Abb. **146b**), setzt mit ihrem Hauptstrang an der Tuberositas ossis navicularis (Abb. **147**), mit Seitenzügen an der Plantarfläche (oft) aller distalen Ossa tarsi und der Basen der Ossa metatarsi II–IV an (Abb. **155**).

Im Sulcus malleolaris wird die Sehne von einer *Sehnenscheide* umschlossen und unterhalb des medialen Knöchels vom Retinaculum mm. flexorum bedeckt.

Innervation: N. tibialis.

Von den Muskelästen zu den tiefen Flexoren entspringt der Ast zum M. tibialis posterior am weitesten proximal, etwa in Höhe des Arcus tendineus m. solei. Die

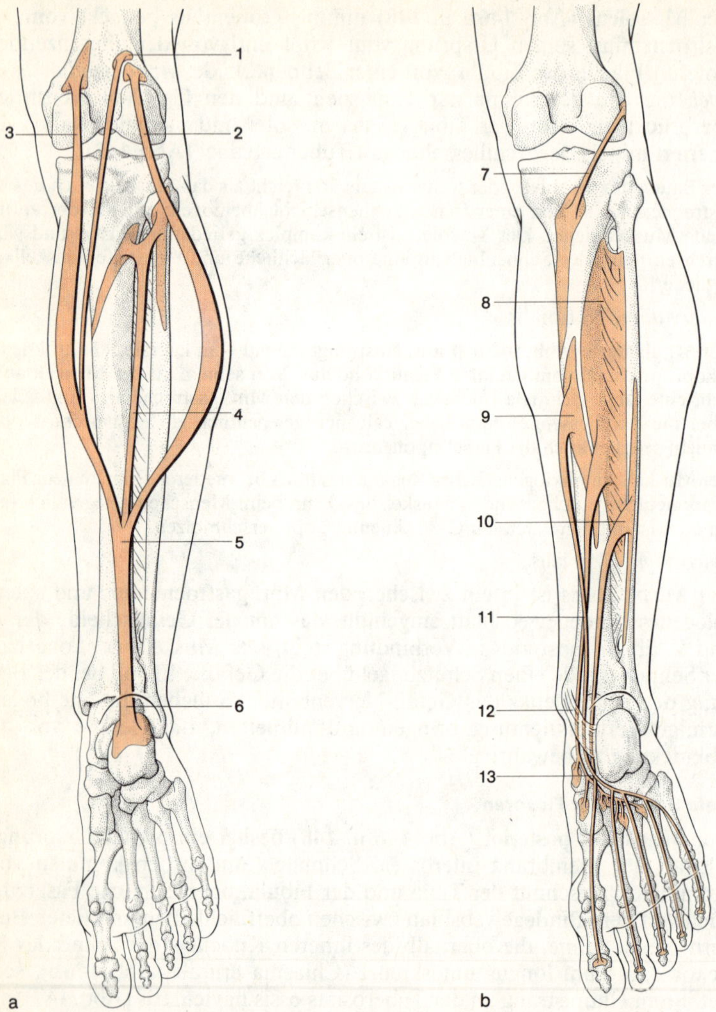

Abb. 146. **Flexorengruppe des Unterschenkels,** Ansicht von hinten

a oberflächliche Schicht (Wadenmuskeln)

b tiefe Schicht

1 M. plantaris

2 Caput laterale } des M. gastrocnemius

3 Caput mediale } des M. gastrocnemius

4 M. soleus

5 M. triceps surae

6 Tendo calcaneus

7 M. popliteus

8 M. tibialis posterior

9 M. flexor digitorum longus

10 M. flexor hallucis longus

11 Chiasma crurale

12 Retinaculum mm. flexorum

13 Chiasma plantare

Innervation:

N. tibialis

proximalen Äste zu langem Großzehen- und langem Zehenbeuger verlassen den N. tibialis am Übergang zum mittleren Drittel des Unterschenkels. Meist gehen auch in der distalen Hälfte des Unterschenkels Muskeläste vom N. tibialis ab.

Der **M. flexor hallucis longus** (Abb. **146** u. **148**), der von den tiefen Beugern am weitesten medial inseriert (Hauptsehne zur Basis der Endphalanx I), entspringt am Unterschenkel am weitesten lateral: an den distalen zwei Dritteln der hinteren Fibulafläche, einem schmalen Streifen der Membrana interossea und am Septum intermusculare posterius. Seine Sehne unterkreuzt deshalb auf der Plantarfläche des Fußes die Sehne des M. flexor digitorum longus (Chiasma plantare), an die sie Sehnenzipfel zur Endphalanx der 2. und 3. (seltener 4.) Zehe abgibt.

An der Hinterfläche des Talus und an der Unterfläche des Sustentaculum tali verläuft die Sehne des langen Großzehenbeugers im Sulcus tendinis m. flexoris hallucis longi. Sie wird von einer *Sehnenscheide* (Abb. **150**) umhüllt, die in Höhe der Spitze des medialen Knöchels beginnt und bis zur Basis des Os metatarsale I nach distal reicht. Die Ansatzsehne ist vom Kopf des Os metatarsale I bis zur Endphalanx in eine Sehnenscheide eingehüllt, die durch eine fibröse Hülle an den Großzehengliedern verankert wird.

Innervation: N. tibialis.

Der **M. flexor digitorum longus** (Abb. **146** u. **148**) entspringt von der Hinterfläche der Tibia, distal der Linea m. solei, und von einer Sehnenarkade, die proximal der Unterkreuzung durch den M. tibialis posterior in dessen Faszie zur Fibula zieht. Die Endsehnen des Muskels durchbohren die Sehnen des M. flexor digitorum brevis im Bereich der Grundphalangen (Abb. **160**) und inserieren an den Endphalangen der 2. bis 5. Zehe.

Die Sehne des M. flexor digitorum longus verläuft, von einer eigenen *Sehnenscheide* umschlossen, dorsolateral von der Sehne des M. tibialis posterior durch den Sulcus malleolaris und zieht, vom Retinaculum mm. flexorum überdeckt, am medialen Rand des Sustentaculum tali entlang zur Planta pedis (Abb. **147**). In Höhe der Tuberositas ossis navicularis überkreuzt sie die Sehne des M. flexor hallucis longus, die ihr Sehnenbündel zuschießt. Distal der Kreuzung heftet sich an die Sehne des M. flexor digitorum longus der M. quadratus plantae (M. flexor accessorius) an, der die Zugrichtung der Endsehnen des langen Zehenbeugers der Längsrichtung der Zehenstrahlen angleicht.

Die jeweils zur selben Zehe verlaufenden Endsehnen der Mm. flexor digitorum longus (»M. flexor perforans«) und flexor digitorum brevis (»M. flexor perforatus«) sind in Sehnenscheiden, *Vaginae tendinum digitorum pedis* (Abb. **147**), eingeschlossen, die über dem Kopf des Os metatarsale beginnen und sich bis zur Endphalanx erstrecken. Dabei werden die Synovialscheiden, *Vaginae synoviales digitorum pedis,* von fibrösen Scheiden umhüllt, *Vaginae fibrosae digitorum pedis,* die – wie an den Fingern – querverlaufende und sich überkreuzende Faserzüge *(Pars anularis* und *Pars cruciformis)* erkennen lassen.

Innervation: N. tibialis.

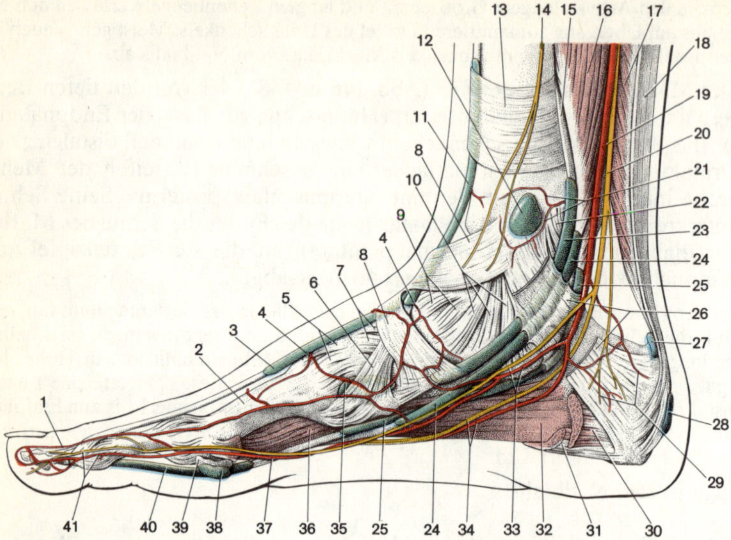

Abb. 147. **Sehnenscheiden am Fuß,** Ansicht von medial, Arterien und Nerven in der medialen Knöchelregion

1 A. hallucis dorsalis medialis
2 Os metatarsale I
3 Vagina tendinis m. extensoris hallucis longi
4 Aa. tarsales mediales
5 Ligg. tarsometatarsalia dorsalia
6 Sehne des M. tibialis anterior
7 Ligg. cuneonavicularia dorsalia
8 Retinaculum mm. extensorum inferius
9 Lig. talonaviculare
10 Lig. mediale (Pars tibionavicularis, Pars tibiotalaris anterior, Pars tibiocalcanea)
11 Vagina tendinis m. tibialis anterioris
12 Bursa subcutanea malleoli medialis
13 Retinaculum mm. extensorum superius
14 N. saphenus
15 Sehne des M. tibialis posterior
16 M. flexor digitorum longus
17 M. soleus
18 Tendo calcaneus
19 A. tibialis posterior
20 N. tibialis
21 Rete malleolare mediale
22 Pars tibiotalaris posterior des Lig. mediale
23 Vagina tendinis m. tibialis posterioris
24 Vagina tendinum m. flexoris digitorum pedis longi
25 Vagina tendinis m. flexoris hallucis longi
26 Retinaculum mm. flexorum, oberflächliches und tiefes Blatt
27 Bursa tendinis calcanei
28 Bursa subcutanea calcanea
29 Rr. calcanei der A. tibialis posterior und Rr. calcanei mediales des N. tibialis
30 M. abductor hallucis, durchtrennt
31 M. flexor digitorum brevis, durchtrennt
32 M. quadratus plantae
33 A. und N. plantaris medialis
34 A. und N. plantaris lateralis
35 Bursa subtendinea m. tibialis anterioris
36 M. flexor hallucis brevis
37 R. superficialis der A. plantaris medialis
38 Bursa subcutanea capitis ossis metatarsalis I
39 Os sesamoideum
40 Vagina tendinum digitorum pedis
41 A. und N. hallucis plantaris medialis

Der **M. popliteus** (Abb. **146 b**) gehört genetisch zu den tiefen Flexoren des Unterschenkels. Bei Nichtsäugern verbindet er Tibia und Fibula. Bei den Säugetieren – und damit auch beim Menschen – hat er enge Beziehungen zum Kniegelenk gewonnen und hilft mit, den gebeugten Unterschenkel einwärts zu kreiseln.

Der M. popliteus entspringt unter dem Lig. collaterale laterale des Kniegelenks an der Außenfläche des lateralen Femurkondylus. Seine Ansatzfläche liegt an der Hinterfläche der Tibia, proximal der Linea m. solei.

Der Muskel verläuft in der Tiefe der Kniekehle (Abb. **139**) und wird außer von Gefäßen und Nerven auch von den Köpfen des M. gastrocnemius bedeckt. Seine Ursprungssehne, über die das Lig. popliteum arcuatum hinwegzieht, liegt über dem Recessus subpopliteus, der beim Erwachsenen stets mit der Kniegelenkshöhle in Verbindung steht. In die Faszie des Muskels strahlt ein Zug der Sehne des M. semimembranosus ein.

Innervation: N. tibialis.

c) Gefäß- und Nervenstraßen am Unterschenkel

Typische *Gefäß-Nervenstraßen* verlaufen in der *Extensorenkammer* (Vasa tibialia anteriora, tiefe Lymphbahnen + N. peronaeus profundus) zum Fußrücken und in der Hinterwand der *Kammer der tiefen Flexoren* (Vasa tibialia posteriora, tiefe Lymphgefäße + N. tibialis) zur Fußsohle. In derselben Muskelkammer treten – der Fibula und der Membrana interossea eng benachbart – die Vasa peronaea (von einigen tiefen Lymphbahnen begleitet) unterschiedlich weit distalwärts. Durch die *Peronäuskammer* zieht in Längsrichtung nur der N. peronaeus superficialis. Die Gefäßversorgung für die Mm. peronaei übernehmen kurze Äste der A. tibialis anterior (proximal) und der A. peronaea (distal).

Gefäß-Nervenstraße in der Extensorenkammer

Die **A. tibialis anterior** gelangt über den Oberrand der Membrana interossea hinweg in die Extensorenkammer (Abb. **142** u. **146**). Sie setzt sich auf dem Fußrücken als A. dorsalis pedis fort.

Die *A. tibialis anterior* gibt zum Rete articulare genus zwei rückläufige Äste ab.

Die inkonstante *A. recurrens tibialis posterior* entspringt noch hinter der Membrana interossea, sie tritt unter dem M. popliteus und um den Fibulakopf schräg aufwärts zum Kniegelenk. Die *A. recurrens tibialis anterior* zieht durch den Ursprung des M. tibialis anterior nach proximal.

Außer zahlreichen Muskelästen zu den Extensoren am Unterschenkel entsendet die A. tibialis anterior zwei Arterien im Knöchelbereich. Die *A. malleolaris anterior medialis* verläuft unter der Sehne des M. tibialis anterior zum *Rete malleolare mediale,* einem arteriellen Gefäßnetz auf dem medialen Knöchel, die *A. malleolaris anterior lateralis* unter den Sehnen

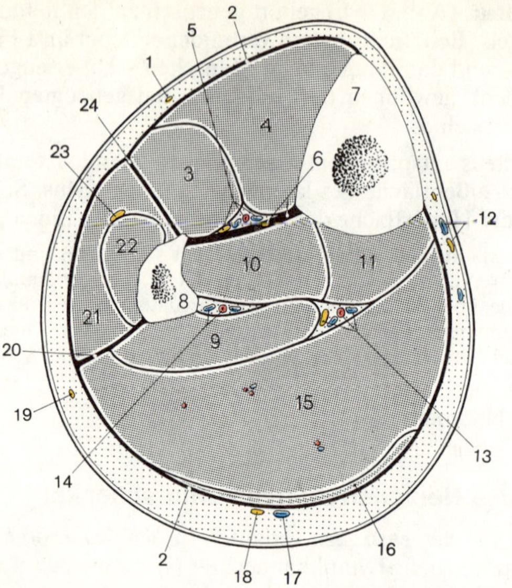

Abb. 148. **Querschnitt im mittleren Drittel des rechten Unterschenkels,** Ansicht der Schnittfläche von distal

1 Ast des N. cutaneus surae lateralis
2 Fascia cruris
3 M. extensor digitorum longus
4 M. tibialis anterior
5 A. und V. tibialis anterior und N. peronaeus profundus in der Extensorenkammer
6 Membrana interossea cruris und N. interosseus cruris
7 Tibia
8 Fibula
9 M. flexor hallucis longus
10 M. tibialis posterior
11 M. flexor digitorum longus
12 V. saphena magna, N. saphenus
13 A. und V. tibialis posterior und N. tibialis in der tiefen Flexorenkammer
14 A. und V. peronaea
15 M. soleus
16 M. gastrocnemius
17 V. saphena parva
18 N. suralis
19 N. cutaneus surae lateralis
20 Septum intermusculare posterius cruris
21 M. peronaeus longus
22 M. peronaeus brevis
23 N. peronaeus superficialis in der Peronäuskammer
24 Septum intermusculare anterius cruris

der langen Zehenstrecker zum *Rete malleolare laterale* auf dem lateralen Knöchel.

Die A. malleolaris anterior lateralis anastomosiert mit dem R. perforans der A. peronaea aus der A. tibialis posterior. Die Arteriennetze auf den beiden Knöcheln stehen auf Vorder- und Hinterseite miteinander in Verbindung, so daß sich bei Verschluß einer A. tibialis ein Umgehungskreislauf ausbilden kann.

Die **Vv. tibiales anteriores** und tiefe *Lymphgefäße* begleiten die Arterie auf der Vorderfläche der Membrana interossea (Abb. **148**).

In die Lymphbahn kann ein *Nodus tibialis anterior* eingeschaltet sein, der im proximalen Drittel des Unterschenkels auf der Vorderfläche der Zwischenknochenhaut liegt und die Lymphe zu den Nodi lymphatici popliteales weiterleitet.

Der **N. peronaeus profundus** (Abb. **143** u. **148**), der die Extensoren an Unterschenkel und Fuß innerviert, tritt von lateral durch das Septum intermusculare anterius an die laterale Seite des Gefäßbündels. Der Gefäß-Nervenstrang zieht zwischen den Mm. tibialis anterior und extensor digitorum longus (ab mittlerem Drittel des Unterschenkels dem M. extensor hallucis longus) nach distal (Abb. **159**). In Höhe des oberen Sprunggelenks wird der Gefäß-Nervenstrang vom M. extensor hallucis longus überkreuzt, und der N. peronaeus profundus tritt über die Arterie hinweg an ihre mediale Seite.

Nerven in der Peronäuskammer

Der **N. peronaeus communis** (Abb. **142** u. **143**) tritt unmittelbar distal vom Wadenbeinkopf von laterodorsal in die Peronäuskammer ein und teilt sich sofort auf. Der N. peronaeus profundus und die von ihm abzweigenden Äste zu den Mm. tibialis anterior und extensor digitorum longus verlassen die Peronäusloge durch das Septum intermusculare anterius.

Der **N. peronaeus superficialis** (Abb. **143, 148** u. **159**) gibt Muskeläste zum M. peronaeus longus ab, zieht zunächst zwischen den beiden Mm. peronaei, dann auf dem M. peronaeus brevis distalwärts, zu dem er einen Zweig entsendet. Vor oder nach dem Durchtritt durch die Fascia cruris im distalen Drittel des Unterschenkels teilt er sich in den *N. cutaneus dorsalis medialis* und den *N. cutaneus dorsalis intermedius* für die Haut an Fuß- und Zehenrücken.

Gefäß-Nervenstraße in der tiefen Flexorenkammer

Die *A. tibialis posterior* (Abb. **139, 142** u. **148**) setzt die A. poplitea auf der Beugeseite des Unterschenkels fort und tritt unter dem Sehnenbogen des M. soleus in die tiefe Flexorenloge. Sie zieht mit den *Vv. tibiales posteriores,* tiefen Lymphgefäßen und dem *N. tibialis* (an der lateralen Seite des Gefäßstrangs) unmittelbar unter dem – die tiefen Beuger bedeckenden – Bindegewebsblatt distalwärts. Im proximalen Bereich des Unterschenkels verläuft der Gefäß-Nervenstrang zwischen den Mm. flexor digitorum longus und tibialis posterior, distal und hinter dem medialen Malleolus – vom Retinaculum mm. flexorum bedeckt (Abb. **147**) – zwischen den Sehnen der genannten Muskeln und der Sehne des M. flexor hallucis longus. Unterhalb des medialen Knöchels zweigt sich die A. tibialis posterior in die A. plantaris medialis und die A. plantaris lateralis auf, die unter dem Ursprung des M. abductor hallucis hindurch zur Fußsohle gelangen. Der N. tibialis teilt sich hinter dem medialen Knöchel in die Nn. plantares medialis und lateralis.

Die **A. tibialis posterior** versorgt die oberflächlichen und die tiefen Beuger am Unterschenkel mit *Rr. musculares,* das Schienbein mit der *A. nutricia tibiae* und entsendet den *R. circumflexus fibularis* um das Caput fibulae zum Rete articulare genus. Die *A. peronaea* zweigt distal vom Sehnenbogen des M. soleus ab und zieht – vom M. flexor hallucis bedeckt – längs der Fibula zum *Rete malleolare laterale.* Schwächere Äste treten aus der A. tibialis posterior als *Rr. malleolares mediales* zum *Rete malleolare mediale,* als *Rr. calcanei* zur medialen Seite des Fersenhöckers und zu dem an seiner Dorsalseite gelegenen *Rete calcaneum.*

Die **A. peronaea** [**fibularis**] (Abb. **142, 143** u. **148**), die von einem vielmaschigen Netz von Begleitvenen umsponnen und von einigen tiefen Lymphbahnen aus dem Bereich des äußeren Knöchels begleitet wird, kann kräftiger sein als die A. tibialis posterior, der sie über den R. communicans Blut zuführen kann. Sie versorgt mit kurzen Ästen den M. soleus, die tiefen Flexoren und durch das Septum intermusculare posterius die Mm. peronaei. Sie entsendet eine *A. nutricia fibulae,* den *R. perforans,* der die Membrana interossea oberhalb des äußeren Knöchels durchbricht und zum Rete malleolare laterale zieht, und den *R. communicans,* der die Aa. peronaea und tibialis posterior verbindet und proximal der beiden Malleolen auf der Zwischenknochenhaut nach medial verläuft.

Rr. malleolares laterales ziehen zum Rete malleolare laterale, *Rr. calcanei* zur lateralen Fläche des Fersenbeins und zum *Rete calcaneum.*

Die **Vv. tibiales posteriores** sind mit der Arterie in eine derbe Gefäßscheide eingeschlossen. Sie erhalten Zuflüsse aus den Begleitvenen der Äste der A. tibialis posterior und stehen über die Venennetze an medialem und lateralem Knöchel mit der V. saphena magna und mit der V. saphena parva in Verbindung.

Der **N. tibialis** entsendet am Unterschenkel *Rr. musculares* zu den tiefen Flexoren (die Muskeläste für die Wadenmuskeln gehen bereits in der Kniekehle ab), Äste zur Kapsel des oberen Sprunggelenks und *Rr. calcanei mediales* zur Haut der Ferse und zum fersennahen Teil der Fußsohle.

Der *N. interosseus cruris* geht meist aus dem »R. popliteus« hervor, der den N. tibialis bereits in der Kniekehle verläßt und nicht nur den gleichnamigen Muskel versorgt, sondern auch einen Ast zur Markhöhle der Tibia abzweigt. Der N. interosseus cruris innerviert mit einem proximalen Ast die Kapsel des Tibiofibulargelenks, verläuft auf der Membrana interossea cruris oder zwischen ihren Faserschichten (Abb. **148**) distalwärts zur Syndesmosis tibiofibularis und entsendet Äste zum Periost des distalen Schienbeinendes.

2. Fußgelenke

a) Skelettelemente der Fußwurzel und des Mittelfußes

Am Fuß, *Pes,* unterscheidet man – wie an der Hand – drei hintereinander geordnete Abschnitte: die *Fußwurzel, Tarsus,* den *Mittelfuß, Metatarsus,* und die *Zehen, Digiti pedis.* Ihnen entsprechen als Skelettelemente

(Abb. **149**): die *Fußwurzelknochen, Ossa tarsi,* die *Mittelfußknochen, Ossa metatarsi,* und die *Zehenknochen, Ossa digitorum pedis.* Die Großzehe hat nur zwei Zehenglieder, *Phalanges pedis,* die übrigen Zehen besitzen *Grund-, Mittel-* und *Endphalanx.* Die *Fußsohle* bezeichnet man als *Planta pedis,* den *Fußrücken* als *Dorsum pedis.*

Topographisch wird der Fuß gegen den Unterschenkel durch eine horizontale Ebene abgegrenzt, die knapp oberhalb der beiden Knöchel verläuft (d. h. der Projektion des Gelenkspalts des oberen Sprunggelenks auf der Haut entspricht). Der Fußrücken geht am medialen (tibialen) und am lateralen (fibularen) Fußrand in die Fußsohle über. Als distale Grenze des Fußrückens wird der freie Rand der Interdigitalfalten (Schwimmhautfalten) angegeben, deren abgeschrägte Fläche sich zehenwärts zur Plantarseite absenkt. Die Zehengrundgelenke liegen nach dieser Definition im Bereich des Fußrückens.

Für die klinischen Bedürfnisse besser geeignet erscheint eine Gliederung des Fußes in

- den *Rückfuß,* der Talus, Calcaneus und bedeckende Weichteile umfaßt,
- den *Mittelfuß,* dem alle übrigen Tarsalia samt Weichteilen zuzurechnen sind, und
- den *Vorfuß,* zu dem die Ossa metatarsi, die Zehenglieder und die Weichteilbedekkung gerechnet werden.

Fußwurzelknochen (Abb. **149**). Die mit dem Erwerb des aufrechten Gangs einhergehende Spezialisierung von Hand und Fuß zu »Greif«hand und »Stand«fuß hat auch zu einer divergenten Entwicklung von Hand- und Fußwurzelknochen geführt. Obwohl sie auf den gleichen Grundbauplan zurückgehen, unterscheiden sie sich in ihrer Anordnung und Zusammensetzung.

Die *proximale Reihe der Fußwurzelknochen, Ossa tarsi,* besteht nur aus zwei Knochen, dem *Sprungbein, Talus,* und dem *Fersenbein, Calcaneus.* Sie liegen nicht nebeneinander in der gleichen Ebene, sondern der Talus hat sich auf den Calcaneus geschoben. Das Sprungbein ruht auf der subtalaren Fußplatte, mit der es im unteren Sprunggelenk beweglich verbunden ist, und übernimmt im oberen Sprunggelenk allein die Gelenkverbindung mit den beiden Unterschenkelknochen.

Die *distale Reihe der Fußwurzelknochen* besteht aus vier Elementen: den drei *Keilbeinen, Ossa cuneiformia mediale, intermedium* und *laterale,* und dem *Würfelbein, Os cuboideum.* Zwischen dem Talus und den Ossa cuneiformia liegt das *Kahnbein, Os naviculare.* Es entspricht dem Os centrale des Wirbeltierbauplans, das am Handskelett des Menschen verlorengegangen ist.

Am **Sprungbein,** *Talus,* trägt der Körper, *Corpus tali,* die Gelenkrolle, *Trochlea tali.* Er geht zehenwärts in den eingeschnürten Hals, *Collum tali,* über, dem der kugelige Kopf, *Caput tali,* aufsitzt. Die Trochlea tali ist vorn breiter als hinten. Ihre überknorpelte Oberfläche, *Facies superior,* und die seitlichen Gelenkflächen, *Facies malleolares medialis* und *lateralis,* bilden den einheitlichen Gelenkkopf des oberen Sprunggelenks, der von der Malleolengabel (Gelenkpfanne) umfaßt wird.

An der Hinterfläche des Corpus tali ragt ein kleiner Fortsatz, *Proc. posterior tali,* vor, dessen beide Höckerchen, *Tubercula mediale* und *laterale,* eine Rinne für die Sehne des langen Großzehenbeugers, *Sulcus tendinis m. flexoris hallucis longi,* begrenzen. Das laterale Höckerchen ist größer und besitzt einen eigenen Knochenkern. Es kann vom Talus durch einen Gelenkspalt abgetrennt sein und als selbständiges *Os trigonum* auftreten (etwa 13%).

Die Unterfläche des Corpus tali wird durch die ausgedehnte *Facies articularis calcanea posterior* ausgehöhlt. Sie bildet die Gelenkpfanne für die hintere Kammer des unteren Sprunggelenks. Von der *Facies articularis calcanea media* (an der Unterfläche des Talushalses) und der *Facies articula-*

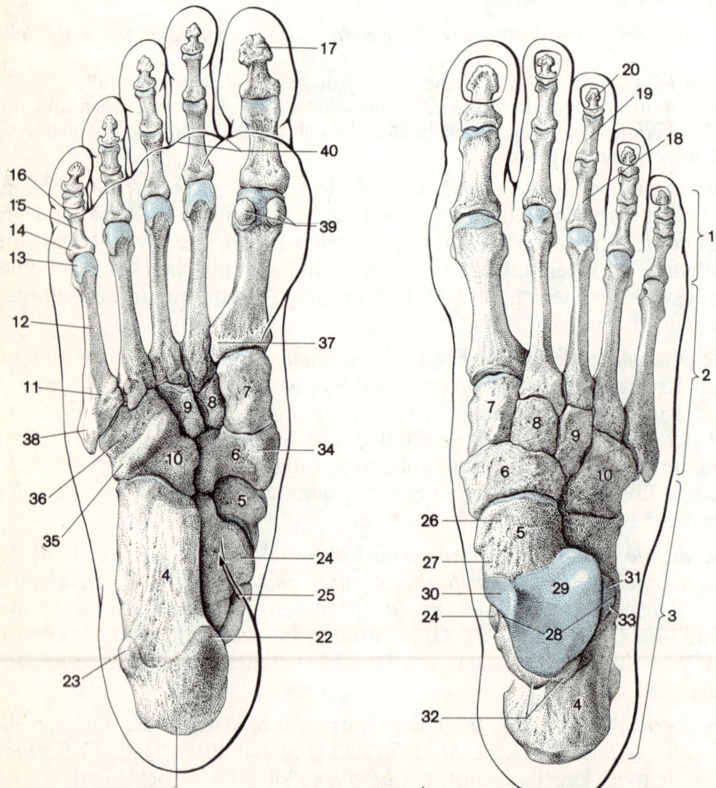

Abb. 149. **Fußskelett**
a Ansicht von plantar, Lagebeziehung der queren Zehenfurche
b Ansicht von dorsal

ris calcanea anterior (am Taluskopf) wird sie durch den *Sulcus tali* getrennt. Diese Rinne bildet mit einer entsprechenden Rinne des Fersenbeins, Sulcus calcanei, einen Kanal, der sich lateralwärts zum *Sinus tarsi* erweitert. Als ausgedehnte Gelenkfacette trägt das Caput tali die *Facies articularis navicularis* für die Artikulation mit dem Os naviculare und dem faserknorpeligen Überzug des Lig. calcaneonaviculare plantare.

Das **Fersenbein,** *Calcaneus,* ist der größte Fußwurzelknochen. Es bildet mit seinem nach hinten vorspringenden Teilstück, das in den *Fersenhökker, Tuber calcanei,* ausläuft, den kurzen, kräftigen Hebel des Fußskeletts (Abb. **154 b**).

Auf der Unterfläche des Tuber erheben sich zwei Höckerchen, mit denen der Calcaneus auf der Unterstützungsfläche ruht: an dem größeren *Proc. medialis tuberis calcanei* entspringen die Mm. abductor hallucis und flexor digitorum brevis, am *Proc. lateralis* der M. abductor digiti minimi.

Das Fersenbein besitzt drei Gelenkflächen für die Artikulation mit dem Talus (Abb. **154 a**). Die *Facies articularis talaris posterior,* die den Gelenkkopf der hinteren Kammer des unteren Sprunggelenks bildet, liegt hinter dem *Sulcus calcanei*. Die *Facies articulares talares media* und *anterior* formen gemeinsam mit der Gelenkfläche des Os naviculare und dem Lig. calcaneonaviculare plantare die Pfanne für die vordere Kammer des unteren Sprunggelenks. Die mittlere Gelenkfacette liegt großenteils auf einem nach medial ausladenden Fortsatz des Calcaneus, dem *Sustentaculum tali,* das den Talus bis nahe an dessen mediale Kante unterfängt und trägt.

Auf der Unterfläche des Sustentaculum gleitet die Sehne des langen Großzehenbeugers im *Sulcus tendinis m. flexoris hallucis longi* (Abb. **154 b**). Auf der lateralen

---

◀ 1 Ossa digitorum pedis
2 Ossa metatarsi (Metatarsus)
3 Ossa tarsi (Tarsus)
4 Calcaneus
5 Talus
6 Os naviculare
7 Os cuneiforme mediale
8 Os cuneiforme intermedium
9 Os cuneiforme laterale
10 Os cuboideum
11 Basis ossis metatarsalis V
12 Corpus ossis metatarsalis V
13 Caput ossis metatarsalis V
14 Basis phalangis
15 Corpus phalangis
16 Caput phalangis
17 Tuberositas phalangis distalis
18 Phalanx proximalis
19 Phalanx media
20 Phalanx distalis
21 Tuber calcanei
22 Proc. medialis tuberis calcanei
23 Proc. lateralis tuberis calcanei
24 Sustentaculum tali
25 Sulcus tendinis m. flexoris hallucis longi
26 Caput tali
27 Collum tali
28 Trochlea tali
29 Facies superior
30 Facies malleolaris medialis
31 Facies malleolaris lateralis
32 Proc. posterior tali, mit Tuberculum mediale und Tuberculum laterale, dazwischen der Sulcus tendinis m. flexoris hallucis longi
33 Proc. lateralis tali
34 Tuberositas ossis navicularis
35 Tuberositas ossis cuboidei
36 Sulcus tendinis m. peronaei longi
37 Tuberositas ossis metatarsalis I
38 Tuberositas ossis metatarsalis V
39 Ossa sesamoidea
40 quere Zehenfurche

Fläche des Calcaneus sind zwei meist seichte Rinnen für die Sehnen der Mm. peronaei angedeutet, zwischen denen sich ein mehr oder minder deutlicher, stumpfer Fortsatz, *Trochlea peronaealis,* erhebt. An der Stirnfläche trägt der Calcaneus die *Facies articularis cuboidea.*

Das **Kahnbein,** *Os naviculare,* besitzt proximal eine konkave Gelenkfläche für den Taluskopf (Abb. **154a**), distal drei überknorpelte Facetten zur Artikulation mit den Ossa cuneiformia. Der mediale Rand des Os naviculare springt als *Tuberositas ossis navicularis* vor und ist durch die Haut zu tasten.

Hinter diesem abgestumpften Knochenvorsprung liegt, meist in das Lig. calcaneonaviculare plantare eingeschlossen, in etwa 10% der Fälle ein akzessorisches Element, *Os tibiale externum.*

Die drei **Keilbeine,** *Ossa cuneiformia,* artikulieren proximal mit dem Os naviculare, distal mit den Ossa metatarsi I–III. An ihren Seitenflächen stehen sie untereinander in gelenkiger Verbindung. Das Os cuneiforme laterale besitzt eine kleine Gelenkfläche für das Würfelbein.

Das Os cuneiforme mediale ist am kräftigsten und plantar breiter als dorsal. Die Schneiden des zweiten und des dritten Keilbeins sind dagegen nach plantar gerichtet, so daß die Plantarfläche des Fußskeletts hier in querer Richtung konkav gekrümmt ist (Abb. **155**). Der Scheitel der Querwölbung des Fußes liegt im Bereich des Os cuneiforme intermedium, da sein dorsoplantarer Durchmesser geringer ist als der seiner beiden Nachbarn. Das zweite Keilbein ist außerdem kürzer als die Ossa cuneiformia I und III, so daß sich die Basis des Os metatarsale II zu einem Teil zwischen diese beiden Knochen schiebt.

Das **Würfelbein,** *Os cuboideum,* ist zwischen Calcaneus, Os cuneiforme laterale und die Ossa metatarsi IV und V in das Fußskelett eingefügt. Es steht gelegentlich mit dem Os naviculare in gelenkiger Verbindung.

An seiner Unterfläche gräbt sich von lateral der *Sulcus tendinis m. peronaei longi* ein, hinter dem sich die *Tuberositas ossis cuboidei* erhebt. Die Sehne des M. peronaeus longus gleitet mit einer faserknorpeligen Einlagerung über die Tuberositas hinweg und zieht in der Rinne nach medial. Die medialproximale Kante des Würfelbeins ist plantar zum *Proc. calcaneus* ausgezogen. Die Knochenspitze unterfängt mit ihrem schräg nach dorsal zeigenden Abschnitt der Gelenkfläche den plantaren Teil der Facies articularis cuboidea des Fersenbeins.

An den fünf **Mittelfußknochen,** *Ossa metatarsi* (Abb. **149** u. **153**), unterscheidet man – wie an den Mittelhandknochen – *Basis, Corpus* und *Caput.* Die *Basen* artikulieren proximal mit den Ossa cuneiformia (Ossa metatarsi I–III) und dem Os cuboideum (Os metatarsale IV und V). Sie besitzen seitliche Gelenkflächen für die benachbarten Mittelfußknochen.

Die Basis des Os metatarsale II, die sich zwischen das mediale und das laterale Keilbein einschiebt, gelenkt medial nur mit dem Os cuneiforme I, lateral mit dem Os cuneiforme III und dem Os metatarsale III.

Am ersten Mittelfußknochen springt an der Plantarseite lateral ein kräftiger Höcker vor, *Tuberositas ossis metatarsalis I,* vor, an dem die Sehne des M. peronaeus longus inseriert. Die Basis des Os metatarsale V ist nach lateral proximal zu einer *Tuberositas ossis metatarsalis V* ausgezogen, welche die Haut des fibularen Fußrandes deutlich vorwölbt und der Sehne des M. peronaeus brevis zum Ansatz dient (Abb. **145, 149** u. **154a**).

Der *Schaft* der Mittelfußknochen ist schwächer als das jeweilige proximale und distale Endstück. Die Seitenflächen sind am 2.–5. Os metatarsale nach dorsal abgeschrägt.

Die Gelenkfläche am *Kopf* eines jeden Mittelfußknochens ist plantarwärts weiter nach proximal ausgedehnt als auf der Dorsalseite und läuft in zwei plantare, seitliche Zipfel aus. Auf ihnen gleiten am Os metatarsale I regelmäßig zwei Sesambeine (Abb. **147** u. **149**).

Am Os metatarsale V ist gelegentlich ein unpaares, meist fibular gelegenes Sesambein vorhanden. Die Köpfe der Ossa metatarsi II–V sind verhältnismäßig schmal. Die abgeplatteten Seitenflächen besitzen Höckerchen und Vertiefungen, an denen die Kollateralbänder der Zehengrundgelenke angeheftet sind.

Von den 5 Mittelfußknochen ist der tibiale Randstrahl (Os metatarsale I) am kräftigsten. Das Os metatarsale V ist stärker als der 4. (oft auch 3.) Mittelfußknochen, das Os metatarsale II am längsten.

Luxationen des Talus sind meist mit Knöchelfrakturen kombiniert. *Frakturen* betreffen am Sprungbein oft das Collum tali, am Fersenbein das Tuber calcanei. An den Ossa metatarsi (meist II oder III) können auch ohne unmittelbare Gewalteinwirkung als Folge einer Überbeanspruchung Übermüdungsfrakturen (Marschfrakturen) auftreten.

Die **Ossifikation** beginnt im *Calcaneus* im 5.–6. Fetalmonat, im *Talus* etwa 2 Monate später (Abb. **116**). Das *Os cuboideum* weist zur Zeit der Geburt häufig einen Knochenkern auf, während die Ossifikation im *Os cuneiforme laterale* im 1. Lebensjahr, in den übrigen *Ossa tarsi* in der Regel im 3. bis 4. Jahr beginnt.

An den *Ossa metatarsi* treten die diaphysären Knochenkerne in der 9. Embryonalwoche, die epiphysären Knochenkerne im 3. Lebensjahr (♀) oder nach Beginn des 4. Jahrs auf (♂). Wie die Mittelhandknochen besitzen die Ossa metatarsi nur eine Epiphyse, die sich im Os metatarsale I am proximalen Ende, an den Ossa metatarsi II–V als distale Epiphyse ausbildet (Abb. **154a**). Die Epiphysenfugen verknöchern bei Mädchen zwischen dem 15.–20. Lebensjahr, bei Knaben zwei bis drei Jahre später.

Konstruktion des Fußskeletts (Abb. **150**). Das Fußskelett kann als zweiarmiger Hebel angesehen werden, dessen Drehachse quer durch die Talusrolle verläuft. Der kurze hintere Hebelteil ist aus dem Corpus tali und dem hinteren Abschnitt des Calcaneus zusammengefügt. Der längere vordere Anteil besteht aus einer größeren Zahl von Skelettelementen, die eine nach plantar offene Hohlrinne formen.

Man unterscheidet am vorderen Teil eine *tibiale Hauptstrebe* und eine *fibulare Nebenstrebe.* Die tibiale Hauptstrebe wird von den Ossa metatarsi I–III, den Ossa cuneiformia und dem Os naviculare gebildet, das mit dem Caput tali artikuliert. Sie trägt beim gewöhnlichen Stehen die Hauptlast des Körpers. Die fibulare Nebenstrebe, die beim Stand mit parallel gestellten Füßen in besonderem Maße belastet wird, führt von den Ossa meta-

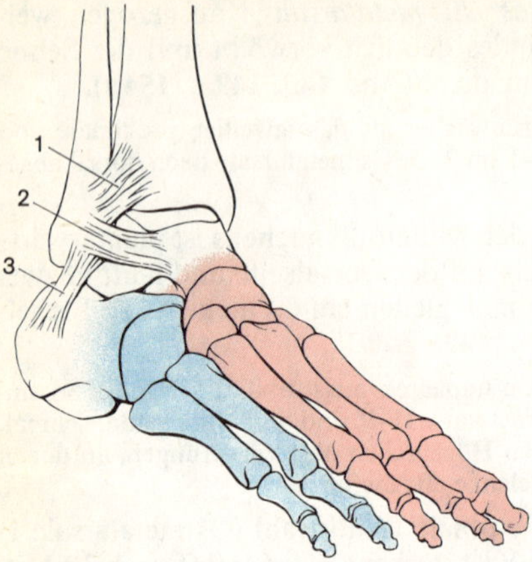

Abb. 150. **Konstruktion des Fußskeletts**

- tibiale Hauptstrebe
- fibulare Nebenstrebe

1 Lig. tibiofibulare anterius
2 Lig. talofibulare anterius
3 Lig. calcaneofibulare

tarsi IV und V über das Os cuboideum zum vorderen Abschnitt des Calcaneus.

Das Fußskelett ist sowohl in der Längs- als auch in der Querrichtung gewölbt. (Man spricht von einem Längs- und Quergewölbe des Fußes, wenn auch die Gewölbekonstruktion des Fußes nicht völlig die Definitionen des Technikers erfüllt.) Die Längswölbung des tibialen Bogens ist stärker ausgeprägt als die des fibularen Nebenbogens. Die Längswölbung des Fußes wird durch Bänder (Lig. calcaneonaviculare plantare, Lig. plantare longum) und in besonderem Maße durch Muskelzüge gesichert (kurze plantare Fußmuskeln, Mm. flexor hallucis longus und flexor digitorum longus, Plantaraponeurose). Die Querwölbung wird vor allem durch die von den Sehnen der Mm. peronaeus longus und tibialis posterior bewirkte Querverspannung erhalten.

Beim Neugeborenen bewahrt der Fuß noch die den intrauterinen Raumverhältnissen angepaßte Stellung. Das Fersenbein ist nach einwärts gekantet, das Tuber calcanei blickt nach medial plantar (Abb. **151**). In der postnatalen Entwicklung richtet sich der Calcaneus beim Menschen aus dieser Supinationsstellung nahezu völlig auf. Die Richtungsachse (Längsdurchmesser) des Fersenhöckers steht beim Erwachsenen annähernd senkrecht.

Versagt die plantare Verklammerung des Fußgewölbes durch Muskeln, Sehnen und Bänder unter der Belastung, so wird durch eine fortschreitende Pronation des Calcaneus eine Umformung des Fußes erzwungen. Das Sprungbein tritt tiefer; der Talus droht, vom Sustentaculum tali abzugleiten. Die tibiale Hauptstrebe sinkt ein und die subtalare Fußplatte wird fibularwärts abgewinkelt. Längs- und Querwölbung des Fußes gehen verloren: *Plattfuß*.

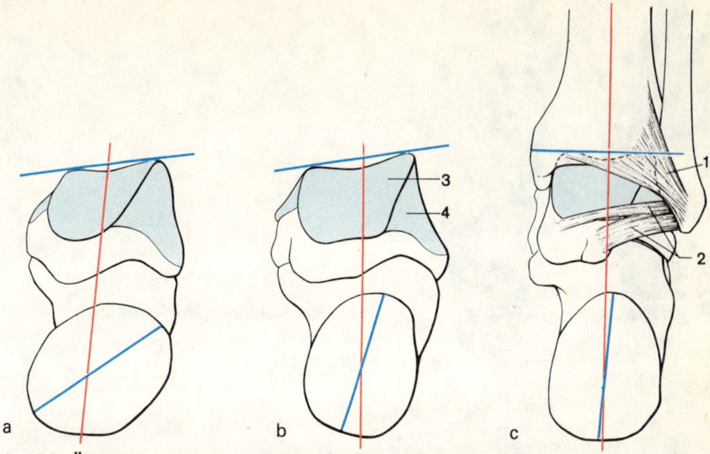

Abb. 151. **Änderung der Richtungsachse des Fersenbeinhöckers in der postnatalen Entwicklung,** Ansicht von dorsal (a und b nach *v. Lanz-Wachsmuth*)

Richtungsachse (Längsdurchmesser) des Tuber calcanei und Neigung der Facies superior der Trochlea tali in der Frontalebene ▬

Traglinie des Beins ▬

a Talus und Calcaneus beim Neugeborenen

b Talus und Calcaneus beim zweijährigen Kind

c Syndesmosis tibiofibularis, Talus und Calcaneus beim Erwachsenen

(Skelettelemente in a–c durch unterschiedliche Vergrößerung annähernd gleich groß gezeichnet)

1 Lig. tibiofibulare posterius
2 Lig. talofibulare posterius
3 Facies superior der Trochlea tali
4 Facies malleolaris lateralis

Beim Plattfuß ist die für den normalen Fußabdruck typische Einbuchtung der medialen Konturlinie weitgehend oder völlig verschwunden (Abb. **152**). Beim Kleinkind wird eine ähnliche Form des Sohlenabdrucks durch die reichliche Einlagerung von Unterhautfettgewebe im Bereich des Fußgewölbes hervorgerufen. Eine besonders kräftige Ausbildung der Muskeln der Fußsohle kann die Fußsohlennische ebenfalls verkleinern und eine Abflachung der Fußwölbungen vortäuschen.

Beim *Spreizfuß* ist die Querwölbung des Fußes im Bereich der Metatarsalia abgeflacht oder aufgehoben. Die Köpfe der Mittelfußknochen II–IV werden stärker belastet. Der Vorfuß ist verbreitert.

Beim *Klumpfuß* ist der laterale Fußrand nach plantar gerichtet, die Fußsohle blickt nach medial, der Fuß steht extrem supiniert.

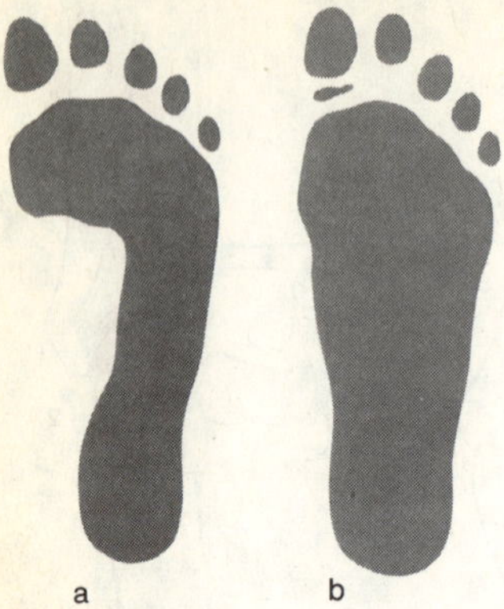

Abb. 152. **Sohlenabdruck des Fußes**
a normal
b Plattfuß

b) Kapseln und Bandapparat der Fußgelenke

Als **Fußgelenke** (im weiteren Sinne), *Articulationes pedis,* sind hier alle Gelenke im Tarsometatarsalbereich zusammengefaßt, während die Zehengelenke gesondert abgehandelt werden.

Zu den Fußgelenken werden gerechnet

- das *obere Sprunggelenk, Articulatio talocruralis,*
- das *untere Sprunggelenk,* das aus dem hinteren Gelenkteil, *Articulatio subtalaris,* und dem vorderen unteren Sprunggelenk, *Articulatio talocalcaneonavicularis,* besteht,
- das *Fersenbein-Würfelbein-Gelenk, Articulatio calcaneocuboidea,*
- das *Kahnbein-Keilbein-Gelenk, Articulatio cuneonavicularis,*
- die Gelenkverbindungen zwischen Os naviculare und Os cuboideum (inkonstant), zwischen den Ossa cuneiformia untereinander und zwischen Os cuneiforme laterale und Os cuboideum,
- die *Fußwurzel-Mittelfuß-Gelenke, Articulationes tarsometatarsales,* und
- die Gelenke zwischen den Basen der Mittelfußknochen, *Articulationes intermetatarsales.*

Oberes Sprunggelenk

In der *Articulatio talocruralis* (Abb. **153**), einem einachsigen Gelenk, stehen die beiden Unterschenkelknochen mit nur einem Fußwurzelknochen, dem Talus, in Verbindung. Die von Tibia und Fibula gebildete Malleolengabel umfaßt die Trochlea tali an drei Seiten. Die Gabelbänder, Ligg. tibiofibularia anterius und posterius, die Schienbein und Wadenbein auf Vorder- und Hinterseite miteinander verbinden, ergänzen mit dem überknorpelten Teil ihrer Innenfläche die Gelenkpfanne.

Die *Gelenkkapsel* ist an der Knorpel-Knochen-Grenze der artikulierenden

Skelettelemente angeheftet, nur am Collum tali schiebt sie sich ein Stück auf den Knochen vor. An beiden Seiten wird die ansonsten dünnwandige Kapsel durch fächerförmig vom medialen oder vom lateralen Knöchel zu den proximalen Ossa tarsi ausstrahlende Kollateralbänder verstärkt.

Bänder. Das mediale Kollateralband, *Lig. mediale* [*deltoideum*] (Abb. **147, 153** u. **154 b**), verbindet den medialen Knöchel mit dem Talus, *Partes tibiotalares anterior* und *posterior,* mit dem Os naviculare, *Pars tibionavicularis,* und mit dem Sustentaculum tali, *Pars tibiocalcanea.* Das laterale Seitenband läßt sich in die *Ligg. talofibularia anterius* und *posterius* sowie in das zwischen diesen beiden Bandzügen gelegene *Lig. calcaneofibulare* gliedern (Abb. **150, 151 c** u. **153**). Die Kollateralbänder (vor allem das Lig. mediale) sind außerordentlich kräftig und verhindern ein Verkanten des Fußes im oberen Sprunggelenk. Durch ihre fächerförmige Anordnung sind in jeder Stellung des Gelenks Teile der Seitenbänder angespannt.

Knickt der Unterschenkel gegen den am Boden (z. B. in einer Wagenfurche oder im Wurzelwerk) fixierten Fuß um, so kommt es häufiger zu einem Knöchelbruch als zum Querriß eines Seitenbands.

Ergüsse im oberen Sprunggelenk wölben die Haut am Fußrücken beiderseits der Streckersehnen und vor den beiden Knöcheln mehr oder minder vor.

Bewegungsmöglichkeiten im oberen Sprunggelenk. Das obere Sprunggelenk ist ein Scharniergelenk, dessen quere Drehachse durch die Mitte der Trochlea tali geht, fibular die Spitze des Malleolus lateralis trifft und auf der Tibialseite distal vom Schienbeinknöchel verläuft. Es erlaubt

- *Flexion* (Plantarflexion) des Fußes (= Senkung der Fußspitze) von etwa 30° oder
- *Extension* (Dorsalflexion) des Fußes (= Hebung der Fußspitze) von rund 25°.

Bei fest aufgesetztem Fuß kann der Unterschenkel nach hinten oder nach vorn geneigt werden. Bei der Plantarflexion artikuliert der schmälere hintere Abschnitt der Talusrolle, so daß die knöcherne Führung weniger fest ist und seitliche Wackelbewegungen möglich werden (Abtasten des Untergrunds mit der Fußspitze in der Dunkelheit oder in trübem Wasser). Bei der Dorsalflexion des Fußes drängt der breitere vordere Rollenteil die beiden federnd verbundenen Zinken der Malleolengabel um 2–3 mm auseinander. Die Streckbewegung findet ihr Ende, wenn die Talusrolle in der Malleolengabel federnd fixiert ist (= maximale Dorsalflexion des Fußes).

Unteres Sprunggelenk

Das *untere Sprunggelenk* (Abb. **153** u. **154 a**), für das es in den Nomina anatomica keine offizielle Bezeichnung gibt und das man Articulatio talotarsalis nennen könnte, besteht aus einer hinteren Kammer, *Articulatio subtalaris,* und einer vorderen Kammer, *Articulatio talocalcaneonavicularis.* Beide Gelenke besitzen jeweils eine eigene Kapsel. Die Gelenkhöhlen werden durch das *Lig. talocalcaneare interosseum,* dessen sich zum Teil

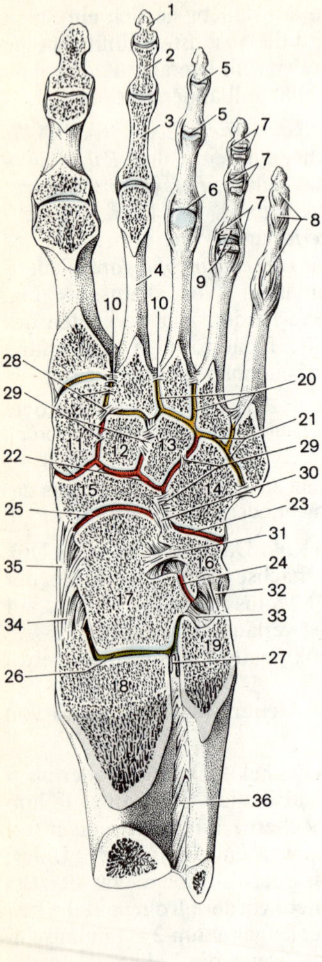

Abb. 153. **Flachschnitt durch den Fuß: Fuß- und Zehengelenke,**
Ansicht von dorsal
(An der 3. bis 5. Zehe Ligg. collateralia dargestellt, an der 5. Zehe Gelenkkapseln gezeichnet. An der 4. Zehe Gelenkkapseln aufgeschnitten und zurückgeklappt)

- (grün) Gelenkspalt der Articulatio talocruralis
- (rot) Gelenkspalt der Articulationes intertarsales
- (gelb) Gelenkspalt der Articulationes tarsometatarsales und der Articulationes intermetatarsales

1 Phalanx distalis
2 Phalanx media
3 Phalanx proximalis
4 Os metatarsale II
5 Articulationes interphalangeales III
6 Articulatio metatarsophalangealis III
7 Ligg. collateralia der Zehengelenke
8 Capsula articularis der Zehengelenke
9 Capsula articularis, aufgeschnitten und zurückgeklappt
10 Ligg. metatarsalia interossea
11 Os cuneiforme mediale
12 Os cuneiforme intermedium
13 Os cuneiforme laterale
14 Os cuboideum
15 Os naviculare
16 Calcaneus
17 Talus
18 Tibia
19 Fibula
20 Articulationes intermetatarsales
21 Articulationes tarsometatarsales
22 Articulatio cuneonavicularis
23 Articulatio calcaneocuboidea
24 Articulatio subtalaris
25 Articulatio talocalcaneonavicularis
26 Articulatio talocruralis
27 Falte der Synovialmembran zwischen distalem Ende von Tibia und Fibula
28 Ligg. tarsometatarsalia interossea
29 Ligg. tarsi interossea, benannt nach den Fußwurzelknochen, an denen sie sich anheften
30 Lig. calcaneonaviculare, Teil des Lig. bifurcatum
31 Lig. talocalcaneare interosseum
32 Lig. calcaneofibulare
33 Lig. talofibulare posterius
34 Pars tibiotalaris anterior } des Lig. mediale
35 Pars tibionavicularis } des Lig. mediale
36 Membrana interossea cruris

überkreuzende Fasern den Sinus tarsi weitgehend ausfüllen, vollständig getrennt. Funktionell bilden vordere und hintere Kammer eine einheitliche, einachsige Bewegungsstelle, in der sich die subtalare Fußplatte gegen den Talus oder – bei fest aufgesetztem Fuß – der Talus gegen die subtalare Fußplatte bewegt. Beim Stand auf einem Bein wird der Körper gegen den Fuß in diesem Gelenk ausbalanciert.

In der **Articulatio subtalaris** (Abb. **153** u. **154a**) gelenkt die leicht ausgehöhlte Facies articularis calcanea posterior des Talus mit der konvexen hinteren Gelenkfläche des Calcaneus.

Die dünne *Gelenkkapsel* ist jeweils an der Knorpel-Knochen-Grenze fixiert und wird allseitig – mehr oder weniger ausgedehnt – durch Bandzüge verstärkt.

Bänder. Das *Lig. talocalcaneare mediale* zieht vom Tuberculum mediale des Proc. posterior tali zum Sustentaculum tali am Fersenbein. Das *Lig. talocalcaneare interosseum* an der Vorderwand der Gelenkkapsel trennt die beiden Kammern des unteren Sprunggelenks und verbindet gleichzeitig die Kapseln beider Gelenke. Das *Lig. talocalcaneare laterale* schließt sich als Kapselverstärkung lateral- und fersenwärts an das Zwischenknochenband an. Dorsale Faserzüge lassen sich als Lig. talocalcaneare posterius abgrenzen. Ferner zieht das *Lig. calcaneofibulare* über die Articulatio subtalaris hinweg.

In der **Articulatio talocalcaneonavicularis** (Abb. **154a**) wird der kugelförmige Gelenkkopf von Caput und Collum tali gebildet. Die drei Gelenkfacetten des Talus artikulieren mit den entsprechenden Gelenkflächen des Calcaneus (Facies articulares talares anterior und media) und des Os naviculare. Die überknorpelten Pfannenflächen der beiden Fußwurzelknochen werden durch Bandzüge ergänzt.

Die *Gelenkkapsel* ist größtenteils längs der Knorpel-Knochen-Grenze befestigt, schiebt sich aber am Sprungbeinhals nach proximal auf den Knochen vor. Ihr fersenwärts gerichteter Wandabschnitt ist in das Lig. talocalcaneare interosseum einbezogen. Der dorsale Teil der Kapsel wird durch das *Lig. talonaviculare* verstärkt, das vom Sprungbeinkopf über den talonavikularen Gelenkspalt hinweg zum Kahnbein zieht. Am dorsomedialen Umfang wird die Kapsel von der *Pars tibionavicularis* des *Lig. mediale,* an der Medialseite von der *Pars tibiocalcanea* bedeckt.

Bänder. Das *Pfannenband, Lig. calcaneonaviculare plantare* (Abb. **154b**), zieht vom Sustentaculum tali zur plantaren und medialen Fläche des Os naviculare. Es verbindet als ligamentöse Klammer das Kahnbein mit dem Fersenbein, sichert den Taluskopf in seiner Lage und erlaubt ihm gleichzeitig eine begrenzte Beweglichkeit. Der teilweise faserknorpelige plantare Bandabschnitt ergänzt die Gelenkpfanne auf der Plantarseite. Der wesentlich kräftigere mediale Teilzug besteht weitgehend aus Faserknorpel. Er wird durch Faserzüge verspannt, die von seinem oberen Rand schräg zur mediodorsalen Fläche des Kahnbeins ziehen, und bildet eine Andruckplatte für den belasteten Taluskopf, die das Abgleiten des Sprungbeins vom Sustentaculum tali verhindert.

Das *Lig. calcaneonaviculare,* das den medialen Teilzug des Lig. bifurcatum bildet, zieht im dorsolateralen Umfang des vorderen unteren Sprunggelenks mit kurzen, straffen Fasern von der Dorsalfläche des distalen Fersenbeinendes zum lateralen Rand des Kahnbeinrückens und vervollständigt die Gelenkpfanne in ihrem dorsolateralen Abschnitt.

Bewegungsmöglichkeiten im unteren Sprunggelenk. Die Achse des unteren Sprunggelenks verläuft – schräg zu den Orientierungsebenen des Fußes und des Gesamtkörpers – vom dorsomedialen Umfang des Sprungbeinhalses nach hinten, unten und lateral zur Seitenfläche des Tuber calcanei.

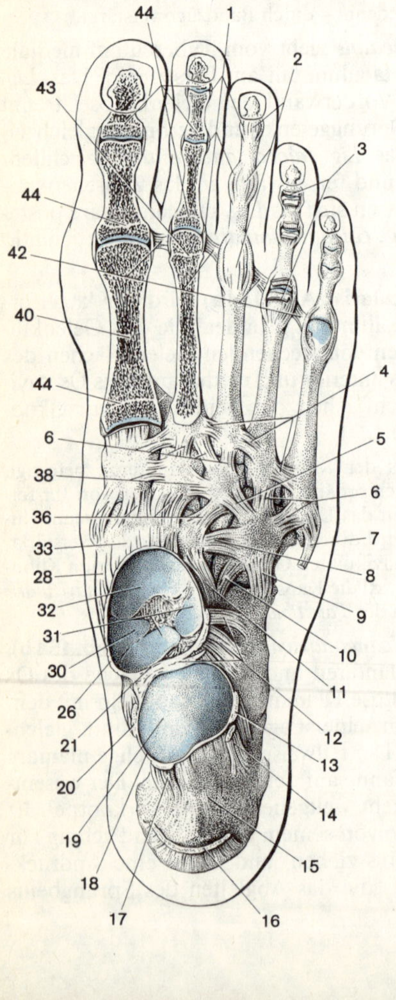

Abb. 154. **Bänder der Fuß- und Zehengelenke**
a Ansicht von dorsal
(Vordere und hintere Kammer des unteren Sprunggelenks eröffnet, Sprungbein entfernt. Skelettelemente des 1. und 2. Zehenstrahls aufgesägt, Gelenkkapseln an der 3. Zehe geschlossen, an der 4. Zehe aufgeklappt dargestellt)
b Ansicht von medial

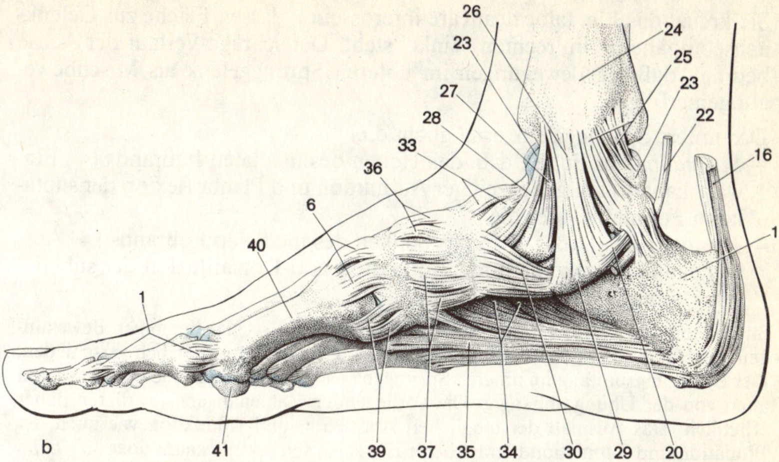

◀ 1 Ligg. collateralia der Zehengelenke
2 Capsulae articulares der Zehengelenke, geschlossen
3 Capsulae articulares der Zehengelenke, aufgeklappt
4 Ligg. metatarsalia dorsalia
5 Lig. cuneocuboideum dorsale
6 Ligg. tarsometatarsalia dorsalia
7 Sehne des M. peronaeus brevis
8 Lig. cuboideonaviculare dorsale
9 Lig. calcaneocuboideum dorsale
10, 11 *Lig. bifurcatum*
10 Lig. calcaneocuboideum
11 Lig. calcaneonaviculare
12 Lig. talocalcaneare interosseum
13 Lig. talocalcaneare laterale
14 Lig. calcaneofibulare
15 Calcaneus
16 Sehne des M. triceps surae = Tendo calcaneus
17 Lig. talocalcaneare posterius
18 Kapsel der Articulatio subtalaris, Schnittrand
19 Facies articularis talaris posterior des Calcaneus
20 Lig. talocalcaneare mediale
21 Kapsel der Articulatio talocalcaneonavicularis, Schnittrand
22 Sehne des M. flexor hallucis longus
23 Talus
24 Tibia
25–28 *Lig. mediale*
25 Pars tibiotalaris posterior
26 Pars tibiocalcanea
27 Pars tibiotalaris anterior
28 Pars tibionavicularis
29 Sustentaculum tali
30 Lig. calcaneonaviculare plantare
31 Facies articulares talares media und anterior des Calcaneus
32 Facies articularis talaris des Os naviculare
33 Lig. talonaviculare
34 Lig. calcaneocuboideum plantare
35 Lig. plantare longum
36 Ligg. cuneonavicularia dorsalia
37 Ligg. cuneonavicularia plantaria
38 Ligg. intercuneiformia dorsalia
39 Ligg. tarsometatarsalia plantaria
40 Os metatarsale I
41 Os sesamoideum
42 Lig. metatarsale transversum profundum (plantare Verbindung der Köpfe der Mittelfußknochen)
43 distale knöcherne Epiphysenlinie an den Ossa metatarsi II–V
44 proximale knöcherne Epiphysenlinie am Os metatarsale I und an den Phalangen

Sie kreuzt das Lig. talocalcaneare interosseum, dessen Fläche zur Gelenkachse annähernd im rechten Winkel steht. Der schräge Verlauf der Achse bedingt, daß die Bewegungen im unteren Sprunggelenk als Mischbewegungen erfolgen.

Das untere Sprunggelenk ermöglicht die
- *Supination* des Fußes, d. h. das Heben des medialen Fußrands (= Einwärtskanten) mit gleichzeitiger Adduktion und Plantarflexion der subtalaren Fußplatte, oder die
- *Pronation* des Fußes, d. h. das Senken des medialen Fußrands (= Auswärtskanten), gekoppelt mit Abduktion und Dorsalflexion der subtalaren Fußplatte.

Supination und Pronation des Fußes sind somit von den gleichnamigen Bewegungen der Hand, die in den Radioulnargelenken erfolgen, grundsätzlich verschieden. Der Bewegungsumfang im unteren Sprunggelenk ist in hohem Maße vom Alter und auch von der Übung abhängig. Die vorliegenden Zahlenangaben variieren daher erheblich. Das Ausmaß der möglichen Abduktion und Adduktion wie auch der Pronation und Supination beträgt beim Erwachsenen jeweils kaum über 30°, beim älteren Menschen erheblich weniger.

Die Supinationsbewegung wird im unteren Sprunggelenk passiv vor allem durch das Lig. talocalcaneare interosseum gehemmt. Bei starker Supination werden (auf der lateralen Seite) auch das Lig. calcaneofibulare und das Lig. talocalcaneare laterale angespannt. Als Hemmungsbänder bei der Pronation wirken (auf der medialen Seite) die Pars tibiocalcanea des Lig. mediale und das Lig. talocalcaneare mediale.

Eine aktive Hemmung der Supination wird durch die Kontraktion der Mm. peronaei, eine Hemmung der Pronation durch die Kontraktion der tiefen Beuger am Unterschenkel möglich.

Übrige Fußgelenke

In den übrigen Fußgelenken finden keine isolierten Bewegungen statt. Mit Ausnahme des Fersenbein-Würfelbein-Gelenks wirken sie mehr in der Art von Federfugen und lassen lediglich geringgradige Verschiebungen der Skelettelemente bei entsprechender Belastung des Fußes zu.

Die **Articulatio calcaneocuboidea** (Abb. **153**), ein selbständiges Gelenk mit eigener Kapsel und sattelförmigen Gelenkflächen, erlaubt beim Erwachsenen nur geringfügige Schiebebewegungen zwischen Würfelbein und Fersenbein, durch die allerdings erst die ausgiebige Verkantung der subtalaren Fußplatte möglich wird.

Bänder (Abb. **154**). Calcaneus und Os cuboideum werden dorsal durch Kapselverstärkungen, *Ligg. calcaneocuboidea,* und plantar durch das kräftige *Lig. calcaneocuboideum plantare* miteinander verbunden.

Das *Lig. plantare longum* verklammert die Tarsalia auf der fibularen Seite der Fußsohle. Die langen, oberflächlichen Bandzüge entspringen von der Plantarfläche des Fersenbeins, ziehen über den Sulcus tendinis m. peronaei longi hinweg und heften sich an den Basen der Ossa metatarsi II–V an. Die kurzen, tiefen Faserzüge des Lig. plantare longum entsprechen dem zuvor genannten Lig. calcaneocuboideum plantare.

Unter den oberflächlichen *dorsalen* Bandzügen liegt in der Tiefe das *Lig. bifurcatum,* dessen medialer Strang das Os naviculare an den Calcaneus fixiert, *Lig. calcaneonaviculare,* während der laterale Faserzug vom Fersenbein zum Würfelbein zieht, *Lig. calcaneocuboideum.*

Als **queres Fußwurzelgelenk,** *Articulatio tarsi transversa,* faßt man die vordere Kammer des unteren Sprunggelenks, Articulatio talocalcaneonavicularis, und das Würfelbein-Fersenbein-Gelenk, Articulatio calcaneocuboidea, zusammen. Der leicht S-förmig gekrümmte, quer durch die Fußwurzel verlaufende Gelenkspalt (Chopartsche Gelenklinie) liegt zwischen Talus und Calcaneus (proximal) und den Ossa naviculare und cuboideum (distal). Er wird durch die Gelenkkapsel und das Lig. bifurcatum unterbrochen.

In früheren Zeiten, als Amputationstechnik und Prothesenbau noch nicht den heutigen hohen Standard erreicht hatten, wurde eine Amputation des Fußes häufig in der Chopartschen Gelenklinie durchgeführt. In dieser hinteren Amputationslinie klafft der Gelenkspalt erst, nachdem außer den oberflächlichen Bandzügen auch das versteckt gelegene Lig. bifurcatum (= Schlüsselband des Chopartschen Gelenks) durchtrennt wurde. Die heutigen Operationstechniken haben einen funktionstüchtigen Stumpf zum Ziel, der möglichst früh prothetisch versorgt werden kann. Die Absetzung des Fußes erfolgt so weit distalwärts wie möglich.

Die *Articulatio cuneonavicularis,* die Gelenkverbindungen der Seitenflächen der distalen Ossa tarsi, die *Articulationes tarsometatarsales,* und die *Articulationes intermetatarsales* (zwischen den Basen der Ossa metatarsi) sind straffe Amphiarthrosen (Abb. **153**). Unter der Einwirkung äußerer Kräfte (z. B. der Belastung durch das Körpergewicht beim Aufsetzen des Fußes) sind nur geringfügige Verschiebungen der Knochen möglich, lediglich in den beiden Randstrahlen sind die Skelettelemente etwas besser beweglich.

Die Lisfrancsche Gelenklinie (frühere vordere Absetzungslinie) verbindet die Articulationes tarsometatarsales. Sie beginnt am äußeren Fußrand hinter der durch die Haut tastbaren Tuberositas ossis metatarsalis V. Durch die nach proximal vorspringende Basis des Os metatarsale II wird sie im Bereich des 2. Strahls winklig abgeknickt. Amputationen in der Lisfrancschen Gelenklinie werden heute höchstens in Notsituationen durchgeführt (Gefahr der Spitzfußbildung wegen des Ungleichgewichts der Muskulatur).

Bänder (Abb. **153** u. **154**). Auch die Gelenkspalte zwischen den distalen Fußwurzelknochen werden durch kurze, kräftige plantare und schwächere dorsale Bandzüge überbrückt, die nach den Fußwurzelknochen benannt sind, an denen sie sich anheften. Man faßt im Bereich des Tarsus alle plantaren Bänder unter der Bezeichnung *Ligg. tarsi plantaria,* die dorsalen Bandzüge als *Ligg. tarsi dorsalia* und die zwischen Talus und Calcaneus sowie zwischen den distalen Ossa tarsi ausgespannten Zwischenknochenbänder als *Ligg. tarsi interossea* zusammen.

Die *Ligg. intercuneiformia interossea* verbinden die Keilbeine untereinander, das *Lig. cuneocuboideum interosseum* zieht vom Os cuneiforme III zum Os cuboideum.

Ligg. tarsometatarsalia plantaria, dorsalia und *interossea* verlaufen von den distalen Tarsalia zu den Basen der Mittelfußknochen, die durch *Ligg. metatarsalia plantaria, dorsalia* und *interossea* zusammengehalten werden. Die *Ligg. tarsometatarsalia interossea* unterteilen die Gelenklinie zwischen den Ossa tarsi und metatarsi, Lisfrancsche Gelenklinie, in drei Gelenkspalte. Die Articulatio tarsometatarsalis I besitzt eine eigene Gelenkkapsel. Der einheitliche Gelenkspalt zwischen 2. und 3. Mittelfußknochen und den Ossa cuneiformia II und III setzt sich meist in die Articulatio cuneonavicularis fort. Die Articulationes tarsometatarsales IV und V sind ebenfalls in eine gemeinsame Gelenkkapsel eingeschlossen.

Arterielle Versorgung der Fußgelenkkapseln. Zu den Gelenkkapseln der Sprunggelenke treten Äste aller benachbarten Arterien (Äste der Aa. tibiales anterior und posterior sowie der A. peronaea, die Arteriennetze auf dem medialen und dem lateralen Knöchel sowie am Calcaneus bilden). An den Gelenkkapseln der distalen Tarsalgelenke und der Tarsometatarsalgelenke verzweigen sich Äste der Aa. plantares medialis und lateralis (auf der Plantarseite) sowie der A. dorsalis pedis (auf der Dorsalseite).

Innervation der Gelenkkapseln der Fußgelenke. Die Kapsel des oberen Sprunggelenks wird von Ästen des N. tibialis (Medialseite), des N. peronaeus profundus (Dorsalseite) und vermutlich des N. suralis (Lateralseite) versorgt. An den übrigen Fußgelenken verzweigen sich Äste des N. peronaeus profundus und der Nn. plantares medialis und lateralis.

Bewegungsmöglichkeiten in den Fußgelenken. Durch die Kombination von Bewegungen im oberen und im unteren Sprunggelenk sowie im queren Fußwurzelgelenk kann der Fuß willkürlich um die drei Hauptachsen bewegt werden. Das Zusammenwirken dieser Gelenke gewährt die Bewegungsmöglichkeiten eines Kugelgelenks, wobei die Zwangskoppelung von Bewegungen, wie sie für Pro- und Supination im unteren Sprunggelenk gegeben ist, (weitgehend) aufgehoben wird.

Aus der Normalstellung, bei der die Längsachse des Fußes (durch das Fersenbein und den 2. Mittelfußknochen) senkrecht zur Traglinie des Beins und zu einer die beiden Knöchel verbindenden Linie steht, kann der Fuß beim Erwachsenen

- *plantarflektiert* (über 60°) oder *dorsalflektiert* (etwa 45°) werden,
- *abduziert* oder *adduziert* werden jeweils um etwas über 30°,
- *verkantet* werden, so daß der mediale Fußrand nahezu senkrecht über dem lateralen Fußrand steht, während sich der laterale Fußrand nicht in gleichem Ausmaß anheben läßt.

Der Bewegungsspielraum in den Fußgelenken ist beim Neugeborenen und beim Säugling am größten und wird mit fortschreitendem Alter allmählich geringer. Er läßt sich durch Übung erweitern.

c) Wirkung der Muskeln und Muskelgruppen auf die Fußgelenke

Alle Muskeln, die über die Fußgelenke hinwegziehen, wirken bei den Bewegungen des Fußes zusammen, indem sie dessen Bewegungen auslösen, fördern, modifizieren oder bremsen. Anders als bei echten Kugelgelenken können hier die Sehnen die Gelenkachsen nicht überwandern, da sie durch Retinacula in ihrer Lage zu den Knochen (und damit auch zu den Achsen) fixiert sind.

Es verlaufen in Normalstellung des Fußes die wirksamen Endstrecken der Sehnen
- aller Flexoren: *hinter* der queren Achse des oberen Sprunggelenks und *medial* der schrägen Achse des unteren Sprunggelenks,
- der Mm. peronaei: *hinter* der queren Achse des oberen Sprunggelenks und *lateral* der schrägen Achse des unteren Sprunggelenks,
- des M. tibialis anterior: *vor* der queren Achse des oberen Sprunggelenks, *z. T. medial, z. T. lateral* der schrägen Achse des unteren Sprunggelenks,
- des M. extensor digitorum longus (einschließlich des M. peronaeus tertius) und des M. extensor hallucis longus: *vor* der queren Achse des oberen Sprunggelenks und *lateral* der schrägen Achse des unteren Sprunggelenks.

Alle Muskeln, die dorsal die quere Achse des oberen Sprunggelenks kreuzen, senken die Fußspitze oder führen bei aufgesetztem Fuß den Unterschenkel nach hinten. Alle Muskeln, die vor der queren Achse verlaufen, heben die subtalare Fußplatte an oder ziehen den Unterschenkel gegen den Fußrücken. Die Muskeln, die auf der medialen Seite der schrägen Achse des unteren Sprunggelenks vorbeiziehen, führen den Fuß tibialwärts und heben den medialen Fußrand. Bei aufgesetztem Fuß drehen sie den Unterschenkel nach außen und neigen ihn nach innen. Alle Muskeln, die lateral die schräge Achse kreuzen, abduzieren den Fuß fibularwärts und heben den lateralen Fußrand. Umgekehrt können sie den Unterschenkel etwas einwärts kreiseln und nach außen neigen.

Durch entsprechende Gegenbewegungen im queren Fußwurzelgelenk läßt sich bei Ad- oder Abduktion des Fußes die supinatorische oder die pronatorische Komponente im unteren Sprunggelenk unterdrücken oder der Fuß kann um die Längsachse verkantet werden.

Da die Sehne des M. extensor hallucis longus und der laterale Teil der Sehne des M. tibialis anterior die Achse des unteren Sprunggelenks lateral, die Längsachse des Fußes aber medial kreuzen, wirken sie bei Normalstellung des Fußes auf das untere Sprunggelenk pronatorisch, auf das quere Fußwurzelgelenk supinatorisch.

Der Talus kann, da sich kein Muskel an ihm anheftet, durch Muskelzug unmittelbar weder bewegt noch festgestellt werden.

Der Fuß wird
- *plantarflektiert* durch den M. triceps surae, der nahezu 90% des Drehmoments aller Plantarflexoren erbringt, und den M. flexor hallucis longus (5%),

  während die übrigen tiefen Flexoren und die beiden Mm. peronaei nur eine relativ geringe Arbeit leisten und die Mm. peronaei die supinatorische Wirkung der Beuger ausgleichen;

- *dorsalflektiert* durch die Extensoren (vor allem durch den M. tibialis anterior, in geringem Maße durch die Mm. extensor digitorum longus und extensor hallucis longus);
- *supiniert* vor allem durch den M. triceps surae (über 50% des Drehmoments aller Supinatoren) und den M. tibialis posterior,
  wobei die Mm. flexor hallucis longus und flexor digitorum longus, der M. tibialis anterior (im queren Fußgelenk und – aus einer Supinationsstellung – auch im unteren Sprunggelenk) sowie der M. extensor hallucis longus (geringgradig nur im queren Fußgelenk) mithelfen;
- *proniert* durch beide Mm. peronaei, die nahezu zwei Drittel des Drehmoments aller Pronatoren erbringen, durch den M. extensor digitorum longus und – sofern vorhanden – den M. peronaeus tertius,
  wobei sie durch die Mm. tibialis anterior und extensor hallucis longus, die nur im unteren Sprunggelenk pronieren können, in geringem Maße unterstützt werden.

Das Drehmoment des *M. triceps surae* übertrifft das aller Dorsalflexoren um das Vierfache. Er leistet die Hauptarbeit bei der Fortbewegung, hebelt die Ferse vom Boden ab und hebt die Körperlast auf die Fußspitze (was die tiefen Flexoren allein nicht vermögen).

Durch das funktionelle Übergewicht der Plantarflexoren droht bei bettlägerigen Patienten die Gefahr der Spitzfußstellung (extreme Plantarflexion des Fußes). Der Fuß muß stets in rechtwinkliger Beugestellung zum Unterschenkel eingegipst werden.

Obwohl der M. triceps surae am kurzen Hebel des Fußes inseriert, ist sein Drehmoment wesentlich günstiger als das der übrigen Plantarflexoren, da deren Sehnen in geringerem Abstand zur frontalen Achse des oberen Sprunggelenks verlaufen (und der virtuelle Hebelarm daher kürzer ist). Lediglich die Sehne des M. flexor hallucis longus verläuft am Proc. posterior tali in einigem Abstand von der Drehachse. Gleichzeitig ist der M. triceps surae der kräftigste Supinator (und Adduktor) des Fußes, dessen Drehmoment dem aller Pronatoren gleichkommt. (Das Drehmoment *aller* Supinatoren ist etwa doppelt so groß wie das der Pronatoren.)

Der M. *soleus* sichert beim Stand die Streckung des Kniegelenks, indem er den Unterschenkel nach hinten zieht und ein Einknicken verhindert. Der zweigelenkige *M. gastrocnemius* spielt bei der Beugung des Kniegelenks keine wesentliche Rolle. Durch eine maximale Beugung des Knies kann jedoch der Muskel so entspannt werden, daß seine plantarflektierende Wirkung auf die Sprunggelenke stark abnimmt (aktive Insuffizienz). Erst bei gestrecktem Kniegelenk kommt die volle Sehnenkraft des M. gastrocnemius der Plantarflexion des Fußes zu.

Die *Extensoren* sind insofern an der Fortbewegung beteiligt, als sie durch die Dorsalflexion des Fußes das vorschwingende Spielbein verkürzen und einen raumgreifenden Schritt ermöglichen. Die *tiefen Flexoren* und die *Mm. peronaei* stellen den Fuß in unebenem Gelände auf die jeweilige Bodenform und -beschaffenheit ein.

Der *M. flexor hallucis longus* spielt eine wesentliche Rolle beim Abwickeln des Fußes über die Großzehe. Der *M. flexor digitorum longus* preßt dabei die Zehen

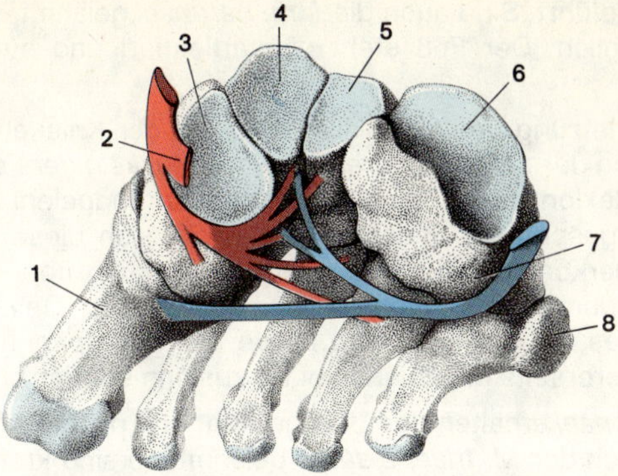

Abb. 155. **Muskuläre Sicherung der Querwölbung,** Aufsicht auf die distale Tarsalreihe von hinten und plantar
Ansatzsehne des M. tibialis posterior (rot)
Ansatzsehne des M. peronaeus longus (blau)

1 Os metatarsale I
2 Sehnenzug des M. tibialis posterior zur Tuberositas ossis navicularis
3 Os cuneiforme mediale
4 Os cuneiforme intermedium
5 Os cuneiforme laterale
6 Os cuboideum
7 Tuberositas ossis cuboidei
8 Tuberositas ossis metatarsalis V

gegen den Boden. Beide Muskeln helfen beim Stand mit, die Längswölbung des Fußes aktiv zu verspannen. Der M. flexor hallucis longus verhindert das Absinken des Sustentaculum tali nach plantar und medial. Der *M. tibialis posterior* regelt Länge und Spannung des Lig. calcaneonaviculare plantare, das er mit seinem Sehnenfächer von plantar überdeckt.

Die *Querwölbung des Fußes* wird durch den Querzug gesichert, den die *Mm. tibialis posterior* und *peronaeus longus* jeweils in entgegengesetzter Richtung ausüben (Abb. **155**). Ist das Gleichgewicht zwischen den Supinatoren des Fußes (vor allem den Mm. triceps surae und tibialis posterior) und den Pronatoren zugunsten der Pronatoren gestört, so zwingen die Mm. peronaei das Fersenbein in eine zunehmende Pronationsstellung, die für die Entstehung des Plattfußes von ursächlicher Bedeutung ist.

Beide Mm. peronaei versuchen, den lateralen Fußrand zu heben, der M. peronaeus longus – bei Versagen seines Gegenspielers – den medialen Fußrand zu senken, so daß sich die Fußsohlennische abflacht.

Lähmungen. Bei einer Lähmung der *Extensoren* kann die Fußspitze nicht mehr gehoben werden. Beim Gehen muß der Patient in der Spielbeinphase den Oberschenkel im Hüftgelenk und den Unterschenkel im Kniegelenk stärker beugen (Steppergang), damit der Fuß nicht auf dem Boden schleift. Durch die Verkürzung der Flexoren (als Folge der Lähmung der Extensoren) wird allmählich eine Spitzfußstellung (Plantarflexion) herbeigeführt. Sind auch die *Mm. peronaei* gelähmt, so ist die Pronation unmöglich. Der Fuß steht plantarflektiert und supiniert (Spitzklumpfuß).

Bei einer Verletzung des N. tibialis unterhalb der Kniekehle, die nur zu einer Lähmung der *tiefen Flexoren* (und der *Muskeln der Fußsohle*) führt, sind Plantarflexion und Supination in den Sprunggelenken nicht nennenswert eingeschränkt. Beim Gehen macht sich diese Lähmung nur insofern bemerkbar, als der Fuß nicht mehr richtig über die Großzehe abgerollt werden kann. Entscheidend gestört ist die Gewölbekonstruktion des Fußes, da einerseits die aktive Längsverspannung unmöglich wird und andererseits die Querwölbung zusammenbricht.

Die *Mm. peronaei* erhalten das Übergewicht und platten Mittel- und Vorfuß ab. Ist auch der *M. triceps surae* gelähmt, so sind kraftvolle Plantarflexion des Fußes und Zehenstand nicht mehr möglich. Der Fuß kann beim Gehen nicht mehr abgerollt werden. Da alle Supinatoren ausgefallen sind, steht der Fuß in Pronationsstellung. Sekundär kann sich eine dauernde Verkürzung der Strecker einstellen, die zu einer Hackenfußstellung (Dorsalflexion des Fußes kombiniert mit Pronation) führt.

3. Fuß und Zehen

a) Skelettelemente der Zehen

Die **Zehenknochen,** *Ossa digitorum pedis,* entsprechen in Zahl, Anordnung und Grundgestalt den Knochen der Finger, sie sind nur wesentlich kürzer. Wir unterscheiden an der 2.–5. Zehe *Grund-, Mittel- und Endphalanx, Phalanges proximalis, media* und *distalis,* an der Großzehe Grund- und Endphalanx (Abb. **149** u. **153**).

Das proximale Endstück jeder Phalanx bezeichnet man als *Basis phalangis,* den Schaft als *Corpus* und das distale Ende als *Caput phalangis.* An den Endphalangen ist es abgeplattet und plantar zur *Tuberositas phalangis distalis* verbreitert. Die Phalangen der Großzehe sind außerordentlich kräftig. Großzehe (in etwa 65%) oder 2. Zehe (in etwa 21%) sind am längsten, in etwa 13% der Fälle sind 1. und 2. Zehe gleich lang. Mittel- und Endphalanx der 5. Zehe sind in über einem Drittel der Fälle synostotisch verschmolzen.

Die Endphalangen sind nicht allzu selten unterentwickelt. Die Zahl der Phalangen kann (in seltenen Fällen) auf vier erhöht, die Zahl der Zehen auf sechs vermehrt sein.

Die **Ossifikation** der *Phalangen* (Abb. **116**) beginnt in den Diaphysen der Endglieder in der 9. Embryonalwoche, während die Diaphysen der Grundphalangen um den 5. Fetalmonat, der Mittelphalangen um den 8. Fetalmonat verknöchern. Proximale Epiphysenkerne (Abb. **154a**) treten in Grund- und Mittelphalanx meist zwischen 1. und 2. Lebensjahr, im Endglied nach dem 2. Lebensjahr auf. Gelegentlich verknöchern die proximalen Enden der Zehenglieder von der Diaphyse aus. Die Epiphysenfugen schließen sich im 13.–20. Lebensjahr.

Fehlstellungen der Zehen. Während bei Neugeborenem und Säugling die Zehen die Richtung der Mittelfußknochen fortsetzen, sind beim Erwachsenen – infolge der einengenden Wirkung von Strumpf und Schuhwerk – Großzehe und Kleinzehe zu der durch das Os metatarsale II und die 2. Zehe verlaufenden Längsachse des Fußes hin abgewinkelt. Eine Lateralabweichung der Großzehe von 10–15° gilt noch als physiologisch. Dieser Wert wird häufig (in Mitteleuropa bei über zwei Drittel der Bevölkerung) mehr oder minder deutlich überschritten.

Diese Fehlstellung der Großzehe, die besonders beim weiblichen Geschlecht auftritt und mit dem Lebensalter zunimmt, wird als *Hallux valgus* bezeichnet. Sie geht mit einer Abflachung der Längswölbung des Fußes einher. Die Großzehe kann dabei im Grundgelenk subluxiert sein. In ähnlicher Weise kann auch die 5. Zehe (nach medial) abgelenkt sein, wobei das Os metatarsale V nach lateral abgespreizt ist.

Von einer *Hammerzehe, Digitus malleus,* spricht man, wenn die Zehe (meist die 2. Zehe) im Grundgelenk überstreckt, in Mittel- und in Endgelenk extrem gebeugt steht. Die Hammerzehe ist meist mit anderen Fußdeformitäten (z. B. Spreizfuß) verbunden.

b) Kapseln und Bänder der Zehengelenke

Die **Zehengrundgelenke,** *Articulationes metatarsophalangeales* (Abb. **153** u. **154**), sind der Form der Gelenkflächen nach Kugelgelenke, wobei der kugelförmige Kopf der Mittelfußknochen eine ausgedehntere Gelenkfläche besitzt als die relativ kleine, flache Pfanne an der Basis der Grundphalangen.

Die auf der Dorsalseite dünnen *Gelenkkapseln* werden plantar durch derbfaserige Bindegewebsplatten, *Ligg. plantaria,* verstärkt. In das Lig. plantare der Großzehe sind zwei Sesambeine eingelassen (Abb. **147**), an der 5. Zehe ist häufig ein (fibulares) Sesambein ausgebildet.

Bänder (Abb. **153** u. **154**). Die *Ligg. collateralia* verlaufen etwas schräg von proximal und dorsal nach distal plantar. Die Köpfe aller Metatarsalia werden auf der Plantarseite durch das *Lig. metatarsale transversum profundum* miteinander verbunden.

Bewegungsmöglichkeiten. Die *Grundgelenke* erlauben aktiv eine *Plantarflexion* von bis zu 40°, eine *Dorsalflexion* von etwa 55° (passiv fast 90°). Willkürliches *Spreizen* der Zehen ist jedoch nur in Streck- oder Überstreckstellung in individuell wechselndem Maße möglich. Spreizung und (passive) Kreiselung der Zehen werden mit zunehmender Plantarflexion durch die Anspannung der exzentrisch angeordneten Kollateralbänder immer mehr eingeschränkt.

Aktive Rotationsbewegungen lassen sich in den Zehengrundgelenken (ebenso wie in den Fingergrundgelenken) nicht durchführen.

Zwischen den benachbarten Zehengrundgelenken sind häufig kleine *Schleimbeutel* eingeschoben.

Mittel- und **Endgelenke der Zehen,** *Articulationes interphalangeales* (Abb. **153** u. **154**), sind – wie die entsprechenden Gelenke der Finger – reine Scharniergelenke, mit einer Führungsrinne am proximal gelegenen Gelenkkopf und einer Führungsleiste an der distalen Gelenkpfanne. Beuge- oder Streckbewegungen werden durch *Ligg. collateralia* geführt.

Bewegungsmöglichkeiten. Die *Mittelphalangen* können aus der Streckstellung um etwa 90° *gebeugt,* die *Endglieder* um jeweils 45° *plantar-* oder *dorsalflektiert* werden.

Zehenstellung. Beim unbelasteten Fuß sind die Zehen im Grundgelenk leicht dorsalflektiert, in Mittel- und Endgelenk etwas nach plantar gebeugt. Bei Belastung des Vorfußes werden die Zehen II–IV durch die Zehenbeuger mit dem Mittel- und dem Endglied an den Boden angepreßt und eingekrümmt, die Großzehe liegt flach am Boden. Beim Zehenstand, der vor allem ein Stand auf den Köpfen der Ossa metatarsi ist, sind die Grundglieder (passiv) stark dorsalflektiert, Mittel- und Endphalangen der 2.–4. Zehe plantar gebeugt. Die Köpfe der Mittelfußknochen weichen geringgradig auseinander, so daß sich die Standfläche verbreitert. Die Großzehe bildet, durch die Großzehenbeuger fixiert, einen kräftigen tibialen Stützpfeiler.

Die *Innervation* der Gelenkkapseln entspricht an den Zehengelenken der Nervenversorgung der Haut. Auf der Plantarseite treten zu den 3½ medialen Zehen Äste des N. plantaris medialis, zu den 1½ lateralen Zehen Äste des N. plantaris lateralis, dessen R. profundus ebenfalls Äste zu den Zehengrundgelenken II–V abgibt. Auf der dorsalen Seite treten zu den Zehengelenken Äste des N. peronaeus superficialis. Lediglich an den einander zugewandten Seiten der 1. und der 2. Zehe werden die Gelenkkapseln dorsal vom Hautast des N. peronaeus profundus, die Grundgelenke der 4. und der 5. Zehe auch vom N. cutaneus dorsalis lateralis (dem Endast des N. suralis) innerviert.

Zehenfurche. An der Fußsohle sind der Großzehenballen und der gemeinsame Zehenballen (für die 2.–5. Zehe) gegen die einzelnen Zehenkuppen durch die quere Zehenfurche (Abb. **149** u. **157 a**) abgesetzt. An der Großzehe ist diese Furche seicht und läßt meist eine proximale und eine distale Beugefalte unterscheiden, die beide im Bereich der Grundphalanx liegen. An den übrigen Zehen ist die Zehenfurche tiefer. Sie senkt sich bei Plantarflexion der Zehen gegen die Mittelphalanx ein. Die Grundphalangen der 2.–5. Zehe liegen zum größten Teil in gemeinsamen Zehenballen. Für die exakte Lagebestimmung der Gelenkspalte kann die quere Zehenfurche nicht genutzt werden.

c) Anordnung und Innervation der kurzen Fußmuskeln

Die Muskulatur des Fußes besteht aus den *Muskeln am Fußrücken* (Extensoren), die der N. peronaeus profundus versorgt, und aus den *Muskeln an der Fußsohle* (Flexoren), die vom N. tibialis innerviert werden. Entsprechende dorsale Muskeln der Hand sind beim Menschen nicht ausgebildet.

Muskeln am Fußrücken

Die **Fascia dorsalis pedis** (Abb. **158**) überkleidet als distale Fortsetzung der Unterschenkelfaszie die Sehnen der langen, am Unterschenkel entspringenden Streckmuskeln und die kurzen Extensoren am Fußrücken. Die Faszie ist an beiden Knöcheln sowie durch Bindegewebszüge an den Skelettelementen des Fußes fixiert. Proximal ist die Fascia dorsalis pedis durch Schräg- und Querfaserzüge verstärkt, die sich als *Retinaculum mm. extensorum inferius* künstlich isolieren lassen, distal strahlt sie in die Dorsalaponeurose der Zehen ein.

In der Tiefe des Fußrückens breitet sich auf dem Fußskelett eine Schicht lockeren Bindegewebes aus, das mit den dorsalen Bändern der Fußgelenke verwoben ist. Die Bindegewebslage, gelegentlich auch als tiefes Blatt der Fascia dorsalis pedis bezeichnet, grenzt im Bereich des Metatarsus den Fußrücken (unvollständig) gegen die Zwischenknochenräume, *Spatia interossea metatarsi,* ab. In der Bindegewebsschicht verlaufen – aus der Extensorenkammer des Unterschenkels – als Fortsetzung des Gefäß-Nervenstrangs die A. dorsalis pedis mit Begleitvenen und tiefen Lymphgefäßen sowie der N. peronaeus profundus.

Die Sehnen der langen Extensoren sind im Bereich der Retinacula mm. extensorum durch *Sehnenscheiden* (Abb. **145** u. **147**), die bei den einzelnen Muskeln beschrieben wurden, verschieblich gegen Druck und Reibung geschützt. Die Vagina tendinis m. extensoris hallucis longi reicht am weitesten distal bis zur Basis des Os metatarsale I.

Der **M. extensor hallucis brevis** (Abb. **156**) entspringt auf der Dorsalfläche des Calcaneus und vom Lig. talocalcaneare interosseum. Er inseriert an der Grundphalanx der Großzehe.

Innervation: N. peronaeus profundus.

Die Äste zu den Mm. extensor hallucis brevis und extensor digitorum brevis gehen unter dem Retinaculum mm. extensorum inferius vom N. peronaeus profundus ab.

Der **M. extensor digitorum brevis** (Abb. **156**) zieht von der dorsolateralen Fläche des Calcaneus zu den Dorsalaponeurosen der 2.–4. Zehe, manchmal auch zur 5. Zehe.

Innervation: N. peronaeus profundus.

Die beiden Muskeln bilden eine nur unvollkommen gegliederte Einheit. Zur 5. Zehe zieht meist auch ein entsprechender Sehnenzug vom M. peronaeus brevis, gelegentlich auch vom M. peronaeus tertius.

Muskeln an der Fußsohle

Die Muskeln an der Fußsohle sind wesentlich stärker ausgebildet als die Bewegungsmöglichkeiten der Gelenke erwarten lassen, über die sie hinwegziehen. Sie sind vornehmlich *Haltemuskeln,* die vor allem die Längswölbung des Fußes aktiv verspannen und mit zunehmender Belastung des Fußes ihren Tonus erhöhen, so daß keine (nennenswerte) Abflachung des Fußgewölbes eintritt.

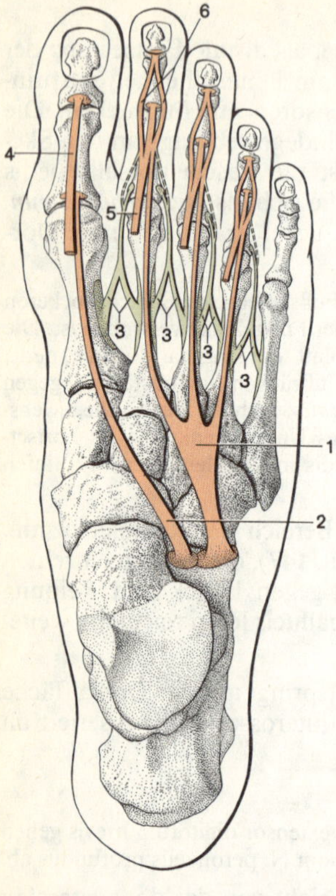

Abb. 156. **Muskeln am Fußrücken und Mm. interossei dorsales**

1 M. extensor digitorum brevis
2 M. extensor hallucis brevis
3 Mm. interossei dorsales
4 Sehne des M. extensor hallucis longus
5 Sehne des M. extensor digitorum longus zur 2. Zehe
6 Dorsalaponeurose der 2. Zehe

Innervation:
N. peronaeus profundus
N. plantaris lateralis

Bei muskelkräftigen Individuen füllen die Muskeln an der Fußsohle das Fußgewölbe großenteils aus, so daß eine reduzierte Sohlennische in diesem Falle nicht auf einen Plattfuß schließen läßt.

Die **Plantaraponeurose,** *Aponeurosis plantaris* (Abb. **158**), ist der verstärkte Mittelteil der randwärts relativ dünnen Faszie der Fußsohle. Die Plantaraponeurose, eine derbe Bindegewebsplatte, ist an der Ferse breit am Tuber calcanei befestigt, am Vorfuß mit zipfelförmigen Ausziehungen an den Ligg. plantaria der Zehengrundgelenke (einschließlich des Grundgelenks der Großzehe) und an den Digitalscheiden (Vaginae fibrosae digitorum pedis) fixiert. Die Sehnenzipfel werden durch querverlaufende Faserbündel, *Fasciculi transversi,* miteinander verbunden.

Noch weiter distal gelegene Querfaserzüge, die nicht mehr mit der Plantaraponeurose in Verbindung stehen, ragen in die interdigitalen Hautfalten hinein. Sie werden in ihrer Gesamtheit als *Lig. metatarsale transversum superficiale* bezeichnet.

Die Plantaraponeurose bildet eine wichtige passive Verspannung vor allem der Längswölbung des Fußes, während quere Faserzüge mithelfen, die Querwölbung zu sichern.

Die Aponeurose schützt die darunter liegenden Muskeln, Sehnen und Leitungsbahnen. Ihr fersennaher Teil dient gleichzeitig als Ursprungsfeld für den kurzen Zehenbeuger.

Zahlreiche oberflächliche Bindegewebslamellen, die reichlich elastische Fasern enthalten, ziehen von der Plantaraponeurose zur Lederhaut des Fußes. Sie hüllen das subkutane Fettgewebe in prall gefüllte, verformbare, gegen die Haut und das Skelett unverschiebliche Kammern ein, die den Druck aufnehmen und verteilen: Druckpolster der Fußsohle.

Von der Plantaraponeurose senkt sich am medialen und am lateralen Rand jeweils ein Bindegewebsseptum in die Tiefe zum Fußskelett (medial zu Os metatarsale I, Os cuneiforme mediale und Os naviculare; lateral zu Os metatarsale V und Lig. plantare longum). Die beiden Septen grenzen (unvollkommen) drei *Muskelfächer* für die plantaren Fußmuskeln ab, das *Großzehenfach* für die Muskeln der Großzehe, das *Mittelfach* für die Muskeln der Sohlenmitte und das *Kleinzehenfach* für die Kleinzehenmuskulatur.

In das Mittelfach führt vom Unterschenkel her die Loge der tiefen Flexoren. Distal setzt sich das Bindegewebe des Mittelfachs in die Subcutis der Zehen fort. Zu den beiden Randfächern bestehen längs der durch die Septen tretenden Gefäße und Nerven zahlreiche Verbindungen.

In der Tiefe der Fußsohle wird das mittlere Muskelfach durch eine Bindegewebsschicht gegen die Spatia interossea metatarsi abgegrenzt. Die Bindegewebslage, auch als tiefe Fußsohlenfaszie (Abb. **158**) bezeichnet, liegt dem Fußskelett an der Plantarseite auf, steht proximal mit dem Lig. plantare longum, distal mit dem Lig. metatarsale transversum profundum in Verbindung. In dieser tiefen Faszienschicht verlaufen der (arterielle) Arcus plantaris, der Arcus venosus plantaris, Lymphgefäße und der R. profundus des N. plantaris lateralis.

Muskeln der Großzehe

Der **M. abductor hallucis** (Abb. **157a, 158** u. **161**) entspringt vom Proc. medialis des Fersenhöckers, vom Retinaculum mm. flexorum und von der Plantaraponeurose. Er setzt über das mediale Sesambein an der Kapsel des Grundgelenks der Großzehe und an der Grundphalanx I an.

Innervation: N. plantaris medialis.

Der N. plantaris medialis gibt im Tarsalbereich die Äste für die Mm. abductor hallucis und flexor digitorum brevis ab. Aus seinem medialen Endast, der in das Großzehenfach eintritt, zweigt sich der Muskelast für den medialen Kopf des kurzen Großzehenbeugers ab. Der laterale Endzweig entsendet im Mittelfach die Äste für die Mm. lumbricales I, II (III).

Der **M. flexor hallucis brevis** (Abb. **157a, b**) hat seinen Ursprung an den Ossa cuneiformia, dem Lig. calcaneocuboideum plantare und an der Sehne des M. tibialis posterior. Er setzt mit seinem medialen Kopf –

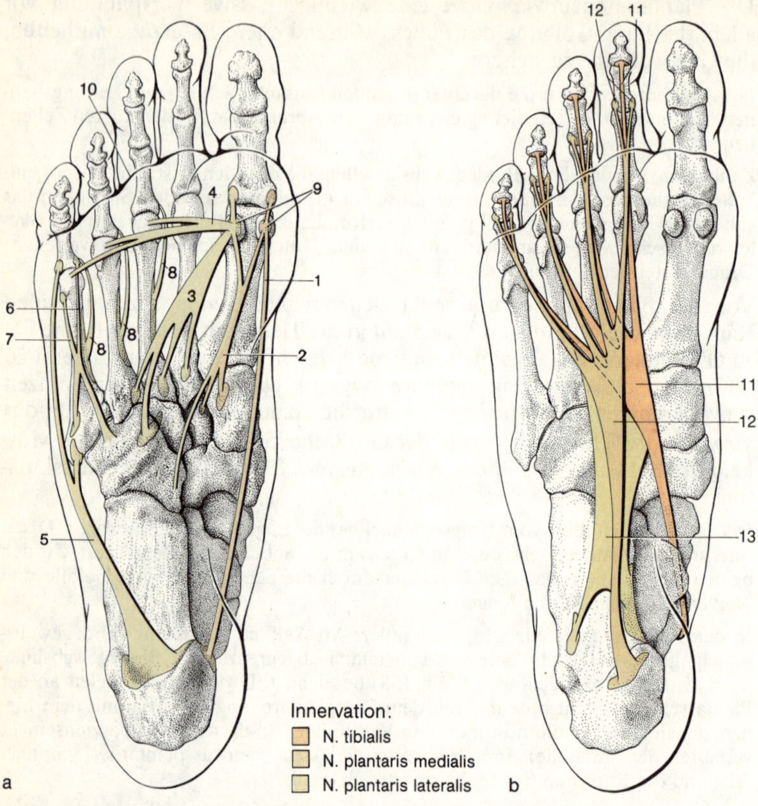

Abb. 157. **Muskeln an der Fußsohle**
(Mm. interossei dorsales → Abb. 156, Mm. lumbricales → Abb. 158)
a Muskeln der Groß- und der Kleinzehe, Mm. interossei plantares
b kurzer und langer Zehenbeuger

1 M. abductor hallucis
2 M. flexor hallucis brevis
3 Caput obliquum } des M. adductor hallucis
4 Caput transversum } des M. adductor hallucis
5 M. abductor digiti minimi
6 M. flexor digiti minimi brevis
7 M. opponens digiti minimi
8 Mm. interossei plantares
9 Ossa sesamoidea
10 quere Zehenfurche
11 M. flexor digitorum longus (»M. flexor perforans«)
12 M. flexor digitorum brevis (»M. flexor perforatus«)
13 M. quadratus plantae (M. flexor accessorius)

gemeinsam mit der Sehne des M. abductor hallucis – über das mediale Sesambein, mit seinem lateralen Kopf – zusammen mit der Sehne des M. adductor hallucis – über das laterale Sesambein jeweils an der Kapsel des Grundgelenks und an der Grundphalanx an.

Innervation: medialer Kopf durch den N. plantaris medialis; lateraler Kopf durch den N. plantaris lateralis.

Der **M. adductor hallucis** (Abb. **158** u. **161**) entspringt mit dem *Caput obliquum* vom Os cuboideum, vom Os cuneiforme laterale, von den tiefen Bändern und den Basen der Ossa metatarsi II–IV. Das *Caput transversum* kommt von den Zehengrundgelenken III–V und dem Lig. metatarsale transversum profundum. Die gemeinsame Endsehne der beiden Köpfe setzt über das laterale Sesambein an der Kapsel des Grundgelenks und an der Grundphalanx der Großzehe an.

Der Muskel wird von den Sehnen des M. flexor digitorum longus und vom M. flexor digitorum brevis nahezu vollständig bedeckt. Lediglich der Ansatz und die mediale Randpartie des Caput obliquum liegen in der Großzehenloge.

Innervation: N. plantaris lateralis.

Muskeln der Kleinzehe

Der **M. abductor digiti minimi** (Abb. **157a** u. **158**) entspringt an der Plantarfläche des Fersenbeins (vor allem vom Proc. lateralis tuberis calcanei), von der Plantaraponeurose und von der Tuberositas ossis metatarsalis V. Er setzt an der Grundphalanx der 5. Zehe an.

Innervation: N. plantaris lateralis.

Der N. plantaris lateralis gibt im Fersenbereich Äste zu den Mm. abductor digiti minimi und quadratus plantae ab, entsendet über den R. superficialis den Muskelast zum kurzen Kleinzehenbeuger und versorgt über den R. profundus den lateralen Kopf des M. flexor hallucis brevis, den M. adductor hallucis, die Mm. lumbricales (II), III und IV, alle Mm. interossei und den M. opponens digiti minimi.

Die **Mm. flexor digiti minimi brevis** und **opponens digiti minimi** (Abb. **157a** u. **158**) entspringen mit einer gemeinsamen Ursprungssehne von der Basis des Os metatarsale V, vom Lig. plantare longum und von der Sehnenscheide des M. peronaeus longus. Der kurze Kleinzehenbeuger inseriert an der Basis des Grundglieds der 5. Zehe, der M. opponens an der lateralen Fläche des Os metatarsale V.

Der M. opponens erscheint beim Menschen oft nur als ein wenig abgegrenzter Muskelzug des M. flexor digiti minimi brevis und ist lediglich aufgrund seiner Insertion identifizierbar.

Innervation beider Muskeln: N. plantaris lateralis.

Muskeln der Sohlenmitte

Der **M. flexor digitorum brevis** (Abb. **157b** u. **158**) entspringt von der Unterfläche des Fersenhöckers und dem fersennahen Abschnitt der Plantaraponeurose. Seine Sehnen spalten sich über den Grundphalangen der 2.–5. Zehe auf (»M. flexor perforatus«), fassen die tiefer gelegenen Sehnen des M. flexor digitorum longus (»M. flexor perforans«) zwischen sich und setzen an den Mittelphalangen der 2.–5. Zehe an.

Die Sehnen des langen und des kurzen Zehenbeugers werden im Bereich der Zehen von *Sehnenscheiden, Vaginae tendinum digitorum pedis,* eingehüllt, die jedoch erst im distalen Viertel der Ossa metatarsi beginnen. Die Sehne des M. flexor digitorum brevis zur 5. Zehe kann fehlen.

Innervation: N. plantaris medialis.

Der **M. quadratus plantae** (Abb. **157b**) entspringt von der Plantarfläche des Fersenbeins und heftet sich an die Sehne(n) des M. flexor digitorum longus. Er wird auch als *M. flexor accessorius* bezeichnet, weil er die Zugrichtung der Endsehnen des langen Zehenbeugers (im Sinne einer Plantarflexion der Zehen) korrigiert.

Vor allem die Sehnen zu den lateralen Zehen ziehen schräg über die Ossa metatarsi, ehe sie durch die fibrösen Sehnenscheiden in Längsrichtung der Zehen fixiert werden. Die schräge Zugrichtung dieser Sehnen wird durch die Kontraktion des M. quadratus plantae in die Längsrichtung der Metatarsalia umgelenkt.

Innervation: N. plantaris lateralis.

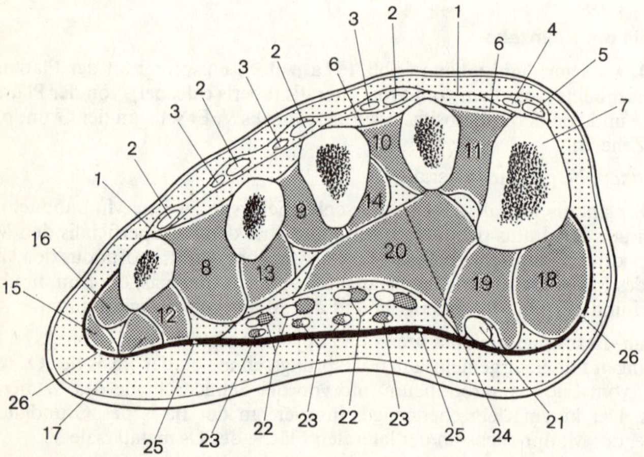

Abb. 158. **Querschnitt im Bereich des Mittelfußes, Anordnung der Faszien, Muskeln und Sehnen,** Ansicht der Schnittfläche von distal
(Bezeichnung der Gefäße und Nerven → Abb. 160)

1 Facia dorsalis pedis
2 Sehnen des M. extensor digitorum longus
3 Sehnen des M. extensor digitorum brevis
4 Sehne des M. extensor hallucis brevis
5 Sehne des M. extensor hallucis longus
6 tiefe Fußrückenfaszie
7 Os metatarsale I
8 M. interosseus dorsalis IV
9 M. interosseus dorsalis III
10 M. interosseus dorsalis II
11 M. interosseus dorsalis I
12 M. interosseus plantaris III
13 M. interosseus plantaris II
14 M. interosseus plantaris I
15 M. abductor digiti minimi
16 M. opponens digiti minimi
17 M. flexor digiti minimi brevis
18 M. abductor hallucis
19 M. flexor hallucis brevis
20 M. adductor hallucis, Caput obliquum
21 Sehne des M. flexor hallucis longus
22 Sehnen des M. flexor digitorum longus und Mm. lumbricales
23 M. flexor digitorum brevis
24 tiefe Fußsohlenfaszie
25 Aponeurosis plantaris
26 oberflächliche Fußsohlenfaszie

Die vier **Mm. lumbricales** (Abb. **158**) ziehen von den Sehnen des M. flexor digitorum longus zum medialen Rand der Grundphalangen der 2.–5. Zehe.

Der M. lumbricalis I entspringt einköpfig am medialen Rand der Sehne für die 2. Zehe, die doppelt gefiederten Mm. lumbricales II–IV kommen von den einander zugekehrten Flächen der Sehnen des langen Zehenbeugers. Die Mm. lumbricales verlaufen plantar vom Lig. metatarsale transversum profundum, von dem sie durch kleine Schleimbeutel getrennt werden.

Innervation: Der M. lumbricalis I (gelegentlich auch II) wird vom N. plantaris medialis, die lateralen Mm. lumbricales werden vom N. plantaris lateralis versorgt.

Muskeln in den Spatia interossea metatarsi

In den Zwischenknochenräumen des Metatarsus sind die Mm. interossei durch tiefe Bindegewebslagen an Fußsohle und Fußrücken von den Muskeln der Sohlenmitte und den kurzen Zehenstreckern abgegrenzt. Genetisch sind sowohl die Mm. interossei plantares als auch die mehr dorsal in den Zwischenknochenräumen gelegenen Mm. interossei dorsales ventrale Muskeln.

Die drei **Mm. interossei plantares** (Abb. **157a** u. **158**) ziehen von der plantaren Fläche der Ossa metatarsi III–V und vom Lig. plantare longum zur Medialseite der Basis der Grundphalanx der 3.–5. Zehe, meist erreichen sie die Dorsalaponeurosen der Zehen nicht.

Innervation: N. plantaris lateralis.

Die vier **Mm. interossei dorsales** entspringen zweiköpfig an den einander zugewandten Flächen aller Ossa metatarsi und am Lig. plantare longum. Sie setzen ebenfalls an der Basis der Grundphalangen an, wobei der 2. Strahl die Symmetrieachse bildet, um die sie sich gruppieren. Selten strahlen Sehnenfasern in die Dorsalaponeurosen der Zehen ein.

Innervation: N. plantaris lateralis.

d) Wirkung der Muskeln und Muskelgruppen auf die Zehengelenke

Die *Großzehe* kann im *Grundgelenk*

- *gebeugt* (plantarflektiert) werden durch die Mm. flexores hallucis longus und brevis,
  wobei die Mm. abductor und adductor hallucis gemeinsam mithelfen können,
- *gestreckt* (dorsalflektiert) werden durch die Mm. extensores hallucis longus und brevis,
- *abduziert* (von der 2. Zehe abgespreizt) werden durch den M. abductor hallucis,
- *adduziert* (an die 2. Zehe herangeführt) werden durch den M. adductor hallucis.

Die *Großzehe* kann im *Endgelenk*

- *gebeugt* werden nur durch den M. flexor hallucis longus,
- *gestreckt* werden nur durch den M. extensor hallucis longus.

Die *Zehen II–V* können im *Grundgelenk*

- *gebeugt* werden durch die Mm. flexores digitorum longus und brevis, die Mm. interossei und lumbricales, die 5. Zehe zusätzlich durch die Mm. flexor digiti minimi brevis und abductor digiti minimi,
  wobei die gleichzeitige Kontraktion des M. interosseus plantaris III das Abspreizen der Kleinzehe verhindert,
- *gestreckt* werden durch die Mm. extensores digitorum longus und brevis,
- *nach lateral geführt* werden durch die Mm. interossei dorsales II–IV und den M. abductor digiti minimi,
- *nach medial geführt* werden durch den M. interosseus dorsalis I (2. Zehe) und die Mm. interossei plantares.

Im allgemeinen können Kinder die Zehen noch kräftig spreizen (Mm. interossei dorsales und M. abductor digiti minimi) oder wieder an die 2. Zehe heranführen (Mm. interossei plantares). Beim Erwachsenen ist diese Fähigkeit mehr oder minder verkümmert.

Die *Zehen II–V* können im *Mittelgelenk*

- *gebeugt* werden durch die Mm. flexores digitorum longus und brevis,
- *gestreckt* werden durch die Mm. extensores digitorum longus und brevis.

Die *Zehen II–V* können im *Endgelenk*

- *gebeugt* werden nur durch den M. flexor digitorum longus,
- *gestreckt* werden nur durch den M. extensor digitorum longus.

Die Mm. lumbricales können eine Zehe im Mittel- und Endgelenk strekken helfen, wenn sich ihre Sehne in der Dorsalaponeurose der betreffenden Zehe bis zur Mittel- oder Endphalanx fortsetzt.

Ist die Dorsalaponeurose einer Zehe nicht genügend ausgebildet, so ist die aktive Streckung des Endglieds (u. U. auch des Mittelglieds) dieser Zehe nicht möglich.

Verklammerung des Fußskeletts durch die Muskeln an der Fußsohle

Die plantaren Fußmuskeln können die Zehenglieder nur bewegen, wenn der Fuß nicht belastet ist. Ruht dagegen das Körpergewicht auf dem Fuß, so können die kurzen Flexoren bestenfalls die Zehen an den Boden pressen. Die Wirkung dieser Muskeln besteht beim Stehen und Gehen vornehmlich darin, zusammen mit den plantaren Bändern die Gewölbekonstruktion des Fußes zu sichern und eine Abflachung der Fußwölbungen möglichst zu verhindern. Gemeinsam mit den langen Zehenbeugern versuchen die kurzen Fußmuskeln – vor allem der M. flexor digitorum brevis und die Muskeln der Großzehe –, die Längswölbung des Fußes aktiv zu verspannen und den Fuß zu »verkürzen«. Die plantare Längsverspannung wird zusätzlich durch den M. tibialis anterior gesichert, der nahe dem

Scheitel der Längswölbung einen nach oben (dorsal) gerichteten Zug ausübt. Das Caput transversum des M. adductor hallucis wirkt als einziger muskulöser Querzug des Vorfußes einem Auseinanderweichen der Köpfe der Metatarsalia entgegen und verspannt somit den Vorfuß in Querrichtung.

Die Bedeutung des M. opponens digiti minimi für die Sicherung der Querverspannung ist vermutlich gering.

Lähmungen. Ein Ausfall der *Zehenstrecker* führt nicht zu auffälligen motorischen Störungen. Bei einer Lähmung der *plantaren Fußmuskeln* reicht die aktive Verspannung der Längswölbung des Fußes nicht mehr aus, die Fußsohlennische sinkt ein. Die Querwölbung im Bereich des Vorfußes geht verloren, während sie im Tarsalbereich (zunächst) noch erhalten bleibt.

Bei einer Lähmung der *Mm. interossei* können die Zehen nicht mehr gespreizt und zusammengeführt werden. Ähnlich der Krallenhand bei einer Ulnarislähmung kommt es beim Ausfall der Mm. interossei (durch eine Schädigung des N. plantaris lateralis) zu einer Krallenstellung der Zehen. Sie werden im Grundgelenk dorsalflektiert, da hier der Streckertonus überwiegt, während Mittel- und Endphalangen plantarflektiert sind.

e) Gefäß-Nervenstraßen am Fuß

Gefäß-Nervenstraße am Fußrücken

Die Leitungsbahnen in der Extensorenkammer des Unterschenkels setzen sich auf den Fußrücken fort. In der tiefen, dem Fußskelett unmittelbar aufliegenden Bindegewebsschicht zieht – lateral von der Sehne des M. extensor hallucis longus – die *A. dorsalis pedis* (als Fortsetzung der A. tibialis anterior) in den 1. Zwischenknochenraum. Sie wird von den *Begleitvenen* und deren Queranastomosen umsponnen und von *tiefen Lymphbahnen* begleitet. Der *N. peronaeus profundus* verläuft (meist) an der medialen Seite des Gefäßstrangs.

Der *Puls* der A. dorsalis pedis läßt sich lateral der Sehne des M. extensor hallucis longus am proximalen Ende des 1. Zwischenknochenraums tasten.

Die **A. dorsalis pedis** (Abb. **159**) unterkreuzt beim Übertritt auf den Fußrücken die Sehne des M. extensor hallucis longus und gibt unter dem Retinaculum mm. extensorum inferius die *A. tarsalis lateralis* zum lateralen Fußrand ab. Sie entsendet auf den distalen Tarsalia mehrere kleine *Aa. tarsales mediales* zum medialen Fußrand und im Tarsometatarsalbereich die *A. arcuata,* die – unter den Sehnen der langen und der kurzen Zehenstrecker – auf den Basen der Mittelfußknochen nach lateral verläuft, schwache *Aa. metatarsales dorsales* abzweigt und mit der A. tarsalis lateralis anastomosiert. Endast der A. dorsalis pedis ist die *A. metatarsalis dorsalis I,* die – von der Sehne des M. extensor hallucis brevis überkreuzt –

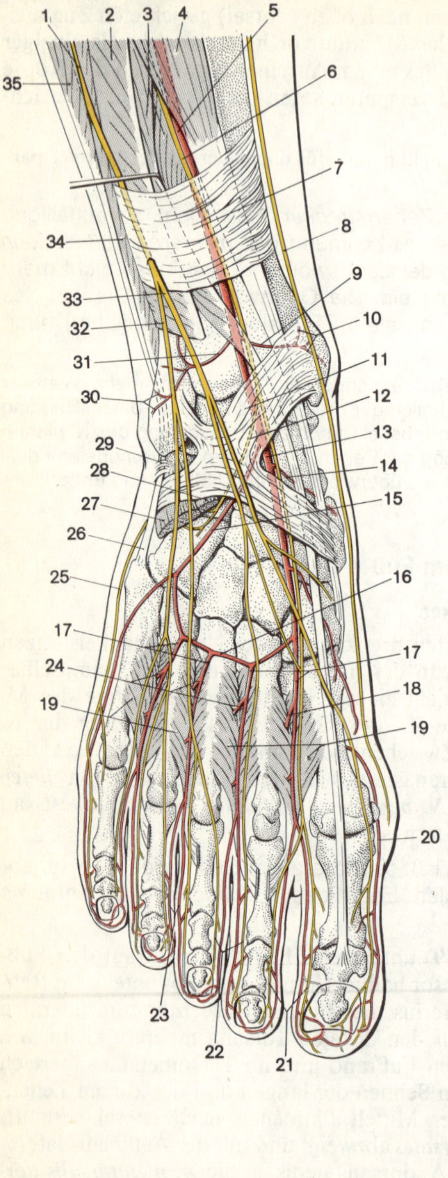

Abb. 159. **Arterien und Nerven an Unterschenkel und Fußrücken**

1 N. peronaeus superficialis
2 M. extensor digitorum longus, distal vom Retinaculum mm. extensorum superius durchtrennt
3 M. extensor hallucis longus
4 M. tibialis anterior
5 A. tibialis anterior
6 N. peronaeus profundus
7 Retinaculum mm. extensorum superius
8 N. saphenus
9 A. malleolaris anterior medialis
10 Rete malleolare mediale
11 Retinaculum mm. extensorum inferius
12 Muskelast des N. peronaeus profundus zu den Mm. extensores digitorum und hallucis brevis
13 A. dorsalis pedis
14 A. tarsalis medialis
15 A. tarsalis lateralis
16 A. arcuata
17 Aa. metatarsales dorsales
18 A. plantaris profunda
19 Mm. interossei dorsales
20 A. hallucis dorsalis medialis, meist aus der A. hallucis plantaris medialis
21 Nn. digitales dorsales (hallucis lateralis und digiti secundi medialis)
22 Nn. digitales dorsales
23 Aa. digitales dorsales
24 Rr. perforantes
25 N. cutaneus dorsalis lateralis
26 Sehne des M. peronaeus brevis
27 M. extensor digitorum brevis
28 M. extensor hallucis brevis
29 Retinaculum mm. peronaeorum inferius
30 Rete malleolare laterale
31 A. malleolaris anterior lateralis
32 N. cutaneus dorsalis intermedius
33 N. cutaneus dorsalis medialis
34 M. peronaeus brevis
35 M. peronaeus longus

auf dem M. interosseus dorsalis I nach distal zieht und durch den 1. Zwischenknochenraum die *A. plantaris profunda* zur Plantarseite des Fußes abgibt.

Die *A. tarsalis lateralis* wird vom M. extensor digitorum brevis überdeckt, verzweigt sich auf den distalen Ossa tarsi und entsendet eine *A. digitalis dorsalis* zur lateralen Seite der Kleinzehe.

Die *Aa. metatarsales dorsales II–IV* entspringen an der konvexen Seite des von den Aa. arcuata und tarsalis lateralis gebildeten Gefäßbogens, ziehen zum 2.–4. Zwischenknochenraum (Abb. **160**) und teilen sich jeweils in zwei *Aa. digitales dorsales* zu den einander zugekehrten Rändern der 2.–5. Zehe.

Die *A. metatarsalis dorsalis I* versorgt mit einer *A. digitalis dorsalis* den dorsomedialen Rand der 2. Zehe, mit der *A. hallucis dorsalis lateralis* den dorsolateralen Rand der Großzehe. Die *A. hallucis dorsalis medialis* kommt in der Regel aus der A. hallucis plantaris medialis.

Die *A. plantaris profunda* (Abb. **160**) gelangt im Spatium interosseum I zwischen den beiden Köpfen des M. interosseus dorsalis I zur Plantarseite des Fußes und vereinigt sich mit dem Arcus plantaris profundus aus der A. plantaris lateralis.

Das arterielle Gefäßnetz am Fußrücken kann recht variabel gestaltet sein. Meist treten in die Aa. metatarsales dorsales jeweils zwei Rr. perforantes (Abb. **159**) aus den plantaren Metatarsalarterien. Bei einer Rückbildung der A. arcuata stammt das Blut für die Aa. digitales dorsales ganz oder teilweise aus den plantaren Gefäßen. Die Anastomose der A. tarsalis lateralis mit der A. arcuata kann fehlen, die A. tarsalis lateralis auch zweifach (proximal und distal) ausgebildet sein.

Die **tiefen Venen am Fußrücken** stehen mit den plantaren Venen des Fußes und mit dem epifaszial gelegenen *Rete venosum dorsale pedis* in Verbindung, von dem das Blut großenteils über die subkutanen Vv. saphenae magna und parva abgeleitet wird.

Entzündungen auf der Plantarseite des Fußes und der Zehen werden über die zahlreichen Lymphbahnen und Venen, die in den Zwischenknochenräumen zum Fußrücken verlaufen, auf die Dorsalseite des Fußes geleitet. Sie können in dem lockeren subkutanen Bindegewebe des Fußrückens ausgedehnte Schwellungen hervorrufen (kollaterales Ödem des Fußrückens), während eine Entzündung auf der Plantarseite unter der derben Haut der Fußsohle (mit den subkutanen Druckkammern) weitgehend verborgen bleibt.

Der **N. peronaeus profundus** (Abb. **159** u. **160**) gibt am Fußrücken Äste zu den kurzen Zehenstreckern und zu den Kapseln der Tarsal- und der Tarsometatarsalgelenke sowie zu den Grundgelenken der Zehen ab. Er begleitet die A. metatarsalis dorsalis I und zweigt sich auf dem M. interosseus dorsalis I in die *Nn. digitales dorsales* zu den benachbarten Rändern der Großzehe *(N. digitalis dorsalis hallucis lateralis)* und der 2. Zehe *(N. digitalis dorsalis digiti secundi medialis)* auf.

Gefäß-Nervenstraßen an der Fußsohle

Aus der Kammer der tiefen Flexoren am Unterschenkel treten dorsal und distal vom medialen Knöchel – oberflächlich zu den Sehnen der tiefen

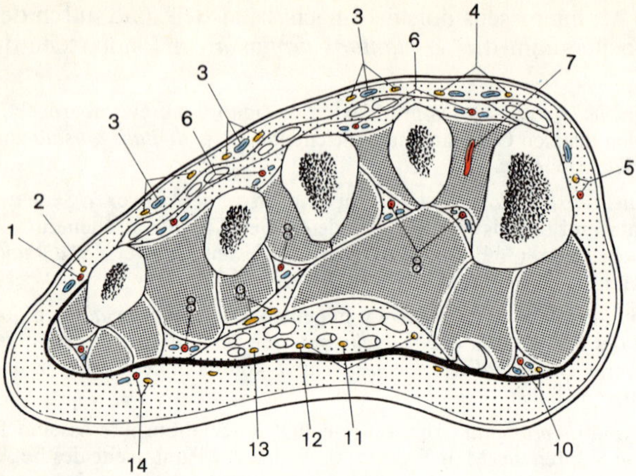

Abb. 160. **Querschnitt im Bereich des Mittelfußes, Anordnung der Nerven und Gefäße,** Ansicht der Schnittfläche von distal
(Bezeichnung der Muskeln und Sehnen → Abb. 158)

1 A. digitalis dorsalis lateralis V
2 N. digitalis dorsalis lateralis V (aus dem N. cutaneus dorsalis lateralis)
3 Nn. digitales dorsales pedis (aus dem N. peronaeus superficialis) und Vv. metatarsales dorsales subcutaneae
4 Nn. digitales dorsales (hallucis lateralis und digiti secundi medialis aus dem N. peronaeus profundus)
5 A. und N. hallucis dorsalis medialis
6 Aa. metatarsales dorsales
7 A. plantaris profunda
8 Aa. metatarsales plantares
9 Äste des R. profundus n. plantaris lateralis
10 R. superficialis der A. plantaris medialis und N. hallucis plantaris medialis (aus dem N. plantaris medialis)
11 Nn. digitales plantares communes I–III aus dem N. plantaris medialis
12 Anastomose zwischen R. superficialis des N. plantaris lateralis und N. digitalis plantaris communis III
13 N. digitalis plantaris communis IV aus dem N. plantaris lateralis
14 A. und N. digitalis plantaris lateralis V

Flexoren – ein *medialer* (tibialer) und ein *lateraler* (fibularer) *Gefäß-Nervenstrang* in das mittlere Fach der Planta pedis (Abb. **147**). Die medialen Leitungsbahnen bestehen aus der *A. plantaris medialis,* den *Begleitvenen, tiefen Lymphgefäßen* und dem *N. plantaris medialis.*

Im lateralen Strang verlaufen die *A. plantaris lateralis, Begleitvenen, tiefe Lymphbahnen* und der *N. plantaris lateralis.*

Die tiefen Venen, welche die Äste der Aa. plantares umspinnen, und die mit ihnen verlaufenden Lymphgefäße leiten vornehmlich über das Venen- und das Lymphgefäßnetz auf dem Fußrücken ab.

Der N. plantaris lateralis liegt stets, der N. plantaris medialis in über 80% der Fälle an der medialen Seite der entsprechenden Arterie. Die A. plantaris lateralis ist in ⅔ der Fälle stärker als die A. plantaris medialis.

Der **mediale Gefäß-Nervenstrang** der Fußsohle verläuft zunächst skelettnah in dem Bindegewebsseptum, das Großzehenfach und Mittelfach trennt. Zum Mittelfuß hin treten die Leitungsbahnen auseinander, und der **N. plantaris medialis,** der zuvor Äste zu den Mm. abductor hallucis und flexor digitorum brevis abgegeben hat, zweigt sich auf (Abb. **161**). Sein sensibles Innervationsgebiet entspricht dem des N. medianus an der Hand.

In das Großzehenfach treten die Äste des N. plantaris medialis zum M. flexor hallucis brevis, zur Kapsel des Zehengrundgelenks und ein Hautast zur medialen Seite der Großzehe *(N. hallucis plantaris medialis)* sowie die **A. plantaris medialis** (Abb. **161**). Sie teilt sich nach kurzem Verlauf zwischen den Mm. abductor hallucis und flexor hallucis brevis in den *R. superficialis* (längs dem M. abductor hallucis zur Großzehe) und den *R. profundus,* der in die tiefe Gefäß-Nervenschicht der Fußsohle zieht und sich (in der Regel) mit dem Arcus plantaris profundus verbindet.

Der Hauptstamm des N. plantaris medialis zweigt sich im Mittelfach in die unter der Plantaraponeurose verlaufenden *Nn. digitales plantares communes* (Abb. **160** u. **161**) auf. Sie versorgen den M. lumbricalis I (gelegentlich auch II) und teilen sich jeweils in zwei *Nn. digitales plantares proprii* zur Haut der benachbarten Ränder zweier Zehen auf. Insgesamt innerviert der N. plantaris medialis die Haut an der Plantarseite der 3½ medialen Zehen.

Der **laterale Gefäß-Nervenstrang** der Fußsohle zieht, vom M. flexor digitorum brevis bedeckt, schräg über den M. quadratus plantae hinweg fibularwärts (Abb. **147**). Er tritt nur für eine kurze Strecke in Höhe des Os cuboideum in das – Mittelfach und Kleinzehenfach trennende – Bindegewebsseptum ein, ehe sich der N. plantaris lateralis aufzweigt. Bezüglich der Haut- und der Gelenkversorgung entspricht der N. plantaris lateralis dem N. ulnaris an der Hand.

Die **A. plantaris lateralis** (Abb. **161**) geht in Höhe der Basis des Os metatarsale V in den *Arcus plantaris profundus* über.

Ein *Arcus plantaris superficialis,* der aus je einem oberflächlichen Ast der Aa. plantares medialis und lateralis gespeist wird und dem oberflächlichen Hohlhandbogen entspricht, kommt als kräftiger Arterienbogen nur in 2% der Fälle vor, in 25% ist er als außerordentlich dünne Queranastomose ausgebildet.

Der (tiefe) Fußsohlenbogen wendet sich in einem nach lateral und distal konvexen Verlauf zwischen dem Caput obliquum des M. adductor hallucis und den Mm. interossei nach medial und anastomosiert im Spatium interosseum metatarsi I mit der A. plantaris profunda aus der A. dorsalis pedis. Von der konvexen Seite des Gefäßbogens gehen *Aa. metatarsales plantares* ab, die in den Zwischenknochenräumen der Ossa metatarsi verlaufen und nach Abgabe der Rr. perforantes als *Aa. digitales plantares communes* bezeichnet werden. Sie spalten sich jeweils in zwei *Aa. digitales plantares propriae* für die einander zugekehrten Ränder zweier Zehen auf.

Die A. metatarsalis plantaris I entsendet im allgemeinen auch die mediale *A. hallu-*

cis plantaris, die sich gelegentlich mit dem R. superficialis aus der A. plantaris medialis verbindet oder aus ihm hervorgehen kann. Die A. digitalis plantaris propria zum lateralen Rand der 5. Zehe kommt aus dem Anfangsteil des Arcus plantaris. *Rr. perforantes* der Aa. metatarsales plantares treten durch die Zwischenknochenräume hindurch und verbinden sich mit den Aa. metatarsales dorsales.

Ist die A. plantaris lateralis schwach ausgebildet, so wird der Arcus plantaris profundus vornehmlich aus der A. plantaris profunda (aus der A. dorsalis pedis) gespeist (43 %). In seltenen Fällen ist der Fußsohlenbogen nicht geschlossen.

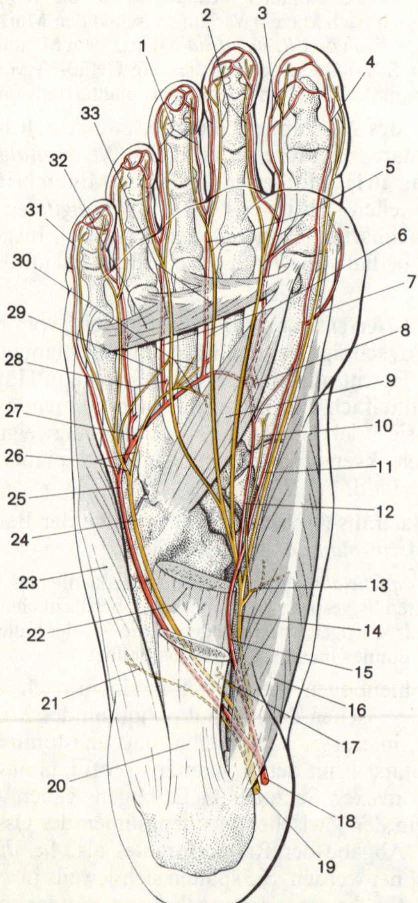

Abb. 161. **Arterien und Nerven an der Fußsohle**

Der **N. plantaris lateralis** (Abb. **161**) gibt im Fersenbereich Äste zu den Mm. abductor digiti minimi und quadratus plantae ab. Dann teilt er sich in den R. superficialis und den R. profundus.

Der *R. superficialis* entsendet ins mittlere Muskelfach den *N. digitalis plantaris communis IV* mit Ästen zu den einander zugewandten Rändern der 4. und der 5. Zehe und eine Anastomose zum N. digitalis plantaris communis III. Der laterale Ast des R. superficialis zieht durch das laterale Fach der Fußsohle, innerviert den M. flexor digiti minimi brevis und tritt als *N. digitalis plantaris proprius V* zur Haut an der lateralen Seite der 5. Zehe.

Der *R. profundus* des N. plantaris lateralis verläuft mit dem Arcus plantaris profundus in der tiefen Bindegewebsschicht der Fußsohle. Er innerviert den lateralen Kopf des M. flexor hallucis brevis, den M. adductor hallucis, (in der Regel) die Mm. lumbricales (II) III und IV, alle Mm. interossei und den M. opponens digiti minimi.

Die Mm. lumbricales III, IV, die Mm. interossei im 4. Zwischenknochenraum und die Mm. flexor digiti minimi brevis und opponens digiti minimi können auch von Ästen des R. superficialis innerviert werden.

f) Anordnung der Gefäße und Nerven an den Zehen

Wie an jedem Finger verlaufen auch an jeder Zehe im Unterhautbindegewebe an beiden plantaren und beiden dorsalen Rändern insgesamt vier *Zehenarterien* und vier *Zehennerven*. Die plantaren Arterien und Nerven sind kräftiger als Aa. und Nn. digitales dorsales. Wie an den Fingern

◀ 1 Aa. digitales plantares propriae
2 Nn. digitales plantares proprii
3 A. und N. hallucis plantaris lateralis
4 A. und N. hallucis plantaris medialis
5 Aa. und Nn. digitales plantares communes
6 Aa. metatarsales plantares
7 Ast zur A. hallucis dorsalis medialis
8 A. plantaris profunda
9 M. adductor hallucis, Caput obliquum
10 Ast des N. plantaris medialis zum M. flexor hallucis brevis
11 R. superficialis der A. plantaris medialis
12 R. profundus der A. plantaris medialis
13 Ast des N. plantaris medialis zum M. abductor hallucis
14 N. plantaris medialis
15 A. plantaris medialis
16 M. abductor hallucis
17 Ast des N. plantaris medialis zum M. flexor digitorum brevis
18 A. tibialis posterior
19 N. tibialis
20 M. flexor digitorum brevis, durchtrennt
21 Ast des N. plantaris lateralis zum M. abductor digiti minimi
22 M. quadratus plantae (durchtrennt) und R. muscularis aus dem N. plantaris lateralis
23 M. abductor digiti minimi
24 N. plantaris lateralis
25 A. plantaris lateralis
26 R. superficialis (lateral) und R. profundus (medial) des N. plantaris lateralis
27 Arcus plantaris profundus
28 proximale Rr. perforantes
29 Anastomose zwischen R. superficialis des N. plantaris lateralis und N. digitalis plantaris communis III
30 Muskeläste des R. profundus n. plantaris lateralis
31 A. digitalis plantaris lateralis V
32 M. adductor hallucis, Caput transversum
33 distale Rr. perforantes

erschöpfen sich die dorsalen Zehenarterien an den Mittelphalangen, während die dorsalen Zehennerven bis zu den Endgliedern ziehen.

Die *Aa. digitales dorsales* (Abb. **159**) stammen (in der Regel) aus der A. metatarsalis dorsalis I (benachbarte Zehenränder der 1. und der 2. Zehe), aus den aus der A. arcuata entspringenden Aa. metatarsales dorsales II – IV (einander zugekehrte Ränder der 2.– 5. Zehe), ferner aus der A. hallucis plantaris medialis (medialer Rand der Großzehe) und aus der A. tarsalis lateralis (lateraler Rand der Kleinzehe). Die *plantaren Zehenarterien* erhalten ihr Blut aus dem Arcus plantaris profundus zugeführt.

Zwischen dorsalen und plantaren Arterien bestehen im Bereich des Metatarsus und der Phalangen regelmäßige Verbindungen. Ebenso anastomosieren die beiden plantaren Arterien einer Zehe miteinander.

Venen und *Lymphgefäße der Zehen* bilden auf der Plantar- und der Dorsalseite Netze, die über die tiefen Venen und Lymphgefäße, vor allem aber über die subkutanen Gefäße am Fußrücken ableiten.

Die *Nn. digitales dorsales pedis* (Abb. **159** u. **160**) sind die Endäste des N. peronaeus superficialis. Lediglich die einander zugewandten dorsalen Ränder der 1. und der 2. Zehe werden (auch) vom N. peronaeus profundus versorgt.

Zum dorsolateralen Rand der 5. Zehe zieht der *N. cutaneus dorsalis lateralis,* der Endast des N. suralis.

Anastomosen bestehen sowohl zwischen dem N. cutaneus dorsalis medialis und dem Endast des N. peronaeus profundus als auch zwischen dem N. cutaneus dorsalis intermedius und dem N. cutaneus dorsalis lateralis.

Die *Nn. digitales plantares proprii* der 3 ½ medialen Zehen sind Äste des N. plantaris medialis (Abb. **161**). Zu den 1 ½ lateralen Zehen treten als plantare Zehennerven Äste des N. plantaris lateralis.

Nervenfasern aus dem N. plantaris lateralis zur medialen Seite der 4. Zehe schließen sich über eine Anastomose dem N. digitalis plantaris communis III an.

4. Untere Extremität beim Stehen und Gehen

Beim **Stehen** bildet das Tuber calcanei die Skelettgrundlage für den hinteren Teil der Standfläche. Der Vorderteil des Fußes ruht auf den Köpfen der Ossa metatarsi. Die wichtigsten Stützpunkte des Fußskeletts, der Fersenhöcker und die Köpfe des 1. und des 5. Mittelfußknochens, werden häufig von subkutanen Schleimbeuteln unterlagert (Abb. **147**). Die Verteilung des Drucks auf die einzelnen Ossa metatarsi hängt von der Art des Stehens und von der Stellung des Fußes ab. Bei leicht nach auswärts gerichteter Fußspitze und gestrecktem Kniegelenk wird vor allem das Os metatarsale I belastet.

Beim Stehen in aufrechter und symmetrischer Haltung des Körpers wird die Körperlast zu gleichen Teilen von beiden Füßen getragen, das Schwe-

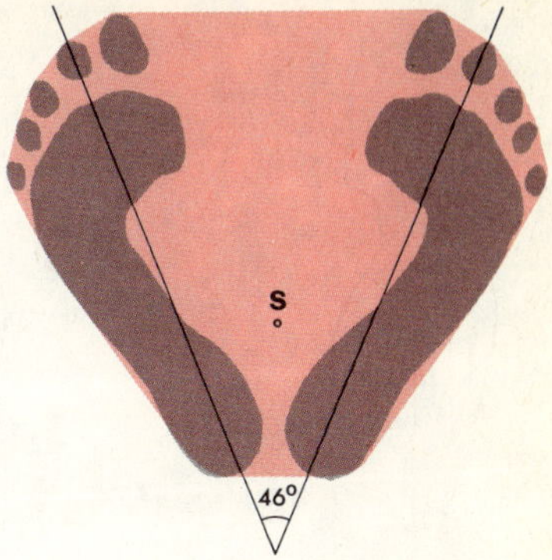

Abb. 162. **Unterstützungsfläche des Körpers beim Stehen in lässiger Haltung (□)**
Standfläche = schraffiert
S = Projektion des Körperschwerpunkts auf die Unterstützungsfläche (Auftreffstelle des Schwerelots)

relot verläuft in der Medianebene des Körpers. Es muß, wenn der Körper nicht nach vorn oder hinten umkippen soll, innerhalb der Unterstützungsfläche (Abb. **162**) auftreffen, die von den an die konvexen Seiten der Standflächen gelegten Tangenten begrenzt wird.

Bei der sogenannten *Normalhaltung* (Abb. **163a**), die in Wirklichkeit eine künstliche Haltung ist und kaum für längere Zeit eingenommen wird, halbiert ein durch den Körperschwerpunkt gelegtes Lot die Verbindungslinie der Drehpunkte beider Hüftgelenke. Das *Schwerezentrum* des Körpers (Körperschwerpunkt) liegt in der Medianebene etwas vor und unterhalb des Promontorium, in Höhe des 2. Sakralwirbels. In dieser Position liegen die Drehpunkte beider Hüft-, Knie- und oberen Sprunggelenke in der gleichen frontalen Ebene, der Körper befindet sich im *labilen Gleichgewicht*.

Dieses labile Gleichgewicht kann schon durch die kleinste Bewegung, z. B. ein minimales Senken des Kopfes, gestört werden. Die Muskulatur des Rumpfes und der unteren Extremität muß daher stets bereit sein, das Körpergewicht auszubalancieren. Da das Schwerelot bei dieser Stellung die Unterstützungsfläche nahe an ihrer dorsalen Begrenzung trifft, genügt schon ein leichter Stoß von vorn, um den Körper aus dem Gleichgewicht zu bringen.

Bei der *straffen Haltung* (unkorrekterweise auch militärische Haltung genannt, Abb. **163b**) ist der Körper in Hüft- und Kniegelenken gestreckt, die Unterschenkel sind in den oberen Sprunggelenken etwas nach vorn geneigt. Das Schwerelot trifft auf die Mitte der Unterstützungsfläche. In dieser Stellung muß jedoch nicht nur – wie bei jeder aufrechten Körperhaltung – der M. erector spinae die Lordose im Hals- und Lendenbereich sichern, sondern es müssen der große Gesäßmuskel und die ischiokruralen Muskeln eine Beugung im Hüftgelenk und die Flexoren am Unterschenkel (speziell der M. triceps surae) ein Vornüberfallen des Körpers verhindern.

Die sogenannte bequeme oder *lässige Haltung* (Abb. **163c**) gewährt eine hohe Standfestigkeit bei sparsamer Muskeltätigkeit. Das Becken kann so

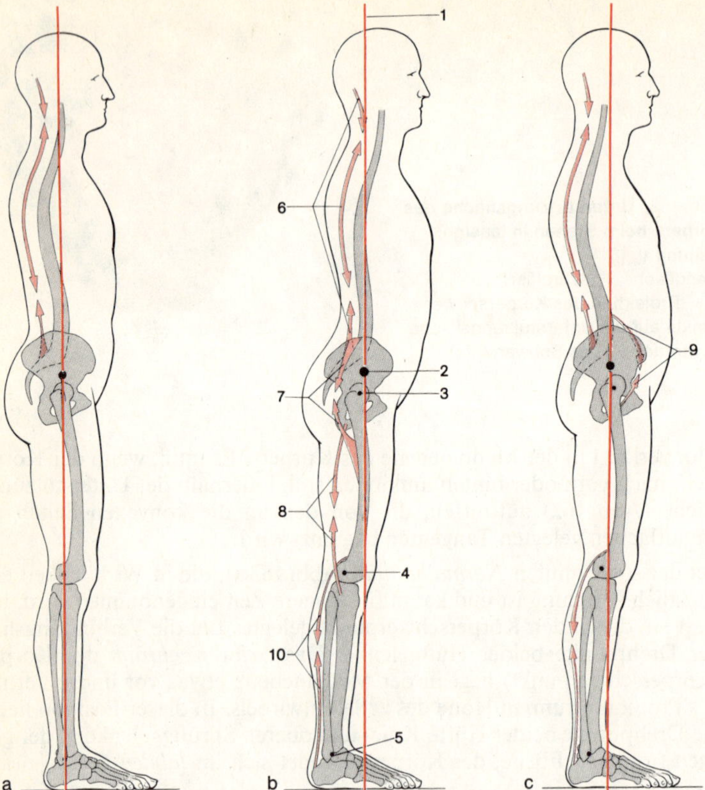

Abb. 163. **Stehen in aufrechter und symmetrischer Körperhaltung** (modifiziert nach *Kummer*)

a sogenannte Normalhaltung
b straffe Haltung
c lässige Haltung

1 Schwerelot
2 Schwerezentrum des Körpers (Körperschwerpunkt)
3 Projektion der frontalen Achse des Hüftgelenks
4 Projektion der frontalen Achse des Kniegelenks
5 Projektion der Achse des oberen Sprunggelenks
6 M. erector spinae
7 Gesäßmuskulatur
8 ischiokrurale Muskulatur
9 M. iliopsoas
10 Flexoren des Unterschenkels

weit nach hinten geneigt werden, daß das Schwerelot hinter der frontalen Achse beider Hüftgelenke und vor der frontalen Achse beider Kniegelenke verläuft. Bei dieser Stellung sind die Ligg. iliofemoralia an beiden Hüftgelenken, Seiten- und Kreuzbänder an den Kniegelenken angespannt.

Das Schwerelot trifft etwa auf den hinteren Drittelpunkt des sagittalen Durchmessers der Unterstützungsfläche und liegt ventral der Drehachse durch die oberen Sprunggelenke. Außer dem M. erector spinae müssen somit zur Erhaltung des Gleichgewichts lediglich die plantarflektierenden Muskeln am Unterschenkel angespannt sein.

Eine schädliche maximale Anspannung der genannten Bänder, die sich aus der Schwerkraftwirkung in Hüft- und Kniegelenken ergeben könnte, wird durch die Bremswirkung der Mm. iliopsoas und gastrocnemius verhindert. Beobachtungen haben zudem gezeigt, daß eine bestimmte Beckenstellung und die damit gekoppelte Art der aufrechten Körperhaltung immer nur für kurze Zeit (meist weniger als eine Minute) eingenommen und dann geringgradig variiert wird.

Beim **Gehen** (Abb. **164**) ist dasselbe Bein abwechselnd *Standbein* (Stemmbein) und *Spielbein* (Schwungbein). Als Standbein trägt es die Körperlast in die Richtung der Bewegung, als Spielbein schwingt es frei über den Boden und erreicht eine neue Standfläche. *Standphase* (Stemmphase) und *Schwungphase* eines Beins sind beim Wanderschritt (mittelgroßer Schritt in mittlerem Tempo) nicht gleich lang; denn beim Wechsel der beiden Phasen verteilt sich für eine kurze Zeitspanne das Körpergewicht auf beide Beine, auf das »alte« Standbein, dessen Fuß sich vom Boden abhebt und dessen Standphase dann endet, und auf das »neue« Standbein, dessen Standphase bereits begann, als die Ferse auf den Boden aufgesetzt wurde.

Beim Wanderschritt beträgt die Standphase 61%, die Schwungphase 39% eines Schrittzyklus (= Doppelschritt, beginnend mit dem Fersenkontakt eines Beins und endend mit dem erneuten Fersenkontakt desselben Beins). Der Zeitraum, in dem beide Beine die Körperlast tragen, wird mit zunehmender Fortbewegungsgeschwindigkeit immer kürzer. Beim Laufen liegt schließlich zwischen dem Abheben des »alten« und dem Aufsetzen des »neuen« Standbeins ein Zeitabschnitt, in dem beide Beine keinen Bodenkontakt haben.

Der Fuß wird beim Gehen abwechselnd (etwas) rechts und links von der Gehlinie aufgesetzt. Entsprechend pendelt der Körperschwerpunkt mit jedem Einzelschritt von der einen zur anderen Seite, da sonst das Schwerelot nicht auf die Standfläche treffen kann. Bei der Verlagerung des Körperschwerpunkts über die neue Auftrittsfläche kommt den kleinen Glutäalmuskeln entscheidende Bedeutung zu. Sie verhindern das Absinken des Körperschwerpunkts und halten ihn annähernd in der Horizontalen.

Die *Standphase* eines Beins beginnt beim Vorwärtsgehen mit dem Aufsetzen der Ferse. Der Fuß ist geringgradig dorsal flektiert, das Kniegelenk leicht gebeugt; die

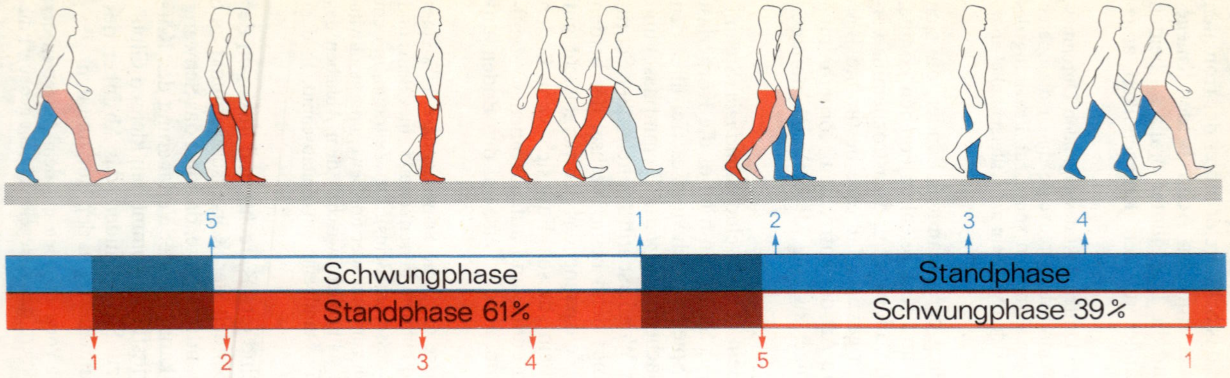

Abb. 164. **Gangphasen in einem Schrittzyklus** (aufgebaut auf einer Darstellung von *Weil, S.*, und *H. Weil:* Mechanik des Gehens. Thieme, Stuttgart 1966)

- ■ Standphase des rechten Beins
- ■ Standphase des linken Beins
- □ □ Beginn oder Ende der Standphase des betreffenden Beins

1 Fersenkontakt des Standbeins, Beginn der Standphase
2 Fußsohlenbodenkontakt des Standbeins
3 Oberschenkel des Standbeins im Schwerelot
4 Fersenablösung des Standbeins
5 Zehenablösung, Ende der Standphase

1–2 Fersendrehung 20%
2–4 Fußsohlenbodenberührung 46%
4–5 Ballendrehung 34% } der Standphase

5–3 Beschleunigung 48%
3–1 Verzögerung 52% } der Schwungphase

Mm. vasti verhindern ein stärkeres Einknicken. Das Hüftgelenk ist ebenfalls gebeugt, der Rumpf beim normalen Gehen etwas schräg nach ventral geneigt. Anschließend tragen Ferse, lateraler Fußrand und Köpfe der Ossa metatarsi die Körperlast. Knie- und Hüftgelenk werden gestreckt (M. quadriceps femoris und M. glutaeus maximus). Der Körper wird durch das Standbein über die Unterstützungsfläche nach vorn geführt. Der Fuß steht etwa in der Mitte dieser Phase im rechten Winkel zu dem gestreckten Unterschenkel. Das Hüftgelenk erreicht in diesem Augenblick den höchsten Punkt seiner wellenförmigen Bewegungsbahn, und der Körperschwerpunkt liegt senkrecht über der Unterstützungsfläche. Die kleinen Glutäalmuskeln verhindern, daß das Becken nach der Spielbeinseite absinkt, und neigen es geringgradig zur Standbeinseite. Auch der Oberkörper wird etwas seitwärts geneigt und so die Balance des Körpers erleichtert, der auf einer kleinen Unterstützungsfläche, dem seitwärts der Medianlinie aufgesetzten Fuß, ruht.

Das Abwickeln des Fußes vom Boden erfolgt schließlich über das Os metatarsale I und die Großzehe. (Im Gegensatz zu der beweglichen Verbindung des Os metacarpale I mit dem Os trapezium ist das Os metatarsale I relativ fest in das Tarsometatarsalskelett eingefügt.) Der Fuß wird zunehmend stärker plantarflektiert (vor allem durch den M. triceps surae), die Ferse dadurch vom Boden abgehoben. Die Zehen sind in den Grundgelenken passiv dorsalflektiert. Durch die Plantarflexion im oberen Sprunggelenk »verlängert« sich das im Kniegelenk gestreckte, schräg stehende Standbein. Der Körper wird vorwärts geschoben. Ergänzt wird der durch die Muskelkontraktion verursachte Vorschub des Körpers durch die Wirkung der Schwerkraft. Gegen Ende der Standphase ist das Kniegelenk bereits wieder leicht gebeugt. Vor Beginn der Schwungphase wird das bisherige Standbein entlastet, das Körpergewicht auf das künftige Standbein verlagert.

In der *Schwungphase* wird der Oberschenkel des Spielbeins im Hüftgelenk gebeugt, die Fußspitze vom Boden abgehoben, das Spielbein – am Standbein vorbei – vorwärts geführt und mit der Ferse aufgesetzt. Das Vorschwingen des Spielbeins erfolgt als Pendelbewegung unter dem Einfluß der Schwerkraft, wird durch das Muskelspiel gesteuert und situationsgerecht modifiziert. Damit der Fuß nicht auf dem Boden schleift, muß der Unterschenkel beim Vorschwingen des Oberschenkels so lange gegen die Schwerkraftwirkung gebeugt gehalten werden (ischiokrurale Muskeln), bis auch er ungehindert durchschwingen kann. Der Fuß steht (während nahezu der gesamten Schwungphase) in annähernd rechtem Winkel zum Unterschenkel. Die Extensoren am Unterschenkel verhindern eine Plantarflexion des Fußes und damit ein Schleifen der Fußspitze auf dem Boden. Beim Aufsetzen der Ferse ist das Kniegelenk bereits wieder leicht gebeugt, der Fuß im oberen Sprunggelenk geringgradig dorsalflektiert.

Aus den Baueigentümlichkeiten des Extremitätenskeletts (z. B. Femurlänge, Tibiatorsion) und geringgradigen Unterschieden in der Steuerung des Muskelspiels ergibt sich eine *individualtypische Ausprägung des Gangs*. Bei einer Steigerung der Fortbewegungsgeschwindigkeit werden die hier beschriebenen Grundelemente des Gangs entsprechend modifiziert. Durch alternierende Mitbewegung der Arme (Spielbein und Arm der Gegenseite) wird die Ausbalancierung des Körpers und die wechselseitige Verlagerung des Körperschwerpunkts (vor allem beim schnellen Gehen und Laufen) erleichtert.

E. Oberflächenanatomie der unteren Extremität

1. Oberflächenrelief der unteren Extremität und tastbare Knochenpunkte

Oberflächenrelief. Auf der Ventralseite der Hüfte markiert die Leistenfurche die Grenze zwischen Rumpf und Oberschenkel. Sie liegt nur bei sehr mageren Menschen in Höhe des Leistenbands. Mit zunehmender Fetteinlagerung in der Subcutis schiebt sie sich immer deutlicher distalwärts auf den Oberschenkel. Beim muskelkräftigen, mageren Mann zeichnen sich die Mm. tensor fasciae latae und sartorius sowie die Adduktorengruppe durch die Haut ab. Über den Darmbeinkamm wölbt sich der Weichenwulst. Die Form der Gesäßbacken ist je nach der Ausbildung des großen Gesäßmuskels und der Dicke der subkutanen Fettschicht sehr variabel. Der Oberschenkel ist konisch geformt und verjüngt sich gegen das Knie zu.

Eine kräftige Ausbildung der Oberschenkelmuskulatur wölbt Vorder-, Seiten- und Rückfläche des Oberschenkels geringgradig vor. Die mediale Konturlinie des Oberschenkels ist annähernd gerade, oberhalb des Knies leicht eingezogen (M. sartorius). Pathologische Krümmungen des Femurschafts können die typische Kegelform auffällig verändern. Der Verlauf des M. sartorius und die Muskelbäuche der Mm. vasti medialis und lateralis sowie des M. biceps femoris sind bei muskelkräftigen Individuen sichtbar. An der Grenze zwischen Extensoren und Flexoren (Anheftung des Septum intermusculare femoris laterale an der Fascia lata) kann die Seitenfläche des Oberschenkels in Form einer Längsrinne eingesenkt sein. Auf der gerundeten Rückseite des Oberschenkels treten gegen die Kniekehle zu beiderseits die Ansatzsehnen der ischiokruralen Muskeln hervor und begrenzen den proximalen Teil der Fossa poplitea.

In der Kniekehle ist die Haut nur bei gebeugtem Knie zu einer rautenförmigen Grube eingesenkt, wobei die muskulösen Randwülste vor allem bei aktiver Beugung hervortreten. Bei gestrecktem Kniegelenk wölbt der Fettkörper im Bindegewebsraum der Kniekehle die Haut vor, wobei die von den ischiokruralen Muskeln gebildeten Randwülste durch Längsrinnen abgesetzt sind.

Die Beugefurchen in der Kniekehle erlauben keinen sicheren Schluß auf die Lage des Gelenkspalts. Die auch bei gestrecktem Knie erkennbare bogenförmige Hauptfurche liegt im allgemeinen proximal vom Gelenkspalt.

Am Kniegelenk lassen sich u. a. Patella, Corpus adiposum infrapatellare und Sehnenspiegel des M. quadriceps femoris durch die Haut erkennen. Bei der Frau sind durch die etwas reichlichere Fetteinlagerung in der Subcutis die Konturen etwas weicher. Bei kräftigem Knochenbau und schwacher Muskulatur erscheint das normale Kniegelenk relativ dick, bei adipösem Ober- und Unterschenkel dagegen schlank, da zwischen Haut und

Gelenkkapsel nur wenig Fett eingelagert ist. Am Unterschenkel liegt die Facies medialis der Tibia unmittelbar unter der Haut. Die Form der Wade wird durch die Muskelbäuche des M. triceps surae bestimmt. Reicht das Muskelfleisch des M. gastrocnemius weit nach distal oder ist beiderseits der Achillessehne reichlich subkutanes Fett eingelagert, so erscheint die Wade plump.

Vor und hinter beiden Knöcheln ist die Haut eingesenkt, die Achillessehne springt deutlich vor. Die äußere Form des Fußes wird in wesentlichem Maße durch das Fußskelett bestimmt. Der Fußrücken ist in Quer- und Längsrichtung gewölbt. Die Höhe des Fußrists wird durch die tibiale Hauptstrebe festgelegt. Zehenwärts wird der Fußrücken breiter. An der Fußsohle bilden Fersenballen, lateraler Fußrand, Großzehenballen und gemeinsamer Zehenballen die Unterstützungsflächen des Fußskeletts. Der mediale Fußrand ist zur Fußsohlennische hochgewölbt. Eine Querfurche (Abb. **157a**) trennt die beiden Zehenballen von den Vorwölbungen der Zehen, den Zehenkuppen.

Beim Stehen mit geschlossenen Füßen berühren sich bei »geraden« Beinen (Traglinie verläuft jederseits durch die Mitte des Kniegelenks) die Knöchel, die Waden und die Knie. Rautenförmige Zwischenräume bestehen proximal der Knöchelregion und distal vom Knie, beim Mann auch in mittlerer Höhe des Oberschenkels. Bei der Frau liegen die Oberschenkel einander an.

Die Haut der unteren Extremität ist derb an der dorsolateralen Seite des Oberschenkels und im Bereich des Kniegelenks, dick und stark verhornt vor allem an der Ferse, am lateralen Fußrand, am gemeinsamen Zehenballen und am Großzehenballen. Auffällig dünn ist die Haut an beiden Knöcheln. Haare und Talgdrüsen fehlen an der Planta pedis. Beim adulten Mann können Oberschenkel (vorn, seitlich und hinten) am Unterschenkel (vor allem vorn) stark behaart sein. Am Unterschenkel ist oft auch bei Frauen eine Terminalbehaarung deutlich ausgebildet.

Die Leistenhaut der Fußsohle und der Zehenkuppen zeigt – wie Hohlhand und Fingerbeeren – ein individualtypisches Hautleistensystem. Im Gesäßbereich und an den Unterstützungsflächen der Fußsohle ist das subkutane Fettgewebe gekammert. Die Haut läßt sich hier nicht in Falten abheben. An Ober- und Unterschenkel ist die Haut gut verschieblich. Die lockere Textur der Subcutis läßt im Knöchelbereich und auf dem Fußrükken ausgedehnte Flüssigkeitsansammlungen zu.

Bei Kreislaufstörungen treten Ödeme vor allem im Knöchelbereich und am Fußrücken auf. Bei längerem Stehen schwellen »die Füße« an.

Die *Spaltlinien* der Haut verlaufen an Oberschenkel und Unterschenkel in Längsrichtung, in der Kniekehle dagegen quer (Abb. **71**).

Tastbare Knochenpunkte. Von allen Skelettelementen der unteren Extremität lassen sich zumindest Knochenvorsprünge, Randkonturen oder Teilflächen durch Haut und nur mäßig dicke Weichteile tasten. Die dorsale und die dorsolaterale Beckenwand können vom Rectum (bei der Frau auch

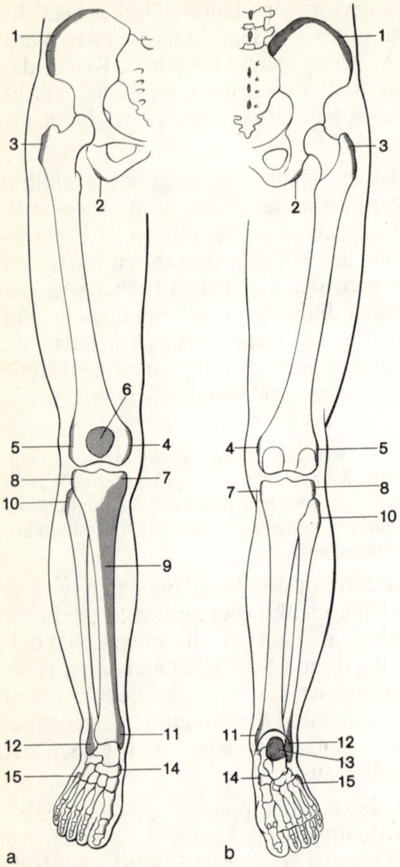

Abb. 165. **Tastbare Knochenpunkte am Skelett der unteren Extremität** (nach *v. Lanz-Wachsmuth*)
a Ansicht von vorn
b Ansicht von hinten
1 Crista iliaca
2 Tuber ischiadicum
3 Trochanter major
4 Epicondylus medialis ossis femoris
5 Epicondylus lateralis ossis femoris
6 Patella
7 Seitenfläche des Condylus medialis tibiae
8 Seitenfläche des Condylus lateralis tibiae
9 Facies medialis tibiae
10 Caput fibulae
11 Malleolus medialis
12 Malleolus lateralis
13 Tuber calcanei
14 Tuberositas ossis navicularis
15 Tuberositas ossis metatarsalis V

von der Vagina) aus abgetastet werden. Der Pfannenrand des Hüftgelenks, Schenkelhals und Femurschaft sowie der größte Teil des Fibulaschafts sind dagegen vollständig von Muskeln bedeckt.

Hautnah gelegen und daher ohne Schwierigkeiten zu tasten sind (Abb. **165**)
- am *Hüftbein:* die Crista iliaca, die Spinae iliacae anterior superior und posterior superior sowie das Tuber ischiadicum,
- am *Oberschenkel:* der Trochanter major, die beiden Epikondylen des Os femoris und die Patella,
- am *Unterschenkel:* die Seitenflächen beider Tibiakondylen, das Caput

fibulae, die Tuberositas tibiae, die mediale Fläche der Tibia und beide Knöchel,
- am *Fuß:* das Tuber calcanei, die Tuberositas ossis navicularis und die Tuberositas ossis metatarsalis V.

Relativ gut tastbar sind auch Ossa tarsi und metatarsi am Fußrücken, die Köpfe der Mittelfußknochen auf der Plantarseite sowie Seiten- und Rükkenflächen der Zehen.

Für die Längenmessung einzelner Skelettabschnitte der unteren Extremität werden üblicherweise die Spina iliaca anterior superior, der Trochanter major, der Oberrand des medialen Tibiakondylus und der Malleolus medialis als relativ gut bestimmbare *Meßpunkte* genutzt.

2. Hautgefäße und -nerven der unteren Extremität

a) Hautvenen

Der Rückstrom des Bluts erfolgt am Bein über tiefe, subfasziale Venen, die mit den Arterien verlaufen, und (zum geringeren Teil) über *oberflächliche,* epifaszial gelegene *Venen* (Abb. **166**), die Blut aus Haut und Unterhaut (sowie aus den tiefen Schichten des Fußes und der Knöchelregion) ableiten.

Die Hautvenen, die eine dickere Gefäßwand besitzen als tiefe Venen gleichen Kalibers, können durch die Haut tastbar und auch sichtbar sein.

Das Blut aus den oberflächlichen Venennetzen wird über die *V. saphena magna* in die V. femoralis, über die *V. saphena parva* in die V. poplitea geleitet. Zwischen diesen beiden Hautvenen und dem System der tiefen Venen bestehen zahlreiche Tiefenanastomosen (in der Klinik Vv. communicantes oder perforantes genannt), die durch die Faszie treten. Venenklappen in den Hautvenen und den Tiefenanastomosen richten den Blutstrom an Unter- und Oberschenkel zu den tiefen Venen.

Am Fuß und in der Knöchelgegend ist der überwiegende Teil der Venenverbindungen klappenfrei. Die klappenführenden Anastomosen lenken den Blutstrom je zur Hälfte zu den tiefen und zu den oberflächlichen Venen.

Durch die zahlreichen Verbindungen zwischen oberflächlichen Venen, zwischen tiefen Venen und zwischen beiden Systemen bilden die Venen der unteren Extremität ein vielmaschiges, dreidimensionales Netzwerk. Die Unterbindung einzelner Venen bleibt daher in der Regel ohne schädliche Folgen. Die Unterbindung der V. femoralis ruft dagegen eine hochgradige venöse Stauung hervor.

Sind die Venenklappen in den Tiefenanastomosen funktionsuntüchtig, so wird dadurch auch der Rücktransport des Bluts in den tiefen Venen ungünstig beeinflußt; denn die Wirkung der »Muskelpumpe« wird herabgesetzt oder aufgehoben, weil das Blut nunmehr aus den subfaszialen in die epifaszialen Venen zurück-

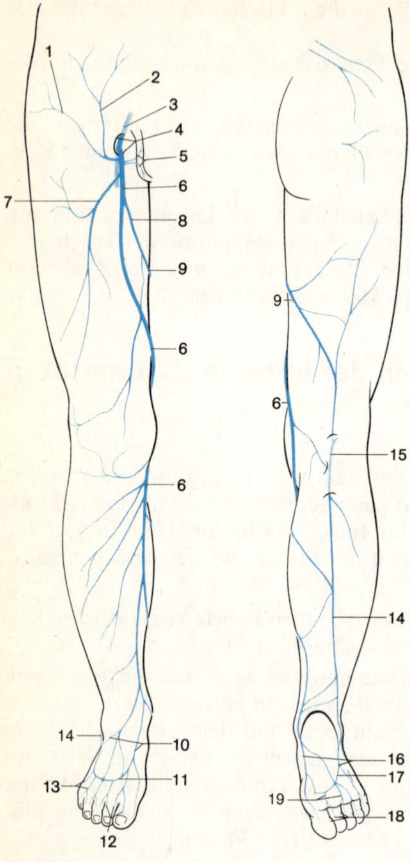

Abb. 166. **Hautvenen der unteren Extremität**
a Ventralseite
b Dorsalseite
1 V. circumflexa superficialis ilium
2 V. epigastrica superficialis
3 V. femoralis
4 Hiatus saphenus, begrenzt durch den Margo falciformis
5 Vv. pudendae externae
6 V. saphena magna
7 V. cutanea anterior femoris
8 V. saphena accessoria
9 V. femoropoplitea
10 Rete venosum dorsale pedis
11 Arcus venosus dorsalis pedis
12 Vv. digitales dorsales pedis
13 Vv. metatarsales dorsales subcutaneae
14 V. saphena parva
15 V. poplitea
16 Rete venosum plantare
17 Arcus venosus plantaris
18 Vv. digitales plantares
19 Vv. metatarsales plantares

strömt und sich dort staut. Dies führt zu örtlichen Ernährungsstörungen, in der Folge zu Ödemen und Geschwürbildungen (Ulzeration). Varizen sind im Bereich der Vv. saphenae besonders häufig.

Auf dem Fußrücken ist epifaszial ein engmaschiges Venennetz ausgebildet, *Rete venosum dorsale pedis* (Abb. **166a**), das Blut aus den tiefen Venen des Fußrückens und der Fußsohle, aber auch aus dem (am Handteller fehlenden) subkutanen Venennetz der Planta pedis (Abb. **166b**) aufnimmt.

Die Längsstämme des Venennetzes liegen vorwiegend an Groß- und Kleinzehenseite, Querverbindungen vor allem im distalen Bereich der Mittelfußknochen und an der Dorsalseite beider Sprunggelenke. Das Lumen der epifaszialen Gefäße ist meist weiter als das der tiefen Venen. Direkte Verbindungen zu dem oberflächlichen Venennetz der Fußsohle bestehen an beiden Fußrändern und zwischen den Zehen in den Interdigitalfalten.

Die **V. saphena magna** (Abb. **166**) entsteht aus Längsvenen an der Medialseite des Fußrückens und nimmt das Blut aus dem Venennetz des inneren Knöchels auf, *vor* dem sie zur medialen Seite des Unterschenkels verläuft. Sie zieht mit dem N. saphenus hinter dem Condylus medialis des Os femoris vorbei und gelangt über die Vorderfläche des Oberschenkels zum Hiatus saphenus, wo sie sich in die V. femoralis einsenkt (Abb. **204**).

In die V. saphena magna münden an Unter- und Oberschenkel zahlreiche Venen. Von der medialen Fläche des Oberschenkels kann eine *V. saphena accessoria* kommen, vom Venennetz der lateralen Vorderfläche (distales und mittleres Drittel) eine sogenannte *V. cutanea anterior femoris* Blut ableiten. Meist treten nahe dem Hiatus saphenus auch die *V. epigastrica superficialis* (aus der Bauchhaut unterhalb des Nabels), die *V. circumflexa superficialis ilium* (aus der Haut der Leistenregion) und *Vv. pudendae externae* (aus der Haut des äußeren Genitale) in die V. saphena magna, gelegentlich in die V. femoralis ein.

Die **V. saphena parva** (Abb. **166 b**) geht am lateralen Fußrand aus dem Venennetz des Fußrückens hervor und erhält Zuflüsse im Knöchelbereich. Sie verläuft *hinter* dem äußeren Knöchel zur Wade, dringt durch die Fascia cruris und mündet zwischen den beiden Gastroknemiusköpfen in die V. poplitea.

Am Unterschenkel bestehen meist mehrere Querverbindungen zur V. saphena magna. Eine oberflächliche Anastomose kann die V. saphena parva um die Innenseite des Oberschenkels herum mit der V. saphena magna verbinden (V. femoropoplitea) und einen mehr oder minder großen Teil des Bluts auf diesem Weg der V. femoralis zuführen. Tiefenanastomosen können auch zu den Vv. perforantes oder circumflexae femoris bestehen.

b) Oberflächliche Lymphbahnen

Mit den oberflächlichen und den tiefen Venen der unteren Extremität verlaufen – wie am Arm – *epifasziale* und *subfasziale Lymphbahnen,* die am Fuß, im Bereich der Kniekehle und in der Leistengegend durch Tiefenanastomosen miteinander in Verbindung stehen.

In der Gesäßgegend und an der Rückseite des Oberschenkels treten die oberflächlichen Lymphgefäße nach kurzen Verlauf durch die Fascia lata (Abb. **167 b**) und münden in die Vasa lymphatica profunda ein, oberflächliche Längsgefäße fehlen.

Die Hauptstränge der Vasa lymphatica superficialia des Beins verlaufen mit den beiden Vv. saphenae (Abb. **167**).

Die oberflächlichen Lymphgefäßnetze an Fußrücken und Fußsohle stehen miteinander und mit den tiefen Lymphbahnen in Verbindung.

Die Lymphgefäße in Begleitung der V. saphena magna leiten Lymphe vorwiegend von der medialen Seite des Fußes sowie aus der Haut (des größten Teils) des Unterschenkels und des Oberschenkels den oberflächlichen Leistenlymphknoten zu. Die Lymphe von der lateralen Seite des Fußes und aus der äußeren Knöchelregion wird durch Lymphgefäße abgeleitet, die am Unterschenkel mit der V. saphena parva verlaufen und entweder durch die Fascia cruris in die *Nodi lymphatici popliteales* einmünden oder zu den epifaszialen Lymphbahnen längs der V. saphena magna ziehen. Der weitaus größte Teil der Lymphe, die über die oberflächlichen Lymphbahnen des Beins abströmt, wird somit unmittelbar den oberflächlichen Leistenlymphknoten zugeleitet.

Die (7–15) **Nodi lymphatici inguinales superficiales** (Abb. **167 a, 204** u. **210 a**) liegen in der Leistenbeuge auf der Fascia lata. Die beiderseits des mündungsnahen Abschnitts der V. saphena magna angeordnete Gruppe (Längszug) nimmt Lymphe aus Haut und Unterhaut (fast) der ganzen unteren Extremität sowie aus den tiefen Schichten des Fußes auf. Zu den

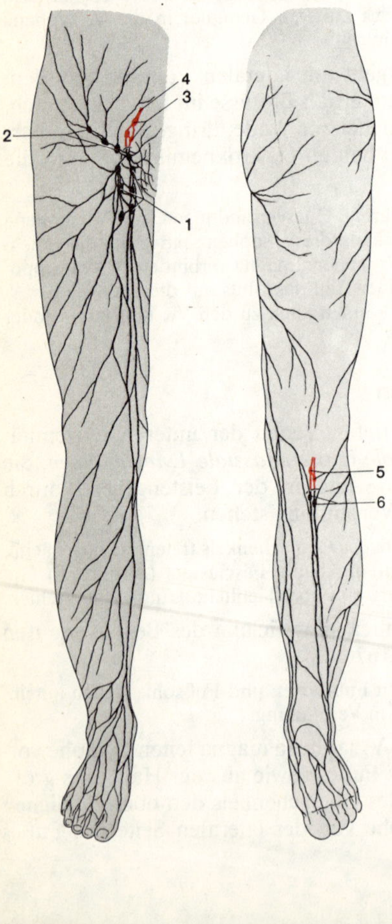

Abb. 167. **Oberflächliche Lymphbahnen des Beins und Leistenlymphknoten**
Oberflächliche Lymphbahnen und -knoten ▬
tiefe Lymphbahnen und -knoten ▬ (rot)
1 Nodi lymphatici inguinales superficiales, Längszug
2 Nodi lymphatici inguinales superficiales, Schrägzug
3 Nodi lymphatici inguinales profundi
4 tiefe Lymphbahnen zu den Nodi inguinales iliaci externi
5 Nodi lymphatici popliteales profundi
6 Nodi lymphatici popliteales superficiales

längs des Lig. inguinale gelegenen Lymphknoten (Schrägzug) treten Lymphgefäße aus der Bauchwand (unterhalb des Nabels), aus dem kaudalen Abschnitt des Rückens, von Gesäß, Damm und äußerem Genitale, bei der Frau auch vom Fundus uteri (längs dem Lig. teres uteri durch den Leistenkanal).

Die Lymphknoten beider Gruppen stehen untereinander in Verbindung. Die Aufteilung der Einzugsgebiete auf beide Lymphknotengruppen ist variabel. Beinlymphe kann auch in Knoten des Schrägzugs, Lymphe aus dem Genitalbereich in mediale Knoten des Längszugs (oder zu den oberflächlichen Leistenlymphknoten der Gegenseite) gelangen.

Vergrößerte Lymphknoten (z. B. bei Entzündungen im Einzugsgebiet, Tumormetastasen) sind durch die Haut tastbar, gelegentlich auch sichtbar.

Die abführenden Lymphgefäße der Nodi lymphatici inguinales superficiales treten durch die Fascia cribrosa zu den tiefen Leistenlymphknoten.

c) Hautnerven

Innervationsgebiete. Die Innervationsareale der Hautnerven der unteren Extremität sind – wie am Arm – unregelmäßig geformt. Die Ausbreitungsgebiete der einzelnen Nerven überlappen sich, wobei sich die Nervenfasern für die verschiedenen Sinnesqualitäten, die aus ein- und demselben Nerven stammen, verschieden verhalten und außerdem noch gewisse individuelle Differenzen bestehen.

Beschrieben werden – wie am Arm – die anatomischen Hautfelder, d. h. die präparatorisch darstellbaren Verbreitungsgebiete der Hautnerven in der Subcutis. Da manche Hautareale von zwei (oder mehr) Nerven versorgt werden, sind die klinisch (bei Lähmung des betreffenden Nerven) nachweisbaren Autonomgebiete der Nerven meist wesentlich kleiner oder fehlen wie bei den Nn. iliohypogastricus und genitofemoralis völlig.

Die Haut der unteren Extremität wird sensibel innerviert (Abb. **168**) am **Oberschenkel** durch

- die *Nn. clunium superiores* (Rr. dorsales der Nn. lumbales I–III) in der kranialen Gesäßregion,
- die *Nn. clunium medii* (Rr. dorsales der Nn. sacrales I–III) im mediokranialen Abschnitt der Gesäßgegend,
- die *Nn. clunium inferiores* (aus dem N. cutaneus femoris posterior) im kaudalen Bereich der Gesäßregion,
- den *R. cutaneus lateralis* des *N. iliohypogastricus* distal vom Darmbeinkamm,
- die *Rr. femoralis* (ventral) und *genitalis* (ventromedial) des *N. genitofemoralis* unterhalb des Leistenbandes,
- die *Nn. scrotales (labiales) anteriores* des *N. ilioinguinalis* in einem dem Hodensack (den großen Schamlippen) benachbarten Feld,
- den *N. cutaneus femoris posterior* an der Dorsalseite,
- den *N. cutaneus femoris lateralis* an der lateralen Seite,

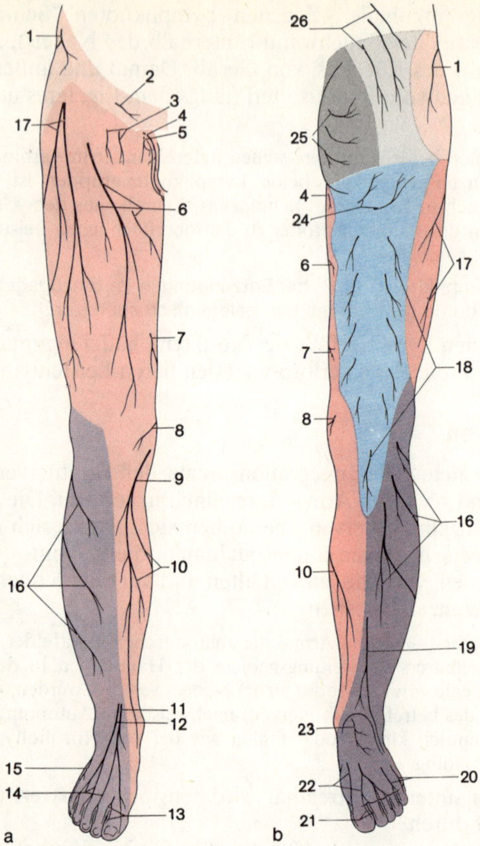

Abb. 168. **Hautnerven und anatomische Hautfelder der unteren Extremität**
a Ventralseite des Beins
b Dorsalseite des Beins

Innervationsgebiete
- Äste der Rr. dorsales der Nn. lumbales$_{1-3}$
- Äste der Rr. dorsales der Nn. sacrales$_{1-3}$
- Ast des Plexus lumbalis mit Fasern aus dem R. anterior des N. thoracicus$_{12}$
- Äste des Plexus lumbalis
- Äste des Plexus sacralis mit Fasern aus dem Plexus lumbalis (über den Truncus lumbosacralis)
- Äste des Plexus sacralis

- die *Rr. cutanei anteriores* des *N. femoralis* an der ventralen und ventromedialen Seite,
- den *R. cutaneus* des *N. obturatorius* an der medialen Seite oberhalb des Kniegelenks,
- den *R. infrapatellaris* des *N. saphenus* (aus dem N. femoralis) an der medialen Seite unterhalb der Kniescheibe;

am **Unterschenkel** durch
- den *N. cutaneus surae lateralis* auf der lateralen Seite,
- die *Rr. cutanei cruris mediales* des *N. saphenus* (aus dem N. femoralis) auf der medialen Seite,
- den *N. suralis* (Vereinigung des N. cutaneus surae medialis aus dem N. tibialis mit dem R. communicans peronaeus aus dem N. cutaneus surae lateralis) über der Achillessehne und am lateralen Knöchel;

am **Fußrücken** durch
- den *N. saphenus* am medialen Fußrand,
- den *N. cutaneus dorsalis medialis* (aus dem N. peronaeus superficialis) an der medialen Seite, am medialen Rand der Großzehe und den einander zugekehrten Rändern der 2. und der 3. Zehe,
- den *N. cutaneus dorsalis intermedius* (aus dem N. peronaeus superficialis) an der lateralen Seite und den einander zugekehrten Rändern der 3. und der 4. sowie der 4. und der 5. Zehe,
- den *N. peronaeus profundus* an den einander zugekehrten Seiten der 1. und der 2. Zehe,
- den *N. cutaneus dorsalis lateralis* (aus dem N. suralis) am lateralen Fußrand und am lateralen Rand der 5. Zehe;

an der **Fußsohle** durch
- die *Rr. calcanei mediales* (aus dem N. tibialis) im Fersenbereich,
- den *N. plantaris medialis* (aus dem N. tibialis) im medialen Teil und an den 3 ½ medialen Zehen,

---

◀ 1 R. cutaneus lateralis } des N. iliohypogastricus
2 R. cutaneus anterior }
3 Äste des R. femoralis } des N. genitofemoralis
4 R. genitalis }
5 Nn. scrotales anteriores des N. ilioinguinalis
6 Rr. cutanei anteriores des N. femoralis
7 R. cutaneus des N. obturatorius
8 R. infrapatellaris des N. saphenus
9 N. saphenus
10 Rr. cutanei cruris mediales des N. saphenus
11 N. cutaneus dorsalis medialis
12 N. cutaneus dorsalis intermedius
13 Nn. digitales dorsales hallucis lateralis und digiti secundi medialis
14 Nn. digitales dorsales pedis
15 N. cutaneus dorsalis lateralis
16 Äste des N. cutaneus surae lateralis
17 Äste des N. cutaneus femoris lateralis
18 Äste des N. cutaneus femoris posterior
19 N. suralis
20 Nn. digitales plantares communes aus dem N. plantaris lateralis
21 Nn. digitales plantares proprii
22 Nn. digitales plantares communes aus dem N. plantaris medialis
23 Rr. calcanei mediales aus dem N. tibialis
24 Nn. clunium inferiores
25 Nn. clunium medii
26 Nn. clunium superiores

– den *N. plantaris lateralis* (aus dem N. tibialis) im lateralen Teil und an den 1 ½ lateralen Zehen.

Segmentbezüge der Haut der unteren Extremität (Abb. **169**). Die Dermatome der unteren Extremität stammen aus den Somiten L_{2-5} und S_{1-5}. Wie am Arm sind die Hautsegmente zu unterschiedlich breiten Streifen in die Länge gezogen. Am weitesten nach distal reichen die Dermatome L_5 und S_1, die – ebenso wie L_4 – nicht mehr mit den entsprechenden Rumpfsegmenten in Verbindung stehen. Die Grenze zwischen lumbalen und sakralen Segmenten liegt am Oberschenkel in einer annähernd frontalen, am Unterschenkel in einer mehr sagittalen Ebene.

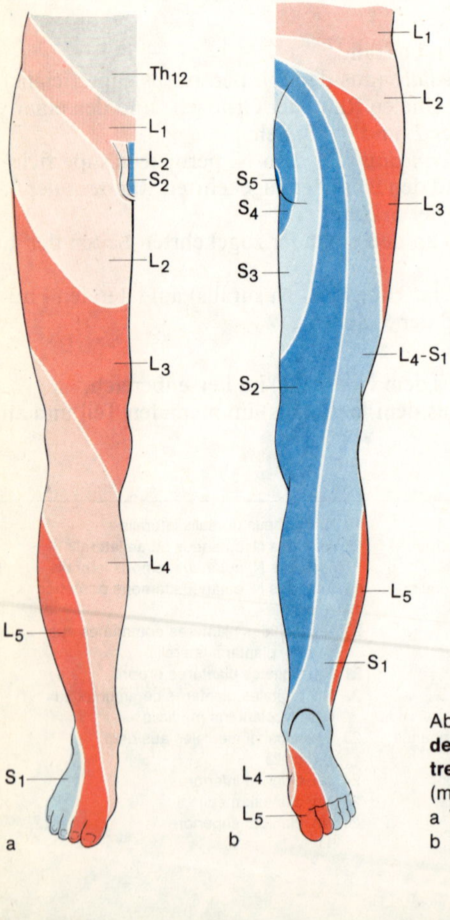

Abb. 169. **Segmentbezüge der Haut der unteren Extremität** (Dermatome) (modifiziert nach *Hansen* u. *Schliack*)
a Ventralseite des Beins
b Dorsalseite des Beins

Die aufgrund klinischer Beobachtungen und anatomischer Untersuchungen erstellten Dermatomschemata der unteren Extremität differieren in manchen Einzelheiten beträchtlich. Unbestritten ist, daß das Dermatom L_2 am ehesten die Gürtelform bewahrt hat und sich distal an L_1 (Leistenregion) anschließt. Das Segment L_3 breitet sich vor allem auf der distalen Vorderfläche des Oberschenkels aus. Ein V-förmiges Hautsegment, dessen Winkelscheitel in der Haut über dem Lig. anococcygeum liegt, wird S_5 zugeschrieben und von dem Dermatom S_4 umgeben. Das Segment S_3 liegt an der medialen Seite des proximalen Oberschenkels und reicht in die Glutäalregion, während sich an der Rückseite des Oberschenkels und an der dorsomedialen Seite des Unterschenkels das streifenförmige Areal von S_2 erstreckt. Das Hautsegment L_4, das distalwärts auf L_3 folgt, zieht schräg von proximal lateral nach distal medial über die Vorderfläche des Unterschenkels hinweg und reicht bis zum medialen Fußrand. Die Haut am medialen Teil von Fußrücken und Fußsohle und den zwei medialen Zehen gehört dem Segment L_5 zu, das sich auch noch auf die ventrolaterale Seite des Unterschenkels vorschiebt. Zum Hautsegment S_1 gehören ein Streifen an der Dorsalseite des Unterschenkels und die Haut an der Ferse, an der lateralen Seite von Fußrücken und Fußsohle sowie an den Zehen III–V.

10. Rumpfwand

Die **Rumpfwand** umschließt den Brust- und den Bauchraum, sie ist primär segmental gegliedert (→ Metamerie der Leibeswand, S. 12). Die Skelettgrundlage wird von den Brust- und den Lendenwirbeln, den Rippen und dem Brustbein gebildet. Kranialwärts reicht die Rumpfwand bis zur oberen Thoraxapertur (Abb. **193**), kaudal wird sie beiderseits von Darmbeinkamm und Leistenband, ventromedian von der Schambeinfuge begrenzt.

Die Rumpfwand läßt sich in die kranial gelegene *Brustwand* und die kaudal anschließende *Bauchwand* gliedern. Als Grenzmarke gilt die untere Thoraxapertur, deren Skelettumrandung beiderseits vom Schwertfortsatz des Brustbeins über den Rippenbogen und das freie Ende der 11. und der 12. Rippe zum 12. Brustwirbel abfällt.

Eine Unterteilung der Rumpfwand in vordere, seitliche und hintere Brust- und Bauchwand erleichtert die Lagebeschreibung von Muskeln, Gefäßen oder Nerven in diesem Bereich. Eine solche Gliederung bleibt jedoch willkürlich, da es an der Rumpfwand dafür keine scharfen Grenzen gibt.

Genetisch begründen läßt sich die Abgrenzung des mittleren Bereiches der dorsalen Körperwand als *dorsale Leibeswand.* Hier hat sich beiderseits der Medianlinie die ortsständige dorsale Muskelanlage, das Epimer, zur autochthonen Rückenmuskulatur entwickelt. Ihr ist als Skelettsystem die Wirbelsäule zugeordnet. Zur autochthonen Rückenmuskulatur und zu der sie bedeckenden Haut entsenden segmentale Gefäße und Nerven einheitlich jeweils den R. dorsalis, während der R. ventralis die ventrale (oder auch ventrolaterale) Leibeswand versorgt.

Als *Rücken, Dorsum,* bezeichnet man in der topographischen Anatomie die Dorsalseite des Stammes. Dieser Körperbereich umfaßt somit auch die dorsale Leibeswand und erstreckt sich vom Hinterhaupt (Linea nuchae superior) bis zur Steißbeinspitze. Die seitliche Begrenzung ist nicht exakt festgelegt.

In der nachfolgenden Darstellung wird die dorsale Leibeswand in einem eigenen Abschnitt (A.) abgehandelt. Sie umfaßt – über die eigentliche Rumpfwand hinaus – auch die kranialwärts im Halsbereich anschließende Nackenregion, *Regio cervicalis posterior,* und kaudalwärts die Kreuzbein-Steißbein-Gegend, *Regio sacralis.* Seitwärts wird die dorsale Leibeswand konventionellerweise beiderseits durch eine senkrechte Linie am lateralen Rand der autochthonen Rückenmuskulatur (→ M. erector spinae, S. 481) abgegrenzt.

Der Terminus »dorsale Leibeswand« wird hier als genetischer (und nicht als topographischer) Begriff verwandt. Um bei der Beschreibung der Oberflächenanatomie (B.) auch die in den Bereich der dorsalen Leibeswand aus Kiemenbogen- und Extremitätenmuskelmaterial eingewanderten Muskeln berücksichtigen zu können, wird dort die Oberflächentopographie des Rückens (und nicht nur der dorsalen Leibeswand) dargestellt.

Entsprechend werden im Abschnitt »C. Ventrale Rumpfwand« die eigentliche Brust- und Bauchwand (ohne die der dorsalen Leibeswand zuzurechnenden Gebilde) betrachtet. Beschrieben werden in diesem Abschnitt die – nach der genetischen Gliederung – ventrale Leibeswand und das – Brust- und Bauchraum trennende – Zwerchfell.

Im Abschnitt »D. Oberflächenanatomie der vorderen Rumpfwand« wird die Topographie der oberflächlichen Schicht von Brust- und Bauchwand abgehandelt.

A. Dorsale Leibeswand

1. Wirbelsäule

Die **Wirbelsäule,** *Columna vertebralis,* bildet das *Achsenskelett* des Menschen. Sie ist kennzeichnendes Baumerkmal aller *Wirbeltiere, Vertebrata,* und ersetzt die in der frühen Embryonalzeit gebildete Rückensaite, *Notochorda (Chorda dorsalis),* als Achsenorgan. (Die Wirbeltiere sind ein Unterstamm der Chordatiere.) Im Wirbeltierbauplan liegt die Wirbelsäule dorsal von der Aorta und – mit ihrer Hauptmasse – ventral vom Rückenmark, das in den Wirbelkanal eingeschlossen ist.

Die Wirbelsäule trägt als elastischer, doppelt S-förmiger Stab die Masse des Stammes (Kopf, Hals, Rumpf) und der oberen Extremität. Sie ermöglicht zugleich umfangreiche Bewegungen des Stamms in allen Ebenen des Raums und erfüllt somit gleichermaßen Aufgaben der Statik und der Dynamik. Der Aufbau der Wirbelsäule aus zahlreichen knöchernen und bindegewebigen Einzelelementen, von denen jedes nur einen kleinen Beitrag zur Beweglichkeit leistet, bildet die morphologische Grundlage der beiden scheinbar gegensinnigen Funktionen.

a) Skelettelemente der Wirbelsäule

Die **Wirbel,** *Vertebrae,* sind die Bauelemente der knöchernen Wirbelsäule. Sie besitzen eine einheitliche Grundform, die in den einzelnen Abschnitten der Wirbelsäule in Anpassung an die unterschiedlichen statischen und dynamischen Erfordernisse modifiziert ist.

Die Gliederung der Wirbelsäule geht auf die Segmentation der Somiten zurück. Das Wirbelkörperblastem verschiebt sich in der Ontogenese um eine halbe Segmenthöhe kranialwärts gegen die Myotome.

Grundform des Wirbels

Jeder Wirbel (Abb. **170–174**) besteht aus zwei Hauptteilen:
- dem kurzen, zylinderförmigen *Wirbelkörper, Corpus vertebrae,* und
- dem schlankeren, spangenartigen *Wirbelbogen, Arcus vertebrae.*

Die Wirbelkörper stehen durch faserknorpelige Zwischenwirbelscheiben, die Wirbelbogen über Gelenkfortsätze sowie jeweils durch Bandzüge miteinander in Verbindung.

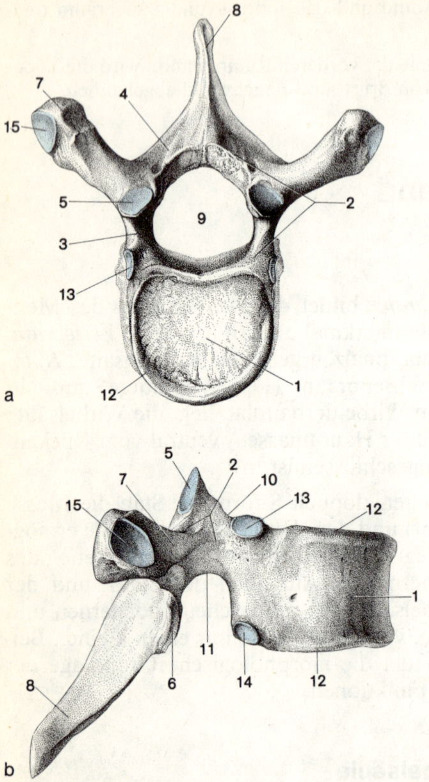

Abb. 170. **Grundform des Wirbels, dargestellt am 6. Brustwirbel**
a Ansicht von kranial
b Ansicht von rechts
1 Corpus vertebrae
2 Arcus vertebrae
3 Pediculus arcus vertebrae
4 Lamina arcus vertebrae
5 Proc. articularis superior
6 Proc. articularis inferior
7 Proc. transversus
8 Proc. spinosus
9 Foramen vertebrale
10 Incisura vertebralis superior
11 Incisura vertebralis inferior
12 Randleiste
3–15 *typische Baumerkmale der Brustwirbel*
13 Fovea costalis superior
14 Fovea costalis inferior
15 Fovea costalis processus transversi

Wirbelkörper. Vorder- und Seitenrand der beiden Endflächen sind stark konvex gekrümmt, der Hinterrand ist geringgradig eingezogen. Da an jeder Endfläche die *Randleiste* wulstartig vorspringt, sind Vorder- und Seitenfläche der Wirbelkörper etwas ausgekehlt, ihre Hinterfläche ist nahezu plan.

An den vertikalen Flächen der Wirbelkörper ist eine Reihe von Foramina erkennbar, durch die Gefäßäste hindurchtreten. Mit Ausnahme der Randleisten (Epiphysen des Wirbelkörpers) ist die Corticalis an den Endflächen außerordentlich dünn und siebartig durchbrochen. Die zahllosen feinen Öffnungen der Spongiosaräume (rotes Knochenmark) werden an beiden Endflächen jeweils von einer hyalinknorpeligen Abschlußplatte bedeckt, die den knöchernen Wirbelkörper mit der kranial oder kaudal anschließenden Zwischenwirbelscheibe verbindet.

Die Spongiosabälkchen der Wirbelkörper sind vorwiegend vertikal und horizontal ausgerichtet. Anordnung und Dichte entsprechen den in

Modellversuchen nachgewiesenen Hauptspannungsrichtungen und der Beanspruchungsverteilung. Die auf axialen Druck beanspruchten Körper der präsakralen Wirbel sind funktionell angepaßt. Sie nehmen von kranial nach kaudal an Höhe und Flächengröße zu.

Die relativen Querdurchmesser aller Wirbelkörper (bezogen auf die Gesamthöhe aller Wirbelkörper) sind beim Mann größer als bei der Frau.

Zwei oder mehrere Wirbelkörper können symmetrisch oder asymmetrisch verschmolzen (synostosiert) sein: Blockwirbel. In die Blockbildung sind häufig auch die Wirbelbogen einbezogen.

Wirbelbogen. Wurzelstück, *Pediculus arcus vertebrae,* und – dorsal anschließend – Seitenstück bilden die paarigen Bogenanteile, die durch das unpaare Schlußstück, *Lamina arcus vertebrae,* verbunden werden.

Das Wurzelstück, das sich nur an die obere Hälfte (der dorsolateralen Kante) des Wirbelkörpers anschließt, ist dünner und niedriger als der übrige Bogenabschnitt, so daß am kranialen und am kaudalen Rand eine *Incisura vertebralis superior* und *inferior* entsteht. Die einander zugewendeten Aussparungen zweier benachbarter Wirbelbögen begrenzen (gemeinsam mit den freien Flächen zweier Wirbelkörper unter- und oberhalb der Bogenwurzeln, der dorsolateralen Fläche der Zwischenwirbelscheibe und den miteinander artikulierenden Gelenkfortsätzen) jeweils ein *Zwischenwirbelloch* (genau genommen einen kurzen Kanal), *Foramen intervertebrale* (Abb. **182**), durch das ein Spinalnerv aus dem Wirbelkanal austritt.

Die Zwischenwirbellöcher sind im Bereich der Halswirbelsäule eng, im thorakalen und im lumbalen Abschnitt dagegen relativ weit, wobei im Lumbalbereich die Zwischenwirbelscheiben einen größeren Anteil der Begrenzung bilden als in den kranialen Wirbelsäulenabschnitten (Bandscheibenprolaps zu über 90% in der Lumbalregion der Wirbelsäule [Ischiasschmerz], Einengung der Zwischenwirbellöcher durch Exostosenbildung überwiegend in der Halsregion). Der durch das Zwischenwirbelloch tretende Spinalnerv ist in Fettgewebe eingebettet und wird von Blutgefäßen (vor allem Venenplexus) begleitet.

Das Seitenstück des Wirbelbogens trägt zwei *Gelenkfortsätze,* einen nach kranial gerichteten *Proc. articularis superior* und einen nach kaudal vorspringenden *Proc. articularis inferior,* deren überknorpelte Gelenkfläche, Facies articulares superior und inferior, mit der Gelenkfläche des entsprechenden Fortsatzes des vorhergehenden oder des nachfolgenden Wirbelbogens artikuliert. Nach lateral geht von jedem Wirbelbogen ein kräftiger Seitenfortsatz ab, der bei Hals- und Brustwirbels als *Querfortsatz, Proc. transversus,* bezeichnet wird. Das unpaare Schlußstück des Bogens entsendet nach dorsal einen median gelegenen *Dornfortsatz, Proc. spinosus,* der den Wirbelkanal von dorsal überdeckt.

Sind die beiden Wirbelbogenhälften dorsal nicht miteinander verschmolzen, so fehlt das Schlußstück des Bogens (am häufigsten im Lumbosakralbereich). Es liegt eine *Spina bifida* vor.

Wirbelkanal. Der Wirbelbogen begrenzt zusammen mit der Hinterfläche des Wirbelkörpers das *Wirbelloch, Foramen vertebrale.* Die Gesamtheit aller Foramina vertebralia bildet den *Wirbelkanal, Canalis vertebralis,* der das Rückenmark aufnimmt. Seine Wand wird im intervertebralen Bereich durch die Zwischenwirbelscheiben und durch Bandzüge vervollständigt. Der Wirbelkanal ist in den verschiedenen Regionen der Wirbelsäule ungleich weit, seine Durchmesser sind – entsprechend der Lage der Verdickung des Rückenmarks – im unteren Hals- und im oberen Lendenbereich am größten. die Krümmungen des Wirbelkanals entsprechen den Krümmungen der Wirbelsäule.

Regionale Gliederung der Wirbelsäule

Aufgrund typischer Abwandlungen vom zuvor beschriebenen allgemeinen Bauplan des Wirbels lassen sich folgende Regionen der Wirbelsäule abgrenzen und unterscheiden (Abb. **183 a**):

7 Halswirbel, *Vertebrae cervicales*	= 24 präsakrale Wirbel
12 Brustwirbel, *Vertebrae thoracicae*	
5 Lendenwirbel, *Vertebrae lumbales*	
5 Kreuzwirbel, *Vertebrae sacrales*	= Kreuzbein, *Os sacrum*
4 (3–6) Steißwirbel, *Vertebrae coccygeae*	= Steißbein, *Os coccygis*

Die Kreuzwirbel sind zu einem einheitlichen Knochen, dem Kreuzbein, *Os sacrum,* vereinigt, die Steißwirbel zum Steißbein, *Os coccygis,* verschmolzen.

Die für die betreffende Region typische Wirbelform ist jeweils im mittleren Bereich am deutlichsten ausgeprägt. Die *Gesamtzahl der Wirbel* und die Grenzen der einzelnen Abschnitte der Wirbelsäule sind nicht starr festgelegt. Die vorstehend beschriebene zahlenmäßige Gliederung der Wirbelsäule mit 33 Wirbeln findet man z. B. nur bei etwa 40 % aller Individuen. Die normale Zahl von 33 Wirbeln kann vermehrt oder vermindert sein (Einbeziehung = Assimilation des 1. Halswirbels in den Schädel, Ausbildung von bis zu 6 Steißwirbeln oder Reduktion des kokzygealen Endes der Wirbelsäule usw.). Die typische Zahl von 24 präsakralen Wirbeln ist nur in etwa 92 % der Fälle ausgebildet.

Bei Vermehrung oder Verminderung der Rippenzahl kommt es zu Verschiebungen im zervikothorakalen oder thorakolumbalen Grenzbereich, durch die Verschmelzung von 4 oder 6 Wirbeln zum Kreuzbein zu Veränderungen in der Lumbosakralregion. Gelegentlich treten an den Grenzen der Regionen sogenannte *Übergangswirbel* auf, bei denen die Änderung des Wirbeltyps nur halbseitig erfolgte.

Als relativ häufige Variante trägt der eigentliche 7. Halswirbel (seltener auch der 6. Halswirbel) ein- oder beidseitig eine *Halsrippe,* die rudimentär oder vollkommen ausgebildet, mit dem Wirbel gelenkig verbunden oder fest verwachsen sein kann. Die freien Rippen – die im typischen Fall die Brustwirbel charakterisieren – können (selten) an dem eigentlichen 1. Brustwirbel rückgebildet sein. An dem(n) auf den typischen 12. Brustwirbel folgenden Wirbel(n) treten gelegentlich *Lendenrippen* auf. Umgekehrt kann der 12. Brustwirbel keine Rippe mehr tragen und der Lendenwirbelsäule zugehören. Entsprechende Varianten findet man (oft halbseitig) im lumbosakralen und im sakrokokzygealen Grenzbereich (z. B. Sakralisation eines Lumbalwirbels, Lumbalisation eines Sakralwirbels).

Form der Wirbel in den verschiedenen Regionen der Wirbelsäule

Halswirbel. Bei den *typischen Halswirbeln III–VII* (Abb. **171**) ist der Wirbelkörper verhältnismäßig klein und in der Aufsicht annähernd rechteckig, das Foramen vertebrale groß und dreieckig.

Der *Proc. transversus* umschließt das *Foramen processus transversi,* da mit dem eigentlichen Querfortsatz und der Seitenfläche des Körpers ein Halsrippenrudiment als ventrale Spange verschmolzen ist. In den Foramina processus transversi verläuft ab 6. Halswirbel die A. vertebralis kranialwärts

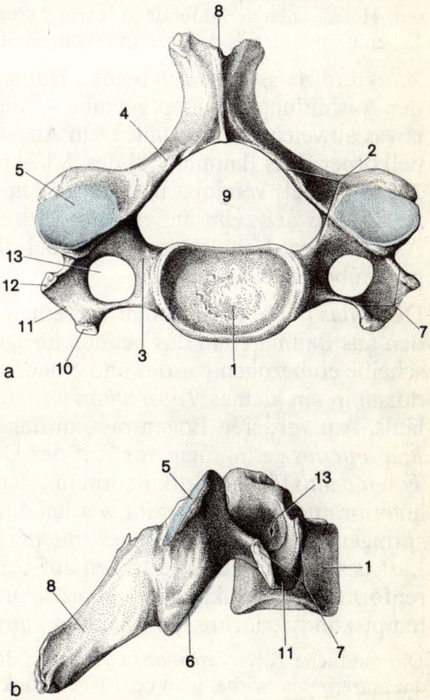

Abb. 171. **4. Halswirbel**
a Ansicht von kranial
b Ansicht von rechts
1–9 Erklärung → Abb. 170
10 Tuberculum anterius
11 Sulcus n. spinalis
12 Tuberculum posterius
13 Foramen processus transversi

(Abb. **172** u. **184**), oft bis zum 7. Zervikalwirbel die V. vertebralis nach kaudal. Die *Dornfortsätze* – leicht nach kaudal geneigt und mit Ausnahme des 7. Halswirbeldorns gegabelt – nehmen von kranial nach kaudal an Länge zu. Der 7. Halswirbeldorn ist der erste der Dornfortsätze, der sich gut durch die Haut tasten läßt, *Vertebra prominens* (Abb. **188**). (Häufig ragt allerdings der Proc. spinosus des 1. Brustwirbels stärker nach dorsal vor.)

Die kraniale Endfläche der Wirbelkörper ist in frontaler, die kaudale in sagittaler Richtung leicht konkav geformt (in frontaler Richtung dagegen leicht konvex). Im Röntgenbild tritt jederseits der obere Seitenrand als gratartige Erhabenheit, *Uncus corporis vertebrae,* hervor. Die breiten, planen, niedrigen Gelenkfortsätze sind nur wenig geneigt, das kraniale Paar blickt nach kranial, dorsal und lateral, das kaudale entsprechend nach kaudal, ventral und medial.

Der Proc. transversus endet lateral in zwei kleinen Höckerchen, einem ventral und etwas mehr medial gelegenen *Tuberculum anterius vertebrarum cervicalium* und einem dorsolateralen *Tuberculum posterius.* Zwischen beide Tubercula senkt sich der *Sulcus n. spinalis* ein. Das ventrale Höckerchen wird ausschließlich, das dorsale großenteils vom Halsrippenrudiment gebildet. Das besonders kräftige Tuberculum anterius des 6. Halswirbelquerfortsatzes springt deutlich vor (das vordere Höckerchen des 7. Halswirbels ist hingegen reduziert oder fehlt) und kann in Höhe des unteren Schildknorpelrandes durch die Haut getastet werden. Die lateral von diesem Höckerchen verlaufende A. carotis communis läßt sich im Notfall gegen das Tuberculum anterius drücken und komprimieren: *Tuberculum caroticum.*

Atlas und *Axis,* die ersten beiden Halswirbel, besitzen – in Verbindung mit der Ausbildung der Kopfgelenke – eine vom allgemeinen Wirbelbauplan etwas abweichende Gestalt. Dem Atlas, der den Kopf trägt, fehlt der Wirbelkörper. Das Baumaterial des Atlaskörpers hat sich mit dem Körper des 2. Halswirbels vereinigt und bildet den nach kranial gerichteten Zahn des Axis, *Dens axis.* Um diesen Zapfen drehen sich Atlas + Kopf. Atlas und Axis werden deshalb als Drehwirbel den übrigen Wirbeln (Beugewirbel) gegenübergestellt.

Der *Atlas* (Abb. **172**) besteht aus einem kleineren *Arcus anterior* (entstanden aus Baumaterial, das bei den übrigen Wirbeln in die Zwischenwirbelscheibe einbezogen wurde) und einem ausgedehnteren *Arcus posterior,* der dorsal in ein kleines *Tuberculum posterius,* ein Dornfortsatzrudiment, ausläuft. Am vorderen Bogen ragt an der Ventralfläche ein kleines *Tuberculum anterius* geringfügig vor, auf der Dorsalfläche liegt die überknorpelte *Fovea dentis* für die Artikulation mit dem Zahn des Axis (Abb. **182**). Arcus anterior und Arcus posterior werden durch die kräftigen, nach medial vorspringenden *Massae laterales* miteinander verbunden. Sie nehmen die Last des Kopfes auf und tragen auf der Kranialfläche die ovalen bis nierenförmigen Gelenkpfannen, *Foveae articulares superiores,* für die Hinterhauptskondylen. Ihre Längsachsen konvergieren nach ventral.

Die rundliche *Fovea articularis inferior* auf der Unterfläche jeder Massa lateralis ist am mazerierten Wirbel plan oder leicht konkav. Sie blickt nach kaudal, medial und

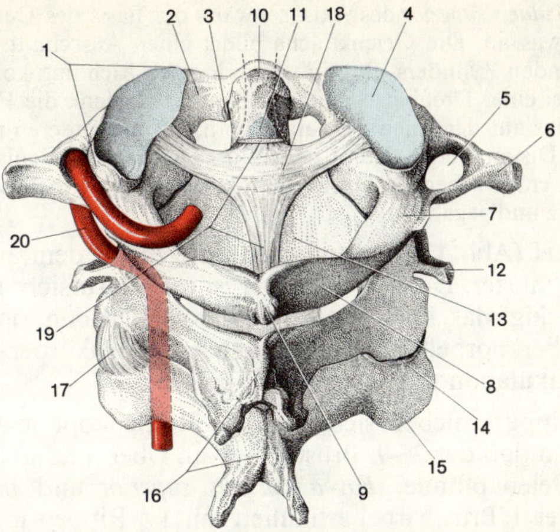

Abb. 172. **Atlas und Axis,** Ansicht von dorsokranial
(Lig. cruciforme atlantis erhalten, kranialer Schenkel jedoch durchtrennt)

1 Massa lateralis
2 Arcus anterior atlantis
3 Fovea dentis
4 Fovea articularis superior
5 Foramen processus transversi
6 Proc. transversus atlantis
7 Sulcus a. vertebralis
8 Arcus posterior atlantis
9 Tuberculum posterius
10 Dens axis
11 Facies articularis posterior dentis
12 Proc. transversus axis
13 Corpus axis
14 Proc. articularis superior
15 Proc. articularis inferior
16 Proc. spinosus des 2. und des 3. Halswirbels
17 Capsula articularis
18, 19 *Lig. cruciforme atlantis*
18 Lig. transversum atlantis
19 Fasciculi longitudinales
20 A. vertebralis

etwas nach dorsal. Der Knorpelüberzug der Gelenkfläche formt im allgemeinen eine niedrige, quergestellte Leiste, so daß die artikulierende Fläche geringgradig konvex erscheint.

Seitwärts setzt sich die Massa lateralis in den *Proc. transversus* fort, der von dem *Foramen processus transversi* durchbohrt wird. Er springt nach lateral vor, läßt sich hinter dem Kieferwinkel durch die Haut tasten und ist nach kaudal geneigt. Unmittelbar hinter der Massa lateralis schneidet eine quere Rinne, *Sulcus a. vertebralis,* in den Kranialrand des dorsalen Bogens. Sie ist in manchen Fällen zum Foramen geschlossen. Im Sulcus verläuft die A. vertebralis (Abb. **187**), die aus dem Foramen processus transversi des Atlas kommt und zum Hinterhauptsloch zieht.

Am *Axis* (Abb. **172**) unterscheidet man Wirbelkörper, -bogen und *Dens axis,* der dem Körper aufsitzt und mit dem abgestumpften *Apex dentis* endet. Der Zahn des Axis besitzt je eine ovale *Facies articularis anterior* und *posterior* zur Artikulation ventral mit der Fovea dentis des vorderen Atlasbogens und dorsal mit dem Lig. transversum atlantis (Abb. **182**).

Die *Facies articularis superior* des Axis, seitwärts der Basis des Dens gelegen, fällt nach lateral etwas ab. Die Gelenkfläche bildet einen Ausschnitt aus der Fläche eines querliegenden Zylinders. Ihre in ventrodorsaler Richtung konvexe Wölbung bedingt, daß bei einer Drehbewegung im Atlantoaxialgelenk die Facies articularis inferior des Atlas auf der einen Seite nach vorn, auf der anderen nach hinten um eine minimale Distanz (etwa 2 mm) tiefer tritt. Die Facies articularis inferior des Axis gleicht der entsprechenden Fläche der folgenden Halswirbel. Der Dornfortsatz des Axis ist kurz und gegabelt.

Die **Brustwirbel** (Abb. **170**) entsprechen weitgehend dem auf S. 452 skizzierten Grundmuster. Der Wirbelkörper ist in der Aufsicht kartenherzförmig bis dreieckig, das Foramen vertebrale rund. Kennzeichnend ist die Ausbildung überknorpelter Gelenkflächen an Wirbelkörper und Querfortsätzen zur Artikulation mit den freien Rippen.

Die 2.–10. Rippe schieben sich mit dem Rippenkopf jeweils zwischen zwei Wirbel, so daß der 2.–9. Brustwirbel am Ober- und am Unterrand je eine halbe Gelenkpfanne, *Fovea costalis superior* und *inferior,* tragen (Abb. **173**). Der 1. Brustwirbel artikuliert mit 1½ Rippen und besitzt eine vollständige (obere) und eine halbe (untere) Gelenkpfanne, der 10. Brustwirbel nur eine Halbpfanne für die untere Gelenkfacette des Kopfes der 10. Rippe. Der 11. und der 12. Brustwirbelkörper tragen jeweils eine ganze Gelenkpfanne für die entsprechenden Rippen.

Der Proc. transversus der Brustwirbel trägt eine *Fovea costalis processus transversi* für die Gelenkverbindung mit dem Rippenhöcker. Sie kann am 11. und am 12. Brustwirbel fehlen. Die planen Gelenkflächen der Procc.

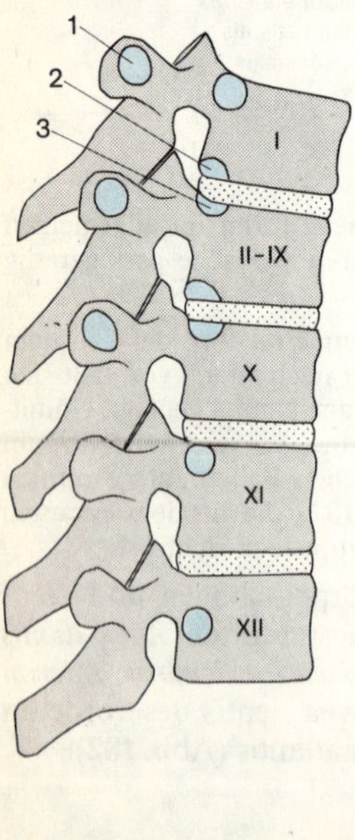

Abb. 173. **Anordnung der Gelenkflächen an den Brustwirbeln für die Wirbel-Rippen-Verbindungen,**
Schema
1 Fovea costalis processus transversi
2 Fovea costalis inferior
3 Fovea costalis superior

articulares stehen nahezu frontal, die oberen blicken nach dorsal, die unteren nach ventral. Die Dornfortsätze sind lang, die ersten 10 stark nach kaudal abgeknickt, so daß sie sich dachziegelartig überdecken.

Die **Lendenwirbel** (Abb. **174**) besitzen kräftige, in der Aufsicht nierenförmige Körper, die Foramina vertebralia sind dreieckig.

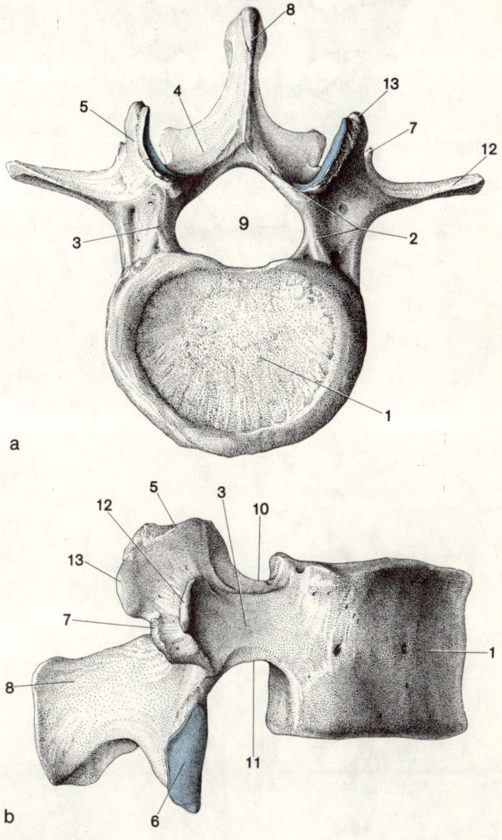

Abb. 174. **3. Lendenwirbel**
a Ansicht von kranial
b Ansicht von rechts

1 Corpus vertebrae
2 Arcus vertebrae
3 Pediculus arcus vertebrae
4 Lamina arcus vertebrae
5 Proc. articularis superior
6 Proc. articularis inferior
7 Proc. accessorius
8 Proc. spinosus
9 Foramen vertebrale
10 Incisura vertebralis superior
11 Incisura vertebralis inferior
12 Proc. costalis
13 Proc. mamillaris

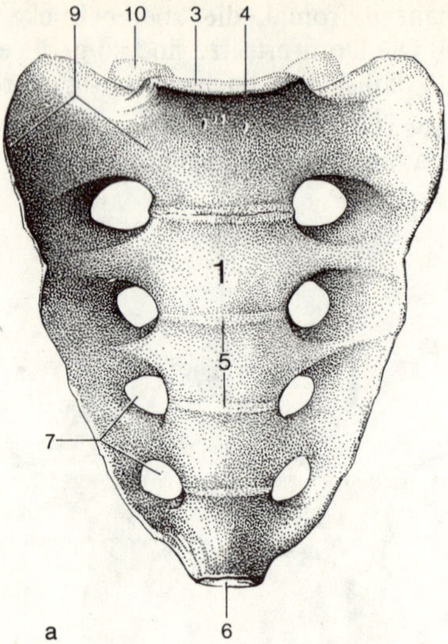

a

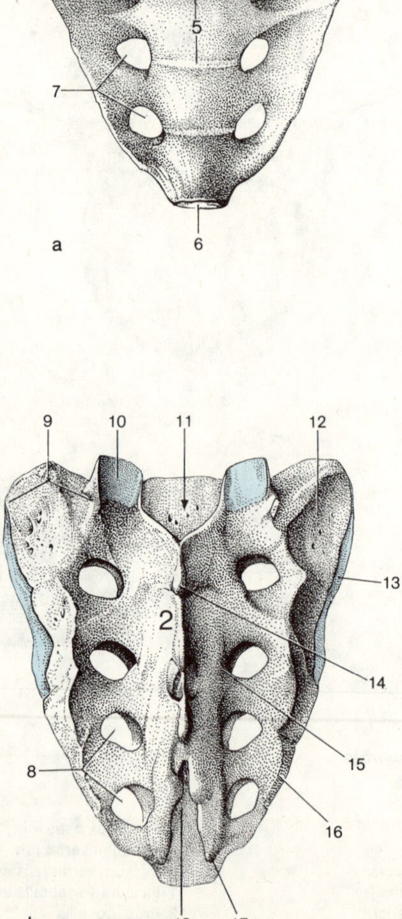

b

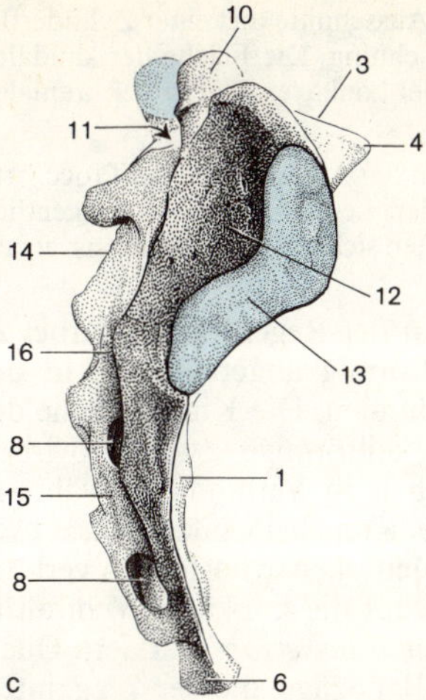

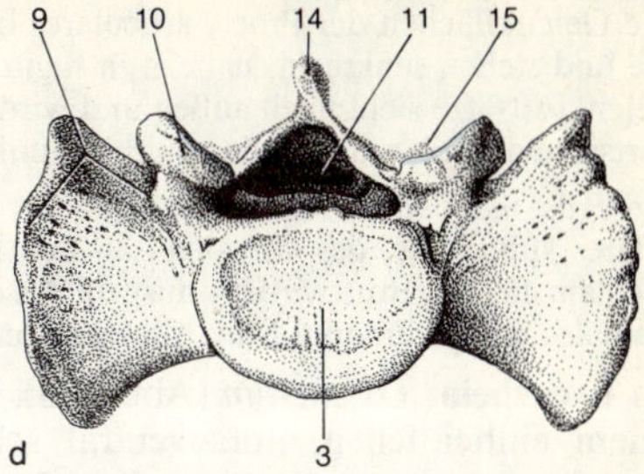

Abb. 175 a–d. **Kreuzbein**
a Os sacrum, Ansicht von ventral
b Os sacrum, Ansicht von dorsal
c Os sacrum, Ansicht von rechts
d Os sacrum, Ansicht von kranial

1 Facies pelvica
2 Facies dorsalis
3 Basis ossis sacri
4 Promontorium
5 Lineae transversae
6 Apex ossis sacri
7 Foramina sacralia anteriora
8 Foramina sacralia posteriora
9 Pars lateralis
10 Proc. articularis superior
11 Canalis sacralis
12 Tuberositas sacralis
13 Facies auricularis
14 Crista sacralis mediana
15 Crista sacralis intermedia
16 Crista sacralis lateralis
17 Cornu sacrale
18 Hiatus sacralis

Beim 5. Lendenwirbel – und ebenso beim 1. Kreuzwirbel – ist die Vorderfläche des Wirbelkörpers höher als die Hinterfläche. Beide Wirbelkörper und die sie verbindende Zwischenwirbelscheibe sind keilförmig. Für den 5. Lendenwirbel besteht somit in der relativ beweglichen Lumbosakralverbindung die Gefahr, auf der gegen die Horizontale um etwa 35° nach ventral geneigten Kranialfläche des 1. Sakralwirbels nach vorn abzugleiten.

Der Seitenfortsatz der Lendenwirbel, *Proc. costalis,* ist dem Proc. transversus der Brustwirbel nicht homolog, sondern stellt ein kräftiges Rippenrudiment dar, das mit dem Baumaterial des Querfortsatzes verschmolzen ist. Als äußerlich sichtbarer Rest des eigentlichen Proc. transversus springt hinter der Basis des Proc. costalis eine kleine, an den kaudalen Lendenwirbeln oft undeutliche Knochenspitze hervor, *Proc. accessorius.*

Die kräftigen, beidseitig abgeplatteten Procc. spinosi sind nach dorsal gerichtet. Der Abstand zwischen zwei Dornfortsätzen ist relativ groß, so daß eine Punktionsnadel – bei nach vorn gebeugtem Rumpf – in der Lumbalregion leicht in den Wirbelkanal eingeführt werden kann (→ Lumbalpunktion, S. 479).

Die Gelenkflächen der Procc. articulares bilden Ausschnitte aus einer Zylinderfläche und stehen senkrecht, nahezu in sagittaler Richtung. Die Fläche der kaudalen Gelenkfortsätze sieht nach außen und wird von der konkaven Fläche der kranialen Fortsätze des nächstfolgenden Wirbels umfaßt.

Am *Proc. mamillaris,* einem Muskelhöckerchen an der Außenfläche der Procc. articulares superiores, das vor allem an den kranialen Lendenwirbeln – gelegentlich auch am 10.–12. Brustwirbel – ausgebildet ist, heften sich die Mm. intertransversarii mediales lumborum und Mm. rotatores longi an.

Im **Kreuzbein,** *Os sacrum* (Abb. **175**), sind in der Regel 5 Kreuzwirbel zu einem einheitlichen, dorsoventral schaufelförmig abgeplatteten, in der Ansicht von vorn dreieckigen Knochen verbunden. Die Kranialfläche der breiten *Basis ossis sacri* steht durch eine keilförmige Zwischenwirbelscheibe mit dem Körper des 5. Lendenwirbels in Verbindung, während sich kaudal an die schmale, abgestumpfte Kreuzbeinspitze, *Apex ossis sacri,* das Steißbein anschließt (bei älteren Menschen synostotisch verbunden). Die Grenzen der Einzelwirbel werden auf der konkaven Ventralfläche, *Facies pelvica,* durch Querleisten, *Lineae transversae,* markiert. Querfortsätze, Rippenrudimente und ossifizierte Bandzüge, die den Ligg. intertransversaria und costotransversaria der Brustregion entsprechen, sind ebenfalls verschmolzen und bilden jederseits des Kreuzbeinkörpers die *Pars lateralis.* Sie trägt in Höhe der zweieinhalb oberen Kreuzwirbel die *Facies auricularis,* die mit der gleichnamigen Gelenkfläche des Os ilium eine Amphiarthrose bildet. An der nach dorsal anschließenden *Tuberositas sacralis,* einer rauhen, höckerigen Knochenfläche, sind die Ligg. sacroiliaca interossea angeheftet.

Durch die Verschmelzung der Wirbel, Rippenrudimente und ossifizierten Bandmassen entstehen im Bereich der oberen 4 Kreuzwirbel an Stelle der Foramina intervertebralia jederseits 4 T-förmige Knochenkanäle, durch welche die Nn. sacrales I–IV hindurchtreten. Die Rr. ventrales und dorsales verlassen diese Knochenkanäle durch die *Foramina sacralia anteriora* und *posteriora,* die an den beiden Enden der Querstücke des T liegen und die laterale Grenze der vereinigten Wirbelkörper bezeichnen. Die verschmolzenen Wirbelbogen umgrenzen die kaudale Fortsetzung des Wirbelkanals, den im Querschnitt dreieckigen *Canalis sacralis.* Da der Bogen des 5. Sakralwirbels großenteils fehlt und der Arcus des 4. Kreuzwirbels meist nicht vollständig geschlossen ist, entsteht eine Lücke in der knöchernen Hinterwand des Kanals, *Hiatus sacralis,* die weitgehend durch Bandzüge, *Lig. sacrococcygeum posterius superficiale,* verschlossen wird (Abb. **181**).

Die vereinigten Dornfortsätze bilden auf der konvexen *Facies dorsalis* des Os sacrum eine gezackte Knochenleiste, *Crista sacralis mediana.* Lateral davon, aber noch medial der Foramina sacralia posteriora, entsteht durch die Verschmelzung der Gelenkfortsätze die paarige *Crista sacralis intermedia.* Sie läuft apikal in das *Cornu sacrale* aus. An der Basis des Kreuzbeins artikuliert jederseits ein nahezu frontal gestellter kranialer Gelenkfortsatz, *Proc. articularis superior,* mit dem Proc.

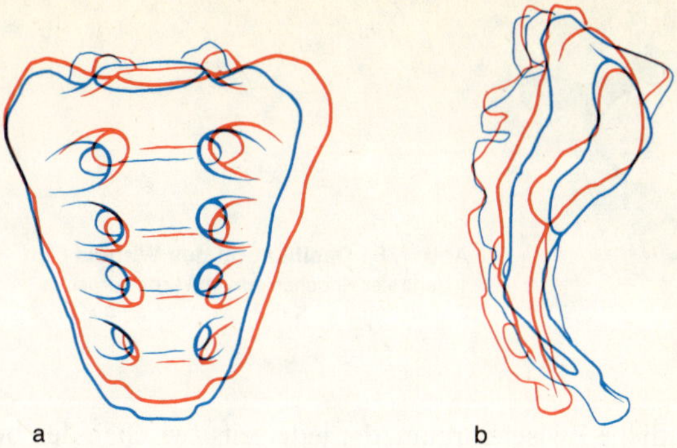

Abb. 176. **Geschlechtsunterschiede des Kreuzbeins**
a Ansicht von ventral
b Ansicht von lateral
(Konturen des männlichen [—] und des weiblichen Os sacrum [—] übereinander-projiziert)

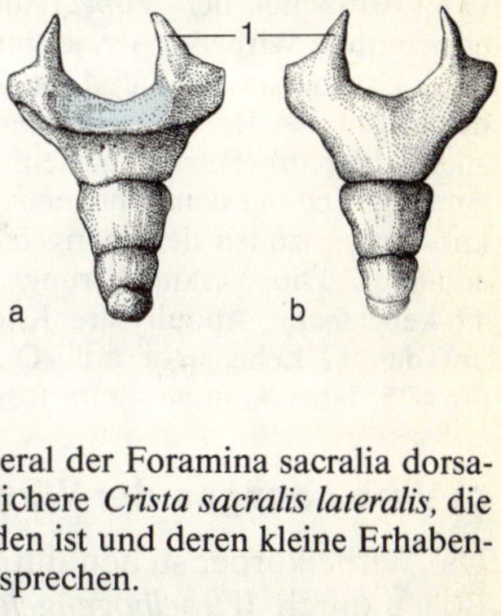

Abb. 177. **Steißbein**
a Os coccygis, Ansicht von ventral
b Os coccygis, Ansicht von dorsal
1 Cornu coccygeum

articularis inferior des letzten Lumbalwirbels. Lateral der Foramina sacralia dorsalia verläuft die im kranialen Abschnitt meist deutlichere *Crista sacralis lateralis,* die aus der Verschmelzung der Querfortsätze entstanden ist und deren kleine Erhabenheiten den Procc. accessorii der Lendenwirbel entsprechen.

Das Os sacrum des Erwachsenen weist im allgemeinen deutliche *Geschlechtsunterschiede* auf (Abb. **176**). Beim Mann ist es länger, schmäler und stärker gekrümmt als bei der Frau.

Steißbein (Abb. **177**). Während der erste Steißwirbel noch Rudimente eines Wirbelbogens erkennen läßt, bestehen die folgenden lediglich aus Wirbelkörpermaterial und werden nach kaudal zunehmend kleiner. Dorsal der kranialen Fläche des Os coccygis, die – zumindest noch beim jugendlichen Menschen – durch eine Bandscheibe mit dem Apex des Kreuzbeins verbunden ist, strecken sich als Reste der kranialen Gelenkfortsätze zwei *Cornua coccygea* den Cornua sacralia entgegen.

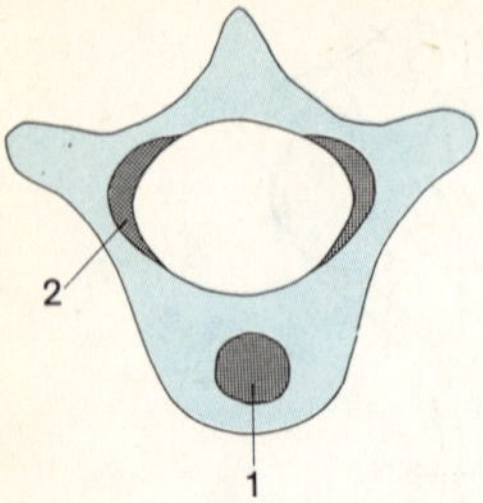

Abb. 178. **Ossifikation des Wirbels**
1 zentraler Knochenkern im Wirbelkörper
2 perichondrale Knochenspange an der Bogenbasis

Der beträchtliche Zwischenraum, der jederseits zwischen den beiden Fortsätzen vorhanden ist, wird durch ein *Lig. sacrococcygeum articulare* überbrückt (Abb. **181**).

Bis zum 30. Lebensjahr sind meist die letzten drei, später alle Steißwirbel synostotisch zum Os coccygis vereinigt. Doch kann zwischen 1. und 2. Steißwirbel eine gelenkige Verbindung ausgebildet sein, die eine gewisse Beweglichkeit des Steißbeins ermöglicht, wenn im höheren Alter der 1. Steißwirbel mit dem Kreuzbein knöchern verbunden ist. Unter der Geburt weicht das Steißbein nach hinten aus.

Die **Ossifikation** der *Wirbel* (Abb. **178**) beginnt im 3. Embryonalmonat (ein Knochenkern im Wirbelkörper, je eine perichondrale Knochenspange an beiden Bogenbasen), wobei an Hals- und unteren Lendenwirbeln die perichondrale Ossifikation der Bogen vor den Körperkernen auftritt, an den übrigen Wirbeln im allgemeinen zuerst die Körperkerne erscheinen. Das Ossifikationszentrum an jeder Bogenbasis vereinigt sich mit dem Knochenkern im Wirbelkörper im 3.–5. Lebensjahr, die Verknöcherungszonen der paarigen Bogenabschnitte verschmelzen im 1.–3. Jahr miteinander. Die Verknöcherung der knorpeligen Randleisten vollzieht sich ab 12. Lebensjahr. Apophysäre Knochenkerne in den Wirbelbogenfortsätzen treten um das 12. Lebensjahr auf. Da sie relativ spät mit dem Wirbel verschmelzen (16.–25. Jahr), können sie im Röntgenbild zu Fehldeutungen führen.

b) Verbindungen der Wirbelkörper und -bögen

Die Wirbelkörper stehen durch *Zwischenwirbelscheiben, Bandscheiben,* die Bögen durch *Wirbelbogengelenke* miteinander in Verbindung. Ferner sind zwischen den Wirbelkörpern und zwischen den Wirbelbögen kurze und lange *Bandzüge* ausgebildet.

Die Zwischenwirbelscheiben beeinflussen den Bewegungsumfang der Wirbelsäule, die Wirbelbogengelenke bestimmen vor allem die Bewegungsrichtung.

Der »Bewegungsraum« zwischen zwei Wirbeln wird häufig auch als *Bewegungssegment* bezeichnet. Dieser Begriff schließt jeweils ein: die Zwischenwirbelscheibe und ihre hyalinknorpelige Verankerung, die paarigen Wirbelgelenke, die paarigen Zwischenwirbellöcher, den entsprechenden Abschnitt des Wirbelkanals samt Inhalt sowie Muskeln, Bänder, Nerven und Gefäße im Intervertebralbereich. Zwischen

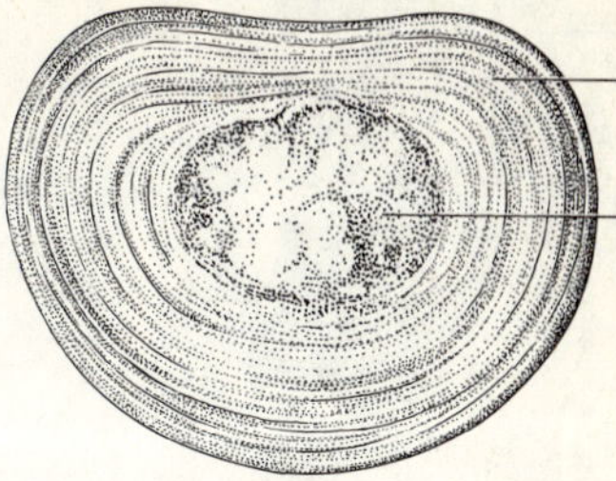

Abb. 179. **Zwischenwirbelscheibe im Bereich der Lendenwirbelsäule,**
Ansicht von kranial
1 Anulus fibrosus
2 Nucleus pulposus

den Teilen eines Bewegungssegments bestehen besonders enge topographische und funktionelle Beziehungen, so daß sich die Schädigung eines Teils stets auch auf andere Abschnitte des Bewegungssegments auswirkt.

Verbindungen der Wirbelkörper

Zwischenwirbelscheiben, *Disci intervertebrales* (Abb. **180**), verbinden vom 2. Halswirbel bis zum Kreuzbein jeweils die Körper zweier aufeinander folgender Wirbel. Die Höhe der beim Erwachsenen gefäßlosen und praktisch nervenfreien Bandscheiben beträgt insgesamt etwa ein Viertel der präsakralen Wirbelsäule. Entsprechend den typischen Krümmungen der Wirbelsäule sind die Zwischenwirbelscheiben in Hals- und Lendenabschnitt vorn, im Brustwirbelbereich hinten höher. Sie nehmen von kranial nach kaudal an mittlerer Höhe und an Flächengröße zu.

Im Kreuzbein beginnt die Verknöcherung der Bandscheiben im 15. Lebensjahr und wird im vierten Lebensjahrzehnt abgeschlossen. Zwischen Kreuz- und Steißbein und zwischen den noch nicht knöchern verschmolzenen Steißwirbeln sind modifizierte Zwischenwirbelscheiben (ohne Gallertkern) vorhanden.

Die *Bandscheiben* bestehen aus (Abb. **179** u. **182**)
- dem *Anulus fibrosus,* dem Faserring (konzentrisch geschichtete Bindegewebslamellen und Faserknorpel) und
- dem *Nucleus pulposus,* dem zentral gelegenen Gallertkern (Chondromukoid-Gallerte).

Anulus fibrosus. In der Außenzone sind zwischen die Kollagenfaserbündel Fibrozyten (Sehnenzellen) eingelagert, in der kontinuierlich anschließenden Innenzone (Gewebe lockerer und flüssigkeitsreicher) Knorpelzellen mit geringer Menge Knorpelgrundsubstanz. Die Kollagenfaserbündel verlaufen innerhalb einer Lamelle parallel zueinander, gegensinnig zu den Fasern der folgenden Lamelle, in schraubenförmigen Windungen von Wirbelkörper zu Wirbelkörper. Sie sind jeweils in den knöchernen Randleisten und den hyalinknorpeligen Abschlußplatten der Wirbelkörper verankert. Eine isolierte Band»scheibe« ist somit ein Kunstprodukt und entsteht bei Durchtrennung der in die Wirbelkörper einstrahlenden kollagenen Fasern.

Der *Nucleus pulposus* ist durch Umwandlung des hyalinknorpeligen perichordalen Zapfens der embryonalen Bandscheibenanlage in eine schleimig-gallertige Masse

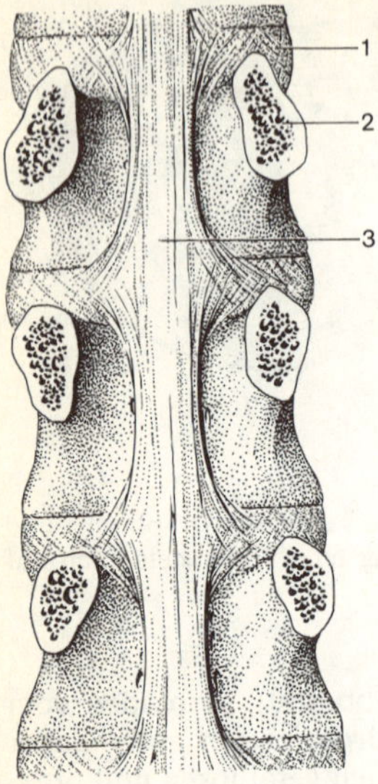

Abb. 180. **Hinteres Längsband im Bereich der Lendenwirbelsäule,** Wirbelbogen an der Bogenwurzel durchtrennt
1 Discus intervertebralis, Anulus fibrosus
2 Pediculus arcus vertebrae (Schnittfläche)
3 Lig. longitudinale posterius

entstanden, deren Wassergehalt über 80% beträgt. Der Gallertkern steht unter innerem Druck. Er setzt die umgebenden Lamellen von innen unter Spannung und quillt auf, wenn man die Bandscheibe anschneidet.

Mit zunehmendem Lebensalter (besonders deutlich ab 3. Jahrzehnt) vermindert sich der kolloidosmotische Druck des Gallertkerns, der Wassergehalt sinkt. Verformbarkeit und Elastizität werden geringer. In den Zwischenwirbelscheiben der Halswirbel treten vom Ende des 1. Lebensjahrzehnts an regelmäßig – zunächst in den seitlichen Partien des Anulus fibrosus – Risse auf, die sich unter dem Einfluß der normalen Bewegungen der Halswirbelsäule häufig zu queren, durchgehenden Spalten verbreitern, *Unkovertebralspalten*. Ihnen kommt in der Regel keine krankhafte Bedeutung zu.

Gallertkern und Faserring wirken zusammen. Der inkompressible, aber verformbare Nucleus pulposus ist geringgradig verschieblich. Er trägt wie ein Wasserkissen den Wirbelkörper, sorgt für eine gleichmäßige Druckverteilung und hält den Faserring gespannt. Der Anulus fibrosus bildet eine zugfeste Hülle, welche die Verbindung der Wirbelkörper sichert und gegen Zug und Rotation Widerstand leistet.

Bänder der Wirbelkörpersäule (Abb. **180, 182** u. **195**). Außer durch die Zwischenwirbelscheiben werden die Wirbelkörper durch ein *vorderes* und ein *hinteres Längsband* verbunden.

Das *Lig. longitudinale anterius* zieht vom Os occipitale und vom Tuberculum anterius atlantis zum Kreuzbein und endet kaudal als *Lig. sacrococcy-*

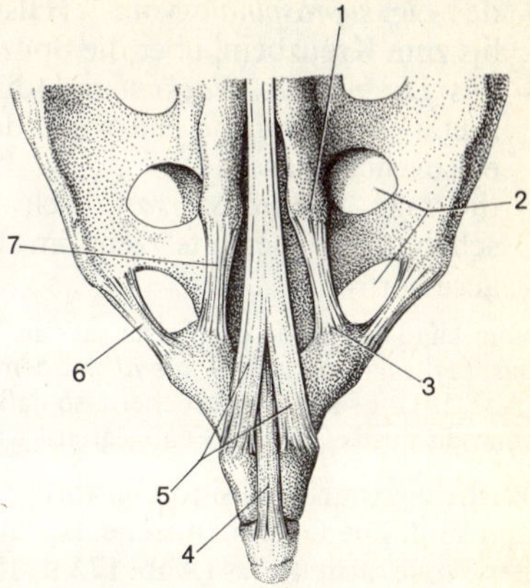

Abb. 181. **Kreuzbein-Steißbein-Verbindung,** Ansicht von dorsal
1 Cornu sacrale
2 Foramina sacralia posteriora
3 Cornu coccygeum
4 Lig. sacrococcygeum posterius profundum
5 Lig. sacrococcygeum posterius superficiale
6 Lig. sacrococcygeum laterale
7 Lig. sacrococcygeum articulare

geum anterius. Es ist mit der Vorderfläche der Wirbelkörper fest verbunden, an der Facies pelvica des Os sacrum mit dem Periost verschmolzen. Das schwächere dorsale Längsband, *Lig. longitudinale posterius,* entspringt auf dem Clivus, verläuft längs der Dorsalfläche der Wirbelkörper und geht kaudal in das *Lig. sacrococcygeum posterius profundum* über (Abb. **181**). Es ist jeweils an Ober- und Unterrand der Wirbelkörper und an den Zwischenwirbelscheiben angeheftet.

Während das vordere Längsband von kranial nach kaudal zunehmend breiter wird, ist das hintere im kaudalen Bereich deutlich schmäler, verbreitert sich aber jeweils in Höhe der Zwischenwirbelscheiben. In beiden Bändern durchziehen die Fasern nicht die ganze Länge, sondern erstrecken sich maximal nur über 4–5 Wirbel.

Die von den Bögen befreite Wirbelkörpersäule erlaubt eine wesentlich ausgedehntere Verbiegung als die vollständige Wirbelsäule. Bei fixiertem Kreuzbein läßt sich das kraniale Ende nach vorn oder hinten bis in Bekkenhöhe herunterbiegen. Eine stärkere Vorwärts- oder Rückwärtsneigung der »Körper«säule wird durch das hintere oder vordere Längsband verhindert. Beide Ligamente haben eine wesentliche Bedeutung für die Erhaltung der Eigenform der Wirbelsäule, da sie durch die »Sprengkraft« (Quellungsdruck) der Gallertkerne ebenso wie die Lamellen des Anulus fibrosus angespannt werden.

Verbindungen der Wirbelbögen

Die Wirbelbogen stehen untereinander in Verbindung:
in den Wirbelbogengelenken, *Articulationes zygapophysiales* (Articulationes intervertebrales) und
zwischen den Wirbelbogen durch Bänder (Abb. **182** u. **195**),
- die *Ligg. flava, gelbe Bänder* (überwiegend elastische »Fasern«),
- die *Ligg. interspinalia* (zwischen den Dornfortsätzen),

- das *Lig. supraspinale* (vom 7. Halswirbel bis zum 4. Lendenwirbel [selten bis zum Kreuzbein] über die Spitzen der Dornfortsätze),
- das *Lig. nuchae, Nackenband* (dünne Gewebsplatte zwischen Protuberantia externa und 7. Halswirbeldorn, beim Menschen spärlicher Anteil elastischer »Fasern«),
- die *Ligg. intertransversaria* (schwache Bandzüge im Brustbereich zwischen den Querfortsätzen, im Lendenbereich zwischen den Procc. accessorii).

Vom kaudalen Ende der Crista sacralis lateralis spannt sich als kräftiger Bandzug das *Lig. sacrococcygeum laterale* zu dem Querfortsatzrudiment des 1. Steißwirbels (Abb. **181**). Es kann verknöchern, so daß ein Foramen sacrococcygeum (für den R. ventralis des N. sacralis V) abgegrenzt wird.

Wirbelbogengelenke sind Diarthrosen, die als Anlagerungsgelenke entstanden sind. Die Gelenkkapsel entspringt an den Rändern der Gelenkflächen der Procc. articulares (Abb. **172** u. **182**). Sie ist an den Halswirbelgelenken weit und schlaff, in Brust- und Lendenbereich eng und straff und wird durch längsverlaufende Bandzüge verstärkt.

Von medial schiebt sich – bei Erwachsenen vornehmlich im Bereich der Hals- und der mittleren Lendenwirbelsäule, bei Kindern mehr oder minder an allen Wirbelbogengelenken – eine meniskusartige, gefäßreiche Gewebsplatte zwischen die Gelenkflächen, die mit dem Bindegewebe im Foramen intervertebrale zusammenhängt. Ihr wird eine mechanische Bedeutung zugeschrieben.

Form und Stellung der Gelenkflächen der Procc. articulares sind in den einzelnen Regionen der Wirbelsäule verschieden. Entsprechend differieren auch bevorzugte Richtung und Ausmaß der Bewegungsmöglichkeiten.

Die Gelenkflächen verschieben sich gegeneinander, und der Schluß der Gelenkflächen wird häufig aufgehoben. Die Bewegungsausschläge zwischen zwei benachbarten Wirbeln sind zwar relativ gering; durch eine Summation der Einzelbewegungen kann jedoch ein beträchtlicher Bewegungsumfang erreicht werden.

Die gegen die Horizontale wenig geneigten Gelenkflächen der *Halswirbel* begünstigen einen mehr indifferenten Bewegungstyp und ermöglichen – sieht man von Bewegungen in den spezialisierten Kopfgelenken ab – ausgedehnte Ventral- oder Dorsalflexion, ferner Seitwärtsneigung und Rotation um die Längsachse.

Die Gelenkflächen der *Brustwirbel* sind nahezu frontal gestellt und liegen in einer schrägen, von ventrokranial nach dorsokaudal verlaufenden Ebene. Sie erlauben eine ausgiebige Vorwärtsbeugung, während die Dorsalflexion durch die langen, abgewinkelten Brustwirbeldorne eingeschränkt wird. Eine Seitneigung ist in ausgedehntem Maße möglich. Die Brustwirbelsäule bildet dann einen gleichmäßig gekrümmten Bogen. Eine Rotation findet vor allem im unteren Brustwirbelbereich statt. Die vorwiegend sagittal ausgerichteten Gelenkflächen der *Lendenwirbel* begünstigen ausgedehnte Drehbewegungen um eine quere Achse und lassen eine begrenzte Seitwärtsneigung zu. Eine Rotation um die Längsachse ist dagegen (auch bei Vorwärtsbeugung des Rumpfes) nur um wenige Grade möglich.

Bänder im Bereich der Wirbelbögen (Abb. **182** u. **195**). Die elastischen *Ligg. flava* vervollständigen dorsal der Foramina intervertebralia die Wand des Wirbelkanals zwischen den Wirbelbögen. Wie die *Ligg. interspinalia* und das *Lig. supraspinale* hemmen sie eine übermäßige Vorwärtsneigung der Wirbelsäule. Die gelben Bänder stehen auch bei aufrechter Haltung der Wirbelsäule unter Spannung. Trennt man die Wirbelkörper von den Bögen ab, so verkürzt sich die »Bogen«säule um mehr als 3 cm.

Die *Ligg. interspinalia* werden im Bereich der Halswirbelsäule durch anterokranial gerichtete Fasern gebildet und gehen ohne scharfe Grenze nach doral in das Nakkenband über. Beide Fasersysteme wirken einer Ventralflexion der Halswirbelsäule entgegen. Im Brustwirbelbereich sind die Ligg. interspinalia jeweils ventral als dünne Membran (ohne nennenswerte mechanische Bedeutung) gestaltet, während dorsal ein longitudinales Faserbündel zwei Dornfortsatzspitzen verbindet, an dem sich Sehnenfasern oberflächlicher Rückenmuskeln anheften. Die Längsbündel spannen sich bei der Vorwärtsbeugung der Wirbelsäule an. In der Lendenregion zeigen die Ligg. interspinalia einen posterokranialen Faserverlauf und stehen mit der Fascia thoracolumbalis (Faszie der autochthonen Rückenmuskeln) und mit Sehnenfasern des M. multifidus in Verbindung. Bei der Ventralflexion bremsen sie die Bewegung in der Endstellung, bei der Dorsalflexion wirken sie einer Dorsalverschiebung des jeweils kranialen Wirbels entgegen.

Das *Lig. supraspinale* besteht aus Faserzügen, die – an Dornfortsatzspitzen befestigt – jeweils über mehrere Bewegungssegmente hinwegziehen. Es ist im Lumbalbereich am kräftigsten ausgeprägt, liegt oberflächlich zur Fascia thoracolumbalis und steht mit den Ligg. interspinalia nicht in unmittelbarer Verbindung. Das Band spannt sich bei der Vorwärtsbeugung der Wirbelsäule an.

Das *Lig. nuchae,* das bei quadrupeden Säugern als kräftiges, elastisches Nackenband den Kopf tragen hilft, hat beim Menschen unter physiologischen Bedingungen eine geringe mechanische Bedeutung.

Klinische Beobachtungen sprechen allerdings dafür, daß es beim Schleudertrauma einen Teil der bei der extremen Ventralflexion der Halswirbelsäule auftretenden Kräfte auffängt. Traumata der Halswirbelsäule können zu Frakturen der Wurzelstücke der Wirbelbögen, der Gelenkfortsätze und der Wirbelkörper führen, während Schlußstücke, Dornfortsätze und Nackenband unversehrt bleiben.

Kopfgelenke

Als Kopfgelenk bezeichnet man die gelenkigen Verbindungen von Hinterhaupt, Atlas und Axis:
- *Articulatio atlantooccipitalis* (paarig, gelenkige Verbindung der nierenförmigen konkaven Foveae articulares superiores des Atlas mit den konvex geformten Hinterhauptskondylen),
- *Articulatio atlantoaxialis lateralis* (paarig, gelenkige Verbindung zwischen den unteren Gelenkflächen des Atlas und den oberen des Axis),

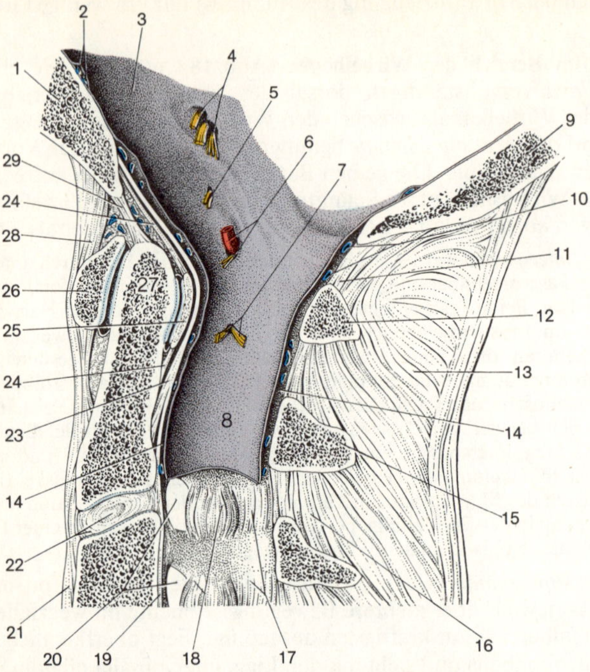

Abb. 182. **Kopfgelenke,** Medianschnitt in der Ansicht von links

1 Pars basilaris des Os occipitale
2 Anschnitte des Plexus basilaris
3 Dura mater encephali
4 Nn. glossopharyngeus, vagus und accessorius
5 N. hypoglossus
6 A. vertebralis und Wurzeln des N. cervicalis I
7 Wurzeln des N. cervicalis II
8 Dura mater spinalis, kaudal des Axis entfernt (Anheftungsstellen des Lig. denticulatum nicht dargestellt)
9 Squama occipitalis
10 Anschnitte von Queranastomosen der Plexus venosi vertebrales interni posteriores
11 Membrana atlantooccipitalis posterior
12 Arcus posterior atlantis
13 Lig. nuchae
14 Cavitas epiduralis (Fettgewebe und lockeres Bindegewebe nicht dargestellt)
15 Proc. spinosus des Axis
16 Lig. interspinale
17 Ligg. flava
18 Capsulae articulares der Wirbelbogengelenke
19 Lig. longitudinale posterius
20 Foramina intervertebralia
21 Lig. longitudinale anterius
22 Discus intervertebralis mit Anulus fibrosus und Nucleus pulposus
23 Membrana tectoria
24, 25 *Lig. cruciforme atlantis*
24 Fasciculi longitudinales
25 Lig. transversum atlantis
26 Arcus anterior atlantis
27 Dens axis (vor und hinter der überknorpelten Gelenkfläche: Gelenkhöhle der Articulatio atlantoaxialis mediana)
28 Membrana atlantooccipitalis anterior
29 Lig. apicis dentis

- *Articulatio atlantoaxialis mediana* (Abb. **182**, unpaar, Gelenk zwischen vorderer bzw. hinterer Gelenkfläche des Dens axis und der Fovea dentis atlantis bzw. der »Gelenkfläche« des Lig. transversum atlantis).

Die Atlantoaxialgelenke bilden eine funktionelle Einheit. Durch die Unterteilung der Kopfgelenke in 6 isolierte, durch Kapseln abgeschlossene Gelenkkammern wird der Bewegungsumfang zwar eingeschränkt, die Präzision der Bewegungen jedoch gesteigert.

Bänder im Bereich der Kopfgelenke (Abb. 182). Die derbe *Membrana atlantooccipitalis anterior* zieht vom vorderen Atlasbogen zur Basalfläche des Hinterhauptbeins, ihr Mittelteil wird durch das vordere Längsband verstärkt.

Das *Lig. apicis dentis* verläuft vom Apex dentis zum Vorderrand des Foramen magnum. Es kann Reste der Chorda dorsalis enthalten.

Die *Ligg. alaria* entspringen an den Seitenflächen des Axiszahns und setzen an der Innenfläche der Hinterhauptskondylen und dem medial angrenzenden Rand des Hinterhauptslochs an.

Das *Lig. cruciforme atlantis* (Abb. **172**) besteht aus Längszügen, *Fasciculi longitudinales,* die von der Hinterfläche des Axiskörpers zum vorderen Umfang des Foramen magnum ziehen, und aus einem Querband, *Lig. transversum atlantis.* Seine Fasern heften sich jederseits an einer Rauhigkeit an der Innenfläche der Massa lateralis an, umschließen den Dens axis von dorsal und verhindern, daß – von grober Gewalteinwirkung (Genickbruch) abgesehen – der Zahn luxiert und sich in das Rückenmark einbohrt.

Die »Gelenkfläche« des Atlasquerbandes kann in unterschiedlicher Ausprägung einen faserknorpeligen Überzug aufweisen oder es können Knorpelzellen in das Band eingelagert sein.

Die *Membrana tectoria,* verbreiterter kranialer Abschnitt des hinteren Längsbands mit kürzeren Fasern von der Dorsalfläche des Axiskörpers, bildet die ventrale ligamentöse Begrenzung des Wirbelkanals im Bereich der Kopfgelenke.

Die *Membrana atlantooccipitalis posterior,* das »Lig. flavum« zwischen Atlas und Hinterhauptsbein, schließt den Wirbelkanal zwischen hinterem Atlasbogen und dorsalem Umfang des Foramen magnum dorsal ab. Die verhältnismäßig dünne Membran wird von der A. vertebralis (in die Schädelhöhle), vom N. suboccipitalis (zu den tiefen Nackenmuskeln) und von einem Venengeflecht durchbohrt.

Das *Lig. atlantooccipitale laterale* verstärkt die Kapsel des Atlantookzipitalgelenks und verbindet die Wurzel des Atlasquerfortsatzes mit der äußeren Schädelbasis in der Gegend des Proc. jugularis des Os occipitale.

Die paarige *Articulatio atlantooccipitalis* erlaubt Nickbewegungen nach vorn (bis etwa 20°) oder nach hinten (bis zu 30°), in geringem Maße ein Seitwärtsneigen des Kopfs. Nickbewegungen erfolgen um eine quere

Achse, die hinter dem äußeren Gehörgang durch den Vorderrand der beiden Warzenfortsätze verläuft. Der exzentrisch dem Atlas aufsitzende Schädel wird durch die Nackenmuskulatur und den M. sternocleidomastoideus ausbalanciert. (Beim Säugling mit seinem noch relativ kleinen Gesichtsschädel liegt der Schwerpunkt hinter der Drehachse. Der Kopf kippt bei erschlaffter Muskulatur nach hinten.)

Die Längsachsen der Gelenkkörper des Atlas-Hinterhaupt-Gelenks konvergieren nach ventral. Die Gelenkflächen stellen einen Ausschnitt aus einem Rotationsellipsoid dar, dessen große Achse transversal verläuft: Eigelenk. Die Gelenke beider Seiten bilden hinsichtlich der Gelenkmechanik eine Einheit. Die Gelenkkapsel ist schlaff.

Die *Streckbewegung des Kopfes* (Dorsalflexion) wird u. a. gehemmt durch (Abb. **182**)
- die *Membrana atlantooccipitalis anterior.*

Bei der *Vorwärtsbeugung* spannen sich an:
- die *Membrana tectoria* und
- die Längszüge *(Fasciculi longitudinales)* des *Lig. cruciforme atlantis.*

In der *Articulatio atlantoaxialis* kann der Atlas (und damit der Kopf) um den Zahn des Axis nach jeder Seite um etwa 30° gedreht werden. Hemmend wirken die *Ligg. alaria,* von denen jeweils das eine nach vorn, das andere nach hinten um den Dens axis geführt und angespannt wird.

In der *Articulatio atlantoaxialis mediana* können vordere und hintere Gelenkkammer durch Schleimbeutel miteinander in Verbindung stehen.

c) Statik und Dynamik der Wirbelsäule

Die Wirbelsäule in Ruhe

Die Wirbelsäule des Erwachsenen ist bei aufrechter Körperhaltung doppelt S-förmig gekrümmt. Die nach dorsal konkaven Krümmungsabschnitte bezeichnet man als *Lordosen,* die nach dorsal konvexen als *Kyphosen* und unterscheidet (Abb. **183 a**)
- die Halslordose (vom 1. bis 6. Halswirbel),
- die Brustkyphose (vom 6. Hals- bis 9. Brustwirbel),
- die Lendenlordose (vom 9. Brust- bis 5. Lendenwirbel),
- die Sakralkyphose (im Kreuz- und Steißbeinbereich).

Die Knickstelle der Wirbelsäule am Oberrand des 1. Sakralwirbels, das *Promontorium,* springt in den Eingang des kleinen Beckens vor und stellt einen wichtigen Meßpunkt für Beckenmessungen dar (Abb. **117**).

Die Wirbelsäule des Neugeborenen (Abb. **183 b**) ist im Liegen ein ziemlich gerader Stab, der im Brustbereich nur angedeutet nach dorsal konvex, in der Lumbalregion schwach nach dorsal konkav gekrümmt ist. Im Bereich der Kreuz- und der Steißwirbel ist die *Sakralkyphose* erkennbar. Das Promontorium ist bereits beim Säugling ausgebildet, jedoch noch relativ

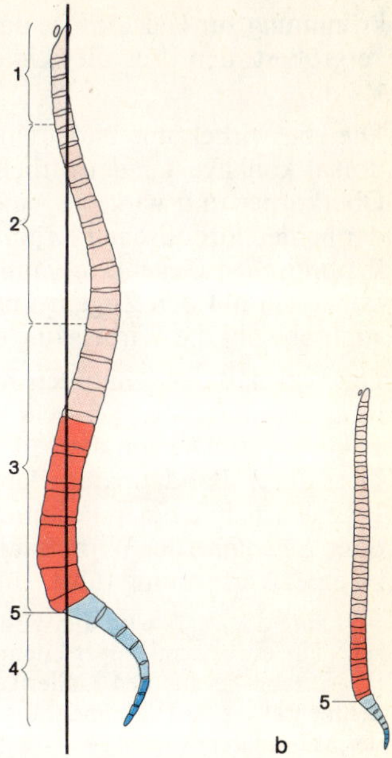

Abb. 183. **Krümmungen der Wirbelsäule,**
Medianschnitt in der Ansicht von links
a Wirbel»körper«säule des Erwachsenen
b Wirbel»körper«säule des Neugeborenen

- Halswirbelsäule
- Brustwirbelsäule
- Lendenwirbelsäule
- Kreuzbein
- Steißbein
- —— Senkrechte, eingezeichnet als Schwerelot der sogenannten Normalhaltung

1 Halslordose (V. c. I–VI)
2 Brustkyphose (V. c. VI– V. th. IX)
3 Lendenlordose (V. th. IX– V.l. V)
4 Sakralkyphose (Os sacrum, Os coccygis)
5 Promontorium

flach. Im Sitzen formt die ganze Wirbelsäule einen nach dorsal konvexen Bogen.

Die *Halslordose* bildet sich aus, sobald der Säugling beginnt, den Kopf zu heben. Die Halswirbelsäule wird zu einem federnden Stab, der den Kopf trägt. Der Schwerpunkt des Kopfes liegt beim Erwachsenen vor dem Atlantookzipitalgelenk. Der Kopf muß durch die dorsale Zuggurtung des Muskel- und des Bandapparats im Gleichgewicht gehalten werden. Durch die lordotische Krümmung wird die Halswirbelkörpersäule (von der Resultierenden der beiden Kräfte: Kopfgewicht und Zuggurtung) auf axialen Druck beansprucht.

Die *Lendenlordose* prägt sich aus, wenn der Säugling gegen Ende des 1. Lebensjahrs den Körper aufrichtet und das aufrechte Gehen erlernt. Ihre Entstehung wird durch die gleichen Faktoren bedingt wie die Ausbildung der Halslordose; die exzentrische Anordnung der Masse von Oberkörper und Bauchorganen, deren Schwerpunkt vor einer gerade gestreckten Wirbelsäule liegt, würde ohne Ausbildung der lordotischen Krümmung zu einer exzentrischen Belastung der Lendenwirbel führen.

Die *Brustkyphose* entwickelt sich zwischen den beiden lordotischen Wirbelsäulenabschnitten in Hals- und Lendenbereich und stellt eine Gegenkrümmung zur Halslordose dar. Sie erweitert den Thorax nach dorsal und vergrößert den für die Unterbringung der Brustorgane notwendigen Raum.

Die Halswirbelsäule bildet eine federnde Stütze des Kopfes, die ebenfalls dorsal konkave Lendenwirbelsäule trägt als federnder Knochenstab den Oberkörper und wirkt als eine Art Stoßdämpfer. Durch die Ausbildung der beiden lordotischen Krümmungen in Hals- und Lendenregion und der kyphotischen Gegenkrümmungen in Brust- und Kreuzbeinbereich wird – im Verein mit den Zuggurtungen – eine aufrechte Körperhaltung begünstigt, obwohl die Wirbelsäule exzentrisch belastet ist.

Das Ausmaß der genannten Krümmungen der Wirbelsäule wird von Stellung und Lage des Körpers beeinflußt und hängt von konstitutionellen Faktoren ab. Die von der Muskulatur befreite Wirbelsäule strebt aufgrund ihrer durch Bandapparat, Bandscheiben und Gelenkstrukturen bedingten Eigenelastizität einer bestimmten Krümmungsform, der *Gleichgewichts-* oder *Eigenform* der Wirbelsäule zu, sobald der Einfluß äußerer Kräfte, der zu einer Verformung führt, aufhört.

Im Laufe des Tages wird die Wirbelsäule (bei längerem aufrechten Stehen oder Sitzen) um etwa 2 cm kürzer; denn die Zwischenwirbelscheiben werden niedriger (Wasserabgabe aus den Gallertkernen?), und die Krümmungen der Wirbelsäule nehmen etwas zu (Verminderung der Eigenelastizität der Wirbelsäule, Ermüdung der Muskulatur).

Geringgradige Verbiegungen der Wirbelsäule in der Frontalebene (Krümmungen und Gegenkrümmungen) sind physiologisch. Sie treten z. B. bei Menschen auf, die bei schwerer körperlicher Tätigkeit regelmäßig denselben Arm (meist den rechten) bevorzugen oder finden sich als Folge ungleicher Länge der Beine (bei Rechtshändern ist häufig das linke Bein etwas länger). Pathologische seitliche Verbiegungen der Wirbelsäule bezeichnet man als *Skoliosen.* Sie gehen mit schweren Deformationen des Brustkorbs einher.

Die Wirbelsäule in Bewegung

Bei *Ventralflexion* der gesamten Wirbelsäule (im Zusammenspiel u. a. der unteren Zungenbeinmuskeln, der prävertebralen Halsmuskeln, der Bauchmuskulatur, des M. iliopsoas und der Schwerkraft) verstärkt sich die Brustkyphose, während Hals- und Lendenlordose bis zur Geraden ausgeglichen werden können. Der paarige M. erector spinae wird dabei zunehmend angespannt und kann die Bewegung bremsen. Kopf, Hals- und Lendenwirbelsäule können allein oder kombiniert nach vorn gebeugt werden.

Bei *Dorsalflexion* (durch Zusammenwirken verschiedener Anteile des Erektorsystems) vergrößert sich die lordotische Krümmung von Hals- und Lendenwirbelsäule, während sich die Brustkyphose abflacht. Besonders begünstigt ist die Dorsalflexion im lumbosakralen und im thorakolumbalen Grenzbereich der Wirbelsäule sowie in der Zervikalregion. Die Rückwärtsbeugung der Lendenwirbelsäule kann mit einer Ventralflexion im Hals-Brust-Bereich kombiniert sein.

Die *Lateralflexion* der Wirbelsäule (u. a. durch die Mm. iliocostalis, obliqui externus und internus abdominis der gleichen Seite) erfolgt vornehmlich an den gleichen Stellen wie die Dorsalflexion. Bei Beteiligung der Brustwirbelsäule an der Lateralflexion bildet die Wirbelsäule einen gleichmäßig gekrümmten Bogen. Während bei extremer seitlicher Abknickung die Bauchwand auf der Beugeseite gestaucht wird, ist die Muskulatur auf der Streckseite gleichzeitig gedehnt und aktiv gespannt.

Die *Rotation* des Rumpfes um die Längsachse erfolgt vornehmlich im Brust- und im Halsbereich. Transversospinale Züge der einen und spinotransversale Muskeln der anderen Körperseite vermögen zusammen mit Anteilen des sakrospinalen Systems und den Muskelketten der schrägen Bauchmuskeln die gesamte Wirbelsäule soweit zu torquieren, daß das Kinn nahezu rechtwinklig zur Seite weist (etwa 80°). Unter Ausnutzung der Bewegungsmöglichkeiten in den unteren Sprung- und in den Hüftgelenken läßt sich der Körper bei feststehenden Füßen so weit verdrehen, daß das Gesicht schräg nach hinten blickt (etwa 135°).

d) Blutgefäße und Nerven der Wirbelsäule

Die *arterielle Versorgung der Wirbelsäule* erfolgt aus *Ästen segmentaler Arterien* der betreffenden Region (Abb. **25** u. **126**).

Es werden versorgt
- die Halswirbelsäule durch Äste der Aa. vertebralis, cervicalis ascendens und cervicalis profunda,
- Brust- und Lendenwirbelsäule durch Äste der Aa. intercostales posteriores, lumbales und iliolumbalis (letztes Foramen intervertebrale),
- das Kreuzbein durch Äste der Aa. sacralis lateralis und sacralis mediana.

Im Gegensatz zu Schädel und Gehirn, die Blut auf getrennten Wegen zugeführt erhalten, stammt das Blut für Wirbelsäule und Rückenmark aus denselben Arterien.

Äste des periostalen Gefäßnetzes versorgen den Knochen. Hierbei sichern Anastomosennetze auf der Vorderseitenfläche der Wirbelkörper sowie Längs- und Queranastomosen auf ihrer Hinterfläche und im Bogenbereich einen ausreichenden Kollateralkreislauf. Die durch die Foramina nutricia eintretenden Gefäße versorgen das Knochenmark. Die Ernährung der gefäßlosen Zwischenwirbelscheiben erfolgt durch Diffusion aus dem Spongiosabereich der Wirbelkörper.

Das *Venenblut* wird aus den Wirbeln über die klappenlosen *Plexus venosi vertebrales externi* und *interni* (Abb. **184**) abgeleitet und von dort den Vv. vertebrales und cervicales profundae (Halswirbelsäule), den segmentalen Vv. intercostales posteriores und lumbales (Brust-, Lendenwirbelsäule) sowie über den Plexus venosus sacralis (Kreuzbein) der V. sacralis mediana und den Vv. sacrales laterales zugeführt.

Als *Plexus venosus vertebralis externus anterior* bezeichnet man die Gesamtheit feiner Venen an den Vorderseitenflächen der einzelnen Wirbelkörper, die teilweise vom Lig. longitudinale anterius überdeckt werden. Über die *Vv. basivertebrales* bestehen Verbindungen zum Plexus venosus vertebralis internus anterior.

Der *Plexus venosus vertebralis externus posterior* liegt, von der autochthonen Rükkenmuskulatur bedeckt, als weitmaschiges, vorwiegend längsgerichtetes Venengeflecht jederseits Dorn- und Querfortsätzen auf. Es steht kranial über subokzipitale Venengeflechte und Emissarien mit Sinus durae matris in Verbindung, erhält Zuflüsse aus den inneren Wirbelvenenplexus und reicht kaudal bis zum Kreuzbein.

Innervation. Die Hinterfläche der Wirbelkörper und alle übrigen Wandabschnitte des Wirbelkanals werden, ebenso wie die Gelenkkapseln der Wirbelbogengelenke, von Zweigen des R. meningeus der Spinalnerven (Abb. **50**) versorgt, der durch das Zwischenwirbelloch in den Wirbelkanal eintritt.

Schmerzen beim Bandscheibenprolaps werden im Bereich des reich innervierten hinteren Längsbands perzipiert.

2. Wirbelkanal

Der **Wirbelkanal,** *Canalis vertebralis* (Begrenzung → S. 454), steht kranial am Foramen magnum mit der Schädelhöhle in Verbindung und reicht kaudal bis zum Hiatus sacralis. Er beherbergt das Rückenmark, die Spinalnervenwurzeln sowie die Rückenmarkshäute und enthält Fett- und Bindegewebe sowie zahlreiche Gefäße.

a) Rückenmarkshäute

Die **harte Rückenmarkshaut,** *Dura mater spinalis* (Abb. **67** u. **182**), bildet einen aus vorwiegend längs verlaufenden Bindegewebsfasern aufgebauten Schlauch, der am Rand des Foramen magnum am Knochen fixiert ist. Er wird von der Wand des Wirbelkanals durch die *Cavitas epiduralis* getrennt – während Dura und Periost in der Schädelhöhle miteinander verschmolzen sind – und endet in Höhe des 1. oder des 2. Sakralwirbels. Die kaudale Fortsetzung des Duraschlauchs, *Filum terminale externum [durale],* legt sich dem Filum terminale des Rückenmarks auf und heftet sich am 2. Steißwirbel an.

Sackförmige Fortsätze des Duraschlauchs ziehen zu den Foramina intervertebralia und schließen die Spinalnervenwurzeln ein. Dura und Arachnoidea verschmelzen hier zu einer meningealen Scheide, die u. a. die Bindegewebskapsel des Spinalganglion bildet. Sie setzt sich als Epi- und Perineurium auf die Spinalnerven fort.

Vordere und hintere Spinalnervenwurzel liegen meist schon proximal vom Spinalganglion eng aneinander und werden von einer gemeinsamen meningealen Scheide umhüllt. Vorder- und Hinterwurzel können jedoch auch getrennt durch die Dura treten (Thorakalnerven).

Im **Epiduralraum,** *Cavitas epiduralis* (Abb. **67** u. **182**), bilden lockeres, faseriges Bindegewebe, Fettgewebe und die inneren Wirbelvenenge-

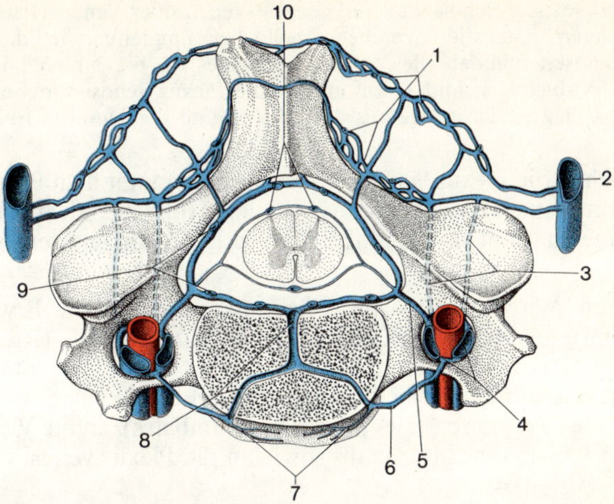

Abb. 184. **Wirbelvenenplexus und Abflußwege im Bereich der Halswirbelsäule,** Ansicht von kranial (modifiziert nach *Clemens*)

1 Plexus venosus vertebralis externus posterior (im Halswirbelbereich in zwei Schichten: knochennah und zwischen den tiefen Nackenmuskeln)
2 V. cervicalis profunda
3 segmentale Zuflüsse zur V. vertebralis aus dem Plexus venosus vertebralis externus posterior
4 Vv. vertebrales, eingeschlossen A. vertebralis
5 segmentaler Zufluß zur V. vertebralis aus den Plexus venosi vertebrales interni (Vv. intervertebrales)
6 segmentaler Zufluß zur V. vertebralis aus dem Plexus venosus vertebralis externus anterior
7 Plexus venosus vertebralis externus anterior
8 Vv. basivertebrales
9 Plexus venosi vertebrales interni mit Queranastomosen und sagittalen Verbindungen
10 Vv. spinales posteriores

flechte, *Plexus venosi vertebrales interni,* ein Schutzpolster. Der Duraschlauch ist mit der (Vorder-)Wand des Wirbelkanals (vor allem in Hals- und Lendenbereich) durch Bindegewebszüge verbunden, die jedoch bei Bewegungen des Kopfes und der Wirbelsäule Lageverschiebungen zulassen.

Im Epiduralraum verläuft – in ganzer Länge des Wirbelkanals – sowohl ventral (an der Hinterfläche der Wirbelkörper, z. T. vom Lig. longitudinale posterius bedeckt) als auch dorsal (an der Innenfläche der Wirbelbögen) je ein paariger, klappenloser Längsvenenkomplex, *Plexus venosi vertebrales interni anterior* und *posterior*.

Die inneren Wirbelvenenplexus besitzen eine dünne Wandung mit spärlicher glatter Muskulatur und reichlich kollagenen Fasern. Jeder der insgesamt vier Längsvenenkomplexe besteht aus einem vielfach vernetzten Längsvenenpaar. Rechter und linker Teil eines Plexus stehen durch Queranastomosen, vorderer und hinterer innerer

Wirbelvenenplexus durch sagittal verlaufende Venen oder Venengeflechte in Verbindung, deren Äste die Zwischenwirbellöcher umgreifen. In die vorderen Queranastomosen münden die Vv. basivertebrales, in die hinteren inkonstante Venen aus Wirbelbögen und Dornfortsatz. Die Plexus venosi vertebrales interni sind durch kollagene Faserzüge aus dem Periost und der Dura im Epiduralraum fixiert.

Kranial stehen die Plexus venosi vertebrales interni mit dem Plexus basilaris (vorderer Plexus) und dem Sinus occipitalis (hinterer Plexus) in Verbindung, sie bieten somit eine Abflußmöglichkeit für Blut aus dem Schädelinneren.

Die inneren Wirbelvenenplexus (Gesamtkapazität beim Erwachsenen etwa 100 ml) nehmen Venenblut aus dem Rückenmark (Rr. spinales) sowie aus Teilen der Wirbelsäule auf und leiten es über Vv. intervertebrales und Vv. basivertebrales an die ventralen und die dorsalen Äste der Segmentalgefäße (Vv. intercostales posteriores, lumbales), an die Vv. vertebrales, an den Plexus venosus sacralis sowie an die Plexus venosi vertebrales externi ab (Abb. **184**).

Innere (und äußere) Wirbelvenenplexus können somit Blut sowohl in die obere als auch in die untere Hohlvene abgeben. Da der Blutstrom in den Wirbelvenengeflechten und im System der V. azygos nicht durch Venenklappen gerichtet wird, stellen sie eine wichtige Umgehungsstraße bei Abflußbehinderungen im Bereich der Vv. cavae, des Azygossystems, aber auch der Vv. jugulares internae dar. Ein Rückstau des Bluts aus dem inneren Wirbelvenenplexus in die Venen des Rückenmarks wird durch Venenklappen der Rr. spinales verhindert.

Angesichts der leichten Verschiebbarkeit des Bluts in den ausgedehnten, dünnwandigen Geflechten der inneren Wirbelvenenplexus, in denen im Vergleich zu den extravertrebralen Venen ein relativ niedriger Blutdruck herrscht, üben die Plexus venosi vertebrales interni einen regulierenden Einfluß bei physiologischen Schwankungen des Liquordrucks aus.

Tierexperimentelle Befunde lassen daran denken, daß die Wirbelvenengeflechte Ausbreitungswege für Tumormetastasen sein können (z. B. Metastasen des Prostatakarzinoms in der Wirbelsäule).

Die **Spinnwebhaut** des Rückenmarks, *Arachnoidea mater spinalis* (Abb. **67**), ist extrem kapillararm, nervenfrei und spannt sich als zartes bindegewebiges Maschenwerk zwischen Piaoberfläche und Dura aus. Ein Subdural-»raum« zwischen der epithelüberkleideten Innenfläche der Dura und dem Epithelüberzug der äußeren Arachnoideaschicht ist beim Lebenden unter Normalbedingungen nicht vorhanden. Das äußere Blut der Arachnoidea liegt der Dura unmittelbar an.

Die **weiche Rückenmarkshaut,** *Pia mater spinalis* (Abb. **67**), ist eine gefäßführende, nervenreiche Bindegewebsschicht und liegt der gliösen Grenzmembran des Rückenmarks auf. Sie umschließt das Filum terminale des Rückenmarks als *Filum terminale internum [piale].*

Die Pia mater spinalis setzt sich nicht als geschlossene, makroskopisch faßbare Hüllschicht auf die Fila radicularia der Spinalnervenwurzeln fort, bildet jedoch das Endoneurium der einzelnen Nervenfasern. Die Arachnoidea mater spinalis begleitet Wurzelfäden und Spinalnervenwurzeln durch den Subarachnoidealraum und vereinigt sich mit der Dura zu der oben erwähnten meningealen Scheide.

Die Pia mater, die für das Rückenmark eine Art »Außenskelett« bildet, steht jederseits durch eine frontal gestellte Bindegewebsplatte, *Lig. denticulatum,* mit der Dura mater in Verbindung. Das als Halteeinrichtung des Rückenmarks dienende Band entspringt (in Höhe des 1. Zervikal- bis 3. Lumbalsegments) am seitlichen Umfang des Rückenmarks zwischen vorderer und hinterer Wurzel der Spinalnerven. Der freie laterale Rand ist sägeblattförmig ausgezogen. Die Spitzen der Zacken heften sich (meist in der Mitte zwischen den Durchtrittsstellen zweier Spinalnerven) an der Dura an, wobei sie die Arachnoidea dort fixieren.

Der **Subarachnoidealraum** des Rückenmarks, *Cavitas subarachnoidea* (Abb. **67**), kommuniziert kranial mit dem Subarachnoidealraum des Gehirns und endet kaudal – wie der Duraschlauch – in Höhe des 2. Sakralwirbels. Die Cavitas subarachnoidea enthält den Liquor cerebrospinalis.

Da sich die Arachnoidea in die Perineuralscheiden der Spinalnerven fortsetzt, bestehen Verbindungen zwischen Subarachnoidealraum und Lymphspalten der Spinalnerven, über die Liquor abfließen kann.

Lumbalpunktion. Zur Entnahme von Liquor cerebrospinalis aus dem Subarachnoidealraum des Rückenmarks wird die Hohlnadel (in der Regel) zwischen den Dornen des 3. und 4. oder 4. und 5. Lendenwirbels (meist in der Mitte einer Linie, die rechten und linken Darmbeinkamm verbindet) in den Subarachnoidealraum eingeführt, da hier kein Rückenmark mehr vorhanden ist und die Spinalnervenwurzeln der Nadelspitze ausweichen. Der Abstand zwischen den (gerade nach hinten gerichteten) Dornen und den Bögen der Lendenwirbel ist wesentlich größer als im Bereich der Brustwirbelsäule. Außerdem können bei einer Liquorentnahme nahe dem kaudalen Ende des Subarachnoidealraums auch solche Partikel (z. B. Zellelemente) erfaßt werden, die sich im Liquor abgesetzt haben.

Spinalanästhesie. Nach Lumbalpunktion kann eine Anästhesielösung in den Subarachnoidealraum injiziert und dadurch eine Lähmung der Nervenfasern in den Spinalnervenwurzeln (motorische, sensible und vegetative Fasern) erzielt werden. Menge und spezifisches Gewicht des Anästhetikums erlauben eine gewisse Steuerung der Spinalanästhesie, durch entsprechende Lagerung des Patienten können Spinalsegmente in unterschiedlicher Höhe anästhesiert werden.

Epiduralanästhesie. Die Injektion einer Anästhesielösung in den Epiduralraum (z. B. durch den Hiatus sacralis) führt zur Lähmung mehrerer Spinalnerven nahe dem Austritt aus dem Duraschlauch (im Prinzip eine ausgedehnte Leitungsanästhesie). Lokalisation der Injektionsstelle und Volumen des injizierten Anästhetikums bestimmen Höhe und Ausdehnung des anästhesierten Gebiets.

b) Inhalt des Wirbelkanals

Das **Rückenmark,** *Medulla spinalis* (Abb. **49**), ist beim Erwachsenen etwa 45 cm lang und endet mit dem zugespitzten *Conus medullaris* in Höhe des 1.–2. Lendenwirbels (Projektionsstelle auf die vordere Rumpfwand: etwas oberhalb der Mitte einer Nabel und Spitze des Schwertfortsatzes verbindenden Linie). Der Conus medullaris setzt sich in das fadenförmige *Filum terminale (spinale)* (im wesentlichen Glia- und Bindegewebe) fort, das sich bis zur Hinterfläche des Steißbeins verfolgen läßt.

Beim Embryo füllt das Rückenmark den »Wirbelkanal« noch in ganzer Länge aus. Ab 3. Embryonalmonat wächst es jedoch langsamer als die Wirbelsäule. Der Conus medullaris scheint sich daher in der Folgezeit immer weiter nach kranial vorzuschieben (sog. *Ascensus* des Rückenmarks). Er steht im 6. Fetalmonat in Höhe des 1. Sakralwirbels, zur Zeit der Geburt in Höhe des 3. Lumbalwirbels.

Die *Wurzeln der Spinalnerven,* die ursprünglich annähernd horizontal (in Höhe ihres Ursprungssegments) zu den Zwischenwirbellöchern ziehen, verlaufen daher beim Erwachsenen (etwa ab 5. Zervikalnerv) zunächst schräg und dann zunehmend steiler eine immer längere Strecke im Wirbelkanal abwärts, um das entsprechende Foramen intervertebrale zu erreichen. Kaudal vom 1. Lendenwirbel ziehen Vorder- und Hinter*wurzel* der kaudalen Spinalnerven – dicht gedrängt um das Filum terminale – abwärts und bilden die *Cauda equina.*

Spinalnerven. Die 31 paarigen *Nn. spinales* entstehen jeweils aus der Vereinigung der *vorderen* und der *hinteren Wurzel, Radix ventralis* und *Radix dorsalis,* zum *Truncus nervi spinalis* im Foramen intervertebrale (Abb. **50** u. **185**). Die Spinalnervenwurzeln »entspringen« mit mehr oder weniger zahlreichen Wurzelfäden, *Fila radicularia,* in (einer dorsalen und zwei bis drei ventralen) Längsreihen aus dem Rückenmark. Unmittelbar proximal der Vereinigungsstelle ist die hintere Wurzel zum *Spinalganglion, Ganglion spinale,* verdickt, das u. a. die (Perikaryen der) pseudounipolaren sensiblen Nervenzellen der Hinterwurzelfasern enthält. Die vordere Wurzel ist rein motorisch, die hintere Wurzel sensibel, der Spinalnerv nach seiner Faserzusammensetzung somit gemischt.

Da der zwischen Atlas und Hinterhaupt austretende Spinalnerv als 1. Zervikalnerv gerechnet wird, unterscheidet man im Regelfall (Abb. **49**):

- 8 Zervikalnerven, *Nn. cervicales,*
- 12 Thorakalnerven, *Nn. thoracici,*
- 5 Lumbalnerven, *Nn. lumbales,*
- 5 Sakralnerven, *Nn. sacrales,*
- 1 Kokzygealnerv, *N. coccygeus.*

Die dorsale Wurzel des 1. Zervikalnervs kann fehlen. Wenn sie vorhanden ist, findet man das 1. Zervikalganglion auf dem hinteren Atlasbogen im Sulcus a. vertebralis. Die Spinalganglien $C_2 - L_3$ liegen im Zwischenwirbelloch, die Ganglien der kaudalen Lumbalnerven im Grenzbereich zum Wirbelkanal, die sakralen Ganglien vollständig im Sakralkanal.

3. Anordnung und Innervation der autochthonen Rückenmuskulatur

Die in der Rückenregion gelegene, in mehreren Schichten angeordnete Muskulatur ist, wie sich aus der Innervation erkennen läßt, nur zum Teil an Ort und Stelle entstanden und damit *genuine* oder *autochthone Rückenmuskulatur.* Sie wird in ihrer Gesamtheit als *M. erector spinae* bezeichnet. Diese *tiefe* Rückenmuskulatur wird von *oberflächlichen* Rückenmuskeln überlagert (→ S. 188). Muskeln des Schultergürtels und der freien Extremität *(spinohumerale Muskeln)* haben sekundär ihren Ursprung auf die Wirbelsäule verlagert. Von kranial hat sich ein Abkömmling der *Branchialmuskulatur,* der M. trapezius, auf den Rücken vorgeschoben. Von der ventralen Rumpfmuskulatur sind ebenfalls Züge auf den Rücken gelangt, die Mm. serrati posteriores haben sich als *spinokostale Muskeln* zwischen die spinohumeralen und die autochthonen Rückenmuskeln eingeschoben. Schließlich sind auch die *Mm. intertransversarii anteriores,* die sich als seriale Homologa der Interkostalmuskeln ventral des M. erector spinae – zwischen den Rippenrudimenten der Hals- und der Lendenwirbel ausspannen, Rückenmuskeln ventraler Abkunft.

Die *autochthone Rückenmuskulatur* (Abb. **185**) liegt dem Achsenskelett unmittelbar auf. Sie wird – im Gegensatz zur übrigen somatischen Muskulatur – von *Rr. dorsales der Spinalnerven* innerviert. Die Muskeln dieses Systems sind an allen Bewegungen der Wirbelsäule beteiligt, die sie durch ihre Kontraktion selbst bewirken oder durch eine entsprechende Tonusminderung ermöglichen (z. B. Vorwärtsbeugung der Wirbelsäule unter Ausnutzung der Schwerkraft oder durch Kontraktion der ventralen Rumpfmuskulatur). Ferner spielen die Mm. erectores spinae eine wesentliche Rolle für die Sicherung der aufrechten Körperhaltung (Verbiegungen der Wirbelsäule z. B. als Folge einer krankhaften Erschlaffung der Muskulatur).

Als **Faszie des M. erector spinae** ist die *Fascia thoracolumbalis* als eine den Gruppenfaszien der Extremitätenmuskulatur vergleichbare Faszienhülle im Brust-Lenden-Bereich ausgebildet. Im Nackenbereich bedeckt die *Fascia nuchae* die oberflächlichen Schichten des M. erector spinae und trennt sie von den sie bedeckenden, auf den Rücken eingewanderten oberflächlichen Rückenmuskeln. Individuelle Muskelfaszien umhüllen die in der Tiefe gelegenen kurzen Nackenmuskeln.

Die **Fascia thoracolumbalis** (Abb. **185**) bedeckt mit ihrem oberflächlichen Blatt den M. erector spinae und umscheidet mit ihrem tiefen Blatt den Lumbalteil des lateralen Trakts der autochthonen Rückenmuskulatur von ventral. Beide Blätter vereinigen sich lateral vom M. iliocostalis. Sie schließen den M. erector spinae in einen osteofibrösen Kanal ein, der medial von Dornfortsätzen und Wirbelbögen, ventral von den Procc. transversi und costales sowie einem dorsomedialen Abschnitt der Brustwand oder –

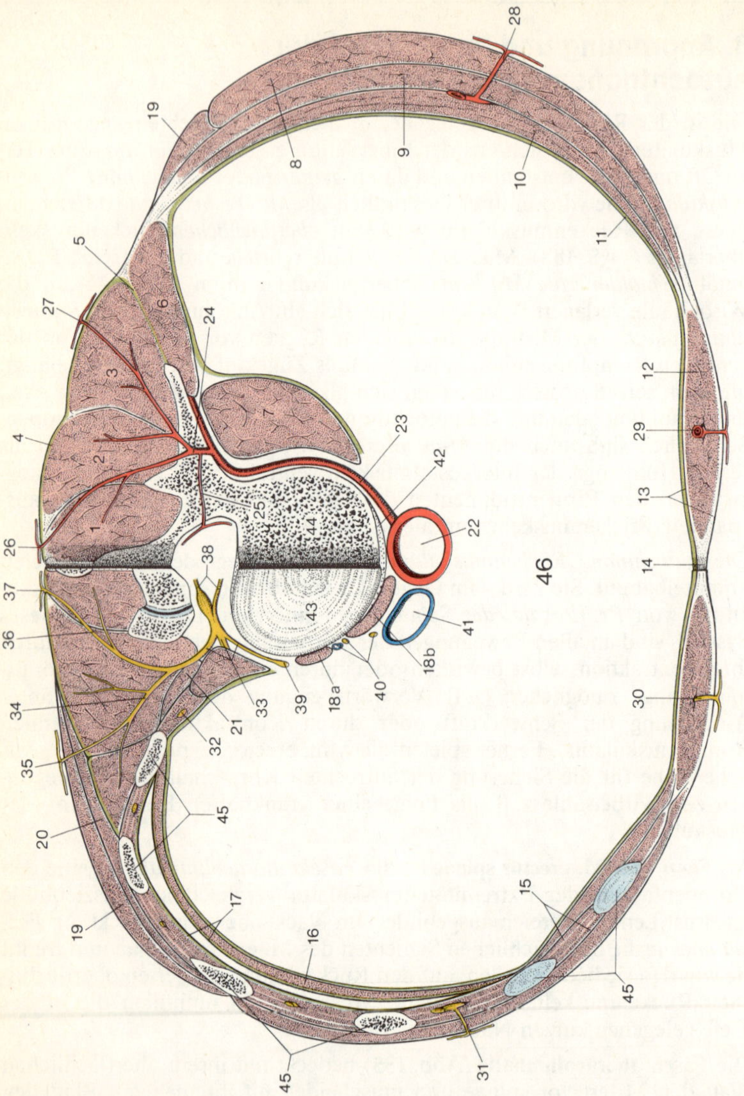

Abb. 185. **Querschnitt durch die Bauchwand,** Ansicht von kranial (nach *Pernkopf*)
Schematischer Stufenschnitt: auf der rechten Seite durch die Zwischenwirbelscheibe (zwischen 1. und 2. Lendenwirbel), links durch den Körper des 2. Lendenwirbels (Gefäße und Nerven nur exemplarisch dargestellt; rechtes Wirbelbogengelenk zwischen 1. und 2. Lendenwirbel, Proc. spinosus, Ligg. supraspinale, interspinale und longitudinale posterius eingezeichnet, aber nicht beschriftet)

im Lendenbereich – vom tiefen Blatt der Fascia thoracolumbalis begrenzt wird. Dorsal schließt das an den Dornfortsätzen angeheftete oberflächliche Faszienblatt den Kanal ab.

Das *oberflächliche Blatt,* die Fascia thoracolumbalis im eigentlichen Sinne (Abb. **198**), ist an den Dornfortsätzen der Brust-, der Lenden- und der Kreuzwirbel sowie an der Crista iliaca befestigt. Sie ist in ihrem kaudalen Teil mit der Aponeurose der Mm. latissimus dorsi und serratus posterior inferior verschmolzen, in der Sakralregion mit der den Mm. longissimus und iliocostalis gemeinsamen Ursprungssehne verwachsen und deshalb hier auffallend derb. Kranialwärts läßt sich das oberflächliche Faszienblatt bis in Höhe des M. serratus posterior superior verfolgen, lateral heftet es sich jenseits der Ansatzzacken des M. iliocostalis an den Rippenwinkeln an.

Das *tiefe Blatt* der Facia thoracolumbalis spannt sich, dorsal vom M. quadratus lumborum, zwischen der 12. Rippe, den Procc. costales der Lendenwirbel und der Crista iliaca aus. Es bildet gleichzeitig die mediale Portion der Ursprungsaponeurose des M. transversus abdominis.

Die **Fascia nuchae** (Abb. **198**) liegt unter den Mm. trapezius und rhomboideus und bedeckt die Mm. semispinalis capitis und splenius. Medial ist die im allgemeinen schwache, filzige Bindegewebsplatte mit dem Lig. nuchae verschmolzen, lateral steht sie mit der Faszie des M. levator scapu-

◀ 1–3 *M. erector spinae*
1 medialer Trakt
2 M. longissimus
3 M. iliocostalis
4, 5 *Fascia thoracolumbalis*
4 oberflächliches Blatt
5 tiefes Blatt
6 M. quadratus lumborum
7 M. psoas major
8 M. obliquus externus abdominis
9 M. obliquus internus abdominis
10 M. transversus abdominis
11 Peritoneum parietale und Fascia transversalis
12 M. rectus abdominis
13 Vagina m. recti abdominis
14 Linea alba
15 Mm. intercostales externus, internus, intimus
16 Pars costalis des Zwerchfells
17 Pleura parietalis und Fascia endothoracica
18 Crus dextrum der Pars lumbalis des Zwerchfells
18 a lateraler Schenkel
18 b medialer Schenkel
19 M. latissimus dorsi
20 M. serratus posterior inferior
21 Mm. intertransversarii lumborum
22 Aorta
23 A. lumbalis
24 R. dorsalis der A. lumbalis
25 R. spinalis des R. dorsalis
26 R. cutaneus medialis des R. dorsalis
27 R. cutaneus lateralis des R. dorsalis
28 R. cutaneus lateralis der A. lumbalis
29 A. epigastrica superior mit R. cutaneus anterior
30 R. cutaneus anterior des N. intercostalis VIII
31 R. cutaneus lateralis des N. intercostalis VIII
32 N. subcostalis im M. quadratus lumborum
33 N. lumbalis mit R. dorsalis, R. ventralis und Rr. communicantes
34 lateraler Zweig des R. dorsalis
35 R. cutaneus lateralis des R. dorsalis
36 medialer Zweig des R. dorsalis
37 R. cutaneus medialis des R. dorsalis
38 Radix ventralis, Radix dorsalis des N. lumbalis
39 Truncus sympathicus
40 V. azygos, N. splanchnicus thoracicus minor und N. splanchnicus thoracicus major
41 V. cava inferior
42 Lig. longitudinale anterius
43 Discus intervertebralis zwischen 1. und 2. Lendenwirbel (Schnittfläche)
44 Vertebra lumbalis II (Schnittfläche)
45 Costae XII–VII
46 Cavitas abdominalis

lae und durch diese mit der Lamina superficialis der Halsfaszie in Verbindung.

Der **M. erector spinae** entspringt mit seinen kaudalen Zügen am Os sacrum, den dort gelegenen Bandmassen und an der Crista iliaca. Die kranialen Muskeln des Systems setzen am Hinterhaupt an.

Die ursprünglich metamere Gliederung der eigentlichen Rückenmuskulatur bleibt beim Menschen (und den Säugetieren) nur in der tiefen Schicht gewahrt. Oberflächlichere Muskelzüge erstrecken sich über mehrere Segmente. Eine Sonderung in abgegrenzte Muskelindividuen und eine Gliederung durch Faszien ist lediglich im Nackenbereich vollständig durchgeführt. Ansonsten lassen sich meist nur die künstlich herauspräparierten Züge zusammenhängender Muskelsysteme darstellen. In der Brustregion der Wirbelsäule (kyphotische Krümmung) ist die Muskelmasse geringer.

Am M. erector spinae werden herkömmlicherweise ein *medialer* Trakt, der sich auf die von Dornfortsätzen und Querfortsätzen gebildete Rinne beschränkt, und ein *lateraler* Längszug unterschieden, der sich auf die Crista iliaca und die Rippen ausgedehnt hat. Dieser Gliederung entspricht eine differente *Innervation* der beiden Muskelstränge *durch mediale oder laterale Äste der Rr. dorsales der Spinalnerven.*

a) Medialer Trakt des M. erector spinae

Der mediale Trakt der autochthonen Rückenmuskulatur besteht – sieht man von den drei tiefen Nackenmuskeln ab – aus einem relativ schwachen *spinalen* und einem kräftig ausgebildeten *transversospinalen* System (Abb. **186 a**).

Spinales System

Die Fasern des Spinalissystems ziehen von Wirbeldorn zu Wirbeldorn, **Mm. interspinales** (paarig, unisegmental, fehlen im mittleren Bereich der Brustwirbelsäule), oder überspringen mindestens einen Wirbel, **M. spinalis** (zwischen 2. Hals- und 2. Lendenwirbel).

Der **M. spinalis** bildet einen dünnen Strang zwischen den Wirbeldornen und dem M. longissimus und ist in der Regel nur im Thorakalbereich (*M. spinalis thoracis* vom 2. Thorakalwirbel bis zum 2. [3.] Lumbalwirbel) und in der Nackenregion (*M. spinalis cervicis* vom 2. Zervikalwirbel bis zum 2. Thorakalwirbel) ausgebildet. Der 5. Hals- und der 9. Brustwirbel bleiben meist frei.

Als seltene Variante verlaufen Muskelbündel von den Dornen der Hals- und der kranialen Brustwirbel zur Protuberantia occipitalis externa: *M. spinalis capitis.*

Transversospinales System

Die Muskelbündel des **M. transversospinalis** verlaufen von den Querfortsätzen zu den Dornfortsätzen kranial gelegener Wirbel. Je oberflächlicher die Muskelzüge liegen, um so mehr Wirbel werden übersprungen.

Die metameren **Mm. rotatores** bilden die tiefste Schicht dieses Systems.

Die *Mm. rotatores breves* ziehen von der Wurzel eines Querfortsatzes zum Wirbelbogen und zur Basis des Dornfortsatzes des nächst höheren Wirbels. Die *Mm. rotatores longi* überdecken die kurzen Rotatoren. Sie besitzen die gleichen Ursprungs- und Ansatzstellen, überspringen jedoch einen Wirbel. Die Rotatoren sind deutlich ausgeprägt an der Brustwirbelsäule, *Mm. rotatores thoracis,* lassen sich aber auch in der Zervikal- und in der Lumbalregion abgrenzen: *Mm. rotatores cervicis* und *lumborum.*

Der **M. multifidus,** die oberflächlich zu den Mm. rotatores gelegene Schicht des transversospinalen Systems, ist vor allem im Lendenbereich kräftig ausgebildet.

Der Ursprung des M. multifidus reicht vom 4. (5.) Halswirbel bis zum 4. Kreuzwirbel, die Insertion erfolgt an den Dornen des 2. Hals- bis 5. Lendenwirbels. Von den in wechselnder Anordnung gefiederten Muskelbündeln überspringen die tiefer gelegenen zwischen Ursprung und Ansatz zwei Wirbel, die oberflächlichen 3–5 Wirbel.

Der **M. semispinalis** bildet die oberflächlichste Schicht des transversospinalen Systems. Er fehlt im allgemeinen in der Lumbalregion. Seine Fasern überspringen mindestens 5, meist 6–7 Wirbel. Der Kopfteil des Muskels *(M. semispinalis capitis)* zieht über die Kopfgelenke hinweg zur Hinterhauptsschuppe nahe der Mittellinie und wirkt – je nach den beteiligten Synergisten – bei kraftvollen Drehbewegungen oder bei Feststellung und kräftiger Dorsalflexion des Kopfs mit.

Durchtrennt man am Präparat den M. semispinalis capitis und schlägt die beiden Teilstücke zurück, so wird der Dorn des Axis als markantes Zentrum von Muskelzügen (Abb. **187**) sichtbar, die an diesem Fortsatz inserieren (rechter und linker M. semispinalis cervicis) oder entspringen (Mm. obliqui capitis inferiores und recti capitis posteriores majores).

Der *M. semispinalis thoracis* zieht von den Querfortsätzen des 7. (6.) bis 11. (12.) Brustwirbels zu den Dornen der letzten beiden Hals- und der ersten 3 (4) Brustwirbel. Der *M. semispinalis cervicis* entspringt an den Procc. transversi der Brustwirbel II (III) und VI (VII) und inseriert an den Dornfortsätzen der Zervikalwirbel II–VI. Thorakaler und zervikaler M. semispinalis bilden häufig eine Einheit. Wie beim M. multifidus teilen sich die Muskelfasern derselben Ursprungszacke in mehrere Ansatzzacken auf.

Der *M. semispinalis capitis,* der die zervikale Portion des Muskels vollständig überdeckt, geht zu einem großen Teil aus dem Blastem hervor, das den lateralen Trakt der autochthonen Rückenmuskulatur aufbaut. Er wird deshalb nicht nur von medialen, sondern auch von lateralen Zweigen der dorsalen Spinalnervenäste innerviert. Die Muskelbündel entspringen von den Querfortsätzen (die kranialen Bündel mehr von der Wurzel des Fortsatzes und der Seitenfläche des Proc. articularis inferior) des 3. Hals- bis 6. (8) Brustwirbels und setzen unterhalb der Linea nuchae superior am Hinterhaupt an (Abb. **187**). Der Muskel ist komplex gefiedert und unvollständig in einen schmäleren medialen und einen faserreichen lateralen Strang gegliedert, die beide eine Zwischensehne besitzen (der mediale Zug teilweise zwei).

b) Lateraler Trakt des M. erector spinae

Der laterale Trakt besteht aus den unisegmentalen *Mm. intertransversarii posteriores* und *obliquus capitis superior,* dem *sakrospinalen* und dem *spinotransversalen System* (Abb. **186 b**).

Die **Mm. intertransversarii posteriores cervicis** (Abb. **186 a**) ziehen jeweils vom Tuberculum posterius eines Halswirbelquerfortsatzes zum nachfolgenden bzw. zum Proc. transversus des 1. Brustwirbels. Nur die *Pars medialis* gehört zur autochthonen Rückenmuskulatur, die unmittelbar anschließende *Pars lateralis* wird vom R. ventralis des jeweiligen Zervikalnervs innerviert.

Mm. intertransversarii thoracis sind als einfache Muskelstränge meist nur zwischen den Querfortsätzen des 10. Brust- bis 1. Lendenwirbels ausgebildet.

Die **Mm. intertransversarii mediales lumborum** verbinden den Proc. accessorius mit dem Proc. mamillaris des folgenden Lendenwirbels (Abb. **186 a**).

Die am weitesten kaudal gelegenen Mm. intertransversarii medialis und lateralis lumborum ziehen von der Tuberositas iliaca des Darmbeins nahezu horizontal nach ventral zu den Procc. accessorius und costarius des 5. Lendenwirbels. Beide Muskeln wirken einem Abgleiten des 5. Lendenwirbels nach vorn entgegen und sichern das Sakroiliakalgelenk.

Abb. 186. **Autochthone Rückenmuskulatur** ▶

a Muskeln des medialen Trakts und Mm. intertransversarii posteriores

b Muskeln des lateralen Trakts, ausgenommen Mm. intertransversarii posteriores und M. obliquus capitis superior

(nur Teile der Muskelsysteme oder einzelne segmentale Muskeln dargestellt)

1–7 *transversospinales System*
1 Insertionsbündel
2 Ursprungsbündel
3 Mm. rotatores (longus und brevis)
4 M. multifidus
5 M. semispinalis thoracis
6 M. semispinalis cervicis
7 M. semispinalis capitis
8, 9 *spinales System*
8 M. interspinalis (lumborum, thoracis, cervicis)
9 M. spinalis (thoracis, cervicis)
10 M. intertransversarius medialis lumborum
11 M. intertransversarius posterior cervicis
12, 13 *spinotransversales System*
12 M. splenius capitis
13 M. splenius cervicis
14–20 *sakrospinales System*
14 M. iliocostalis cervicis
15 M. iliocostalis thoracis
16 M. iliocostalis lumborum
17 M. longissimus capitis
18 M. longissimus cervicis
19 M. longissimus thoracis
20 gemeinsame Ursprungsaponeurose des sakrospinalen Systems
21 Mm. levatores costarum (longus und brevis)

Innervation:

mediale (bei 7 auch laterale) Äste der Rr. dorsales der entsprechenden Nn. spinales

laterale Äste der Rr. dorsales der entsprechenden Nn. spinales

laterale Äste der Rr. dorsales (zusätzlich auch Äste der Rr. ventrales) der entsprechenden Nn. spinales

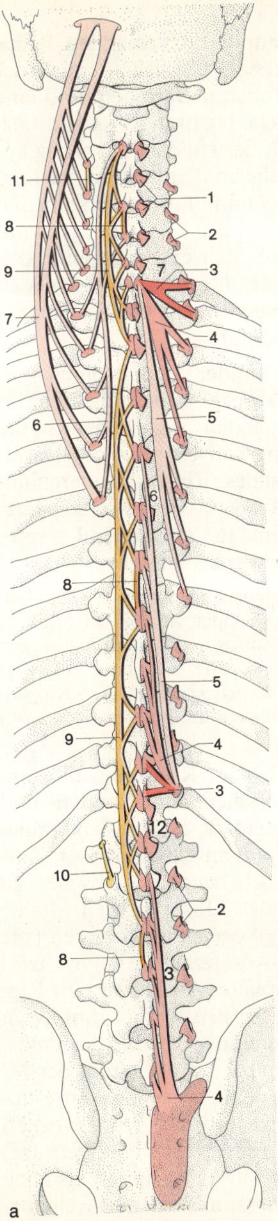
11
1
8
2
9
7
3
7
4
6
5
6
8
5
9
4
3
12
10
2
8
3
4
a

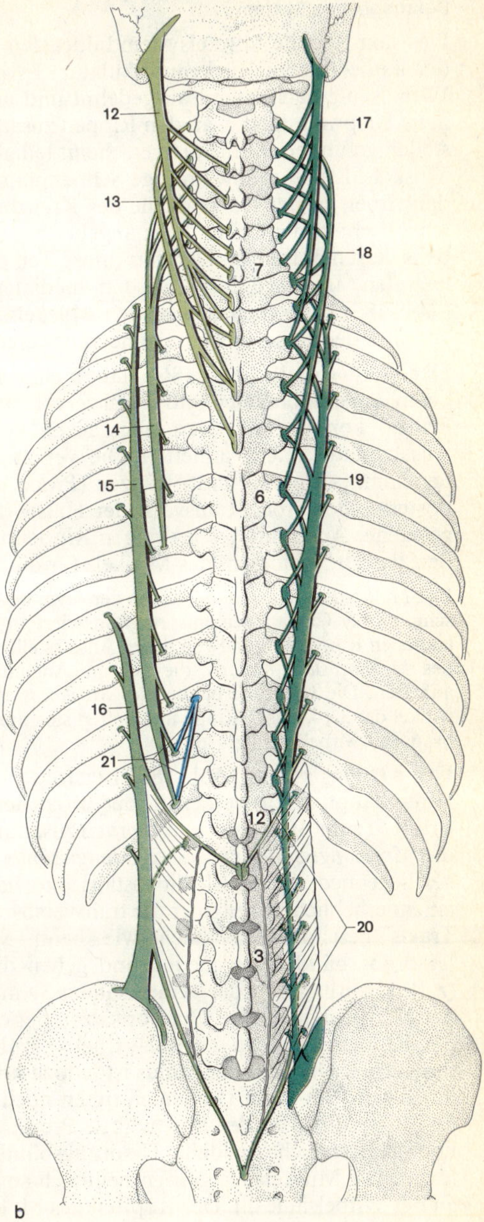
12
17
13
18
7
14
15
19
6
16
21
12
20
3
b

Sakrospinales System

Das sakrospinale Muskelsystem bildet den Hauptteil des lateralen Trakts der autochthonen Rückenmuskulatur. Es hat sich aus dem Bereich der Wirbelsäule nach lateral ausgedehnt und am oberen Darmbeinrand eine neue Ursprungsfläche, an den Rippen zusätzliche Ursprungs- und Ansatzstellen gefunden. Einheitlich erscheint lediglich der kaudale Ursprung des Muskels. Er bildet eine kräftige Sehnenplatte, die an den Dornen der Lendenwirbel, an der Dorsalfläche des Kreuzbeins und an dem dorsomedialen Abschnitt der Crista iliaca angeheftet und mit der Fascia thoracolumbalis verschmolzen ist. Der muskulöse Teil des Systems ist dagegen in den lateralen *M. iliocostalis* und den medialen *M. longissimus* geschieden (Abb. **185**). Zwischen den beiden Muskelsträngen treten die Rr. cutanei laterales der dorsalen Thorakalnervenzweige hindurch.

Der **M. iliocostalis** (Abb. **186 b**) läßt mehr oder minder deutlich einen lumbalen, einen thorakalen und einen zervikalen Abschnitt unterscheiden. Im Prinzip kommen die Ursprungszacken von medial, während sich die Ansatzbündel lateral anheften. Die Verlagerung von Ursprüngen (Darmbeinkamm, Rippen) und Ansätzen (Procc. costales, Rippen, Tuberculum posterius der Procc. transversi der Halswirbel = am weitesten seitwärts gelegener Abschnitt des jeweiligen Rippenrudiments) nach lateral vergrößert das Hebelmoment des Muskels für die Seitwärtsneigung.

Der *M. iliocostalis lumborum,* der an der zuvor beschriebenen Sehnenplatte und fleischig an der Crista iliaca entspringt, inseriert an den Rippenwinkeln der 6 (bis 9) kaudalen Rippen. Medial von dieser Ansatzstelle entspringen die Ursprungszacken des *M. iliocostalis thoracis,* die sich am Angulus costae der Rippen I–VII (VI) anheften. Die Ursprungsbündel des *M. iliocostalis cervicis* kommen vom Rippenwinkel der 3. (4.) bis 7. Rippe und heften sich am Tuberculum posterius des 3. (4.) bis 6. Halswirbelfortsatzes an.

Der **M. longissimus** (Abb. **186 b**) erstreckt sich vom Kreuzbein bis zum Hinterhaupt, doch werden in der offiziellen Nomenklatur Lenden- und Brustteil zum *M. longissimus thoracis* zusammengefaßt, an den sich kranial die *Mm. longissimus cervicis* und *longissimus capitis* anschließen. Der Muskel liegt medial vom M. iliocostalis und hat sich beim Erwachsenen zu einem erheblichen Teil über die transversospinalen Muskeln des medialen Trakts geschoben. Ähnlich wie beim M. iliocostalis kommen die Ursprungsbündel von medial und gehen die Ansatzzacken nach lateral (z. B. Ursprung von der gemeinsamen Sehnenplatte, Ansatz an den Rippen; Ursprung von den Querfortsätzen der oberen Brustwirbel, Ansatz an den Rippenhomologa der Halswirbel = Tuberculum posterius der Procc. transversi). Der M. longissimus ist jedoch komplizierter gebaut als der M. iliocostalis. Im Brust-Lendenteil treten noch zusätzliche mediale Insertionen (Querfortsätze der Brustwirbel, Procc. accessorii der Lendenwirbel) und akzessorische mediale Ursprungsbündel (Brustwirbelquerfortsätze) hinzu. Die Muskelzüge greifen demnach sowohl an den Rippen als auch an der Wirbelsäule an. Der Kopfteil des M. longissimus inseriert weit lateral am Warzenfortsatz und besitzt somit ein großes Moment für Drehbewegungen des Kopfes nach der gleichen Seite.

Der *M. longissimus thoracis* entspringt mittels der mit dem M. iliocostalis lumborum gemeinsamen kräftigen Sehnenplatte von den Lendenwirbeldornen, dem Kreuzbein, dem hinteren Darmbeinrand und den Ligg. sacroiliaca posteriora. Sogenannte akzessorische Ursprungszacken kommen von den Querfortsätzen der 6 kaudalen Brustwirbel und dem Proc. mamillaris der ersten beiden Lumbalwirbel. Im Brustbereich erfolgt die mediale Insertion an den Querfortsätzen sämtlicher Brustwirbel, die laterale medial vom Angulus costae der 2.–12. Rippe. Im Lendenabschnitt der Wirbelsäule inserieren die Faserbündel an den entsprechenden Homologa, die medialen Bündel am Proc. accessorius der Lendenwirbel I bis IV (sowie am Proc. mamillaris des 5. Lendenwirbels), die lateralen Insertionszacken am Proc. costalis des 1.–4. Lendenwirbels (sowie an dem tiefen Blatt der Fascia thoracolumbalis).

Der *M. longissimus cervicis* entspringt von den Querfortsätzen der oberen 6 Brustwirbel und erhält meist zusätzliche Ursprungsbündel von der Wurzel des 3. bis 6. (7.) Halswirbelquerfortsatzes. Die Ansatzsehnen heften sich an den hinteren Hökker des Proc. transversus der Halswirbel II–V.

Der *M. longissimus capitis* entspringt – medial von den Ursprungszacken der zervikalen Portion des M. longissimus – vom Querfortsatz des 3. Hals- bis 3. Brustwirbels. Seine Fasern bilden einen schlanken, mehr sagittal gestellten Muskelstrang, der sich am Proc. mastoideus des Schläfenbeins anheftet (Abb. **187**).

Spinotransversales System

Dieses Muskelsystem besteht nur aus dem **M. splenius,** der als breite Muskelbinde den kranialen Abschnitt des M. erector spinae bedeckt und umschlingt. Er entspringt zwar in der Körpermitte – am Lig. nuchae und den Dornen der oberen Brustwirbel –, wird jedoch dem lateralen Trakt der autochthonen Rückenmuskulatur zugeordnet, da er von lateralen Zweigen der dorsalen Spinalnervenäste innerviert wird. Der Muskel ist in seinem Verlauf und Ansatz, weniger deutlich an seinem Ursprung, in die *Mm. splenius capitis* und *splenius cervicis* geschieden. Die Faserzüge beider Muskelteile ziehen von medial nach lateral (der Halsteil zu den Querfortsätzen der oberen Halswirbel, der Kopfteil zum Warzenfortsatz und zur Hinterhauptschuppe) und drehen nach derselben Seite.

Der *M. splenius capitis* kommt vom Lig. nuchae (ab 3. Halswirbel) und von den Dornen des 7. Hals- und 1.–3. Brustwirbels, er setzt am Warzenfortsatz und an der Linea nuchae superior an. Der *M. splenius cervicis* entspringt vom Proc. spinosus des 3. bis 5. (6.) Brustwirbels und dem Lig. supraspinale, umgreift den M. semispinalis capitis und den M. longissimus capitis von dorsolateral. Er inseriert mit zwei kräftigen Zacken am Tuberculum posterius des Querfortsatzes von Atlas und Axis, mit einer schwachen, oft fehlenden Zacke am hinteren Höcker des 3. Halswirbelquerfortsatzes.

c) Mm. levatores costarum und Mm. intertransversarii anteriores

Die sogenannten Rippenheber, Mm. levatores costarum, werden (zumindest vornehmlich) durch Rr. dorsales der Spinalnerven innerviert und somit zu Recht unter den autochthonen Rückenmuskeln abgehandelt. Die Mm. intertransversarii anteriores sind dagegen als seriale Homologa der Mm. intercostales Muskeln ventraler Abkunft. Da sie – über die Wirbelbogengelenke – ausschließlich auf die Hals- bzw. Lendenwirbelsäule wirken, werden sie – ungeachtet ihrer genetischen Zuordnung – an dieser Stelle beschrieben.

Die **Mm. levatores costarum** (Abb. **186 b**) werden jeweils durch einen Seitenzweig der Rr. laterales der dorsalen Spinalnervenäste versorgt und sind als Derivate des lateralen Trakts anzusehen. Sie ziehen von den Querfortsätzen des letzten Hals- und der oberen 11 Brustwirbel abwärts zur nächsten oder übernächsten Rippe.

Die *Mm. levatores costarum* können jedoch auch Material aus den äußeren Zwischenrippenmuskeln enthalten, wie die verschiedentlich zu beobachtende zusätzliche Innervation aus den Nn. intercostales beweist. Lange Zeit wurden sie ausschließlich als Derivate der Mm. intercostales externi eingestuft.

Die *Mm. levatores costarum breves* sind unisegmental und inserieren medial des Angulus costae der jeweils folgenden kaudalen Rippe. Die *Mm. levatores costarum longi* ziehen steiler abwärts und überspringen eine Rippe. Man findet sie meist nur im kranialen und im kaudalen Abschnitt des Brustkorbs.

Die Funktion der kleinen, dicken Muskelzüge ist noch nicht eindeutig geklärt. Sie wirken vermutlich weniger als Rippenheber, sondern sind an den Bewegungen der Wirbelsäule beteiligt (Strecken, Seitwärtsneigen).

Die **Mm. intertransversarii anteriores** werden von den Mm. intertransversarii posteriores jeweils durch den R. ventralis des entsprechenden Spinalnervs getrennt, der sie auch innerviert. Wie alle kurzen Muskeln der Wirbelsäule stimmen sie bei einer durch die langen Züge der Rückenmuskulatur ausgelösten Bewegung der Gesamt- oder Teilwirbelsäule die Bewegung im jeweiligen Wirbelbogengelenk steuernd ab. Bei einseitiger Kontraktion wirken sie bei der Seitwärtsneigung der Wirbelsäule mit.

Die *Mm. intertransversarii anteriores cervicis* verbinden jeweils die Tubercula anteriora zweier Halswirbelquerfortsätze. Zwischen Atlas und Axis kann der Muskel fehlen.

Die *Mm. intertransversarii laterales lumborum* spannen sich mit einer ventralen Portion jeweils zwischen den Procc. costales zweier einander folgender Lendenwirbel, mit dem dorsalen Anteil zwischen Proc. accessorius und Proc. costalis aus. Der am weitesten kaudal gelegene Muskel verbindet den Proc. costalis des 5. Lendenwirbels mit der Tuberositas iliaca (→ S. 486).

d) Kurze Nackenmuskeln

Zwischen Axis und Hinterhaupt liegen in der Tiefe, knochennah, vier (paarige) selbständige, unisegmentale Muskelindividuen, die durch Faszien abgegrenzt werden: *kurze* oder *tiefe Nackenmuskeln* (Abb. **187**). Sie

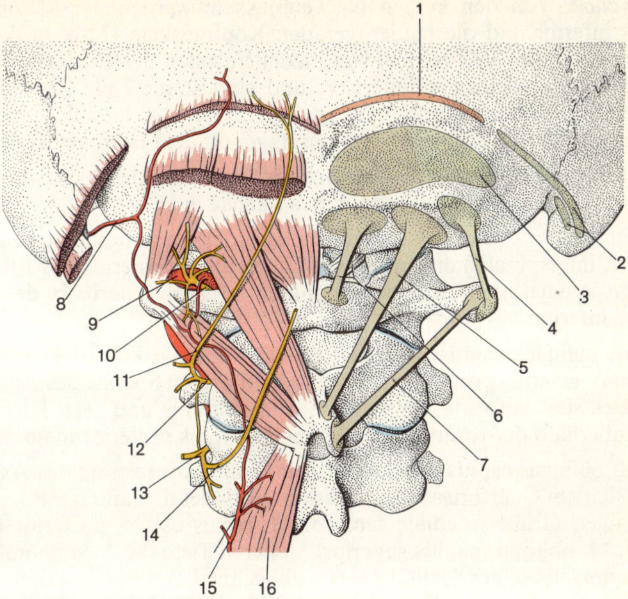

Abb. 187. **Kurze Nackenmuskeln**
Arterien und Nerven des Nackens
(Endäste der Arterien und Nerven nicht dargestellt)

1–3 *Muskelursprungs- oder -anheftungsfelder* für:
1 M. trapezius
2 M. splenius capitis und (darunter) M. longissimus capitis
3 M. semispinalis capitis
4 M. obliquus capitis superior
5 M. rectus capitis posterior major
6 M. rectus capitis posterior minor und Lig. alare
7 M. obliquus capitis inferior
8 A. occipitalis
9 A. vertebralis
10 N. suboccipitalis (R. dorsalis des N. cervicalis I)
11 N. occipitalis major
12 R. dorsalis des N. cervicalis II
13 R. dorsalis des N. cervicalis III
14 N. occipitalis tertius
15 A. cervicalis profunda
16 M. semispinalis cervicis

Innervation:
- N. accessorius und Rr. ventrales der Nn. cervicales (II) III und IV
- mediale Äste der Rr. dorsales der entsprechenden Nn. spinales
- laterale Äste der Rr. dorsales der entsprechenden Nn. spinales

wirken bei der Feineinstellung der Kopfhaltung und bei differenzierten Kopfbewegungen mit.

Die Gliederung dieser Muskulatur vollzog sich in der Phylogenese parallel zur Unterteilung der Kopfgelenke, die beim Menschen zu 6 isolierten Gelenkkammern führte.

Innervation: Von den kurzen Nackenmuskeln werden der M. obliquus capitis inferior und die beiden geraden Kopfmuskeln (Mm. recti capitis posteriores major und minor) von medialen Ästen des R. dorsalis des 1. und des 2. Zervikalnervs innerviert und sind somit Teile des medialen Muskelstrangs. Der M. obliquus capitis superior, vom lateralen Zweig des R. dorsalis des 1. Zervikalnervs versorgt, gehört dem lateralen Trakt an.

Der **M. rectus capitis posterior major** zieht vom Dorn des Axis nach lateral kranial zum mittleren Drittel der Linea nuchae inferior.

Der kurze **M. rectus capitis posterior minor** (der am weitesten kranial gelegene M. interspinalis) entspringt am Tuberculum posterius des Atlas und inseriert medial von dem vorgenannten Muskel unterhalb der Linea nuchae inferior.

Der **M. obliquus capitis superior,** der am weitesten kranial gelegene M. intertransversarius posterior, zieht von der dorsalen Spange des Atlasquerfortsatzes steil aufwärts zur Linea nuchae inferior und setzt lateral und etwas oberhalb der Insertion des M. rectus capitis posterior major an.

Der **M. obliquus capitis inferior** entspringt am Dornfortsatz des Axis und heftet sich am Querfortsatz des Atlas an. Er bildet den unteren Rand einer dreiseitigen Grube (mediale Grenze: M. rectus capitis posterior major; lateral: M. obliquus capitis superior), in deren Tiefe die A. vertebralis und der R. dorsalis n. cervicalis I (= N. suboccipitalis), der die 4 tiefen Nakkenmuskeln versorgt, aufgesucht werden können.

Der *M. rectus capitis lateralis* gehört zu den Mm. intertransversarii anteriores cervicis, die sich zwischen den Tubercula anteriora zweier benachbarter Halswirbel ausspannen. Der *M. rectus capitis anterior* ist ein prävertebraler Halsmuskel. Beide sind somit Derivate der ventrolateralen Rumpfmuskulatur. Dennoch sollen auch sie hier besprochen werden, da sie ebenfalls über die Kopfgelenke wirken und neuerdings mit den zuvor genannten 4 tiefen Nackenmuskeln als subokzipitale Muskeln zusammengefaßt werden.

Der **M. rectus capitis lateralis** entspringt als typischer M. intertransversarius anterior cervicis vom vorderen Höcker des Atlasquerfortsatzes, zieht zum Hinterhaupt und inseriert am Proc. jugularis, der lateral vom Condylus manchmal als Proc. paramastoideus vorragt.

Der **M. rectus capitis anterior** nimmt seinen Ursprung an der Massa lateralis atlantis und an der Wurzel des Querfortsatzes, er setzt an der Pars basilaris des Os occipitale, seitlich vom Tuberculum pharyngeum, an.

Innervation der Mm. recti capitis lateralis und anterior: aus dem R. ventralis der Nn. cervicales I und II.

4. Wirkung der autochthonen Rückenmuskulatur auf Wirbelsäule und Kopfgelenke

a) Wirkung des M. erector spinae auf die Wirbelsäule

Bei den Bewegungen der Wirbelsäule wirken die verschiedenen Systeme der autochthonen Rückenmuskulatur beider Seiten als Synergisten und Antagonisten zusammen. Die Kontraktion kann jedoch auf bestimmte Abschnitte der langen Muskelzüge und auf eine bestimmte Zahl der kurzen Muskeln beschränkt bleiben, so daß neben Bewegungen der gesamten Wirbelsäule auch Bewegungen in einzelnen Regionen möglich sind.

Die *Dorsalflexion* erfolgt durch beidseitige Kontraktion des M. erector spinae und führt zu einer Streckung der Wirbelsäule, die Tonusminderung ermöglicht bei aufrechter Körperhaltung eine *Ventralflexion*.

Die *Lateralflexion* wird durch einseitige Kontraktion des M. erector spinae ausgelöst. Für eine Seitwärtsbewegung des Rumpfes besitzt der laterale Trakt der autochthonen Rückenmuskulatur eine besonders günstige Hebelwirkung. Die Rückenmuskeln der Gegenseite bremsen und steuern diese Bewegung durch eine entsprechende Herabsetzung ihrer Spannung. Die Seitwärtsneigung kann mit einer Drehbewegung verbunden sein.

Die *Rotation* nach der entgegengesetzten Seite bewirken die Muskeln des transversospinalen Systems. Die Mm. rotatores haben hierbei eine besonders günstige Wirkungsmöglichkeit, da sie gegen die Rotationsachse nur wenig geneigt verlaufen. Der M. splenius dreht nach derselben Seite. Seine spinotransversal verlaufenden Fasern bilden z. B. mit den transversospinalen Muskelzügen der anderen Seite eine Muskelkette, die sich nach ventral in den M. obliquus externus abdominis fortsetzt. (Die schrägen Bauchmuskeln haben einen wesentlichen Anteil an der Rumpfdrehung.) So entsteht auf jeder Körperseite ein Muskelzug, der in einer Schraubenlinie den Rumpf umkreist und vom Kopf bis zum Beckenrand reicht.

Die *Erhaltung der Eigenform der Wirbelsäule* bei aufrechter Körperhaltung wird in wesentlichem Maße ebenfalls durch die autochthone Rückenmuskulatur gesichert. (Der Bandapparat allein reicht hierfür nicht aus.) Sie bildet ein kompliziertes Verspannungssystem, dessen einzelne Züge in wechselseitiger Abhängigkeit stehen. Einen Hinweis auf das Ausmaß und die Stärke dieser Verspannung ergibt die Überlegung, daß jeder Querfortsatz mit einer Reihe von Dornfortsätzen und umgekehrt jeder Dornfortsatz mit mehreren Querfortsätzen durch Muskelzüge verbunden ist.

b) Wirkung der Muskeln auf die Kopfgelenke

Ausgedehnte und (oder) kraftvolle Kopfbewegungen werden durch die Kontraktion der langen, am Kopf inserierenden Muskeln herbeigeführt. Die subokzipitalen Muskeln, deren Wirkung auf die Kopfgelenke beschränkt ist, ermöglichen kleine, präzis abgestimmte Bewegungen des Kopfes, unabhängig von der Stellung der Halswirbelsäule.

An *Nickbewegungen des Kopfes* als fein abgestufte Dorsalflexion des Kopfes sind die Mm. recti capitis posteriores beider Seiten wesentlich beteiligt. Für die aufrechte Haltung des Kopfes und die kräftige Dorsalflexion sind im wesentlichen die langen Nackenmuskeln (M. semispinalis capitis, M. longissimus capitis, M. splenius capitis) im Verein mit dem M. sternocleidomastoideus (jeweils die Muskeln beider Körperseiten) verantwortlich. Der M. rectus capitis anterior hilft bei beidseitiger Kontraktion mit, den Kopf nach vorn zu beugen. Sein Drehmoment ist jedoch gegenüber der Wirkung des M. longus capitis und der Zungenbeinmuskeln gering (bei aufrechter Haltung genügt die Schwerkraftwirkung nach Entspannung der Nackenmuskeln).

Das *Seitwärtsneigen des Kopfes* wird als Feinbewegung durch die kurzen Nackenmuskeln einer Seite, insbesondere den M. rectus capitis lateralis, ausgeführt. Kraftvolle Seitwärtsbewegungen bewirken vor allem der M. sternocleidomastoideus, die Mm. splenius capitis und longissimus capitis. Die rotatorische Komponente der Mm. splenius und longissimus wird dabei durch die entgegengesetzte Drehwirkung des M. sternocleidomastoideus aufgehoben.

Drehbewegungen des Kopfes führen die Mm. rectus capitis posterior major und obliquus capitis inferior durch. Sie ziehen über das Atlantoaxialgelenk und vermögen den Atlas und damit auch den Kopf nach der gleichen Seite zu drehen. Eine kräftigere Drehbewegung des Kopfes bewirken die Mm. longissimus capitis und splenius capitis (nach derselben Seite) sowie der M. sternocleidomastoideus und der vom Hinterhaupt entspringende Teil des M. trapezius (nach der Gegenseite). Der Tendenz dieser Muskeln, gleichzeitig eine Seitneigung des Kopfs herbeizuführen, arbeiten jeweils die Nackenmuskeln der anderen Seite entgegen.

5. Blutgefäße und Nerven der dorsalen Leibeswand

Blutgefäße und Nerven der dorsalen Leibeswand sind nach einem einheitlichen Grundmuster angeordnet. Die *Gefäßversorgung* der autochthonen Rückenmuskulatur und der Haut übernehmen *Rr. dorsales aus Segmentalgefäßen* der dorsalen Leibeswand, die *Innervation* erfolgt durch *Rr. dorsales der Spinalnerven*. Der kraniale Abschnitt der dorsalen Leibeswand, die Nackenregion, weist hinsichtlich der Gefäß- und Nervenversorgung Besonderheiten auf (→ S. 495).

Die auf den Rücken verlagerten spinohumeralen und spinokostalen Muskeln werden über ventrale Spinalnervenäste versorgt, der M. trapezius vom N. accessorius. Die Blutgefäße der auf den Rücken vorgeschobenen Extremitätenmuskeln sind Äste der Gliedmaßengefäße (A., V. subclavia und A., V. axillaris).

Arterien. Die *Rr. dorsales* stammen in Brust- und Lendenabschnitt der dorsalen Leibeswand aus den segmentalen *Aa. intercostales posteriores* (Abb. **25** u. **26**), *A. subcostalis* und *Aa. lumbales* (Abb. **185**). Entsprechende dorsale Äste kommen am Hals aus der *A. cervicalis profunda* und im Kreuzbeinbereich aus der *A. sacralis lateralis* (Abb. **126**).

Die *Rr. dorsales* entsenden jeweils einen *R. spinalis* durch das Foramen intervertebrale zu Wand und Inhalt des Wirbelkanals, verzweigen sich in der autochthonen Rückenmuskulatur und teilen sich in einen medialen und einen lateralen Hautast, *R. cutaneus medialis* und *R. cutaneus lateralis* (Abb. **189**).

Die **Venen** begleiten die Arterienäste, *Rr. dorsales* leiten Blut aus Rückenmuskulatur und Rückenhaut ab und münden in die segmentalen Venen der dorsalen Leibeswand (Vv. intercostales posteriores, Vv. lumbales).

Vv. intervertebrales, die mit den inneren Wirbelvenenplexus in Verbindung stehen und *Rr. spinales* aus dem Rückenmark und seinen Häuten aufnehmen, münden im Halsbereich in die V. vertebralis, in Brust- und Lendenabschnitt in Rr. dorsales der Segmentalvenen.

Nerven. Der *R. dorsalis* eines jeden Spinalnervs gibt (durch das Foramen intervertebrale) einen *R. meningeus* zur Wand des Wirbelkanals und zur Dura ab, teilt sich in einen medialen und einen lateralen Ast (zum medialen und lateralen Trakt der autochthonen Rückenmuskeln) und endet (im Prinzip) als *R. cutaneus medialis* und *R. cutaneus lateralis* in der Haut (Abb. **185** u. **189**).

Gefäße und Nerven des Nackens. Als Nacken bezeichnet man den kranialen Abschnitt des Rückens, der oberhalb der Linie: Acromion – 7. Halswirbeldorn – Acromion liegt und bis zur Protuberantia occipitalis externa und zur Linea nuchae superior reicht (laterale Grenze: Linie vom Proc. mastoideus zum Acromion).

Die Nackenregion läßt die metamere Anordnung der *Gefäße* nicht mehr so klar erkennen wie die dorsale Rumpfwand. Die segmentalen Arterien stammen aus den *Aa. vertebralis* und *cervicalis profunda.* Außerdem ziehen zur Nackenmuskulatur, z. T. auch zur Haut, Äste der *A. occipitalis,* der *A. transversa cervicis,* der *A. cervicalis superficialis* und der *A. cervicalis ascendens.*

Abweichungen vom typischen, für den Rücken geschilderten Verzweigungsmodus der *dorsalen Spinalnervenäste* sind bei den Zervikalnerven I–III zu beobachten. Zusätzlich tritt noch als Abkömmling ventraler Spinalnervenäste aus dem Plexus cervicalis der *N. occipitalis minor* zur Haut des Nackens und des Hinterhaupts.

Arterien. Die **A. vertebralis** entspringt als 1. Ast der A. subclavia (Abb. **193**) von der konvexen Seite des Gefäßbogens, tritt am 6. Halswirbel in das Foramen proc. transversi ein und zieht durch die Foramina der übrigen Halswirbelquerfortsätze kranialwärts (Abb. **172**). Auf dem Atlas verläuft sie im Sulcus a. vertebralis, hinter der Massa lateralis, nach medial, dringt durch die Membrana atlantooccipitalis posterior, die Dura und die Arachnoidea in den Subarachnoidealraum ein und gelangt durch das Foramen magnum in die Schädelhöhle. Die beiden Aa. vertebrales vereinigen sich auf dem Clivus, in Höhe des hinteren Rands der Brücke, zur unpaaren *A. basilaris*.

Die *A. vertebralis* gibt extrakraniell *Rr. spinales* (durch die Zwischenwirbellöcher zu Spinalnerven und -ganglien) und *Rr. musculares* (zu den tiefen Halsmuskeln) ab. Am vorderen und am hinteren Umfang des Foramen magnum entsendet sie je einen *R. meningeus (anterior, posterior)* zur Dura mater und zur Diploe der hinteren Schädelgrube. Von der *Pars intracranialis* treten rückläufig in den Wirbelkanal zum Rückenmark die *A. spinalis posterior* (hinterer Längsstamm im oder in der Nähe des Sulcus dorsolateralis des Rückenmarks mit Zuflüssen aus den Rr. spinales) und die *A. spinalis anterior* (nach Vereinigung mit dem gleichnamigen Gefäß der Gegenseite unpaarer Längsstamm in der Fissura mediana ventralis des Rückenmarks). Zwischen den beiden dorsalen Längsstämmen und der A. spinalis anterior bestehen zahlreiche Anastomosen.

Bei einer Verletzung der A. vertebralis muß wegen der intrakraniellen und der extrakraniellen Verbindungen von rechter und linker A. vertebralis (A. basilaris, Aa. spinales) stets proximal und distal der Verletzungsstelle unterbunden werden.

Die **A. cervicalis profunda** entspringt aus dem Truncus costocervicalis (Abb. **193**). Sie verläuft zwischen dem 7. Halswirbel- und dem 1. Brustwirbelquerfortsatz zum M. semispinalis capitis und zu den tiefen Nackenmuskeln (Abb. **187**). Sie gibt *Rr. spinales* zum Wirbelkanal ab.

Die **A. occipitalis** (aus der A. carotis externa) zieht unter dem hinteren Bauch des M. digastricus zum Sulcus a. occipitalis an der Innenseite des Proc. mastoideus (Abb. **187**) und gelangt unter dem M. splenius capitis zum Hinterhaupt. Sie durchbohrt den M. trapezius (oder erreicht an dessen lateralem Rand die Oberfläche) und verzweigt sich an der Kopfschwarte (*Rr. occipitales*, Abb. **189**), wobei sie mit Ästen der Aa. temporalis superficialis und auricularis posterior anastomosiert.

Die A. occipitalis entsendet u. a. Äste zum M. sternocleidomastoideus und zu den Nackenmuskeln. Sie gibt den *R. mastoideus* (durch das Foramen mastoideum) zur Diploe und zur Dura mater der hinteren Schädelgrube ab sowie einen variablen *R. auricularis* zur Hinterfläche der Ohrmuschel.

Venen. Das Blut aus der Nackenregion wird durch oberflächliche Venen in die V. jugularis externa geleitet und fließt über zwei kräftige Venen in die Tiefe des Nackens, *V. vertebralis* und *V. cervicalis profunda,* in die V. brachiocephalica ab. Beide Venen anastomosieren mit der *V. occipitalis* und dem *Plexus venosus suboccipitalis* (Venengeflecht zwischen Atlas und Hinterhaupt, durch Vv. emissariae mit dem Confluens sinuum und dem Sinus sigmoideus in der Schädelhöhle verbunden).

Die **V. vertebralis** begleitet (als Geflecht von Vv. comitantes) die A. vertebralis, erhält segmentale Zuflüsse (Vv. intervertebrales) aus dem Wirbelkanal (Abb. **184**), tritt aus dem 6. (seltener 7.) Foramen proc. transversi aus und nimmt meist vor ihrer Einmündung in die V. brachiocephalica die V. cervicalis profunda auf.

Die **V. cervicalis profunda** verläuft mit der gleichnamigen Arterie unter dem M. semispinalis capitis und leitet u. a. das Blut aus dem hinteren äußeren Wirbelvenenplexus ab (Abb. **184**).

Nerven (Abb. **187**). Der 1. Zervikalnerv ist meist rein motorisch. Sein R. dorsalis wird als **N. suboccipitalis** bezeichnet. Er zieht im Subokzipitaldreieck unter der A. vertebralis über den hinteren Atlasbogen und gibt Äste an die kurzen Nackenmuskeln, den M. longissimus capitis und den M. semispinalis capitis ab.

Der sehr kräftige R. dorsalis des 2. Zervikalnervs, **N. occipitalis major** benannt, ist ganz überwiegend sensibel. Seine Zweige versorgen, begleitet von Ästen der A. occipitalis, ein ausgedehntes Hautareal am Hinterkopf, das bis zum Scheitel reichen kann.

Der N. occipitalis major biegt um den M. obliquus capitis inferior, durchbohrt den M. semispinalis capitis (motorische Fasern zum Kopfteil der langen Rückenmuskeln) und tritt durch die Ursprungssehne des M. trapezius – oder unter dem lateralen Rand des Muskels hervor – etwas unterhalb der Linea nuchae superior in die Subcutis.

Der R. dorsalis des N. cervicalis III kann ebenfalls einen etwas kräftigeren Hautast, *N. occipitalis tertius,* zum Hinterhaupt entsenden, der mit dem N. occipitalis major in Verbindung tritt.

Subokzipitalpunktion. Zwischen Hinterhauptsbein und hinterem Atlasbogen läßt sich eine Punktionsnadel durch die Membrana atlantooccipitalis posterior (dabei leichter Widerstand fühlbar), die Dura und die Arachnoidea in den hier zur Cisterna cerebellomedullaris erweiterten Subarachnoidealraum einführen, so daß Liquor entnommen oder Luft zur Füllung des Ventrikelsystems (über die Öffnungen des 4. Ventrikels) eingelassen werden kann. Um die A. vertebralis nicht zu verletzen, muß man möglichst in der Medianebene einstechen.

B. Oberflächenanatomie des Rückens

1. Oberflächenrelief des Rückens und tastbare Knochenpunkte

Auf der Dorsalseite des Rumpfes läßt sich bei aufrechter Körperhaltung in der Medianlinie ab 7. Halswirbeldorn die *Rückenrinne* erkennen, die bis zum Kreuzbein abwärts zieht (Abb. **188**). Das subkutane Bindegewebe ist hier an die Dornfortsätze fixiert, die Haut daher eingezogen, während beiderseits die Längswülste des M. erector spinae hervortreten. Im Kreuzbeinbereich verbreitert sich die Rinne zum *Sakraldreieck.* Die Basis dieser dreieckigen Vertiefung wird durch eine die beiden hinteren oberen Darm-

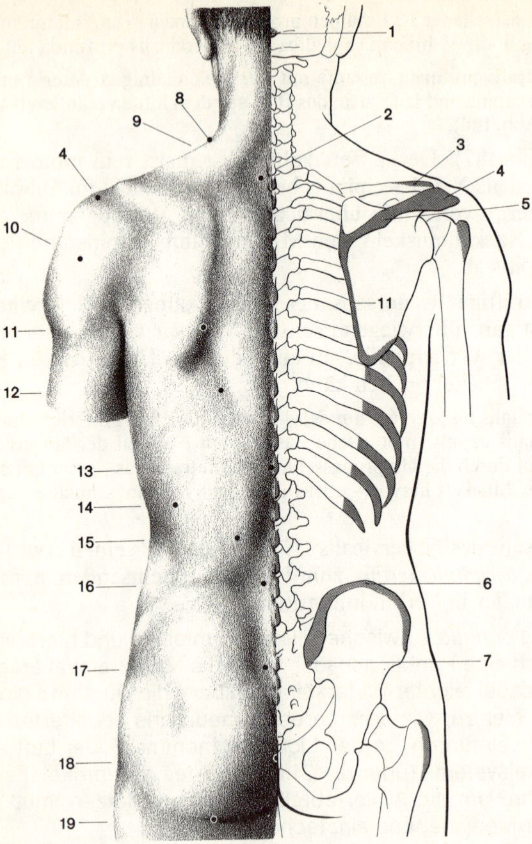

Abb. 188. **Oberflächenrelief des Rückens** (links) **und tastbare Knochenpunkte** (rechts)

1 Protuberantia occipitalis externa
2 Proc. spinosus des 7. Halswirbels
3 Clavicula
4 Acromion
5 Spina scapulae
6 Crista iliaca
7 Spina iliaca posterior superior
8 kraniale Randkontur des M. trapezius
9 rautenförmiger Sehnenspiegel des M. trapezius
10 Wulst des M. deltoideus
11 mediale Randkontur der Scapula
12 kaudale Randkontur des M. trapezius
13 Rückenrinne
14 Randkontur des M. latissimus dorsi
15 Längswulst des M. erector spinae
16 Venusraute
17 Sakraldreieck
18 Crena ani
19 Gesäßfurche

beinstacheln verbindende Linie gebildet (im Bereich der Spinae iliacae posteriores superiores ist die Haut am Periost fixiert). Die Spitze des Dreiecks ist nach kaudal gerichtet und setzt sich in die Afterfurche, *Crena ani*, fort. An den Seitenlinien dieses Dreiecks wölbt sich jederseits der M. glutaeus maximus vor. Vor allem bei der Frau ist die Haut auch über dem 5. Lendenwirbeldorn erkennbar eingezogen, so daß insgesamt eine rautenförmige Vertiefung, *Venusraute* oder Michaelissche Raute, entsteht. (Die obere seitliche Begrenzung dieser Raute bildet der Übergang des Sehnenteils in das Muskelfleisch des M. erector spinae.)

Bei normalem weiblichem Becken ist der vertikale Durchmesser der Raute nur wenig größer als der horizontale (= Abstand der beiden Sakroiliakalgelenke).

Der Geburtshelfer kann aus der Form der Raute Schlüsse auf die Breite des weiblichen kleinen Beckens ziehen oder eine Verformung erkennen.

Tastbare Knochenpunkte (Abb. **188**). In der Medianlinie sind die Protuberantia occipitalis externa und die Wirbeldornen ab 7. (6.) Halswirbel deutlich tastbar, an der Brust- und der Lendenwirbelsäule aber nur bei starker Vorwärtsbeugung des Rumpfs abzuzählen. Bei dieser Körperhaltung sind geringgradige Skoliosen zu erkennen. Da Spina scapulae und Acromion durch die Haut getastet werden können, lassen sich Stellung und Beweglichkeit des Schulterblatts erschließen.

Bei mageren, muskelkräftigen Menschen können die Randkonturen der oberflächlichen Rückenmuskeln (vor allem M. latissimus dorsi, M. trapezius) und die Sehnenspiegel des M. trapezius sichtbar sein.

Die Haut des Rückens ist recht derb, durch die lockere Subcutis im allgemeinen jedoch leicht verschieblich. Im Nackenbereich, wo auch die Subcutis sehr derb ist und in individuell wechselndem Maße Fettläppchen von Bindegewebsplatten eingekammert sind, entsteht bei Dorsalflexion des Kopfes ein querer Wulst.

Entzündliche Prozesse im Nacken (Furunkel, Karbunkel) verursachen daher sehr schmerzhafte Spannungen.

Die *Spaltlinien* der Haut verlaufen im Nackenbereich, oberhalb der Schulterblätter und in der Lendenregion annähernd quer, in dem dazwischen gelegenen Abschnitt der dorsalen Rumpfwand leicht schräg von median nach lateral abfallend (Abb. **71**).

2. Hautgefäße und -nerven des Rückens

a) Hautarterien und -venen

Die **Hautarterien** des Rückens (Abb. **189**) sind Endäste der *segmentalen Rr. dorsales,* die im Halsbereich aus der A. cervicalis profunda, an der dorsalen Rumpfwand aus den Aa. intercostales posteriores und lumbales, im Kreuzbeinbereich aus der A. sacralis lateralis entspringen. Jeder R. dorsalis zweigt sich (im Prinzip) in zwei Hautäste auf (Abb. **26**). Der *R. cutaneus medialis* tritt neben der Dornfortsatzreihe in die Subcutis, der *R.*

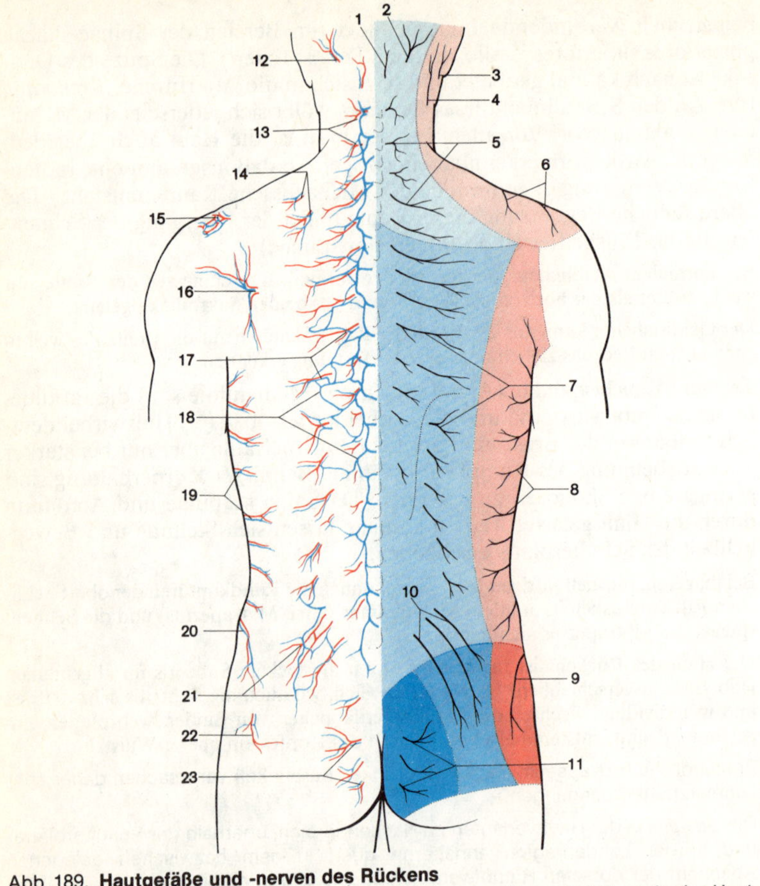

Abb. 189. **Hautgefäße und -nerven des Rückens**
Schematisierte Darstellung der Hautarterien und -venen (linke Seite) sowie der Hautnerven und anatomischen Hautfelder (rechts)
(...Grenzlinie zwischen den Versorgungsgebieten der Rr. cutanei mediales und laterales der Rr. dorsales der Nn. thoracici)

- Rr. dorsales der Zervikalnerven
- Rr. dorsales der Thorakalnerven
- Rr. dorsales der Lumbalnerven
- Rr. dorsales der Sakralnerven
- Rr. ventrales der Zervikalnerven (Plexus cervicalis)
- Rr. ventrales der Thorakalnerven (Nn. intercostales)
- Rr. ventrales der Lumbalnerven (Plexus lumbalis)

cutaneus lateralis gelangt lateral davon aus dem M. erector spinae in die Unterhaut (Abb. **185**).

In der Regio scapularis treten Hautäste der Aa. transversa cervicis und suprascapularis an die Stelle der hier fehlenden Rr. cutanei laterales.

Hautvenen begleiten die entsprechenden Arterienäste und stehen über die Rr. dorsales mit dem hinteren äußeren Wirbelvenengeflecht und den segmentalen Venen in Verbindung. Ähnlich wie an der vorderen Rumpfwand ist epifaszial ein weitmaschiges *subkutanes Venennetz* ausgebildet, das mit den Ästen der segmentalen Venen kommuniziert (Abb. **189**).

b) Oberflächliche Lymphbahnen

Der **Lymphabfluß** (Abb. **210**) erfolgt aus der oberen Nackenregion (z. T. über die in Höhe der Linea nuchae superior gelegenen *Nodi lymphatici occipitales*) zu den tiefen Halslymphknoten, aus dem unteren Nackenbereich und dem Brustabschnitt des Rückens zu axillären Lymphknoten und aus dem kaudalen Teil der dorsalen Rumpfwand zu den oberflächlichen Leistenlymphknoten. Die Lymphabflußwege überschreiten dabei auch die Mittellinie.

c) Hautnerven

Die **Innervation** der Rückenhaut erfolgt durch die Endäste des *R. dorsalis der Spinalnerven, R. cutaneus medialis* und *R. cutaneus lateralis,* die zusammen mit den Gefäßen die Unterhaut erreichen (Abb. **185** u. **189**).

Die medialen Zweige verlaufen schräg über den M. multifidus und gelangen nahe den Dornfortsätzen in die Subcutis. Die Rr. laterales treten meist zwischen den Mm. longissimus und iliocostalis durch die Muskelschicht.

Im Nacken und im Bereich des Schulterblatts fehlen die lateralen Haut-

---

◀ 1 N. occipitalis tertius
2 N. occipitalis major
3 R. posterior des N. auricularis magnus
4 N. occipitalis minor
5 Rr. cutanei mediales der Rr. dorsales der Nn. cervicales
6 Nn. supraclaviculares laterales
7 Hautäste der Rr. dorsales der Nn. thoracici
8 Rr. dorsales der Rr. cutanei laterales der Nn. intercostales
9 R. cutaneus lateralis des N. iliohypogastricus
10 Nn. clunium superiores
11 Nn. clunium medii
12 Rr. occipitales der A. und V. occipitalis
13 Hautäste der A. und V. cervicalis profunda
14 Hautäste der A. cervicalis superficialis
15 Rete acromiale (Zu- und Abfluß über die Aa. und Vv. suprascapularis und thoracoacromialis)
16 Hautäste der Aa. und Vv. suprascapularis und circumflexa scapulae
17 Rr. cutanei aus den Rr. dorsales der Aa. und Vv. intercostales posteriores
18 subkutanes Venennetz des Rückens (unvollständig dargestellt)
19 dorsale Äste der Rr. cutanei laterales der Aa. und Vv. intercostales posteriores
20 dorsale Äste der Rr. cutanei laterales einer A. und V. lumbalis
21 Rr. cutanei laterales der Rr. dorsales der Aa. und Vv. lumbales
22 Hautäste der A. und V. glutaea superior
23 Hautäste der Rr. dorsales der Aa. und Vv. sacrales laterales

äste, im unteren Abschnitt des Rückens sind dagegen die Rr. mediales schwächer ausgebildet oder präparatorisch nicht nachweisbar.

Die lateralen Äste der Rr. dorsales der drei kranialen Lumbal- und Sakralnerven treten als *Nn. clunium superiores* und *medii* zur Haut des Gesäßes (Abb. **168 b**). Der R. dorsalis jeweils der beiden kaudalen Lumbal- und Sakralnerven sowie des Kokzygealnervs besitzt keinen lateralen Hautast.

Segmentbezüge der Haut (Abb. **57 b**). Jeder R. dorsalis eines Spinalnervs versorgt mit seinen Rr. cutanei ein streifenförmiges Hautareal, das sich an der Rumpfwand – längs einer durch den unteren Schulterblattwinkel verlaufenden, nach medial konvexen Linie – mit einer Knickstelle in das Versorgungsgebiet des entsprechenden R. ventralis fortsetzt. Am Hals und auf der Schulter schließen sich nach ventral die nicht mehr segmental versorgten Innervationsareale der Äste des Plexus cervicalis an. Die segmental innervierten Hautareale folgen einander von kranial nach kaudal (von C_2–Co_1). Allerdings ist jedes dieser Hautareale nur hinsichtlich der Schmerzempfindung unisegmental innerviert, während die Fasern für Druck, Berührung usw. des ihm zugeordneten segmentalen Nervs auf die Nachbarsegmente übergreifen.

Headsche Zonen. Die hinsichtlich der Schmerzempfindung unisegmental innervierten Hautareale entsprechen den Headschen Zonen. Dort auftretende überhöhte Schmerzempfindlichkeit (Hyperalgesie) kann den Arzt auf eine Erkrankung eines inneren Organs hinweisen. Eine Hyperalgesie in den Zonen Th_7 und Th_8 links der Wirbelsäule deutet z. B. auf ein Magenulkus hin.

C. Ventrale Rumpfwand

1. Brustwand

Das **Skelett der Brustwand** (Abb. **193**) besteht dorsal aus der *Brustwirbelsäule,* nach lateral und ventral anschließend jederseits aus 12 *Rippen, Costae,* und ventral aus dem *Brustbein, Sternum.* Diese Skelettelemente bilden zusammen den knöchernen **Brustkorb,** *Thorax.* Die *Zwischenrippenräume, Spatia intercostalia,* werden von den *Zwischenrippenmuskeln, Mm. intercostales,* geschlossen und verspannt.

Auf dieser *tiefen Schicht,* die noch die metamere Gliederung der Leibeswand uneingeschränkt erkennen läßt, haben sich Muskeln aus dem Bereich des Rückens, des Bauches und der oberen Extremität ausgebreitet. Sie bilden die *mittlere Schicht* der Brustwand und werden bei den entsprechenden Muskelgruppen abgehandelt.

In der *oberflächlichen Schicht,* die von der Haut, der Subcutis und der *Brustfaszie, Fascia pectoralis,* aufgebaut wird, hat sich (topographisch gesehen) als Organ der Subcutis die *Brustdrüse, Mamma,* entwickelt.

a) Skelettelemente des Brustkorbs

Die **Rippe,** *Costa,* besteht aus einem dorsalen, längeren, knöchernen Abschnitt, dem *Os costale,* das mit den Brustwirbeln artikuliert, und einem ventralen kürzeren, knorpeligen Teilstück, der *Cartilago costalis.*

Die Rippen I–VII (selten VIII) erreichen als *echte Rippen, Costae verae,* das Brustbein unmittelbar. Die Rippen VIII–XII werden als *falsche Rippen, Costae spuriae,* bezeichnet. 8., 9. und 10. Rippe stehen mit dem Sternum nur indirekt in Verbindung: die Enden der Rippenknorpel legen sich jeweils an den Knorpel der nächsthöheren Rippe an und bilden den *Rippenbogen, Arcus costalis.* Die 11. und die 12. Rippe (in bis zu 70% auch die 10.) enden frei und beweglich in der Brustwand, eingelagert in die Bauchmuskulatur: *Costae fluitantes.*

1. und 12. Rippe sind am kürzesten (letztere kann in ihrer Länge erheblich variieren), die 7. Rippe ist am längsten. Die Rippenknorpel nehmen von der 1. bis zur 7. Rippe an Länge zu, dann werden sie wieder kürzer.

Während der Knorpel der 1.–3. Rippe annähernd die Richtung der knöchernen Rippe fortsetzt (die Cartilago costalis I ist außerordentlich kurz), weisen die folgenden Rippenknorpel eine bis zur 10. Rippe zunehmend stärkere Abknickung des ventralen Abschnitts nach kranial auf: *Rippenknorpelwinkel.* Die Knickstelle liegt stets innerhalb des Knorpelstücks, nie an der Knorpel-Knochen-Grenze.

Häufig besteht zwischen den Knorpeln der 6. und 7. Rippe (seltener zwischen 5. und 6. oder 7. und 8. Rippe) eine gelenkige Querverbindung: *Articulatio interchondralis.*

Die Rippen II–XI weisen eine dreifache Krümmung auf. Die *Flächenkrümmung* verursacht die seitliche Wölbung des Thorax. Durch die *Kantenkrümmung* wird das ventrale Rippenende gegenüber dem vertebralen gesenkt und steht bis zu 2 Wirbeln tiefer. Durch die *Torsion* (Verwringung) der Rippen um ihre Längsachse blickt – besonders ausgeprägt bei den oberen Rippen – die Außenfläche der Rippen am vertebralen Ende etwas nach kaudal, am ventralen Ende leicht nach kranial.

Die 1. Rippe ist stark kraniokaudal abgeplattet. Flächenkrümmung und Torsion fehlen, dagegen ist die Kantenkrümmung sehr ausgeprägt und bedingt die gebogene Rippenform. Bei der 12. Rippe findet man eine Flächenkrümmung, die Kantenkrümmung ist sehr gering, eine Verwringung fehlt.

An der *knöchernen Rippe* (Abb. **190**) werden unterschieden
- der *Rippenkopf, Caput costae,* der mit den Brustwirbeln in gelenkiger Verbindung steht,
- der *Rippenhals, Collum costae,* dessen Oberrand zur *Crista colli* zugeschärft sein kann, und
- der *Rippenkörper, Corpus costae,* der am *Rippenhöckerchen, Tuberculum costae,* beginnt und am *Rippenwinkel, Angulus costae,* nach ventral umbiegt.

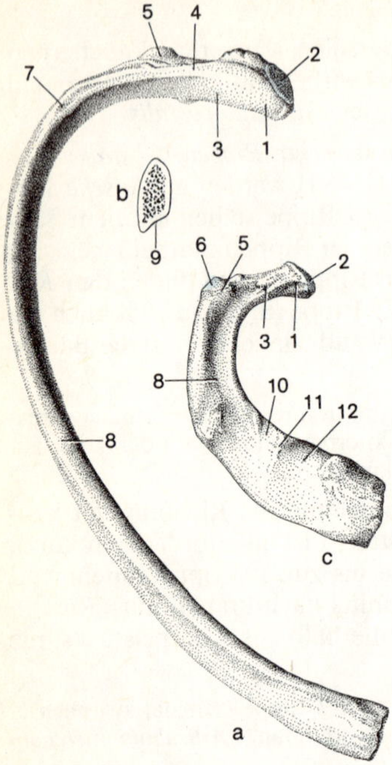

Abb. 190. **Knöcherne Rippe**
a 7. Rippe, Ansicht von kranial
b 7. Rippe, Querschnitt am Angulus costae
c 1. Rippe, Ansicht von kranial
1 Caput costae
2 Facies articularis capitis costae
3 Collum costae
4 Crista colli costae
5 Tuberculum costae
6 Facies articularis tuberculi costae
7 Angulus costae
8 Corpus costae
9 Sulcus costae
10 Sulcus a. subclaviae
11 Tuberculum m. scaleni anterioris
12 Sulcus v. subclaviae

An der 2. bis 10. (11.) Rippe ist die *Facies articularis capitis costae* (Abb. **190 a, c** u. **195**) durch die *Crista capitis costae* in zwei Facetten unterteilt (Artikulation mit den entsprechenden Foveae costales zweier Brustwirbel). An den Rippenkopf schließt sich nach dorsolateral (an der 1. Rippe rein seitwärts) das Collum costae an. Der Rippenkörper setzt zunächst die Richtung des Collum costae fort und biegt erst am Rippenwinkel, der bei den kaudalwärts folgenden Rippen immer mehr lateralwärts rückt, nach ventral um. Bei der 1. Rippe fällt der Rippenwinkel mit dem Tuberculum costae zusammen. Es trägt an der 1.–10. Rippe die überknorpelte *Facies articularis tuberculi costae* zur gelenkigen Verbindung mit dem Querfortsatz der Brustwirbel. An der 11. und der 12. Rippe ist das Tuberculum nur schwach ausgebildet.

Bei den ersten 10 Rippen wird die Innenfläche des Corpus costae – bis etwa in Höhe der Axillarlinie – längs des Unterrandes durch den *Sulcus costae* ausgehöhlt, in dem die Interkostalgefäße verlaufen. Der Unterrand des Rippenkörpers ist im wirbelnahen Bereich entsprechend zugeschärft.

Über die Oberfläche der 1. Rippe verlaufen die Schlüsselbeingefäße in zwei seichten Rinnen, dem *Sulcus a. subclaviae* (dorsolateral) und dem *Sulcus v. subclaviae* (ventromedial). Zwischen beiden Vertiefungen erhebt sich das *Tuberculum m. scaleni anterioris* für den Ansatz des M. scalenus anterior, dorsal davon liegt eine Rauhigkeit für die Insertion des M. scalenus medius. Die Außenfläche der 2.–9. Rippe trägt – nahe der Knochen-Knorpel-Grenze – jeweils eine leichte Erhabenheit für die Ursprungszacken des M. serratus anterior, die an der 2. Rippe besonders deutlich ausgeprägt ist, *Tuberositas m. serrati anterioris.*

Überzählige Rippen (Halsrippen, Lendenrippen) sind nach Angabe der meisten Autoren wesentlich häufiger (etwa 6%) als eine Verminderung der Rippenzahl. Einigermaßen vollständig ausgebildete Halsrippen scheinen allerdings nur bei knapp 1% der europäischen Bevölkerung vorzukommen. In diesem Fall verlaufen Armgefäße und Plexus brachialis über die Halsrippe hinweg und können (z. B. beim Tragen eines schweren Rucksacks) in Mitleidenschaft gezogen werden.

Das **Brustbein,** *Sternum* (Abb. **191** u. **193**), besteht beim Erwachsenen aus drei knöchernen Teilen,
- dem kurzen, breiten Handgriff, *Manubrium sterni,*
- dem langen, schmalen Körper, *Corpus sterni,* und
- dem meist knorpelig endigenden, oft gegabelten oder perforierten Schwertfortsatz, *Proc. xiphoideus.*

Handgriff und Körper stehen durch die *Synchondrosis manubriosternalis,* Körper und Schwertfortsatz durch die *Synchondrosis xiphostersternalis* in Verbindung (Abb. **194**).

Im Füllgewebe der oberen Knorpelfuge (faserknorpelige Scheibe mit dünner Auflage von Hyalinknorpel an der jeweiligen Knochengrenze) tritt beim Erwachsenen in über 30% ein mit Synovia gefüllter Querspalt auf, *Symphysis manubriosternalis,* in 10% der Fälle ist die Fuge beim 30jährigen verknöchert. Auch die Synchondrosis xiphosternalis ist nach dem 40. Lebensjahr in der Regel zur Synostose umgebildet.

Das Manubrium besitzt an seinem kranialen Rand eine Einziehung, *Incisura jugularis,* die durch die Haut tastbar ist, *Drosselgrube.* Eine seitlich gelegene, paarige Vertiefung, *Incisura clavicularis,* dient der Artikulation mit der Clavicula. Die *Incisurae costales* (für 1½ Rippen am Manubrium, für 5½ Rippen am Corpus sterni) nehmen die 7 sternalen Rippen auf, von denen die 1. durch eine Synchondrose, die übrigen gelenkig mit dem Sternum verbunden sind. Manubrium und Corpus sind häufig gegeneinander abgewinkelt: *Angulus sterni.* Lateral dieser Querleiste läßt sich die 2. Rippe durch die Haut tasten und bestimmen, während das sternale Ende der 1. Rippe durch das Schlüsselbein verdeckt wird. Ähnliche quere Knochenleisten zwischen entsprechenden Incisurae costales des Brustbeinkörpers entstehen bei der synostotischen Verschmelzung der von mehreren Knochenkernen aufgebauten Knochenplatten des kindlichen Brustbeins.

Die Spongiosa des Sternum enthält rotes Knochenmark, das – da das Brustbein unmittelbar unter der Haut liegt – für diagnostische Zwecke durch Sternalpunktion entnommen werden kann.

Ossifikation: Die Verknöcherung der *Rippen* beginnt am Ende des 2. Embryonalmonats und schreitet vom vertebralen Ende sternalwärts voran. Der ventrale Abschnitt der Rippenanlage bleibt knorpelig. Die Rippenknorpel können postnatal verkalken und werden dann im Röntgenbild sichtbar. Ihre Verkalkung beginnt an

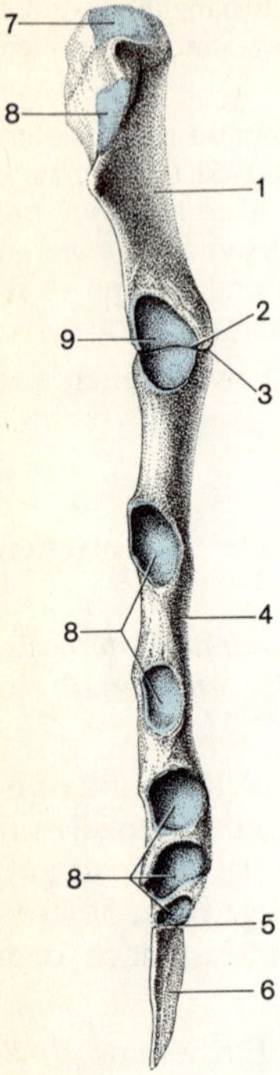

Abb. 191. **Brustbein,** Ansicht von rechts

1 Manubrium sterni
2 Synchondrosis (Symphysis) manubriosternalis
3 Angulus sterni
4 Corpus sterni
5 Synchondrosis xiphosternalis
6 Proc. xiphoideus
7 Incisura clavicularis
8 Incisurae costales
9 Incisura costalis II

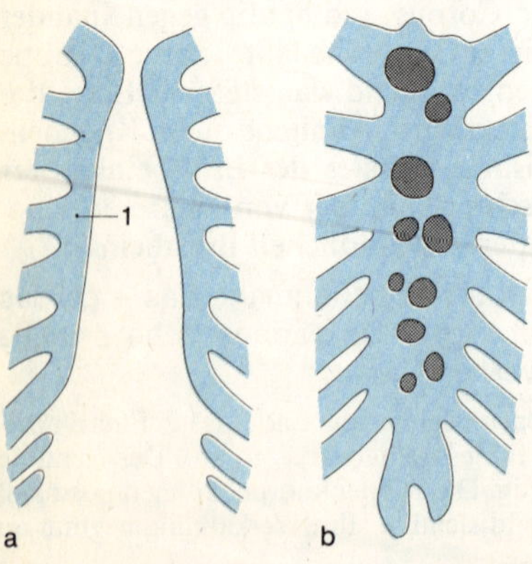

Abb. 192. **Entwicklung des Brustbeins**

a Sternalleisten (Mitte 2. Embryonalmonat) noch nicht verschmolzen
b Knochenkerne im Brustbein (7. Lebensmonat)
1 Sternalleiste

der 1. Rippe, das Ausmaß der Kalkeinlagerung nimmt von kranial nach kaudal zu. Die Verkalkung kann bei einem 25jährigen Menschen schon sehr weit fortgeschritten sein, in Ausnahmefällen selbst beim 60jährigen weitgehend fehlen. An der Knochen-Knorpel-Grenze der Rippe bleibt stets ein unverkalkter, strahlendurchlässiger schmaler Abschnitt erhalten (Gefahr der Verwechslung mit einer Rippenfraktur). Die Epiphysen an Rippenkopf und Rippenhöckerchen treten im Pubertätsalter auf und verschmelzen meist zwischen 20. und 25. Lebensjahr mit der knöchernen Rippe.

Die Vereinigung der im knorpeligen *Sternum* (6. bis 10. Fetalmonat und im Säuglingsalter) entstandenen Knochenkerne (Abb. **192 b**) beginnt etwa mit der Pubertät und ist um das 25. Lebensjahr abgeschlossen. Gelegentlich kann sie nur unvollständig ablaufen: Sternum multipartitum.

Unterbleibt in der Ontogenese die vollständige Vereinigung der beiden knorpeligen Sternalleisten (Abb. **192 a**), durch deren Verschmelzung das Sternum gebildet wird, so treten Löcher auf (Gefahr einer Verletzung des Herzens bei der Sternalpunktion). In seltenen Fällen ist eine durchgehende Längsspalte vorhanden, Fissura sterni congenita.

Der **Brustkorb,** *Thorax* (Abb. **193**), umschließt den *Brustraum, Cavitas thoracis.* Der Thorax gleicht in der Ansicht von ventral einem abgestumpften Kegel, die seitliche Kontur ähnelt einem Oval. Die Cavitas thoracis ist im Querschnitt nierenförmig. Die Wirbelkörpersäule springt von dorsal in den Brustraum vor. Der wirbelnahe Abschnitt der Rippen verläuft zunächst schräg nach dorsolateral und biegt erst am *Angulus costae* nach ventral um. So entsteht beiderseits der Wirbelkörpersäule eine sich nach kaudal verbreiternde Längsrinne, der *Sulcus pulmonalis,* der den dorsalen Teil der Lungen aufnimmt. Die Brustorgane liegen somit nicht nur ventral, sondern auch lateral der Wirbelsäule (bessere Gewichtsverteilung in Verbindung mit dem aufrechten Gang).

Die **Zwischenrippenräume,** *Spatia intercostalia,* sind ventral weiter als dorsal, zwischen den oberen Rippen (vor allem zwischen 3. und 4. sowie 4. und 5.) weiter als zwischen den unteren Rippen. Ventral werden die Zwischenrippenräume I–V (VI) durch den Sternalrand, die folgenden 4 (3) Zwischenrippenräume durch die Rippenknorpel abgeschlossen, während den kaudalen zwei Interkostalräumen ein ventraler Abschluß fehlt.

Die kartenherzförmige **obere Thoraxöffnung,** *Apertura thoracis superior,* wird von dem 1. Brustwirbel, dem 1. Rippenpaar und dem Oberrand des Manubrium sterni umgrenzt. Die Eingangsebene liegt schräg, der kraniale Sternalrand steht in Mittelstellung in Höhe des 2. Thorakalwirbels.

Die querovale **untere Thoraxöffnung,** *Apertura thoracis inferior,* ist wesentlich weiter und steigt von dorsal nach ventral an. Sie wird vom 12. Brustwirbel, den freien Enden der 12. und 11. Rippen, den Rippenbögen und dem kaudalen Endstück des Brustbeins eingefaßt.

Beim faßförmigen Thorax des Neugeborenen ist der sagittale Durchmesser relativ größer als beim Erwachsenen, doch stets absolut kleiner als der

Querdurchmesser. Die Neigung der Rippen ist gering. Beim Erwachsenen verlaufen sie steiler nach abwärts. Der *Rippenbogenwinkel, Angulus infrasternalis,* hat sich verkleinert, und die untere Thoraxapertur ist relativ enger als beim Säugling. Beim weiblichen Geschlecht ist der Brustkorb nicht nur absolut kürzer, sondern im Verhältnis dazu auch schmäler als beim Mann.

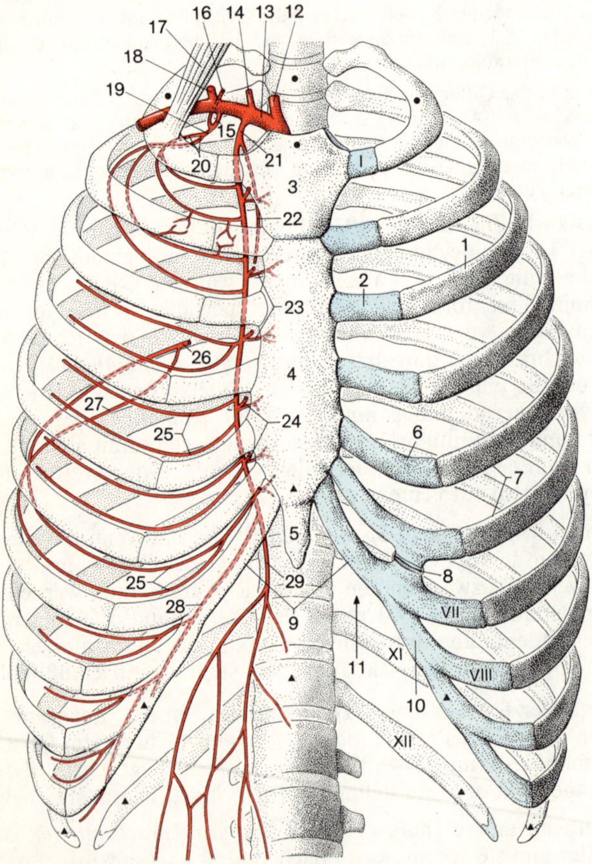

Abb. 193. **Brustkorb,** Ansicht von ventral
A. thoracica interna und Äste (rechte Seite)

I–VII Costae verae
VIII–XII Costae spuriae
XI, XII Costae fluitantes

● Apertura thoracis superior
▲ Apertura thoracis inferior

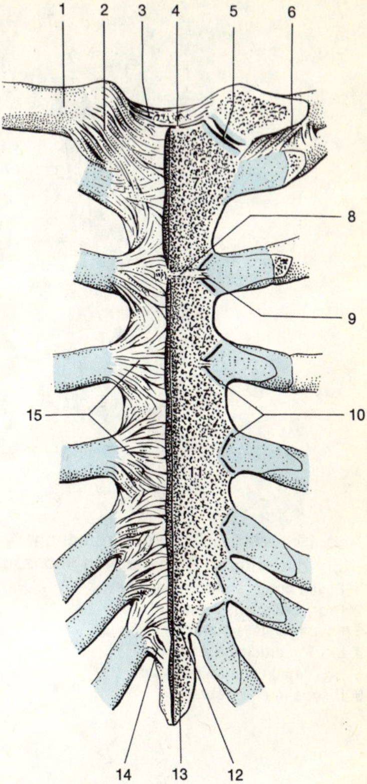

Abb. 194. **Brustbein und Brustbeinverbindungen,** Ansicht von ventral
(Mediales Schlüsselbeingelenk und Brustbein-Rippen-Verbindungen der linken Seite durch frontalen Sägeschnitt eröffnet)

1 Extremitas sternalis der Clavicula
2 Lig. sternoclaviculare anterius
3 Lig. interclaviculare
4 Incisura jugularis
5 Discus articularis in der Articulatio sternoclavicularis
6 Lig. costoclaviculare
7 Manubrium sterni
8 Synchondrosis manubriosternalis
9 Lig. sternocostale intraarticulare
10 Articulationes sternocostales
11 Corpus sterni
12 Synchondrosis xiphosternalis
13 Proc. xiphoideus
14 Ligg. costoxiphoidea
15 Ligg. sternocostalia radiata

◀ 1 Os costale
2 Cartilago costalis
3 Manubrium sterni
4 Corpus sterni
5 Proc. xiphoideus
6 Rippenknorpelwinkel
7 Spatium intercostale
8 Articulatio interchondralis (eröffnet)
9 Angulus infrasternalis
10 Arcus costalis
11 Sulcus pulmonalis
12 A. carotis communis dextra
13 A. subclavia dextra
14 A. vertebralis
15 Truncus costocervicalis
16 A. cervicalis profunda
17 M. scalenus anterior
18 Truncus thyrocervicalis
19 A. intercostalis suprema
20 Aa. intercostales posteriores I, II
21 A. thoracica interna
22 A. pericardiacophrenica
23 Rr. sternales
24 Rr. perforantes
25 Rr. intercostales anteriores, anastomosieren mit den Aa. intercostales posteriores (26) und den Rr. collaterales (27)
26 A. intercostalis posterior
27 R. collateralis
28 A. musculophrenica
29 A. epigastrica superior, anastomosiert mit der A. epigastrica inferior

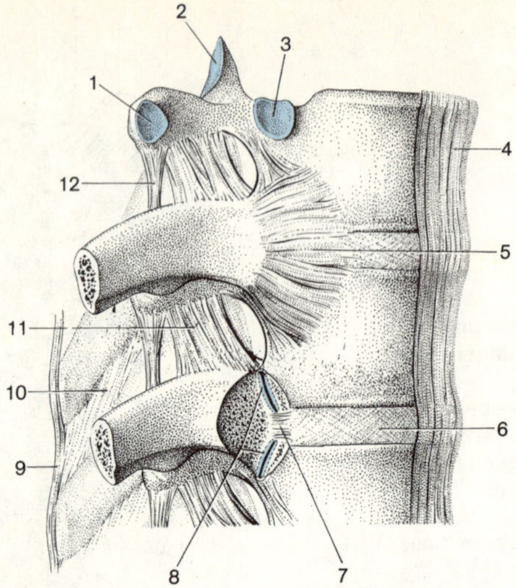

Abb. 195. **Wirbel-Rippen-Verbindungen,** Ansicht von rechts und etwas von ventral (Kopf der unteren Rippe schräg abgesägt, Rippenkopfgelenk eröffnet)
1 Fovea costalis proc. transversi
2 Proc. articularis superior
3 Fovea costalis superior
4 Lig. longitudinale anterius
5 Lig. capitis costae radiatum
6 Discus intervertebralis
7 Lig. capitis costae intraarticulare
8 Facies articularis capitis costae
9 Lig. supraspinale
10 Lig. interspinale
11 Lig. costotransversarium superius
12 Lig. intertransversarium

Beim Greis ist der Brustkorb abgeflacht, die Rippen stehen steil abwärts, der Rippenbogenwinkel ist sehr spitz. Individuelle Varianten des Thorax sind häufig (schmalbrüstiger und breitbrüstiger Mensch, → Körperbautypen, S. 14).

Skoliosen der Wirbelsäule gehen mit entsprechenden Verformungen der Rippen und des Thorax einher. In schweren Fällen kommt es zu einer erheblichen Verlagerung der Brustorgane mit starker Einschränkung der Herz- und der Lungenfunktion. Der Thorax ist mehr oder minder starr und in Exspirationsstellung fixiert.

b) Verbindungen der Rippen

Brustbein-Rippen-Verbindungen (Abb. **194**). Die 1. Rippe (und manchmal auch die unteren Sternalrippen) sind mit dem Brustbein durch eine Synchondrose kontinuierlich verbunden, die übrigen echten Rippen gelenken in den *Articulationes sternocostales*. Die Höhle des 2. Sternokostalgelenks

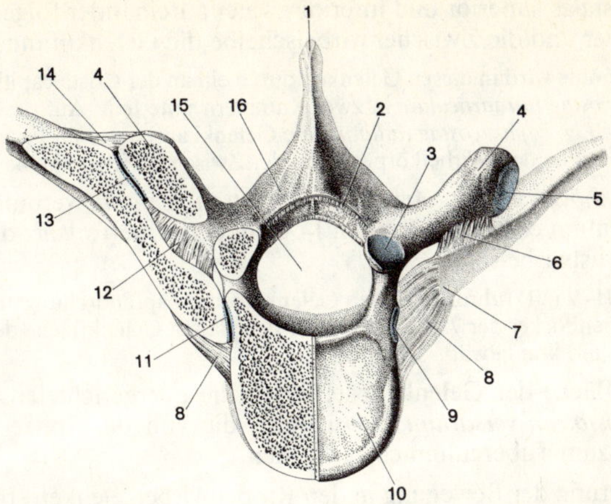

Abb. 196. **Verbindungen des 6. Brustwirbels mit der rechten 6. Rippe und der linken 7. Rippe,** Ansicht von kranial

1 Proc. spinosus
2 Lig. flavum (durchtrennt)
3 Proc. articularis superior
4 Proc. transversus (rechts Schnittfläche)
5 Fovea costalis proc. transversi
6 Lig. costotransversarium superius
7 Caput costae
8 Lig. capitis costae radiatum
9 Fovea costalis superior
10 Corpus vertebrae (rechte Hälfte Schnittfläche)
11 Articulatio capitis costae
12 Lig. costotransversarium
13 Articulatio costotransversaria
14 Lig. costotransversarium laterale
15 Foramen vertebrale
16 Lamina arcus vertebrae

ist häufig (die des 3. oder 5. Gelenks seltener) durch ein *Lig. sternocostale intraarticulare* zweigeteilt. Vom Perichondrium der Rippen strahlen die *Ligg. sternocostalia radiata* in die Gelenkkapseln ein. Sie verfilzen sich mit vornehmlich gekreuzten Faserzügen auf der Ventralseite des Brustbeins zur *Membrana sterni*. Die entsprechenden Fasersysteme auf der Dorsalseite des Brustbeins sind schwächer ausgebildet. Längsverlaufende Fasern vom Knorpel der 6. und der 7. Rippe zum Schwertfortsatz werden als *Ligg. costoxiphoidea* bezeichnet.

Wirbel-Rippen-Verbindungen (Abb. **195** u. **196**). Die Rippen gelenken durch das Caput costae mit den Brustwirbelkörpern, durch das Tuberculum costae (ausgenommen die 11. und die 12. Rippe) mit den Querfortsätzen.

Im *Rippenkopfgelenk, Articulatio capitis costae,* steht der Kopf der 1., der 11. und der 12. Rippe mit der Fovea costalis des entsprechenden Brustwirbelkörpers in gelenkiger Verbindung, während bei der 2.–10. Rippe die

Foveae costales superior und inferior zweier aufeinander folgender Brustwirbelkörper und die Zwischenwirbelscheibe die Gelenkpfanne bilden.

Die Gelenkhöhle wird in diesen Gelenken durch ein an der Crista capitis befestigtes *Lig. capitis costae intraarticulare* in zwei Kammern unterteilt. Auf der Ventralseite verstärkt das *Lig. capitis costae radiatum* die Gelenkkapsel, dessen Fasern vom Rippenkopf zu den beiden Wirbelkörpern und der Zwischenwirbelscheibe ziehen.

Das *Rippenhöckergelenk, Articulatio costotransversaria,* verbindet jeweils das Tuberculum costae der Rippen I–X mit dem Querfortsatz des entsprechenden Brustwirbels.

Die Rippen II–V (VI) führen in diesen Gelenken eine Zapfendrehung aus, während sich die Rippenhöcker der 7.–10. Rippe auf der planen Gelenkfläche der Querfortsätze dorsal- und kranialwärts schieben.

Der Hinterfläche der Gelenkkapsel liegen die quergerichteten Faserzüge des *Lig. costotransversarium laterale* auf, die von der Spitze des Proc. transversus zum Tuberculum costae ziehen.

Für die Führung der Bewegung in den Rippenwirbelgelenken spielen zwei weitere Bänder eine wesentliche Rolle: das *Lig. costotransversarium* füllt die Lücke zwischen Rippenhals und Querfortsatz, das *Foramen costotransversarium,* aus und verläuft von der Dorsalseite des Collum costae zur Ventralfläche des entsprechenden Querfortsatzes. Durch das *Lig. costotransversarium superius* wird der Rippenhals an dem Querfortsatz des nächsthöheren Wirbels aufgehängt.

Die Bewegungen in den Rippengelenken sind bei der Besprechung der Mechanik der Atembewegungen dargestellt (→ S. 528).

c) Anordnung und Innervation der autochthonen Brustmuskulatur

Die **autochthone Brustmuskulatur** besteht aus (Abb. **197**)
- den *äußeren* und den *inneren Zwischenrippenmuskeln, Mm. intercostales externi* und *interni,* in den Zwischenrippenräumen,

Abb. 197. **Muskeln der Brust- und Bauchwand**

1 M. intercostalis externus
2 M. intercostalis internus (zwischen den Rippenknorpeln = M. intercartilagineus)
3 M. intercostalis internus (zwischen den knöchernen Rippen)
4 M. transversus thoracis
5 M. obliquus externus abdominis
6 M. obliquus internus abdominis
7 M. transversus abdominis
8 Linea alba
9 Adminiculum lineae albae
10 M. rectus abdominis
11 Intersectiones tendineae
12 M. pyramidalis
13 M. quadratus lumborum
14 M. pectoralis minor
15 M. subclavius

Innervation:
- ▩ N. subclavius
- ▩ Nn. pectorales medialis und lateralis
- ▩ Rr. ventrales der Nn. thoracici bzw. lumbales
- ▩ Rr. ventrales des N. thoracicus XII und der Nn. lumbales I-III

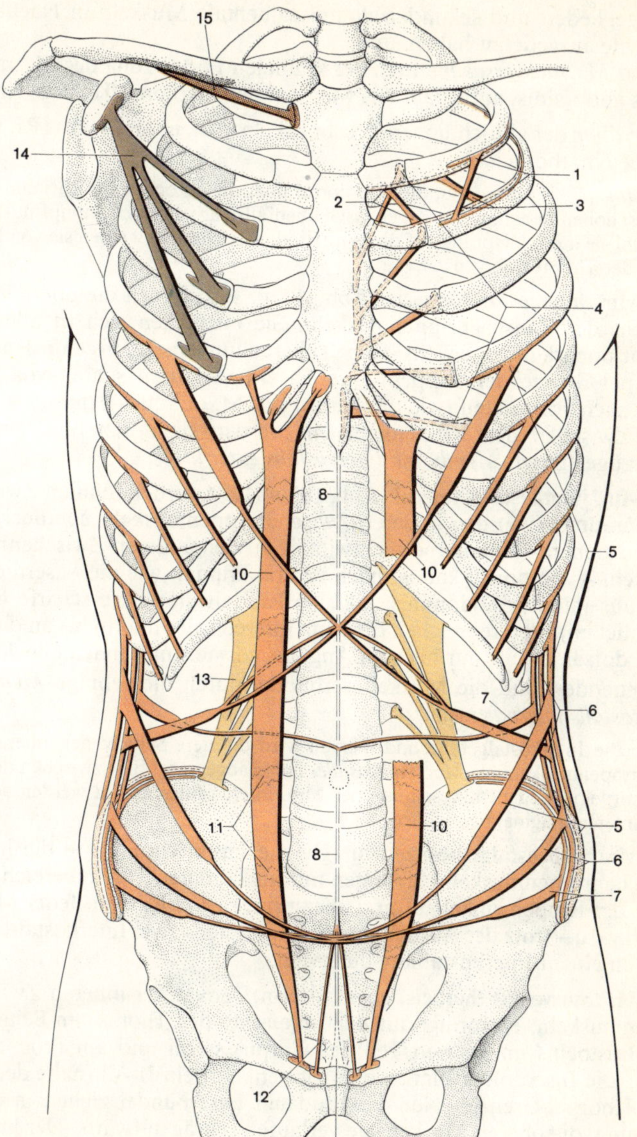
15
14
1
2
3
4
5
8
10
10
13
7
6
11
8
10
5
6
7
12
9

- den *Mm. subcostales,* die sich von den inneren Zwischenrippenmuskeln abgegliedert und sekundär als unisegmentale Muskeln in Nachbarsegmente ausgedehnt haben, und
- dem *M. transversus thoracis,* der kranialen Fortsetzung des M. transversus abdominis, aufgebaut aus Material der Myotome Th 2 bis Th 6.

Innervation der autochthonen Brustmuskeln: Nn. intercostales (Rr. ventrales der Nn. thoracici).

Die *Mm. serrati posteriores,* die sich dorsal über die autochthone Rückenmuskulatur geschoben haben, gehören genetisch ebenfalls zur ventralen Rumpfmuskulatur. Obwohl sie ihren Ursprung auf die Wirbelsäule verlagerten, werden sie von Rr. ventrales der Thorakalnerven versorgt.

Die **Mm. intercostales externi** (Abb. **185** u. **199**) bilden die oberflächliche Schicht der Zwischenrippenmuskeln. Sie erstrecken sich in allen Zwischenrippenräumen jeweils vom Tuberculum costae bis zur Knochen-Knorpel-Grenze der Rippen. Ihre Fasern verlaufen schräg von hinten oben nach vorn unten (wie die Fasern des M. obliquus externus abdominis). Zwischen den Rippenknorpeln werden sie durch bindegewebige Faserzüge ersetzt, *Membrana intercostalis externa.*

Die **Mm. intercostales interni** (Abb. **185** u. **199**) werden in allen Zwischenrippenräumen von den äußeren Zwischenrippenmuskeln überdeckt. Ihre Fasern ziehen – annähernd rechtwinklig zu den äußeren Zwischenrippenmuskeln – von dorsal kaudal nach ventral kranial (wie die Fasern des M. obliquus internus abdominis, die sich kaudalwärts ohne scharfe Grenze anschließen). Ventral reichen die Mm. intercostales interni bis an das Sternum, dorsal jeweils nur bis zum Angulus costae. Im Bereich der dorsalen Rippenenden sind die Muskelfaserbündel durch die sehnige *Membrana intercostalis interna* ersetzt.

Durch die Interkostalgefäße und -nerven wird die tiefe Schicht der inneren Zwischenrippenmuskeln als *Mm. intercostales intimi* abgegrenzt. Die zwischen den Rippenknorpeln gelegenen Abschnitte der Mm. intercostales interni werden auch als Mm. intercartilaginei bezeichnet.

Die **Mm. subcostales** besitzen die gleiche Faserrichtung wie die inneren Zwischenrippenmuskeln. Sie treten nur im kaudalen Thoraxbereich in der Nähe der Rippenwinkel auf und überspringen 1–2 Rippen. Jeder Muskelbauch wird – trotz der Ausdehnung in mindestens zwei Interkostalräume – nur von einem Interkostalnerv innerviert.

Der **M. transversus thoracis,** ebenfalls ein Derivat der inneren Zwischenrippenmuskeln, entspringt auf der Innenseite des Thorax am Seitenrand des Brustbeins im unteren Teil des Corpus sterni und am Proc. xiphoideus. Die Insertion erfolgt an den Rippenknorpeln II–VI (nahe der Knochen-Knorpel-Grenze). Nur die kaudalen Faserbündel ziehen in querer Richtung, die oberen Muskelzüge verlaufen schräg aufwärts. Der kraniale Teil des Muskels ist oft sehnig umgewandelt.

Wirkung der Interkostalmuskeln. Die Zwischenrippenmuskeln verspannen die Zwischenrippenräume unter den bei Inspiration und Exspiration wechselnden Druckverhältnissen im Pleuraspalt. Die Mm. intercostales externi und die Mm. intercartilaginei heben die Rippen, sie können somit bei der Inspirationsbewegung des Brustkorbs mithelfen. Die zwischen den knöchernen Rippen gelegenen Teile der Mm. intercostales interni dagegen senken die Rippen und helfen bei der Ausatmung. Die Kontraktion der Muskelbündel des M. transversus thoracis zieht die Rippenknorpel abwärts. Diese Muskelbündel wirken exspiratorisch (→ Atemmechanik, S. 528).

Der **M. serratus posterior superior** (Abb. **198**) entspringt mit einer dünnen, aber festen Aponeurose von den Dornen der letzten beiden Hals- und der

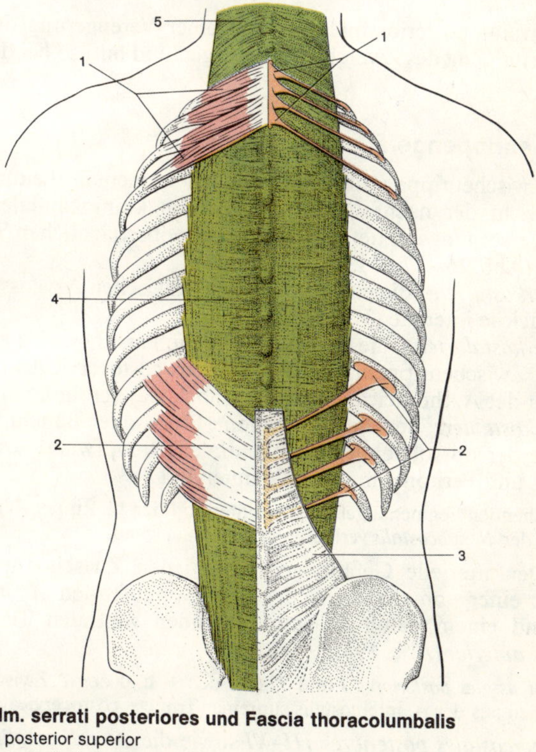

Abb. 198. **Mm. serrati posteriores und Fascia thoracolumbalis**
1 M. serratus posterior superior
2 M. serratus posterior inferior
3 Ursprungsaponeurose des M. latissimus dorsi, mit dem oberflächlichen Blatt der Fascia thoracolumbalis verwoben (rechts durchtrennt, links nicht dargestellt)
4 oberflächliches Blatt der Fascia thoracolumbalis
5 Fascia nuchae

ersten beiden Brustwirbel. Er verläuft schräg kaudalwärts und inseriert mit 4 fleischigen Zacken lateral vom Angulus costae – und damit auch lateral vom Ansatz des M. iliocostalis – an der 1.–4. Rippe. Der Muskel besitzt ein günstiges Hebelmoment für die Rippenhebung und wirkt bei der Inspiration mit.

Der **M. serratus posterior inferior** (Abb. **198**) entspringt von den Dornen der letzten beiden Brust- und der ersten beiden Lendenwirbel. Er inseriert mit kurzen Sehnen an der 9.–12. Rippe, lateral vom Rippenwinkel.

Die Ursprungsaponeurose des Muskels ist mit der Fascia thoracolumbalis und der Sehnenplatte des M. latissimus dorsi verschmolzen. Die 4 breiten Muskelbäuche, die sich zum Teil übereinanderschieben, verlaufen – vom M. latissimus dorsi vollständig bedeckt – schräg nach lateral-kranial, fast in transversaler Richtung zu ihren Ansatzstellen.

Der M. serratus posterior inferior wirkt einer Verengerung der unteren Thoraxapertur (Zug des Zwerchfells) entgegen und hilft so bei der Inspiration mit.

d) Zwischenrippengefäße und -nerven

In jedem Zwischenrippenraum verlaufen als segmentale Leitungsbahnen (gewöhnlich in der nachfolgend angegebenen kraniokaudalen Reihenfolge) zur Versorgung der tiefen, z. T. auch der oberflächlichen Schicht der Brustwand (Abb. **25–27** u. **199**)

- eine *Interkostalvene,* die einen Venenbogen zwischen Azygossystem und Vv. thoracicae internae (V. subclavia) bildet,
- eine *Interkostalarterie,* die als Kollaterale die Pars thoracica aortae – im 1. und 2. Zwischenrippenraum den Truncus costocervicalis (A. subclavia) – mit der A. thoracica interna (A. subclavia) verbindet, und
- ein *Interkostalnerv,* der die autochthone Brust- oder Bauchmuskulatur, die Haut der dorsolateralen und ventralen Rumpfwand sowie Pleura parietalis und Peritoneum parietale innerviert.

Die entsprechenden Segmentalgefäße am Unterrand der 12. Rippe, *A.* und *V. subcostalis,* und der *N. subcostalis* verlaufen in der Bauchwand.

Arterien. Der arterielle Gefäßbogen eines jeden Zwischenrippenraums besteht aus einer von dorsal nach ventral verlaufenden *A. intercostalis posterior* und einem damit anastomosierenden ventralen Teilstück, *R. intercostalis anterior* (Abb. **193**).

Die *Aa. intercostales posteriores I* und *II* (für den 1. und den 2. Zwischenrippenraum) stammen aus der A. intercostalis suprema (Truncus costocervicalis).

Die *Aa. intercostales posteriores III–XI* sowie die *A. subcostalis* entspringen an der Hinterwand der Aorta.

Die rechten Interkostalarterien ziehen dorsal von Oesophagus, Ductus thoracicus und V. azygos über die rechte Vorderseitenfläche der Wirbelkörper hinweg, die linken verlaufen dorsal von der V. hemiazygos oder der V. hemiazygos accessoria. Vor

Abb. 199. **Schnitt durch die Brustwand etwas hinter der mittleren Axillarlinie,**
Ansicht von ventrolateral
Zwischenrippengefäße und -nerv
(R. collateralis nicht dargestellt)
1 V. intercostalis posterior
2 A. intercostalis posterior
3 N. intercostalis
4 M. intercostalis intimus
5 Os costale
6 Fascia endothoracica
7 Pleura parietalis
8 M. intercostalis internus
9 M. intercostalis externus
10 M. serratus anterior
11 Tela subcutanea

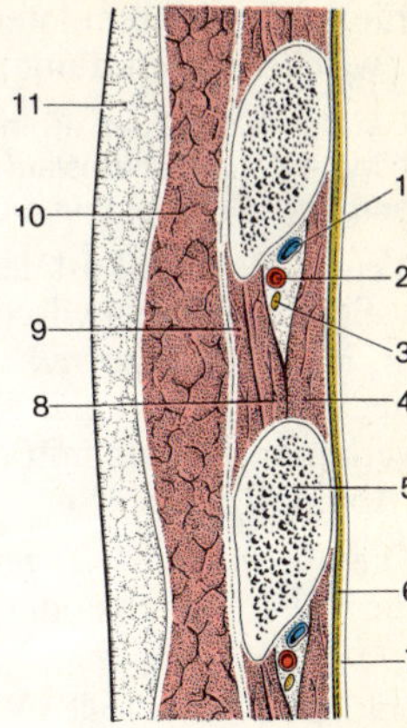

den Rippenköpfen kreuzen die Gefäße beider Seiten dorsal den Grenzstrang und geben im Rippenhalsbereich den *R. dorsalis* (zu Rückenmuskulatur und -haut) ab, der durch das Foramen intervertebrale den *R. spinalis* (zu Rückenmarkshäuten und Rückenmark) sowie durch die autochthone Rückenmuskulatur *Rr. cutanei medialis* und *lateralis* entsendet.

Der Hauptstamm jeder Interkostalarterie erreicht, eingebettet in die Fascia endothoracica, den Sulcus costae und zieht – zunächst zwischen innerem und äußerem Zwischenrippenmuskel, dann im M. intercostalis internus – ventralwärts (Abb. **199**). In der Gegend der mittleren Axillarlinie verläßt die Arterie den Schutz der Rippe und verläuft längs des unteren Rippenrandes ventralwärts in den vorderen Abschnitt des Zwischenrippenraums zur Anastomose mit dem R. intercostalis anterior.

Der Hauptast der Interkostalarterie gibt am Angulus costae einen dünnen *R. collateralis* ab, der längs des Oberrands der folgenden Rippe nach ventral zieht und ebenfalls mit einem R. intercostalis anterior anastomosiert (Abb. **193**). Ein *R. cutaneus lateralis* verläßt den Hauptast an der seitlichen Brustwand und teilt sich in einen nach vorn und einen nach hinten gerichteten Zweig (Abb. **185**). Bei der Frau sind die zur Milchdrüse tretenden *Rr. mammarii laterales* (aus den Rr. cutanei laterales) besonders ausgeprägt.

Die kaudalen Interkostalarterien, welche die Costae spuriae begleiten, ziehen über den Rippenbogen hinweg und verlaufen mit ihrem Endabschnitt – ebenso wie die A. subcostalis – in der muskulösen Bauchwand, zwischen den Mm. transversus und obliquus internus abdominis.

Die *Rr. intercostales anteriores* (meist zwei pro Interkostalraum, Abb. **193**) vervollständigen den segmentalen Arterienbogen, indem sie mit den Aa. intercostales posteriores und ihrem R. collateralis anastomosieren. Sie entspringen aus der A. thoracica interna (für die oberen 5–6 Zwischenrippenräume) und ihrem lateralen Endast, A. musculophrenica (für die unteren Zwischenrippenräume).

Der durch die Querverbindungen zwischen Aorta und A. thoracica interna ausgebildete Kollateralkreislauf kann bei einer Stenose des Isthmus aortae die Blutversorgung von Rumpf und unterer Extremität ermöglichen.

Venen. Die interkostalen Venenbögen entsprechen in Aufbau und Verlauf weitgehend den Zwischenrippenarterien und setzen sich jeweils aus einer *V. intercostalis posterior* und einer *V. intercostalis anterior* zusammen. Sie liegen (meist) kranial von der entsprechenden Zwischenrippenarterie und verlaufen bis zur mittleren Axillarlinie völlig geschützt im Sulcus costae (Abb. **199**).

Die *Vv. intercostales posteriores* münden rechts in die V. azygos, links in die V. hemiazygos oder V. hemiazygos accessoria (Abb. **27**).

Aus dem 1. Interkostalraum wird das Blut über die *V. intercostalis suprema* in die V. brachiocephalica (oder V. vertebralis) geleitet. Die Vv. intercostales posteriores II–IV (rechts auch nur II und III) vereinigen sich zur *V. intercostalis superior*, die rechts in die V. azygos, links in die V. brachiocephalica eintritt.

Die *Vv. intercostales anteriores* treten zu den Vv. thoracicae internae.

Lymphgefäße. Segmentale Lymphbahnen begleiten die Interkostalgefäße (Abb. **29**). Der Lymphabfluß erfolgt nach dorsal über die *Nodi lymphatici intercostales* (in der Nähe der Rippenköpfe) in den Ductus thoracicus, nach ventral über die *Nodi lymphatici parasternales* (längs der Vasa thoracica interna) in den Ductus thoracicus (links) bzw. in den Ductus lymphaticus dexter (rechts) oder in den jeweiligen Venenwinkel.

Nerven. Die segmentalen Nerven der Brustwand, die *Nn. intercostales*, sind die Rr. ventrales der Nn. thoracici. Der Verzweigungsmodus der Thorakalnerven entspricht weitgehend dem der Interkostalarterien.

Der *N. intercostalis* verläuft nach der Aufzweigung des Spinalnervs noch eine Strecke weit in der Fascia endothoracica, dicht unter der Pleura parietalis. Er tritt am Angulus costae, wo der innere Zwischenrippenmuskel »beginnt«, sofort – und somit etwas früher als die Gefäße – in den M. intercostalis internus ein und zieht am unteren Rippenrand entlang (und somit nicht durch den Knochen geschützt) vertralwärts (Abb. **199**).

Nur der Ast für den äußeren Zwischenrippenmuskel (in den entsprechenden Segmenten mit den Seitenzweigen für die Mm. serrati posteriores [C_8–Th_4 und Th_9–Th_{11}]) verläuft zwischen den Mm. intercostales externus und internus. Der Interkostalnerv selbst schließt sich den Zwischenrippengefäßen an, welche die Mm. intercostales internus und intimus trennen. Er gibt motorische Äste zu den beiden Schichten des inneren Zwischenrippenmuskels, gegebenenfalls zu M. subcostalis und M. transversus thoracis ab und versorgt sensibel die Pleura parietalis.

Der *R. cutaneus lateralis* (Abb. **185** u. **209**) tritt zwischen den Ursprungszacken des M. serratus anterior hindurch – etwa in der mittleren Axillarlinie – zur Haut der seitlichen Brustwand und zweigt sich in einen vorderen und einen hinteren Ast auf. Der sensible Endast des Interkostalnervs erreicht als *R. cutaneus anterior* die ventrale Brusthaut neben dem Sternum. Beide Rr. cutanei geben *Rr. mammarii (laterales, mediales)* zur Haut der Brustdrüse ab.

Der R. ventralis des 1. Thorakalnervs entsendet den größten Teil seiner Fasern zum Plexus brachialis (Abb. **58**). Dem relativ schwachen N. intercostalis I fehlt der seitliche Hautast. Vom R. cutaneus lateralis des 2. (gelegentlich auch des 3.) Interkostalnervs zieht der hintere Ast als *N. intercostobrachialis* zur Extremität (zum N. cutaneus brachii medialis).

Die 7 kaudalen Interkostalnerven verlassen den Brustbereich und ziehen zur Bauchwand (der 10. in den Nabelbereich). Sie innervieren motorisch die Bauchmuskulatur, sensibel die Bauchhaut und das Peritoneum.

Pleurapunktion: Da die Interkostalgefäße etwa bis zur mittleren Axillarlinie im Sulcus costae geschützt liegen, sind sie auf ihrer dorsolateralen Verlaufsstrecke bei Stichverletzungen der Brustwand relativ ungefährdet, können jedoch bei Rippenbrüchen in Mitleidenschaft gezogen werden. Pleurapunktionen sollen daher nach Möglichkeit dorsal der Axillarlinie im 5.–7. Zwischenrippenraum vorgenommen werden. Der nicht von der Rippe bedeckte Interkostalnerv weicht der Nadel meist aus. Wegen seines relativ langen pleuranahen Verlaufs vor Eintritt in die Muskelschicht kann er bei einer Pleuritis gereizt werden.

e) Fascia endothoracica und Vasa thoracica interna

Die **Fascia endothoracica** ist eine größtenteils lockere Bindegewebsschicht, welche die Wand der Pleurahöhle – ausgenommen das Mediastinum – überkleidet (Abb. **199** u. **210b**). Am Brustbein und an der Wirbelsäule setzt sie sich in das Bindegewebe des Mediastinum fort. Als Fascia endothoracica bezeichnet man demnach die subseröse Bindegewebsschicht der Pleura parietalis im Bereich von Brustwand, Pleurakuppel und Zwerchfell.

Das subseröse Bindegewebe der Pleurakuppel steht mit dem Bindegewebe des Halses, speziell der tiefen Halsfaszie, in Verbindung. Mehr oder minder deutlich abgrenzbare Bindegewebszüge (von der Wirbelsäule, von den Faszienhüllen der Mm. scaleni, aus der Gefäß-Nervenscheide des Halses, aus der Umgebung des Oesophagus und der Trachea), gelegentlich ein Sehnenzug des M. scalenus anterior, strahlen in diesen *Membrana suprapleuralis* benannten Abschnitt der Fascia endothoracica ein und wirken an der Verspannung der Pleurakuppel gegen den Lungenzug mit.

Der zwischen Pleura diaphragmatica und Zwerchfell gelegene Teil der Fascia endothoracica wird als *Fascia phrenicopleuralis* bezeichnet.

An der Brustwand spannt sich die Fascia endothoracica zwischen der Pleura costalis und den Rippen sowie der Faszie der Interkostalmuskulatur und des M. transversus thoracis, der *Fascia thoracica,* aus. Dorsal verlaufen in der Fascia endothoracica die Vasa intercostalia und die Nn. intercostales. Ventral liegen kranialwärts der 3. Rippe die Vasa thoracica interna in die Faszie eingebettet, ehe sie durch den M. transversus thoracis von der Faszie abgedrängt werden.

Bei einer Verletzung im Parasternalbereich kann es zu einer Eröffnung der Gefäße und zu Blutungen in die Pleurahöhle kommen.

Vasa thoracica interna. Die **A. thoracica interna** (Abb. **193**) entspringt an der konkaven Seite der A. subclavia, zieht – etwa 1 cm lateral vom Sternalrand – hinter den Rippenknorpeln, aber vor der Pleura costalis, in der Fascia endothoracica abwärts, wird kaudal der 3. Rippe vom M. transversus thoracis unterlagert und teilt sich im 6. Interkostalraum in die beiden Endäste, *A. musculophrenica* und *A. epigastrica superior.*

Die *A. thoracica interna* gibt nach kurzem Verlauf die *A. pericardiacophrenica* ab, die den N. phrenicus zwischen Pleura mediastinalis und Perikard zum Zwerchfell begleitet und Äste zum Herzbeutel abzweigt. Sie entsendet ferner in die oberen 5–6 Zwischenrippenräume *Rr. intercostales anteriores,* die mit den Aa. intercostales posteriores und deren Kollateralen anastomosieren.

Kleine Äste treten als *Rr. thymici* zum Thymus, als *Rr. mediastinales* in das vordere Mediastinum und zur Pleura mediastinalis sowie als inkonstante *Rr. tracheales* und *bronchiales* zu Trachea und Bronchien. *Rr. sternales* versorgen das Brustbein und den M. transversus thoracis. *Rr. perforantes* durchbohren in den oberen 5 Interkostalräumen die Brustwand, verzweigen sich an der Vorderfläche des Brustbeins, im M. pectoralis major sowie in der Haut und entsenden *Rr. mammarii mediales* zur Brustdrüse. Als häufige Variante verläßt der *R. costalis lateralis* die A. thoracica interna hinter dem 1. Rippenknorpel, zieht an der Innenfläche der vorderen Brustwand schräg abwärts und verbindet sich mit den Interkostalarterien.

Als lateraler Endast der A. thoracica interna verläuft die *A. musculophrenica* längs der kostalen Ursprungszacken des Zwerchfells und gibt *Rr. intercostales anteriores* in die unteren Zwischenrippenräume, ferner Äste zum Zwerchfell sowie zu den Ursprüngen der seitlichen Bauchmuskeln ab. Der mediale Endast, die *A. epigastrica superior,* verläßt in der Nähe der Larreyschen Spalte (→ S. 525) den Brustraum und zieht in der Rektusscheide abwärts.

Die *A. epigastrica superior* anastomosiert im M. rectus abdominis mit den Endästen der A. epigastrica inferior (aus der A. iliaca externa), so daß sich bei langsamem Verschluß der Aorta ein Kollateralkreislauf ausbilden kann.

Die **Vv. thoracicae internae** entsprechen in ihrem Verlauf der A. thoracica interna. Ihre Äste sind die Begleitvenen der Arterienäste. Kranial von der 3. Rippe ist die V. thoracica interna einfach, verläuft medial der Arterie und mündet in die V. brachiocephalica. Die Vv. epigastricae superiores nehmen *Vv. subcutaneae abdominis* (Abb. **209**) aus der Bauchhaut auf.

Klinisch wichtig kann die Anastomose an der Hinterwand des M. rectus abdominis zwischen den Vv. epigastricae inferiores, die in die V. iliaca externa münden, und den Vv. epigastricae superiores werden, die in die V. thoracica interna ableiten. Bei Verschluß der V. cava inferior kann über diese Umgehungsstraße Blut aus der unteren Körperhälfte in die obere Hohlvene gelangen.

2. Zwerchfell

Das kuppelförmig gestaltete **Zwerchfell,** *Diaphragma* (Abb. **200** u. **201**), bildet gleichzeitig den Boden der Brusthöhle und das Dach des Bauchraums. Die geschlossene, muskulös-sehnige Scheidewand stellt eine Besonderheit der Säugetiere dar. Sie ist zum wichtigsten Atemmuskel geworden. Das Muskelmaterial leitet sich phylogenetisch aus dem 3.–5. Zervikalmyotom ab und wird durch den N. phrenicus aus dem Plexus cervicalis ($C_{4\,[3,\,5]}$) innerviert.

Muskelursprung und Centrum tendineum. Der Muskel entspringt ringförmig an der unteren Thoraxapertur. Die Muskelfasern ziehen im Bogen aufwärts und strahlen in eine zentrale Sehnenplatte, *Centrum tendineum,* ein. Die dem Bauchraum zugekehrte Konkavität ist nach ventrokaudal gerichtet.

Am muskulösen Zwerchfell unterscheidet man die *Pars lumbalis,* die *Pars costalis* und die *Pars sternalis.*

Die *Pars lumbalis* ist am kräftigsten ausgebildet. Sie besteht aus einem rechten und einem linken Schenkel, *Crus dextrum* und *Crus sinistrum,* an denen jeweils wieder ein medialer und ein lateraler Anteil (Schenkel) unterschieden werden können.

Die früher übliche Kennzeichnung dieser Anteile als *Crus mediale* und *Crus laterale* erleichterte Beschreibung und Verständnis des Aufbaus der rechten und der linken Hälfte der Pars lumbalis des Zwerchfells. Sie soll – wenngleich nicht mehr offizielle Nomenklatur – auch hier beibehalten werden.

Der *mediale Schenkel* entspringt von den Körpern des 1.–3. (rechts auch des 4.) Lendenwirbels. Mit ihrem Innenrand begrenzen die medialen Schenkel beider Seiten den *Aortenschlitz, Hiatus aorticus,* der durch einen Sehnenbogen, *Lig. arcuatum medianum,* umrandet und so bei der Zwerchfellkontraktion nicht eingeengt, sondern eher erweitert wird. Durch den Hiatus verlaufen die Aorta und dahinter der Ductus thoracicus. Kranial der Durchtrittsstelle spaltet sich vom rechten medialen Schenkel ein meist kräftiger, vom linken Schenkel ein etwas schwächerer Muskelzug ab; beide Faserbündel überkreuzen sich. An der Umgrenzung des *Hiatus oesophageus,* der – geringfügig aus der Medianebene nach links verschoben – oberhalb des Aortenschlitzes liegt, beteiligen sich jedoch vornehmlich die Fasern des rechten Schenkels und das von ihm nach links kreuzende Faserbündel. Mit dem muskulären Rahmen der Durchtrittsstelle ist der Oesophagus durch lockeres Bindegewebe verschieblich verbunden.

Die Muskelfasern der beiden medialen Zwerchfellschenkel verlaufen zum Hinterrand des Mittellappens des Centrum tendineum.

Der Hiatus oesophageus, durch den die Speiseröhre sowie der vordere und der hintere Stamm des N. vagus ziehen, wird bei der Zwerchfellkontraktion verengt. Der Durchtritt des N. splanchnicus major, rechts gemeinsam mit der V. azygos, links zusammen mit der V. hemiazygos, grenzt eine schmale seitliche Portion des medialen Zwerchfellschenkels in Höhe des 1.–2. Lendenwirbelkörpers ab. Sie wurde früher als »Crus intermedium« gesondert benannt.

Der *laterale Schenkel* der Pars lumbalis besitzt einen zweiteiligen Ursprung. Die mediale Portion kommt von der Seitenfläche des 1. und des 2. Lendenwirbelkörpers und einem zum Proc. costalis des 1. oder 2. Lumbalwirbels ziehenden Sehnenbogen, der den M. psoas überbrückt, *Lig. arcuatum mediale (Psoasarkade)*. Die laterale Portion entspringt vom *Lig.*

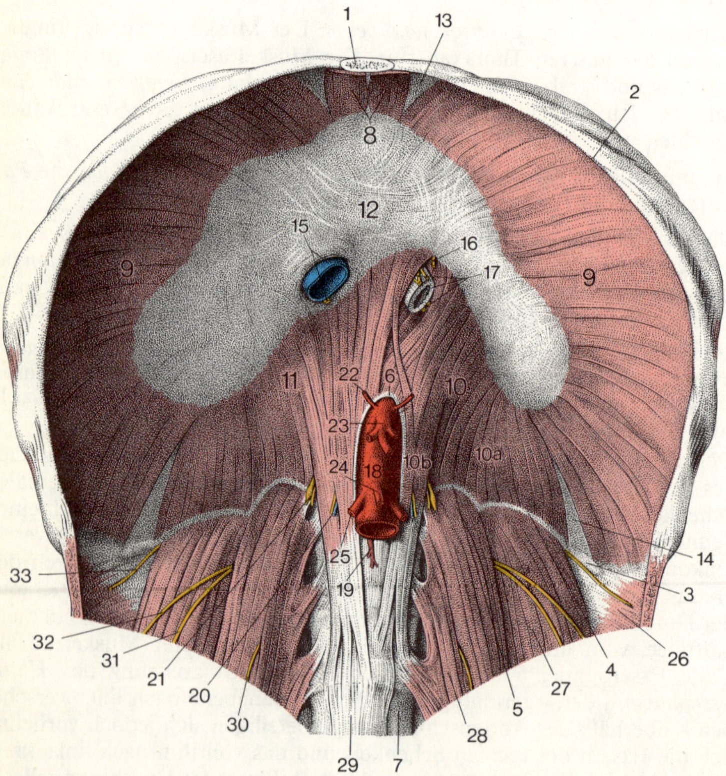

Abb. 200. **Zwerchfell,** Ansicht der abdominalen Fläche

arcuatum laterale, einem Sehnenbogen, der sich vom Seitenfortsatz des 1. oder 2. Lendenwirbels über den M. quadratus lumborum zur 12. Rippe spannt *(Quadratusarkade).* Die Muskelfasern des lateralen Schenkels, der im Gegensatz zum Crus mediale dünn und platt ist, verlaufen steil aufwärts zum Centrum tendineum.

Durch eine Lücke zwischen dem medialen und dem lateralen Schenkel tritt der Grenzstrang zusammen mit dem N. splanchnicus minor hindurch, falls dieser Nerv nicht mit dem N. splanchnicus major durch den medialen Schenkel zieht.

Die *Pars costalis* entspringt staffelförmig von der Innenfläche der Knorpel der 6 kaudalen Rippen, alternierend mit den Ursprungszacken des M. transversus abdominis. Die kostalen Muskelbündel bilden den Hauptteil der muskulösen Zwerchfellkuppel und inserieren am seitlichen und vorderen Rand des Centrum tendineum.

Die *Pars sternalis* ist schmal und dünn. Ihre Fasern kommen von der Dorsalseite des Schwertfortsatzes, einzelne auch von der Aponeurose des M. transversus abdominis, und setzen am Vorderrand des Mittellappens der Zentralsehne an.

Das *Centrum tendineum* hat in der Ansicht von kranial etwa V-Form. Ein kleinerer Mittellappen ist nach ventral, ein ausgedehnter Seitenlappen jederseits nach dorsolateral gerichtet. Der rechte Seitenlappen wird, nahe

◀ Abb. 200. **Zwerchfell,** Ansicht der abdominalen Fläche

1 Sternum (Schnittfläche)
2 Arcus costalis
3 Costa XII
4 Lig. arcuatum laterale
5 Lig. arcuatum mediale
6 Lig. arcuatum medianum
7 Vertebra lumbalis IV
8–15 *Diaphragma*
8 Pars sternalis
9 Pars costalis
10, 11 Pars lumbalis
10 Crus sinistrum der Pars lumbalis
10a lateraler Schenkel des Crus sinistrum
10b medialer Schenkel des Crus sinistrum
11 Crus dextrum der Pars lumbalis
12 Centrum tendineum
13 muskelschwache Stelle zwischen Pars costalis und Pars sternalis (Larreysche Spalte)
14 muskelschwache Stelle zwischen Pars lumbalis und Pars costalis (Bochdaleksches Dreieck)
15–21 *durch das Zwerchfell tretende Gebilde*
15 V. cava inferior und R. phrenicoabdominalis des rechten N. phrenicus im Foramen v. cavae
16 R. phrenicoabdominalis des linken N. phrenicus durch den Hiatus oesophageus, die Pars lumbalis oder das Centrum tendineum
17 Oesophagus sowie Trunci vagales anterior und posterior im Hiatus oesophageus
18 Aorta im Hiatus aorticus
19 Ductus thoracicus im Hiatus aorticus
20 V. azygos und N. splanchnicus major (meist) durch den medialen Schenkel
21 Truncus sympathicus und (meist auch) N. splanchnicus minor zwischen medialem und lateralem Schenkel
22–25 *Äste der Pars abdominalis aortae*
22 A. phrenica inferior dextra
23 Truncus coeliacus
24 A. mesenterica superior
25 A. renalis dextra
26 M. transversus abdominis
27 M. quadratus lumborum
28 M. psoas major
29 Lig. longitudinale anterius
30 N. genitofemoralis
31 N. ilioinguinalis
32 N. iliohypogastricus
33 N. subcostalis

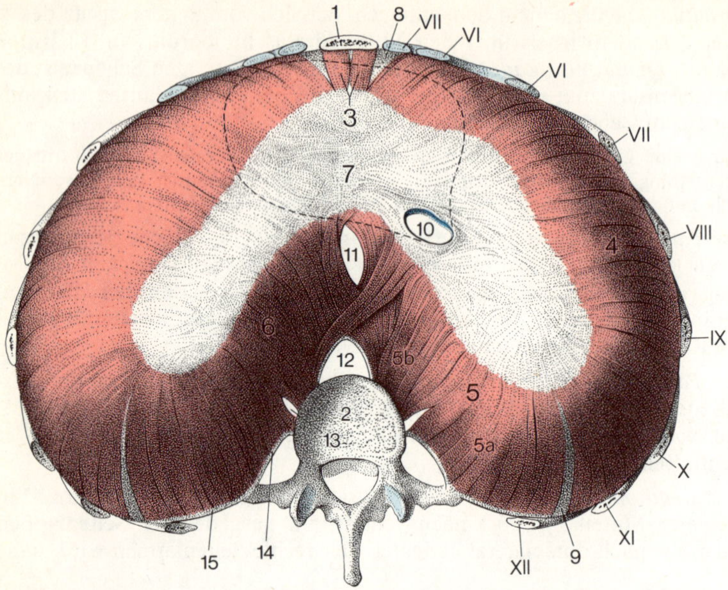

Abb. 201. **Zwerchfell,** Ansicht der thorakalen Fläche (nach *Pernkopf*)
Grenze der Verwachsungsfläche von Zwerchfell und Perikard (---)

VII–XII knorpelige oder knöcherne Rippen (Schnittfläche)
1 Sternum (Schnittfläche)
2 Vertebra lumbalis I
3–9 *Diaphragma*
3 Pars sternalis
4 Pars costalis
5, 6 Pars lumbalis
5 Crus dextrum der Pars lumbalis
5a lateraler Schenkel des Crus dextrum
5b medialer Schenkel des Crus dextrum
6 Crus sinistrum der Pars lumbalis
7 Centrum tendineum
8 muskelschwache Stelle zwischen Pars sternalis und Pars costalis (Larreysche Spalte)
9 muskelschwache Stelle zwischen Pars costalis und Pars lumbalis (Bochdaleksches Dreieck)
10–13 *Zwerchfelldurchtrittsstellen*
10 Foramen v. cavae
11 Hiatus oesophageus
12 Hiatus aorticus, umrahmt vom Lig. arcuatum medianum
13 Spalte zwischen medialem und lateralem Schenkel des Crus sinistrum für den Durchtritt des Truncus sympathicus und des N. splanchnicus minor
14 Lig. arcuatum mediale, überbrückt den M. psoas major
15 Lig. arcuatum laterale, überbrückt den M. quadratus lumborum

seiner Basis, am Hinterrand vom *Foramen v. cavae* durchbrochen, durch das die untere Hohlvene und der R. phrenicoabdominalis des N. phrenicus dexter hindurchtreten. Die meist querovale Öffnung wird von unverschieblich durchflochtenen Sehnenbündeln umrahmt, welche die Gefäßwand so fixieren, daß das Gefäßlumen dauernd offen gehalten wird. Der Mittellappen der Zentralsehne und der basale Abschnitt der beiden Seitenlappen sind mit dem Perikard verwachsen. Das Foramen v. cavae ist noch in die Verwachsungsfläche einbezogen. Die Zwerchfellwölbung ist an dieser Stelle etwas eingesenkt (Herzsattel), so daß man eine rechte und eine linke Kuppel unterscheiden kann. Unter der rechten Kuppel, die um ½–1 Interkostalraum höher steht als die linke, liegt die Leber, unter der linken der Magen.

Der **Zwerchfellstand** wird, abgesehen von der Atmung, von Alter, Geschlecht und Konstitutionstyp beeinflußt. Er ist außerdem von der Körperstellung abhängig. Im Liegen stehen die Zwerchfellkuppeln um etwa 2 cm höher als beim aufrechten Stand. Beim Kleinkind projiziert sich die rechte Kuppel auf den 8. bis 9. Brustwirbel, nach dem 7. Lebensjahr auf den 9.–10. Brustwirbel, die linke Kuppel steht um eine halbe Wirbelhöhe tiefer. Beim Mann kann die Atemexkursion der rechten Zwerchfellkuppel bis in Höhe des 8. Thorakalwirbels hinauf und bis zum 11. Brustwirbel hinabführen. Bei der Frau steht das Zwerchfell meist etwas weniger hoch (ausgenommen während der Schwangerschaft). Mit zunehmendem Alter treten die Zwerchfellkuppeln allmählich etwas tiefer.

Auf den Thorax bezogen, steht die rechte Zwerchfellkuppel bei der Leiche und bei tiefer Exspiration auch beim Lebenden in Höhe des 4. Interkostalraums, die linke in Höhe der Knochen-Knorpel-Grenze der 5. Rippe (Abb. **202**). Der Herzsattel erreicht die Höhe der Mitte des 10. Brustwirbels. Bei der Kontraktion des Zwerchfells werden die Kuppeln abgeflacht und stark gesenkt. Die rechte Kuppel kann bei tiefer Inspiration bis in Höhe des Oberrands der 6. Rippe (an der Knochen-Knorpel-Grenze), die linke bis in den 6. Interkostalraum herabgezogen werden. Der Herzsattel steht dann in Höhe des Unterrands des 11. Brustwirbels.

Da bei der Inspiration gleichzeitig die Rippen gehoben werden und die Schwertfortsatzspitze bis etwa in Höhe des 10. Brustwirbels aufsteigt, so kann bei tiefer Einatmung der Herzsattel tiefer liegen als der Ursprung der Pars sternalis. Die Fasern der sternalen Portion des Zwerchfells müssen demnach bei maximaler Muskelkontraktion und gleichzeitiger Hebung des Brustkorbs von ihrem Ursprung nach abwärts zum Herzsattel verlaufen. Der vordere Abschnitt des Centrum tendineum ist dann so weit gesenkt, daß er unterhalb der Spitze des Proc. xiphoideus liegt und das Herz in den epigastrischen Raum hinabsteigt. Verantwortlich für das »Umklappen« der Pars sternalis bei tiefster Einatmung ist der Zug der kontrahierten vorderen Muskelzacken der Pars costalis, deren Muskelsehnenbogen sich so abflacht, daß er gleich einer Schlinge die Pars sternalis und den ventralen Teil der Zentralsehne herabzieht. Der dorsokaudal gerichtete Zug der Lumbalpfeiler flacht die Zwerchfellwölbung insgesamt ab.

Muskelschwache Stellen des Zwerchfells (Abb. **200** u. **201**). Zwischen der Pars lumbalis und der Pars costalis des Zwerchfells bleibt häufig eine dreieckige Stelle muskelfrei, *Bochdaleksches Dreieck*. Ihm liegt der obere Nierenpol an. Eine ähnliche, kleine, dreieckige Muskellücke zwischen der Pars costalis und der Pars sternalis wird als *Larreysche Spalte* bezeichnet. In den beiden muskelfreien Bezirken des Diaphragma liegen Pleura und

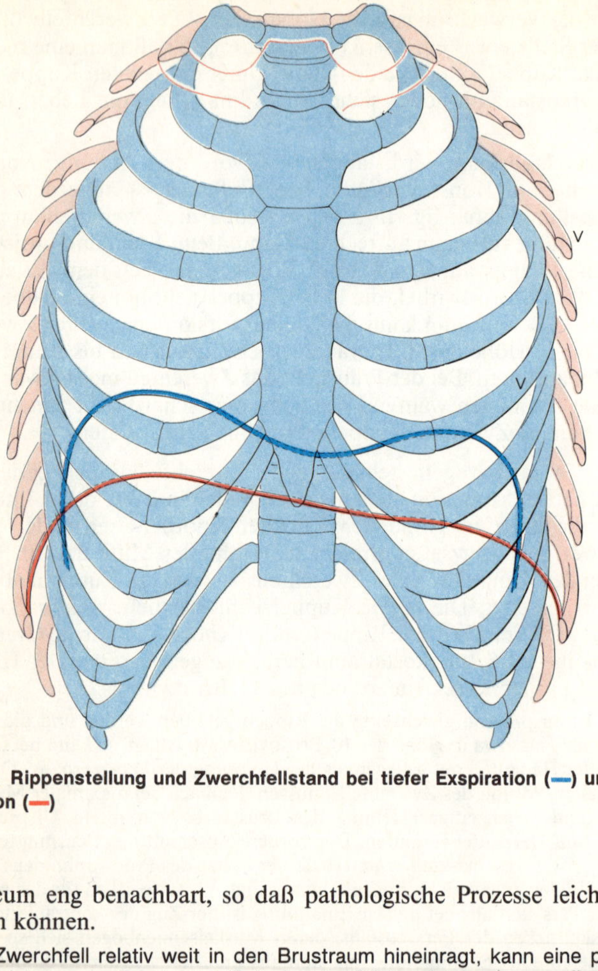

Abb. 202. **Rippenstellung und Zwerchfellstand bei tiefer Exspiration (—) und tiefer Inspiration (—)**

Peritoneum eng benachbart, so daß pathologische Prozesse leicht überwandern können.

Da das Zwerchfell relativ weit in den Brustraum hineinragt, kann eine perforierende Verletzung der Brustwand (Schuß- oder Stichverletzung) – vor allem, wenn sie während der Exspirationsphase erfolgt – je nach Richtung des Wundkanals sowohl die Pleurahöhle als auch die Bauchhöhle und die dort gelegenen Organe betreffen.

Gefäß- und Nervenversorgung des Zwerchfells. Die *arterielle Versorgung* erfolgt an der thorakalen Seite des Zwerchfells durch die *Aa. pericardiacophrenica* und *musculophrenica* (Äste der A. thoracica interna) sowie die *Aa. phrenicae superiores* (kleine Äste der Aorta zur Pars lumbalis). An der abdominalen Fläche verzweigen sich die *Aa. phrenicae inferiores,* die im Hiatus aorticus aus der Bauchaorta entspringen

(Abb. **200**) und mit Ästen der Interkostalarterien und der A. pericardiacophrenica anastomosieren.

Den *venösen Blutabfluß* übernehmen die Begleitvenen der genannten Arterien.

Der *Lymphabfluß* erfolgt brustwärts über *Nodi lymphatici phrenici superiores* (hinter dem Proc. xiphoideus und der Knochen-Knorpel-Grenze der 7. Rippe), *Nodi lymphatici pericardiales laterales* (zwischen Perikard und Pleura mediastinalis), *Nodi lymphatici parasternales* (längs der Vasa thoracica interna) und über *Nodi lymphatici mediastinales posteriores* (im hinteren Mediastinum). Im Bauchbereich ziehen Lymphgefäße aus dem Zwerchfell zu *Nodi lymphatici phrenici inferiores* (an den Crura der Pars lumbalis) und zu *Nodi lymphatici lumbales* (vor und neben der Bauchaorta und der V. cava inferior). Doch bildet das Zwerchfell keine eigentliche Lymphscheide. Lymphe vom Magenfundus und von der Zwerchfellfläche der Leber gelangt auch in mediastinale Lymphknoten (Krebsmetastasen können diesen Weg nehmen).

Innervation. Das Zwerchfell wird von dem überwiegend motorischen *N. phrenicus* versorgt. Der rechte N. phrenicus erreicht das Zwerchfell am Foramen v. cavae, der linke hinter der Herzspitze. Sensible Fasern treten als *Rr. phrenicoabdominales* rechts durch das Foramen v. cavae, links durch den Hiatus oesophageus, die Pars lumbalis oder das Centrum tendineum (Abb. **200**). Sie breiten sich im Peritoneum bis zur Gallenblase und zur Bauchspeicheldrüse aus (Schmerzen können bei Leber- und Gallenblasenerkrankungen in die rechte Schulter, bei Erkrankungen der Bauchspeicheldrüse in die linke Schulter ausstrahlen).

Zwerchfellhernien. Angesichts der komplizierten Ontogenese des Zwerchfells (mit Materialbeiträgen vom Septum transversum, von den Pleuroperitonealfalten, dem Gekröse des Oesophagus und der Rumpfwand ist es verständlich, daß angeborene Zwerchfelldefekte (vor allem im Bereich des Bochdalekschen Dreiecks, häufiger links als rechts) auftreten können. Unterbleibt an einer begrenzten Stelle die Muskularisierung des Zwerchfells, so entstehen »angeborene« Zwerchfellhernien, die meist erst einige Jahre nach der Geburt erkennbar werden. Erworbene, nichttraumatische Zwerchfellbrüche treten im Bereich des Hiatus oesophageus auf. Zwerchfellrupturen (traumatische Zwerchfell»hernien«) entstehen durch direkte Gewalteinwirkung (z. B. Messerstich) oder als Folge stumpfer Bauchverletzungen.

In allen diesen Fällen können sich Baucheingeweide in den Brustraum verlagern. Bei den Hernien besteht der Bruchsack aus einer dünnen, aus Peritoneum und Pleura gebildeten Membran. Die Lungen können komprimiert, Mediastinum und Herz verlagert werden, so daß sich eine schwere oder tödliche Behinderung von Atmung und Kreislauf ergeben kann. Bei Hernien im Bereich des Hiatus oesophageus kann das Zwerchfell zeltartig in den Brustraum eingezogen sein. Der kraniale Abschnitt des Magens liegt im Brustraum. Der Magen ist an der Durchtrittsstelle durch das Zwerchfell eingeschnürt (Gleitbruch). Bei den paraösophagealen Hernien bleibt der Mageneingang an typischer Stelle. Die Magenkuppel schiebt sich neben der Speiseröhre in den Brustraum vor.

3. Atemmechanik

Man unterscheidet die *Bauchatmung* und die *Brustatmung*, die miteinander kombiniert sind: *gemischte Atmung*. Lediglich beim Kleinkind überwiegt die *abdominale Atmung*, bis zum 3. Lebensjahr ist die sogar der alleinige Atemtyp. Während der Schwangerschaft tritt die *kostale Atmung* stärker in den Vordergrund.

Bei der *Bauchatmung* wird der Brustraum durch die Kontraktion des Zwerchfells nach kaudal erweitert (Abb. **202**). Mit Beendigung der Muskelkontraktion erschlafft das Zwerchfell und steigt in die Höhe; denn die Lungen, deren elastische Elemente bei der Inspiration gedehnt wurden, üben einen Zug aus, und die Baucheingeweide rücken infolge der Anspannung der Bauchmuskulatur von unten nach.

Bei der *Brustatmung* werden die Rippen gehoben und der Brustraum wird nicht nur in kraniokaudaler, sondern auch in sagittaler und in frontaler Richtung vergrößert. Inspiratorisch wirken bei ruhiger Atmung vor allem die Mm. scaleni (→ S. 729), daneben die Mm. intercostales externi und die Mm. intercartilaginei der oberen Zwischenrippenräume sowie der M. serratus posterior superior. Bei tiefer Einatmung sind auch die kaudalen äußeren Zwischenrippenmuskeln beteiligt. Erschlaffen die genannten Muskeln am Ende der Inspirationsphase, so versucht der Brustkorb, die ihm bei der Erweiterung aufgezwungene Verformung rückgängig zu machen und strebt einer Mittelstellung zwischen extremer Rippenhebung und -senkung zu (Gleichgewichtslage). Über diese Stellung hinaus führen die Mm. intercostales interni und der M. transversus thoracis eine weitere Senkung der Rippen herbei, die durch eine Kontraktion der Bauchmuskulatur verstärkt werden kann.

Bei stoßweiser Ausatmung bei geschlossener Stimmritze, beim Sprechen, Singen, beim Husten und Niesen (die zunächst geschlossene Stimmritze wird gesprengt) spielen die Bauchmuskeln eine wesentliche Rolle.

Eine *Lähmung der Interkostalmuskeln* soll die ruhige Atmung nicht nennenswert beeinflussen. Erschwert sind dagegen das Saugen (Lähmung der Mm. intercostales externi) und das Blasen (Lähmung der Mm. intercostales interni).

Die Erweiterung des Brustraums bei der Rippenatmung wird durch die Form der Rippen, ihre Stellung und die Art ihrer Verbindung mit der Wirbelsäule und dem Brustbein ermöglicht. Durch die Schrägstellung der Rippen gegen die Vertikale wird die Rippenspitze bei der Rippenhebung nach oben und nach vorn geführt. Der Raumgewinn in sagittaler Richtung ist um so größer, je länger die Rippe ist und je schräger sie in der Ausgangsposition stand. Da der Rippenhals, um dessen Längsachse die Drehbewegung erfolgt (von der 7. Rippe ab ist es eine Schiebebewegung), von der 2. Rippe an schräg zur Medianebene steht, muß bei der Rippenhebung die Rippenspitze auch nach der Seite geführt werden. Die Vergrößerung des Brustraums nach lateral ist vor allem bei den mittleren und den unteren Rippen ausgeprägt. Das Brustbein, mit dem die sternalen Rippen – und indirekt auch die 8.–10. Rippe – verbunden sind, wird bei der Rippenhebung nach kranial und ventral verschoben, wobei der Brustbeinwinkel ausgeglichen wird. Das Sternum koordiniert gewissermaßen die Bewegung der knöchernen Rippen, deren Spitzen – bei freier Endigung – angesichts der unterschiedlichen Länge der Rippen und der ungleichen Schrägstellung des Rippenhalses in verschiedene Positionen geführt würden.

Dieser Ausgleich der divergierenden Bewegungen der knöchernen Rippenenden wird durch die Verformbarkeit der Rippenknorpel möglich. Die Rippenknorpelwinkel werden dabei vergrößert, die Rippenknorpel torquiert, und in den Brustbein-Rippen-Gelenken erfolgt eine Drehbewegung. Infolge dieser inspiratorischen Verformungen treten Spannungen im Thoraxskelett und im Bandapparat auf. Sie sind die wesentliche Ursache dafür, daß der Brustkorb – nach dem Erschlaffen der inspiratorisch tätigen Muskeln – zum Ausgleich dieser Spannungen seiner Gleichgewichtsform zustrebt und – zunächst auch ohne Muskeltätigkeit – eine Rippensenkung erfolgt.

Die inspiratorische Erweiterung des Brustkorbs geht mit einer Streckung, die Ausatmung mit einer Beugung der Wirbelsäule einher. Diese Bewegungen erfolgen reflektorisch, können aber willkürlich modifiziert werden.

4. Bauchwand

An der Bauchwand kann man (von außen nach innen) unterscheiden
- eine *oberflächliche Schicht,* aufgebaut aus der Haut, aus der Unterhaut (z. T. mit beträchtlicher Fetteinlagerung) und aus der oberflächlichen Bauchfaszie (als Teil der allgemeinen Körperfaszie),
- eine *mittlere Schicht,* bestehend aus verformbaren Muskel-Sehnen-Platten zwischen unterem Thorax- und oberem Beckenrand, aus der inneren Bauchfaszie, *Fascia transversalis,* welche die mittlere Schicht in der Tiefe begrenzt, und aus der Lendenwirbelsäule (als einziger Skelettstütze der Bauchwand), sowie
- eine *tiefe Schicht,* gebildet aus einem stellenweise recht mächtigen subserösen Bindegewebslager und aus dem parietalen Bauchfell, der Grenzschicht der Peritonealhöhle.

Im Gegensatz zur Brustwand, die durch den knöchernen Thorax eine vom Skelett bestimmte feste Form erhält, gewinnt die Bauchwand ihre typischen strukturellen und funktionellen Eigenschaften vornehmlich aus der mittleren muskulös-sehnigen Schicht (eigentliche Bauchwand). Sie vermag sich einerseits dem wechselnden Füllungszustand des Bauchraums anzupassen und kann andererseits einen Druck auf den Bauchinhalt ausüben. Die Bauchmuskulatur wirkt bei der Exspiration mit und spielt außerdem eine entscheidende Rolle als Motor der Rumpfbewegungen. Mit Ausnahme der Streckung der Wirbelsäule, an der sie nur passiv beteiligt ist, führt sie – zusammen mit den Muskeln des M. erector spinae – alle Bewegungen der Brust- und der Lendenwirbelsäule durch.

a) Bauchfaszien

Die **oberflächliche Bauchfaszie,** *Fascia abdominis superficialis* (Abb. **203** u. **206**), überkleidet die Muskel-Sehnen-Platte des äußeren schrägen Bauchmuskels. Sie setzt sich kranial in die Fascia pectoralis, kaudal auf den Oberschenkel in die Fascia lata fort. Im Bereich der Linea alba ist die oberflächliche Bauchfaszie mit der Externusaponeurose, in der Leistenfurche mit dem Leistenband fest verbunden.

Am äußeren Leistenring setzt sich beim Mann die Faszie auf den Samenstrang fort und bildet mit der Aponeurose des M. obliquus externus abdominis eine oberflächlich von Fascia cremasterica und M. cremaster gelegene Hülle, *Fascia spermatica externa* (Abb. **206**). Bei der Frau schließen sich zarte Bindegewebszüge der oberflächlichen Bauchfaszie dem Lig. teres uteri an, das durch den Leistenkanal zur großen Schamlippe zieht.

Die laterokraniale Abgrenzung des äußeren Leistenrings erfolgt durch Kollagenfaserbündel der oberflächlichen Bauchfaszie, *Fibrae intercrurales,* die in wechselnder Ausdehnung schräg und oberflächlich zur Aponeurose über das zugespitzte laterale Ende des Aponeurosenschlitzes hinwegziehen (Abb. **204**).

Die an elastischen Netzen reiche kaudale Fortsetzung der Fascia abdominis superficialis bezeichnet man als *Lig. fundiforme penis* (Abb. **123**). Es geht kranial der Symphyse aus der oberflächlichen Bauchfaszie hervor, umfaßt – oberflächlich zum Lig. suspensorium penis gelegen – mit zwei Schenkeln von beiden Seiten das Corpus cavernosum penis und strahlt in das Scrotum ein.

Die **innere Bauchfaszie,** *Fascia transversalis* (Abb. **185, 203** u. **206**), überkleidet an der Innenfläche die muskulöse und aponeurotische Wandung des Bauchraums sowie die abdominale Zwerchfellfläche. Sie ist in der Nabelgegend verstärkt, *Fascia umbilicalis,* dorsalwärts setzt sie sich als dünne Faszienschicht auf den M. quadratus lumborum fort. Am medialen Rand dieses Muskels steht sie mit der Psoasfaszie in Verbindung. Kaudal ist die Fascia transversalis am Leistenband angeheftet, wo sie in die Fascia iliaca übergeht. Oberhalb des Leistenbandes, am medialen Rand des inneren Leistenrings, wird die innere Bauchfaszie durch Längszüge verstärkt, *Lig. interfoveolare.* Am inneren Leistenring stülpt sich die Faszie durch den Leistenkanal aus und umhüllt als *Fascia spermatica interna* Samenstrang, Nebenhoden und Hoden (Abb. **204–206**).

Die Fascia transversalis ist mit dem subserösen Bindegewebe des Peritoneum fest und unverschieblich verbunden. Deshalb bleibt sie auch unterhalb der Linea arcuata dorsal vom M. rectus abdominis und zieht nicht mit der Aponeurose des M. transversus abdominis in das ventrale Blatt der Rektusscheide.

b) Anordnung und Innervation der Bauchmuskulatur

Die **Bauchmuskulatur** (Abb. **197**) besteht aus den *seitlichen* (breiten) und den *vorderen* (geraden) *Bauchmuskeln* sowie dem *tiefen* (hinteren) *Bauchmuskel* (M. quadratus lumborum). Sie ist ein Teil der ventralen Rumpfmuskulatur. Die metamere Gliederung ist verlorengegangen.

Die *Innervation* erfolgt durch Rr. ventrales der Nn. thoracici 5–12 und der Nn. lumbales 1 und 2.

Bei der Beschreibung der Muskeln sind die sie versorgenden segmentalen Nerven hinter der Muskelbezeichnung in Klammer angegeben.

Die platten breiten Bauchmuskeln gehen auf der Ventralseite in großflächige Sehnenplatten über, deren Fasern sich in der Medianlinie durchflechten und mit Fasern der Gegenseite verbinden. So entsteht ein medianes »Längsband«, das vom Schwertfortsatz zur Symphyse zieht, *Linea alba* (Abb. **185** u. **203–205**). Sie wird in ihrem kaudalen Abschnitt auf der Dorsalseite durch ein dreieckiges Band, *Adminiculum lineae albae,* verstärkt, das am Oberrand der Schamfuge angeheftet ist.

Die Linea alba besteht vorwiegend aus sich durchkreuzenden, im kranialen und im kaudalen Abschnitt zusätzlich aus längs verlaufenden Kollagenfasern. Im Nabelbereich weist sie eine kreisförmige Öffnung auf, *Anulus umbilicalis* (Abb. **203 b**), deren Rand durch zirkuläre Faserzüge verstärkt wird.

Seitliche Bauchmuskeln

Die seitlichen Bauchmuskeln und ihre Aponeurosen sind in drei Lagen übereinandergeschichtet. Es folgen von außen nach innen: der M. obliquus externus abdominis, der M. obliquus internus abdominis und der M. transversus abdominis.

Der **M. obliquus externus abdominis** (Th_{5-12} $[L_1]$) ist der ausgedehnteste der drei breiten Bauchmuskeln (Abb. **185** u. **205**). Er entspringt fleischig an der Außenfläche der 8 kaudalen Rippen mit sich teilweise überdeckenden Zacken, die kranial mit den Ursprungszacken des M. serratus anterior und kaudal mit denen des M. latissimus dorsi alternieren. Der Muskel inseriert an der Crista iliaca, am Lig. inguinale, am Os pubis und an der Linea alba.

Die Muskelfaserbündel verlaufen leicht divergierend von hinten oben nach vorn unten (wie die Fasern der Mm. intercostales externi). Das erste Bündel zieht nur wenig schräg, das kaudalste dagegen steil abwärts. Der Übergang in die Sehnenplatte erfolgt parallel zum lateralen Rektusrand in einer ziemlich geraden Linie, die etwas kranial der Spina iliaca anterior superior scharf recht- oder spitzwinklig zum Oberrand der Darmbeinkante umbiegt, so daß eine oftmals durch die Haut erkennbare *Muskelecke* entsteht (Abb. **204**, in antiken Plastiken meist deutlich hervorgehoben).

Die dorsokaudalen Faserbündel des M. obliquus externus abdominis inserieren fleischig am Labium externum der ventralen zwei Drittel der Crista iliaca. Sie wölben sich, so lange der Muskel nicht angespannt ist, über den Darmbeinkamm vor, verdecken so den Oberrand des Beckens und bilden den *Weichenwulst* (Abb. **207**).

Bei den meisten Menschen, bei der Frau häufiger als beim Mann, schließt der M. latissimus dorsi nicht unmittelbar an den M. obliquus externus abdominis an. Zwischen Vorder- und Hinterrand der beiden Muskeln liegt ein kaudal von der Crista iliaca begrenztes dreieckiges Feld, *Trigonum lumbale,* in dem die muskulöse Bauchwand lediglich von den Mm. obliquus internus und transversus abdominis gebildet wird. Hier können Abszesse nach außen durchbrechen, die von der Wirbelsäule ausgehen und sich längs des Darmbeinkammes vorgeschoben haben, in seltenen Fällen auch (untere) Lumbalhernien auftreten.

Der **M. obliquus internus abdominis** (Th_{8-12}, $L_{1,2}$) entspringt von der Fascia thoracolumbalis, der Linea intermedia der Crista iliaca und der lateralen Hälfte des Lig. inguinale. Seine Fasern verlaufen fächerförmig – z. T. senkrecht zu den Muskelbündeln des M. obliquus externus abdominis – zu ihrem Ansatz am unteren Thoraxrand ([9.] 10.–12. Rippe) und zu einer ventralen Sehnenplatte, die den M. rectus einscheidet. In der Linea alba durchflechten sich die Sehnenfasern der Internus-Aponeurose mit den Sehnenfasern des M. obliquus externus abdominis (Abb. **203**) und setzen sich in die Externus-Aponeurose der Gegenseite fort. So entsteht eine durchgehende muskulös-sehnige Schräggurtung der Bauchwand, welche die Mm. obliqui beider Körperseiten zu einer Wirkungseinheit verknüpft.

Die dorsalen Faserbündel des M. obliquus abdominis internus steigen steil aufwärts und inserieren fleischig am Unterrand der Rippenknorpel (IX) X–XII. Sie setzen sich ohne scharfe Grenze kranialwärts in die Mm. intercostales interni fort. Je weiter ventral die Muskelfasern des inneren schrägen Bauchmuskels am Darmbeinkamm entspringen, um so geringer ist ihr Anstieg. Die Faserbündel von der Spina iliaca anterior superior verlaufen annähernd horizontal, vom Leistenband aus ziehen sie schräg nach abwärts (Abb. **204**). Im kaudalen Bereich ist die Abgrenzung des M. obliquus internus vom M. transversus abdominis nur schwer möglich. Die Bindegewebslage, in der die Nerven verlaufen und die kranial die beiden Muskelplatten trennt, endet in Höhe der Spina iliaca anterior superior, der R. cutaneus anterior n. iliohypogastrici und der N. ilioinguinalis treten auf die Ventralfläche des M. obliquus internus abdominis.

Die Mm. obliquus internus und transversus abdominis geben Faserbündel ab, die beim Mann als **M. cremaster** den Samenstrang begleiten und schleuderförmig den Hoden umgreifen (Abb. **204** u. **206**). Der Muskel vermag den Hoden im Scrotum etwas in die Höhe zu ziehen. Bei der Frau können spärliche Muskelfasern mit dem Lig. teres uteri zum äußeren Leistenring verlaufen.

Innervation des M. cremaster: R. genitalis des N. genitofemoralis.

Der **M. transversus abdominis** (Th_{5-12}, $L_{1,2}$) schließt nach kaudal an den M. transversus thoracis an. Er entspringt von der Innenseite der Knorpel der Rippen VII (VI, V) bis XII, von den Procc. costales der Lendenwirbel (über das tiefe Blatt der Fascia thoracolumbalis), vom Labium internum der Crista iliaca und vom lateralen Abschnitt des Lig. inguinale. Seine

Fasern verlaufen annähernd horizontal – senkrecht zum geraden Bauchmuskel – und gehen in einer halbmondförmigen, nach lateral konvexen Linie, *Linea semilunaris,* in die Aponeurose über (Abb. **205**).

Die Transversus-Aponeurose beteiligt sich an der Bildung der Rektusscheide (Abb. **185** u. **203**). Ihre Fasern stehen in der Linea alba mit den Fasern der Aponeurose des M. obliquus internus abdominis in inniger Verbindung.

Vordere Bauchmuskeln

Der **M. rectus abdominis** ($\mathrm{Th}_{[5,6]7}-\mathrm{Th}_{12}[\mathrm{L}_1]$) zieht als verhältnismäßig schmaler Muskelstreifen beiderseits der vorderen Medianlinie von den sternalen Enden der 5. bis 7. Rippe, häufig auch vom Proc. xiphoideus, zum Oberrand des Os pubis und heftet sich an der Crista pubica (und der

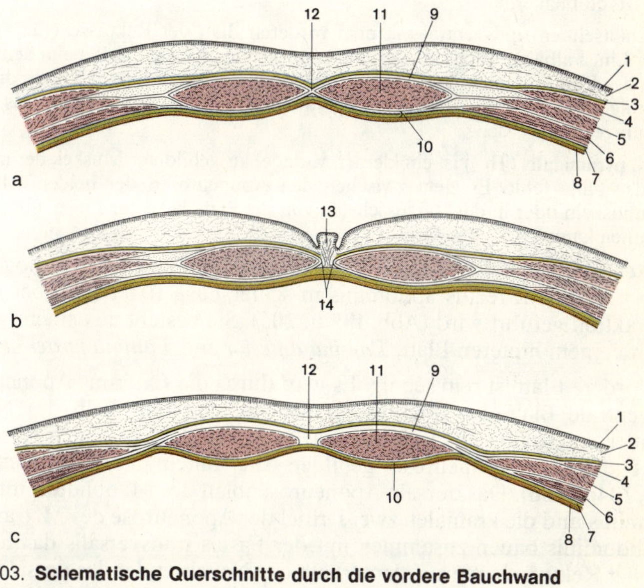

Abb. 203. **Schematische Querschnitte durch die vordere Bauchwand**
Rektusscheide
a kranial vom Nabel
b in Nabelhöhe
c kaudal der Linea arcuata

1 Cutis
2 Tela subcutanea
3 oberflächliche Bauchfaszie
4 M. obliquus externus abdominis
5 M. obliquus internus abdominis
6 M. transversus abdominis
7 Fascia transversalis
8 Peritoneum
9 Lamina anterior } der Vagina m. recti abdominis
10 Lamina posterior } der Vagina m. recti abdominis
11 M. rectus abdominis
12 Linea alba
13 Nabelpapille
14 Anulus umbilicalis

Symphyse) an (Abb. **205**). Von der ovalen Ansatzsehne des Muskels strahlen, die Mittellinie überkreuzend, Fasern in das *Lig. suspensorium penis (clitoridis)* ein, das als kaudaler Fortsetzung der Linea alba von der Symphyse zur Dorsalfläche des Penis (der Clitoris) zieht.

Der M. rectus abdominis wird durch 3–4 Schaltsehnen, *Intersectiones tendineae* (Abb. **197**), die unregelmäßig gestaffelt querverlaufen und nicht immer die ganze Dicke des Muskels durchsetzen, in 4–5 Muskelbäuche gegliedert. Die einzelnen Muskelbäuche können sich isoliert zusammenziehen, ohne daß der Kontraktionseffekt durch eine Dehnung der Nachbarabschnitte aufgehoben wird.

Zwei dieser Inskriptionen liegen oberhalb des Nabels, eine in Nabelhöhe, die inkonstante 4. Schaltsehne in Höhe der Linea arcuata. Die Unterteilung des Muskels stellt eine Pseudometamerie dar, da jeder Muskelbauch Material aus verschiedenen Myotomen erhält.

Die Schaltsehnen sind ventral mit dem vorderen Blatt der Rektusscheide, medial mit der Linea alba verwachsen. Deshalb kann sich der Muskel, z. B. beim Seitwärtsneigen des Rumpfes, nicht aus seiner paramedianen Lage entfernen. Durch die Verwachsung können schräg gerichtete Zugkräfte in die Richtung des M. rectus abdominis umgelenkt werden.

Der **M. pyramidalis** (Th_{12}) ist ein kleiner, variabel ausgebildeter Muskel, der in etwa 20% der Fälle fehlt. Er zieht zwischen den Aponeurosen der beiden schrägen Bauchmuskeln oder in der Rektusscheide von der Symphyse zur Linea alba, die er anspannen kann.

Die **Rektusscheide,** *Vagina m. recti abdominis,* stellt eine Muskelloge dar, durch die der M. rectus abdominis in seiner Lage fixiert und bei seiner Kontraktion geführt wird (Abb. **185** u. **203**). Sie besteht aus einem vorderen und einem hinteren Blatt, *Lamina anterior* und *Lamina posterior.*

Das vordere Blatt ist rein sehnig. Es wird durch die Externus-Aponeurose, das ventrale Blatt der Internus-Aponeurose und unterhalb des Nabels (genauer unterhalb der Linea arcuata) auch von dem kaudalen Abschnitt der Transversus-Aponeurose gebildet, die miteinander verschmelzen (Abb. **204** u. **206**). Das dorsale Aponeurosenblatt des M. obliquus internus abdominis und die kranialen zwei Drittel der Aponeurose des M. transversus abdominis bauen zusammen mit der Fascia transversalis das hintere Blatt der Rektusscheide auf. Unterhalb des Nabels endet das dorsale Blatt der Internus-Aponeurose an einer mehr oder minder deutlich abgrenzbaren Bogenlinie, *Linea arcuata* (Abb. **205**). Die Aponeurose des M. transversus abdominis schließt sich kaudal davon dem vorderen Blatt der Rektusscheide an, so daß im kaudalen Drittel die Hinterwand der Rektusscheide nur von der Fascia transversalis gebildet wird.

Tiefer (hinterer) Bauchmuskel

Der **M. quadratus lumborum** (Th_{12}, L_{1-3}) spannt sich lateral der Lendenwirbelsäule zwischen der Crista iliaca (Labium internum) und der 12. Rippe aus. Er wird dorsal vom tiefen Blatt der Fascia thoracolumbalis, an seiner Vorderfläche von einer Fortsetzung der Fascia transversalis überdeckt.

Die ventralen Fasern des Muskels ziehen vom Darmbeinkamm zur 12. Rippe (Abb. **200**). Die Faserbündel der dorsalen Portion heften sich außer an der 12. Rippe auch an den Procc. costales der ersten 4. Lumbalwirbel an. Intermediäre Fasern verlaufen von den Procc. costales zur 12. Rippe.

c) Statik und Dynamik der Bauchwand

Die Sehnenfasern der breiten Bauchmuskeln durchflechten sich in der Linea alba und setzen sich in die Aponeurosen der Muskeln der kontralateralen Seite fort. So entsteht eine Quergurtung (M. transversus abdominis) und eine Schräggurtung (Mm. obliqui abdominis). Der M. rectus abdominis verspannt die vordere, der M. quadratus lumborum die hintere Bauchwand. Die Umhüllung des M. rectus abdominis durch die von den Aponeurosen der breiten Bauchmuskeln gebildete Rektusscheide bringt den M. rectus in engen funktionellen Zusammenhang mit diesen Muskeln.

Die *Bauchmuskulatur* kann
- auf den *Inhalt des Bauchraums wirken,*
- bei der *Ausatmung beteiligt sein* (Senkung des Brustkorbs, Hochschieben des Zwerchfells durch Druck auf den Bauchinhalt) und
- *Rumpfbewegungen durchführen.*

Der Tonus der Bauchmuskulatur bestimmt die Spannung der Bauchdekken. Er wird reflektorisch gesteuert und wechselnden äußeren und inneren Einflüssen (Körperlage, Füllungszustand des Darmrohrs usw.) angepaßt.

Die Kontraktion des *M. transversus abdominis* führt zu einer *Einschnürung der Baucheingeweide.* Durch die zusätzliche Anspannung der übrigen Bauchmuskeln (sowie des Zwerchfells und der Beckenbodenmuskulatur) wird der intraabdominelle Druck gesteigert: *Bauchpresse* (Entleerung des Darms, der Harnblase; Austreibung der Frucht bei der Geburt, verstärkte oder erschwerte Exspiration, Hustenstoß).

Die Kontraktion beider *Mm. recti abdominis* (gemeinsam mit der Anspannung der Mm. obliqui beider Seiten) ermöglicht eine *Vorwärtsbeugung des Rumpfes* auch gegen einen Widerstand oder im Liegen, bei fixiertem Oberkörper eine Hebung des vorderen Beckenrandes.

Die *schrägen* und die *geraden Bauchmuskeln* derselben Seite können zusammen mit dem *M. quadratus lumborum* eine *Seitwärtsneigung des Rumpfes* durchführen. Bei der *Drehbewegung* wirken der M. obliquus externus abdominis der einen Seite und der M. obliquus internus abdominis der anderen Seite (mit der autochthonen Rückenmuskulatur) zusammen.

Der *M. quadratus lumborum* kann die 12. Rippe abwärts ziehen.

d) Schwache Stellen der Bauchwand

Der Aufbau der Bauchwand aus verformbaren Muskel-Sehnen-Platten schafft die Voraussetzung für die vielfältigen Funktionen der Bauchmuskulatur, eine Abstützung der Bauchwand durch Skelettelemente erfolgt nur in sehr begrenztem Umfang. Den großflächigen Aponeurosen fehlt zudem im Bereich der Linea alba, die kranial des Nabels bis zu 2,5 cm breit ist, und in einem lateral vom M. rectus abdominis gelegenen Streifen eine muskuläre Bedeckung. Am Nabel wird die vom Anulus umbilicalis umrahmte Durchtrittsstelle der embryonalen Nabelgefäße postnatal durch einen Bindegewebspfropf, *Papilla umbilicalis* (Abb. **203b**) ausgefüllt, die Inhaltsgebilde des Leisten»kanals« durchsetzen zeitlebens die Bauchwand. Unterhalb des Leistenbandes ziehen die Vasa femoralia durch die Lacuna vasorum, deren medialer Abschnitt z. T. nur durch Faszienblätter (Fascia transversalis, Fascia iliaca, Anulus femoralis) abgeschlossen wird.

Wandabschnitte, in denen lediglich Aponeurosen, Faszien oder andere Bindegewebsstrukturen die Grundlage der Bauchwand bilden, vor allem mechanisch nicht vollwertig abgedichtete Öffnungen, sind schwache Stellen, *Loci minoris resistentiae,* an denen infolge einer embryonalen Fehlentwicklung oder/und infolge akuter oder chronischer Erhöhung des intraabdominellen Drucks Lücken, *Hernien,* auftreten können. Besonders gefährdet sind der kraniale Abschnitt der Linea alba, der Nabel sowie der Bereich des Leistenkanals und des Schenkelkanals.

Als *äußere Hernie* bezeichnet man eine Ausstülpung von Eingeweiden (oder Eingeweideteilen) durch eine Lücke der Bauchwand, *Bruchpforte,* in einen pathologisch entstandenen Hohlraum, *Bruchsack,* der mit parietalem Peritoneum ausgekleidet ist. Die intraabdominelle Drucksteigerung kann verschiedene Ursachen haben (z. B. chronischer Husten, chronische Verstopfung, schwere körperliche Arbeit). Die Entstehung eines Bruches wird begünstigt, wenn die Bauchwand geschwächt ist (z. B. Auseinanderweichen der Mm. recti nach mehreren Schwangerschaften [Rektusdiastase], Operationsnarben).

Hernia epigastrica. Der Bruchsack entsteht bei der epigastrischen Hernie im kranialen Abschnitt der Linea alba (z. B. bei einer Rektusdiastase oder einem Defekt der Linea alba).

Hernia umbilicalis. Beim angeborenen Nabelbruch hat sich der physiologische Nabelbruch nicht vollständig rückgebildet. Der dünne Bruchsack besteht aus Peritoneum und Amnion.

Der erworbene Nabelbruch des Neugeborenen entsteht, bevor sich die Nabelpapille ausgebildet und ehe sich die Nabelwunde geschlossen hat. Der Bruchsack besteht daher nur aus Peritoneum und zartem Bindegewebe, ist aber nicht mit Haut bedeckt. Bei beiden Formen des Nabelbruches besteht die Gefahr einer Bauchfellentzündung, Peritonitis. Im Säuglingsalter kann die noch weiche Nabelpapille bei gesteigertem abdominalem Druck (anhaltendes Schreien) nachgeben und einen hautüberkleideten Bruchsack entstehen lassen. Die erworbene Nabelhernie des Erwachsenen tritt vor allem bei Frauen auf, bei denen sich nach mehreren Schwangerschaften der Anulus umbilicalis erweitert hat. Der Nabelring ist Bruchpforte bei allen Formen des Nabelbruches.

e) Bruchpforten in der Leistenregion

Das **Leistenband,** *Lig. inguinale,* zieht von der Spina iliaca anterior superior zum Tuberculum pubicum und bildet die kaudale Begrenzung der ventralen Bauchwand (Abb. **123** u. **204**).

Das Lig. inguinale ist kein einheitlich gestaltetes, typisches Band. Der laterale Teil des bogenförmigen Bindegewebsstreifens ist ein verstärkter, straffer Faserzug der *Fascia iliaca,* die den M. iliopsoas umschließt. Der angewinkelte mediale Schenkel des Leistenbandes wird von dem kaudalen Rand der Aponeurose des M. obliquus externus abdominis gebildet. Die Faserbündel des lateralen Teilstücks setzen sich zum Teil in den medialen Abschnitt fort, zum Teil spalten sie sich als *Arcus iliopectineus* vom Leistenband ab und begrenzen die Lacuna musculorum.

Mit der Außenfläche des Leistenbands ist die oberflächliche Bauchfaszie verbunden, die nach kaudal in die Fascia lata des Oberschenkels übergeht. An der Innenseite des Leistenbands ist die Fascia transversalis angeheftet.

Leistenkanal

Die vordere Bauchwand wird oberhalb des Leistenbands vom **Leistenkanal,** *Canalis inguinalis,* durchsetzt (Abb. **204** u. **206**). Er verläuft schräg von dorsal, lateral und kranial nach ventral, medial und kaudal und erreicht so eine Länge von 40 mm und mehr, obwohl die Bauchwand hier nur 6–8 mm stark ist. Der Leistenkanal erhält ein Lumen erst nach der Entfernung seines Inhalts, d. h. wenn man beim Mann den Samenstrang, Funiculus spermaticus, bei der Frau das runde Mutterband, Lig. teres uteri, herauspräpariert hat.

Der *Samenstrang* enthält – eingehüllt in den M. cremaster und die Fascia spermatica interna, einem Faszientrichter der Fascia transversalis – den Ductus deferens und die ihn begleitende A. ductus deferentis, die A. testicularis, den Plexus pampiniformis und das vegetative Nervengeflecht des Plexus testicularis (Abb. **123**).

Den *Boden des Leistenkanals* bilden das Lig. inguinale und das *Lig. reflexum.* Letzteres entsteht aus den kaudalen Fasern der Aponeurose des M. obliquus externus abdominis (Crus laterale), die sich in Höhe des Leistenbands nach einwärts wenden und hinter dem medialen Abschnitt des Lig. inguinale zur Linea alba und zum Os pubis (hinter dem Tuberculum pubicum) verlaufen. So entsteht eine schräg nach medial abwärts führende Rinne, die den Samenstrang aufnimmt.

Das *Dach des Leistenkanals* wird von dem kaudalen Rand der Mm. obliquus internus und transversus abdominis gebildet, die Faserbündel an den Samenstrang (M. cremaster) oder an das Lig. teres uteri abgegeben.

Die *vordere Wand* besteht aus der Aponeurose des M. obliquus externus abdominis, die *hintere Wand* wird von der Fascia transversalis und deren Verstärkungszügen gebildet.

Der *äußere Leistenring, Anulus inguinalis superficialis* (Abb. **123**), bildet die äußere »Öffnung« des Leistenkanals. Er liegt lateral vom Tuberculum pubicum und wird von der Fascia abdominis superficialis und der Externus-Aponeurose bedeckt, die sich als *Fascia spermatica externa* auf den

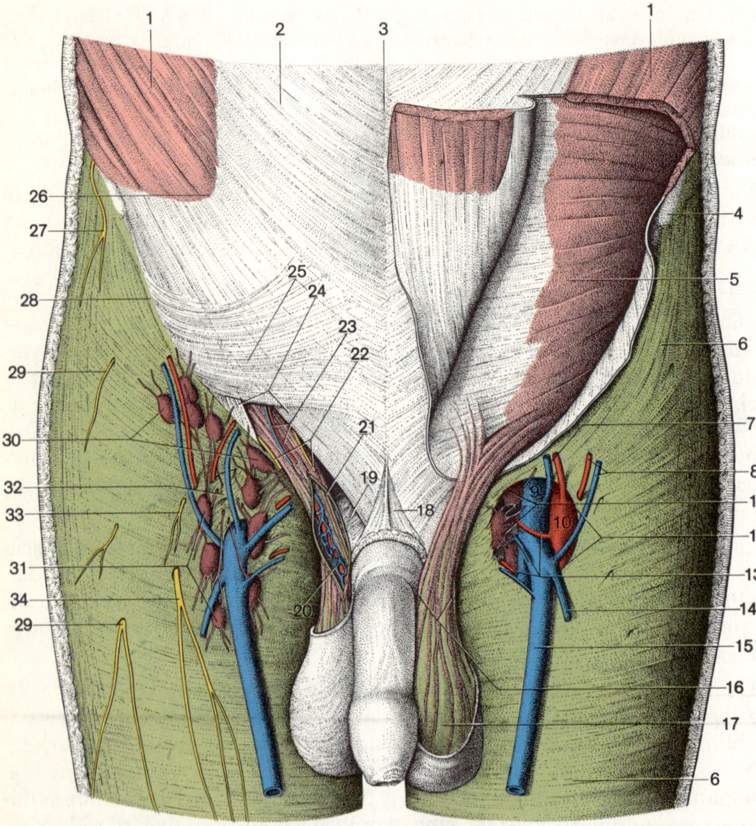

Abb. 204. **Vordere Bauchwand,** Ansicht von ventral
Leistenregion und Hiatus saphenus
(Oberflächliche Bauchfaszie und Fascia cremasterica entfernt. Rechts Samenstrang eröffnet; links M. obliquus externus abdominis durchtrennt und nach medial umgeschlagen, Fascia cribrosa abpräpariert und tiefe Leistenlymphknoten dargestellt)

Samenstrang fortsetzt. Der äußere Leistenring selbst läßt sich erst nach Entfernung der oberflächlichen Bauchfaszie und nach Durchtrennung der Externus-Aponeurose als schlitzförmige Öffnung darstellen. Der mediale Rand wird von dem *Crus mediale* gebildet, das gegen die übrige Aponeurose nicht abgegrenzt ist. Die laterale Randkontur wird vom *Crus laterale* geformt, dessen Fasern den medialen Abschnitt des Leistenbands aufbauen und sich zum Teil (nämlich die kaudalsten Fasern) nach innen umschlagen und das Lig. reflexum bilden. Beide Schenkel werden durch *Fibrae intercrurales* (aus der oberflächlichen Bauchfaszie) verbunden, die den äußeren Leistenring nach laterokranial abgrenzen.

Der *innere Leistenring, Anulus inguinalis profundus,* wird sichtbar, wenn man an der Hinterfläche der vorderen Bauchwand die Fascia transversalis entfernt und dadurch den Rand des Faszientrichters freipräpariert, den sie in den Leistenkanal ausstülpt und der als *Fascia spermatica interna* den Samenstrang umhüllt.

Leistengruben

Die *laterale Leistengrube, Fossa inguinalis lateralis* (Abb. **205** u. **206**), kennzeichnet an der vom Peritoneum überkleideten hinteren Fläche der ventralen Bauchwand die Position des Anulus inguinalis profundus. Die laterale Leistengrube wird von der Fossa inguinalis medialis durch die *Plica umbilicalis lateralis* abgegrenzt, einer Bauchfellfalte, die durch die Vasa epigastrica inferiora aufgeworfen wird.

A. und V. epigastrica inferior laufen »auf« dem Lig. interfoveolare (d. h. zwischen »Band« und Peritoneum) kranialwärts und treten durch das hintere Blatt der Rektusscheide an die Dorsalfläche des M. rectus abdominis.

◀ 1 M. obliquus externus abdominis
2 Lamina anterior der Vagina m. recti abdominis
3 Linea alba
4 Spina iliaca anterior superior
5 M. obliquus internus abdominis
6 Fascia lata
7 A. und V. epigastrica superficialis
8 A. circumflexa iliaca superficialis und V. circumflexa superficialis ilium
9 V. femoralis
10 A. femoralis
11 Nodi lymphatici inguinales profundi
12 Margo falciformis, bogenförmiger Rand des Hiatus saphenus
13 Aa. und Vv. pudendae externae
14 V. saphena accessoria
15 V. saphena magna
16 M. cremaster
17 Fascia spermatica interna
18 Adminiculum lineae albae
19 Lig. reflexum
20 A. testicularis und Plexus pampiniformis
21 Ductus deferens und A. ductus deferentis
22 R. genitalis des N. genitofemoralis (medial) und N. ilioinguinalis (lateral vom Samenstrang)
23 A. und V. cremasterica
24 Crus mediale und Crus laterale der Externus-Aponeurose
25 Fibrae intercrurales
26 Muskelecke
27 R. cutaneus lateralis des N. iliohypogastricus
28 Lig. inguinale
29 Äste des N. cutaneus femoris lateralis
30, 31 Nodi lymphatici inguinales superficiales
30 Schrägzug
31 Längszug
32 Fascia cribrosa, bindegewebige Verschlußplatte des Hiatus saphenus
33 R. femoralis des N. genitofemoralis
34 Rr. cutanei anteriores des N. femoralis

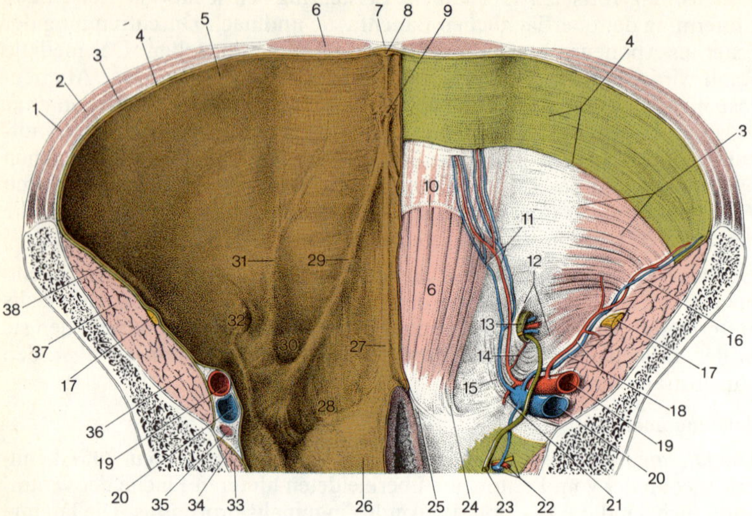

Abb. 205. **Vordere Bauchwand,** Ansicht vor dorsal (Bauchfell auf der rechten Seite entfernt)

1 M. obliquus externus abdominis
2 M. obliquus internus abdominis
3 M. transversus abdominis und Linea semilunaris
4 Fascia transversalis (rechts unterhalb des Nabels entfernt)
5 Peritoneum parietale
6 M. rectus abdominis
7 Linea alba
8 Lig. teres hepatis
9 Umbilicus
10 Linea arcuata (vaginae m. recti abdominis)
11 A. und V. epigastrica inferior
12 Grenze des Anulus inguinalis profundus
13 Fascia spermatica interna (am Angang des Faszientrichters von der Fascia transversalis durchtrennt), umhüllt u. a. Ductus deferens und Vasa testicularia; R. genitalis des N. genitofemoralis auf der medialen Trichterwand (eingezeichnet, aber nicht beschriftet)
14 A. cremasterica
15 Lig. interfoveolare
16 Lig. inguinale
17 N. femoralis
18 A. und V. circumflexa iliaca profunda
19 A. iliaca externa
20 V. iliaca externa
21 R. pubicus der A. epigastrica inferior (durchtrennt)
22 A. und V. obturatoria, N. obturatorius
23 Ductus deferens
24 Falx inguinalis
25 Adminiculum lineae albae
26 Harnblase (paramedian aufgeschnitten)
27 Plica umbilicalis mediana, aufgeworfen vom Lig. umbilicale medianum (= obliterierter Urachus)
28 Fossa supravesicalis
29 Plica umbilicalis medialis, vom Lig. umbilicale mediale (= obliterierte A. umbilicalis) aufgeworfene Bauchfellfalte
30 Fossa inguinalis medialis
31 Plica umbilicalis lateralis, von den Vasa epigastrica inferiora aufgeworfene Bauchfellfalte
32 Fossa inguinalis lateralis
33 M. obturator internus
34 Fascia obturatoria
35 Rosenmüllerscher Lymphknoten
36 M. psoas major
37 M. iliacus
38 Fascia iliaca

Das Peritoneum kann in der lateralen Leistengrube noch rudimentäre Reste des embryonalen Proc. vaginalis peritonei erkennen lassen. Das *Lig. interfoveolare* zieht als Verstärkung der Fascia transversalis, nahe dem medialen Rand des inneren Leistenrings, parallel zum Rektusrand, in kraniokaudaler Richtung. Es kann von feinen, longitudinalen Faserbündeln des M. transversus abdominis begleitet oder teilweise ersetzt werden, deren Sehnen am Tuberculum pubicum inserieren oder in das Lig. reflexum einstrahlen.

Die *mediale Leistengrube, Fossa inguinalis medialis* (Abb. **205** u. **206**), wird medial durch die *Plica umbilicalis medialis* begrenzt, in der das *Lig. umbilicale mediale* (= obliterierte A. umbilicalis) zum Nabel zieht. Der mediokaudale Rand der Grube wird durch eine Faserplatte, *Falx inguinalis* [*Tendo conjunctivus*], verstärkt. Die Fasern der Falx stammen aus der Transversus-Aponeurose und der Rektusscheide. Sie ziehen am lateralen Rektusrand schräg kaudalwärts und sind am Pecten ossis pubis angeheftet.

Der medialen Leistengrube entspricht auf der ventralen Fläche der vorderen Bauchwand der äußere Leistenring. Die Bauchwand ist hier weitgehend muskelfrei und wird vornehmlich von der Fascia transversalis und ihren Verstärkungszügen gebildet. Als muskulöse Wandungsbestandteile treten lediglich die variablen Faserbündel des M. interfoveolaris auf. Die Fossa inguinalis medialis wird so zur schwächsten Stelle der Bauchwand, die bei erhöhtem intraabdominalem Druck nachgeben und zu einer Bruchpforte werden kann (medialer Leistenbruch).

Das zwischen den beiden Plicae umbilicales mediales gelegene dreieckige Feld wird in der Medianlinie durch die *Plica umbilicalis mediana* halbiert. Diese Bauchfellfalte enthält das *Lig. umbilicale medianum,* den obliterierten Urachus. Die oberhalb der Harnblase gelegenen, lateral von den Plicae umbilicales mediales begrenzten Gruben werden als *Fossae supravesicales* bezeichnet.

Leistenbrüche können sowohl von der lateralen als auch von der medialen Leistengrube ausgehen. Die Bruchpforte liegt somit immer kranial vom Leistenband (bei der Schenkelhernie liegt sie stets unterhalb des Leistenbands). Man unterscheidet *laterale Leistenbrüche, Herniae inguinales laterales* (= indirekte oder schräge Leistenhernien), und *mediale Leistenbrüche, Herniae inguinales mediales* (= direkte oder gerade Leistenhernien).

Bei der *lateralen Leistenhernie* (Abb. **206 b**) liegt die Bruchpforte in der Fossa inguinalis lateralis, d. h. lateral von der A. epigastrica inferior. Die lateralen Leistenbrüche schieben sich im Leistenkanal vor, der Bruchsack liegt innerhalb des Samenstrangs. Sie können »angeboren« oder erworben sein.

Bei den »angeborenen« Leistenhernien ist der Proc. vaginalis nicht obliteriert. Als

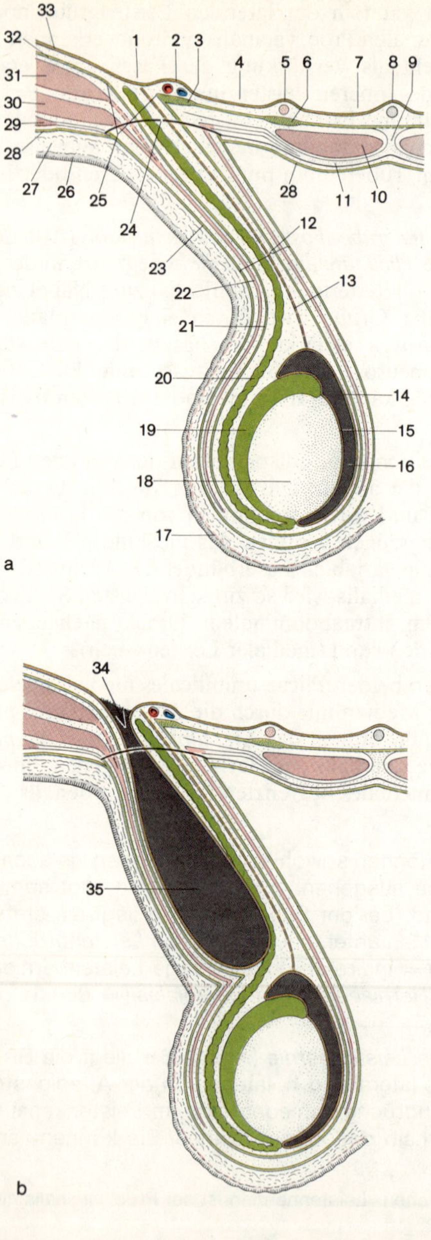
33
32
31
30
29
28
27
26
25
24
23
22
21
20
19
18
17
1
2
3
4
5
6
7
8
9
28
11
10
12
13
14
15
16
a
34
35
b

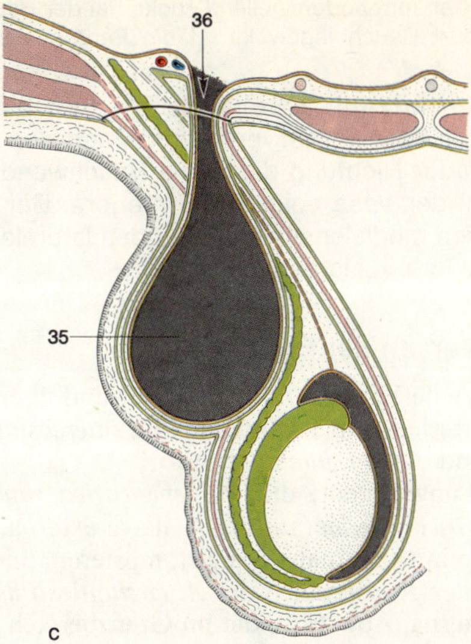

Abb. 206. **Schematisierter Schnitt durch Leistenkanal und Samenstrang**

a Hüllen des Samenstrangs und des Hodens
b laterale (indirekte oder schräge) erworbene Leistenhernie
c mediale (direkte oder gerade) Leistenhernie

1 Fossa inguinalis lateralis
2 Plica umbilicalis lateralis, von A. und V. epigastrica inferior aufgeworfene Bauchfellfalte
3 Lig. interfoveolare
4 Fossa inguinalis medialis
5 Plica umbilicalis medialis, vom Lig. umbilicale mediale (= obliterierte A. umbilicalis) aufgeworfene Bauchfellfalte
6 Falx inguinalis
7 Fossa supravesicalis
8 Plica umbilicalis mediana, aufgeworfen vom Lig. umbilicale medianum (= obliterierter Urachus)
9 Adminiculum lineae albae
10 M. rectus abdominis
11 Lamina anterior der Vagina m. recti abdominis
12 Funiculus spermaticus
13 Vestigium processus vaginalis
14, 15 Tunica vaginalis testis
14 Lamina parietalis
15 Lamina visceralis
16 Cavum scroti
17 M. [Tunica] dartos
18 Hoden
19 Nebenhoden
20 Ductus deferens
21 Fascia spermatica interna
22 M. cremaster und Fascia cremasterica
23 Fascia spermatica externa
24, 25 äußere und innere »Öffnung« des Leistenkanals
24 Anulus inguinalis superficialis
25 Anulus inguinalis profundus
26 Cutis
27 Tela subcutanea
28 oberflächliche Bauchfaszie
29 M. obliquus externus abdominis
30 M. obliquus internus abdominis
31 M. transversus abdominis
32 Fascia transversalis
33 Peritoneum
34 Bruchpforte in der Fossa inguinalis lateralis
35 Bruchsack
36 Bruchpforte in der Fossa inguinalis medialis

Folge des gesteigerten intraabdominellen Drucks bei der Bauchpresse schieben sich nach der Geburt Baucheingeweide in die Peritonealaussackung vor und erweitern diese.

Mediale Leistenhernien (Abb. **206c**) sind stets erworben. Sie stülpen das Peritoneum und die Fascia transversalis der medialen Leistengrube aus und treten in gerader Richtung durch die Bauchwand. Die Bruchpforte liegt somit medial der Vasa epigastrica inferiora. Der Bruchsack wölbt sich sowohl bei den medialen als auch bei den lateralen Leistenbrüchen im Bereich des äußeren Leistenrings vor.

f) Gefäße und Nerven der Bauchwand

Arterien. Die arterielle Versorgung der Bauchwand übernehmen u. a.
- als Segmentalarterien: die 5 kaudalen *Aa. intercostales posteriores,* die *A. subcostalis* und die *Aa. lumbales* (Abb. **25**),
- als arterielles Längssystem: die *Aa. epigastrica superior* (Abb. **185** u. **193**) und *epigastrica inferior* (aus der A. iliaca externa, Abb. **205**), die im M. rectus abdominis miteinander anastomosieren, und
- als Muskelast: der *R. ascendens* der *A. circumflexa iliaca profunda* (aus der A. iliaca externa, Abb. **126**), der im Grenzbereich der ventralen und lateralen Bauchwand zwischen den Mm. transversus und obliquus internus abdominis aufwärts zieht (und bei operativer Eröffnung der Bauchhöhle durch Schräg- oder Querschnitt bei lateraler Schnittführung gefährdet ist).

Die *Aa. intercostales posteriores VII–XI* ziehen über den Rippenbogen hinweg, verlaufen – ebenso wie die *A. subcostalis* – zwischen den Mm. transversus und obliquus internus abdominis schräg in der ventralen Bauchwand abwärts und treten in den M. rectus abdominis ein.

Sie geben in der Flanke *Rr. cutanei laterales,* nahe der Medianlinie ventrale Äste zur Bauchhaut ab.

Die *Aa. lumbales* setzen als paarige Segmentalarterien (das 5. Paar, *A. lumbalis ima,* stammt aus der A. sacralis mediana) die Reihe der Segmentalarterien nach kaudal fort.

Der Hauptast der A. lumbalis gelangt dorsal vom M. psoas (bei den drei kranialen Lumbalarterien auch dorsal vom M. quadratus lumborum) in die muskulöse Bauchwand (Abb. **185**), wo er zwischen den Mm. transversus und obliquus internus abdominis verläuft und in der Axillarlinie einen Zweig zur Haut der seitlichen Leibeswand abgibt. Ventrale Hautäste fehlen (die ventrale Bauchhaut wird von den Interkostalarterien, der Subkostalarterie und Ästen der Aa. epigastricae versorgt).

Die Aa. lumbales anastomosieren untereinander, ventral mit Ästen der A. epigastrica inferior, kranial mit den Aa. intercostales und kaudal mit den Aa. iliolumbalis und circumflexa iliaca profunda. Sie können sich bei langsamem Verschluß des kaudalen Endes der Aorta zu funktionell ausreichenden Kollateralverbindungen zwischen Aorten»stumpf« und A. iliaca externa (und damit auch – rückläufig – der A. iliaca interna) erweitern.

Die **A. epigastrica inferior** verläuft dorsal »auf« dem Lig. interfoveolare aufwärts, dringt in die Rektusscheide ein und zieht auf der Hinterfläche des M. rectus abdominis kranialwärts.

Der *R. pubicus* verläuft zur Symphyse und verbindet sich über einen Seitenast, *R. obturatorius,* mit dem R. pubicus der A. obturatoria (Abb. **126**). Die *A. cremasterica* (Abb. **204** u. **205**) entspringt in der Nähe des Anulus inguinalis profundus, zieht mit dem Samenstrang in das Scrotum und versorgt den M. cremaster. Bei der Frau begleitet die *A. ligamenti teretis uteri* das runde Mutterband zur großen Schamlippe.

Die A. epigastrica inferior versorgt den M. rectus abdominis und die seitlichen Bauchmuskeln. Sie anastomosiert oberhalb des Nabels mit der A. epigastrica superior, dem Endast der A. thoracica interna, und stellt somit eine Verbindung der A. iliaca externa mit der A. subclavia her, an die auch die Segmentalarterien angeschlossen sind.

Bei einer *Punktion* der Bauchhöhle wird eine Verletzung der kräftigen A. epigastrica inferior vermieden, wenn man an der Grenze zum lateralen Drittel der Verbindungslinie Nabel – Spina iliaca anterior superior (meist auf der linken Seite, da das Colon sigmoideum ausweicht, während rechts die Gefahr einer Verletzung des Caecum besteht) einsticht oder in der Medianlinie in halber Höhe zwischen Nabel und Symphyse punktiert.

Venen. Das Blut aus der Bauchwand kann über *Begleitvenen* der Arterien abgeleitet werden. Es bestehen darüber hinaus Verbindungen zwischen den tiefen und den oberflächlichen Bauchwandvenen (z. B. Vv. epigastricae inferior und superficialis) und zahlreiche Anastomosen zwischen dem Einzugsgebiet der unteren und der oberen Hohlvene, so daß sich bei Abflußbehinderungen leicht ausgedehnte Kollateralwege zwischen den beiden Vv. cavae bilden können.

Die *Vv. lumbales* münden direkt in die V. cava inferior sowie über eine Längsanastomose, *V. lumbalis ascendens,* rechts in die V. azygos, links in die V. hemiazygos, die auch die *Vv. intercostales posteriores* aufnehmen (Abb. **27**). Die V. lumbalis ascendens steht kaudal mit der V. iliaca communis in Verbindung. Die *V. epigastrica inferior* (meist doppelt) und die *V. circumflexa iliaca profunda* leiten in die V. iliaca externa (Abb. **205**), die *V. epigastrica superficialis* und die *Vv. pudendae externae* in die V. saphena magna bzw. in die V. femoralis ab (Abb. **166 a**).

Das System der *V. cava inferior anastomosiert mit* den Ästen der *V. cava superior*
- durch die V. lumbalis ascendens,
- über die Vv. lumbales und Plexus venosi vertebrales,
- durch die Verbindungen der V. epigastrica inferior und der V. epigastrica superior an der Dorsalfläche des M. rectus abdominis,
- durch die V. epigastrica superficialis, die mit den Vv. thoracoepigastricae in Verbindung steht (Abb. **209**).

Das *Pfortadersystem* kommuniziert mit den oberflächlichen und den tiefen Venen der Bauchwand in der Umgebung des Nabels durch feine Venenäste, *Vv. paraumbilicales* (Abb. **209**), die im Lig. teres hepatis verlaufen. Bei einer Pfortaderstauung kann das Blut durch Vv. paraumbilicales über die erweiterten und geschlängelt verlaufenden Venen der Bauchwand (Caput medusae) nach kranial in das System der V. cava superior, nach kaudal in das Einzugsgebiet der V. cava inferior gelangen.

Die **Lymphbahnen** aus den tieferen Schichten der Bauchwand begleiten die Gefäße. Sie leiten Lymphe ab zu den *Nodi lymphatici parasternales* (längs der Vasa thoracica interna), über die *Nodi lymphatici epigastrici inferiores* (längs der Vasa epigastrica inferiora) zu den *Nodi lymphatici iliaci externi* und *communes* (entlang den Vasa iliaca) und weiter zu den *Nodi lymphatici lumbales* (seitlich der Aorta und der V. cava inferior) sowie – aus den Muskelschichten der hinteren Bauchwand – direkt zu den Nodi lymphatici lumbales.

Nerven. Die seitlichen Bauchmuskeln werden von den *kaudalen Interkostalnerven,* vom *N. subcostalis* und den zwei kranialen langen Ästen des Plexus lumbalis, den *Nn. iliohypogastricus* und *ilioinguinalis,* versorgt (Abb. **200**). Zu den vorderen Bauchmuskeln ziehen meist nur Rr. ventrales der Nn. thoracici (Th_{7-12}). Der M. quadratus lumborum wird vornehmlich von kurzen Ästen des Plexus lumbalis innerviert (Th_{12}, L_{1-3}).

Zu den unisegmentalen Mm. intertransversarii laterales lumborum treten kurze Muskeläste aus den »Wurzeln« des Plexus lumbalis.

Sensible Äste der Bauchwandnerven innervieren das parietale Blatt des Bauchfells.

Die *kaudalen Interkostalnerven* ziehen mit den gleichnamigen Gefäßen über den Rippenbogen hinweg und verlaufen – wie der N. subcostalis – zwischen den Mm. transversus und obliquus internus abdominis. Sie geben Muskeläste zu den lateralen Bauchmuskeln ab und entsenden in der Zackenlinie zwischen den Ursprüngen der Mm. serratus anterior und obliquus externus abdominis je einen *R. cutaneus lateralis* (Abb. **185** u. **209**). Der ventrale Endast der kaudalen Interkostalnerven tritt in die Rektusscheide ein, innerviert den Muskel und entsendet den *R. cutaneus anterior* zur Haut.

Der *N. iliohypogastricus* und der *N. ilioinguinalis* treten oft als gemeinsamer Stamm – am lateralen Rand des M. psoas – aus, verlaufen auf der Vorderfläche des M. quadratus lumborum hinter der Niere lateralwärts, gelangt zwischen die Mm. transversus und obliquus internus abdominis (an die sie Muskeläste abgeben) und ziehen einander parallel oberhalb der Crista iliaca ventralwärts.

D. Oberflächenanatomie der vorderen Rumpfwand

1. Oberflächenrelief der vorderen Rumpfwand und tastbare Knochenpunkte

Das **Oberflächenrelief** der *Brustwand* (Abb. **210**) wird beim muskelkräftigen Mann auf der Ventralfläche von den Konturen des M. pectoralis major bestimmt, im unteren seitlichen Bereich von der Zackenlinie geprägt, welche die miteinander alternierenden Ursprünge der Mm. serratus anterior und obliquus externus abdominis trennt, Gerdysche Linie. Zwischen der klavikulären Portion des großen Brustmuskels und dem M. deltoideus senkt sich die Haut unterhalb der Mitte des Schlüsselbeins (beim mageren Menschen) zur Mohrenheimschen Grube ein. Am unteren Thoraxrand wölbt sich jederseits der Medianlinie der Ursprung des M. rectus abdominis vor.

Ein als Variante ausgebildeter M. sternalis kann bei seiner Kontraktion als Längswulst am Sternalrand durch die Haut sichtbar werden und die vordere Medianfurche (teilweise) verstreichen lassen.

Die im allgemeinen gut verschiebliche Haut ist im Brustbereich an der Membrana sterni fixiert. Hier kann beim Mann eine mehr oder minder kräftige Terminalbehaarung ausgebildet sein, die seitwärts bis in die Achselgrube reichen kann und sich nach kaudal auf die Bauchhaut fortsetzt.

Bei der Frau wird das Oberflächenrelief der Brustwand im wesentlichen durch Größe, Form und Lage der Brustdrüsen bestimmt.

Das *Weichteilrelief der Bauchwand* läßt bei sehr mageren, besonders muskelkräftigen Männern die beiden durch eine mediane Rinne getrennten Längswülste der Mm. recti abdominis und die durch die Intersectiones tendineae bedingten Querfurchen erkennen. Der Übergang des Muskelfleisches des äußeren schrägen Bauchmuskels in seine Aponeurose kann etwas kranial der Spina iliaca anterior superior als *Muskelecke* hervortreten (Abb. **204** u. **210 a**). Bei nicht kontrahierter seitlicher Bauchmuskulatur wölbt sich der M. obliquus externus abdominis als *Weichenwulst* über den Darmbeinkamm vor.

Bei den meisten Menschen – speziell bei der Frau mit der im allgemeinen weniger hervortretenden Muskulatur und der relativ vermehrten Einlagerung von subkutanem Fettgewebe – bestimmen Menge und Verteilung der Fettpolster das Relief der Bauchwand.

In der Subcutis können mehrere Bindegewebsblätter dargestellt werden, zwischen die sich in unterschiedlichem Maße Fettgewebe eingelagert hat. Diese Bindegewebsplatten sind in der Medianebene etwas dichter aneinander geheftet und mit der Rektusscheide verbunden, so daß auch bei Fettleibigen unterhalb des Nabels eine seichte mediane Längsfurche entsteht, die kaudalwärts gegen den *Schamberg, Mons pubis,* verstreicht.

Am *Nabel, Umbilicus,* fehlt das subkutane Fettgewebe. Die Haut ist mit der *Nabelpapille* verwachsen und zur *Nabelgrube* eingesenkt (Abb. **203 b**). Beim schlanken Menschen steht der Nabel etwas unterhalb der Mitte zwischen Schwertfortsatz und Schambeinfuge, etwa in Höhe des Oberrandes des 4. Lendenwirbels.

Die *Spaltrichtung* der Haut verläuft an der vorderen Bauchwand leicht schräg von lateral kranial nach medial kaudal (Abb. **71**). (Bei Schnitten in Richtung der Spaltlinien der Haut legen sich die Wundränder meist gut aneinander.)

Die *Behaarung* des Schambergs schließt bei der Frau mit einer horizontalen Grenzlinie ab, beim Mann kann sie sich in der Medianlinie bis zum Nabel erstrecken und in die Brustbehaarung übergehen.

Als **tastbare Knochenpunkte** (Abb. **207**) ermöglichen an der *Brustwand* Schlüsselbein, Incisura jugularis sterni, Angulus sterni, Rippen und Rippenbogen leicht die Orientierung.

Lediglich die von der Clavicula verdeckte 1. Rippe ist nicht tastbar. Es ist sicherer, die Rippen im knöchernen Abschnitt zu zählen, da die 6.–10. Rippenknorpel relativ eng beieinander liegen. Der Angulus sterni markiert die Höhe der Sternalinsertion der 2. Rippe.

An der kaudalen Grenze der *Bauchwand* lassen sich vorderer oberer Darmbeinstachel und Darmbeinkamm ohne Schwierigkeiten bestimmen.

Gliederung der Rumpfwand (Abb. **208**). Zur *Unterteilung der Rumpfwand* verwendet man ein »Koordinatensystem«, das aus tastbaren Teilstücken des Skeletts (Brustbein, Rippen, Dornfortsatz der Wirbel) und aus senkrechten Linien besteht, die durch leicht bestimmbare Abschnitte der Brustwand verlaufen. Mit seiner Hilfe lassen sich Projektionsstellen innerer Organe oder bestimmter Befunde auf der Brustwand lokalisieren.

Als Längslinien verwendet man
- die *Linea mediana anterior,* die Vertikale in der Mitte der Vorderfläche des Rumpfes,
- die *Linea mediana posterior,* die Vertikale in der Mitte des Rückens,
- die *Medioklavikularlinie, Linea medioclavicularis,* die Senkrechte durch die Mitte des Schlüsselbeins – die in der Klinik oft verwendete Bezeichnung *Mamillarlinie, Linea mamillaris,* ist (vor allem bei Frauen wegen der unterschiedlichen Entwicklung der Mammae und der daher variablen Position der Mamillen) weniger präzise –,
- die *mittlere Axillarlinie, Linea axillaris media,* die Senkrechte in der *Mitte* zwischen vorderer und hinterer Achselfalte (die *vordere Axillarlinie* verläuft senkrecht durch das kaudale Ende der vorderen Achselfalte, die *hintere Axillarlinie* entsprechend senkrecht durch den Ansatz der hinteren Achselfalte am Rücken),
- die *Skapularlinie, Linea scapularis,* die Vertikale durch den unteren Schulterblattwinkel bei normal herabhängendem Arm.

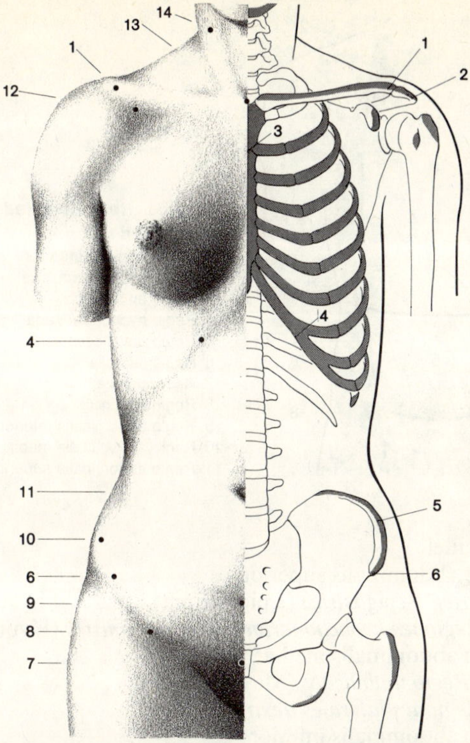

Abb. 207. **Oberflächenrelief der vorderen Rumpfwand der Frau** (rechte Seite) **und tastbare Knochenpunkte** (links)

1 Extremitas acromialis der Clavicula
2 Acromion
3 Angulus sterni
4 Arcus costalis
5 Crista iliaca
6 Spina iliaca anterior superior
7 Querlinie am Oberrand des Mons pubis
8 Leistenfurche
9 quere Bauchfurche
10 Weichenwulst
11 Umbilicus
12 Trigonum clavipectorale
13 Incisura jugularis sterni
14 Wulst des M. sternocleidomastoideus

Regionengliederung der Bauchwand. Zwei horizontale Linien, die durch den tiefsten Punkt der 10. Rippen sowie den höchsten Punkt der beiden Darmbeinkämme verlaufen, trennen an der Bauchwand drei Abschnitte ab: *Regio abdominalis superior, Regio abdominalis media* und *Regio abdominalis inferior*. Längslinien am lateralen Rand der beiden Mm. recti abdominis zerlegen jede Regio abdominalis in ein unpaares medianes Feld und zwei paarige Felder.

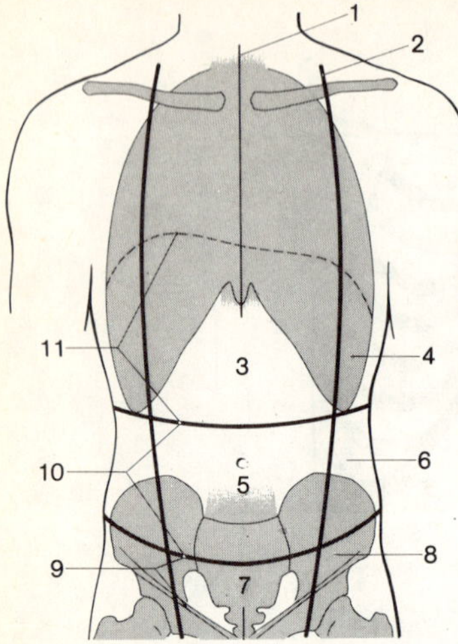

Abb. 208. **Regionengliederung der Bauchwand**
1 Linea mediana anterior
2 Linea medioclavicularis
3 Regio epigastrica
4 Regio hypochondriaca
5 Regio umbilicalis
6 Regio lateralis
7 Regio pubica
8 Regio inguinalis
9 Regio abdominalis inferior
10 Regio abdominalis media
11 Regio abdominalis superior

Man unterscheidet
- an der Regio abdominalis superior:
  median die *Regio epigastrica* (Epigastrium),
  lateral die *Regiones hypochondriacae dextra, sinistra* (Hypochondrium);
- an der Regio abdominalis media:
  median die *Regio umbilicalis* (Mesogastrium),
  lateral die *Regiones laterales dextra, sinistra;*
- an der Regio abdominalis inferior:
  median die *Regio pubica* (Hypogastrium),
  lateral die *Regiones inguinales dextra, sinistra.*

Die Mitte einer die Spina iliaca anterior superior mit dem Nabel verbindenden Linie, *McBurneyscher Punkt,* entspricht häufig der Projektionsstelle der Basis der Appendix vermiformis auf die vordere Bauchwand. Auf den *Lanzschen Punkt,* d. h. den rechten Drittelpunkt einer die beiden vorderen oberen Darmbeinstachel verbindenden Linie, kann sich die Spitze des Wurmfortsatzes projizieren. Angesichts der variablen Lage und Länge der Appendix ist die Bedeutung der beiden Punkte als charakteristische Schmerzpunkte bei einer Entzündung des Wurmfortsatzes allerdings stark eingeschränkt.

2. Hautgefäße und -nerven der vorderen Rumpfwand

a) Hautarterien

Zur *seitlichen Rumpfwand* geben die Aa. intercostales posteriores, die A. subcostalis und die Aa. lumbales jeweils den *R. cutaneus lateralis* ab, der sich in einen vorderen und einen hinteren Ast teilt (Abb. **26** u. **209**).

Äste der A. thoracica lateralis verzweigen sich an der Haut der vorderen Achselfalte, Äste der A. thoracodorsalis an der Haut der Achselgrube. Diese Hautäste stehen untereinander und mit den Rr. cutanei laterales in Verbindung.

Der R. deltoideus der A. thoracoacromialis entsendet zwischen den Mm. pectoralis major und deltoideus ebenfalls Äste in die Subcutis und zur Haut über der Mohrenheimschen Grube.

Zur Haut der Leistenregion treten Äste der A. circumflexa iliaca superficialis, die etwas distal vom Leistenband aus der A. femoralis entspringt und annähernd parallel zum Lig. inguinale lateralwärts verläuft.

Die Hautarterien der *vorderen Rumpfwand* durchbrechen nahe der Medianlinie die Faszie. *Rr. perforantes* aus der A. thoracica interna verzweigen sich an der Brusthaut, Rr. cutanei anteriores als Endäste der Aa. intercostales posteriores VII–XI und der A. subcostalis an der ventralen Bauchhaut.

Hautäste zur vorderen Bauchwand stammen auch aus der A. epigastrica superficialis, die etwas unterhalb des Lig. inguinale aus der A. femoralis entspringt (Abb. **204** u. **209**) und in der Subcutis bis etwa in Nabelhöhe kranialwärts zieht. Feine Zweige zur Bauchhaut kommen von den tiefen Arterien, Aa. epigastricae superior und inferior. Kleine *Rr. inguinales* entsenden die Aa. pudendae externae (aus der A. femoralis) zur Haut in der Umgebung des äußeren Leistenrings.

b) Hautvenen

Aus dem gut entwickelten *subkutanen Venennetz der vorderen Rumpfwand* (Abb. **209**) wird das Blut von den *Begleitvenen* der Hautarterien abgeleitet in die Interkostalvenen, in die V. thoracica interna, in die Vv. lumbales sowie in die V. axillaris (über die Vv. thoracica lateralis, thoracodorsalis oder thoracoacromialis) und in die V. femoralis (über die Vv. epigastrica superficialis und circumflexa superficialis ilium, die am Hiatus saphenus meist in die V. saphena magna eintreten).

An der Brustwand bestehen zusätzliche Abflußmöglichkeiten in die V. jugularis anterior und die V. cephalica.

Bei Behinderung des venösen Rückflusses im Bauchraum können sich die meist schwachen *Vv. thoracoepigastricae* erweitern und erhebliche klinische Bedeutung gewinnen. Sie gehen aus dem subkutanen Venennetz der Bauchwand hervor und leiten das Blut direkt oder indirekt in die

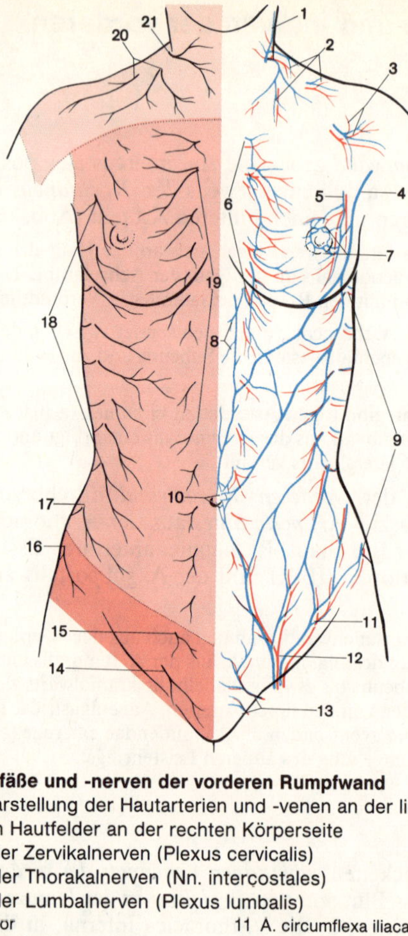

Abb. 209. **Hautgefäße und -nerven der vorderen Rumpfwand**
Schematisierte Darstellung der Hautarterien und -venen an der linken, der Hautnerven und anatomischen Hautfelder an der rechten Körperseite

- Rr. ventrales der Zervikalnerven (Plexus cervicalis)
- Rr. ventrales der Thorakalnerven (Nn. intercostales)
- Rr. ventrales der Lumbalnerven (Plexus lumbalis)

1 V. jugularis anterior
2 Hautäste der A. cervicalis superficialis und Begleitvenen
3 Äste der A. und V. thoracoacromialis
4 V. thoracoepigastrica
5 A. und V. thoracica lateralis mit Rr. mammarii laterales
6 Rr. perforantes mit Rr. mammarii mediales und Begleitvenen
7 Plexus venosus areolaris
8 Vv. subcutaneae abdominis
9 Rr. cutanei laterales der Aa. und Vv. intercostales posteriores und lumbales
10 Vv. paraumbilicales
11 A. circumflexa iliaca superficialis und V. circumflexa superficialis ilium
12 A. und V. epigastrica superficialis
13 Äste der Aa. und Vv. pudendae externae
14 Nn. labiales anteriores des N. ilioinguinalis
15 R. cutaneus anterior } des N. iliohypogastricus
16 R. cutaneus lateralis } des N. iliohypogastricus
17 R. cutaneus lateralis des N. subcostalis
18 Rr. cutanei laterales der Nn. intercostales mit Rr. mammarii laterales
19 Rr. cutanei anteriores der Nn. intercostales mit Rr. mammarii mediales
20 Nn. supraclaviculares mediales und intermedii
21 N. transversus colli

V. axillaris. Durch die Anastomosen mit der V. epigastrica superficialis, die (meist über die V. saphena magna) in die V. femoralis einmündet, besteht ein Kollateralweg zwischen dem System der Vv. cavae inferior und superior, der bei einer *Abflußbehinderung der V. cava inferior* erweitert wird. Bei einer *Pfortaderstauung* kann über die Vv. paraumbilicales und die V. thoracoepigastrica oder V. epigastrica superficialis Pfortaderblut in das Einzugsgebiet sowohl der oberen als auch der unteren Hohlvene abfließen.

c) Oberflächliche Lymphbahnen

Der **Lymphabfluß** (Abb. **210**) aus der Brustwand und dem oberhalb des Nabels gelegenen Teil der Bauchwand erfolgt vornehmlich zu den *Nodi lymphatici axillares pectorales* (am Unterrand des M. pectoralis minor), aus dem Bereich kaudal des Nabels zu den *Nodi lymphatici inguinales superficiales* (in der Leistenregion).

Außerdem bestehen Verbindungen zu interkostalen und parasternalen Lymphknoten (auch über die Medianlinie hinweg).

d) Hautnerven

Die **Hautinnervation** der seitlichen und vorderen Rumpfwand (Abb. **209**) übernehmen weitgehend die ventralen Äste der Thorakalnerven (Nn. intercostales, N. subcostalis). Sie entsenden *Rr. cutanei laterales* und *Rr. cutanei anteriores*.

Die Hautäste zur seitlichen Rumpfwand stammen aus den Nn. intercostales II–XI und dem N. subcostalis, die Rr. cutanei anteriores im Brustbereich aus den kranialen sechs Interkostalnerven, an der Bauchwand aus den Nn. intercostales VII–XI und dem N. subcostalis.

Die *Rr. cutanei laterales* treten etwa in der Axillarlinie zwischen den Ursprungszacken der Mm. serratus anterior und obliquus externus abdominis in die Subcutis und zweigen sich (oft schon vor dem Durchtritt durch die Faszie) in einen vorderen und einen hinteren Ast auf.

Die *Rr. cutanei anteriores* durchbrechen die Brustfaszie nahe dem Sternalrand; an der Bauchwand sind sie meist zweigeteilt, wobei ein Ast den M. rectus abdominis durchbohrt, der andere am lateralen Rektusrand vorbei die Aponeurose durchdringt.

Zur Haut der Schlüsselbeinregion und der kranialen Brustwand (bis in Höhe der 3.–4. Rippe) ziehen – unter dem Platysma und über die Clavicula hinweg – Äste aus dem Plexus cervicalis, die *Nn. supraclaviculares mediales* und *intermedii.*

Die Haut oberhalb und medial vom äußeren Leistenring wird vom *R. cutaneus anterior* des *N. iliohypogastricus,* ein kleines Hautareal oberhalb der Symphyse vom *N. ilioinguinalis* versorgt.

Segmentbezüge der Haut und **Headsche Zonen.** Die Rr. ventrales der Nerven Th_{2-12} und L_1 versorgen mit ihren Rr. cutanei jeweils ein – an der Brustwand und am Oberbauch annähernd gürtelförmiges, unterhalb des Nabels zur Medianlinie leicht abfallendes – Hautareal (Abb. **57a**).

Die segmentalen Innervationsbezirke sind an der Brustwand nicht mit den Zwischenrippenräumen identisch.

Der 1. Interkostalnerv, dem ein R. cutaneus lateralis fehlt, besitzt kein autonomes Hautgebiet. Das kranial an das Hautsegment Th_2 anschließende Dermatom wird (fast ausschließlich) von Fasern des Plexus cervicalis (Nn. supraclaviculares) aus dem Rückenmarkssegment C_4 innerviert. Zwischen den segmentalen Zonen C_4 und Th_2 besteht somit regelmäßig eine Segmentlücke, *Hiatus,* da die sensiblen Fasern der fehlenden Segmente zur oberen Extremität ziehen.

Die Fasern für Tast- und Temperaturempfindung greifen auf die angren-

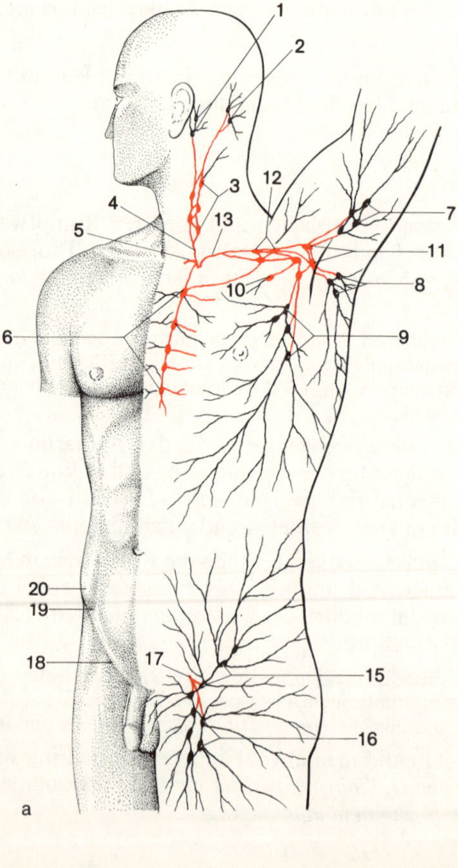

zenden Segmente über, lediglich die Fasern für die Schmerzempfindung zeigen kein »overlapping« und breiten sich nur in einem Segment aus. Diese unisegmental innervierten Dermatome entsprechen den Headschen Zonen.

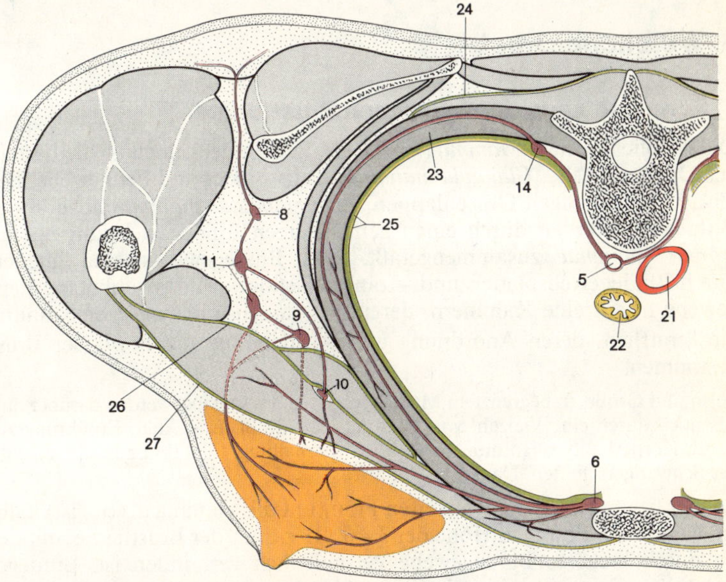

Abb. 210. **Lymphbahnen der Rumpfwand**

a Oberflächliche Lymphbahnen der ventralen Rumfpwand und des Nackens
Oberflächliche Lymphbahnen und -knoten ——
tiefe Lymphbahnen und -knoten ——

b Lymphwege der Brustdrüse (eingezeichnet in einen schematisierten Transversalschnitt nach *Pernkopf,* Rippen in der Thoraxwand nicht eingezeichnet)

1 Nodi lymphatici mastoidei
2 Nodi lymphatici occipitales
3 Nodi lymphatici cervicales laterales profundi
4 Truncus jugularis
5 Ductus thoracicus
6 Nodi lymphatici parasternales
7 Nodi lymphatici axillares laterales
8 Nodi lymphatici axillares subscapulares
9 Nodi lymphatici axillares pectorales
10 Nodi lymphatici axillares interpectorales
11 Nodi lymphatici axillares centrales
12 Nodi lymphatici axillares apicales
13 Truncus subclavius
14 Nodi lymphatici intercostales
15, 16 Nodi lymphatici inguinales superficiales
15 Schrägzug
16 Längszug
17 Lymphabfluß über die Nodi lymphatici inguinales profundi zu den Nodi lymphatici iliaci externi
18 Leistenfurche
19 Muskelecke
20 Weichenwulst
21 Aorta
22 Oesophagus
23 tiefe Schicht der Brustwand (Rippen und Zwischenrippenmuskeln)
24 Fascia thoracolumbalis
25 Pleura parietalis und Fascia endothoracica
26 Fascia clavipectoralis
27 Fascia pectoralis

Eine Reihe von Herzerkrankungen kann Hyperalgesien in den Dermatomen Th_{2-8} der linken Körperseite hervorrufen.

In bestimmten Dermatomen der Bauchhaut können bei Erkrankungen z. B. des Magen-Darm-Trakts oder des Urogenitalapparats »übergeleitete« segmentale Hyperalgesien auftreten.

3. Weibliche Brust

a) Form und Lage der weiblichen Brust(drüse)

Die weibliche Brust, *Mamma* (Abb. **211**), liegt in der Subcutis. Sie besteht aus Drüsengewebe, *Glandula mammaria,* aus Binde- und Fettgewebe. Die 15–20 kegelförmigen Drüsenlappen, *Lobi glandulae mammariae,* und das Fettgewebe werden durch einen gemeinsamen Bindegewebskörper zum *Corpus mammae* zusammengefaßt. Das Bindegewebsstroma gliedert durch Bindegewebsplatten und -stränge (Retinacula) das subkutane Fettgewebe in einzelne Kammern, deren Füllungszustand und Verspannung die Straffheit, deren Anordnung und Ausdehnung die Form der Brust bestimmen.

Form und Größe, in begrenztem Maße auch Lage des Organs, werden darüber hinaus noch durch eine Vielzahl von Faktoren beeinflußt (u. a. Alter, Ernährungszustand, Körperbautyp, Hormonhaushalt, Körperhaltung, Funktionszustand, Anzahl der Schwangerschaften, Dauer der Stillzeit).

Bei der liegenden geschlechtsreifen Frau ruht die Mamma als (meist) halbkugelige Vorwölbung in Höhe der 3.–6. Rippe auf der Brustfaszie, mit der sie durch lockeres Bindegewebe verschieblich verbunden ist. Bindegewebszüge, die von der Dermisschicht der Mamma zur dünnen Verschiebeschicht auf der Brustfaszie verlaufen, bezeichnet man als *Ligg. suspensoria mammaria.*

Nach lateral kann die Brustdrüse über den Unterrand des M. pectoralis major hinaus auf den M. serratus anterior reichen (Lobus axillaris). Die untere Hälfte der Mamma ist stärker gerundet. Sie soll bei der jungen Frau, die noch nicht geboren hat (Nullipara), ohne Falte in die Brustwand übergehen (Abb. **207**).

Nach dem ersten Kind wird die Brust meist etwas schlaffer und senkt sich im Stehen deutlicher. Nach mehreren Schwangerschaften und im Alter lockert sich oft die bindegewebige Verankerung der Mamma an der Brustfaszie, die Senkung der Brust ist jetzt recht ausgeprägt, *Hängebrust.*

Die konisch geformte *Brustwarze, Papilla mammaria,* meist als Mamille bezeichnet, liegt im Zentrum des ebenfalls stärker pigmentierten *Warzenhofs, Areola mammae,* etwas unterhalb der Mitte der Brust. Die erektile Brustwarze (zahlreiche sensible Nervenendigungen, kompliziertes System aus glatten Muskelzellen und elastischen Sehnen) blickt leicht nach oben außen. Auf ihr münden die Ausführungsgänge der Brustdrüse und freie Talgdrüsen.

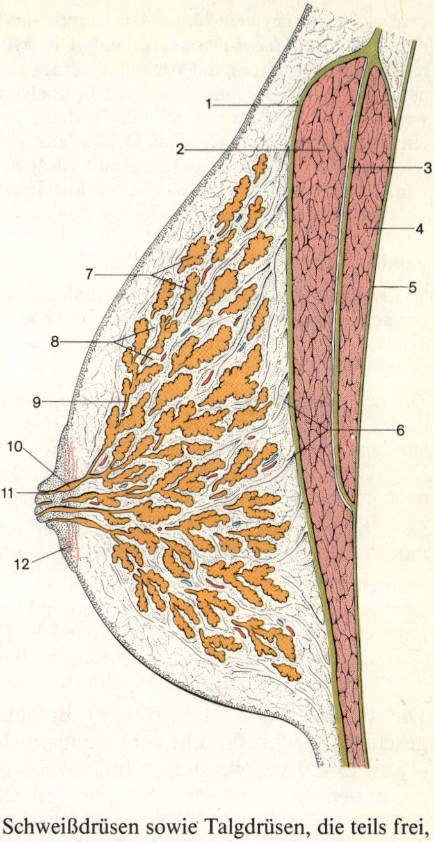

Abb. 211. **Sagittalschnitt durch die weibliche Brust(drüse)**
Brustfaszien, Ansicht der Schnittfläche von medial

1 Fascia pectoralis
2 M. pectoralis major
3 Fascia clavipectoralis
4 M. pectoralis minor
5 Faszie der Zwischenrippenmuskeln (Fascia thoracica externa)
6 Ligg. suspensoria mammaria
7, 8 Corpus mammae
7 Drüsenkörper der Mamma (Glandula mammaria)
8 Fettkörper der Mamma
9 Milchgang
10 Milchsäckchen
11 Ausführungsgang
12 radiäre und zirkuläre glatte Muskelzüge

In der Haut des Warzenhofs liegen Schweißdrüsen sowie Talgdrüsen, die teils frei, teils in die Haarbälge feiner Härchen münden. In der Randzone des Warzenhofs bilden 10–15 apokrine *Glandulae areolares* einen Ring aus kleinen, rundlichen Höckerchen. Ihre Sekret feuchtet die Brustwarze und die Lippen des Säuglings an und trägt zum luftdichten Abschluß beim Saugakt bei.

Die Brustwarze kann sehr niedrig sein, *Flachwarze.* Die Ausführungsgänge der Brustdrüse können auch in einer kleinen Grube münden, *Hohlwarze.* In beiden Fällen hat die postnatale Proliferation von Mesenchym nicht oder nicht in genügendem Maße stattgefunden, so daß der am Ende der Fetalentwicklung erreichte Entwicklungsstand mehr oder weniger erhalten blieb. Bei einer Flachwarze ist das Stillen meist möglich, eine Hohlwarze stellt ein absolutes Stillhindernis dar.

b) Feinbau der Brustdrüse

Entwicklung der Brustdrüse. Als erste Anlage der Milchdrüse läßt sich am Ende des 1. Embryonalmonats der *Milchstreifen* (längsverlaufende, streifenförmige Epithelverdickung an der ventrolateralen Rumpfwand) erkennen, aus dem im 2. Embryonalmonat die *Milchleiste* hervorgeht. Die Milchleiste wird beim Menschen kurz nach ihrer Entstehung mit Ausnahme eines kleinen Areals in der Brustregion rückgebildet. Von dieser umschriebenen Epithelverdickung, der Anlage der Brustdrüse, wachsen im 5. Fetalmonat etwa 20 Epithelstränge in das unterlagernde Mesenchym ein und zweigen sich auf. Das Drüsenfeld, von dem die gegen Ende der Fetalentwicklung nur z. T. kanalisierten Epithelstränge ausgehen, vertieft sich zu einer kleinen, in der Haut gelegenen Grube. Die Brustwarze entsteht meist erst nach der Geburt, indem Bindegewebe gegen das eingesenkte Drüsenfeld vordringt, es auf das Niveau der umgebenden Haut anhebt und schließlich aus dem Warzenhof eine Papilla mammaria hervortreten läßt.

Im Bereich der Milchleiste können zusätzliche Abschnitte persistieren und akzessorische Brustwarzen ausbilden: *Polythelie* (am häufigsten in der Axillarregion). Entwickelt sich ein nicht rückgebildeter Teil der Milchleiste zu einer überzähligen Brustdrüse, so spricht man von *Polymastie.*

Zur Zeit der Geburt lassen sich am Gangsystem der Brustdrüse unterscheiden: die in das Bindegewebe eingesproßten *Milchgänge, Ductus lactiferi,* die epithelwärts anschließenden weitlumigen *Milchsäckchen, Sinus lactiferi,* und die von ihnen zur Oberfläche führenden, engen *Ausführungsgänge,* die trichterförmig auf dem oft noch grübchenartig vertieften Drüsenfeld münden.

Die Endabschnitte der Milchgänge bilden unter dem Einfluß mütterlicher Hormone im 1. Lebensmonat die sogenannte *Hexenmilch.*

Während der Kindheit entwickeln sich bei beiden Geschlechtern die Milchgänge sehr langsam weiter. Verzweigungsgrad und Länge nehmen geringgradig zu. In der Pubertät proliferiert der epitheliale Anteil der Drüse – vor allem bei den Mädchen – beachtlich. Gleichzeitig entwickelt sich das bindegewebige Stroma, das die Milchgänge umschließt und die Drüsenläppchen abgrenzt.

Die **ruhende** (nicht laktierende) **Brustdrüse,** *Glandula mammaria,* der geschlechtsreifen Frau besteht – entsprechend der Zahl der Drüsenlappen – aus 15–20 verzweigten, tubuloalveolären Drüsen vom apokrinen Typ, die in der Subcutis liegen. Sie sind von zell- und kapillarreichem Bindegewebe umscheidet, das in das derbfaserige Stroma eingebietet ist. Es kann Fettzellen einlagern und bildet den mengenmäßig weit überwiegenden Fettkörper der Drüse.

Die Veränderungen während des ovariellen Zyklus sind geringgradig und reversibel (geringfügige Sprossung und Erweiterung der Milchgänge, Absonderung einer geringen Menge fettarmer Flüssigkeit). Der Ausbau der Glandula mammaria zu einer funktionstüchtigen Drüse erfolgt erst während der Schwangerschaft.

Aktive (laktierende) **Brüstdrüse.** Bereits im 2. Monat der Gravidität beginnen die Milchgänge unter Östrogeneinfluß auszusprossen und sich weiter aufzuzweigen. Sie werden vollständig kanalisiert und bilden ab Mitte der Schwangerschaft, stimuliert durch Progesteron, aus den seiten- und endständigen Knospen zahllose Alveolen (einschichtiges kubisches Epithel). Das Bindegewebe des Drüsenkörpers wird zurückgedrängt, die Läppchengliederung des stark vaskularisierten Organs tritt deutlich hervor. Die Vergrößerung der Brust läßt sich makroskopisch erkennen.

Ab 8. Schwangerschaftsmonat bildet die Brustdrüse unter dem Einfluß von Prolactin die *Vormilch, Colostrum* (gelbliche fetthaltige Flüssigkeit mit Kolostrumkörperchen = Wanderzellen und Zelltrümmer, im Vergleich zur reifen Milch eiweißreich, fett- und kohlenhydratarm). Wenige Tage nach der Geburt beginnt die Milchsekretion, an der sich die Alveolen alternierend beteiligen. Die Abgabe der Milch wird durch das Saugen bewirkt und durch die Kontraktion der Myoepithelzellen gefördert, die Alveolen und Milchgänge umgeben. (Durch den taktilen Reiz des Saugens wird die Ausschüttung von Oxytocin veranlaßt [neurohormonaler Reflex], das die Myoepithelzellen zur Kontraktion anregt.)

Beim *Abstillen* kommt es zu einer Milchstauung. Die gedehnten Alveolen können einreißen und werden großenteils rückgebildet. Wanderzellen phagozytieren die Milchreste und transportieren sie (vornehmlich auf dem Lymphweg) ab. Das lokkere Bindegewebe um die Milchgänge und das derbfaserige Stroma vermehren sich, das Organ wandelt sich zur ruhenden Mamma um.

Brustdrüse nach dem Klimakterium. Die Milchgänge sind nur noch teilweise erhalten, stellenweise obliteriert oder zystisch erweitert (Möglichkeit pathologischer Veränderungen). Die typische Läppchengliederung des Organs ist verlorengegangen. Das Fettgewebe kann erheblich an Masse zunehmen, so daß die Brust größer wird.

Die **männliche Brustdrüse,** *Mamma masculina,* zeigt prinzipiell den gleichen Aufbau wie die ruhende weibliche Mamma. Die Glandula mammaria bleibt jedoch klein (Ø etwa 1,5 cm, Dicke 0,5 cm).

Unter vermehrtem Einfluß weiblicher Sexualhormone, z. B. bei den hormonellen Schwankungen zur Zeit der Pubertät, vergrößert sich die männliche Brust, *Gynäkomastie,* und es können Anzeichen einer Sekretion beobachtet werden.

c) Gefäße und Nerven der Brustdrüse

Arterien (Abb. **209**). Die arterielle Blutversorgung der Mamma übernehmen *Rr. perforantes* der A. thoracica interna mit *Rr. mammarii mediales* aus dem 2.–4. Interkostalraum (zum medialen oberen Abschnitt des Organs), zwei *Rr. mammarii laterales* aus der A. thoracica lateralis (zum lateralen Bereich der Brustdrüse) und *Rr. mammarii laterales* aus der 2.–5. Interkostalarterie (vor allem zu den tiefen Abschnitten der Mamma). Zur Mamille treten Äste aus allen drei genannten Gefäßstämmen.

Venen. Oberflächliche Venen (Abb. **209**) stehen mit einem im Bereich des Warzenhofs gelegenen Geflecht, *Plexus venosus areolaris,* in Verbindung und sind während der Gravidität und der Laktation meist deutlich durch die Haut sichtbar. Sie leiten das Blut in die Vv. thoracicae internae und laterales, z. T. auch in die Bauchwandvenen ab und stehen mit tiefen Venen in Verbindung, die das Blut den Interkostalvenen zuführen.

Die **Lymphgefäße** der Mamma (Abb. **210**) sind als Ausbreitungswege von Karzinommetastasen von besonderer Bedeutung. Aus einem *oberflächlichen* (subkutanen) und einem *tiefen Netz,* die miteinander anastomosieren, verlaufen Lymphgefäße

- *zur Achselhöhle* (bei der gesunden Mamma etwa 75 % der Lymphe): zu den *Nodi lymphatici axillares pectorales* (am Unterrand des M. pectoralis minor auf den oberen Zacken des M. serratus anterior, z. T. über *Nodi lymphatici paramammarii* am Seitenrand der Mamma) und von dort (oder unmittelbar) zu den *Nodi lymphatici axillares centrales* (auf der Unterfläche des M. subscapularis; bei Metastasierung in die pektoralen und die zentralen axillaren Lymphknoten häufig Reizung des N. intercostobrachialis), zu den *Nodi lymphatici axillares apicales* (kranial vom M. pectoralis minor, längs der V. subclavia) oder zu den supraklavikular gelegenen *Nodi lymphatici cervicales laterales profundi,*
- *durch den M. pectoralis major* zu den kleinen Lymphknoten zwischen den beiden Brustmuskeln, *Nodi lymphatici axillares interpectorales,* und von dort zu den zentralen und den apikalen axillaren Lymphknoten,
- *durch die Brustwand* zu den *Nodi lymphatici parasternales* (entlang den Vasa thoracica interna), z. T. auch über die Medianlinie zur Gegenseite, sowie längs der Rr. cutanei laterales und der Aa. intercostales posteriores zu den *Nodi lymphatici intercostales* (in der Nähe der Rippenköpfe).

Eine Metastasierung des Mammakarzinoms auf dem Lymphwege kann auch durch das Zwerchfell in Lymphknoten der Oberbauchregion erfolgen.

Die **sensible Innervation** erfolgt durch *Rr. mammarii laterales* und *mediales* der Interkostalnerven (Abb. **209**), die sekretorischen Fasern stammen aus den perivaskulären Geflechten.

11. Kopf

Der **Kopf,** *Caput,* unterscheidet sich in seinem Grundbauplan vom Rumpf durch *Besonderheiten,* die sich aus der Entfaltung der am rostralen Körperpol konzentrierten Organsysteme ergeben. Die großen Fernsinnesorgane (Riechorgan, Sehorgan, Gleichgewichts- und Hörorgan), die den Kontakt mit der Umwelt vermitteln, und die Eingangsöffnungen für Atemweg und Verdauungstrakt sind hier lokalisiert.

Das Riechorgan wird entsprechend seiner topographischen Zuordnung im Abschnitt »Nasenhöhle« beschrieben. Sehorgan sowie Gleichgewichts- und Hörorgan werden dagegen – in Abkehr von der in diesem Buch bevorzugten topographischen Betrachtungsweise – wegen der jeweiligen engen funktionellen Verknüpfung in Bd. 2 nach dem Kapitel »Zentralnervensystem« abgehandelt.

Verarbeitung und Zerkleinerung der bei Säugetieren meist grobteiligen Nahrung erfordern einen leistungsfähigen Kauapparat (Ober- und Unterkiefer, Gebiß, Kaumuskeln, Kiefergelenk). Für die Atmung muß das Luftrohr stets offen gehalten werden, d. h. es benötigt von der Eingangsöffnung (Nasenloch) an eine durch Skeletteile versteifte Wand. Die entwicklungsgeschichtlich bedingte Überkreuzung von Atmungs- und Verdauungsweg im Bereich des Rachens (→ S. 758) verursacht konstruktive Besonderheiten, die u. a. eine wichtige Voraussetzung für den Erwerb der artikulierten Sprache schaffen. Die spezifische Ausbildung der Gesichtsmuskulatur ermöglicht die Entstehung eines höchst leistungsfähigen mimischen Ausdrucksorgans. Schließlich wird die Formgestaltung des Kopfes wesentlich durch seine Funktion als Träger des Gehirns bestimmt.

A. Schädel

Der **Schädel,** *Cranium,* ist die knöcherne Grundlage des Kopfes. Da am Schädel – im Vergleich zu Rumpf und Gliedmaßen – nur in geringem Ausmaß Muskeln angeheftet sind, bleibt seine Weichteilbedeckung relativ dünn. Das Kopfskelett bestimmt weitgehend die *äußere Form des Kopfes* und ist, abgesehen von der Schädelbasis, der äußeren Untersuchung durch Palpation zugänglich. Individuelle Unterschiede der Kopfform beruhen meist auf Differenzen der Schädelform.

Die *Weichteilbedeckung* ist in den verschiedenen Regionen des Kopfes ungleich stark. Relativ dick sind die Weichteile im Bereich der Kaumuskeln, der Lippen und unterhalb der Augenhöhle, sehr dünn hingegen an der Stirn, über dem Jochbogen und an der Schädeldecke.

Diese Unterschiede kann man sich bei einer Rekonstruktion der Physiognomie zunutze machen, wenn nur der knöcherne Schädel vorliegt. Man trägt zu diesem Zweck Plastilinmarken entsprechender Höhe in den verschiedenen Regionen auf und verbindet deren Oberflächen. Das Verfahren wurde mehrfach mit Erfolg zu Identifizierungszwecken in der Rechtsmedizin angewandt.

Aufgrund genetischer und topographischer Gesichtspunkte unterscheidet man am Schädel den **Hirnschädel,** *Neuralkranium,* und den **Gesichtsschädel,** *Viszeralkranium* (Abb. **212**). Der *Neuralschädel* bildet eine geschlossene Schutzkapsel für das Gehirn, er umschließt zugleich das Labyrinthorgan und das Mittelohr. Die Knochen des Hirnschädels sind untereinander und mit dem Gesichtsschädel durch Nähte oder Knorpelfugen unbeweglich verbunden. Abgesehen von den Gelenken zwischen den Gehörknöchelchen gibt es zwischen den Schädelknochen nur eine einzige Gelenkverbindung, das *Kiefergelenk.*

Der *Gesichtsschädel* besteht aus dem *Nasenskelett* und dem *Kieferskelett.* Die Knochen des Hirnschädels und des Nasenskeletts werden als *Ossa cranii,* die Elemente des Kieferskeletts als *Ossa faciei* bezeichnet.

Die Organe im Kopf sind eng benachbart, Schädelknochen haben häufig Lagebeziehungen zu mehreren Organen. Das Dach der Augenhöhle bildet z. B. gleichzeitig Boden der vorderen Schädelgrube. Der Gaumen ist zugleich Boden der Nasenhöhle und Dach der Mundhöhle.

Diese enge Nachbarschaft kann dazu führen, daß pathologische Prozesse von einem Bereich auf den anderen übergreifen, z. B. von den Zähnen auf die Kieferhöhle, von der Paukenhöhle auf die hintere Schädelgrube oder – auf dem Gefäßweg – von Gesichtsweichteilen zu den Hirnhäuten.

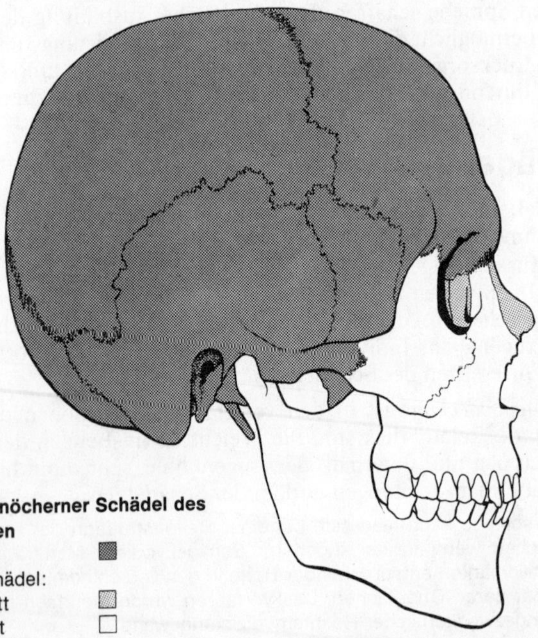

Abb. 212. **Knöcherner Schädel des Erwachsenen**
Hirnschädel ■
Gesichtsschädel:
Nasenskelett ▒
Kieferskelett □

Der knöcherne Schädel ist aus verschiedenartigen und verschiedenwertigen Teilen zusammengefügt, dennoch stellt er eine konstruktive Einheit dar (→ S. 569 u. 645).

1. Bauplan des Kopfes

Während der frühen Phase der Embryonalentwicklung zeigt der Kopf beim Menschen – im Gegensatz zur segmentalen Gliederung der Leibeswand – im dorsalen Bereich keine metameren Strukturen. Dieser *rostrodorsale Kopfteil,* dem auch die Anlagen von Riechorgan, Auge und Labyrinthorgan zugehören, ist eine regionale Sonderbildung. Sie ist nicht aus dem Rumpf hervorgegangen und ihr entspricht auch kein Bauteil des Rumpfes. Nur an der *»Kopf-Rumpf-Grenze«* wird Material der vordersten Rumpfsomiten in Mesenchym aufgelöst und trägt zum Aufbau der Hinterhauptsregion bei.

Im *ventralen (viszeralen) Kopfbereich* tritt frühembryonal eine segmentale Gliederung auf, die in dieser Form am Rumpf fehlt, *Branchiomerie* (→ S. 13). Sie geht auf die serial angeordneten Schlundtaschen und die zwischen diesen liegenden Viszeralbögen zurück.

Zum Aufbau des Kopfes tragen somit drei Anteile bei:
- ein *rostrodorsaler Bezirk,* eine Neubildung der Wirbeltiere,
- *primäres Rumpfmaterial (spinaler Bezirk)* mit metamerer Gliederung (→ Variationen im Atlanto-Okzipitalbereich, S. 574), und
- ein *ventraler (viszeraler) Bezirk* mit Branchiomerie.

2. Übersicht über die Schädelentwicklung

Im Schädel sind Elemente unterschiedlicher morphologischer Wertigkeit zu einem einheitlichen Ganzen zusammengeschlossen. Die Ausformung dieses komplex gestalteten Organs wird gleichermaßen von eigenen, regional begrenzten Wachstumsprozessen und von formgestaltenden Kräften der Umgebung (Beeinflussung durch Gehirn, Kauapparat usw.) bestimmt. Ohne Grundkenntnisse der phylogenetischen und der ontogenetischen Entwicklung läßt sich die Morphologie des Cranium nur unzulänglich verstehen. Die nachfolgenden Hinweise auf die Morphogenese des Schädels sollen eine über die formale Beschreibung hinausreichende Vorstellung vom Aufbau des Schädels vermitteln.

Der Schädel entwickelt sich im Mesenchym um das Zentralnervensystem aus knorpeligen Anlagen, *Endocranium* (Abb. **213**), und aus Deckknochen, *Exocranium.* Die knorpeligen Anlagen ossifizieren in der Ontogenese als Ersatzknochen und vergrößern sich durch Zuwachsknochen; nur im Nasenskelett bleiben knorpelige Skelettelemente als Nasenknorpel erhalten.

Am *Neuralschädel* entstehen auf knorpeliger Grundlage, d. h. als *Ersatzknochen,* die Schädelbasis mit den Labyrinthkapseln und eine schmale Spange, Tectum, das die Medulla oblongata dorsal umfaßt. Im Bindegewebe entwickeln sich als *Deckknochen* das Schädeldach und Teile der Schädelseitenwand.

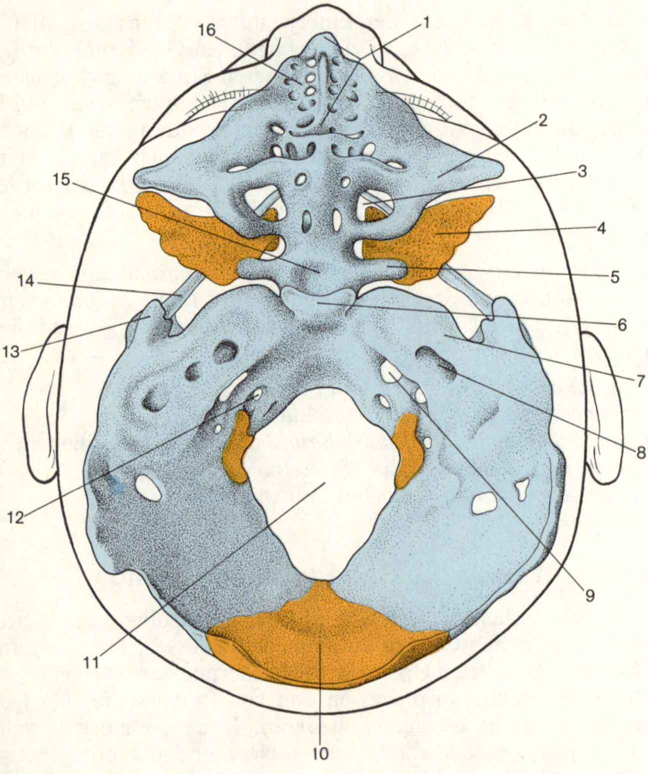

Abb. 213. **Knorpelschädel eines Feten** von 100 mm Scheitel-Steiß-Länge, Ansicht der inneren Schädelbasis
Ersatzknochenbildung in der Hinterhauptsschuppe (»Os supraoccipitale«) und in der Ala temporalis (= Ala major des Keilbeins)

1 Nasenkapsel
2 Ala orbitalis (Anlage der Ala minor)
3 Foramen opticum
4 Ala major (verknöcherte Ala temporalis)
5 noch knorpelige Wurzel der Ala temporalis
6 Dorsum sellae
7 Labyrinthkapsel
8 Meatus acusticus internus
9 Foramen jugulare
10 Squama occipitalis (»Os supraoccipitale«)
11 Foramen magnum
12 Canalis hypoglossi
13 Tegmen tympani
14 Meckelscher Knorpel
15 Fossa hypophysialis
16 Lamina cribrosa

Vom Zentrum der Schädelbasis gehen gleichfalls knorpelig präformierte Fortsätze aus. Die Ala temporalis des Knorpelschädels wird zum großen Keilbeinflügel des knöchernen Schädels, die Ala orbitalis zum kleinen Keilbeinflügel (Abb. **213**). Die Fortsätze umwachsen die meisten Hirnnerven und umgrenzen deren Austrittsstellen.

Die Ala temporalis ist ursprünglich ein viszerales Knorpelelement, Teil des 1. Kiemenbogens. Sie wird im Zusammenhang mit der Hirnvergrößerung aus dem viszeralen Bereich gelöst und dem Neuralschädel angegliedert. Hierdurch entsteht im mittleren Basisbereich ein neuer, *sekundärer* Schädelboden, der ursprünglich außerhalb des Schädels gelegene Gebilde in die Schädelhöhle einschließt (z. B. Ganglion trigeminale).

Am *Gesichtsschädel* entwickeln sich als *Deckknochen* die Knochen des Kieferskeletts und einige Elemente des Nasenskeletts (Os lacrimale, Os nasale, Vomer).

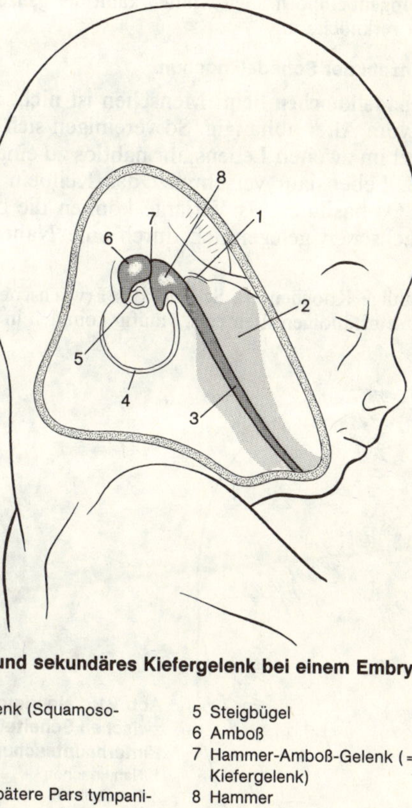

Abb. 214. **Primäres und sekundäres Kiefergelenk bei einem Embryo** von 62 mm Scheitel-Steiß-Länge

1 sekundäres Kiefergelenk (Squamosodentalgelenk
2 Mandibula (Dentale)
3 Meckelscher Knorpel
4 Anulus tympanicus, spätere Pars tympanica des Os temporale
5 Steigbügel
6 Amboß
7 Hammer-Amboß-Gelenk (= primäres Kiefergelenk)
8 Hammer

Am Viszeralkranium wird als Bestandteil des ersten Viszeralbogens (Kieferbogens) embryonal eine Knorpelspange angelegt (primärer Unterkiefer = Meckelscher Knorpel, Abb. **213** u. **214**). Lateral davon bildet sich der definitive Unterkiefer, die Mandibula, als Deckknochen. Durch sekundäre Anlagerung der Mandibula an den Schuppenteil des Schläfenbeins kommt es zur Bildung des (sekundären) Kiefergelenks (Anlagerungsgelenk). Der größte Teil des Meckelschen Knorpels wird vollständig zurückgebildet. Sein hinterer Gelenkabschnitt wird abgegliedert und als Hammer zu einem Bestandteil des schalleitenden Apparats im Mittelohr (Abb. **214**). Der Amboß ist gleichfalls aus dem dorsalen Ende des Kieferbogens hervorgegangen.

Der zweite Viszeralbogen (Zungenbeinbogen) läßt aus seinem proximalen Ende das dritte Gehörknöchelchen, den Steigbügel, hervorgehen. Der Rest bildet zunächst eine lange Knorpelspange, den Reichertschen Knorpel, der in seinem oberen Teilstück ossifiziert und als Proc. styloideus mit dem Schläfenbein verschmilzt. Das mittlere Stück bildet sich zum Lig. stylohyoideum zurück. Der distale Teile ossifiziert als kleines Zungenbeinhorn. Gelegentlich kann der ganze Zungenbeinbogen beim Erwachsenen verknöchern.

Variationen der Anzahl der Schädelknochen

Die **Zahl der Schädelknochen** beim Menschen ist nicht absolut konstant. Sie ist zunächst vom Alter abhängig. So vereinigen sich die beiden Stirnbeine in der Regel im zweiten Lebensjahr nahtlos zu einem einzigen Knochen. Im 16.–18. Lebensjahr verschmilzt das Keilbein mit dem Hinterhauptsbein zum Os basilare. Als Variante können die beiden Stirnbeine auch beim Erwachsenen gelegentlich durch eine Naht getrennt bleiben (Metopismus).

Nicht jeder überzählige Knochen am Schädel des Erwachsenen ist aber der Rest eines ursprünglich selbständigen Elements. Häufig kommen in der Naht zwischen

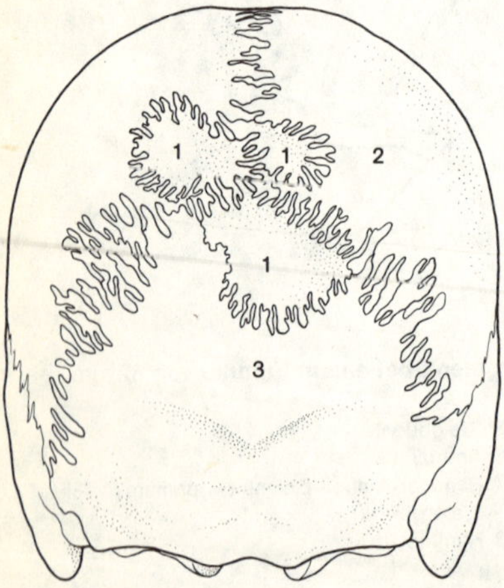

Abb. 215. **Nahtknochen zwischen Scheitelbeinen und Hinterhauptsschuppe**
1 Nahtknochen
2 Scheitelbein
3 Hinterhauptsschuppe

den Rändern der großen, platten Knochen des Schädeldaches zusätzliche *Nahtknochen, Ossa suturalia,* vor (Abb. **215**). Sie gehen auf Unregelmäßigkeiten bei der Ossifikation sehr ausgedehnter Knochenterritorien zurück und haben keine stammesgeschichtliche Bedeutung.

Proportionen und Symmetrieverhältnisse von Kopf und Schädel

So wie die einzelnen Teile des Körpers während der verschiedenen Entwicklungsphasen unterschiedlich proportioniert sind, zeigen auch die funktionell verschiedenen Teile des Kopfes altersabhängig abweichende Proportionen. Da das Gehirn ontogenetisch früh entsteht und rasch wächst, der Kauapparat aber entsprechend dem späteren Funktionsbeginn zunächst im Wachstum zurückbleibt, überwiegt in jüngeren Entwick-

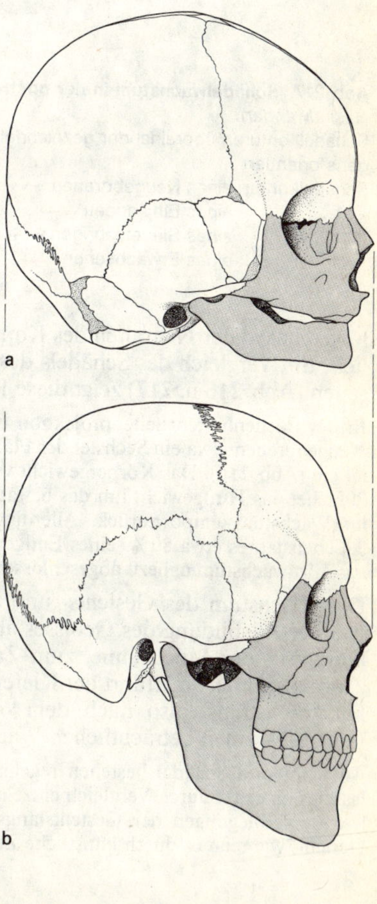

Abb. 216. **Proportionen und Proportionsänderung von Hirn- und Gesichtsschädel in der postnatalen Ontogenese**
a Schädel eines Neugeborenen
b Schädel eines Erwachsenen
Schädel auf gleiche Länge gebracht
Hirnschädel □
Gesichtsschädel ▨

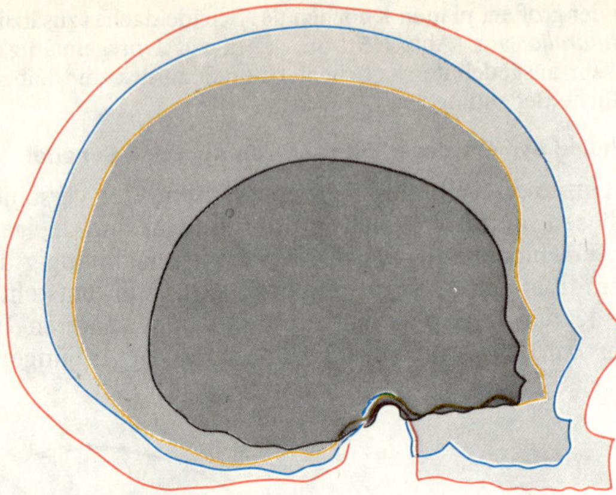

Abb. 217. **Schädelwachstum in der postnatalen Ontogenese** (nach *Merkel* und nach *Hasselwander*)
Schädelkonturen übereinander gezeichnet, Schädel auf den Oberrand des Jochbogens orientiert
Schädelkontur eines Neugeborenen ——
eines Einjährigen ——
eines Siebenjährigen ——
eines Erwachsenen ——

lungsphasen der Neuralteil des Kopfes gegenüber dem Gesichtsteil erheblich. Ein Vergleich des Schädels des Neugeborenen mit dem des Erwachsenen (Abb. **216** u. **217**) zeigt diese Proportionsunterschiede.

In der flächenhaften Seitenprojektion des Schädels nimmt der Gesichtsteil beim Neugeborenen etwa ein Sechstel der Fläche, beim Erwachsenen aber über ein Drittel ein (Abb. **216**). Das Körpergewicht vergrößert sich nachgeburtlich etwa um das 20fache, das Hirngewicht um das 6,5fache. Das Hirngewicht bleibt also postnatal im Wachstumstempo zurück. Allerdings hat das Gehirn schon am Ende des 2. Lebensjahres etwa 80% seines Endgewichts erreicht. Im sechsten Lebensjahr ist das Hirnwachstum nahezu abgeschlossen.

Das Wachstum des Gesichts- und des Kieferschädels hängt weitgehend von der Ausbildung des Gebisses ab, steht also in enger Korrelation zum Durchtritt der Milchzähne, zum Zahnwechsel und zum Erscheinen der Zuwachszähne. So erfährt der Kieferschädel noch nach dem Abschluß des Hirnwachstums, also nach dem 6. Lebensjahr – hauptsächlich in der Pubertät – einen beträchtlichen Wachstumsschub.

An Kopf und Schädel bestehen regelmäßig geringfügige Seitenasymmetrien. Sie lassen sich exakt durch Vergleich einzelner Meßstrecken beider Kopfseiten und als leichte Verbiegungen der Gesichtslängsachse erfassen. Ein völlig symmetrisches Gesicht, wie man es durch künstliche Zusammenfügung zweier rechter oder linker

Gesichtshälften auf photographischem Wege konstruieren kann, scheint vom ästhetischen Gesichtspunkt her gesehen langweilig. Die Kunst aller Zeiten hat dieses Phänomen stets berücksichtigt. In etwa 60% der Fälle ist die rechte Gesichtshälfte durch etwas größere Einzelmaße ausgezeichnet. Die Ursache für die Gesichtsasymmetrie liegt im wesentlichen in Zufallsvarianten des Wachstums.

Sekundär können durch Veränderungen am Gebiß (Zahnausfall im Oberkiefer) Umformungen der Kieferhöhlen entstehen, die ihrerseits die Proportionen des Gesichts beeinflussen.

Rechts-Links-Asymmetrien des Gehirns, die funktionell bedeutsam sind, kommen regelmäßig vor und spielen vielleicht bei der Entstehung der Schädelasymmetrien kausal eine Rolle.

Formbildende Faktoren des Schädels

Die Formgestaltung des Schädels wird von aufeinander abgestimmten Faktoren beeinflußt, u. a. von Hirnform und -größe, Ausgestaltung des Kauapparats, der Kopfsinnesorgane und der Atemwege. Man kann das Cranium als ein passives Gerüst auffassen, das – räumlich abhängig von den Kopforganen – zwischen diese eingebaut wird und gleichzeitig ein konstruktives Ganzes bilden muß. Das Gesamtbild des Schädels ist ein Kompromiß zwischen den verschiedenen Faktoren.

Der formende Einfluß des Gehirns ruft an der inneren Wand der Schädelhöhle ein Relief hervor, das im Groben ein Negativbild der Hirnform ist. Die vom Kauapparat her einwirkenden Kräfte (Kaudruck, Muskelzug) beeinflussen das Außenrelief des Schädels. Richtung und Größe der von innen und von außen angreifenden Kräfte sind nicht identisch, sie wirken sich daher auch verschieden auf das Skelett aus. Für ihre Abstimmung, die zu einer einheitlichen Gesamtkonstruktion des Schädels führt, spielt die Pneumatisation (Bildung lufthaltiger Nebenhöhlen) eine entscheidende Rolle.

Vergrößerung des Schädelinhalts in der frühen Kindheit (Hydrozephalus = Wasserkopf) bewirkt eine ballonartige Auftreibung des Hirnschädels, so daß die meisten Nähte offen bleiben. Verringerung des Schädelinhalts (Mikrozephalie, vogelköpfige Mißbildung) führt zur Bildung eines stark abgeflachten Schädeldaches mit fliehender Stirn und vorzeitigem Nahtverschluß. In beiden Fällen paßt sich der Schädel den gegebenen Bedingungen an und folgt nicht eigenen Formbildungsgesetzen.

Bei völligem Fehlen des Großhirns (Anenzephalie) wird nur die Schädelbasis annähernd normal ausgebildet, das Schädeldach fehlt. Komplexe Störungen in sehr frühen Entwicklungsstadien (Störungen im Determinationsgeschehen) sind in diesen Fällen für den Defekt verantwortlich.

Einflüsse der Muskulatur auf die Schädelform betreffen vor allem die Ausgestaltung des feineren Oberflächenreliefs und die Ausbildung der tragenden Grundkonstruktionen des Schädels.

Ausfall oder Lähmung von Kaumuskeln kann Verformungen und Asymmetrien des Knochens zur Folge haben.

Abweichungen der Schädelform von der Norm können durch Unregelmäßigkeiten im Nahtschluß, vor allem durch prämature Nahtsynostose zustande kommen. In fast allen derartigen Fällen liegen der Gestaltveränderung aber echte Mißbildungen zugrunde, die bereits vor Entstehung der Skelettgewebe determiniert sind.

Bei verfrühter Nahtsynostose der Stirnbeine springt die Stirn kielförmig vor, die seitlichen Stirnhöcker fehlen. Die Stirnregion ist gegenüber der Scheitelregion stark verschmälert (Trigonozephalie). Stets findet man bei dieser Mißbildung eine Anomalie des Riechhirns. Vorzeitiger Verschluß der Kranznaht führt zur Bildung eines Turmschädels (Turrizephalie, Sonderform Akrozephalie). In diesem Fall ist das Breitenwachstum behindert, der Schädel wächst in die Höhe und okzipitalwärts aus.

3. Skelettelemente des Schädels

In der systematischen Anatomie werden die **Schädelknochen,** *Ossa cranii,* als Elemente des Neuralschädels und des Nasenskeletts von den **Gesichtsknochen,** *Ossa faciei,* als Elementen des Kieferskeletts unterschieden (Abb. **212**). Als **Gehörknöchelchen,** *Ossicula auditus,* faßt man die Trommelfell und Innenohr verbindenden Skelettelemente zusammen. Dadurch ergibt sich die vorstehende Gliederung des menschlichen Schädels (→ Tab. **4**).

Tabelle **4** Gliederung des menschlichen Schädels

Ossa cranii			
Neuralschädel		*Nasenskelett*	
Os occipitale	ed	Os ethmoidale	e
Os sphenoidale	ed	Concha nasalis inferior	e
Os temporale	ed	Os nasale	d
Os parietale	d	Os lacrimale	d
Os frontale	d	Vomer	d
		dazu die Nasenknorpel, Cartilagines nasi	
Ossa faciei			
Kieferskelett			
Maxilla	d	Os hyoideum	e
Os palatinum	d		
Os zygomaticum	d		
Mandibula	d		
Ossicula auditus			
Malleus	e		
Incus	e		
Stapes	e		

In der Tabelle bedeutet: e = Ersatzknochen; d = Deckknochen; ed = Mischknochen

a) Knochen des Hirnschädels

Das **Hinterhauptsbein,** *Os occipitale* (Abb. **218, 219, 235** u. **236**), ist ein Großknochen, der durch Verschmelzung von Deckknochen- und Ersatzknochen-Anlagen entsteht.

Am *Os occipitale* des Erwachsenen unterscheidet man vier Anteile,
- die *Pars basilaris,* basal und in der Mitte, unmittelbar vor und unter der Medulla oblongata gelegen,
- zwei *Partes laterales,* die sich seitlich an die Pars basilaris anschließen, und
- die *Hinterhauptsschuppe, Squama occipitalis,* die als unpaares dorsales Mittelstück die beiden Seitenteile verbindet.

Die Anteile des Os occipitale umschließen das *Hinterhauptsloch, Foramen magnum,* die Verbindung der Schädelhöhle mit dem Wirbelkanal (Inhaltsgebilde → S. 615 f.).

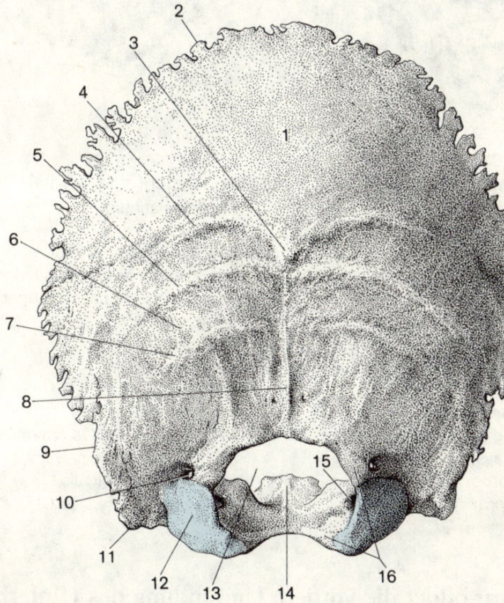

Abb. 218. **Hinterhauptsbein,** Ansicht von hinten und unten

1 Squama occipitalis
2 Margo lambdoideus
3 Protuberantia occipitalis externa
4 Linea nuchae suprema
5 Linea nuchae superior
6 Planum nuchale
7 Linea nuchae inferior
8 Crista occipitalis externa
9 Margo mastoideus
10 Fossa condylaris und Canalis condylaris
11 Proc. jugularis
12 Condylus occipitalis
13 Foramen magnum
14 Pars basilaris
15 Canalis hypoglossi
16 Pars lateralis

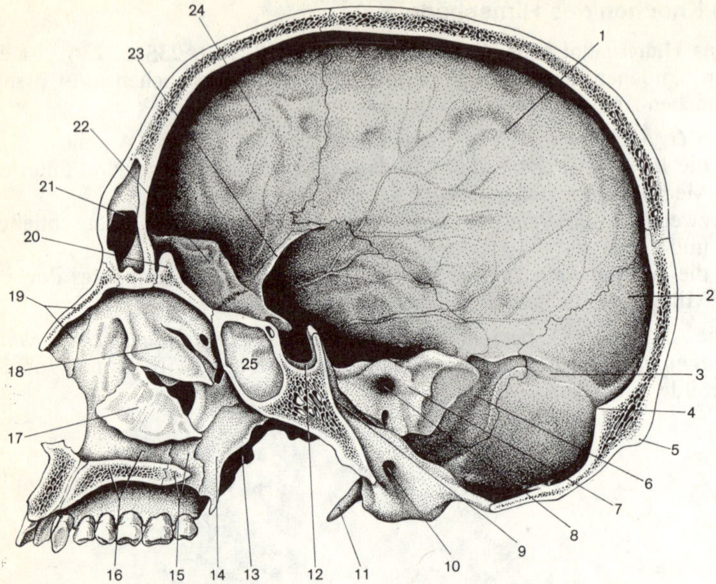

Abb. 219. **Mediansagittalschnitt des Schädels,** Ansicht von medial
1 Os parietale
2 Squama occipitalis
3 Sulcus sinus transversi
4 Protuberantia occipitalis interna
5 Protuberantia occipitalis externa
6 Sulcus sinus sigmoidei
7 Pars petrosa des Os temporale
8 Porus und Meatus acusticus internus
9 Clivus
10 Canalis hypoglossi
11 Proc. styloideus des Os temporale
12 Fossa hypophysialis
13 Lamina lateralis proc. pterygoidei
14 Lamina medialis proc. pterygoidoi
15 Os palatinum
16 Maxilla
17 Concha nasalis inferior
18 Concha nasalis media, dorsokranial davon Concha nasalis superior (nicht beschriftet)
19 Os nasale
20 Crista galli
21 Sinus frontalis
22 Pars orbitalis des Os frontale
23 Ala minor des Os sphenoidale
24 Squama frontalis
25 Sinus sphenoidalis

Die *Pars basilaris* bildet die vordere Umrandung des Hinterhauptsloches. Sie geht an ihrer vorderen Fläche in die *Synchondrosis sphenooccipitalis* über (Abb. **252d**).

Die Knorpelfuge ossifiziert im 16.–18. Lebensjahr. Hinterhauptsbein und Keilbein verschmelzen zu einem einheitlichen Knochen, *Os basilare.*

Die obere (zerebrale) Fläche der Pars basilaris bildet mit der hinteren Fläche des Dorsum sellae (Os sphenoidale) gemeinsam den *Clivus,* dem Teile des Hirnstamms (Medulla oblongata und Pons) aufliegen. Die Seitenränder der Pars basilaris beteiligen sich an der Begrenzung der durch Faserknorpel verschlossenen *Fissura petrooccipitalis*. Die untere (basale) Fläche der Pars basilaris trägt in der Mitte das *Tuberculum pharyngeum* (Abb. **274**), an dem der Sehnenstreifen der Schlundschnürer, Raphe pharyngis, angeheftet ist. Außerdem zeigt die Basalfläche gewöhnlich ein leistenartiges Relief, das den Insertionen der Mm. longus capitis und rectus capitis anterior entspricht.

Die beiden Seitenteile, *Partes laterales* (zu beiden Seiten des Foramen magnum gelegen), stehen rostralwärts mit dem Schläfenbein in Verbindung. An ihrer Unterfläche tragen sie Gelenkfortsätze, *Condyli occipitales,* für den Atlas. Die Form der Gelenkflächen ist länglich ovoid. Sie sind von hinten nach vorn stärker gekrümmt als in querer Richtung. Die Längsachsen der Kondylen beider Seiten konvergieren nach vorn. Hinter jedem Condylus liegt eine Vertiefung, *Fossa condylaris,* in der ein inkonstanter Venenkanal, *Canalis condylaris,* münden kann. »Über« dem Condylus wird die Pars lateralis vom Austrittskanal des N. hypoglossus, *Canalis hypoglossi,* durchsetzt.

Am Vorder-Seitenrand ist die Pars lateralis zum *Proc. jugularis* ausgezogen. Medial davon liegt die *Incisura jugularis,* die gemeinsam mit dem Felsenbein das *Foramen jugulare* begrenzt (durchtretende Leitungsbahnen → S. 616). Der Einschnitt ist häufig durch einen Knochenzapfen, *Proc. intrajugularis,* in eine vordere und eine hintere Hälfte unterteilt.

Vom Proc. jugularis kann als mehr oder minder deutliche Erhabenheit der *Proc. paramastoideus* in Richtung auf den Proc. transversus des Atlas vorspringen. Er läßt sich als Querfortsatz eines Okzipitalwirbels deuten, dessen Bildungsmaterial nicht vollständig in das Hinterhauptsbein einbezogen wurde.

Die *Hinterhauptsschuppe, Squama occipitalis,* besitzt die Form eines Dreiecks. Die Basis bildet den hinteren Rand des Foramen magnum, die Spitze blickt nach oben und schiebt sich zwischen die beiden Scheitelbeine ein. Die Schuppe ist in sich geknickt, so daß man eine Oberschuppe von einer Unterschuppe unterscheiden kann (Abb. **252 d**). An ihrer Grenze springt der *äußere Hinterhauptshöcker, Protuberantia occipitalis externa,* vor und kennzeichnet die Grenze zwischen Schädeldach (Planum occipitale) und Schädelboden (Planum nuchale). Die Grenze zwischen Deck- und Ersatzknochen liegt oberhalb der Protuberantia, also im Bereich der Oberschuppe. Das Planum nuchale bildet die Anheftungsfläche für die Nackenmuskulatur.

Am Innenrelief entspricht dem äußeren Hinterhauptshöcker lagemäßig der *innere Hinterhauptshöcker,* die *Protuberantia occipitalis interna*. Hier trifft der *Sulcus sinus sagittalis superioris* auf den *Sulcus sinus transversi*. Beide Knochenrinnen nehmen die entsprechenden Blutleiter auf. An Ober- und Unterrand des Sulcus sinus transversi heftet sich das Tentorium cerebelli an, während die Falx cerebri an beiden Rändern des Sulcus sinus sagittalis superioris ansetzt. Die unbedeutende Falx cerebelli entspringt von einer Knochenleiste unterhalb der Protuberantia occipitalis interna, die zum Hinterrand des Foramen magnum zieht und – falls stärker ausgebildet – als *Crista occipitalis interna* bezeichnet wird.

Durch die beiden Sulci und die Knochenleiste entsteht auf der inneren Schuppenfläche ein kreuzförmiges Relief, *Eminentia cruciformis.* Durch sie werden vier Gruben abgegrenzt. Die zwei Gruben oberhalb des Sulcus sinus transversi grenzen an die Okzipitallappen des Großhirns, die beiden Gruben unterhalb des Sulcus sinus transversi bilden Boden und Hinterwand der hinteren Schädelgrube, die das Kleinhirn und das verlängerte Mark aufnimmt.

Da die äußerlich tastbare Protuberantia occipitalis externa gleichzeitig die Lage der Protuberantia occipitalis interna markiert, stellt sie einen wichtigen Orientierungspunkt für die Hirntopographie dar.

Am Außenrelief der Unterschuppe werden die *Lineae nuchae superior* und *inferior* unterschieden. Sie sind durch Muskelanheftungen bedingt und individuell sehr wechselnd ausgebildet. Auf der Oberschuppe ist die *Linea nuchae suprema* (Ursprung des M. trapezius) ausgeprägt.

An der Spitze des Squama occipitalis kann eine quere Knochennaht vorhanden sein, die das *Inkabein, Os interparietale,* abgrenzt. Die Naht ist gewöhnlich nicht mit der Grenze zwischen Deck- und Ersatzknochen identisch, sondern liegt oberhalb davon. Variationen und überzählige Verknöcherungszentren im Bereich des oberen Teils der Hinterhauptsschuppe sind überaus häufig.

Variationen im Atlanto-Okzipitalbereich. In der frühen Entwicklung wird ursprünglich dem Rumpfbereich zugehöriges Material (Kopfsomiten) in die Hinterhauptsregion einbezogen (→ S. 563). Die Kopf-Rumpf-Grenze verschiebt sich in der Phylogenese nach kaudal. Gelegentlich treten in dieser Übergangsregion in der Ontogenese Varianten auf. Die Gegend um das Foramen magnum kann z. B. mehr oder weniger die Gestalt eines atlasähnlichen Wirbels annehmen: *Manifestation eines Okzipitalwirbels.*

Der Canalis hypoglossi kann durch eine Spange unterteilt, der Rand des Foramen magnum verdickt sein oder der Proc. paramastoideus tritt als Äquivalent eines Proc. transversus deutlich hervor. In extremen Fällen nimmt die ganze Umgebung des Hinterhauptsloches die Gestalt eines Atlas an.

Von der Manifestation des Okzipitalwirbels ist die *Assimilation des Atlas* zu unterscheiden (Abb. **220**). In diesen Fällen ist der erste, normalerweise freie Wirbel sekundär mit dem Hinterhaupt verwachsen (atlanto-okzipitale Synostose). Das Hinterhaupt enthält also zusätzlich einen »Halswirbel«).

Der erste freie Wirbel hat in beiden Fällen die Gestalt eines Axis. Im Einzelfall läßt sich die Frage, ob die Manifestation eines Okzipitalwirbels oder eine Atlasassimilation vorliegt, oft nur dadurch entscheiden, daß man die Zahl der freien Wirbel zählt. Die Atlasassimilation kann einseitig oder doppelseitig erfolgen.

Einseitige Atlasassimilation kann eine Ursache bestimmter Formen des Schiefhalses sein. Durch Asymmetrie und Verzerrung kann es zu Verengungen am Wir-

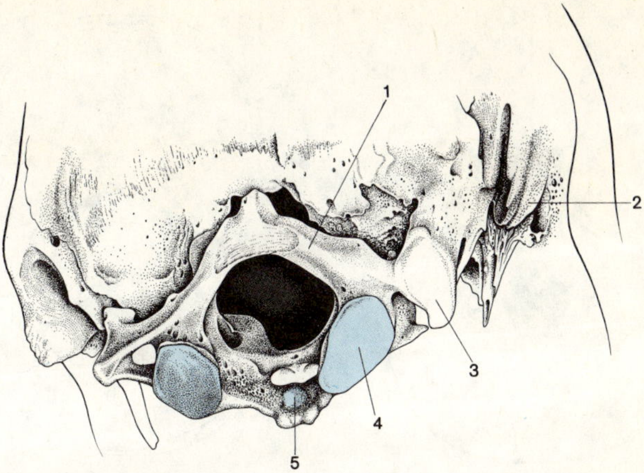

Abb. 220. **Assimilation des Atlas** am Schädel eines Erwachsenen, Ansicht von hinten unten
Proc. transversus atlantis rechts knöchern mit dem Os occipitale verwachsen
1 Arcus posterior atlantis
2 Proc. mastoideus
3 Proc. transversus atlantis
4 Fovea articularis inferior atlantis
5 Fovea dentis

belkanal oder an den Foramina intervertebralia und – als Folge davon – zu neurologischen Symptomen kommen.

Das **Keilbein,** *Os sphenoidale* (Abb. **219, 221, 222** u. **236**), schließt sich nach vorn an das Os occipitale an, mit dem es im 16.–18. Lebensjahr zum *Os basilare* verschmilzt, und bildet den mittleren Teil der Schädelbasis.

Das *Keilbein* besteht aus einem unpaaren *Mittelstück* und drei paarigen *Fortsätzen.* Man unterscheidet

- den *Keilbeinkörper, Corpus ossis sphenoidalis,*
- den *kleinen Keilbeinflügel, Ala minor,* der sich vom vorderen Abschnitt des Keilbeinkörpers seitwärts erstreckt,
- den *großen Keilbeinflügel, Ala major,* der sich vom hinteren Teil des Keilbeinkörpers nach der Seite und nach vorn ausbreitet, und
- den *Flügelfortsatz, Proc. pterygoideus,* der abwärts gerichtet ist und jeweils die hintere Öffnung der knöchernen Nasenhöhle seitwärts begrenzt.

Das Os sphenoidale ist an der Außenfläche des Schädels nicht vollständig zu übersehen, da es durch Nasen- und Kieferskelett zum großen Teil verdeckt wird. Zwischen Scheitelbein, Schläfenbein und Stirnbein bildet die Ala major allerdings einen (kleinen) Teil der Schädelseitenwand. Großer und kleiner Keilbeinflügel beteiligen sich auch maßgeblich an der Begren-

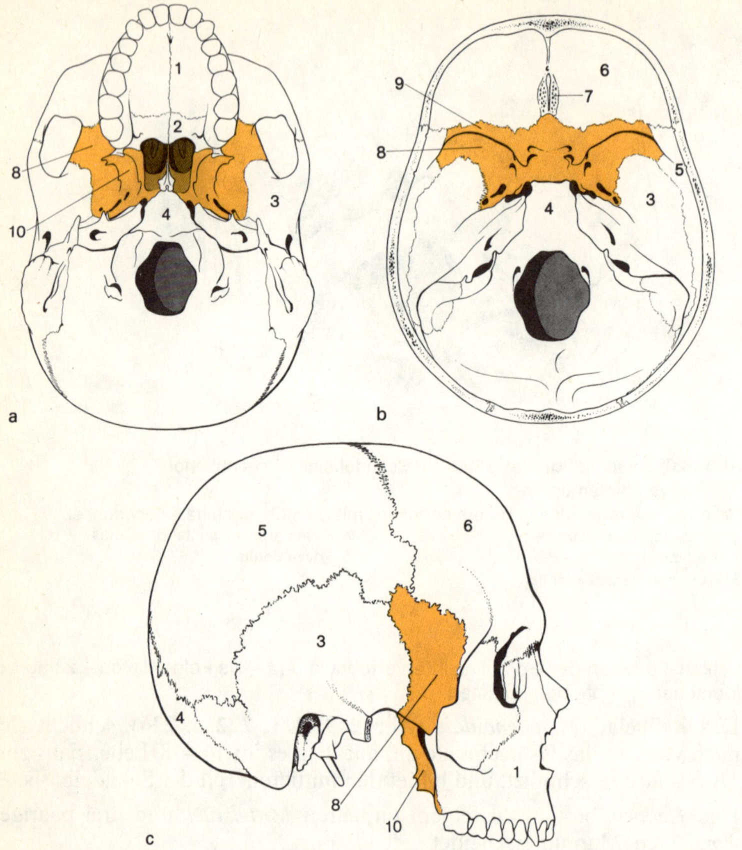

Abb. 221. **Einbau des Keilbeins in das Knochengefüge des Schädels**

a Ansicht von unten
b Ansicht von innen
c Ansicht von lateral

1 Maxilla	6 Os frontale
2 Os palatinum	7 Os ethmoidale
3 Os temporale	8 Ala major } des Os sphenoidale
4 Os occipitale	9 Ala minor } des Os sphenoidale
5 Os parietale	10 Proc. pterygoideus } des Os sphenoidale

zung der knöchernen Wand der Augenhöhle (Abb. **242**). Durch die versteckte Lage des Keilbeins, durch seine mannigfachen Nachbarschaftsbeziehungen und durch zahlreiche Nerven- und Gefäßdurchtritte ergeben sich besonders komplizierte Verhältnisse.

Das Keilbein entwickelt sich im wesentlichen durch Ersatzknochenbildung in der Orbitotemporalregion des Chondrocranium. Außerdem verschmilzt ein Deckknochen, das Pterygoid, mit der Lamina medialis des Proc. pterygoideus des Keilbeins. Die mittlere Region des Knorpelschädels (→ S. 565) läßt ein zentrales Basisstück und zwei seitliche Flügelpaare, vorn die Alae orbitales, hinten die Alae temporales, erkennen (Abb. **213**).

Der Keilbeinkomplex ossifiziert zunächst als hinteres und vorderes Keilbein (Abb. **252d**). Zu jedem dieser Teile gehören ein Flügelpaar und ein Basisanteil. Das hintere Keilbein entsteht aus einer primär paarigen Basisverknöcherung, dem Basisphenoid, und der früh auftretenden Ossifikation der Alae temporales. Diese heißen im verknöcherten Zustand Alae majores. Das vordere Keilbein entsteht aus drei Knochenkernen in der Basis, die früh zum Präsphenoid verschmelzen. Die vorderen Flügel, Alae orbitales, werden im verknöcherten Zustand als Alae minores bezeichnet. Die Lamina lateralis des Proc. pterygoideus verknöchert als Ersatzknochen von der Ala major aus. Schließlich sind im Großknochen Keilbein noch paarige Ersatzknochen, Conchae sphenoidales (Ossicula Bertini), enthalten, die den rostralen Abschluß des Sinus sphenoidalis bilden. Sie gliedern sich aus dem hinteren Teil der knorpeligen Nasenkapsel ab und verschmelzen zur Zeit der Pubertät mit dem Präsphenoid. Im Pterygoid tritt Sekundärknorpel auf.

Prä- und Basisphenoid bleiben zunächst durch eine Knorpelfuge, Synchondrosis intersphenoidalis, getrennt (Abb. **252d**). Diese liegt stets unter dem Vorderrand der Hypophysengrube. Die Verschmelzung zwischen Basi- und Präsphenoid zu einem einheitlichen Keilbeinkörper beginnt bereits pränatal.

Am *Keilbeinkörper* lassen sich eine Oberfläche (zerebrale Fläche), zwei Seitenflächen, eine Vorderfläche und eine Unterfläche unterscheiden.

Die *zerebrale Fläche* wird vorn durch die *Sutura sphenoethmoidalis* mit der Lamina cribrosa des Siebbeins verbunden. Der plane vordere Anteil, *Jugum sphenoidale,* wird hinten durch eine quere Rinne, *Sulcus praechiasmaticus,* abgegrenzt, die rechten und linken Canalis opticus verbindet. An den Sulcus schließt sich im Mittelteil der zerebralen Fläche der *Türkensattel, Sella turcica,* an, der meist mit dem in der Mittellinie gelegenen Sattelknopf, *Tuberculum sellae,* beginnt und sich zur *Hypophysengrube, Fossa hypophysialis,* einsenkt. Der Türkensattel (und damit auch die Hypophysengrube) wird hinten durch die quere Sattellehne, *Dorsum sellae,* begrenzt, die beiderseits als *Proc. clinoideus posterior* vorspringt.

Jederseits des Tuberculum sellae kann ein kleines Höckerchen, *Proc. clinoideus medius,* ausgebildet sein.

Die hintere Fläche des Dorsum sellae setzt sich – nach der Verknöcherung der Synchondrosis sphenooccipitalis – in die zerebrale Fläche der Pars basilaris des Os occipitale fort und bildet mit ihr den *Clivus.* Von der keilförmigen Gestalt des Clivus leitet sich der Name Keilbein ab.

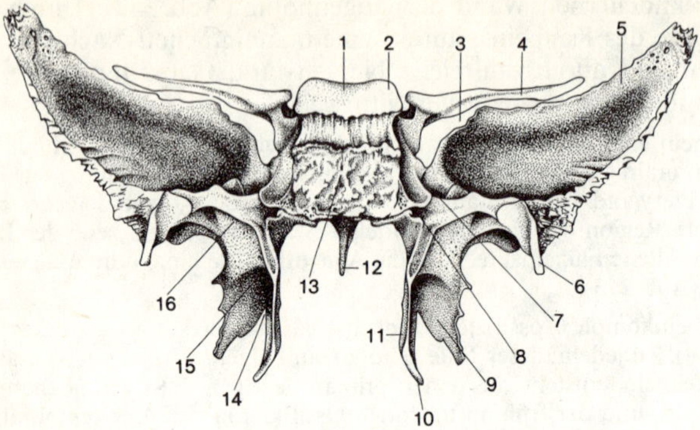

Abb. 222. **Keilbein,** Ansicht von hinten

1 Dorsum sellae
2 Proc. clinoideus posterior
3 Fissura orbitalis superior
4 Ala minor
5 Ala major, Facies cerebralis
6 Spina ossis sphenoidalis
7 Foramen rotundum
8 Canalis pterygoideus
9 Lamina lateralis proc. pterygoidei
10 Hamulus pterygoideus
11 Lamina medialis proc. pterygoidei
12 Rostrum sphenoidale
13 Corpus ossis sphenoidalis
14 Incisura pterygoidea
15 Fossa pterygoidea
16 Fossa scaphoidea

An beiden *Seitenflächen* des Keilbeins verläuft der leicht S-förmig gewundene *Sulcus caroticus* für das intrakranielle Teilstück der A. carotis interna. Diese Furche beginnt hinten dicht vor der Felsenbeinspitze und wird lateral von einem spitzen Knochenzapfen, *Lingula sphenoidalis,* begrenzt. Sie steigt an der Seite des Türkensattels nach vorn leicht an und endet zwischen Proc. clinoideus anterior und Türkensattel (bzw. Proc. clinoideus medius).

An der *Vorderfläche* des Corpus ossis sphenoidalis liegt in der Medianebene eine Knochenleiste, *Crista sphenoidalis,* die sich nach abwärts – an der Grenze zur Unterfläche – in das *Rostrum sphenoidale* fortsetzt. Der Crista lagert sich die Lamina perpendicularis des Siebbeins, dem Rostrum das Pflugscharbein an. Beiderseits der Crista sphenoidalis öffnet sich die paarige *Keilbeinhöhle, Sinus sphenoidalis,* deren vordere und untere Wand jeweils durch ein dünnes, dreieckiges Knochenblättchen, *Concha sphenoidalis,* gebildet wird. Es begrenzt von lateral und unten die paarige Öffnung der Keilbeinhöhle, *Apertura sinus sphenoidalis*. Die Keilbeinhöhle ist recht variabel gestaltet, oft ist sie nur erbsengroß. Doch kann der Sinus sphenoidalis auch über den Keilbeinkörper hinaus noch Nachbarknochen pneumatisieren. Das *Septum sinuum sphenoidalium* liegt meist deutlich asymmetrisch.

Die menschliche Schädelbasis ist im Sinne einer Kyphose geknickt. Das Ausmaß der Knickung kann durch den Sphenoidal-Klivus-Winkel bestimmt werden (Winkel zwischen einer an die innere Klivusfläche und einer an das Jugum sphenoidale angelegten Tangente). Der Scheitelpunkt des Winkels liegt beim erwachsenen Menschen über der Hypophysengrube. Die Klivusebene ist auch für die Bestimmung der relativen Stellung des Kieferschädels zum Hirnschädel von Bedeutung. Die Neigung des Kieferskeletts gegenüber der Schädelbasis ist grundsätzlich unabhängig von der speziellen Knickungsform der Basis. Beim Menschen besitzt diese »präbasiale Kyphose« etwa das gleiche Ausmaß wie die echte Basisknickung (»selläre Kyphose«). Die echte, selläre Basiskyphose des Menschen ist für diesen kennzeichnend und wird vor allem in Beziehung zu der mächtigen Entfaltung des Großhirns gebracht.

Der *kleine Keilbeinflügel, Ala minor,* entspringt am Keilbeinkörper jederseits mit zwei Wurzeln, die den *Canalis opticus* zwischen sich fassen. Das freie, nach lateral blickende Ende des Flügels ist meist durch einen Bindegewebszug mit der Ala major verbunden. Gelegentlich kommt es aber hier auch zu einer knöchernen Verwachsung beider Flügel. Zwischen Ala minor und Ala major bleibt die *Fissura orbitalis superior* (Durchtritt der Nn. III, IV, V_1, VI und der V. ophthalmica superior, Abb. **241**) ausgespart. Der vordere Rand der Ala minor grenzt (an der *Sutura sphenofrontalis*) an das Stirnbein, im Wurzelbereich auch an das Siebbein. Die hintere mediale Ecke des kleinen Keilbeinflügels springt als *Proc. clinoideus anterior* nach medial vor. Die obere Fläche bildet den hinteren Anteil der vorderen Schädelgrube. Die untere Flügelfläche ist an der Bildung des Orbitadaches beteiligt.

Der *große Keilbeinflügel, Ala major,* entspringt paarig vom hinteren Teil des Keilbeinkörpers. Der Wurzelabschnitt wird von zwei Nervenöffnungen durchbohrt, vorn vom *Foramen rotundum* (N. V_2) und hinten vom *Foramen ovale* (N. V_3). Lateral und hinten vom Foramen ovale liegt im großen Flügel das *Foramen spinosum* (A. meningea media).

Am großen Keilbeinflügel ist die innere Fläche, *Facies cerebralis,* leicht ausgehöhlt, sie bildet den Boden der mittleren Schädelgrube und nimmt die Spitze des Schläfenlappens des Großhirns auf. Lateral hinten läuft sie in eine scharfe Spitze, *Spina ossis sphenoidalis,* aus. Dicht vor der Spina liegt das *Foramen spinosum.* Der seitliche Rand der Facies cerebralis steht in Nahtverbindung (Abb. **226**) mit dem Stirnbein *(Sutura sphenofrontalis),* mit dem Scheitelbein *(Sutura sphenoparietalis)* und der Schuppe des Schläfenbeins *(Sutura sphenosquamosa).* Der Hinterrand legt sich von vorn her gegen die Schläfenbeinpyramide und begrenzt lateral die *Fissura sphenopetrosa,* medial das *Foramen lacerum.*

Die äußere Fläche der Ala major ist recht kompliziert gestaltet und läßt sich in die *Facies orbitalis,* die *Facies temporalis* und die *Facies maxillaris* gliedern.

Die *Facies orbitalis* (Abb. **227**) bildet einen großen Teil der Augenhöhlenwand. Ihr oberer Rand steht lateral mit dem Stirnbein in Verbindung, *Margo frontalis,* während er medial frei endet und die *Fissura orbitalis superior* von unten begrenzt. Der scharfkantige Unterrand der Facies orbitalis umrandet mit Teilen der Maxilla und des Os zygomaticum die *Fissura orbitalis inferior,* durch die A. und N. infraorbitalis aus der Fossa pterygopalatina an den Boden der Orbita gelangen. Der gezackte Seitenrand, *Margo zygomaticus,* zieht vorn vom Margo frontalis abwärts und steht mit dem Jochbein in Kontakt.

Die *Facies temporalis* (Abb. **226**) blickt nach lateral und bildet einen Teil der Schädelseitenwand (Planum temporale). Sie biegt an der *Crista infratemporalis* in die horizontal liegende Unterfläche des großen Keilbeinflügels um (Ursprungsstelle des M. pterygoideus lateralis). Dieses an der äußeren Schädelbasis gelegene Feld der Facies temporalis bildet das Dach der *Unterschläfengrube, Fossa infratemporalis.* An der Unterfläche des großen Keilbeinflügels ist am Hinterrand, lateral vom Proc. pterygoideus, eine seichte Rinne erkennbar, der sich der Knorpel der Ohrtrompete anlagert, *Sulcus tubae auditivae.*

Die kleine, medial von der Facies orbitalis gelegene *Facies maxillaris* leitet vorn zum Proc. pterygoideus über und ist dem Oberkieferknochen zugewandt. Auf ihr öffnet sich das Foramen rotundum.

Der *Flügelfortsatz, Proc. pterygoideus,* entspringt mit zwei Wurzeln, zwischen denen der sagittal gerichtete *Canalis pterygoideus* (für Vasa und N. canalis pterygoidei) verläuft, und zieht in der seitlichen Wand der Choanen nach abwärts. Der Canalis pterygoideus mündet (unter der Facies maxillaris) in die Fossa pterygopalatina. Der Proc. pterygoideus spaltet sich kurz nach seinem Ursprung in die *Lamina medialis* und in die *Lamina lateralis.* Mediales und laterales Blatt des Flügelfortsatzes begrenzen auf ihrer Dorsalseite eine Längsrinne, *Fossa pterygoidea* (Ursprung des M. pterygoideus medialis). Unterhalb der Fossa pterygoidea weichen die beiden Laminae auseinander. In den keilförmigen Einschnitt, *Incisura pterygoidea,* schiebt sich der Proc. pyramidalis des Os palatinum.

In das Wurzelstück der *Lamina medialis* senkt sich von hinten die *Fossa scaphoidea* ein, die dem M. levator veli palatini als Ursprungsort dient. Unten läuft die Lamina medialis in einen Haken aus, *Hamulus pterygoideus.* Er besitzt einen Einschnitt, *Sulcus hamuli pterygoidei,* um den sich die Sehne des M. tensor veli palatini herumschlingt.

An der Basis des Flügelfortsatzes springt von der Lamina medialis ein dünnes Knochenblättchen, *Proc. vaginalis,* nach medial vor und legt sich dem Flügelfortsatz des Pflugscharbeins an. Proc. vaginalis und Unterfläche des Keilbeins bilden eine medianwärts offene Rinne.

Die *Lamina lateralis* endet unten abgerundet. Sie kann in der Mitte ihres Hinterrandes einen Knochenfortsatz, *Proc. pterygospinosus,* tragen. Dieser verwächst gelegentlich mit der Spina ossis sphenoidalis und umschließt dann das *Foramen pterygospinosum.* Der Proc. pterygospinosus ist eine Ossifikation des regelmäßig vorhandenen *Lig. pterygospinale,* das zwischen den Mm. pterygoideus medialis und pterygoideus lateralis von der Lamina lateralis zur Spina zieht.

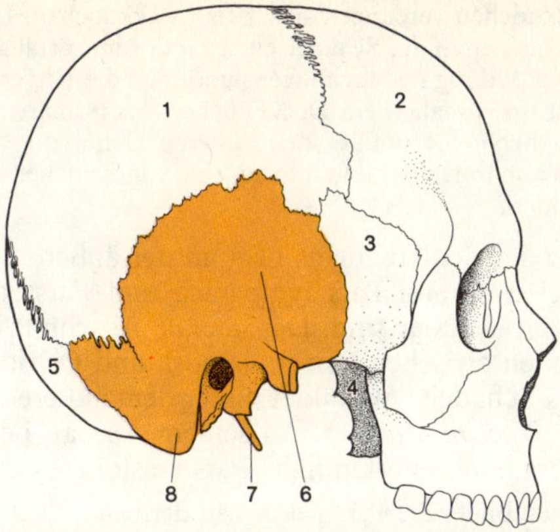

Abb. 223. **Einbau des Schläfenbeins in das Knochengefüge des Schädels** (Jochbogen reseziert)

1 Os parietale
2 Os frontale
3 Ala major } des Os sphenoidale
4 Proc. pterygoideus } des Os sphenoidale
5 Os occipitale
6 Pars squamosa } des Os temporale
7 Proc. styloideus } des Os temporale
8 Proc. mastoideus } des Os temporale

Das **Schläfenbein,** *Os temporale* (Abb. **223–226, 235** u. **236**), bildet jeweils einen Teil der Schädelbasis und der Schädelseitenwand. Es umschließt das Innenohr, das Mittelohr und Teile des äußeren Gehörgangs. Über den Jochbogen beteiligt sich das Schläfenbein an der Verankerung des Oberkiefers und ist selbst Träger der Pfanne des Kiefergelenks. Es bildet die schützende Umhüllung für zahlreiche Nerven und Gefäße. Am Schläfenbein ist das Zungenbein durch ein Band beweglich fixiert.

Die verschiedenen Komponenten des *Schläfenbeins* vereinigen sich erst kurz vor der Geburt zu einem einheitlichen »Großknochen«. Man unterscheidet:

– das *Felsenbein, Pars petrosa,* das das Innenohr einschließt und an der Schädelbasis liegt,
– den *Paukenteil, Pars tympanica,* der Boden, Vorder- und Hinterwand des knöchernen äußeren Gehörgangs formt, und
– die *Schläfenbeinschuppe, Pars squamosa,* die zwischen Keilbein und Hinterhauptsbein Schädelseitenwand bildet und an ihrer basalen Fläche mit dem Gelenkkopf des Unterkiefers artikuliert.

Die knorpelig präformierte Labyrinthkapsel (Abb. **213**) verknöchert von mehreren Punkten aus und wird dann als Felsenbein bezeichnet. Ihr schließt sich früh das obere Ende des Zungenbeinbogens an, das als Ersatzknochen viszeraler Herkunft ossifiziert und zum Proc. styloideus wird.

Mit diesen Ersatzknochen vereinigen sich zwei Deckknochen. Die Pars squamosa entsteht als Deckknochen in der Schädelseitenwand. Ein rostral gerichteter Fortsatz beteiligt sich an der Bildung des Jochbogens und trägt die Kiefergelenkpfanne. Die Pars tympanica ist ursprünglich ein Deckknochen des primären Unterkiefers (des Meckelschen Knorpels). Sie umfaßt den äußeren Gehörgang und zum Teil die Cavitas tympanica von unten her und hilft so, eine von Knochen umschlossene Mittelohrkapsel zu bilden.

Die *Pars petrosa* des Schläfenbeins liegt an der äußeren und der inneren Schädelbasis frei, während Pars tympanica und Pars squamosa an der Schädelseitenwand sichtbar sind. Der laterale Abschnitt der Pars petrosa erreicht aber hinten zwischen Pars squamosa und Os occipitale die freie Außenfläche des Schädels und bildet hinter dem äußeren Gehörgang den *Warzenfortsatz, Proc. mastoideus.* An seinem Aufbau beteiligt sich auch die Pars squamosa, eine selbständige »Pars mastoidea« existiert nicht.

Beim Neugeborenen bildet die Pars petrosa an der Schädelaußenwand nur einen relativ kleinen Bezirk an der hinteren unteren Ecke (Abb. **252a, d**). Dieses Feld wächst während der Kindheit allmählich zum Warzenfortsatz aus, dessen vorderer Anteil von der Pars squamosa stammt. Die Kontaktstelle der beiden genetisch verschiedenen Komponenten kann als *Sutura squamosomastoidea* persistieren.

Der *Proc. mastoideus* grenzt mit seinem Oberrand an das Scheitelbein *(Sutura parietomastoidea),* mit seinem Hinterrand an das Hinterhauptsbein *(Sutura occipitomastoidea).* Der Warzenfortsatz wird von der *Paukenhöhle, Cavitas tympanica,* aus pneumatisiert und enthält die *Cellulae mastoideae* (→ Bd. 2, Abb. **164**). Am Proc. mastoideus heften sich lateral die Mm. sternocleidomastoideus, splenius capitis und longissimus capitis an. Medial von der Spitze des Fortsatzes liegt die *Incisura mastoidea* (Ursprung des hinteren Bauches des M. digastricus). Noch weiter medial folgt der *Sulcus a. occipitalis.* An der zerebralen Fläche des Proc. mastoideus verläuft eine tiefe Furche, *Sulcus sinus sigmoidei.*

Durch das *Foramen mastoideum,* ein Loch nahe dem Hinterrand dieser Knochenrinne, leitet die V. emissaria mastoidea Blut aus dem Sinus sigmoideus nach außen in die V. occipitalis.

Schläfenbeinpyramide. Der medial und vor dem Proc. mastoideus gelegene Teil der Pars petrosa bildet gemeinsam mit der Pars tympanica und dem Proc. styloideus die Schläfenbeinpyramide. Sie springt mit einer Kante, *Margo superior partis petrosae,* in die Schädelhöhle vor.

Die Pyramidenoberkante ist von hinten lateral nach vorn medial zur *Pyramidenspitze, Apex partis petrosae,* gerichtet und bildet die Grenze zwischen mittlerer und hinterer Schädelgrube. Durch den Margo superior wird eine vordere Fläche *(Facies anterior partis petrosae),* die gegen die Unterseite des Schläfenlappens blickt, von einer hinteren Fläche *(Facies posterior partis petrosae)* geschieden, die gegen das Kleinhirn gerichtet ist. Die untere Fläche *(Facies inferior partis petrosae)* ist Teil der äußeren Basis, die laterale Fläche liegt nicht frei, sondern geht in den Warzenfortsatz über. Pyramidenspitze und Hinterrand des großen Keilbeinflügels begrenzen das *Foramen lacerum,* das sich nach lateral in die Fissura sphenopetrosa fortsetzt. Das Foramen lacerum und die davon ausgehende Fissur sind am nichtmazerierten Schädel durch Faserknorpel verschlossen *(Synchondrosis sphenopetrosa).*

An der *vorderen Pyramidenfläche* ist nahe der Spitze die flache *Impressio trigeminalis* für das Ganglion trigeminale eingeprägt. Über dem Fazialiskanal tritt der N. petrosus major am *Hiatus canalis n. petrosi majoris* durch die dünne Knochenlamelle und zieht im *Sulcus n. petrosi majoris* zum Foramen lacerum (Abb. **241**). Der parallel verlaufende *Sulcus n. petrosi minoris* beginnt etwas lateral und unterhalb der vorgenannten Rinne am *Hiatus canalis n. petrosi minoris* und führt den N. petrosus minor (aus N. IX) zum Foramen lacerum. Im lateralen Bereich der Facies anterior springt nahe der Oberkante der Pars petrosa die durch den oberen Bogengang des Gleichgewichtsorgans verursachte *Eminentia arcuata* vor. Der seitlich anschließende Teil bildet das Dach der Paukenhöhle, *Tegmen tympani.*

Längs der oberen Pyramidenkante zieht der *Sulcus sinus petrosi superioris.* Am Hinterrand der Facies posterior verläuft der *Sulcus sinus petrosi inferioris.* Beide Längsfurchen enthalten die gleichnamigen venösen Blutleiter. Der *Margo posterior partis petrosi,* der die hintere gegen die untere Pyramidenfläche abgrenzt, steht durch die faserknorpelige *Synchondrosis petrooccipitalis* mit der Pars basilaris des Hinterhauptsbeins in Verbindung. In dieser Knorpelfuge ist am Felsenbein die *Incisura jugularis* ausgespart, die zusammen mit der gleichnamigen Inzisur des Os occipitale das *Foramen jugulare* begrenzt.

Die Incisura jugularis kann durch den *Proc. intrajugularis* untergliedert werden, der auf den gleichnamigen Fortsatz des Os occipitale trifft und das Foramen jugulare zweiteilt.

An der *hinteren Fläche* der Pyramide beginnt der *innere Gehörgang, Meatus acusticus internus,* mit dem *Porus acusticus internus.* Durch diese Öffnung treten die Nn. facialis und vestibulocochlearis sowie ihr Vasa labyrinthi.

Der Boden des inneren Gehörgangs, *Fundus meatus acustici interni,* wird durch eine quere Knochenleiste, *Crista transversa,* geteilt. Oberhalb der Leiste liegen medial (und vorn) ein als *Area n. facialis* bezeichnetes Feld, an dem der Canalis facialis beginnt, und lateral die *Area vestibularis superior* für den Durchtritt der Fasern des N. utriculoampullaris. Die mediale Hälfte unterhalb der Crista transversa nimmt die *Area cochleae* mit dem *Tractus spiralis foraminosus* ein, dem Durchtrittsfeld für die Fasern zum Ganglion cochleare. Lateral davon liegen in der *Area vestibularis inferior* die Öffnungen für den Durchtritt der Fasern des N. saccularis. Noch weiter seitlich (und hinten) folgt das *Foramen singulare* für den N. ampullaris posterior.

Seitlich und etwas oberhalb vom Porus acusticus internus wird von einer kleinen Knochenschuppe die *Apertura externa* des *Aquaeductus vestibuli*

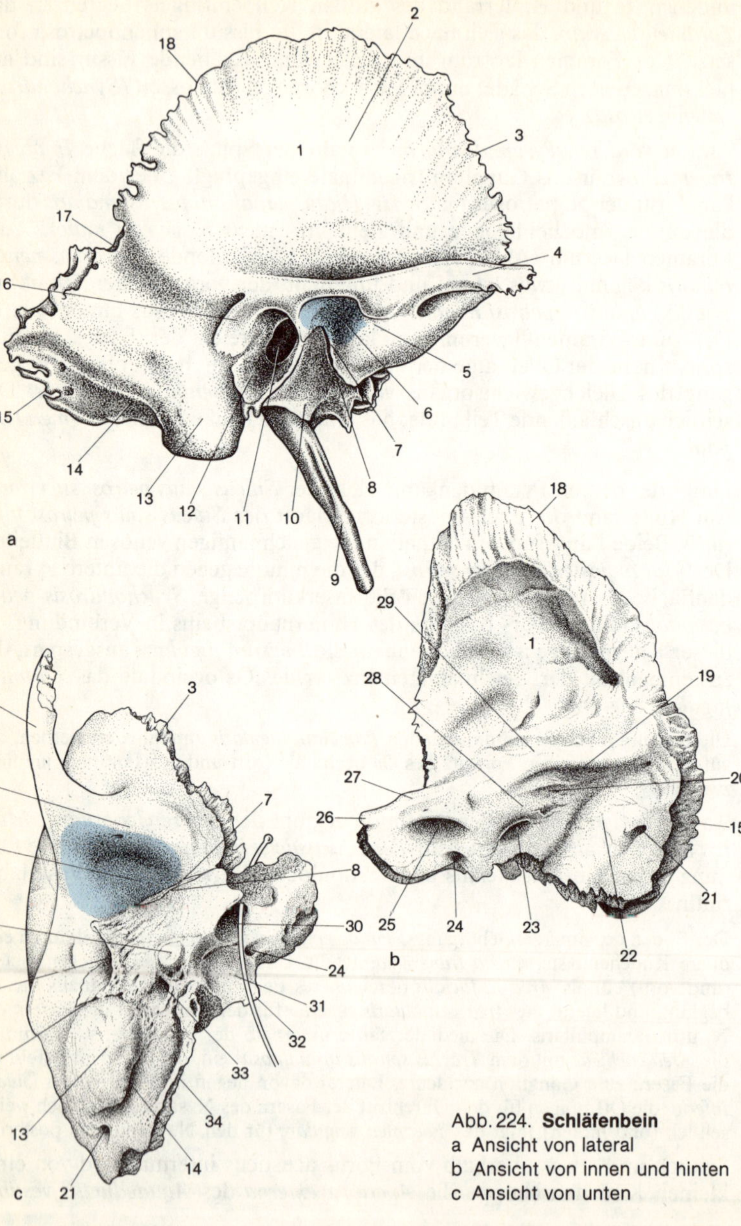

Abb. 224. **Schläfenbein**
a Ansicht von lateral
b Ansicht von innen und hinten
c Ansicht von unten

verdeckt, durch die der blind endende Ductus endolymphaticus mit dem Saccus endolymphaticus in die Schädelhöhle gelangt.

Lateral vom Porus acusticus internus liegt nahe der Oberkante der hinteren Pyramidenfläche die *Fossa subarcuata,* die bei Fetus und Kleinkind wesentlich tiefer ist als beim Erwachsenen. Sie schiebt sich gegen die Konkavität des vorderen Bogengangs vor und ist nur insofern von Bedeutung, als hier die Dura auch beim Erwachsenen fest verankert ist.

Die *untere Pyramidenfläche* ist Teil der äußeren Schädelbasis. Sie bildet den Boden der Paukenhöhle und des Canalis musculotubarius. In der Mitte der Facies inferior beginnt der *Canalis caroticus.* Davor und etwas lateral davon liegt die äußere Öffnung des *Canalis musculotubarius,* der an der vorderen Wand der Paukenhöhle mündet.

Der Karotiskanal steigt in die Schläfenbeinpyramide zunächst senkrecht hoch, biegt dann scharf nach medial und vorn um und verläuft horizontal bis zu seiner Mündung an der Pyramidenspitze. An der Knickstelle beginnen feine *Canaliculi caroticotympanici,* die gleichnamige Nerven aus dem sympathischen Karotisgeflecht zur Paukenhöhle führen.

Der Canalis musculotubarius ist ein Doppelkanal. Durch den unvollständig abgegrenzten oberen Halbkanal zieht der M. tensor tympani, in der größeren unteren Etage liegt die Ohrtrompete.

Hinter der äußeren Öffnung des Canalis caroticus nimmt die *Fossa jugularis,* ein kuppelförmiger Raum vor dem und oberhalb des Foramen jugulare, den Bulbus v. jugularis superior auf. In der Mitte der Grube beginnt ein feiner Kanal, *Canaliculus mastoideus,* der den R. auricularis des N. vagus zur Fissura tympanomastoidea und damit in den Bereich des äußeren Ohrs führt.

Auf der gratartigen Trennungsleiste zwischen der Fossa jugularis und der äußeren Öffnung des Karotiskanals liegt die kleine *Fossula petrosa,* die das Ganglion infe-

◀ 1 Pars squamosa
2 Facies temporalis
3 Margo sphenoidalis
4 Proc. zygomaticus
5 Tuberculum articulare
6 Fossa mandibularis
7 Fissura petrosquamosa
8 Fissura petrotympanica
9 Proc. styloideus bzw. Wurzel des Proc. styloideus
10 Vagina proc. styloidei
11 Porus acusticus externus
12 Pars tympanica
13 Proc. mastoideus
14 Incisura mastoidea
15 Margo occipitalis
16 Spina suprameatica
17 Incisura parietalis
18 Margo parietalis
19 Sulcus sinus petrosi superioris
20 Fossa subarcuata
21 Foramen mastoideum
22 Sulcus sinus sigmoidei
23 Apertura externa aquaeductus vestibuli
24 Apertura externa canaliculi cochleae
25 Porus und Meatus acusticus internus
26 Apex partis petrosae
27 Margo superior partis petrosae
28 Facies posterior partis petrosae
29 Eminentia arcuata
30 Sonde im Canalis caroticus
31 Fossa jugularis
32 Proc. intrajugularis
33 Foramen stylomastoideum
34 Margo posterior partis petrosae
35 Fissura tympanomastoidea

rius des N. glossopharyngeus aufnimmt. Am Grund dieses Grübchens beginnt der *Canaliculus tympanicus,* der den N. tympanicus (Anfangsteil des N. petrosus minor) und die A. tympanica inferior zur Paukenhöhle leitet. Medial von der Fossula petrosa tritt der Ductus perilymphaticus an der *Apertura externa canaliculi cochleae* aus dem Felsenbein.

Seitlich der Fossa jugularis ist der *Proc. styloideus* mit der Pyramidenbasis verschmolzen. Zwischen Proc. mastoideus und Proc. styloideus mündet der Fazialiskanal am *Foramen stylomastoideum.*

Die *Pars tympanica* besteht beim Neugeborenen nur aus einem oben offenen Ring, *Anulus tympanicus* (Abb. **214** u. **252 d**), in dem das Trommelfell ausgespannt ist. Die freien Enden der ringförmigen Knochenspange, *Spina tympanica major* (vorn) und *Spina tympanica minor* (hinten), legen sich der Unterfläche der Schläfenschuppe an, die mit einem eingezogenen Randabschnitt, *Incisura tympanica,* die Lücke schließt und den Ring vervollständigt.

Im Laufe der nachgeburtlichen Entwicklung wächst der Anulus tympanicus zu einer oben offenen Rinne aus, die den medialen Abschnitt des äußeren Gehörgangs von hinten, unten und vorn umfaßt. Die Knochenrinne wird durch die Pars squamosa zum knöchernen *Meatus acusticus externus* vervollständigt, dessen äußere Öffnung als *Porus acusticus externus* bezeichnet wird. Am medialen Ende wird der äußere Gehörgang durch das Trommelfell abgeschlossen, das in einer seichten Rinne, *Sulcus tympanicus,* eingefalzt ist. Der knöcherne äußere Gehörgang wird von dem nach hinten anschließenden Warzenfortsatz durch eine mit Bindegewebe gefüllte Spalte, *Fissura tympanomastoidea,* getrennt. Durch sie tritt der R. auricularis n. vagi aus dem Canaliculus mastoideus.

Mit ihrem Unterrand bildet die Pars tympanica die *Vagina proc. styloidei* und scheidet die Wurzel des Griffelfortsatzes ein. Nach medial verschmilzt die Pars tympanica mit einer von der Pars petrosa als Boden der Paukenhöhle auswachsenden Knochenplatte, *Solum tympani.* Der vordere obere Rand der von der Pars tympanica im Bereich des äußeren Gehörgangs gebildeten Knochenrinne steht an der *Fissura tympanosquamosa* mit der Pars squamosa in Verbindung. Weiter medial schiebt sich ein schräg abwärts gerichteter Fortsatz des Tegmen tympani zwischen Pars squamosa und Pars tympanica bis zur äußeren Schädelbasis vor. Auf diese Weise entstehen hier zwei Spalten, die (an der Innenseite später meist knöchern verschlossene) *Fissura petrosquamosa* und davor die *Fissura petrotympanica.* Letztere leitet die Chorda tympani, einen Ast des N. facialis, aus der Paukenhöhle zur äußeren Schädelbasis.

Die *Pars squamosa* läßt sich in die eigentliche Schuppe und einen mehr basalen Anteil gliedern, der in der *Sutura temporozygomatica* mit dem Jochbogen verbunden ist und die Pfanne des Kiefergelenks bildet.

Die scheibenförmige Squama grenzt vorn mit dem *Margo sphenoidalis* an den großen Keilbeinflügel *(Sutura sphenosquamosa)*, nach oben mit dem *Margo parietalis* an das Scheitelbein *(Sutura squamosa)*. In den Einschnitt zwischen Hinterrand der Schläfenbeinschuppe und Oberrand des Warzenfortsatzes, *Incisura parietalis*, schiebt sich der Angulus mastoideus des Scheitelbeins.

Die Außenfläche der Schläfenschuppe, *Facies temporalis*, bildet einen Teil des Ursprungsfeldes des M. temporalis. Auf ihr zieht, über dem Porus acusticus externus, eine seichte Rinne, *Sulcus a. temporalis mediae*, für die gleichnamige Arterie aufwärts. Die *Facies cerebralis* der Schuppe ist der Schädelhöhle zugewandt. Auf ihr hat die A. meningea media mit ihren Ästen *Sulci arteriosi* eingeprägt.

Am basalen Teil der Pars squamosa ragt der *Jochfortsatz, Proc. zygomaticus*, nach vorn vor und bildet, gemeinsam mit dem Proc. temporalis des Jochbeins, den *Jochbogen, Arcus zygomaticus*. An der Basis des Jochfortsatzes liegt auf der Unterfläche ein walzenförmiger Knochenvorsprung, *Tuberculum articulare*. Dahinter breitet sich die Gelenkpfanne des Kiefergelenks, *Fossa mandibularis*, aus. Die eigentliche Gelenkfläche, *Facies articularis*, ist mit Faserknorpel überzogen, der sich auf das Tuberculum articulare fortsetzt.

Binnenräume des Os temporale. Das Schläfenbein enthält das häutige Labyrinth sowie Kanäle für Gefäße und Nerven. Die entsprechenden Räume im Knochen sind im groben ein negatives Abbild dieser Gebilde und sollen im Zusammenhang mit den Sinnesorganen besprochen werden. Hier sei auf einige allgemeine Beziehungen hingewiesen.

Das Schläfenbein beherbergt zwei verschiedene Raumsysteme. Das Labyrinthorgan ist in der Pars petrosa eingeschlossen. Sekundär wird das Raumsystem des Mittelohrs (Paukenhöhle und Tube) in das Schläfenbein eingemauert. Es liegt außerhalb der Pars petrosa, aber unter der Pars squamosa und medial vor der Pars tympanica. Die Verbindung zwischen dem Mittelohrraum und dem Inneren der Labyrinthkapsel erfolgt über zwei Fenster an der medialen Wand der Paukenhöhle, die *Fenestra vestibuli*, in der die Steigbügelfußplatte befestigt ist, und darunter die *Fenestra cochleae*, die durch die Membrana tympani secundaria abgeschlossen wird.

Die Kanäle in der Pars petrosa sind nachfolgend in Stichworten charakterisiert:

Der *Canalis caroticus* führt die A. carotis interna und den Plexus caroticus internus in die Schädelhöhle.

Durch die *Canaliculi caroticotympanici* gelangen sympathische Nervenfasern als Nn. caroticotympanici vom Plexus caroticus internus zum Plexus tympanicus.

Der *Canalis facialis* beginnt an der Area n. facialis im Meatus acusticus internus, verläuft nach lateral vorn bis zum *Geniculum canalis facialis*, unter dem Hiatus canalis n. petrosi majoris. Hier ist dem N. facialis das

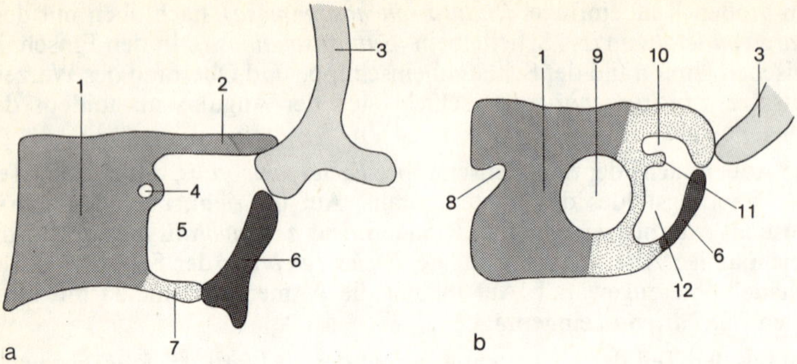

Abb. 225. **Schläfenbein,** halbschematische Querschnitte senkrecht zur Längsachse der Felsenbeinpyramide, Ansicht von hinten
Schnitt b liegt rostral von Schnitt a

1 Pars petrosa
2 Tegmen tympani
3 Pars squamosa
4 Canalis facialis
5 Cavitas tympanica
6 Pars tympanica
7 Boden der Paukenhöhle (Solum tympani)
8 Meatus acusticus internus
9 Canalis caroticus
10 Semicanalis m. tensoris tympani
11 Septum canalis musculotubarii
12 Semicanalis tubae auditivae

sensible Ganglion geniculi eingelagert, hier verläßt der parasympathische Fasern führende N. petrosus major den Fazialisstamm. Der Fazialiskanal biegt am Geniculum in spitzem Winkel nach lateral und hinten um. Er verläuft in der medialen Wand der Paukenhöhle, gegen die er nur durch eine dünne, gelegentlich unvollständige Knochenlamelle abgegrenzt wird, so daß pathologische Prozesse aus der Paukenhöhle übergreifen können. Unterhalb des seitlichen Bogengangs zieht der Kanal im Bogen abwärts und mündet am Foramen stylomastoideum zwischen Proc. mastoideus und Proc. styloideus an der äußeren Schädelbasis.

Der *Canalis musculotubarius* wird durch das *Septum canalis musculotubarii* unvollständig in den oben gelegenen Halbkanal, *Semicanalis m. tensoris tympani,* für den M. tensor tympani und in den unten gelegenen *Semicanalis tubae auditivae* für die Ohrtrompete zerlegt. Der Kanal mündet mit beiden Halbkanälen an der Vorderwand der Paukenhöhle. Er liegt unmittelbar vor dem Karotiskanal.

Im *Canaliculus tympanicus* verlaufen der N. tympanicus (aus N. IX) und die A. tympanica inferior. Der Kanal beginnt an der Fossula petrosa und mündet in der Paukenhöhle. Seine Fortsetzung ist der Canalis n. petrosi minoris, der auf der vorderen Pyramidenfläche endet.

Der *Canaliculus chordae tympani,* der die Chorda tympani und die A. tympanica posterior enthält, beginnt im Fazialiskanal, dicht über dem Foramen stylomastoideum, und mündet in die Paukenhöhle. Er findet seine Fortsetzung im »vorderen Chordakanal«, der durch die Fissura petrotympanica verläuft.

Im *Canaliculus mastoideus* zieht der R. auricularis n. vagi aus der Fossa jugularis zur Fissura tympanomastoidea.

Der *Aquaeductus vestibuli,* ein enger Kanal für den Ductus endolymphaticus, führt vom Vestibulum des knöchernen Labyrinths zur Apertura externa an der hinteren Pyramidenfläche.

Der *Canaliculus cochleae,* der den Ductus perilymphaticus umschließt, beginnt an der Scala tympani und mündet mit der Apertura externa an der Unterfläche der Pyramide vor der Fossa jugularis.

Das paarige **Scheitelbein,** *Os parietale* (Abb. **219, 226** u. **234**), deckt zwischen Stirn- und Hinterhauptsbein einen beträchtlichen Teil des Schädeldachs und der Seitenwand ab. Der Knochen besitzt vier Ränder, die vier Winkel einschließen.

Der vordere Rand, *Margo frontalis,* bildet mit dem Os frontale, die *Kranznaht, Sutura coronalis.* Der obere Rand, *Margo sagittalis,* trifft in der Medianebene mit dem Os parietale der Gegenseite in der *Pfeilnaht, Sutura sagittalis,* zusammen. Der hintere Rand, *Margo occipitalis,* schließt in der *Sutura lambdoidea* an die Hinterhauptsschuppe an. Der untere Rand, *Margo squamosus,* bildet mit der Schuppe des Schläfenbeins die *Schuppennaht, Sutura squamosa,* und legt sich im Bereich des vorderen unteren Winkels, *Angulus sphenoidalis,* meist an den großen Keilbeinflügel an, *Sutura sphenoparietalis.*

Der Angulus sphenoidalis ist spitzer und länger ausgezogen als der *Angulus frontalis* (vorn oben), der *Angulus occipitalis* (hinten oben) und der *Angulus mastoideus* (hinten unten). Im ganzen ist das Os parietale schalenförmig gewölbt. Die am weitesten nach außen vorspringende Stelle der Außenfläche, *Facies externa,* wird als *Tuber parietale* bezeichnet, das beim Neugeborenen und beim Säugling stärker ausgeprägt ist als beim Erwachsenen.

In der Nähe des Margo sagittalis kann der Knochen vom *Foramen parietale* für die V. emissaria parietalis durchbohrt sein, die den Sinus sagittalis superior mit der V. temporalis superficialis verbindet (Abb. **237**).

Unterhalb des Tuber parietale laufen zwei bogenförmige Linien quer über die Außenfläche, *Linea temporalis superior* und *Linea temporalis inferior.* Die untere Linie kennzeichnet die obere Grenze des Ursprungsfelds des M. temporalis. An der Linea temporalis superior heftet sich die Fascia temporalis an.

An der Innenfläche des Scheitelbeins, *Facies interna,* sind den Hirnwindungen entsprechende Vertiefungen, *Impressiones digitatae,* und den Hirnfurchen entsprechende Erhabenheiten, *Juga cerebralia,* erkennbar. Am oberen Rand hat sich der *Sulcus sinus sagittalis superioris* für den gleichnamigen Blutleiter eingeprägt. Seitlich von ihm liegen kleine Knochengruben, *Foveolae granulares,* in die zottenartige Fortsätze der Arachnoidea hineinragen. Deutlich erkennbare Arterienfurchen, *Sulci arteriosi,*

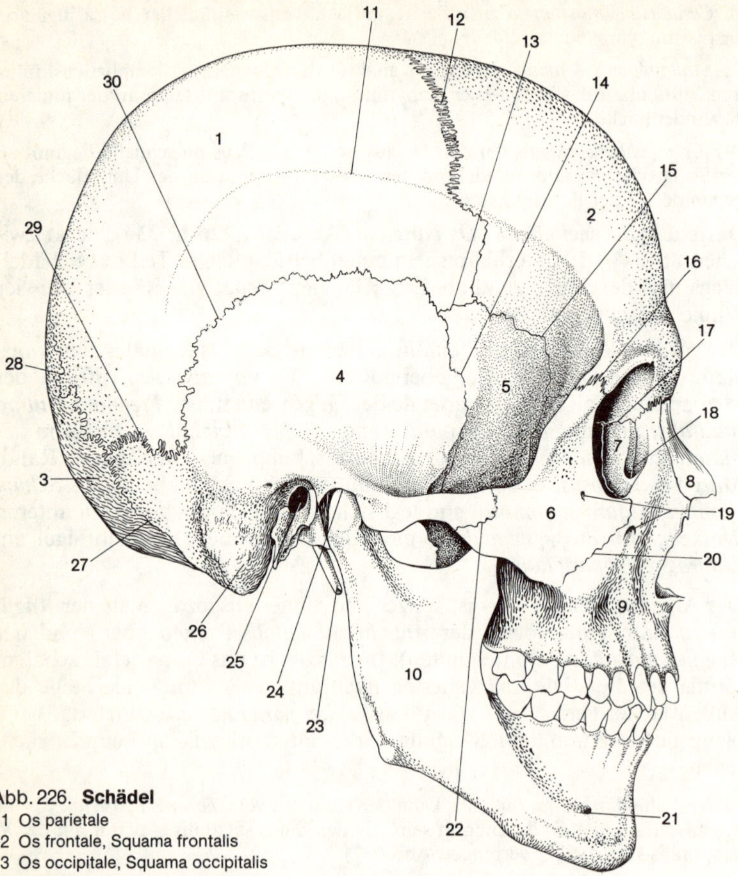

Abb. 226. **Schädel**

1 Os parietale
2 Os frontale, Squama frontalis
3 Os occipitale, Squama occipitalis
4 Os temporale, Pars squamosa
5 Ala major des Os sphenoidale, Facies temporalis
6 Os zygomaticum
7 Os lacrimale
8 Os nasale
9 Maxilla
10 Mandibula
11 Linea temporalis inferior
12 Sutura coronalis
13 Sutura sphenoparietalis
14 Sutura sphenosquamosa
15 Sutura sphenofrontalis
16 Sutura frontozygomatica
17 Sutura frontolacrimalis und Sutura frontomaxillaris
18 Fossa sacci lacrimalis
19 Foramen zygomaticofaciale und Foramen infraorbitale
20 Sutura zygomaticomaxillaris
21 Foramen mentale
22 Sutura temporozygomatica
23 Proc. styloideus des Os temporale
24 Kiefergelenk
25 Porus acusticus externus
26 Proc. mastoideus
27 Sutura occipitomastoidea
28 Sutura lambdoidea
29 Sutura parietomastoidea
30 Sutura squamosa

rühren von Ästen der A. meningea media (aus der A. maxillaris) her. Sie ziehen vom vorderen unteren Winkel schräg nach hinten oben. An der Innenseite des Angulus mastoideus liegt ein kurzer Abschnitt des *Sulcus sinus sigmoidei* für den gleichnamigen Sinus.

Das **Stirnbein,** *Os frontale* (Abb. **219, 226–228, 234** u. **236**), bildet den vorderen Abschluß der Schädelhöhle und den größten Teil des Daches der Orbita. Es ist ferner an der oberen Begrenzung der Nasenhöhle beteiligt.

Am *Os frontale* werden unterschieden
- die *Stirnbeinschuppe, Squama frontalis,* die den Hirnschädel nach vorn abschließt,
- die beiden *Partes orbitales,* die jederseits Dach der Augenhöhle und Boden der vorderen Schädelgrube bilden, und
- die *Pars nasalis,* der unpaare Mittelteil zwischen den beiden Partes orbitales.

Das Stirnbein entsteht paarig als reiner Deckknochen. Die beiden Stirnbeine werden zunächst durch eine Naht getrennt, die in der Fortsetzung der Sagittalnaht liegt, *Sutura frontalis* (Abb. **252 b**). Sie synostosiert gewöhnlich im zweiten Lebensjahr. Als Variante kann die Naht beim Erwachsenen persistieren (Metopismus). Bei abnormer Vergrößerung der Schädelhöhle (z. B. bei angeborener Erweiterung der Liquorräume, Hydrozephalus) kommt regelmäßig Metopismus vor. Die Stirnnaht und die Sagittalnaht bilden gemeinsam mit der Sutura coronalis eine Kreuzfigur.

Die steile Stellung der Stirnbeinschuppe wird durch die Entfaltung der Stirnlappen des Großhirns bedingt und ist daher ein wesentliches Kennzeichen des menschlichen Schädels. In der Säugetierreihe läßt sich eine progressive Aufrichtung der zunächst »fliehenden« Stirn erkennen. Beim Menschen liegt der vordere Stirnpol nicht mehr hinter, sondern über der Nasenhöhle. Die individuelle Wölbung der Stirn hängt aber nicht nur von deren steiler Stellung ab, sondern wird auch von der Pneumatisation der Schuppe bedingt.

Die *Squama frontalis* steht an ihrem Oberrand, *Margo parietalis,* über die *Sutura coronalis* mit den Scheitelbeinen in Verbindung. Seitlich unten schließt an diese Naht die Anlagerungsfläche für den großen Keilbeinflügel an, *Sutura sphenofrontalis.* Sie greift auf den Hinterrand der Pars orbitalis über, an den sich an der inneren Schädelbasis, in direkter Fortsetzung der Ala magna, nach medial die Ala parva des Keilbeins anlagert.

Die Außenfläche der Stirnbeinschuppe, *Facies externa,* ist leicht gewölbt. Beiderseits der Mittellinie springt der *Stirnhöcker, Tuber frontale,* vor. Unterhalb davon – aber in einigem Abstand vom oberen Rand der Orbita, *Margo supraorbitalis* – zieht der variabel ausgeprägte Augenbrauenbogen, *Arcus superciliaris,* bogenförmig von medial nach lateral. Zwischen beiden Augenbrauenbögen liegt als abgeflachtes Feld die *Stirnglatze, Glabella.*

Der Arcus superciliaris dürfte als Rest eines bei Menschenaffen und Vormenschen auftretenden Überaugenwulstes (Torus supraorbitalis) aufzufassen sein. Dieser ist wahrscheinlich ein verstärkter Stützpfeiler des Gesichtsschädels, der die durch den Kaudruck erzeugten Kräfte abfängt.

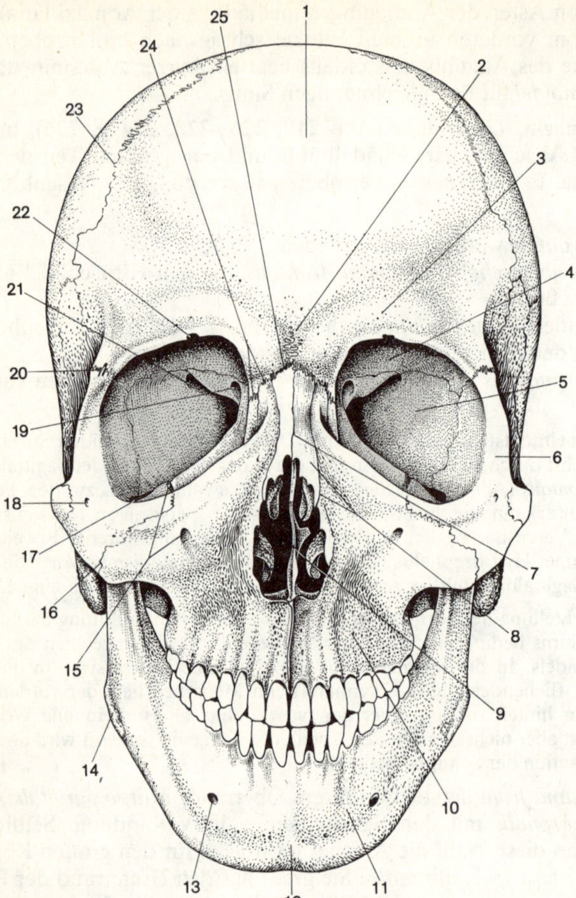

Abb. 227. **Schädel,** Ansicht von vorn

1 Os frontale, Squama frontalis
2 Glabella
3 Arcus superciliaris
4 Pars orbitalis des Os frontale
5 Ala major des Os sphenoidale, Facies orbitalis
6 Os zygomaticum
7 Sutura internasalis
8 Os nasale und Sutura nasomaxillaris
9 Septum nasi osseum
10 Maxilla
11 Mandibula
12 Protuberantia mentalis
13 Foramen mentale
14 Angulus mandibulae
15 Foramen infraorbitale und Sulcus infraorbitalis
16 Sutura zygomaticomaxillaris
17 Fissura orbitalis inferior
18 Foramen zygomaticofaciale
19 Canalis opticus
20 Sutura frontozygomatica
21 Fissura orbitalis superior
22 Incisura supraorbitalis
23 Sutura coronalis
24 Sutura frontomaxillaris (medial) und Sutura frontolacrimalis (lateral)
25 Sutura frontonasalis

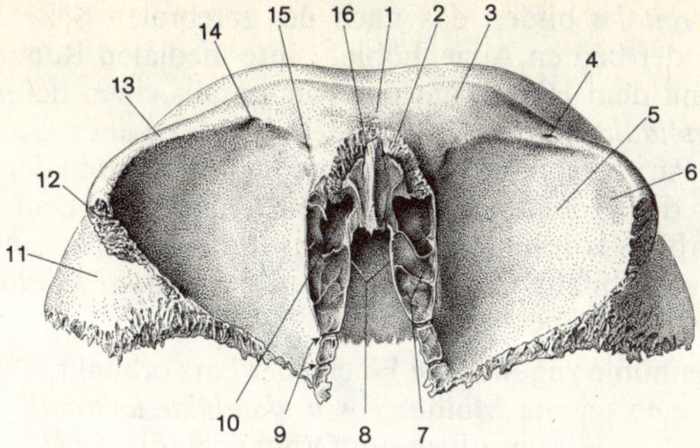

Abb. 228. **Stirnbein,** Ansicht von unten

1 Glabella
2 Margo nasalis, Unterrand der Pars nasalis
3 Arcus superciliaris
4 Foramen supraorbitale
5 Pars orbitalis, Facies orbitalis
6 Fossa glandulae lacrimalis
7 Foveolae ethmoidales
8 Incisura ethmoidalis
9 Aussparungen für die Foramina ethmoidalia
10 Apertura sinus frontalis
11 Facies temporalis
12 Proc. zygomaticus
13 Margo supraorbitalis
14 Incisura supraorbitalis
15 Incisura frontalis
16 Spina nasalis

Der *Margo supraorbitalis* zeigt in der medialen Hälfte zwei Einschnitte, ganz medial die *Incisura frontalis,* etwas weiter lateral die *Incisura supraorbitalis.* Beide Inzisuren können individuell auch als *Foramina* ausgebildet sein. Durch die seitliche Inzisur gelangt der R. lateralis n. supraorbitalis (aus N. V_1) zur Stirnhaut, durch den medialen Einschnitt zieht der R. medialis des N. supraorbitalis. Die Nerven werden von entsprechenden Gefäßästen aus der A. ophthalmica begleitet. Nach lateral setzt sich der Margo supraorbitalis in den *Jochfortsatz, Proc. zygomaticus,* fort, der am Unterrand der Schuppe seitwärts vorspringt. Er steht durch die *Sutura frontozygomatica* mit dem Jochbein in Verbindung. Die laterale Randkontur des Proc. zygomaticus setzt sich in die *Linea temporalis* fort. Sie begrenzt die Seitenfläche der Squama frontalis, *Facies temporalis.*

Auf der zerebralen Fläche der Schuppe, *Facies interna,* verläuft in der Mittellinie der *Sulcus sinus sagittalis superioris,* dessen Ränder zusammentreten und als einheitliche Leiste, *Crista frontalis,* abwärtsziehen. An diesen Knochenkamm heftet sich die Falx cerebri an. Am unteren Ende der Crista liegt nahe der Siebbeingrenze ein blindes Loch, *Foramen caecum,* in dem die harte Hirnhaut verankert ist. Die Innenfläche der Schuppe zeigt *Impressiones digitatae, Juga cerebralia* und mehrere vertikal verlaufende Gefäßfurchen, lateral für den R. frontalis der A. meningea media, medial für die A. meningea anterior.

Die *Partes orbitales* bilden das nach der zerebralen Seite leicht aufgewölbte Dach der beiden Augenhöhlen. Ihre medialen Ränder begrenzen gemeinsam mit dem Hinterrand der Pars nasalis einen tiefen Einschnitt, *Incisura ethmoidalis,* in den das Siebbein mit der Lamina cribrosa eingefügt ist. Jede Pars orbitalis grenzt mit ihrem Hinterrand in der *Sutura sphenofrontalis* an den großen und den kleinen Keilbeinflügel, an der medialen Wand der Orbita (von hinten nach vorn) in der *Sutura frontoethmoidalis* an die Lamina orbitalis des Siebbeins, in der *Sutura frontolacrimalis* an den Oberrand des Tränenbeins.

Die der Augenhöhle zugewandte Fläche der Pars orbitalis, *Facies orbitalis,* zeigt seitlich eine seichte Mulde, *Fossa glandulae lacrimalis,* für die Tränendrüse. Medial und vorn liegt am Orbitadach die *Fovea trochlearis.* In der kleinen Grube ist eine bindegewebige Schlinge angeheftet, die auch an einem nicht regelmäßig ausgebildeten kleinen Knochenvorsprung am seitlichen Rand der Grube, *Spina trochlearis,* verankert sein kann. Die Bindegewebsschlinge umfaßt eine röhrenförmige Knorpelrolle, um welche die Sehne des M. obliquus superior spitzwinklig zum Augapfel umbiegt.

In der Sutura frontoethmoidalis sind zwei Löcher, die *Foramina ethmoidalia anterius* und *posterius,* ausgespart. Durch das vordere Loch gelangen der N. ethmoidalis anterior (aus dem N. nasociliaris, einem Ast des N. V_1) und die A. und V. ethmoidalis anterior (aus A. ophthalmica und V. ophthalmica superior) aus der Orbita in die vordere Schädelgrube. Sie ziehen von dort über die Lamina cribrosa des Siebbeins in die Nasenhöhle. Durch das Foramen ethmoidale posterius tritt der N. ethmoidalis posterior (ebenfalls aus dem N. nasociliaris) zur Schleimhaut der Siebbeinzellen.

Die *Pars nasalis* des Stirnbeins ist in der Medianlinie zu einem spitzen Fortsatz, *Spina nasalis,* ausgezogen. An die aufgerauhte Vorderfläche, *Margo nasalis,* legen sich jederseits das Nasenbein *(Sutura frontonasalis)* und – lateral anschließend – der Stirnfortsatz des Oberkieferknochens *(Sutura frontomaxillaris)* an.

An der Unterfläche weist das Stirnbein in dem schmalen Streifen zwischen dem lateralen Rand der Incisura ethmoidalis und dem Orbitadach (medialer Rand der Lamina orbitalis) grubige Vertiefungen, *Foveolae ethmoidales,* auf. Diese lagern sich über entsprechende Gruben des Siebbeins und bilden die obere Bedeckung des Siebbeinlabyrinths. An der grubigen Fläche liegt weiter vorn der paarige Eingang in die Stirnhöhlen, *Apertura sinus frontalis.*

Die Ausbildung der Stirnhöhlen ist individuell sehr variabel. Der paarige *Sinus frontalis* erstreckt sich meist eine Strecke weit in die Squama und in den Arcus superciliaris, kann aber (selten) auch das Orbitadach pneumatisieren. Beide Stirnhöhlen werden durch ein *Septum sinuum frontalium* getrennt. Sie zeigen oft starke Seitenasymmetrie.

b) Knochen und Knorpel des Nasenskeletts

Das **Siebbein,** *Os ethmoidale* (Abb. **229, 230** u. **245**), entsteht als unpaarer Ersatzknochen in der knorpeligen Nasenkapsel. Man kann das im Frontalschnitt T-förmige *Mittelstück* und paarige *Seitenteile* unterscheiden.

Das *Os ethmoidale* besteht aus
- der vertikal gestellten *Lamina perpendicularis,* dem senkrechten Teilstück des T,
- der *Siebplatte, Lamina cribrosa,* dem horizontalen Schenkel des T, und
- dem paarigen *Siebbeinlabyrinth, Labyrinthus ethmoidalis,* das als Seitenteil zwischen Nasen- und Augenhöhle liegt und die *Siebbeinzellen, Cellulae ethmoidales,* einschließt.

Die *Lamina cribrosa* ist in die Incisura ethmoidalis des Stirnbeins eingefügt. Die Knochenplatte weist zahlreiche Löcher auf, Durchtrittsstellen der Nn. olfactorii, die von der Riechschleimhaut zum Bulbus olfactorius ziehen. In der Medianebene springt von der Siebplatte die *Crista galli* in die Schädelhöhle vor. An dem Knochenfortsatz ist die Falx cerebri angeheftet.

Das Foramen caecum liegt vor der Crista galli im Stirnbein, gelegentlich auch zwischen Siebplatte und Os frontale. Paarige, flügelförmige Fortsätze, *Alae cristae galli,*

1 Cavitas cranii
2 Pars orbitalis des Os frontale
3 Lamina cribrosa
4 Crista galli
5 Cellulae ethmoidales
6 Lamina perpendicularis des Os ethmoidale
7 Concha nasalis superior
8 Concha nasalis media
9 Hiatus semilunaris
10 Vomer
11 Concha nasalis inferior
12 Proc. palatinus der Maxilla
13 Meatus nasi inferior
14 Maxilla
15 Os zygomaticum
16 Orbita
17 Sinus maxillaris
18 Lamina orbitalis des Os ethmoidale
19 Bulla ethmoidalis
20 Proc. uncinatus

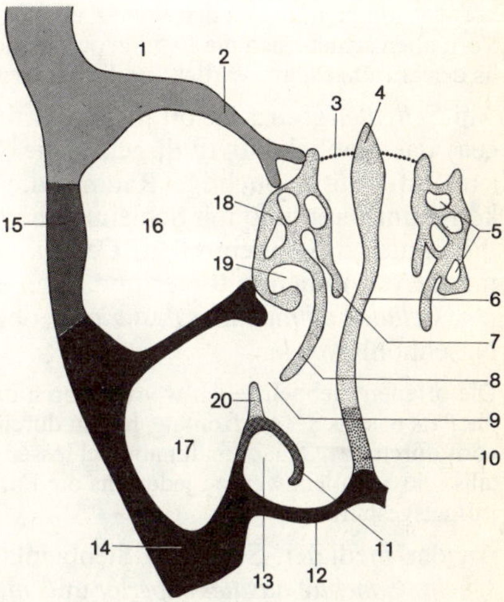

Abb. 229. **Schematischer Frontalschnitt durch das Nasenskelett,** Ansicht von vorn
Augen-, Nasen- und Kieferhöhle

Os ethmoidale	☐	Maxilla	■
Vomer	▩	Os zygomaticum	■
Concha nasalis inferior	▩	Os frontale	■

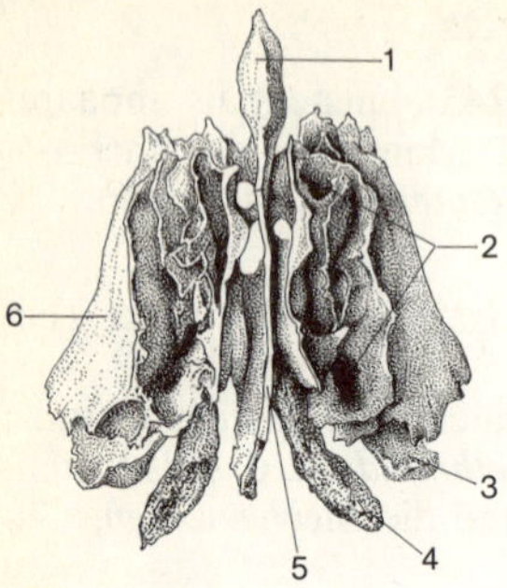

Abb. 230. **Siebbein,** Ansicht von vorn
1 Crista galli
2 Siebbeinlabyrinth
3 Proc. uncinatus
4 Concha nasalis media
5 Lamina perpendicularis
6 Lamina orbitalis

können von der Crista galli an das Stirnbein herantreten und das Foramen caecum von der Seite einschließen.

Die *Lamina perpendicularis* setzt die Crista galli unterhalb der Siebplatte fort und bildet den hinteren oberen Teil der knöchernen Nasenscheidewand. Die Lamina perpendicularis steht selten in der Medianebene, meist weicht sie nach der einen und der anderen Seite aus.

Hinten grenzt die Lamina perpendicularis an die Crista sphenoidalis des Keilbeinkörpers, hinten unten an den Vomer, unten an den Knorpel der Nasenscheidewand. Vorn oben schiebt sich die Lamina perpendicularis hinter und unter die Spina nasalis des Stirnbeins, am Vorderrand liegen ihr die Nasenbeine auf.

Am *Seitenteil* grenzt die oft papierdünne *Lamina orbitalis* (Lamina papyracea) das Siebbeinlabyrinth gegen die Augenhöhle ab. Die *Siebbeinzellen* sind lufthaltige, buchtige Räume, die mit der eigentlichen Nasenhöhle kommunizieren und mit Schleimhaut ausgekleidet sind. Die vorderen und die mittleren Siebbeinzellen, *Cellulae ethmoidales anteriores* und *mediae,* münden zwischen mittlerer und unterer Nasenmuschel, die hinteren Zellen, *Cellulae ethmoidales posteriores,* oberhalb der mittleren Muschel in die Nasenhöhle.

Die offenen Siebbeinzellen werden durch benachbarte Knochen (u. a. oben durch die Pars nasalis des Os frontale, hinten durch die Vorderfläche des Keilbeinkörpers, vorn durch das Os lacrimale) abgeschlossen. Zwischen Oberrand der Lamina orbitalis und Stirnbein werden jederseits die Foramina ethmoidalia anterius und posterius ausgespart.

An der medialen Seite des Siebbeinlabyrinths springen zwei *Nasenmuscheln, Conchae nasales superior* und *media,* vom Seitenteil des Os ethmoidale in die Cavitas nasi vor.

Die Muscheln entstehen ontogenetisch als Schleimhautwülste. In ihnen bilden sich zunächst knorpelige Muscheln als zarte Lamellen, die jeweils vom Seitenteil des Siebbeins ausgehen. Die *untere Nasenmuschel* gliedert sich noch vor Abschluß der Verknöcherung vom Siebbein ab und ossifiziert selbständig. Gelegentlich ist zusätzlich am Siebein eine rudimentäre *oberste Nasenmuschel, Concha nasalis suprema,* ausgebildet.

Die Concha nasalis superior überdacht den *oberen Nasengang, Meatus nasi superior,* die Concha nasalis media den *mittleren Nasengang, Meatus nasi medius.*

Im mittleren Nasengang buchtet sich, von der mittleren Nasenmuschel verdeckt, eine große Siebbeinzelle, *Bulla ethmoidalis,* vor (Abb. **245**). Sie engt von oben die am isolierten Kieferbein weite Öffnung der Kieferhöhle ein, die vorn und unten von einem Fortsatz des Siebbeins, *Proc. uncinatus,* überbrückt wird. Er zieht als dünne, hakenförmige Knochenplatte vom Vorderrand des Siebbeinseitenteils schräg nach hinten abwärts und endet frei. Zusammen mit der Bulla ethmoidalis begrenzt der Proc. uncinatus eine halbmondförmige Öffnung in der Seitenwand der knöchernen Nasenhöhle, *Hiatus semilunaris,* die vom mittleren Nasengang aus Zugang zu Stirn- und Kieferhöhle sowie zu den vor der Bulla ethmoidalis gelegenen vorderen Siebbeinzellen gewährt.

Die selbständige **untere Nasenmuschel,** *Concha nasalis inferior* (Abb. **219, 229** u. **244**), ist größer als die übrigen Muscheln und zeigt ein abgerundetes Vorder- und ein spitzes Hinterende. Ihr Oberrand ist scharf nach lateral abgeknickt und als *Proc. maxillaris* in die Öffnung der Kieferhöhle eingehängt. Am Vorderende ragt der kurze *Proc. lacrimalis* aufwärts bis zum Tränenbein. Das Hinterende erreicht als *Proc. ethmoidalis* die Spitze des Proc. uncinatus.

Das **Nasenbein,** *Os nasale* (Abb. **226** u. **242**), ist ein viereckiger kleiner Deckknochen im oberen Teil des Nasenrückens. Beide Nasenbeine stoßen in der Mittelebene aneinander, *Sutura internasalis* (Abb. **227**). Oben grenzen sie in der *Sutura frontonasalis* an das Os frontale und seitlich an den Stirnfortsatz des Oberkieferbeins, *Sutura nasomaxillaris.* Der freie untere Rand beteiligt sich an der Umrandung der knöchernen *äußeren Nasenöffnung, Apertura piriformis.*

In einer Längsrinne an der Unterfläche des Nasenbeins, *Sulcus ethmoidalis,* verläuft der N. ethmoidalis anterior.

Das **Tränenbein,** *Os lacrimale* (Abb. **226** u. **242**), fügt sich als kleiner Deckknochen an der Grenze der Orbita zur Gesichtsfläche zwischen Stirnbein, Siebbein und Oberkieferbein ein. Sein Unterrand hat an der Innenseite Kontakt mit der unteren Muschel. An der Oberfläche grenzt eine vertikale Leiste, *Crista lacrimalis posterior,* den schmalen »Gesichtsteil« von dem breiteren »Orbitateil« ab. Diese Leiste begrenzt gemeinsam mit einer entsprechenden Crista lacrimalis anterior am Oberkieferbein den *Sulcus lacrimalis* und die *Fossa sacci lacrimalis* für Tränensack und Tränen-Nasengang.

Ein hakenförmiger Fortsatz, *Hamulus lacrimalis,* umfaßt den Tränensack von lateral und vorn.

Das **Pflugscharbein,** *Vomer* (Abb. **229** u. **243**), ein unpaarer Deckknochen, bildet das untere Teilstück der knöchernen Nasenscheidewand.

Der Vomer entsteht am Unterrand des knorpeligen Nasenseptum aus zwei schräg stehenden Lamellen, die miteinander verschmelzen. Der – im Frontalschnitt – zunächst V-förmige Knochen nimmt im Laufe der Ontogenese die Figur eines Y an, da die Knickstelle der beiden Seitenteile zu einer mächtigen Platte auswächst. Die beiden Seitenteile der Knochenanlage bleiben dagegen im Wachstum zurück und werden zu zwei kleinen, flügelförmigen Fortsätzen.

Das Pflugscharbein grenzt als unregelmäßig gestaltete, viereckige Knochenplatte unten an die Crista nasalis des Oberkieferknochens und des Gaumenbeins. Am Oberrand der vertikal stehenden Knochenplatte weichen die beiden *Vomerflügel, Alae vomeris,* auseinander und fassen das Rostrum sphenoidale zwischen sich.

Nach seitwärts reichen die Alae vomeris jederseits bis zum Proc. vaginalis an der Wurzel der Proc. pterygoideus und (davor) an den Proc. sphenoidalis des Gaumenbeins. Die durch den Proc. vaginalis und die Unterfläche des Keilbeinkörpers begrenzte Knochenrinne wird durch die Ala vomeris zum *Canalis vomerovaginalis* geschlossen, durch den ein Ast der A. sphenopalatina verläuft.

Der Vorderrand des Vomer fällt schräg nach vorn ab. Er steht hinten oben mit der Lamina perpendicularis des Siebbeins, vorn unten mit dem knorpeligen Teil des Nasenseptum in Verbindung. Der freie Hinterrand des Vomer zieht ebenfalls schräg von hinten oben nach vorn unten und trennt die beiden *hinteren Nasenöffnungen, Choanae,* voneinander.

Die **Nasenknorpel,** *Cartilagines nasi,* bleiben als unverknöcherte Reste des Chondrocranium beim Erwachsenen erhalten. Sie bilden das Skelett im vorderen Teil der äußeren Nase und einen Teil der Nasenscheidewand vorn unten. Vor dem Nasenbein liegt als Teil der ehemaligen knorpeligen Seitenwand der Nasenkapsel die *Cartilago nasi lateralis* auf dem Nasenrücken. Im Bereich der Nasenflügel schließen sich die isolierten *Cartilagines alares major* und *minores* an. Die *Cartilago septi nasi* schiebt einen unterschiedlich langen Fortsatz, *Proc. posterior* [*sphenoidalis*] zwischen Os ethmoidale und Vomer (Abb. **243**).

c) Knochen des Kieferskeletts

Das paarige **Oberkieferbein,** *Maxilla* (Abb. **229, 231** u. **235**), ist ein zentrales Bauelement des Gesichtsschädels. Es grenzt jeweils an die Orbita und die Nasenhöhle, bildet den größeren Teil des Daches der Mundhöhle und nimmt die Wurzeln aller Oberkieferzähne einer Seite auf.

In der Maxilla sind zwei ursprünglich selbständige Deckknochen vereinigt, das Oberkieferbein im engeren Sinne und das *Zwischenkieferbein, Os incisivum.* Sie verschmelzen während der frühen Embryonalentwicklung zu einer Einheit. Reste einer *Zwischenkiefernaht, Sutura incisiva* (Abb. **252 d**), können gelegentlich erhalten bleiben. Das ursprüngliche Zwischenkiefergebiet umfaßt jenen Teil der Maxilla, in dem die beiden oberen Schneidezähne wurzeln.

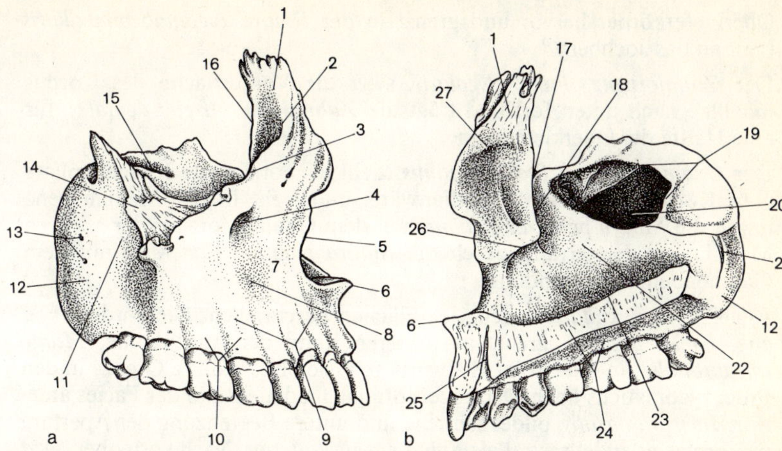

Abb. 231. **Oberkieferbein** a Ansicht von lateral b Ansicht von medial

1 Proc. frontalis
2 Crista lacrimalis anterior
3 Margo infraorbitalis
4 Foramen infraorbitale
5 Incisura nasalis
6 Spina nasalis anterior
7 Corpus maxillae
8 Fossa canina
9 Proc. alveolaris
10 Juga alveolaria
11 Facies infratemporalis
12 Tuber maxillae
13 Foramina alveolaria
14 Proc. zygomaticus
15 Sulcus infraorbitalis, setzt sich als Canalis infraorbitalis fort
16 Margo lacrimalis
17 Incisura lacrimalis
18 Sulcus lacrimalis
19 Hiatus maxillaris
20 Sinus maxillaris
21 Sulcus palatinus major
22 Facies nasalis
23 Crista nasalis
24 Proc. palatinus
25 Canalis incisivus
26 Crista conchalis
27 Crista ethmoidalis

Mißbildungen, die als Gesichtsspalten auftreten (Hasenscharten), schneiden nie an der Grenze von Zwischenkiefer und eigentlichem Oberkieferbein ein, sondern liegen noch im Bereich des Zwischenkiefers.

Das *Oberkieferbein* besteht aus einem großen *Mittelstück,* dem Körper, und vier (davon ausgehenden) *Fortsätzen:*

Der unregelmäßig gestaltete *Oberkieferkörper, Corpus maxillae,* ist pneumatisiert und birgt die *Kieferhöhle, Sinus maxillaris.*

Der *Stirnfortsatz, Proc. frontalis,* zieht zwischen Nasenbein *(Sutura nasomaxillaris)* und Tränenbein *(Sutura lacrimomaxillaris)* steil aufwärts und lagert sich in der *Sutura frontomaxillaris* der Pars nasalis des Stirnbeins an (Abb. **227**).

Der massige *Jochfortsatz, Proc. zygomaticus,* geht lateralwärts aus dem

Oberkieferkörper hervor und grenzt in der *Sutura zygomaticomaxillaris* breit an das Jochbein.

Der *Zahnfortsatz, Proc. alveolaris,* setzt die Vorderfläche des Corpus maxillae nach unten fort und trägt die *Zahnfächer, Alveoli dentales,* für eine Hälfte der Oberkieferzähne.

Der *Gaumenfortsatz, Proc. palatinus,* zieht als horizontale Knochenplatte vom Körper der Maxilla medianwärts und steht in der Medianebene durch die *Sutura palatina mediana* mit dem Gaumenfortsatz der anderen Maxilla, am Hinterrand durch die *Sutura palatina transversa* mit dem Gaumenbein in Verbindung.

Am *Corpus maxillae* werden vier Flächen beschrieben. Die vordere Fläche, *Facies anterior,* grenzt am unteren Rand der Augenhöhle, *Margo infraorbitalis,* an die Orbita. Seitwärts geht sie ohne scharfe Grenze in den Proc. zygomaticus über. Der bogenförmige mediale Rand der Facies anterior, *Incisura nasalis,* bildet seitliche und untere Begrenzung der Apertura piriformis, er endet rostral als *Spina nasalis anterior.* Nach vorn oben setzt sich die »Gesichtsfläche« des Corpus maxillae in den *Proc. frontalis,* nach unten in den *Proc. alveolaris* fort. Unterhalb vom Margo infraorbitalis liegt das *Foramen infraorbitale,* die Austrittsstelle des N. infraorbitalis (aus N. V_2) und der A. infraorbitalis. Nahe dem Alveolarfortsatz senkt sich die Facies anterior zur *Fossa canina* ein, dem Ursprungsfeld des M. levator anguli oris.

Die *Facies orbitalis* des Körpers der Maxilla bildet den größten Teil des Bodens der Augenhöhle (Abb. **242**). Ihr Hinterrand ist gegen den großen Keilbeinflügel gerichtet und begrenzt mit ihm die Fissura orbitalis inferior. Der mediale Rand besitzt hinten eine Kontaktfläche zum Proc. orbitalis des Gaumenbeins *(Sutura palatomaxillaris)* und steht nach vorn zunächst mit der Facies orbitalis des Siebbeins *(Sutura ethmoidomaxillaris)* und schließlich mit dem Tränenbein *(Sutura lacrimomaxillaris)* in Verbindung.

Von der Fissura orbitalis inferior zieht am Boden der Orbita der *Sulcus infraorbitalis* nach vorn (Abb. **227**). Er wird zwischen Boden der Augenhöhle und Dach der Kieferhöhle zum *Canalis infraorbitalis* geschlossen und öffnet sich mit dem *Foramen infraorbitale* an der Gesichtsfläche.

Der Knochenfortsatz, der die Rinne zum Kanal ergänzt, stammt vom Proc. zygomaticus der Maxilla. Gelegentlich kann die *Sutura infraorbitalis* erhalten bleiben, die vom Beginn des Kanals am Boden der Orbita zum Foramen infraorbitale führt.

Von Sulcus und Canalis infraorbitalis führen feine Knochenkanäle zu den Zahnalveolen, in denen Nervenäste (Rr. alveolares superiores medii und anteriores aus N. V_2) zu den Oberkieferzähnen (ausgenommen die letzten beiden Mahlzähne) verlaufen.

Die *Facies infratemporalis,* die hintere Fläche des Oberkieferkörpers, liegt hinter dem Proc. zygomaticus. Gegen die Facies anterior wird sie durch die Crista infrazygomatica abgegrenzt, die sich vom unteren Rand des Jochfortsatzes auf die Gesichtsfläche fortsetzt.

Das Corpus maxillae ist im Bereich der Facies infratemporalis bauchig aufgetrieben, *Tuber maxillae.* Einige Löcher, *Foramina alveolaria,* und die von ihnen ausgehenden Kanäle, *Canales alveolares,* leiten Äste des N. infraorbitalis (Rr. alveolares superiores posteriores) zu den Mahlzähnen. Nahe am medialen Rand prägt sich an der Hinterfläche des Oberkieferkörpers der *Sulcus palatinus major* ein. Er wird durch die gleichnamige Rinne des Gaumenbeins zum *Canalis palatinus major* ergänzt, der von der *Flügelgaumengrube, Fossa pterygopalatina,* zum harten Gaumen zieht. Im Kanal verlaufen der N. palatinus major (ein Ast der Nn. pterygopalatini mit sensiblen Fasern aus dem N. pterygopalatinus, sekretorischen Fasern aus dem Ganglion pterygopalatinum) und die A. palatina descendens (aus der A. maxillaris).

Lateral vom Sulcus palatinus major stehen Tuber maxillae und Proc. pterygoideus in engem Kontakt. Sie werden nur durch eine feine Spalte, *Fissura pterygomaxillaris,* getrennt (Abb. **242** u. **246**).

Die mediale Fläche, *Facies nasalis* des Corpus maxillae, bildet die Seitenwand der Nasenhöhle. Sie trägt die große Öffnung der Kieferhöhle, *Hiatus maxillaris,* die durch Nachbarknochen (Proc. uncinatus des Siebbeins, untere Nasenmuschel, Gaumenbein) stark eingeengt wird. Der *Sinus maxillaris* (Abb. **242**) füllt nahezu den ganzen Körper der Maxilla aus. Sein tiefster Punkt liegt in Höhe des ersten Mahlzahns.

Da sich die Öffnung hoch über dem Boden des Sinus befindet, haben Ergüsse in die Kieferhöhle keinen freien Abfluß.

Vor dem Hiatus maxillaris zieht an der Facies nasalis die Rinne für den Tränen-Nasengang, *Sulcus lacrimalis,* abwärts. Die Furche, die am Boden der Orbita mit einer Einziehung, *Incisura lacrimalis,* beginnt, bildet die laterale Wand des *Canalis nasolacrimalis.* Der Kanal wird durch das Tränenbein und den Proc. lacrimalis der unteren Muschel nach medial abgeschlossen. Der erweiterte Eingang, *Fossa sacci lacrimalis* (Abb. **242**), liegt an der medialen Wand der Orbita, bodennah zwischen der Crista lacrimalis posterior des Tränenbeins und der *Crista lacrimalis anterior* des Proc. frontalis der Maxilla.

Am Übergang zum Stirnfortsatz fällt am vorderen Teilstück der Facies nasalis eine Knochenleiste leicht zur Incisura nasalis ab, *Crista conchalis.* An ihr heftet sich die untere Muschel an. Parallel dazu verläuft an der medialen Fläche des Proc. frontalis die *Crista ethmoidalis,* an der die mittlere Muschel mit ihrem Vorderende fixiert ist.

Der *Proc. alveolaris* ist mit seinem freien Rand bogenförmig gekrümmt, *Arcus alveolaris,* und enthält 8 Zahnfächer, *Alveoli dentales* (Abb. **274**). Den Zahnwurzeln entsprechen an der äußeren Fläche wulstartige Erhabenheiten, *Juga alveolaria.* Die einzelnen Alveolen werden durch *Septa interalveolaria* getrennt. Bei mehrwurzligen Zähnen liegen innerhalb der Alveolen feine *Septa interradicularia.*

Der *Proc. palatinus* beider Maxillae bildet die vorderen zwei Drittel des harten Gaumens. Am medialen Rand, an dem die Gaumenfortsätze beider Seiten durch die *Sutura palatina mediana* verbunden sind, erhebt sich nasenhöhlenwärts die *Crista nasalis.* Dieser Leiste, die vorn in die *Spina nasalis anterior* ausläuft, legen sich von oben der Vomer (hinten) und das knorpelige Nasenseptum (vorn) an.

Der knöcherne Gaumen wird im Grenzbereich von Zwischenkiefer und eigentlichem Oberkieferbein vom *Canalis incisivus* durchbohrt. Er beginnt am Boden der Nasenhöhle paarig und mündet am Dach der Mundhöhle (mit 2–4 feinen *Foramina incisiva*) in die einheitliche *Fossa incisiva,* die durch einen Epithelzapfen verschlossen wird. Durch den Kanal zieht der N. nasopalatinus (aus N. V_2) von der Nasenhöhle zum Gaumen. Am Hinterrand des Gaumenfortsatzes der Maxilla liegt – weit lateral, nahe dem Proc. alveolaris – das *Foramen palatinum majus,* dessen mediale und hintere Begrenzung von der Lamina horizontalis des Gaumenbeins gebildet wird.

Durch diese Öffnung tritt der N. palatinus major aus dem gleichnamigen Kanal. Seine Äste verlaufen, gemeinsam mit Zweigen der A. palatina major (aus der A. palatina descendens) an der Gaumenunterfläche in *Sulci palatini* nach vorn, die von kleinen Knochenleisten, *Spinae palatinae,* begrenzt werden.

Das **Gaumenbein,** *Os palatinum* (Abb. **232** u. **244**), besteht als paariger Deckknochen aus zwei Platten, die einen nach medial offenen Winkel von etwa 60° einschließen. Die vertikale Platte, *Lamina perpendicularis,* beteiligt sich am Aufbau des hinteren Teils der seitlichen Nasenwand, die horizontale Platte, *Lamina horizontalis,* bildet jeweils das hintere Drittel des harten Gaumens. Der Knochen füllt die Lücke zwischen Maxilla und Proc. pterygoideus des Keilbeins.

Die *Lamina perpendicularis* begrenzt mit ihrer Außenfläche, *Facies maxillaris,* hinten die Fossa pterygopalatina von medial, vervollständigt mit dem *Sulcus palatinus major* die gleichnamige Rinne der Maxilla zum Kanal und überdeckt vorn einen großen Teil des Hiatus maxillaris von hinten her.

Vom Canalis palatinus major gehen (meist zwei) *Canales palatini minores* (für die gleichnamigen Nerven) ab, die den Proc. pyramidalis durchziehen und auf der Lamina horizontalis an den *Foramina palatina minora* münden.

An ihrem oberen Ende spaltet sich die Lamina perpendicularis in zwei hintereinander gelegene Fortsätze, die durch einen V-förmigen Ausschnitt, *Incisura sphenopalatina,* getrennt werden. Der *Proc. orbitalis* (vorn) verbindet sich mit dem Oberkieferbein, dem Siebbein und dem Keilbein. Seine freie obere Fläche bildet einen kleinen Teil des Orbitabodens (hinten medial). Der hintere Fortsatz, *Proc. sphenoidalis,* legt sich dem Keilbeinkörper und dem Proc. vaginalis an der Wurzel des Proc. pterygoideus an.

Zwischen dem Proc. vaginalis des Keilbeins und dem Proc. sphenoidalis des Gaumenbeins verläuft ein feiner Kanal, *Canalis palatovaginalis,* durch den der R. pharyngeus aus dem Ganglion pterygopalatinum zur Pharynxschleimhaut zieht.

1 Hiatus maxillaris und Sinus maxillaris
2 Crista ethmoidalis
3 Proc. orbitalis
4 Incisura sphenopalatina
5 Proc. sphenoidalis
6 Facies nasalis der Lamina perpendicularis
7 Crista conchalis
8 Proc. pyramidalis
9 Lamina horizontalis
10 Crista nasalis
11 Proc. palatinus
12 Corpus ossis sphenoidalis
13 Foramen sphenopalatinum
14 Lamina medialis proc. pterygoidei
15 Concha nasalis inferior

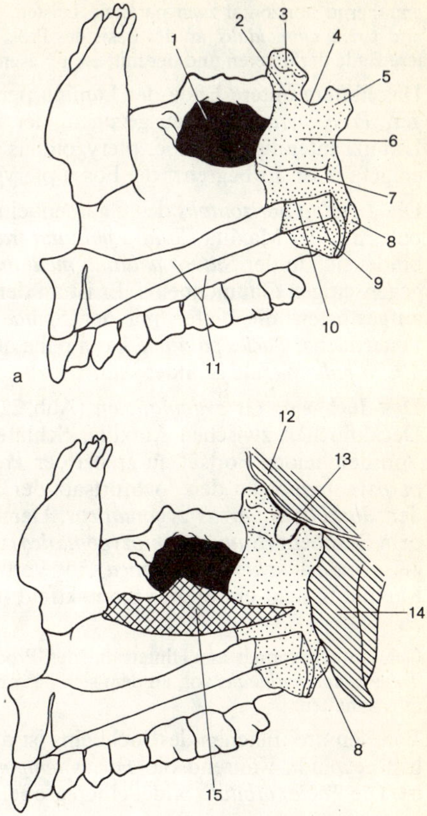

Abb. 232. **Einbau des Gaumenbeins in die Seitenwand der Nasenhöhle,** Ansicht von medial

a Lagebeziehungen des Os palatinum zur Maxilla

b Lagebeziehungen des Os palatinum zu Os sphenoidale, Maxilla und Concha nasalis inferior

Os palatinum ⬚ Os sphenoidale ▨
Maxilla □ Concha nasalis inferior ▩

Die *Incisura sphenopalatina* wird durch den Keilbeinkörper zum *Foramen sphenopalatinum* geschlossen (Durchtritt der Rr. nasales posteriores superiores aus dem Ganglion pterygopalatinum und der A. sphenopalatina, deren Äste zur Schleimhaut der Nasenhöhle und der Nasennebenhöhlen ziehen).

An der medialen Fläche der Lamina perpendicularis, *Facies nasalis,* verlaufen annähernd horizontal zwei parallele Leisten, *Crista conchalis* (etwa in der Mitte) und *Crista ethmoidalis* (an der Basis des Proc. orbitalis), an denen jeweils das hintere Ende der unteren und der mittleren Nasenmuschel fixiert ist.

Das hintere untere Ende der Lamina perpendicularis ist zu einem kräftigen *Proc. pyramidalis* ausgezogen, der zwischen Lamina medialis und Lamina lateralis des Proc. pterygoideus – in die Incisura pterygoidea – eingefalzt ist. Er begrenzt die Fossa pterygoidea nach unten.

Die *Lamina horizontalis* des Gaumenbeins grenzt nach vorn an den Proc. palatinus der Maxilla *(Sutura palatina transversa)*. Ihr medialer Rand verbindet sich in der *Sutura palatina mediana* mit der horizontalen Platte des gegenseitigen Gaumenbeins. Er ist an der *Facies nasalis* zur *Crista nasalis* aufgeworfen, die hinten mit der *Spina nasalis posterior* endet. Auf der Unterfläche, *Facies palatina,* kann nahe dem Hinterrand eine quere Leiste, *Crista palatina,* ausgebildet sein.

Das **Jochbein,** *Os zygomaticum* (Abb. **226, 227** u. **235**), ist als paariger Deckknochen zwischen Maxilla, Schläfenbein und Stirnbein eingefügt. Von den beiden Fortsätzen grenzt der *Proc. temporalis* in der *Sutura temporozygomatica* an den Jochfortsatz der Schläfenbeinschuppe und bildet den *Jochbogen, Arcus zygomaticus*. Der kräftige *Proc. frontalis* steht mit dem Stirnbein *(Sutura frontozygomatica)* und mit dem großen Keilbeinflügel *(Sutura sphenozygomatica)* in Verbindung. Zum Jochfortsatz der Maxilla besteht ein breites Kontaktfeld in der *Sutura zygomaticomaxillaris*.

Gelegentlich springt am Hinterrand des Proc. frontalis ein kleines Höckerchen, *Tuberculum marginale,* vor, an dem sich Fasern der aponeurotischen Fascia temporalis anheften.

Von den drei Flächen des Jochbeins ist die *Facies lateralis* nach vorn seitlich gewandt, während die *Facies temporalis* zur Schläfengrube gerichtet ist. Die *Facies orbitalis* bildet einen großen Teil der Seitenwand der Orbita.

An der Seitenwand der Orbita tritt am *Foramen zygomaticoorbitale* der N. zygomaticus (aus N. V_2) in die Facies orbitalis des Jochbeins. Der Knochenkanal teilt sich und entläßt den N. zygomaticofacialis durch das an der Facies lateralis gelegene *Foramen zygomaticofaciale,* den N. zygomaticotemporalis durch das *Foramen zygomaticotemporale* an der Facies temporalis.

Der **Unterkiefer,** *Mandibula* (Abb. **226, 227** u. **233**), ist der einzige frei bewegliche Schädelknochen.

Er entsteht paarig als Deckknochen, Dentale, lateral des Meckelschen Knorpels. Beide Mandibulae sind zunächst syndesmotisch durch die Kinnsymphyse verbunden. Diese synostosiert während des ersten Lebensjahrs.

Nach der Verschmelzung der beiden Anlagen bildet die Mandibula ein hufeisenförmiges, unpaares Skelettstück, an dem der horizontale *Unterkieferkörper, Corpus mandibulae,* und jederseits der aufsteigende *Unterkie-*

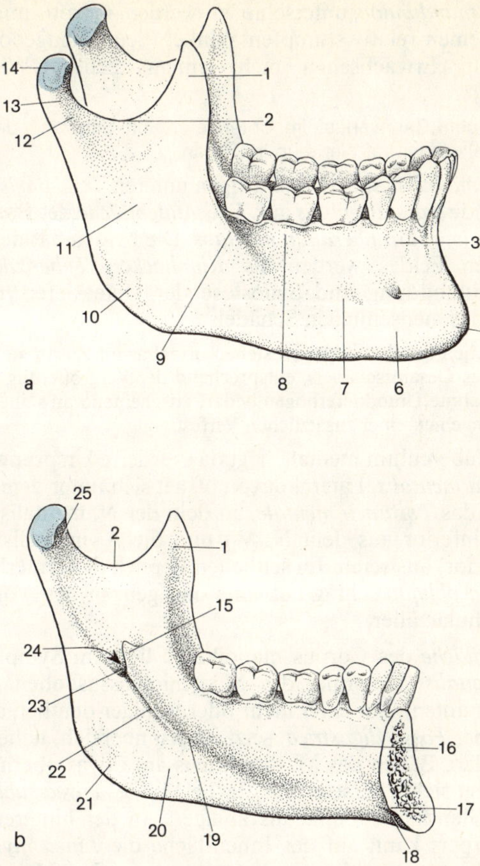

Abb. 233. **Unterkiefer**
a Ansicht von lateral
b linke Unterkieferhälfte, Ansicht von medial

1 Proc. coronoideus
2 Incisura mandibulae
3 Juga alveolaria
4 Foramen mentale
5 Protuberantia mentalis
6 Basis mandibulae
7 Corpus mandibulae
8 Pars alveolaris
9 Linea obliqua
10 Angulus mandibulae
11 Ramus mandibulae
12 Proc. condylaris
13 Collum mandibulae
14 Caput mandibulae
15 Lingula mandibulae
16 Fovea sublingualis
17 Spina mentalis
18 Fossa digastrica
19 Linea mylohyoidea
20 Fovea submandibularis
21 Tuberositas pterygoidea
22 Sulcus mylohyoideus
23 Foramen mandibulae
24 Canalis mandibulae
25 Fovea pterygoidea

ferast, Ramus mandibulae, unterschieden werden. Corpus und Ramus bilden zunächst einen relativ stumpfen Winkel (beim Neugeborenen 150°), der sich beim Erwachsenen mehr einem rechten Winkel nähert (100–130°).

Nach vollständigem Zahnverlust im Unterkiefer und Schwund der Zahnfächer steigt der Winkel wieder auf Werte über 130° an.

Am *Corpus mandibulae* sitzt dem kräftigen unteren Teil, *Basis mandibulae,* die zahntragende *Pars alveolaris* auf. Die *Außenfläche* der Basis zeigt vorn den *Kinnvorsprung, Protuberantia mentalis.* Die beiden basalen Ecken dieses dreiseitigen Feldes werden als *Kinnhöcker, Tuberculum mentale,* bezeichnet. Kinnbildung und Synostose der Unterkiefersymphyse sind Kennzeichen des menschlichen Schädels.

Diese menschlichen Sonderbildungen stehen offenbar im Zusammenhang mit der Verbreiterung des Gesamtschädels, entsprechend der Vergrößerung des Endhirns. Der breite, gespannte Unterkieferbogen bedarf anscheinend an seiner schwächsten Stelle, dem Kinngebiet, einer zusätzlichen Verfestigung.

Seitlich vom Tuberculum mentale liegt das vertiefte Ursprungsfeld des M. mentalis, *Fossa mentalis.* Lateral davon öffnet sich unter dem 1. oder dem 2. Prämolaren das *Foramen mentale,* an dem der N. mentalis (Endast des N. alveolaris inferior aus dem N. V_3) und die A. mentalis (aus der A. alveolaris inferior) austreten. Im seitlichen Bereich des Unterkieferkörpers zieht die *Linea obliqua* schräg aufwärts und geht in den Vorderrand des Ramus mandibulae über.

An der *Innenfläche* des Corpus mandibulae liegt im Symphysenbereich die *Spina mentalis* (Ursprung des M. genioglossus oben und des M. geniohyoideus unten). An einer mehr oder weniger deutlich ausgeprägten paarigen Grube, *Fossa digastrica,* setzt im Kinnbereich, nahe dem Unterrand, der vordere Bauch des M. digastricus an. Etwas oberhalb und seitlich davon prägt sich jederseits eine flache Mulde, *Fovea sublingualis,* ein, der sich die Glandula sublingualis anlagert. In der hinteren Hälfte des Unterkieferkörpers kann auf der Innenfläche die *Linea mylohyoidea* als schräg nach hinten ansteigende Ursprungslinie des M. mylohyoideus erkennbar sein. Dicht darunter liegt am Übergang zum Kieferwinkel die *Fovea submandibularis* für die Unterkieferspeicheldrüse.

Die *Pars alveolaris* des Corpus mandibulae endet mit einem parabelförmig gebogenen freien Rand, *Arcus alveolaris,* der die Zahnfächer, *Alveoli dentales,* für die Unterkieferzähne trägt.

Wie am Oberkiefer sind die Unterkieferalveolen durch *Septa interalveolaria* getrennt und bei mehrwurzeligen Zähnen durch *Septa interradicularia* untergliedert. Auf der Außenfläche der Pars alveolaris treten durch die Zahnwurzeln bedingte Vorwölbungen, *Juga alveolaria,* hervor.

Der *Ramus mandibulae* geht am *Kieferwinkel, Angulus mandibulae,* aus dem Unterkieferkörper hervor. Der Kieferwinkel, der nach hinten unten vorspringt, kann auf der Außen- und auf der Innenfläche Rauhigkeiten für Muskelansätze aufweisen, außen die *Tuberositas masseterica* für den M. masseter, innen die *Tuberositas pterygoidea* für den M. pterygoideus medialis.

Der Unterkieferast teilt sich am oberen Ende in den spitzen Muskelfortsatz (vorn), *Proc. coronoideus,* an dem sich die Sehne des M. temporalis anheftet, und den Gelenkfortsatz (hinten), *Proc. condylaris,* dessen schlankes *Collum mandibulae* den Gelenkkopf, *Caput mandibulae,* trägt. Zwischen den beiden Fortsätzen liegt die *Incisura mandibulae*. Durch diese Einbuchtung ziehen der N. massetericus (aus N. V_3) und die gleichnamigen Gefäße zum M. masseter.

An der Vorderfläche des Proc. condylaris liegt dicht unter dem Gelenkkopf die *Fovea pterygoidea,* an der ein Kopf des M. pterygoideus lateralis ansetzt.

Eine Öffnung an der Innenseite des Ramus mandibulae, *Foramen mandibulae,* führt in den *Canalis mandibulae,* der im Unterkiefer bis zum Foramen mentale zieht. In dem Knochenkanal verlaufen der N. alveolaris inferior und die gleichnamigen Gefäße.

Die *Lingula mandibulae,* eine kleine Knochenschuppe, an der das Lig. sphenomandibulare ansetzt, schiebt sich von vorn etwas über das Foramen mandibulae. Von dieser Öffnung zieht an der Innenfläche des Unterkieferastes der *Sulcus mylohyoideus,* eine Rinne für den N. mylohyoideus (aus dem N. alveolaris inferior), schräg abwärts zum Corpus mandibulae.

Die Gesamtkonstruktion des Unterkiefers besteht aus einem durchlaufenden, vom Gelenkkopf über Ramus und Corpus mandibulae zum Kinn ziehenden festen Knochenbalken, »Basalbogen« (Abb. **251**), an den sich Anbauten für Muskelinsertionen (Proc. coronoideus, Angulus mandibulae) und für die Zähne (Pars alveolaris) angliedern. Beim zahnlosen Säuglingskiefer fehlen diese Anbauten oder sind sehr schwach (Proc. coronoideus). Bei Zahnverlust im Alter wird die Pars alveolaris rückgebildet. Kieferwinkel und Muskelfortsatz werden von den Rändern her abgebaut und springen dann schärfer vor.

Das **Zungenbein,** *Os hyoideum,* liegt oberhalb des Kehlkopfes und unter der Zungenwurzel. In der systematischen Gliederung wird es zu den Ossa faciei gerechnet. Funktionell gehört es jedoch zum Bewegungsapparat des Halses und wird deshalb dort besprochen (→ S. 724).

4. Hirnschädel

a) Schädeldach und Schädelseitenwand

Das **Schädeldach,** *Calvaria* (auch Hirnschale oder Schädelkalotte genannt, Abb. **234**), wird von platten Knochen (Squama frontalis, Os parietale, oberer Teil der Squama occipitalis) aufgebaut. Es ist in der Längs- und in der Querrichtung gewölbt. Der Grad der Wölbung und damit die Höhe der Kalotte sind Ausdruck der Hirngröße.

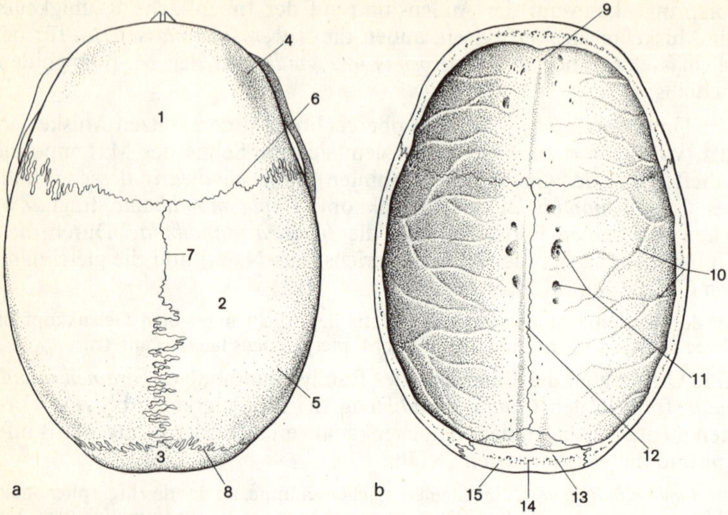

Abb. 234. **Schädeldach**
a Ansicht von außen
b Ansicht von innen

1 Os frontale
2 Os parietale
3 Os occipitale
4 Tuber frontale
5 Tuber parietale
6 Sutura coronalis
7 Sutura sagittalis
8 Sutura lambdoidea
9 Crista frontalis
10 Sulci arteriosi
11 Foveolae granulares
12 Sulcus sinus sagittalis superioris
13 Lamina interna
14 Diploe
15 Lamina externa

Beim Erwachsenen ist das Schädeldach im okzipitalen Bereich breiter als im frontalen Abschnitt. Beim Neugeborenen mit seinem relativ großen Hirnschädel springen die Protuberantia occipitalis externa und die Tubera parietalia und frontalia vor, so daß der Umriß der Kalotte fünfeckig erscheint (Abb. **252 b**).

Die Deckknochen des Schädeldaches entstehen getrennt und wachsen aufeinander zu. Der Anschluß der Einzelknochen aneinander ist beim Neugeborenen noch nicht vollständig. So bleiben zunächst an den Ecken der Knochen bindegewebig geschlossene Zwickel, die *Fontanellen, Fonticuli cranii,* ausgespart (Abb. **252**). Zwischen den oberen Winkeln der Scheitelbeine und der Stirnbeine liegt die rautenförmige *große* (vordere) *Fontanelle, Fonticulus anterior* (Stirnfontanelle), zwischen der Spitze der Hinterhauptsschuppe und dem hinteren, oberen Winkel der Scheitelbeine die dreieckige *kleine* (hintere) *Fontanelle, Fonticulus posterior* (Hinterhauptsfontanelle).

Da beide Fontanellen beim Neugeborenen durch die Kopfschwarte gut tastbar sind und sich durch ihre Form (Fonticulus anterior: viereckig, Fonticulus posterior: dreieckig) deutlich unterscheiden, erlauben sie unter der Geburt eine Richtungsorientierung am kindlichen Kopf und die Beurteilung seiner Lage im mütterlichen Becken.

Die *Keilbeinfontanelle, Fonticulus sphenoidalis,* liegt zwischen vorderem unteren Winkel des Os parietale und Oberrand der Ala major des Keilbeins. Zwischen Unterrand des Scheitelbeins, Schläfenbeinschuppe und Hinterhauptsschuppe drängt sich die noch knorpelige Pars petrosa des Os temporale an die Oberfläche des Schädels. Dieser Zone, *Fonticulus mastoideus,* liegt also keine bindegewebig geschlossene Lücke der Schädelwand zugrunde.

Die vordere Fontanelle bleibt bis in das zweite Lebensjahr offen, während sich Hinterhauptsfontanelle und Keilbeinfontanelle bereits kurz nach der Geburt schließen.

Nach Schluß der Fontanellen bilden die *Schädelnähte, Suturae cranii,* ein kennzeichnendes Muster (Abb. **252**). Zwischen Stirnbein und beiden Scheitelbeinen verläuft die *Kranznaht, Sutura coronalis,* quer über das Schädeldach. Von hinten stößt die sagittale *Pfeilnaht, Sutura sagittalis,* die zwischen den beiden Ossa parietalia verläuft, auf die Kranznaht. An die Sagittalnaht schließen hinten die beiden schräg verlaufenden Schenkel der *Lambdanaht, Sutura lambdoidea,* zwischen Scheitelbeinen und Hinterhauptsschuppe an. Diese Nähte sind als Zackennähte, *Suturae serratae,* ausgebildet. An der Seitenwand tritt an die Stelle des Fonticulus sphenoidalis die kurze *Sutura sphenoparietalis.* Die Pars squamosa des Schläfenbeins lagert sich dem Unterrand des Os parietale in einer nach oben konvexen Linie an und bildet die *Schuppennaht, Sutura squamosa.* Der Oberrand der Schläfenbeinschuppe überlagert den Unterrand des Scheitelbeins. Nach okzipital geht die Sutura squamosa in die Naht zwischen Os parietale und Proc. mastoideus des Schläfenbeins, *Sutura parietomastoidea,* über.

Das Schädeldach wird von einem einheitlichen, derben Periost, *Pericranium,* überzogen. Beim Kind haftet das äußere Periost relativ locker am Knochen und kann bei Gewalteinwirkung abgehoben werden (subperiostale Blutungen, Kephalhämatom).

Die Innenseite der Calvaria wird gleichfalls von Periost überkleidet. Im Laufe der Ontogenese verschmilzt es mit der harten Hirnhaut zu einer (makroskopisch) einheitlichen, derben Schicht. Beim Abheben der Schädelkalotte während der Sektion löst sich beim Erwachsenen der Knochen leicht von der Dura. Beim Kind ist die Trennung des Knochens von der Dura kaum möglich, da die äußere Bindegewebslage noch knochenbildendes Gewebe ist und daher mit dem außen angelagerten neuen Knochen eng verbunden bleibt. Die Dura spielt vor Schluß der Schädelnähte, so lange die Schädelknochen noch verschieblich sind, eine wichtige Rolle als einheitliches Halte- und Verspannungssystem des Schädeldaches.

Das Schädeldach ist im Durchschnitt 5 mm dick. Davon entfallen 1,5 mm auf die äußere kompakte Knochenschicht, *Lamina externa,* und 0,5 mm auf die gleichfalls kompakte *Lamina interna.* Beide Schichten fassen eine spongiöse Knochensubstanz, *Diploe,* zwischen sich, deren Maschenräume rotes Knochenmark enthalten.

Das knöcherne Schädeldach ist in begrenztem Ausmaß elastisch verformbar. Bei umschriebener Gewalteinwirkung kann die Lamina interna splittern, während die Lamina externa intakt bleibt.

Durch die Diploe ziehen in weiten Kanälen, *Canales diploici,* zahlreiche *Vv. diploicae* (Abb. **237**), die einerseits mit venösen Blutleitern des Schädelinnern in Verbindung stehen, andererseits über vier Venenstämme *(V. diploica frontalis, Vv. diploicae temporales, V. diploica occipitalis)* in Venen der äußeren Kopfweichteile einmünden.

Die Vv. diploicae sind zusätzliche Abflußwege für das Blut in den Hirnvenen bei Rückstauung. Sie haben aber auch als Ausbreitungswege für Infektionen aus den Kopfweichteilen in das Schädelinnere Bedeutung.

Das innere Relief der Calvaria wird durch die anliegenden Weichteile geprägt. Am deutlichsten sind durch Äste der A. meningea media bedingte *Sulci arteriosi* am Scheitelbein und an der Schuppe des Schläfenbeins. Die venösen Sinus des Schädelinneren verursachen Abdrücke an der Innenwand (u. a. Sulcus sinus sagittalis superioris, Sulcus sinus transversi, Sulcus sinus sigmoidei). Neben dem Sulcus sinus sagittalis superioris findet man im Knochen – individuell sehr wechselnd ausgebildete – grubige Vertiefungen, *Foveolae granulares.* Sie werden durch zottenartige Auswüchse der Spinnwebhaut, *Granulationes arachnoideales,* verursacht, die etwa ab 3. Lebensjahr entstehen und im Alter (meist) vermehrt sind. Abdrücke der Furchen, *Juga cerebralia,* und der Windungen, *Impressiones digitatae,* sind beim Menschen am Schädeldach, im Gegensatz zur Basis, nur schwach ausgeprägt.

Die **Schädelseitenwand,** *Planum temporale,* wird vom Os parietale (unterhalb der Linea temporalis superior), von der Sqama frontalis (hinter der Linea temporalis), der Ala major des Os sphenoidale und von der Pars squamosa des Os temporale gebildet. Zur äußeren Schädelbasis hin wird sie durch die Crista infratemporalis des großen Keilbeinflügels und durch den Jochbogen begrenzt. Das Planum temporale vertieft sich unterhalb der Linea temporalis inferior zur *Schläfengrube, Fossa temporalis,* dem Ursprungsareal des M. temporalis. Nach basal setzt sich die Fossa temporalis in die Unterschläfengrube, Fossa infratemporalis, fort (→ S. 637).

b) Äußere Schädelbasis

An der **äußeren Schädelbasis,** *Basis cranii externa* (Abb. **235**), ist vorn das Kieferskelett dem Hirnschädel angelagert und verdeckt ihn weitgehend. Im mittleren und im hinteren Bereich ist der Hirnschädel der Betrachtung von unten frei zugänglich.

Dicht hinter dem Zentrum der Schädelbasis liegt das Foramen magnum. Es wird an beiden Seiten von den Gelenkfortsätzen für den Atlas, Condyli occipitales, flankiert. Der Canalis condylaris (für die V. emissaria condylaris) mündet unmittelbar hinter dem Condylus. Seitlich und oberhalb vom Gelenkfortsatz öffnet sich der Canalis hypoglossi. Zwischen der Pars lateralis des Hinterhauptsbeins und der Schläfenbeinpyramide liegt das Foramen jugulare. Am Os temporale sind der Proc. styloideus und dorsolateral davon der Proc. mastoideus sichtbar. Hinter der Wurzel des Proc. styloideus liegt das Foramen stylomastoideum.

An das Foramen magnum schließt sich nackenwärts die Hinterhauptsschuppe an. Ihr Relief wird durch die Protuberantia occipitalis externa und die paarigen Linea nuchae suprema, Linea nuchae superior und Linea nuchae inferior geprägt (Muskelansätze → Abb. **187**).

Zwischen dem Vorderrand des Foramen magnum und dem Hinterrand des Gaumens wird die Schädelbasis in der Mitte von den Körpern des Os occipitale und des Os sphenoidale gebildet. Die Unterseite des Hinterhauptsbeins trägt das Tuberculum pharyngeum, an dem der Rachen über die Raphe pharyngis befestigt ist (Abb. **274**). Seitlich der Pars basilaris des Os occipitale bleibt zwischen der Spitze der Schläfenbeinpyramide und der Wurzel des Proc. pterygoideus das Foramen lacerum ausgespart. An der Unterseite des Schläfenbeins beginnt an der Pars petrosa der Canalis caroticus, seitlich schließen sich an der Pars squamosa die Fossa mandibularis und das Tuberculum articulare an. Unmittelbar hinter der Gelenkgrube und vor dem äußeren Gehörgang öffnen sich die Fissura petrosquamosa und die Fissura petrotympanica (Austritt der Chorda tympani).

An den Hinterrand des Gaumens schließen sich seitlich die Procc. pterygoidei an. Sie begrenzen mit ihren Laminae medialis und lateralis die nach hinten offene Fossa pterygoidea. Über den Hinterrand des Gaumens hinweg blickt man in die hinteren Nasenöffnungen, *Choanae,* die durch den freien Rand des Vomer voneinander getrennt werden. Den knöchernen Rahmen der Choanen liefern jeweils die Lamina medialis des Proc. pterygoideus mit dem Hamulus pterygoideus, die Lamina horizontalis des Os palatinum und der Vomer. Seitlich der Wurzel des Proc. pterygoideus wird die Schädelbasis vom großen Keilbeinflügel gebildet, der nach hinten in die Spina ossis sphenoidalis ausläuft. In der Ala major liegt hinten lateral das Foramen spinosum (für die A. meningea media), etwas weiter medial und rostral das Foramen ovale (für N. V_3). Seitlich schließt sich an den Keilbeinkörper der horizontale Teil der Unterfläche des großen Keilbeinflügels an, der an der Crista infratemporalis in die vertikale Facies temporalis, d. h. in die Schädelseitenwand, umbiegt. Zwischen Proc. pterygoideus und Maxilla führt die Fissura pterygomaxillaris in die Fossa pterygopalatina (Abb. **242** u. **246**).

Der vordere Abschnitt der Schädelbasis wird vom harten Gaumen gebildet, den der Zahnbogen des Oberkiefers begrenzt. Die quere Gaumen-

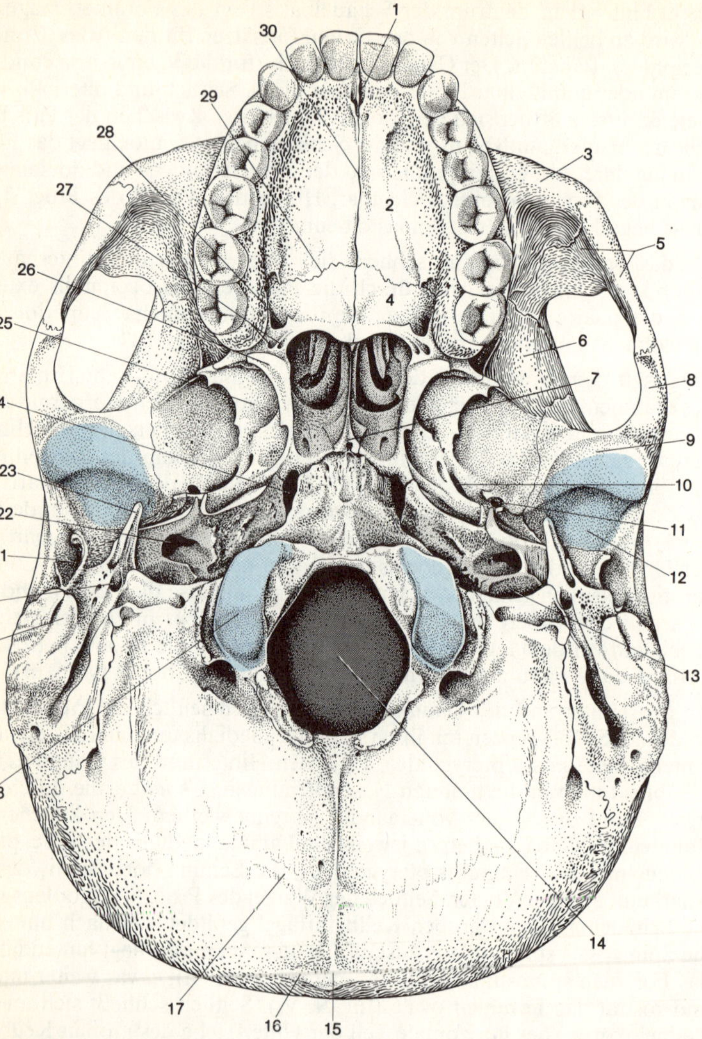

Abb. 235. **Äußere Schädelbasis**

1 Fossa incisiva } der Maxilla
2 Proc. palatinus } der Maxilla
3 Proc. zygomaticus } der Maxilla
4 Lamina horizontalis des Os palatinum
5 Os zygomaticum
6 Ala major des Os sphenoidale
7 Vomer
8 Proc. zygomaticus des Os temporale
9 Tuberculum articulare
10 Foramen ovale
11 Foramen spinosum
12 Fossa mandibularis

naht, die den Proc. palatinus der Maxilla von der Lamina horizontalis des Gaumenbeins trennt, verläuft etwa an der Grenze des hinteren Viertels der Gaumenfläche. Im vorderen Teil des Gaumens, an dem Reste einer Zwischenkiefernaht erkennbar sein können, liegt die Fossa incisiva, in die der Canalis incisivus mit 2–4 Foramina incisiva mündet (Abb. **274**). Im hinteren Abschnitt des harten Gaumens sind lateral die Öffnungen für die Nn. palatini und die Aa. palatinae zu erwähnen, das Foramen palatinum majus und dahinter die Foramina palatina minora.

c) Innere Schädelbasis

Die **innere Schädelbasis,** *Basis cranii interna* (Abb. **236, 238** u. **241**), bildet den Boden der *Schädelhöhle, Cavitas cranii.* Von vorn nach hinten können drei *Schädelgruben, Fossae cranii anterior, media* und *posterior,* unterschieden werden, die in okzipitalwärts abfallenden Stufen einander folgen. Die vordere Schädelgrube liegt am höchsten, die hintere am tiefsten. Das Relief der inneren Schädelbasis ist das Negativbild der Hirnbasis.

In der vorderen Schädelgrube liegen Riech- und Stirnlappen des Großhirns. Die mittlere Schädelgrube enthält im zentralen Bereich basale Anteile des Zwischenhirns und die Hypophyse, seitlich aber die stark nach basal vorspringenden Schläfenlappen des Großhirns. Die hintere Schädelgrube nimmt das Kleinhirn auf.

Die Grenze zwischen vorderer und mittlerer Schädelgrube wird lateral vom Hinterrand der kleinen Keilbeinflügel, medial vom Hinterrand des Jugum sphenoidale gebildet. Mittlere und hintere Schädelgrube werden seitlich von der Oberkante der Schläfenbeinpyramide, in der Mitte durch das Dorsum sellae getrennt. Diese Abgrenzung wird durch das Tentorium cerebelli vervollständigt, eine Duraplatte, die sich zwischen Kleinhirn und Hinterhauptslappen des Großhirns ausspannt und in der Mitte eine Öffnung für den Hirnstamm frei läßt.

Der *Boden der vorderen Schädelgrube* wird von den Partes orbitales des Stirnbeins, der Lamina cribrosa des Siebbeins, dem Jugum sphenoidale und den Alae minores des Keilbeins gebildet. An der Crista galli, die aus der Lamina cribrosa des Siebbeins herausragt, und an dem davor gelege-

◀ 13 Fossa jugularis
14 Foramen magnum
15 Protuberantia occipitalis externa
16 Linea nuchae superior
17 Linea nuchae inferior
18 Condylus occipitalis
19 Proc. mastoideus
20 Foramen stylomastoideum
21 Porus acusticus externus
22 Apertura externa des Canalis caroticus
23 Proc. styloideus des Os temporale
24 Foramen lacerum
25 Lamina lateralis proc. pterygoidei
26 Lamina medialis proc. pterygoidei
27 Foramina palatina minora
28 Foramen palatinum majus
29 Sutura palatina transversa
30 Sutura palatina mediana

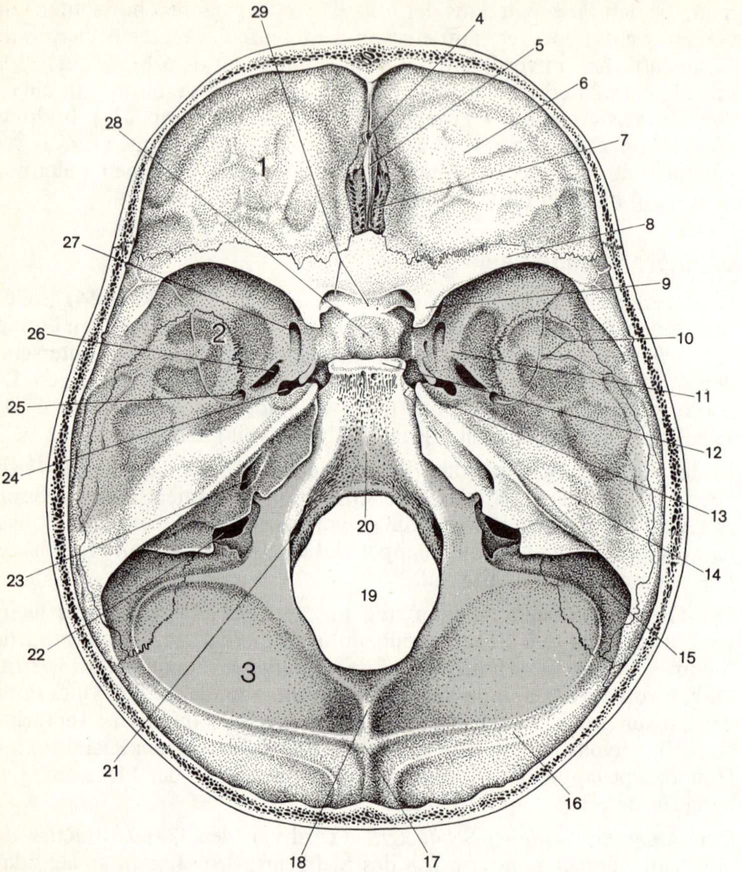

Abb. 236. **Innere Schädelbasis**

1 Fossa cranii anterior
2 Fossa cranii media
3 Fossa cranii posterior
4 Foramen caecum
5 Crista galli
6 Pars orbitalis des Os frontale
7 Lamina cribrosa
8 Ala minor des Os sphenoidale
9 Proc. clinoideus anterior
10 Sulci arteriosi
11 Ala major des Os sphenoidale
12 Dorsum sellae
13 Impressio trigeminalis
14 Pars petrosa des Os temporale
15 Sulcus sinus sigmoidei
16 Sulcus sinus transversi
17 Protuberantia occipitalis interna
18 Crista occipitalis interna
19 Foramen magnum
20 Clivus
21 Canalis hypoglossi
22 Foramen jugulare
23 Porus acusticus internus
24 Foramen lacerum
25 Foramen spinosum
26 Foramen ovale
27 Foramen rotundum
28 Fossa hypophysialis in der Sella turcica
29 Canalis opticus und Sulcus praechiasmaticus

nen Foramen caecum heftet sich die Falx cerebri an, die sich zwischen die beiden Großhirnhemisphären einsenkt. Die Lamina cribrosa wird von den Öffnungen für die Nn. olfactorii und die Vasa ethmoidalia anteriora durchsetzt.

Den *Boden der mittleren Schädelgrube* bilden in der Mitte der Keilbeinkörper, seitlich die großen Keilbeinflügel, Teile der Schläfenbeinschuppe und die vordere Fläche der Schläfenbeinpyramide.

Im Mittelteil der Fossa cranii media liegt rostral, am Vorderrand des Türkensattels, der Sulcus praechiasmaticus. In die seichte Querrinne, die seitlich in den Canalis opticus (für den N. II) führt, senkt sich als Erweiterung des Subarachnoidealraums die Cisterna chiasmatis ein. Das Chiasma opticum liegt oberhalb der Vertiefung. In der Sella turcica folgen von vorn nach hinten das Tuberculum sellae, die Fossa hypophysialis zur Aufnahme der Hypophyse und das Dorsum sellae. An der Seitenfläche des Keilbeinkörpers verläuft der Sulcus caroticus (für die A. carotis interna).

Der lateral anschließende Teil der mittleren Schädelgrube enthält im *Cavum trigeminale* (Cavum Meckeli) das Ganglion trigeminale und die Anfangsstrecke der drei Trigeminusäste. Dieses »Nervenfach« wird von Periost ausgekleidet und von einer Duraplatte gegen die Cavitas cranii abgegrenzt. Am Ausguß des knöchernen Schädels formt sich an dieser Stelle nicht das Gehirn, sondern das Nervenfach ab.

Das Wurzelstück der Ala major wird noch im Bereich des Nervenfaches vom Foramen rotundum (für den N. V_2), dahinter und etwas seitlich vom Foramen ovale (für den N. V_3) und hinten vom Foramen spinosum (für die A. meningea media) durchbohrt. Weiter seitlich folgt die Mulde, die den Schläfenlappen des Großhirns aufnimmt. An der Innenfläche des großen Keilbeinflügels und der Schläfenbeinschuppe haben sich die Äste der A. meningea media eingegraben.

Zwischen Ala major und Ala minor verbindet die Fissura orbitalis superior (für die Nn. III, IV, VI, V_1 und die V. ophthalmica superior) mittlere Schädelgrube und Augenhöhle. Zwischen großem Keilbeinflügel und Pyramide bleibt das durch Faserknorpel verschlossene Foramen lacerum ausgespart, über das die A. carotis interna zum Sulcus caroticus am Keilbeinkörper gelangt.

Auf der Facies anterior der Pars petrosa verlaufen die Sulci der Nn. petrosi major und minor als seichte Rinnen auf das Foramen lacerum zu. Der vordere Bogengang des Innenohrs ruft eine Vorwölbung im lateralen Abschnitt der vorderen Pyramidenfläche hervor. Vorn seitlich schließt sich daran das Tegmen tympani an.

Der *Boden der hinteren Schädelgrube* wird vom Clivus, von der Schläfenbeinpyramide und vom Hinterhauptsbein gebildet. Der Clivus, dem Pons und Medulla oblongata aufliegen, grenzt mit seinem hinteren Rand an das Foramen magnum, durch das die Medulla oblongata, die Aa. vertebrales und spinales sowie die Nn. accessorii verlaufen. Am Hinterrand des Felsenbeins zieht der Sulcus sinus petrosi inferioris entlang.

In der Synchondrosis petrooccipitalis zwischen Pars petrosa des Schläfenbeins und Pars lateralis des Hinterhauptsbeins bleibt das Foramen jugulare ausgespart, durch das (in der Reihenfolge von vorn medial nach hinten lateral) treten: der Sinus petrosus inferior, die Nn. glossopharyngeus, vagus und accessorius sowie die V. jugularis interna. Das vorn medial gelegene Nervenfach ist durch die Procc. intrajugulares andeutungsweise gegen das Venenfach abgegrenzt. Ein bindegewebiges Septum unterteilt jedoch das Foramen jugulare zwischen den Nn. IX und X, nicht zwischen Nerven und Venen. An der Basis des Condylus occipitalis durchbohrt der Canalis hypoglossi (für den N. XII) das Hinterhauptsbein.

Das Innenrelief der Hinterhauptsschuppe zeigt die Protuberantia occipitalis interna und die Eminentia cruciformis. Ihr senkrechter Schenkel wird durch den Sulcus sinus sagittalis superioris und die variable Crista occipitalis interna, ihr Querschenkel durch den paarigen Sulcus sinus transversi gebildet. Den beiden dadurch abgegrenzten unteren Gruben lagern sich die Kleinhirnhemisphären an. Die beiden oberen Gruben, die bereits oberhalb der hinteren Schädelgrube liegen, nehmen die Hinterhauptslappen des Großhirns auf.

In dem Winkel, den die zerebrale Fläche des Warzenfortsatzes und die Hinterfläche der Schläfenbeinpyramide bilden, gräbt sich der Sulcus sinus sigmoidei in die Wand der hinteren Schädelgrube ein (Abb. **236**). Medial davon beginnt an der Hinterfläche der Pars petrosa der innere Gehörgang mit dem Porus acusticus internus (Eintritt der Nn. VII, VIII und der A. labyrinthi). Nach hinten seitwärts schließt sich die Apertura externa aquaeductus vestibuli an (Austritt des Ductus endolymphaticus, der mit dem Saccus endolymphaticus unter der Dura endet).

Nahe der Oberkante der Schläfenbeinpyramide liegt seitlich vom Porus acusticus internus die Fossa subarcuata, in deren Bereich die Dura fest am Knochen verankert ist.

d) Hirnhäute

Die **Hirnhäute,** *Meninges* (Abb. **237** u. **238**), füllen den Raum zwischen der Innenseite des Schädels und der Oberfläche des Gehirns (→ auch S. 155 ff.). Von außen nach innen folgen

- die *harte Hirnhaut, Dura mater encephali,* die im Schädel flächenhaft mit dem Periost verwachsen ist,
- die *Spinnwebhaut des Gehirns, Arachnoidea mater encephali,* die der Dura überall eng anliegt, und
- die *weiche Hirnhaut, Pia mater encephali,* die als zarte Bindegewebsschicht die Hirnoberfläche überkleidet und sich in alle Furchen und Vertiefungen einsenkt.

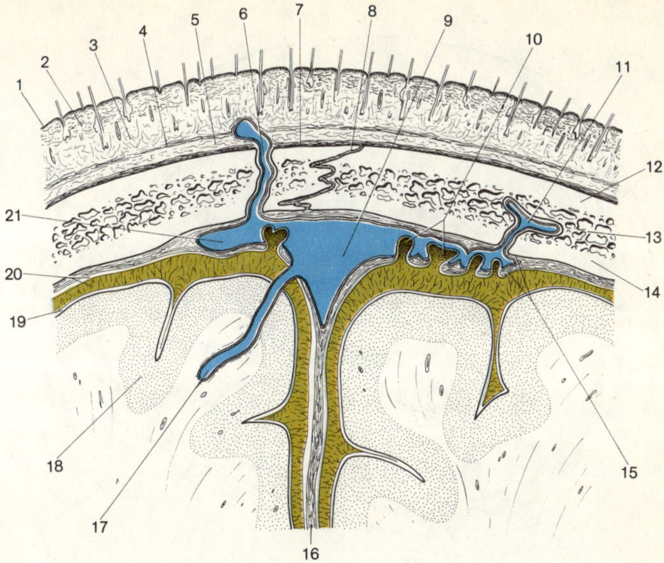

Abb. 237. **Kopfschwarte und Schädeldach,** Querschnitt
Hirnhäute und Sinus sagittalis superior

1–5 *Kopfschwarte*
1, 2 *Cutis*
1 Epidermis (mit Haaren)
2 Dermis
3 Subcutis
4 Galea aponeurotica
5 subaponeurotischer Verschiebespalt
6 V. emissaria parietalis im Foramen parietale
7 Pericranium
8 Sutura sagittalis
9 Sinus sagittalis superior
10 Granulationes arachnoideales
11 V. diploica in einem Canalis diploicus
12 Lamina externa des Os parietale
13 Diploe
14 Lamina interna des Os parietale
15 periostales (»äußeres«) und meningeales (»inneres«) Blatt der Dura mater encephali
16 Falx cerebri
17 V. cerebri superior
18 Cortex cerebri
19 Pia mater encephali
20 Arachnoidea und Cavitas subarachnoidea
21 Lacuna lateralis des Sinus sagittalis superior

In der Klinik wird die einheitliche Dura-Periostschicht oft als *Pachymeninx* bezeichnet und den beiden übrigen Hirnhäuten, der *Leptomeninx,* gegenübergestellt. Diese Gliederung entspricht der funktionellen Zuordnung; denn die Dura steht in engerer Beziehung zum Schädelknochen, die Leptomeninx zum Gehirn. Auch bei pathologischen Prozessen reagieren Pachy- und Leptomeninx verschieden.

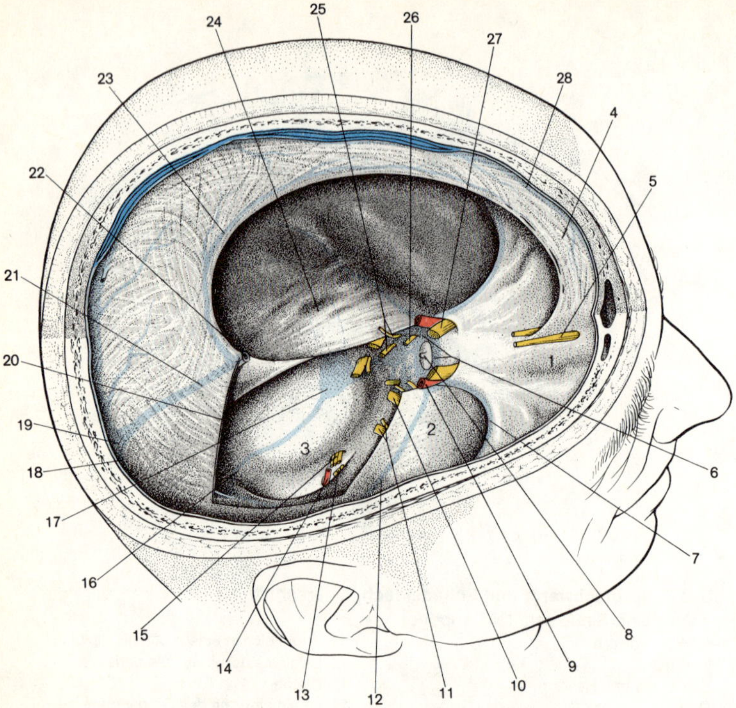

Abb. 238. **Hirnsichel und Kleinhirnzelt, venöse Blutleiter der harten Hirnhaut,** intrakranieller Verlauf der Hirngefäße und -nerven, Ansicht schräg von oben

1 Fossa cranii anterior
2 Fossa cranii media
3 Fossa cranii posterior
4 Falx cerebri
5 Bulbus und Tractus olfactorius
6 Sinus cavernosus und Sinus intercavernosi
7 Sinus sphenoparietalis
8 Hypophysenstiel
9 A. carotis interna
10 N. trigeminus
11 Nn. facialis und vestibulocochlearis
12 Sinus petrosus superior
13 Nn. glossopharyngeus, vagus und accessorius
14 A. vertebralis
15 N. hypoglossus
16 Sinus petrosus inferior
17 Mündung des Sinus sigmoideus in den Bulbus superior v. jugularis
18 Sinus occipitalis
19 Confluens sinuum
20 Tentorium cerebelli, Schnittrand
21 Sinus rectus
22 V. magna cerebri
23 Sinus sagittalis inferior
24 Sinus sigmoideus
25 N. abducens (hinten) und N. trochlearis (vorn)
26 N. oculomotorius
27 N. opticus
28 Sinus sagittalis superior

Harte Hirnhaut

An der **Dura mater encephali** lassen sich beim Erwachsenen periostales und meningeales Blatt mikroskopisch noch unterscheiden. Sie werden oft als »äußeres« und »inneres« Durablatt bezeichnet. Im Bereich der venösen Blutleiter sind sie getrennt. Am Foramen magnum weichen beide Durablätter auseinander und begrenzen die Cavitas epiduralis des Wirbelkanals.

Beim Kind haftet die Dura mit dem periostalen Blatt fest an den Schädelknochen, beim Erwachsenen löst es sich dagegen leicht ab (→ S. 609). Eine feste Verankerung am Knochen bleibt nur am Foramen caecum und der Crista galli sowie jederseits an der Hinterfläche der Schläfenbeinpyramide in der Fossa subarcuata erhalten.

Die Dura mater encephali bildet insgesamt eine Schutzkapsel um das Gehirn. Sie entsendet septenartige Fortsätze, vor allem die Hirnsichel und das Kleinhirnzelt, zwischen die großen Hirnteile, die deren Verlagerung verhindern.

Die *Hirnsichel, Falx cerebri,* dringt zwischen die beiden Großhirnhemisphären ein und schiebt sich bis dicht über den Balken vor. Die Falx cerebri entspringt an der Crista galli, am Foramen caecum und an den Rändern des Sulcus sinus sagittalis superioris (bis zur Protuberantia occipitalis interna). Sie enthält in ihrem oberen Rand den Sinus sagittalis superior, in ihrem unteren freien Rand den Sinus sagittalis inferior und ist mit dem Kleinhirnzelt verwachsen.

Die schmale *Kleinhirnsichel, Falx cerebelli,* bildet unterhalb des Kleinhirnzelts eine niedrige Fortsetzung der Falx cerebri und liegt zwischen den beiden Kleinhirnhemisphären. An ihrem hinteren Rand faßt die Kleinhirnsichel den Sinus occipitalis ein.

Das *Kleinhirnzelt, Tentorium cerebelli,* schiebt sich zwischen die Hinterhauptslappen des Großhirns und das Kleinhirn ein. Das Tentorium cerebelli heftet sich jederseits an den Rändern des Sulcus sinus transversi und an der Oberkante der Schläfenbeinpyramide an. Nahe der Felsenbeinspitze zieht es über die Impressio trigeminalis hinweg zum Proc. clinoideus posterior und erreicht rostral den Proc. clinoideus anterior. Nach der Mittellinie zu steigt das Kleinhirnzelt leicht an. Hinten in der Medianebene stößt der First des Zelts an die Falx cerebri und schließt den Sinus rectus ein. Die medialen Ränder des Tentorium umgrenzen einen dreieckigen Ausschnitt, *Incisura tentorii,* dessen Boden vom Dorsum sellae gebildet wird. Durch diese Öffnung, die den Kleinhirnraum mit dem Großhirnraum verbindet, zieht der Hirnstamm.

Das *Diaphragma sellae* (Abb. **263**) spannt sich zwischen den Procc. clinoidei als horizontale Duraplatte über den Türkensattel und trennt die Hypophysengrube von der übrigen Schädelhöhle ab. Das Diaphragma wird – nahe seinem hinteren Rand – von einer weiten Öffnung für den

Hypophysenstiel durchbohrt. An ihrem Rand geht die Dura in Arachnoidea über, die sich der oberen Fläche der Hypophyse anlegt. Die Hypophysengrube selbst ist von Periost ausgekleidet, das mit der Bindegewebskapsel der Hypophyse durch lockeres Bindegewebe in Verbindung steht. Die Hypophyse liegt somit extradural.

Die Dura und (vor allem) ihre Septen verspannen das Schädelgewölbe und sichern die Schädelwölbung gegen von außen einwirkende Kräfte (Kaumuskulatur). Deshalb bestehen die Septen vorwiegend aus sehnig derben Kollagenfaserbündeln, die in der Falx cerebri großenteils bogenförmig und tangential verlaufen.

Gefäße und Nerven der harten Hirnhaut

Die **Arterien der harten Hirnhaut,** *Aa. meningeae,* verlaufen zwischen Dura und Knochen. Sie versorgen außer der harten Hirnhaut vor allem die platten Schädelknochen (rotes Knochenmark).

Der *R. meningeus anterior* verläßt die A. ethmoidalis anterior in der vorderen Schädelgrube und versorgt ein kleines Gebiet neben der Crista galli.

Die *A. meningea media* aus der A. maxillaris tritt durch das Foramen spinosum in die mittlere Schädelgrube ein (Abb. **241**). Sie gibt eine meist schwache Anastomose zur A. lacrimalis ab und teilt sich in den vorderen und den hinteren Ast, *R. frontalis* und *R. parietalis.* Die Teilungsstelle kann dicht über dem Foramen spinosum oder auch höher oben im Bereich des Os parietale liegen. Der R. frontalis verläuft steil aufsteigend, der R. parietalis zieht fast horizontal nach hinten.

Zerreißungen der A. meningea media führen zu epiduralen Blutungen. Ist der Stamm der Arterie verletzt, so breitet sich das Hämatom unmittelbar oberhalb der Ebene des Jochbogens aus. Hämatome aus dem vorderen Ast können sich aus der hinteren Stirn- und der vorderen Schläfenregion scheitelwärts ausdehnen. Hämatome aus dem R. parietalis liegen über dem Ohr. Epidurale Hämatome erzeugen Kompressionserscheinungen am Gehirn.

Die *A. meningea media* gibt den meist schwachen R. *anastomoticus* ab, der durch die Fissura orbitalis superior in die Augenhöhle gelangt und sich mit der A. lacrimalis, einem Ast der A. ophthalmica, verbindet. Gelegentlich ist die Anastomose so kräftig ausgebildet, daß die A. meningea media aus der A. ophthalmica zu entspringen scheint oder diese als Ast der A. meningea media ausgebildet ist.

Die *A. meningea posterior* (meist aus der A. pharyngea ascendens) betritt die Schädelhöhle (in der Regel) durch das Foramen jugulare und versorgt ein kleines Gebiet im medialen Bereich der hinteren Schädelgrube.

Die **venösen Blutleiter der harten Hirnhaut,** *Sinus durae matris* (Abb. **238, 240** u. **278**), bilden ein System von »Sammelvenen«, das Blut aus den Hirnvenen aufnimmt. Außerdem steht es mit den Vv. diploicae in Verbindung. Der Blutabfluß erfolgt direkt oder indirekt in die V. jugularis interna, zum geringeren Teil auch in die Venengeflechte des Wirbelkanals.

Über die V. diploica occipitalis und über Vv. emissariae kann Blut aus den Sinus transversus und sigmoideus in die V. jugularis externa und damit in die V. subclavia gelangen.

Die klappenlosen Sinus durae matris sind starrwandig zwischen meningealem und periostalem Durablatt oder zwischen den beiden Blättern der Durasepten ausgespannt. Dadurch wird das Lumen stets offen gehalten und ein ungehinderter Abfluß des Bluts aus dem Schädelinnern gewährleistet. Die Sinuswand ist frei von Muskulatur und besteht aus einer Endothellage und faserigem Bindegewebe der Pachymeninx. Die venösen Blutleiter der Dura mater encephali entsprechen ihrer Anlage nach den epiduralen Venengeflechten im Wirbelkanal.

Vier Sinus durae matris verlaufen in der Medianebene und sind daher unpaar: Sinus sagittales superior und inferior, Sinus rectus und Sinus occipitalis. Die unpaaren Sinus intercavernosi bilden ein vorderes und ein hinteres Querstück zwischen den Sinus cavernosi beider Seiten. Alle übrigen Blutleiter sind paarig.

Der *Sinus sagittalis superior* verläuft von der Crista galli im oberen konvexen Rand der Falx cerebri okzipitalwärts und mündet – gemeinsam mit dem Sinus rectus und dem Sinus occipitalis – in den Sinus tranversus. Dieser Zusammenfluß wird als *Confluens sinuum* bezeichnet.

In seitliche Ausbuchungen des Sinus sagittalis superior, *Lacunae laterales* (Abb. **237**), stülpen sich Arachnoidealzotten ein und münden oberflächliche Hirnvenen.

Der *Sinus sagittalis inferior* zieht im unteren konkaven Rand der Falx cerebri nach hinten und mündet zusammen mit der V. cerebri magna in den Sinus rectus.

Der *Sinus rectus* verläuft an der Verschmelzungslinie der Hirnsichel mit dem Kleinhirnzelt zum Confluens sinuum. Er nimmt außer dem Sinus sagittalis inferior und der V. cerebri magna noch obere Kleinhirnvenen auf.

Der *Sinus occipitalis* liegt im hinteren Rand der Falx cerebelli und verbindet den Confluens sinuum mit dem Venengeflecht am Foramen magnum, das mit den epiduralen dorsalen Venen im Wirbelkanal kommuniziert.

Der *Sinus transversus* (rechts meist stärker) zieht vom Confluens sinuum im Sulcus sinus transversi nach lateral und setzt sich in den *Sinus sigmoideus* fort, der an der Innenseite des Warzenfortsatzes in S-förmigem Bogen zum Foramen jugulare verläuft und in den Bulbus v. jugularis superior mündet.

Im Bereich des Sulcus sinus sigmoidei ist die innere Knochentafel des Schläfenbeins oft sehr dünn. Der Warzenfortsatz wird von der Paukenhöhle her pneumatisiert. Infektiöse Prozesse können von den Cellulae mastoideae auf den Sinus sigmoideus übergreifen und eine Sinusthrombose verursachen.

Der *Sinus cavernosus* liegt als unregelmäßig gestalteter, von Bindegewebssträngen durchzogener Blutraum seitlich der Sella turcica. Ein vorderer und ein hinterer *Sinus intercavernosus* verbinden die Sinus cavernosi beider Seiten, so daß ein »Venen«ring entsteht, der die Hypophyse umfaßt.

Die Sinus intercavernosi und cavernosi werden vom Diaphragma sellae und der seitlichen Fortsetzung des Diaphragma überdeckt.

In die seitliche Wand des Sinus cavernosus treten (in der Reihenfolge von oben nach unten) die Nn. oculomotorius, trochlearis und ophthalmicus (N. V_1) ein. *Durch den Sinus cavernosus verlaufen* die A. carotis interna und (lateral davon) der N. abducens.

Der Sinus cavernosus entsteht in der Embryonalzeit aus einem Venengeflecht, das die A. carotis interna und den N. abducens umgibt. Die Venen des Plexus verschmelzen zu einem einheitlichen, kavernösen (buchtigen) Raumsystem, so daß die genannten Leitungsbahnen in das Innere des Sinus aufgenommen werden.

In den Sinus cavernosus, der mit dem Plexus basilaris in Verbindung steht, *münden* basale Hirnvenen und der Sinus sphenoparietalis. Der Abfluß des Bluts erfolgt über den englumigen Sinus petrosus superior in den Anfangsteil des Sinus sigmoideus und über den Sinus petrosus inferior in die V. jugularis interna. Die Vv. ophthalmicae superior und inferior leiten ihr Blut normalerweise ebenfalls zum Sinus cavernosus ab, bilden jedoch gleichzeitig eine Gefäßverbindung zum Einzugsgebiet der V. facialis bzw. V. maxillaris.

Der *Sinus sphenoparietalis* läuft am Hinterrand des kleinen Keilbeinflügels entlang und mündet in den Sinus cavernosus.

Als *Plexus basilaris* bezeichnet man das Venengeflecht, das den Sinus cavernosus und die Sinus petrosi beider Seiten mit dem vorderen Venenplexus des Wirbelkanals verbindet.

Der *Sinus petrosus superior* zieht längs der Oberkante der Schläfenbeinpyramide vom Sinus cavernosus zum Anfangsteil des Sinus sigmoideus.

Der *Sinus petrosus inferior* nimmt die Vv. labyrinthi (aus dem Meatus acusticus internus) auf, tritt am weitesten medial durch das Foramen jugulare und mündet sofort nach Verlassen des Schädels in die V. jugularis interna, seltener in den Bulbus v. jugularis superior.

Der *Abfluß des Bluts aus den Sinus durae matris* erfolgt hauptsächlich über den Sinus sigmoideus in die V. jugularis interna. Bei entsprechenden Druckverhältnissen ist auch ein Abströmen des Bluts aus dem Sinus cavernosus über die V. ophthalmica superior in die V. angularis (und damit in die V. facialis) sowie über die V. ophthalmica inferior zum Plexus pterygoideus (und damit in die V. maxillaris) möglich. Mehr oder weniger regelmäßig bestehen Verbindungen der venösen Blutleiter zu den äußeren Kopfvenen über die Vv. emissariae, die auch mit den Vv. diploicae kommunizieren.

Die **Vv. emissariae** treten durch Öffnungen der Schädelknochen. Sie dienen vermutlich als Druckausgleichseinrichtungen.

Mit einiger Regelmäßigkeit sind ausgebildet
- die *V. emissaria parietalis* (Abb. **237**) durch das Foramen parietale, neben der Sagittalnaht, vor der Lambdanaht, die den Sinus sagittalis superior mit einem Ast der V. temporalis superficialis verbindet,
- die *V. emissaria mastoidea* durch das Foramen mastoideum, hinter dem Warzenfortsatz, die einen Blutabfluß aus dem Sinus sigmoideus in die V. occipitalis gestattet, ferner
- die relativ häufige *V. emissaria occipitalis,* neben der Protuberantia occipitalis externa, die vom Confluens sinuum zur V. occipitalis zieht, und
- die inkonstante *V. emissaria condylaris* (Abb. **274**) durch den Canalis condylaris, die den Sinus sigmoideus mit dem Plexus venosus vertebralis externus verbindet.

Den Vv. emissariae vergleichbar sind Venengeflechte, **Plexus venosi** (Abb. **241**), die in Begleitung größerer Arterien oder Nerven durch die Schädelbasis ziehen.

Unter ihnen sind von nennenswerter Bedeutung
- der *Plexus venosus foraminis ovalis* im Foramen ovale zwischen Sinus cavernosus und Plexus pterygoideus,
- der *Plexus venosus caroticus internus,* ein Venengeflecht im Canalis caroticus, das ebenfalls Sinus cavernosus und Plexus pterygoideus verbindet, sowie
- der *Plexus venosus canalis hypoglossi* zwischen dem Venengeflecht um das Foramen magnum und der V. jugularis interna.

Klinische Bedeutung besitzen die Verbindungen zwischen venösen Blutleitern und extrakraniellen Venen (Vv. ophthalmicae, Vv. emissariae, Venengeflechte entlang von Arterien und Nerven, Vv. diploicae) deshalb, weil sich auf diesem Weg Infektionen von den Kopfweichteilen auf die Hirnhäute ausbreiten können (z. B. Verschleppungsgefahr von Keimen bei Oberlippen- und Nasenfurunkeln über die V. ophthalmica superior zum Sinus cavernosus). Krankhafte Prozesse im Bereich des Sinus cavernosus können angesichts der engen Nachbarschaftsbeziehungen leicht auf die im Sinus und in der Sinuswand verlaufenden Nerven übergreifen (z. B. Abduzenslähmung als Folge einer Sinusthrombose).

Nerven der harten Hirnhaut. Die Dura mater wird reichlich von sensiblen Nervenfasern versorgt. Sie ist im Gegensatz zur Hirnsubstanz – zumindest im Bereich der basalen Dura und der venösen Blutleiter sowie ihrer Zuflüsse – schmerzempfindlich. Die *Rr. meningei* stammen aus den drei Ästen des N. trigeminus (für die Dura in vorderer und mittlerer Schädelgrube und am Schädeldach) und aus dem N. vagus (für die Dura der hinteren Schädelgrube).

Der *R. tentorii* verläßt den N. ophthalmicus noch innerhalb der Schädelhöhle, gibt Äste an die Dura über der Lamina cribrosa ab, begleitet rückläufig den N. trochlearis und verzweigt sich am Tentorium cerebelli und am hinteren Abschnitt der Falx cerebri.

Der *R. meningeus (medius)* zweigt sich vom N. maxillaris ab, ehe dieser im Foramen rotundum durch die Schädelbasis tritt. Er breitet sich an jedem Teil der Dura aus, den der vordere Ast der A. meningea media versorgt.

Der *R. meningeus (n. mandibularis)* trennt sich erst extrakraniell vom 3. Trigeminusast, kehrt mit der A. meningea media durch das Foramen spinosum in die mittlere Schädelgrube zurück (Abb. **241**) und verzweigt sich mit den Arterienästen an der Dura.

Der *R. meningeus* zur Dura der hinteren Schädelgrube geht vom Ganglion superius des N. vagus ab und kehrt durch das Foramen jugulare in die Schädelhöhle zurück.

Lagebeziehungen der Leitungsbahnen zur Dura mater (Abb. **240**). Im Gegensatz zu den Aa. meningeae, die extradural bleiben, müssen Leitungsbahnen vom oder zum Gehirn auch durch die Dura treten. Der Duradurchtritt kann den Knochenöffnungen eng benachbart liegen (Canalis opticus, Foramen jugulare, Canalis hypoglossi) oder die Durchtrittsstellen in Dura und Knochen sind mehr oder weniger weit von einander entfernt (sekundäre Durchtrittsstellen: Lamina cribrosa, Fissura orbitalis superior, Foramen rotundum). Nerven und Gefäße verlaufen in diesem Fall eine Strecke weit zwischen Dura und Knochen (extradural, aber intrakraniell). So tritt z. B. der N. trigeminus nahe der Spitze der Schläfenbeinpyramide durch die Dura und bildet erst dann – zwischen meningealem und periostalem Blatt – das Ganglion trigeminale und die drei Hauptäste. Das Cavum trigeminale, das sich von der Impressio trigeminalis an der Spitze der Schläfenbeinpyramide auf den Hinterrand des großen Keilbeinflügels vorschiebt, ist somit gegen den eigentlichem Durasack weitgehend abgekammert.

Eingriffe (Injektionen, Koagulationen) am Ganglion trigeminale können – von der äußeren Schädelbasis her – ohne Eröffnung der Dura vorgenommen werden.

Weiche Hirnhaut

Die **Arachnoidea mater encephali** (Abb. 237), die der Dura mater innen anliegt, spannt sich über alle Unebenheiten der Hirnoberfläche hinweg. Von der Pia bleibt sie durch den stellenweise weiten äußeren Liquorraum, *Cavitas subarachnoidea,* getrennt. Der Subarachnoidealraum wird durch zahlreiche zarte Bindegewebszüge überbrückt. Er setzt sich am Foramen magnum in den Liquorraum des Wirbelkanals fort.

Die Cavitas subarachnoidea ermöglicht eine Liquorzirkulation über weite Bereich (→ Liquorströmung, S. 161). Daher können sich infektiöse Prozesse hier rasch ausbreiten (Leptomeningitis).

Eine Aussackung der Arachnoidea schiebt sich in das Cavum trigeminale ein, so daß das Trigeminusganglion von Liquor umspült wird.

Granulationes arachnoideales sind knopfförmige, oft dicht gedrängt stehende, gefäßlose Bindegewebszotten in der Nähe der großen venösen Blutleiter. Diese Pacchionischen Granulationen durchsetzen das meningeale Durablatt und die äußeren Schichten der Sinuswand. Sie stülpen sich gegen das Lumen der Sinus vor, ohne das Endothel zu durchbrechen. Blut und Liquor sind nur durch eine dünne Gewebsschicht voneinander getrennt. Granulationen sind vor allem im Bereich der Lacunae laterales des Sinus sagittalis superior ausgebildet, sie können sogar die innere Schicht der Schädelknochen angreifen und sich in die Diploevenen einbuchten. Den Arachnoidealzotten entsprechen die Foveolae granulares an der Innenseite des Schädeldaches.

Cisternae subarachnoideae, Erweiterungen des Subarachnoidealraums, bilden sich dort, wo sich die der Dura anliegende Arachnoidea encephali über Vertiefungen an der Hirnoberfläche hinwegspannt.

Die *Cisterna cerebellomedullaris,* der größte derartige Liquorraum, liegt auf der Dorsalseite der Medulla oblongata, unter dem Kleinhirn. Die übrigen Zisternen sind fast alle an der Hirnbasis lokalisiert, an der konvexen Seite des Großhirns sind sie gering ausgebildet.

Die Cisterna cerebellomedullaris kann zwischen Atlas und Hinterrand des Foramen magnum punktiert werden (Subokzipitalpunktion).

Die *Cisterna chiasmatis* (in der Gegend der Sehnervenkreuzung) und die *Cisterna interpeduncularis* (zwischen den Hirnschenkeln) sind basale Erweiterungen des Subarachnoidealraums, die in der Klinik unter der Bezeichnung »Basiszisterne« zusammengefaßt werden. Die *Cisterna fossae lateralis cerebri* liegt im Sulcus lateralis cerebri zwischen Stirn-, Schläfen- und Scheitellappen.

Die **Pia mater encephali** (Abb. **237**) führt dem Gehirn die Blutgefäße zu und bildet zugleich die Bindegewebsschicht der Plexus choroidei, *Tela choroidea.* Sie dringt zwischen Vierhügelplatte und hinterem Ende des Balkens in die Tiefe und formt die zusammenhängende Tela choroidea für den Plexus choroideus des dritten Ventrikels und der Seitenventrikel. Am vierten Ventrikel drängt sie sich zwischen Kleinhirn und Medulla oblongata gegen die Lamina epithelialis vor und bildet die Tela choroidea ventriculi quarti.

Gefäße und Nerven der weichen Hirnhaut. Die *Arterien* und *Venen* der weichen Hirnhaut sind die *Hirngefäße,* sie verlaufen in der Pia mater zu ihren Eintrittsstellen an der Hirnoberfläche (→ S. 159). Die *Nerven* der weichen Hirnhaut sind weitgehend auf die Pia mater beschränkt. In ihr lassen sich – im Gegensatz zur Arachnoidea – zahlreiche feine Nervenästchen darstellen. Sie werden zum Teil von am Hirnstamm austretenden Hirnnerven an die Pia abgegeben, zum Teil sind es Zweige von Gefäßnerven. Obwohl Endorgane verschiedener Bauart nachgewiesen werden konnten, bestehen über ihre Funktion nur Vermutungen (Registrierung von Druck- und Volumenänderungen im Subarachnoidealraum?). Gefäßnerven verlaufen in der Wand und in der Nachbarschaft von Arterien und Venen der Pia mater.

e) Intrakranieller Verlauf der Blutgefäße des Gehirns

Die **Arterien des Gehirns** (→ Bd. 2, S. 307 u. 372) stammen aus zwei verschiedenen Quellen und sind (fast) völlig getrennt von den Arterien der Dura mater. Die *A. carotis interna* versorgt jederseits Stirn- und Scheitellappen, obere und mittlere Schläfenwindung, Basalganglien und Zwischenhirn sowie den Inhalt der Orbita. Die beiden *Aa. vertebrales* und die

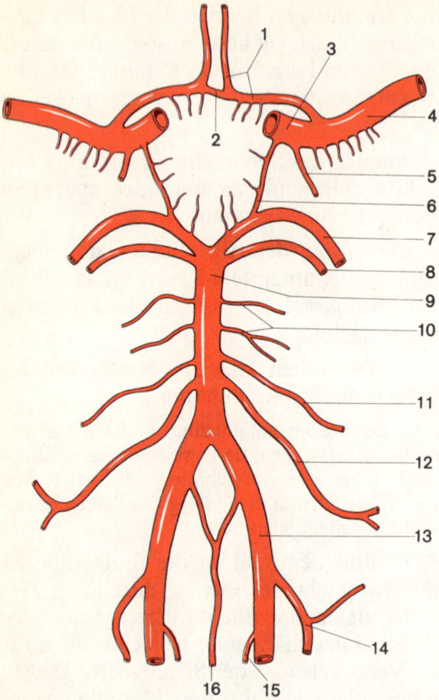

1 A. cerebri anterior
2 A. communicans anterior
3 A. carotis interna
4 A. cerebri media
5 A. choroidea anterior
6 A. communicans posterior
7 A. cerebri posterior
8 A. superior cerebelli
9 A. basilaris
10 Aa. pontis
11 A. labyrinthi
12 A. inferior anterior cerebelli
13 A. vertebralis
14 A. inferior posterior cerebelli
15 A. spinalis posterior
16 A. spinalis anterior

Abb. 239. **Circulus arteriosus cerebri,** Aa. cerebri, A. basilaris und intrakranielle Aufzweigung der Aa. vertebrales

durch ihre Vereinigung entstandene *A. basilaris* entsenden u. a. Äste zum Hirnstamm, zum Kleinhirn, zu den Hinterhauptslappen und zum basalen Abschnitt der beiden Schläfenlappen.

Der *Circulus arteriosus cerebri* (Abb. **239**), ein an der Hirnbasis gelegener Arterienring, verbindet die beiden Arteriensysteme derselben und der Gegenseite miteinander. Diese Anastomosen stellen eine wichtige Sicherung für die Blutversorgung des Gehirns dar. Da die Verbindungsäste, Aa. communicantes, einen geringen Durchmesser aufweisen, können sie allerdings bei *plötzlichem* Verschluß einer A. carotis interna beim Erwachsenen die Blutversorgung des Gehirns nicht gewährleisten. Die Bedeutung des Circulus arteriosus liegt hauptsächlich in der Versorgung basaler Hirnteile (Zwischenhirn).

Die *A. carotis interna* zieht, umgeben vom Plexus venosus caroticus internus, durch den Canalis caroticus und gelangt an der Spitze der Schläfen-

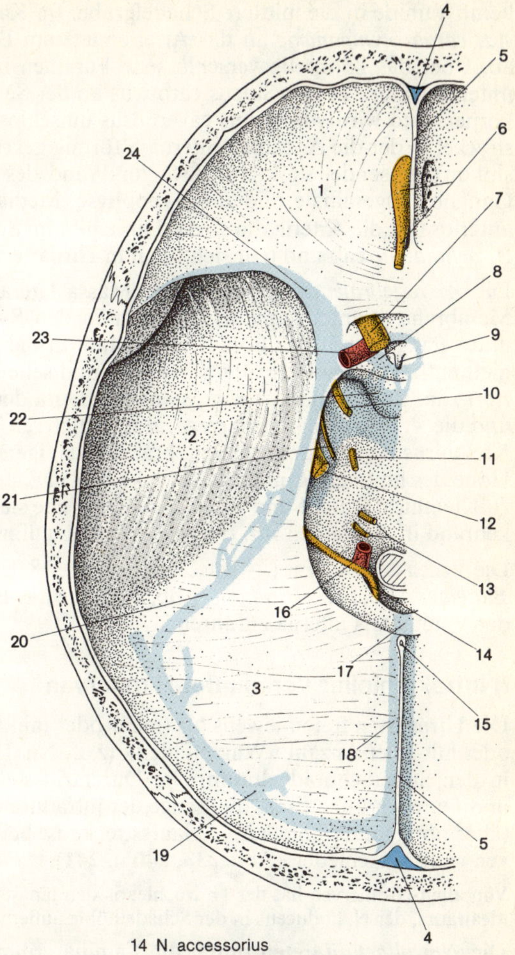

Abb. 240. **Harte Hirnhaut, venöse Blutleiter und Hirnnerven** an der linken Hälfte der inneren Schädelbasis

1 Fossa cranii anterior
2 Fossa cranii media
3 Tentorium cerebelli
4 Sinus sagittalis superior
5 Falx cerebri, Schnittrand
6 Bulbus und Tractus olfactorius
7 N. opticus
8 Sinus cavernosus
9 Hypophysenstiel
10 N. oculomotorius
11 N. abducens
12 N. trigeminus
13 N. hypoglossus
14 N. accessorius
15 Sinus sagittalis inferior
16 A. vertebralis
17 V. magna cerebri
18 Sinus rectus
19 Sinus transversus mit Einmündungen von Vv. inferiores cerebri
20 Sinus petrosus superior
21 N. trochlearis
22 Plexus basilaris
23 A. carotis interna
24 Sinus sphenoparietalis

beinpyramide in die mittlere Schädelgrube. Im Karotiskanal gibt sie feine *Aa. caroticotympanicae* an das Arteriennetz am Boden der Paukenhöhle ab. Über das knorpelig verschlossene Foramen lacerum tritt die Arterie unter der Dura in den Sulcus caroticus an der Seitenfläche des Keilbeinkörpers und wird vom Sinus cavernosus umschlossen. In dieser Verlaufsstrecke, in der die A. carotis interna S-förmig gekrümmt verläuft (Karotissiphon), entsendet sie kleine Äste zur Wand des Sinus cavernosus, zum Ganglion trigeminale und zur Hypophyse. Medial vom Proc. clinoideus anterior tritt die Arterie durch die Dura, gibt im Subarachnoidealraum die *A. ophthalmica* ab und teilt sich dann in Hirnarterien, *Aa. cerebri,* auf.

Die *A. vertebralis* dringt hinter der Massa lateralis des Atlas durch die Membrana atlantooccipitalis posterior in den Subarachnoidealraum ein und gelangt durch das Foramen magnum in die Schädelhöhle. Intrakraniell entläßt sie die *A. spinalis anterior* (und seltener die *A. spinalis posterior*) zum Rückenmark, *Rr. meningei* zur Dura der hinteren Schädelgrube und die *A. inferior posterior cerebelli* zum hinteren Teil der Unterfläche des Kleinhirns. Die beiden Aa. vertebrales vereinigen sich auf dem Clivus, in Höhe des hinteren Randes der Brücke, zur unpaaren *A. basilaris,* die Äste zu Kleinhirn, Brücke und Innenohr abgibt, ehe sie sich am vorderen Brückenrand in die beiden *Aa. cerebri posteriores* aufzweigt.

Die **Venen des Gehirns** (→ Bd. 2, S. 307 f. u. 378 ff.) münden in die *venösen Blutleiter der harten Hirnhaut* (Abb. **278**), die das Blut (in der Hauptsache) der V. jugularis interna zuführen.

f) Intrakranieller Verlauf der Hirnnerven

Die **Hirnnerven** treten jeweils als (mehr oder minder) einheitlicher Stamm oder mit einer Anzahl »Wurzelfäden« (z. B. Nn. IX–XII) aus dem Gehirn in den Subarachnoidealraum. Die Durchtrittsstellen durch Arachnoidea und Dura sind identisch, die Länge der intraduralen und der extraduralen (aber noch intrakraniellen) Verlaufsstrecke ist bei den einzelnen Hirnnerven recht verschieden (Abb. **238, 240** u. **241**).

Von allen Hirnnerven hat der N. trochlearis den längsten Verlauf im Subarachnoidealraum, der N. abducens in der Schädelhöhle außerhalb der Dura.

Die *Nn. olfactorii* treten durch die Lamina cribrosa in die Schädelhöhle und dort nach kurzem Verlauf in den in der Cavitas subarachnoidea gelegenen Bulbus olfactorius.

Der *N. ethmoidalis anterior* und die gleichnamige Arterie gelangen aus der Orbita durch das Foramen ethmoidale anterius auf die Lamina cribrosa des Siebbeins, bleiben extradural und ziehen durch eine der vorderen Öffnungen der Siebbeinplatte in die Nasenhöhle. Dieser Verlauf zeigt, daß die Lamina cribrosa sekundärer Schädelboden ist.

Beim *N. opticus,* der durch den Canalis opticus in die Schädelhöhle zieht, fallen Knochen- und Duradurchtrittsstelle zusammen. Oberhalb des Sul-

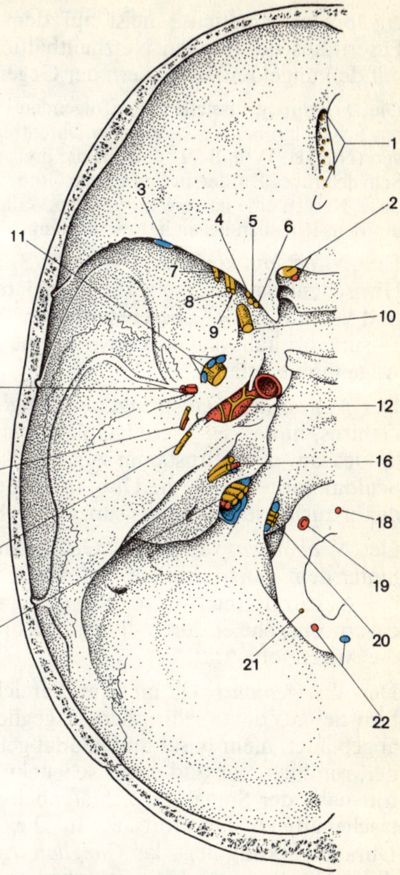

Abb. 241. **Durchtrittsstellen der intrakraniellen Gefäße und Hirnnerven** an der linken Hälfte der inneren Schädelbasis

1 Nn. olfactorii
2 N. opticus und A. ophthalmica
3 V. ophthalmica superior
4 N. abducens
5 N. oculomotorius
6 N. nasociliaris
7 N. lacrimalis
8 N. frontalis
9 N. trochlearis
10 N. maxillaris
11 N. mandibularis und Plexus venosus foraminis ovalis
12 A. carotis interna und Plexus caroticus internus
13 A. meningea media und R. meningeus (n. mandibularis)
14 A. tympanica superior und N. petrosus minor
15 N. petrosus major
16 N. facialis, A. und V. labyrinthi und N. vestibulocochlearis
17 Sinus petrosus inferior, N. glossopharyngeus, N. vagus, N. accessorius und V. jugularis interna
18 A. spinalis anterior
19 A. vertebralis
20 N. hypoglossus und Plexus venosus canalis hypoglossi
21 Radices spinales n. accessorii
22 A. spinalis posterior und V. spinalis

cus praechiasmaticus, meist auf dem Diaphragma sellae, kreuzen die Fasern aus der nasalen Netzhauthälfte im Chiasma opticum und ziehen mit den ungekreuzten Fasern der Gegenseite im *Tractus opticus* weiter.

Die *Dura*durchtrittsstellen aller folgenden Hirnnerven liegen im Bereich der hinteren Schädelgrube, die *knöchernen* Durchtrittsstellen für die drei Augenmuskelnerven (Nn. III, IV und VI) und für die drei Äste des N. trigeminus in der mittleren Schädelgrube. Da der Boden dieser Grube sekundärer Schädelboden ist, besitzen diese Nerven eine längere extradurale Verlaufsstrecke. Duradurchtritt und Austritt aus dem Knochen liegen in beachtlichem Abstand.

Der *N. oculomotorius* tritt vor der Brücke aus der medialen Fläche des Hirnschenkels, durchsetzt die Dura lateral vom Proc. clinoideus posterior und verläuft in der oberen seitlichen Wand des Sinus cavernosus bis zur Fissura orbitalis superior, wo er die Schädelhöhle verläßt und in die Augenhöhle gelangt.

Der *N. trochlearis* entspringt als einziger Hirnnerv auf der Dorsalseite des Gehirns, hinter der Vierhügelplatte, windet sich in der Cavitas subarachnoidea um den Hirnstamm zur Basalseite und tritt etwas hinter dem N. oculomotorius durch die Dura in die Seitenwand des Sinus cavernosus, in der er zur Fissura orbitalis superior zieht.

Der *N. abducens* verläßt das Gehirn am Hinterrand der Brücke und zieht hinter dem Dorsum sellae, auf dem Clivus, durch die Dura. Er begleitet die A. carotis interna, seitlich eng an die Arterie angelagert, im Sinus cavernosus, ehe er durch die Fissura orbitalis superior aus dem Schädel in die Augenhöhle tritt.

Der *N. trigeminus* geht im Grenzbereich von Brücke und mittlerem Kleinhirnstiel aus dem Gehirn hervor, gegliedert in die *Radix sensoria* (kräftig, abgeplattet, mehr basal und kaudal gelegen) und die *Radix motoria* (dünner, rundlich, vor und etwas scheitelwärts der Radix sensoria). Der Nerv tritt nahe der Spitze der Schläfenbeinpyramide, umschlossen von einem taschenartigen Durafortsatz, in die mittlere Schädelgrube. In dieser Duraaussackung liegt das *Ganglion trigeminale,* an dessen konvexer Seite die drei Äste des N. trigeminus hervorgehen.

Die Radix motoria unterkreuzt die Radix sensoria und das Ganglion. Sie legt sich dem 3. Trigeminusast, dem N. mandibularis, an. Das Ganglion trigeminale liegt außerhalb des Subarachnoidealraums, wird jedoch, ebenso wie die »Wurzelstücke« der drei Trigeminusäste, von einem Fortsatz der Arachnoidea sowie vom periostalen Blatt (auf der basalen Seite) und vom meningealen Blatt der Dura umschlossen.

Der *N. ophthalmicus* (N. V_1) zieht aus dem Cavum trigeminale in der unteren Seitenwand des Sinus cavernosus nach rostral und tritt – in seine Äste aufgezweigt – durch die Fissura orbitalis superior in die Orbita. Der *N. maxillaris* (N. V_2) gelangt am Boden des Cavum trigeminale durch das Foramen rotundum in die Fossa pterygopalatina. Der *N. mandibularis* (N. V_3) verläßt den Schädel durch das Foramen ovale und zweigt sich in der Fossa infratemporalis auf.

An der vorderen, zur mittleren Schädelgrube gerichteten Fläche der Schläfenbeinpyramide verlassen die Nn. petrosi major und minor die Pars petrosa des Schläfenbeins und ziehen nach medial vorn in Richtung Foramen lacerum. Diese Nerven verbleiben in ihrem ganzen Verlauf extradural.

Der *N. facialis,* der ihm angelagerte Fazialisanteil, *N. intermedius,* und der *N. vestibulocochlearis* treten nebeneinander am Hinterrand der Brücke aus dem Hirnstamm. Eine Aussackung der Arachnoidea und ein Durafortsatz umkleiden die Nerven bis zum Boden des inneren Gehörgangs, so daß sie auch im Meatus acusticus internus noch von Liquor cerebrospinalis umgeben werden.

Bei den Hirnnerven IX–XII entsprechen Dura- und Knochenaustritt einander.

Der *N. glossopharyngeus* entspringt mit seinen Wurzelfäden dorsal der Olive aus der Medulla oblongata, der *N. vagus* schließt sich nach kaudal an. Beide Nerven verlassen zusammen mit dem *N. accessorius,* dessen Ursprung bis in das Halsmark hinabreicht, die Schädelhöhle durch das Foramen jugulare.

Der *N. hypoglossus* tritt – wie es für die vordere Wurzel eines okzipitalen Spinalnervs typisch ist – aus dem Sulcus lateralis anterior der Medulla oblongata und zieht über dem Rand des Foramen magnum durch den Canalis hypoglossi.

5. Gesichtsschädel

Die knöcherne Umrahmung von Augenhöhle und Nasenhöhle, von Unterschläfengrube und Flügelgaumengrube wird jeweils von mehreren Skelettelementen gebildet. Die genannten Räume liegen zwischen Hirn- und Gesichtsschädel und werden somit sowohl von Ossa cranii als auch von Ossa faciei begrenzt. Augenhöhle und Nasenhöhle sind bestimmende Bauteile des »knöchernen Gesichts«. Durch die Unterschläfen- und die Flügelgaumengrube ziehen wichtige Leitungsbahnen zum Gesicht, in der Unterschläfengrube liegen zudem noch Teile des Kauapparats. Deshalb werden diese Räume im Abschnitt »Gesichtsschädel« zusammengefaßt.

a) Knöcherne Augenhöhle

Die knöchernen Wände der **Augenhöhle,** *Orbita* (Abb. **227, 229** u. **242**), gleichen einer vierkantigen Hohlpyramide, deren Basis nach vorn, deren Spitze nach hinten und medial gerichtet ist. Die durch den Canalis opticus verlaufenden Längsachsen der Augenhöhlen schneiden sich zwischen Dorsum sellae und Protuberantia occipitalis interna.

Die Größe der Orbita ist individuell verschieden. Der Abstand von der Mitte der Pyramidenbasis bis zum Canalis opticus beträgt beim Erwachsenen 40–50 mm.

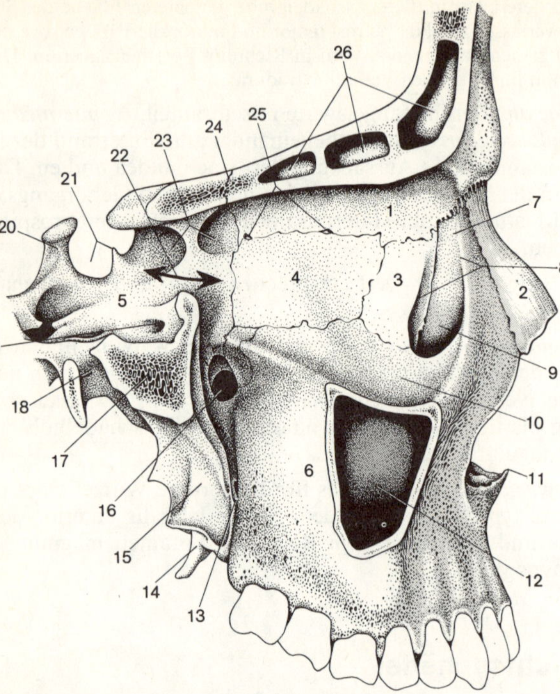

Abb. 242. **Mediale Wand der Augenhöhle und Flügel-Gaumen-Grube** (laterale Wand der Orbita abgetragen, Kieferhöhle eröffnet)

1 Pars orbitalis des Os frontale
2 Os nasale
3 Os lacrimale
4 Lamina orbitalis des Os ethmoidale
5 Os sphenoidale
6 Maxilla
7 Proc. frontalis der Maxilla
8 Crista lacrimalis anterior (Maxilla) und Crista lacrimalis posterior (Os lacrimale)
9 Fossa sacci lacrimalis
10 Facies orbitalis der Maxilla
11 Spina nasalis anterior
12 Sinus maxillaris
13 Fissura pterygomaxillaris
14 Hamulus pterygoideus
15 Lamina lateralis proc. pterygoidei
16 Foramen sphenopalatinum
17 Wurzel der Ala major des Keilbeins (Schnittfläche)
18 Foramen ovale
19 Foramen rotundum
20 Dorsum sellae
21 Sella turcica mit Fossa hypophysialis und Tuberculum sellae
22 Pfeil in der Fissura orbitalis superior
23 Canalis opticus
24 Sutura sphenoethmoidalis
25 Foramina ethmoidalia anterior und posterior
26 Sinus frontalis

Die *Basis* der Pyramide bildet zugleich den Eingang der Orbita, *Aditus orbitae.* Der obere Rand, *Margo supraorbitalis,* wird vom Stirnbein, der untere Rand, *Margo infraorbitalis,* von Maxilla und Jochbein gebildet. Medial grenzt vor allem der Stirnfortsatz der Maxilla, lateral das Jochbein den Aditus orbitae ab.

Am Margo supraorbitalis schneidet mehr medial die Incisura frontalis, etwas lateral davon die Incisura supraorbitalis ein, die jeweils zu einem Foramen geschlossen sein können. Durch die Einschnitte (oder Öffnungen) ziehen der R. medialis und der R. lateralis des N. supraorbitalis (aus dem N. V_1).

Das *Dach* der Orbita, *Paries superior,* wird von der Pars orbitalis des Stirnbeins und von der Ala minor des Keilbeins gebildet. Ganz hinten medial mündet der Canalis opticus (für N. II) in die Augenhöhle ein. Lateral, dicht hinter dem Margo supraorbitalis, vertieft sich das Dach der Orbita zur Fossa glandulae lacrimalis.

Am Aufbau der nahezu sagittal gerichteten *medialen Wand, Paries medialis,* beteiligen sich (von vorn nach hinten): der Stirnfortsatz der Maxilla, das Tränenbein, die Lamina orbitalis des Siebbeins, der Keilbeinkörper und die Wurzel des kleinen Keilbeinflügels.

Am Oberrand der Lamina orbitalis des Siebbeins liegen die *Foramina ethmoidalia* für die Nn. ethmoidales anterior und posterior und die begleitenden Gefäße. Crista lacrimalis anterior der Maxilla und Crista lacrimalis posterior des Tränenbeins begrenzen die *Fossa sacci lacrimalis,* die sich nach unten in den Canalis nasolacrimalis (für den Tränen-Nasengang) fortsetzt.

Der *Boden* der Orbita, *Paries inferior,* wird von den Orbitaflächen der Maxilla und des Jochbeins, hinten medial von dem kleinen Proc. orbitalis des Gaumenbeins gebildet.

An der Grenze von Boden und lateraler Wand der Augenhöhle öffnet sich die *Fissura orbitalis inferior,* die hinten vom großen Keilbeinflügel, seitlich vom Jochbein, vorn von der Maxilla und vom Proc. orbitalis des Gaumenbeins begrenzt wird (Eintritt des N. und der A. infraorbitalis, Verbindung der V. ophthalmica inferior mit dem Plexus pterygoideus). Infraorbitalgefäße und N. infraorbitalis laufen im Sulcus infraorbitalis nach vorn, der sich zum Canalis infraorbitalis schließt.

Die *Seitenwand* der Augenhöhle, *Paries lateralis,* wird vorn durch das Jochbein, oben durch den Proc. zygomaticus des Stirnbeins, hinten durch die Ala major des Keilbeins gebildet.

Die *Fissura orbitalis superior,* zwischen großem und kleinem Keilbeinflügel, liegt an der Grenze von Seitenwand und Dach der Orbita (Durchtritt der Nn. III, IV, V_1, und der V. ophthalmica superior).

An der Innenseite des Jochbeins beginnt am Foramen zygomaticoorbitale ein Kanal, der sich im Knochen teilt und mit den Foramina zygomaticofaciale und zygomaticotemporale endet (Äste des N. zygomaticus aus dem N. V_2).

Die Wände der Orbita sind in der Nachbarschaft der Nasennebenhöhlen dünn, krankhafte Prozesse können von dort auf die Orbita übergreifen.

b) Knöcherne Nasenhöhle

Rechte und linke **Nasenhöhle,** *Cavitas nasi* (Abb. **243–245**), werden durch die Nasenscheidewand, *Septum nasi,* getrennt. Die gemeinsame vordere Öffnung der knöchernen Nasenhöhlen, *Apertura piriformis* (Abb. **253**), wird von beiden Maxillae und beiden Ossa nasalia begrenzt. Die paarigen hinteren Nasenöffnungen, *Choanae,* führen in den Nasenrachenraum.

Mit dem Hauptraum der Nasenhöhle stehen pneumatische Nebenräume, *Nasennebenhöhlen, Sinus paranasales,* in Verbindung. Sie entfalten sich zwischen den tragenden Grundpfeilern des Skeletts in mechanisch nicht beanspruchte Räume und führen zur Harmonisierung zwischen der funktionellen Gestalt des Schädels und seiner äußeren Form.

Das *Dach* der knöchernen Nasenhöhle ist schmal und wird von der Lamina cribrosa des Siebbeins gebildet. Nach vorn schließen sich, leicht abfallend, die Pars nasalis des Stirnbeins und das Nasenbein an.

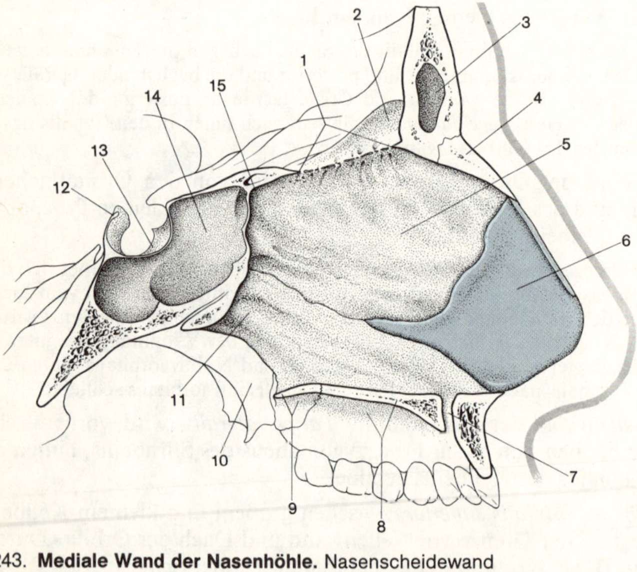

Abb. 243. **Mediale Wand der Nasenhöhle.** Nasenscheidewand

1 Lamina cribrosa
2 Crista galli
3 Sinus frontalis
4 Os nasale
5 Lamina perpendicularis des Os ethmoidale
6 Cartilago septi nasi
7 Canalis incisivus
8 Proc. palatinus der Maxilla
9 Lamina horizontalis des Os palatinum
10 Lamina medialis proc. pterygoidei
11 Vomer
12 Dorsum sellae
13 Fossa hypophysialis
14 Sinus sphenoidalis
15 Recessus sphenoethmoidalis

Nach hinten geht das Dach in die kurze *Hinterwand,* die ziemlich steil stehende Vorderfläche des Keilbeinkörpers, über.

Durch die Lamina cribrosa treten die Nn. olfactorii in die Schädelhöhle, der N. ethmoidalis anterior mit Begleitgefäßen in die Nasenhöhle.

An der *medialen* Wand, *Septum nasi,* unterscheidet man das *Septum nasi osseum* (Lamina perpendicularis des Siebbeins, Vomer) und den Scheidewandknorpel, *Cartilago septi nasi.*

Der knöcherne Wandteil wird vervollständigt oben durch die schmale Fläche der Crista sphenoidalis und des Rostrum sphenoidale, unten durch die Seitenfläche der Crista nasalis der Maxilla und des Gaumenbeins.

Der *Boden* der Nasenhöhle ist zugleich Munddach (Gaumen). Er wird vorn vom Proc. palatinus der Maxilla, hinten von der Lamina horizontalis des Gaumenbeins gebildet. Vorn neben dem Septum wird der Nasenboden vom Canalis incisivus durchsetzt.

Am Aufbau der *lateralen* Wand der knöchernen Nasenhöhle beteiligen sich (von vorn nach hinten) Nasenbein, Stirnfortsatz und Körper der Maxilla, Tränenbein, Proc. lacrimalis und Proc. ethmoidalis der unteren

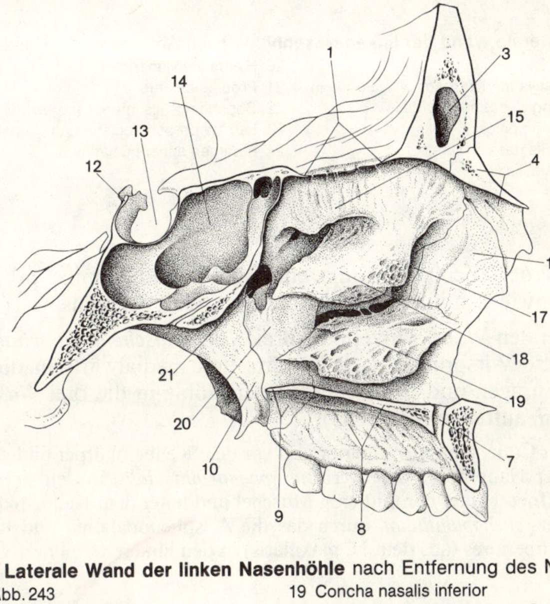

Abb. 244. **Laterale Wand der linken Nasenhöhle** nach Entfernung des Nasenseptum
1–14 → Abb. 243
15 Concha nasalis superior
16 Proc. frontalis der Maxilla
17 Os lacrimale
18 Concha nasalis media
19 Concha nasalis inferior
20 Lamina perpendicularis des Os palatinum
21 Foramen sphenopalatinum

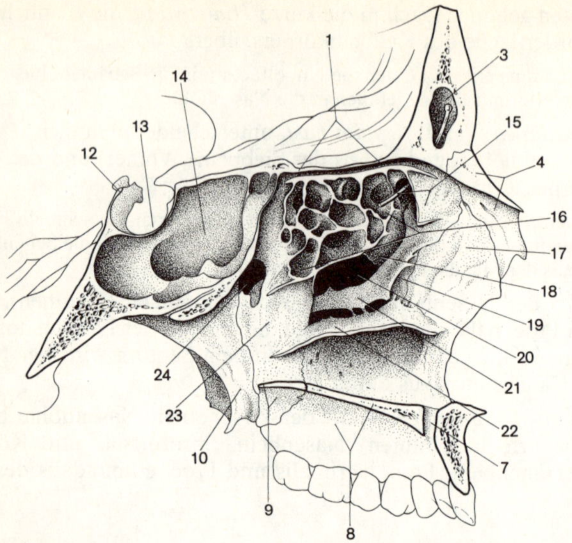

Abb. 245. **Laterale Wand der linken Nasenhöhle** nach Abtragung der Nasenmuscheln
1–14 → Abb. 243
15 Concha nasalis media (reseziert), Sonde in der Mündung des Sinus frontalis
16 Cellulae ethmoidales
17 Proc. frontalis der Maxilla
18 Bulla ethmoidalis
19 Os lacrimale
20 Hiatus semilunaris
21 Proc. uncinatus
22 Concha nasalis inferior (reseziert)
23 Lamina perpendicularis des Os palatinum
24 Foramen sphenopalatinum

Muschel, Proc. uncinatus, Bulla ethmoidalis und Lamina orbitalis des Siebbeins sowie Lamina perpendicularis des Gaumenbeins.

An der lateralen Wand wurzeln die drei *Nasenmuscheln, Conchae nasales,* die als platte Vorsprünge nach abwärts und medialwärts in die Nasenhöhle hineinragen und den Seitenteil der Höhle in die drei *Nasengänge, Meatus nasi,* aufteilen (→ S. 685).

Oberhalb der Concha nasalis superior und vor dem Keilbeinkörper bildet der obere Abschnitt der Haupthöhle den *Recessus sphenoethmoidalis,* in den sich die Keilbeinhöhle öffnet. Hinter der mittleren Muschel und unter dem Keilbeinkörper liegt das *Foramen sphenopalatinum,* durch das die A. sphenopalatina und Rr. nasales posteriores superiores (aus dem N. maxillaris) in den hinteren Teil der Nasenhöhle gelangen.

c) Unterschläfengrube

Die **Unterschläfengrube,** *Fossa infratemporalis* (Abb. **268**), liegt in Fortsetzung der Schläfengrube an der äußeren Schädelbasis und dehnt sich vor allem in frontaler Richtung aus. Sie wird erst zugänglich, wenn man Jochbogen und Muskelfortsatz des Unterkiefers entfernt und die Mm. masseter und temporalis zurückschlägt.

Das Dach der Unterschläfengrube wird hauptsächlich vom horizontalen Teil der Unterfläche des großen Keilbeinflügels gebildet. Medial reicht die Grube bis zur Lamina lateralis des Proc. pterygoideus, vorn wird sie von der Facies infratemporalis der Maxilla begrenzt, der seitliche Abschluß erfolgt durch den Ramus mandibulae.

Die Fossa infratemporalis enthält die Mm. pterygoidei, die Fortsetzung des Wangenfettpfropfes, einen Großteil der Verlaufsstrecke der A. maxillaris, den Plexus pterygoideus und die Aufzweigung des N. mandibularis.

Aus der Unterschläfengrube führen als knöchern umrahmte Verbindungen das Foramen spinosum (für die A. meningea media) und das Foramen ovale (für den N. V_3) nach oben in die Schädelhöhle, die Fissura pterygomaxillaris (für die Endstrecke der A. maxillaris) nach medial in die Fossa pterygopalatina und die Fissura orbitalis inferior (für Venen zwischen Plexus pterygoideus und V. ophthalmica inferior) nach vorn in die Orbita.

d) Flügel-Gaumen-Grube

Als **Flügel-Gaumen-Grube,** *Fossa pterygopalatina* (Abb. **246**), wird ein schmaler Raum bezeichnet, der zwischen Tuber maxillae und Vorderrand des Proc. pterygoideus ausgespart bleibt. Nach medial deckt die Lamina perpendicularis des Os palatinum diesen Raum ab. Oben wird die Fossa pterygopalatina vom Körper des Keilbeins und vom Wurzelteil der Ala major begrenzt. Nach lateral steht sie durch die Fissura pterygomaxillaris mit der Fossa infratemporalis in offener Verbindung. Da die vertikale Platte des Os palatinum (im Bereich der Incisura sphenopalatina) nicht bis an die Schädelbasis (Keilbeinkörper) heranreicht, bleibt über dem freien Oberrand der Lamina perpendicularis ossis palatini eine Kommunikation zwischen Flügel-Gaumen-Grube und Nasenhöhle ausgespart, Foramen sphenopalatinum (Abb. **245**). Durch diese Öffnung treten Gefäße und Nerven zur Nasenhöhle. Nach unten verengt sich die Fossa pterygopalatina zum Canalis palatinus major (für die A. palatina descendens und die Nn. palatini), der mit dem Foramen palatinum majus am Gaumen mündet.

Von hinten oben führen das Foramen rotundum (für den N. V_2) und der Canalis pterygoideus (für den N. canalis pterygoidei) in die Fossa pterygopalatina. Nach vorn bestehen über die Fossa infratemporalis und die Fis-

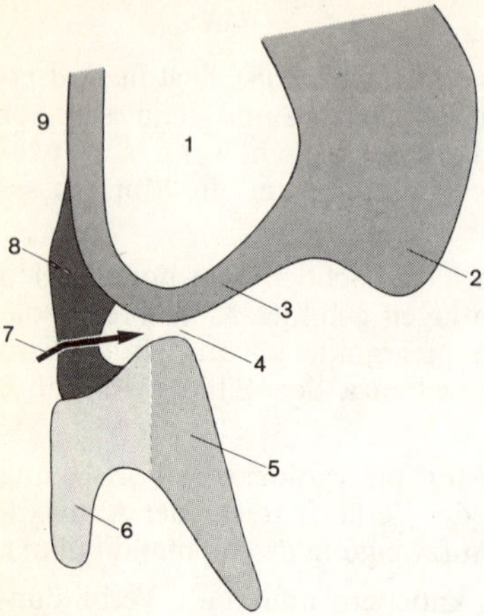

Abb. 246. **Schematischer Horizontalschnitt im Bereich der Flügel-Gaumen-Grube**
1 Sinus maxillaris
2 Maxilla
3 Tuber maxillae
4 Fissura pterygomaxillaris
5 Lamina lateralis proc. pterygoidei
6 Lamina medialis proc. pterygoidei
7 Pfeil führt aus der Nasenhöhle durch das Foramen sphenopalatinum in die Fossa pterygopalatina
8 Os palatinum
9 Nasenhöhle

sura orbitalis inferior Verbindungen zur Augenhöhle (für die Vasa infraorbitalia und den N. infraorbitalis).

In der Fossa pterygopalatina liegt das parasympathische Ganglion pterygopalatinum. Die Nn. pterygopalatini entstehen aus dem N. maxillaris kurz nach dem Austritt durch das Foramen rotundum bereits in der Flügel-Gaumen-Grube.

6. Kauapparat

a) Kiefergelenk

Das **Kiefergelenk,** *Articulatio temporomandibularis* (Abb. **247** u. **248**), ist die bewegliche Verbindung des Caput mandibulae mit der Fossa mandibularis der Pars squamosa des Schläfenbeins. Zwischen die beiden Gelenkflächen ist der *Discus articularis* eingeschaltet.

Das Kiefergelenk der Nichtsäuger wird von zwei Teilen des Kieferbogens, dem Palatoquadratum und dem Mandibulare, gebildet: Quadratoartikulargelenk = primäres Kiefergelenk (Abb. **214**). Im Gegensatz dazu ist das Kiefergelenk der Säugetiere und des Menschen eine stammesgeschichtliche Neubildung zwischen zwei Deckknochen, Squamosum (spätere Pars squamosa des Schläfenbeins) und Dentale (spätere Mandibula). Sie treten in gelenkigen Kontakt (Anlagerungsgelenk) und bilden das Squamosodentalgelenk = sekundäres Kiefergelenk.

Das *Caput mandibulae* (Abb. **233**) ist walzenförmig und reicht relativ weit nach medial. Die größten Achsen der Gelenkköpfe beider Seiten schneiden sich etwa am Vorderrand des Foramen magnum. Der eingeschlossene Winkel ist recht variabel (110–178°).

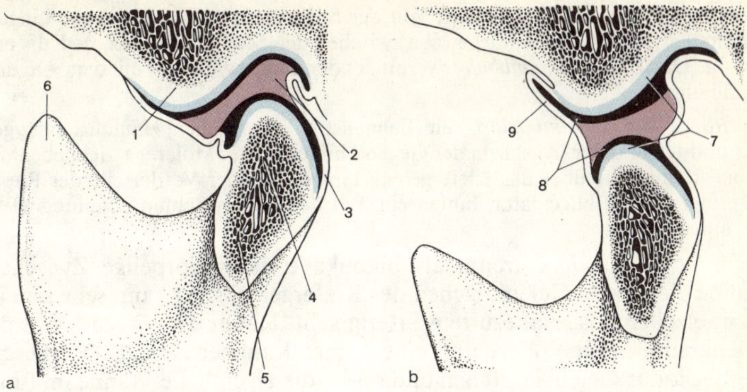

Abb. 247. **Schematischer Sagittalschnitt durch das Kiefergelenk,** Ansicht von medial
a Kieferschluß
b Öffnungsstellung
1 Tuberculum articulare
2 Discus articularis
3 hintere Kapselwand
4 Caput mandibulae
5 Collum mandibulae
6 Proc. coronoideus
7 Gelenkknorpel
8 Gelenkspalt
9 vordere Kapselwand

Die *Fossa mandibularis* (Abb. **235**) ist sehr viel ausgedehnter als der Unterkieferkopf. Dadurch wird eine ausreichende Beweglichkeit der Walze, auch um eine vertikale Achse, ermöglicht. Nur der vordere Abschnitt der Fossa mandibularis bildet Gelenkfläche. Der hintere Teil ist von derbem Bindegewebe bedeckt und liegt extrakapsulär. Nach vorn setzt sich die von Faserknorpel überzogene Gelenkfläche der Pfanne auf das Tuberculum articulare fort.

Das *Tuberculum articulare* liegt innerhalb der Gelenkkapsel. Es ist in Querrichtung konkav, in Sagittalrichtung konvex gekrümmt.

Die relativ schlaffe *Gelenkkapsel* reicht hinten bis zur Fissura petrotympanica. Rundum ist sie mit dem Discus verwachsen. Am Unterkiefer zieht die Kapsel über das Caput hinweg abwärts bis zum Collum mandibulae. Besonders schlaff ist die Kapsel vorn (Gefahr der Luxation nach vorn).

Die *Gelenkbänder* sind wenig ausgeprägt. Das kräftige äußere Seitenband, *Lig. laterale,* verläuft vom Proc. zygomaticus (oben vorn) nach unten hinten zum Collum mandibulae und hemmt Verschiebungen des Caput in Richtung auf den äußeren Gehörgang. Extreme Seitwärtsexkursionen werden durch das Band eingeschränkt.

An der Innenseite des Gelenks liegen zwei schwächere Bandzüge, die im Gegensatz zum äußeren Seitenband nicht mit der Kapsel verwoben sind. Das *Lig. sphenoman-*

dibulare (Abb. **261** u. **282**) verläuft von der Spina ossis sphenoidalis zur Lingula mandibulae und liegt im Bindegewebe zwischen den Mm. pterygoidei medialis und lateralis. Das *Lig. stylomandibulare* verbindet den Proc. styloideus mit dem Angulus mandibulae.

Die *Raphe pterygomandibularis,* ein Sehnenstreifen zwischen Hamulus pterygoideus und Unterkiefer (Ansatz in der Gegend hinter dem 3. Molaren), zieht ebenfalls an der Medialseite über das Kiefergelenk hinweg. An der Vorderseite der Raphe entspringt der M. buccinator, hinten ein Teil des oberen Schlundschnürers (Pars buccopharyngea).

Der *Discus articularis* trennt als bikonkave, faserknorpelige Zwischenscheibe die beiden Gelenkflächen des Kiefergelenks. Er kann sehr arm an Knorpelzellen, also nahezu rein faserig sein. Durch den Discus wird der Gelenkraum in eine obere und eine untere Kammer zerlegt. Der Discus überdeckt das Gelenkköpfchen und bildet die eigentliche Pfanne im funktionellen Sinn. Bei Gleitbewegungen nach vorn verschiebt er sich gemeinsam mit dem Gelenkkopf.

Die **Bewegungsmöglichkeiten im Kiefergelenk** sind vielfältig, lassen sich jedoch auf drei Grundbewegungen zurückführen. Verschiebungen erfolgen stets gleichzeitig in beiden Gelenken, da die Gelenkköpfe als Teile des unpaaren Unterkiefers aneinander gekoppelt sind.

Bei der *Öffnungsbewegung* treten beide Gelenkköpfe nach vorn abwärts auf das Tuberculum articulare. Es handelt sich um die Kombination einer Scharnierbewegung mit einer Gleitbewegung (Drehgleiten), wobei die Kompromißachse durch die Foramina mandibulae geht; das heißt, die Stelle des Nerven- und Gefäßeintritts in den Unterkiefer ist der am wenigsten bewegte Punkt des ganzen Skelettstücks. Nerven und Gefäße werden von der Bewegung nicht alteriert.

Die *vorwärts gerichtete Schiebebewegung* geht mit einer geringfügigen Senkung des Unterkiefers einher. Diese Bewegung ist stets doppelt geführt, durch das Tuberculum articulare und durch die Zähne. Entsprechend der variablen Form von Tuberculum und Okklusionsebene sind Ausmaß und Ablauf dieser Bewegung individuell sehr verschieden.

Bei der *Mahlbewegung* wird der Unterkiefer abwechselnd schräg nach rechts und nach links geführt. Dabei handelt es sich jedoch nicht um eine echte Seitwärtsverschiebung. Die Unterkieferköpfe stehen bei der Mahlbewegung zur gleichen Zeitphase nie gleich hoch. Der Unterkiefer kommt also im ganzen in eine Schräglage.

Der Unterkieferkopf der Seite, nach der der Kiefer verschoben wird, bleibt in der Gelenkgrube stehen und dreht sich um seine vertikale Achse. Der Kopf der Gegenseite wird gleichzeitig nach vorn abwärts verschoben und gelangt schließlich auf das Tuberculum. Anschließend folgt unmittelbar im Kauakt die entsprechende Bewegung zur Gegenseite.

Die Seite des scheinbar »ruhenden« Kopfes ist die *Arbeitsseite,* da auf dieser Seite jeweils der Kaudruck zwischen den Mahlzähnen erzeugt wird. Die Seite des wandernden Kopfes wird als *Balanceseite* bezeichnet. Ein steter Wechsel zwischen Arbeits- und Balanceseite kennzeichnet die Mahlbewegung und ermöglicht die Zerkleinerung des Bissens.

Im *Kauakt* selbst kombinieren sich die beschriebenen Teilbewegungen. Sein Ablauf hängt von der Beschaffenheit der Bissen und von individuellen Faktoren ab. Im zahnlosen Säuglings- und Greisenkiefer zeigt der Bewegungsablauf Besonderheiten (Bevorzugung der Vor-Rückwärtsverschiebung, wichtig beim Saugakt) und auch der partielle Zahnverlust führt zu Modifikationen. Die Bewegungen des Kieferkopfes lassen sich leicht vor dem Ohr abtasten.

Eine reine Scharnierbewegung kommt in der Regel im Kiefergelenk des Menschen nicht vor, kann aber durch Übung erlernt werden. An der Leiche läßt sich eine solche reine Drehbewegung – ohne gleichzeitige Gleitbewegung – passiv durchführen. Die stete Kombination von Dreh- und Gleitbewegung bei der Kieferöffnung am Lebenden ist also nicht durch die Knochen- oder die Gelenkform vorbedingt, sondern wird durch das Zusammenspiel der Muskeln und durch die nervöse Koordination verursacht.

b) Anordnung und Innervation der Kaumuskulatur

Als **Kaumuskeln** (im engeren Sinne) werden jederseits vier Muskeln bezeichnet, die an Schädelbasis und -seitenwand entspringen und am Unterkiefer inserieren: M. temporalis, M. masseter, M. pterygoideus medialis und M. pterygoideus lateralis. Sie werden vom 3. Trigeminusast innerviert. Außer ihnen sind im Kauakt weitere Muskeln tätig (Wangen-, Mundboden-, Zungenmuskulatur).

Die Kaumuskeln gehen ebenso wie der vordere Bauch des M. digastricus und die Mm. mylohyoideus, tensor tympani und tensor veli palatini auf die Muskulatur des 1. Kiemenbogens zurück.

Faszien. Die Kaumuskeln sind in einen Fasziensack eingeschlossen, der sie gegen die Nachbarorgane separiert. Die Muskeln erhalten durch diese Bindegewebsloge den für sie bestimmten Raum, die Nachbarorgane werden gegen übermäßige Verzerrung und Quetschung bei der Muskelkontraktion geschützt. Besonders kräftig ausgebildet sind die *Fascia temporalis* und die *Fascia masseterica* (→ S. 663).

Der **M. temporalis** (Abb. **248** u. **262**) entspringt fächerförmig in der Fossa temporalis und von der Fascia temporalis. Die Fasern konvergieren und setzen mit einer derben Sehne am Proc. coronoideus mandibulae an.

Die Ansatzsehne erstreckt sich aufwärts bis weit in das Muskelfleisch hinein. Der M. temporalis verläuft unter dem Jochbeinbogen hinweg zum Ansatz. Er hat wegen seiner erheblichen Faserlänge eine beträchtliche Verkürzungsmöglichkeit und ist der eigentliche »Zubeißmuskel«.

Innervation: Nn. temporales profundi aus dem N. mandibularis.

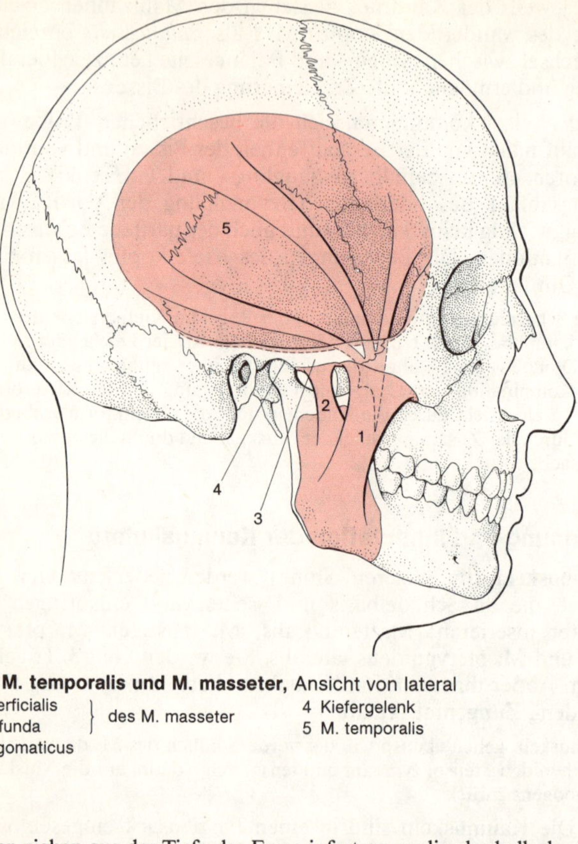

Abb. 248. **M. temporalis und M. masseter,** Ansicht von lateral

1 Pars superficialis } des M. masseter
2 Pars. profunda } des M. masseter
3 Arcus zygomaticus
4 Kiefergelenk
5 M. temporalis

Die Nerven ziehen aus der Tiefe der Fossa infratemporalis oberhalb des M. pterygoideus lateralis an die Unterfläche des M. temporalis.

Am **M. masseter** (Abb. **248** u. **262**) entspringt die *Pars superficialis* an den vorderen zwei Dritteln des Jochbogens, verläuft schräg nach hinten unten zum Ansatz am Angulus mandibulae und wird von einer oberflächlichen Aponeurose bedeckt. Die Fasern der kürzeren *Pars profunda* ziehen vom hinteren Abschnitt des Jochbogens nahezu senkrecht abwärts zur Außenfläche des Ramus mandibulae.

Innervation: N. massetericus aus dem N. mandibularis.

Der Nerv geht in der Unterschläfengrube aus der Aufzweigung des N. mandibularis hervor, er tritt über den M. pterygoideus lateralis und durch die Incisura mandibulae an die Unterfläche des M. masseter.

Der **M. pterygoideus medialis** (Abb. **249** u. **250**) entspringt in der Fossa pte-

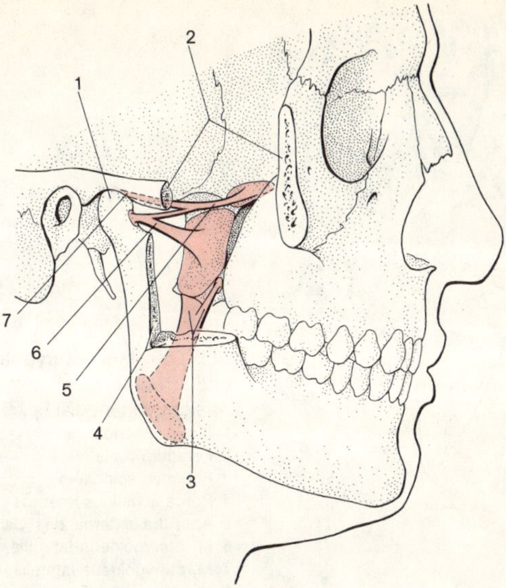

Abb. 249. **Mm. pterygoidei medialis und lateralis,**
Ansicht von lateral (M. temporalis und M. masseter enfernt)
1 Caput mandibulae
2 Arcus zygomaticus (Schnittflächen)
3 M. pterygoideus medialis
4 Ramus mandibulae (Schnittflächen)
5 M. pterygoideus lateralis, obere Portion
6 M. pterygoideus lateralis, untere Portion
7 Insertion des M. pterygoideus lateralis am Discus articularis und an der Gelenkkapsel

rygoidea des Keilbeins und inseriert an der Innenfläche des Angulus mandibulae. Der Muskel verläuft also an der Innenseite der Mandibula in ähnlicher Richtung wie die oberflächliche Masseterportion an der Außenseite. Beide Muskeln haben gleiche Wirkungsrichtung und sind Synergisten.

Innervation: N. pterygoideus medialis aus dem N. mandibularis.

Der kurze Nerv tritt von innen an den Muskel heran (Abb. **264**) und zweigt zuvor noch kleine Äste an die Mm. tensor veli palatini und tensor tympani ab.

Der **M. pterygoideus lateralis** (Abb. **249** u. **250**) ist zweiköpfig. Der obere Kopf kommt von der Unterfläche des großen Keilbeinflügels. Der untere Kopf entspringt an der Lamina lateralis des Proc. pterygoideus des Keilbeins. Er zieht durch die Fossa infratemporalis und inseriert am Proc. condylaris mandibulae (in der Fovea pterygoidea), der obere Kopf auch am Discus articularis und an der Gelenkkapsel.

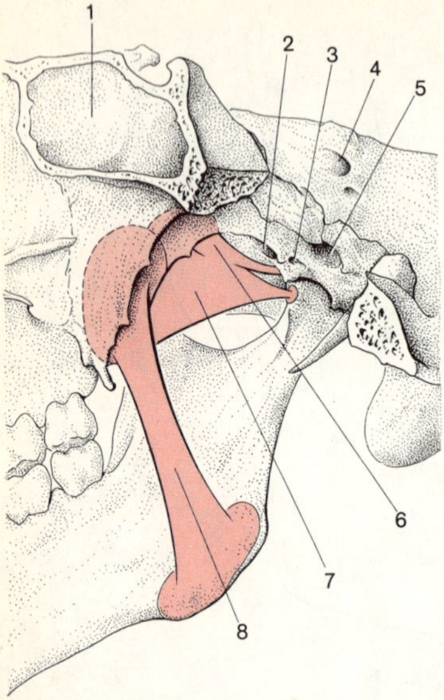

Abb. 250. **Mm. pterygoidei medialis und lateralis,**
Ansicht von medial
1 Sinus sphenoidalis
2 Foramen ovale
3 Foramen spinosum
4 Porus acusticus internus
5 Apertura externa des Canalis caroticus
6 M. pterygoideus lateralis, obere Portion
7 M. pterygoideus lateralis, untere Portion
8 M. pterygoideus medialis

Innervation: N. pterygoideus lateralis aus dem N. mandibularis.

Der Nerv entspringt häufig gemeinsam mit dem N. buccalis, tritt von medial in den unteren Kopf des Muskels, von wo die Fasern zum oberen Kopf aufsteigen.

c) Kauakt

Beim **Kauakt** wirken verschiedene Muskelgruppen in wohl abgestimmter Weise zusammen, um den Bissen zu bilden, zu bewegen und zu zerkleinern. *Zungen-, Lippen-* und *Wangenmuskulatur* haben u. a. die Aufgabe, den Bissen zwischen die Zahnreihen zu schieben und dort festzuhalten, damit der durch *Kaumuskeln (Schließmuskeln des Kiefers)* ausgeübte Kaudruck wirksam werden und die Nahrung zerquetschen kann. Die *Mundbodenmuskulatur* wirkt (zusammen mit der Schwerkraft) bei der *Kieferöffnung* entscheidend mit. Ihr Spannungszustand bestimmt gleichzeitig die »Ausgangssituation« der Zungenbewegungen.

Der Unterkiefer kann bei beidseitiger Kontraktion
- *gesenkt* werden (Kieferöffnung) – in Zusammenwirken mit dem unteren Kopf des M. pterygoideus lateralis – durch die Mundbodenmuskeln und die Schwerkraft, wobei die Schließmuskeln (Mm. temporalis, masseter und pterygoideus medialis) ihren Tonus mindern und bei extremer Öffnung die Nackenmuskeln den Kopf dorsalflektieren und die Halslordose verstärken;

- *gehoben* werden (Kieferschluß) durch die Mm. masseter, pterygoideus medialis und temporalis, wobei sich auch der obere Kopf des M. pterygoideus lateralis kontrahiert;
- *vorgeschoben* werden durch den vom unteren Kopf des M. pterygoideus lateralis ausgeübten Zug;
- *zurückgezogen* werden durch die annähernd horizontal verlaufenden Fasern des unteren Drittels des M. temporalis.

Bei der *Mahlbewegung* wird der Unterkiefer alternierend durch den unteren Kopf des M. pterygoideus lateralis der Balanceseite (unter geringgradiger Mithilfe der Mm. masseter und pterygoideus medialis derselben Seite) schräg nach vorn geführt, wobei auf der Gegenseite die unteren Faserzüge des M. temporalis den Gelenkkopf der Arbeitsseite zurückhalten. Gleichzeitig erzeugen die Schließmuskeln der Arbeitsseite den hier zwischen den Zahnreihen notwendigen Kaudruck.

Der *M. temporalis* ist als Einzelmuskel der stärkste Kieferschließer, sein Drehmoment wird jedoch von dem Moment der aus den *Mm. masseter* und *pterygoideus medialis* gebildeten Muskelschlinge übertroffen.

Als *Kaukraft* der Schließmuskeln des Kiefers bezeichnet man die gesamte Kraft, mit der beide Zahnreihen gegeneinander gepreßt werden können, als *Kaudruck* den Anteil der Kaukraft pro 1 cm^2 Kaufläche. (Beide Begriffe werden häufig auch synonym gebraucht.) Aus dem physiologischen Querschnitt der Mm. temporalis, masseter und pterygoideus medialis beider Seiten läßt sich eine *theoretisch mögliche* vertikale *Kaukraft* von über 150 kp (= etwa 1500 N) errechnen. Die *physiologisch mögliche Kaukraft* ist deutlich geringer, da u. a. die sensible Innervation des Zahnhalteapparats ab einem bestimmten Grenzwert eine weitere Steigerung reflektorisch verhindert. Die *physiologisch notwendige Kaukraft* hängt von einer Reihe verschiedenartiger Faktoren (u. a. Art und Einspeichelungsgrad der Nahrung) ab. Sie beträgt in der Regel nur 2–3,5 kp (= etwa 20–35 N).

Der untere Kopf des *M. pterygoideus lateralis* zieht den Unterkieferkopf nach vorn. Bei einer Lähmung der Mundbodenmuskulatur kann er bei beidseitiger Kontraktion allein den Kiefer öffnen. Der obere Kopf kontrahiert sich zeitgleich mit den Kieferschließern.

7. Der Schädel als Ganzes

Funktioneller Schädelbau (Abb. **251**). Der Schädel ist eine architektonische Einheit aus verschiedenen, auch funktionell voneinander abgrenzbaren Teilabschnitten. Als Grundbauteile sind die Hirnkapsel mit den angegliederten Ohrkapseln, die beiden Orbitatrichter, der Doppeltunnel der Nasenhöhle und die zahntragende Platte miteinander verbunden. Da aber im Bereich des Kauapparats erhebliche Druck- und Zugkräfte auftreten können, entstehen feste Verstrebungen und pfeilerartige Umgehungskonstruktionen um Auge und Nase. Als Verstärkung ziehen aus dem Eckzahnbereich der *Stirn-Nasen-Pfeiler* zwischen Nasenöffnung und Orbita, aus

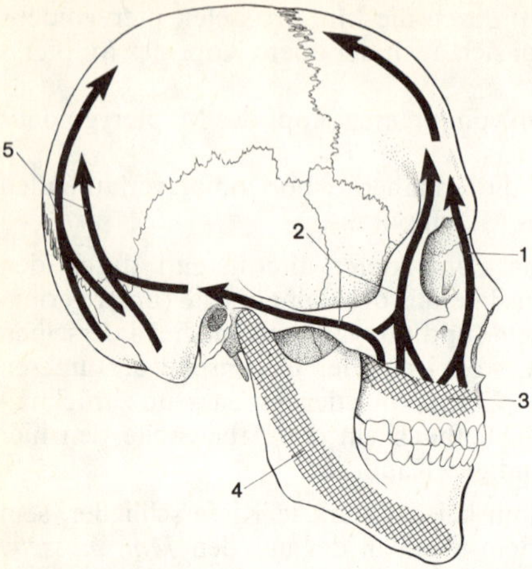

Abb. 251. **Funktioneller Schädelbau**
Pfeilerartige Verstrebungen als mechanisch wirksame Verstärkungen
1 Stirn-Nasen-Pfeiler
2 Jochbogenpfeiler mit vertikalem und horizontalem Ast
3 Basalbogen im Oberkiefer
4 Basalbogen im Unterkiefer
5 Hinterhauptspfeiler

der Gegend der Molaren der *Jochbogenpfeiler* über den seitlichen Orbitarand stirnwärts. Im Jochbein zweigt als horizontaler Schenkel der *Jochbogen* zum Schläfenbein ab. Der *Flügel-Gaumen-Pfeiler* läßt sich aus dem Bereich des 3. Molaren über das Gaumenbein und den massiven vorderen Teil des Proc. pterygoideus nach oben zur Schädelbasis verfolgen.

Die *Basalbogen*konstruktion im Unterkiefer wurde bereits erwähnt. Eine entsprechende Verstärkung der Basis läßt sich auch über den Oberkieferzähnen in der Zahnplatte nachweisen.

Stirn-Nasen-Pfeiler und vertikaler Schenkel des Jochbogenpfeilers setzen sich in die Wölbung des Schädeldaches fort und werden von dessen Gewölbekonstruktion aufgenommen. Eine hintere pfeilerartige Verstärkung des Schädels geht vom Proc. mastoideus und vom Hinterrand des Foramen magnum aus. Die Schädelwölbung wird durch Duraduplikaturen, besonders durch die Falx cerebri, verspannt und abgesichert.

Die Knochensubstanz am Schädel ist ungleichmäßig verteilt. Neben den massiven Verstärkungspfeilern liegen mechanisch minder beanspruchte Bezirke, in denen der Knochen sehr dünn ist oder Knochengewebe fehlt. Beim Röhrenknochen wird der mechanisch nicht beanspruchte Innenraum der Röhre von Fettgewebe (gelbes Knochenmark) ausgefüllt, beim Schädel können mechanisch indifferente Räume *pneumatisiert* sein. Die mit Schleimhaut ausgekleideten Hohlräume enthalten Luft. Derartige lufthaltige (= pneumatische) Räume ergeben sich mit der Ausbildung der zuvor erwähnten Umgehungsstrukturen.

Eine Pneumatisation kann nur dort erfolgen, wo die Bildung lufthaltiger Säcke von einer Schleimhautoberfläche aus möglich ist; im Bereich der Nasenhöhle entstehen die Nasennebenhöhlen, im Bereich der Paukenhöhle die tympanalen Nebenräume, Cellulae tympanicae und mastoideae. Derartige Nebenhöhlen behalten stets die Verbindung mit der Haupthöhle, aus der sie hervorgegangen sind. Die Mündung der Nebenhöhle entspricht dem Ausgangspunkt ihrer Entwicklung.

Eine weitere Funktion der Nebenhöhlen besteht im Ausgleich der an Innen- und Außenseite des Schädels wirkenden formbildenden Kräfte (u. a. Einfluß von Hirnform und -größe, Kauapparat, absoluter Körpergröße, S. 569).

Schwache Stellen der Schädelbasis. Die knöcherne Schädelbasis ist unterschiedlich dick und somit – absolut gesehen – nicht überall gleich fest. Zwischen massiv gestalteten Knochenpartien liegen mehr oder minder dünnwandige Knochenareale. Ein kräftiger medianer Längsbalken zieht vom Dorsum sellae durch den Clivus, umgreift das Hinterhauptsloch und setzt sich an der Protuberantia occipitalis interna, längs des Sulcus sinus sagittalis superioris, auf das Schädeldach fort. Ein verstärkter, etwa dreieckiger Knochenrahmen, der längs der Oberkante der Schläfenbeinpyramide und beider Sulci sinus transversi verläuft, steht am inneren Hinterhauptshöcker mit dem Längsbalken in Verbindung. Ein zusätzlicher Querbalken liegt an der hinteren Grenze der vorderen Schädelgrube.

Zwischen diesen Versteifungen der Schädelbasis ist der Knochen relativ dünn und zusätzlich an Gefäß- und Nervendurchtrittsstellen perforiert. Schwache Stellen sind die Lamina cribrosa des Siebbeins, das Dach der Orbita, der Boden des Türkensattels, der die Foramina umgrenzende Knochen des großen Keilbeinflügels, der Bereich der Fossa mandibularis und die dünneren Seitenteile der Hinterhauptsschuppe.

Frakturen der Schädelbasis werden entscheidend durch Art, Größe, Ort und Richtung der Gewalteinwirkung bestimmt. Die Frakturlinien bevorzugen die schwachen Stellen der Schädelbasis. In der vorderen Schädelgrube verlaufen sie häufig in der Lamina cribrosa oder auf den Canalis opticus zu. In der mittleren Schädelgrube können sie die hintereinander gelegenen Nervenaustrittsstellen verbinden. Querfrakturen im Bereich des Türkensattels liegen meist nahe dem Dorsum sellae. Da die Schläfenbeinpyramide aus Knochen unterschiedlicher Festigkeit aufgebaut ist, können auch dort Frakturen, meist »Quer«frakturen, auftreten. In der Hinterhauptsregion verlaufen Frakturlinien in den seitlichen Partien der Hinterhauptsschuppe oder (bei axialer Richtung der Gewalteinwirkung) zirkulär um das Foramen magnum.

Leitungsbahnen sind gefährdet, wenn ihre Durchtrittsstellen in den Verlauf der Frakturlinien einbezogen sind. Austritt von Liquor oder Hirnbrei sind sichere Zeichen einer Schädelbasisfraktur. Blutungen in der Bindehaut des Auges und in den Augenlidern (Brillenhämatom), aus Ohr, Nase oder Rachen sind häufige Begleitsymptome.

Ossifikation. Die Verknöcherung des menschlichen Schädels beginnt mit dem Auftreten der *Deckknochen*. Die ersten Knochenbälkchen sind in der Mandibula, kurz danach in der Maxilla bei Embryonen von 15 mm Länge nachweisbar. Bei Embryonen von 37 mm Länge sind alle Deckknochen angelegt. Der erste Knochenkern im *Chondrocranium* entsteht im ersatzknöchernen Teil der Hinterhauptsschuppe bei

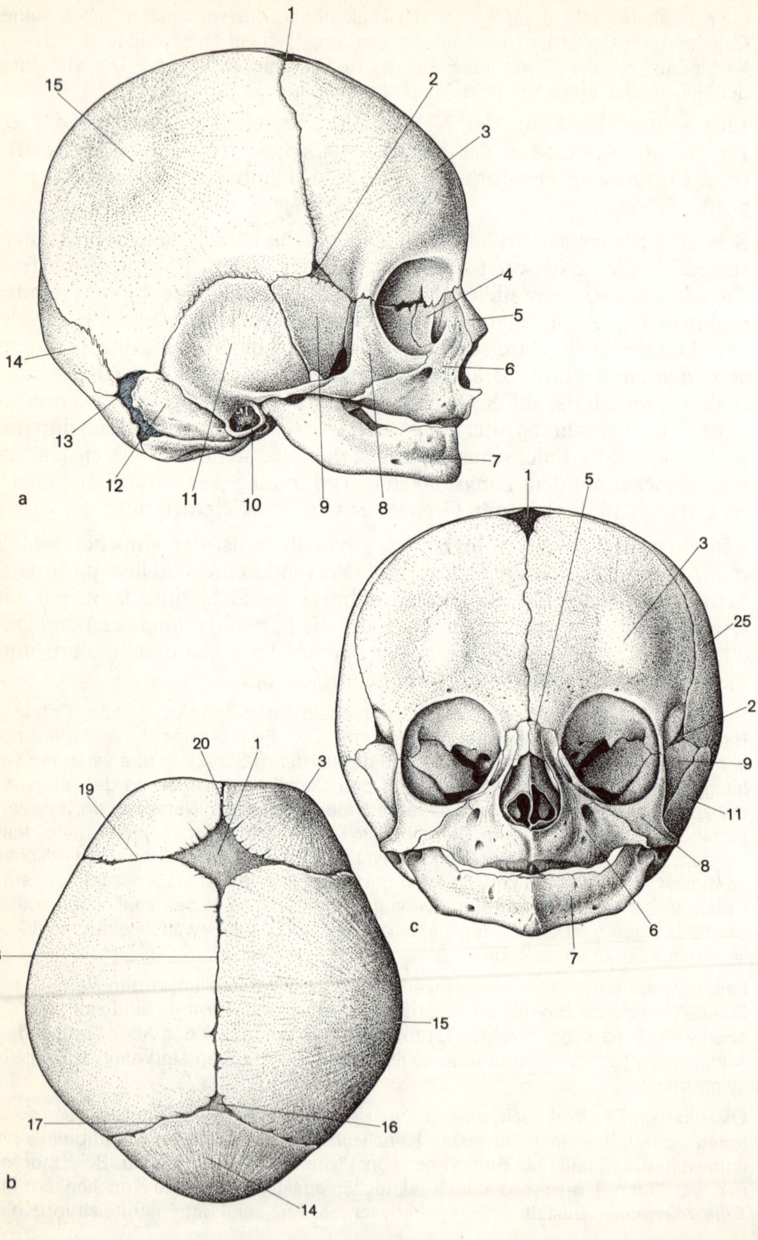
a
1
2
3
4
5
6
7
8
9
10
11
12
13
14
15
b
20
1
3
19
18
15
17
16
14
c
1
5
3
25
2
9
11
8
6
7

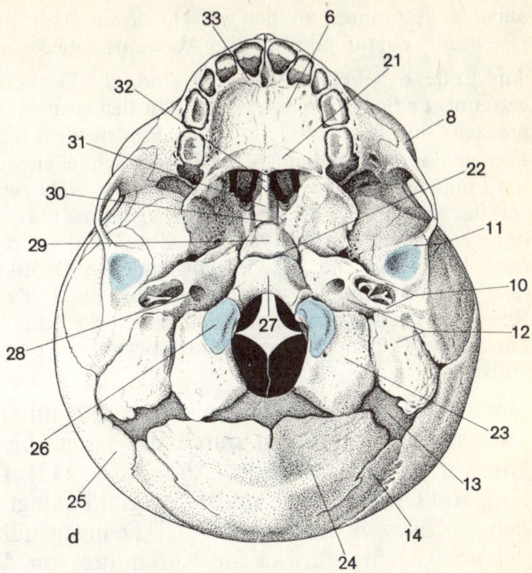

Abb. 252. **Schädel eines Neugeborenen**
a Ansicht von lateral
b Ansicht von oben
c Ansicht von vorn
d Ansicht von unten
1 Fonticulus anterior
2 Fonticulus sphenoidalis
3 Tuber frontale
4 Os lacrimale
5 Os nasale
6 Maxilla
7 Mandibula
8 Os zygomaticum
9 Ala major des Os sphenoidale
10 Anulus tympanicus } des Os temporale
11 Pars squamosa } des Os temporale
12 Pars petrosa } des Os temporale
13 Fonticulus mastoideus
14 Squama occipitalis (Oberschuppe)
15 Tuber parietale
16 Fonticulus posterior
17 Sutura lambdoidea
18 Sutura sagittalis
19 Sutura coronalis
20 Sutura frontalis (Sutura metopica)
21 Os palatinum
22 Synchondrosis sphenooccipitalis
23 Pars lateralis des Os occipitale
24 Squama occipitalis (Unterschuppe)
25 Os parietale
26 Condylus occipitalis
27 Pars basilaris des Os occipitale
28 Apertura externa des Canalis caroticus
29 hinteres Keilbein, Basisphenoid
30 Synchondrosis intersphenoidalis
31 vorderes Keilbein, Präsphenoid
32 Vomer
33 Sutura incisiva

Embryonen von etwa 30 mm. Am Ende des 3. Schwangerschaftsmonats sind in allen Ersatzknochen Ossifikationszentren ausgebildet. Die meisten Schädelknochen entstehen von zwei oder mehreren Knochenkernen aus, die miteinander verschmelzen. Ersatz- und Deckknochen schließen sich im Laufe der Ontogenese zur Einheit »Schädel« zusammen.

Das Wachstum der Deckknochen erfolgt an den Rändern in den Schädelnähten durch Apposition von Knochengewebe. Die Vergrößerung der Ersatzknochen vollzieht sich durch die Bildung von Zuwachsknochen, der nicht knorpelig präformiert ist. Eine wesentliche Komponente des Schädelwachstums ist die Änderung von Proportionen und Flächenkrümmungen. Diese Ummodellierung erfordert aufeinander abgestimmte, an den verschiedenen Abschnitten desselben Knochens oft gleichzeitig ablaufende An- und Abbauprozesse.

Am Ende der Fetalentwicklung sind die Deckknochen durch schmale Nähte getrennt. Lediglich an den Stellen, an denen mehr als zwei Knochen aneinandergrenzen, sind noch größere, durch Bindegewebe verschlossene Skelettlücken, die Fontanellen, vorhanden (→ S. 608). Sie schließen sich – mit Ausnahme der vorderen Fontanelle – im 1. Lebenshalbjahr. Die Naht zwischen den beiden Stirnbeinen verknöchert in der Regel im 2. Lebensjahr, die übrigen Nähte synostosieren erst im höheren Lebensalter (ab 40. Jahr). Zur Zeit der Geburt ist ein Teil der Ohrkapsel noch knorpelig. Die getrennt entstandenen Ossifikationen eines Ersatzknochens (z. B. Os sphenoidale) werden zunächst durch Knorpelbrücken verbunden. Als Reste des Chondrocranium erhalten sich die Knorpelfugen zwischen den Ersatzknochen (z. B. Synchondrosis sphenooccipitalis) postnatal bis in das zweite Lebensjahrzehnt.

Der **Schädel des Neugeborenen** (Abb. **252**) unterscheidet sich vom Erwachsenenschädel vor allem durch die unterschiedlichen Proportionen von Hirn- und Gesichtsschädel (Abb. **216** u. **217**). Die relativ mächtige Entfaltung von Gehirn, Auge und Hörorgan bedingt einen verhältnismäßig großen, hochgewölbten Hirnschädel. Demgegenüber ist der Gesichtsschädel, der noch wenig entwickelte Abschnitte von Atmungs- und Verdauungstrakt umschließt, gering entwickelt. Das Verhältnis der Volumina von Hirn- und Gesichtsteil des Kopfes beträgt beim Neugeborenen 8:1, beim Erwachsenen 2:1.

Am Schädeldach treten die paarigen Stirn- und Scheitelhöcker, hinten der äußere Hinterhauptshöcker, deutlich hervor, so daß die Schädelkontur einem länglichen Fünfeck gleicht. Der knöcherne äußere Gehörgang und der Warzenfortsatz fehlen vollkommen, die Hinterhauptshöcker liegen nahe am Vorderrand des Foramen magnum. Die quere Achse der Kondylen verläuft beim Neugeborenen etwa am Hinterrand der äußeren Ohröffnung und teilt die Schädellängsachse ungefähr in der Mitte. Beim Erwachsenen liegt der Schwerpunkt des Kopfes dagegen deutlich vor der queren Kondylenachse. Das Tuberculum articulare ist bei der Geburt noch nicht ausgebildet, die Gelenkgrube wenig ausgeprägt. Das Kinn tritt gegenüber dem Oberkiefer zurück, der Gesichtsschädel ist auffallend niedrig (Fehlen der Zähne, Kauapparat noch nicht nennenswert entwickelt).

Die innere Schädelbasis ist beim Neugeborenen noch relativ klein und schmal. Die Lamina cribrosa weist allerdings nahezu die gleichen Dimensionen wie beim Erwachsenen auf. Die mittlere Schädelgrube erscheint verhältnismäßig groß und durch die kräftige Entfaltung der Schläfenbeinpyramide auch tief. Die hintere Schädelgrube ist in den ersten Lebensmonaten außerordentlich flach. Das Foramen magnum ist birnförmig. Es verschmälert sich nach hinten, während es beim 6- bis 7jährigen Kind die definitive, rundlich-ovale Form erreicht.

B. Oberflächenanatomie des Kopfes

Für praktisch ärztliche Belange ist – insbesondere für den Spezialisten – eine detaillierte Regionengliederung des Kopfes erforderlich. Auf keinen anderen Teil des menschlichen Körpers sind z. B. in so großer Zahl ärztliche Fachdisziplinen oder diagnostische Maßnahmen gerichtet wie auf den Kopf. Im Bereich des Schädeldaches werden *Stirn-, Scheitel-, Schläfen-* und *Hinterhauptsregion,* im Bereich des Gesichts die *Regionen von Nase, Mund, Kinn, Auge, Wange, Jochbein* und *Ohrspeicheldrüse* unterschieden.

Eine *orientierende Betrachtung* des Kopfes kann von einer Einteilung in *Vorderkopf* und *Hinterkopf* ausgehen, wobei die Grenze zwischen beiden Anteilen in einer Frontalebene hinter den Ohrmuscheln liegt.

Der *Hinterkopf* birgt den Hirnstamm mit dem Kleinhirn sowie – als Teile des Großhirns – die paarigen Hinterhauptslappen und die hinteren Anteile der Scheitel- und Schläfenlappen. Zum *Vorderkopf,* in dem hinter Stirn und Schläfe jederseits der Stirnlappen und die vorderen Anteile von Scheitel- und Schläfenlappen des Endhirns liegen, zählt das *Gesicht.*

Der *Hinterkopf* und der die vorderen Anteile des Endhirns einschließende *Teil des Vorderkopfes* können als der *Gehirnteil des Kopfes,* das *Gesicht* und die hinter ihm verborgenen Höhlen, *Nasenhöhle* und *Mundhöhle,* als der *Gesichtsteil des Kopfes* aufgefaßt werden.

Der *Gehirnteil des Kopfes* besteht somit aus einer weitgehend geschlossenen knöchernen Kapsel, dem von ihr und von Hirnhäuten umgebenen Gehirn sowie aus einer einförmigen Weichteildecke, der Kopfschwarte.

Der *Gesichtsteil des Kopfes* ist dagegen vielgestaltiger und mit Öffnungen für die großen Sinnesorgane sowie für den Atem- und den Speiseweg versehen.

1. Oberflächenrelief des Kopfes und tastbare Knochenteile

Das **Oberflächenrelief** (Abb. **253**) wird zwischen Stirn und äußerem Hinterhauptshöcker weitgehend durch das Schädeldach geprägt, die Schläfengegend durch den M. temporalis ausgepolstert, der bei Kaubewegungen deutlich hervortritt.

Das **Gesicht** (Abb. **253**) reicht von den Augenbrauen über Jochbogen und Ohren bis zum Unterrand des Unterkiefers, es erhält seine typische Gestalt vom Gesichtsskelett, dem in der vorderen Gesichtsgegend ein unterschiedlich dicker Weichteilmantel aufliegt. An der Modellierung der *Wange* ist der Wangenfettpfropf beteiligt, seitliche Gesichtsgegend und Schläfenbereich werden von der Kaumuskulatur mitgeformt.

Die *Nase* bestimmt mit Nasenwurzel, Nasenrücken und Nasenspitze das Gesichtsprofil. Unter den Nasenflügeln liegen die Nasenlöcher, *Nares,* getrennt durch das Ende des Nasenseptum. Zwischen den Augenlidern, *Palpebrae,* öffnet sich die Lidspalte, *Rima palpebrarum,* zwischen den Lippen, *Labia oris,* die Mundspalte, *Rima oris.*

Durch *Furchen* werden Mund, Nase und untere Augenlider teilweise begrenzt. Die Kinn-Lippenfurche, *Sulcus mentolabialis,* markiert die Grenze zwischen Unterlippe und Kinn, *Mentum.* Die Nasen-Lippenfurche, *Sulcus nasolabialis,* zieht zwischen Oberlippe und Nase und die Unterlidfurche, *Sulcus infrapalpebralis,* zwischen

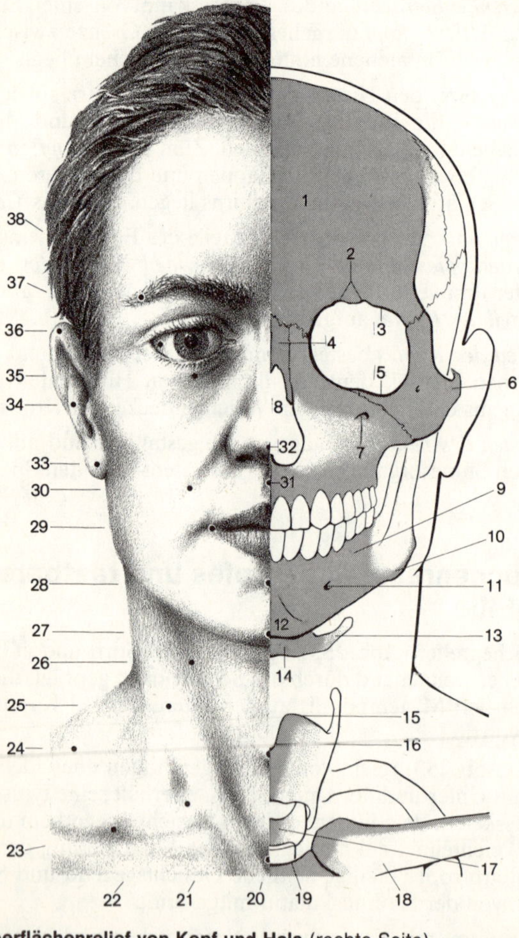

Abb. 253. **Oberflächenrelief von Kopf und Hals** (rechte Seite) **und tastbare Knochenteile** (linke Seite)

Unterlid und Wange. Das Oberlid ist durch eine Hautfalte von der Augenbraue, *Supercilium,* abgegrenzt.

Das *Verstreichen* der Nasolabialfalte oder der Mentolabialfalte kann ein Hinweis auf entzündliche Vorgänge im Bereich von Ober- oder Unterkiefer sein oder eine Fazialislähmung anzeigen.

Als *Philtrum* bezeichnet man die Rinne, die von der Nase über die Mitte der Oberlippe herabzieht. In Verlängerung des Philtrum besitzt die Oberlippe einen beerenförmigen Wulst, der in eine Furche der Unterlippe paßt.

Die *Ohrmuschel,* die als Schalltrichter die Öffnung des äußeren Gehörgangs umgibt, legt sich mit ihrem äußeren, gebogenen Rand mehr oder weniger der Schläfenbeinschuppe und dem Warzenfortsatz an. Das *Ohrläppchen* reicht seitlich bis in Höhe des hinteren Umfangs der Ohrspeicheldrüse herab.

Das Ohrläppchen wird durch eine Schwellung der Ohrspeicheldrüse abgehoben.

Die jedem Gesicht eigene *natürliche* Asymmetrie muß von krankhaft verursachten Asymmetrien unterschieden werden, wie sie z. B. durch Lähmungen, Wachstumsstörungen, Entzündungen oder Tumoren entstehen.

Der Gehirnteil des Kopfes besitzt – mit Ausnahme der Stirn – eine *Terminalbehaarung*. Die *Gesichtsbehaarung* ist geschlechtsspezifisch.

Angedeutete Bartbehaarung und beginnende Stirnglatzenbildung bei der Frau sind Symptome einer Überproduktion männlicher Geschlechtshormone (z. B. bei Nebennierenrinden-Tumoren).

Bei Hellhäutigen wird die typische hellrote *Gesichtsfarbe* vorwiegend vom Arterienblut bestimmt.

◀ 1 Squama frontalis
2 Incisura frontalis (medial) und Incisura supraorbitalis (lateral): Druckpunkt für N. V_1
3 Margo supraorbitalis
4 Os nasale
5 Margo infraorbitalis
6 Arcus zygomaticus
7 Foramen infraorbitale: Druckpunkt für N. V_2
8 Apertura piriformis
9 Pars alveolaris mandibulae
10 Angulus mandibulae
11 Foramen mentale: Druckpunkt für N. V_3
12 Protuberantia mentalis
13 Cornu majus ossis hyoidei
14 Corpus ossis hyoidei
15 Oberrand der Schildknorpelplatte
16 Incisura thyroidea superior
17 Arcus cartilaginis cricoideae
18 Extremitas sternalis claviculae
19 Incisura jugularis sterni
20 Drosselgrube
21 Prominentia laryngea
22 Fossa supraclavicularis minor
23 Trigonum omoclaviculare
24 Wulst des M. trapezius
25 Wulst des M. sternocleidomastoideus
26 Trigonum caroticum
27 Mentum
28 Sulcus mentolabialis
29 Angulus oris
30 Sulcus nasolabialis
31 Philtrum
32 Apex nasi
33 Lobulus auriculae
34 Anthelix
35 Sulcus infrapalpebralis
36 Helix
37 Bulbus oculi in der Rima palpebrarum
38 Supercilium

Eine bläuliche *Verfärbung* des Gesichts zeigt besonders auffällig einen Sauerstoffmangel des arteriellen Bluts, z. B. bei Herzinsuffizienz, an. Starke Gesichtsblässe tritt u. a. bei Kreislaufkollaps oder bei starkem Sympathikotonus (z. B. als Schreckreaktion) auf.

Bei starker Auszehrung, *Kachexie,* z. B. im Endstadium einer Krebserkrankung, »fallen die Schläfen ein« (Schwund des Speicherfetts zwischen den beiden Blättern der Fascia temporalis) und »sinken die Augen zurück« (Baufettschwund in der Augenhöhle).

Tastbare Knochenteile (Abb. **253**). Das knöcherne Schädeldach – ausgenommen die Schläfengegend – und der Gesichtsschädel lassen sich durch den nur mäßig dicken Weichteilmantel relativ gut abtasten. Knochenvorsprünge und -kanten, wie die Protuberantia occipitalis externa und der Proc. mastoideus, der Arcus zygomaticus und die Umrandung der Orbita, die Protuberantia mentalis und der Angulus mandibulae, erleichtern die Orientierung. Von der Mundhöhle aus ist der harte Gaumen tastbar. Der in den äußeren Gehörgang eingeführte Finger kann die Lageveränderungen des Caput mandibulae bei den verschiedenen Kieferbewegungen registrieren.

Beim Neugeborenen und beim Säugling sind die Fontanellen sicht- und tastbar.

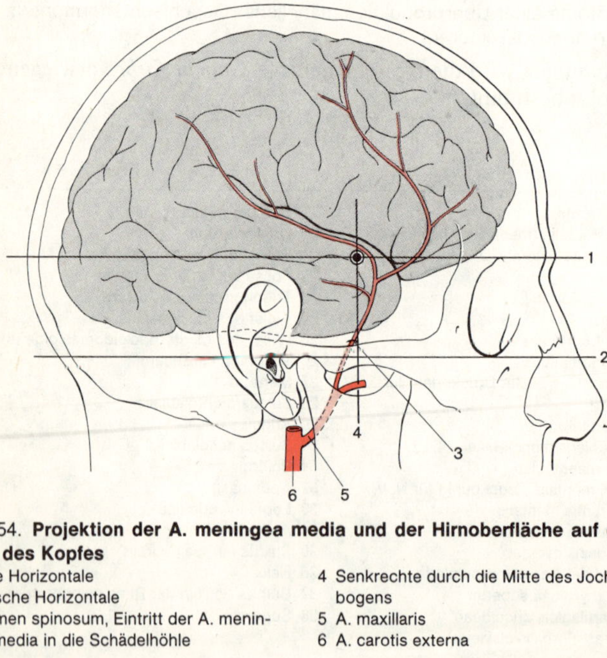

Abb. 254. **Projektion der A. meningea media und der Hirnoberfläche auf die Oberfläche des Kopfes**

1 obere Horizontale
2 deutsche Horizontale
3 Foramen spinosum, Eintritt der A. meningea media in die Schädelhöhle
4 Senkrechte durch die Mitte des Jochbogens
5 A. maxillaris
6 A. carotis externa

Projektion der Hirnoberfläche auf die Oberfläche des Kopfes (Abb. **254**). Eine grobe Orientierung über die Lage bestimmter Punkte der Großhirnoberfläche oder den Verlauf der A. meningea media und ihrer Äste läßt sich mit Hilfe eines auf die äußere Oberfläche des Kopfes projizierten Koordinatensystems gewinnen.

So gibt z. B. eine als *deutsche Horizontale* bezeichnete Gerade durch den Unterrand der Orbita und den Oberrand des Porus acusticus externus im Hinterhauptsbereich die ungefähre Grenze zwischen dem Okzipitallappen des Großhirns und dem Kleinhirn sowie den Verlauf des Sinus transversus an und markiert in der Schläfengegend die untere Konturlinie des Temporallappens. Auf den Schnittpunkt einer parallel dazu durch den oberen Orbitarand gelegten Linie *(obere Horizontale)* und einer Senkrechten durch die Mitte des Jochbogens projiziert sich etwa das untere Ende des Sulcus lateralis cerebri und damit die obere Begrenzung des Schläfenlappens am Temporalpol des Großhirns. In der Nähe dieses Schnittpunkts trifft man auch auf den hinteren Ast der A. meningea media.

2. Hautgefäße und -nerven des Kopfes

a) Hautarterien

Die *Arterien,* die zur Haut des Kopfes ziehen (Abb. **255, 261** u. **277**), versorgen gleichzeitig auch den Weichteilmantel (→ S. 668). Sie stammen großenteils aus Ästen der *A. carotis externa.* Lediglich zur Stirnregion und zum Nasenrücken treten Äste der *A. carotis interna.* Zwischen den Arterien einer Seite und zwischen beiden Gegenseiten sind Anastomosen ausgebildet.

Die *Kopfschwarte* wird versorgt
in der *Stirngegend* durch
- die *Aa. supratrochlearis* (medial) und *supraorbitalis* (lateral), beides Äste der A. ophthalmica (aus der A. carotis interna);

im *Schläfenbereich* durch
- die *A. temporalis superficialis,* den schwächeren, kranialen Endast der A. carotis externa, der zwischen Unterkieferkopf und äußerem Gehörgang auf der Fascia temporalis zur Schläfe zieht;

hinter und *über dem Ohr* durch
- die *A. auricularis posterior,* einen direkten Ast der A. carotis externa, der sich vor dem Warzenfortsatz aufteilt;

in der *Hinterhauptsregion* durch
- die *A. occipitalis,* ebenfalls aus der A. carotis externa.

Zum *Weichteilmantel* des Gesichtsteils treten
in der *vorderen Gesichtsgegend:*
- die *A. dorsalis nasi,* der absteigende Endast der A. ophthalmica (aus der A. carotis interna), der auf dem Nasenrücken abwärts zieht;

- die *A. facialis* (aus der A. carotis externa), die zur Unterlippe die *A. labialis inferior,* zur Oberlippe die *A. labialis superior* abgibt und als *A. angularis* im medialen Augenwinkel mit Ästen der A. ophthalmica anastomosiert;

in der *seitlichen Gesichtsgegend:*

- die *A. transversa facialis* parallel zum Unterrand des Jochbogens und
- die *A. zygomaticoorbitalis* parallel zum Oberrand, beide Arterien Äste der A. temporalis superficialis (aus der A. carotis externa).

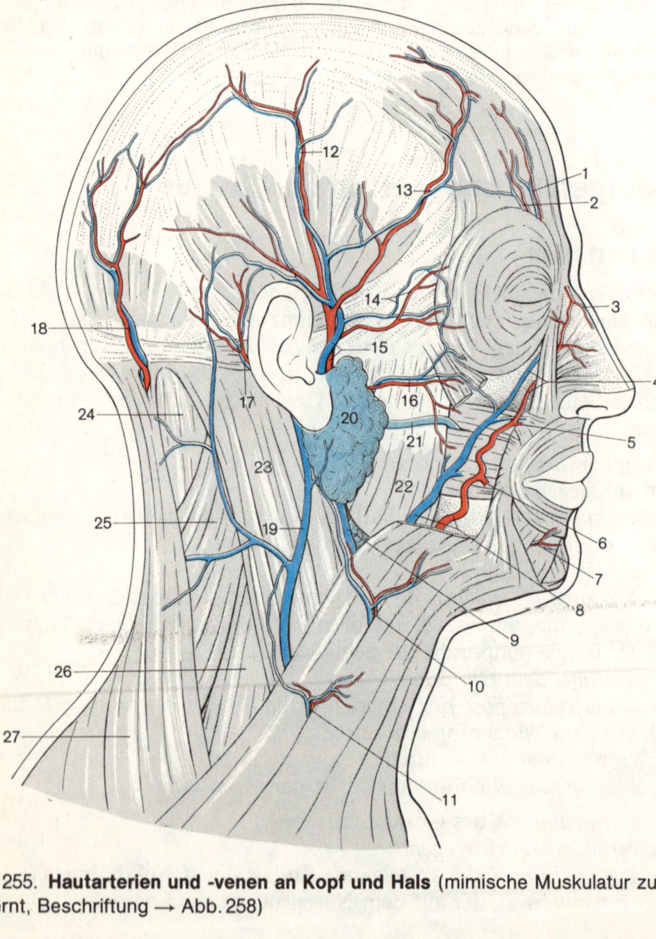

Abb. 255. **Hautarterien und -venen an Kopf und Hals** (mimische Muskulatur zum Teil entfernt, Beschriftung → Abb. 258)

b) Hautvenen

Die **Hautvenen** des Kopfes (Abb. **255** u. **278**) sind zugleich Venen des Weichteilmantels (→ S. 669 f.). Die Venen einer Seite anastomosieren untereinander und mit denen der Gegenseite.

Der *venöse Abfluß* erfolgt sowohl extrakraniell als auch intrakraniell (durch die Augenhöhle). Die *V. facialis* und die *V. retromandibularis* leiten Blut aus Stirn- und Schläfengegend und aus dem Gesicht zur *V. jugularis interna,* die *V. occipitalis* aus dem Bereich des Hinterhaupts zur *V. jugularis externa* (und über Anastomosen auch in die *V. cervicalis profunda*). Ein großer Teil des Bluts aus der Stirnpartie fließt (über die *V. nasofrontalis,* die *V. angularis* und *V. ophthalmica superior* verbindet) zur *V. ophthalmica superior* und in den *Sinus cavernosus.*

Aus dem weitmaschigen Venennetz des Weichteilmantels wird Blut abgeleitet aus der *Stirnregion* zur V. facialis über
- die *Vv. supratrochleares* (medial) und die *V. supraorbitalis* (lateral), die sich am medialen Augenwinkel zur *V. angularis* vereinigen;

aus dem *Gesicht* zur V. facialis über
- die *Vv. nasales externae* (vom Nasenrücken),
- die *V. labialis superior* und die *Vv. labiales inferiores* (von Ober- und Unterlippe);

aus der *Schläfengegend* zur V. retromandibularis über
- die *V. temporalis superficialis,* die durch die *V. temporalis media* und die *V. transversa facialis* mit dem Venenring am Rand der Orbita in Verbindung steht;

aus dem *retroaurikulären Bereich* in die V. jugularis externa über
- die *V. auricularis posterior,*

aus der Hinterhauptsregion in die V. jugularis externa und die V. cervicalis profunda über
- die *V. occipitalis.*

◄ 1 A. supratrochlearis (aufsteigender Endast der A. ophthalmica) und V. supratrochlearis
2 A. und V. supraorbitalis
3 A. dorsalis nasi (absteigender Endast der A. ophthalmica)
4 A. und V. angularis
5 A. labialis superior
6 A. labialis inferior
7 A. mentalis (aus der A. alveolaris inferior) und V. mentalis
8 A. und V. facialis
9 V. retromandibularis
10 Hautäste der A. und V. thyroidea superior
11 Hautäste der A. und V. cervicalis superficialis
12 R. parietalis } der A. und V. temporalis superficialis
13 R. frontalis }
14 A. und V. zygomaticoorbitalis
15 A. und V. temporalis superficialis
16 A. und V. transversa facialis
17 A. und V. auricularis posterior
18 A. und V. occipitalis
19 V. jugularis externa
20 Glandula parotidea
21 Ductus parotideus
22 M. masseter
23 M. sternocleidomastoideus
24 M. semispinalis capitis
25 M. splenius capitis und M. levator scapulae
26 M. scalenus medius
27 M. trapezius

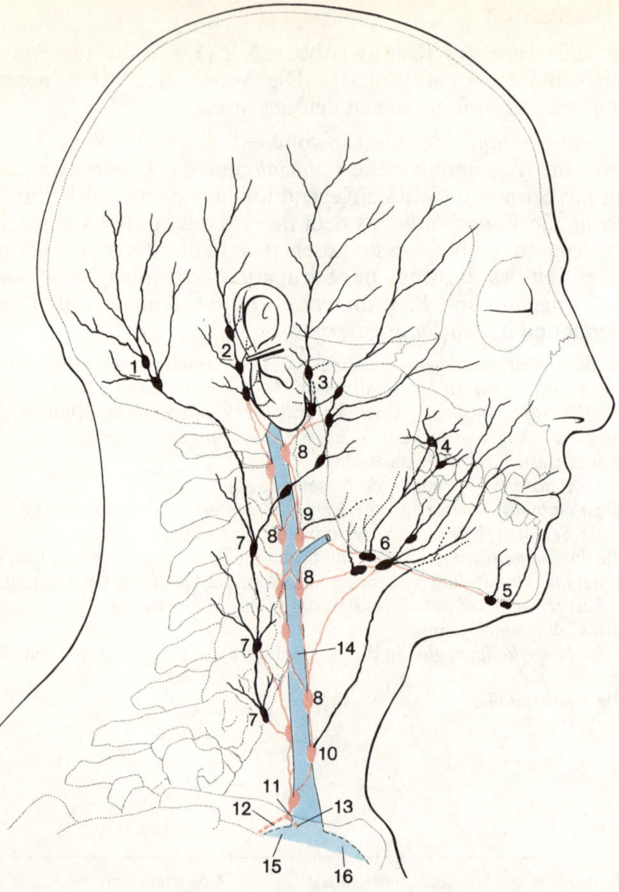

Abb. 256. **Lymphbahnen an Kopf und Hals**
(Nodi lymphatici retropharyngeales nicht eingetragen)
Oberflächliche Lymphbahnen und -knoten ——
tiefe Lymphbahnen und -knoten ----

1 Nodi lymphatici occipitales
2 Nodi lymphatici mastoidei
3 Nodi lymphatici parotidei superficiales (und profundi)
4 Nodi buccinatorii
5 Nodi lymphatici submentales
6 Nodus mandibularis und Nodi lymphatici submandibulares
7 Nodi lymphatici cervicales laterales superficiales
8–10 Nodi lymphatici cervicales laterales profundi
9 Nodus jugulodigastricus
10 Nodus juguloomohyoideus
11 Truncus jugularis
12 Truncus subclavius
13 Ductus lymphaticus dexter
14 V. jugularis interna
15 V. subclavia
16 V. brachiocephalica

c) Oberflächliche Lymphbahnen

Die **oberflächlichen Lymphbahnen** des Kopfes (Abb. **256** u. **272**) führen zugleich Lymphe aus der Haut und aus dem Weichteilmantel. Sie leiten zu *regionären Lymphknoten unter dem Kinn,* in der *Umgebung der Glandula submandibularis* und *der Glandula parotidea, hinter der Ohrmuschel* und *am Hinterhaupt,* denen tiefe Halslymphknoten nachgeschaltet sind.

Die *Lymphgefäße* ziehen
aus der *Stirn-* und der *Schläfenregion* zu
- den *Nodi lymphatici parotidei superficialis* und *profundi* auf und in der Glandula parotidea;

aus dem *Gesicht* zu
- den *Nodi lymphatici submandibulares* an der Glandula submandibularis, z.T. über die variabel ausgebildeten *Nodi lymphatici faciales (Nodus buccinatorius* auf dem M. buccinator, *Nodus nasolabialis* unter der Nasolabialfurche, *Nodus malaris* im Wangenbereich, *Nodus mandibularis* an der V. facialis auf dem Unterkieferkörper) und
- den *Nodi lymphatici submentales* (vor allem aus der Unterlippe) unter dem Kinn;

aus dem Gebiet *hinter* und *oberhalb der Ohrmuschel* zu
- den *Nodi lymphatici mastoidei* auf dem Proc. mastoideus;

aus der Gegend des *Hinterhaupts* zu den
- *Nodi lymphatici occipitales* hinter dem Ansatz des M. sternocleidomastoideus, an der Linea nuchae superior.

Aus den genannten Lymphknoten führen Lymphbahnen direkt oder indirekt zu den *Nodi lymphatici cervicales laterales profundi* (längs der V. jugularis interna). Von den tiefen Halslymphknoten leitet der *Truncus jugularis* die Lymphe rechts zum *Ductus lymphaticus dexter,* links in den *Ductus thoracicus* oder jeweils unmittelbar zum Venenwinkel.

d) Hautnerven

Im *Gesicht* und an dem im *Vorderkopf gelegenen Teil der Kopfschwarte* wird die Haut von den *drei Ästen des N. trigeminus* innerviert (Abb. **257** u. **259**). An den Kieferwinkel tritt ein Ast des *N. auricularis magnus.* An der Kopfschwarte des Hinterkopfes wird die Haut vom *N. occipitalis minor* (aus dem R. dorsalis des 2. Zervikalnervs) versorgt. Die Grenze zwischen den Innervationsgebieten des N. trigeminus und der Nn. occipitales verläuft vom Scheitel zum Ohr.

Der *Weichteilmantel* wird sensibel innerviert
in der *Stirngegend* durch
- den dünnen *N. supratrochlearis* (aus dem N. frontalis), der am inneren Augenwinkel stirnwärts zieht, an der medialen Seite,
- den dickeren *N. supraorbitalis* (ebenfalls aus dem N. frontalis), der sich unter dem Dach der Orbita in den *R. medialis* (durch die Incisura frontalis) und den *R. lateralis* (durch die Incisura supraorbitalis) teilt, an der lateralen Seite;

im Bereich der *Augenlider* durch
- den *N. lacrimalis* am lateralen Augenwinkel und am Oberlid,
- den *N. supraorbitalis* am Oberlid,
- den *N. supratrochlearis* am medialen Augenwinkel,
- den *N. infratrochlearis* (aus dem N. nasociliaris) am medialen Augenwinkel und
- Äste des *N. infraorbitalis* am Unterlid;

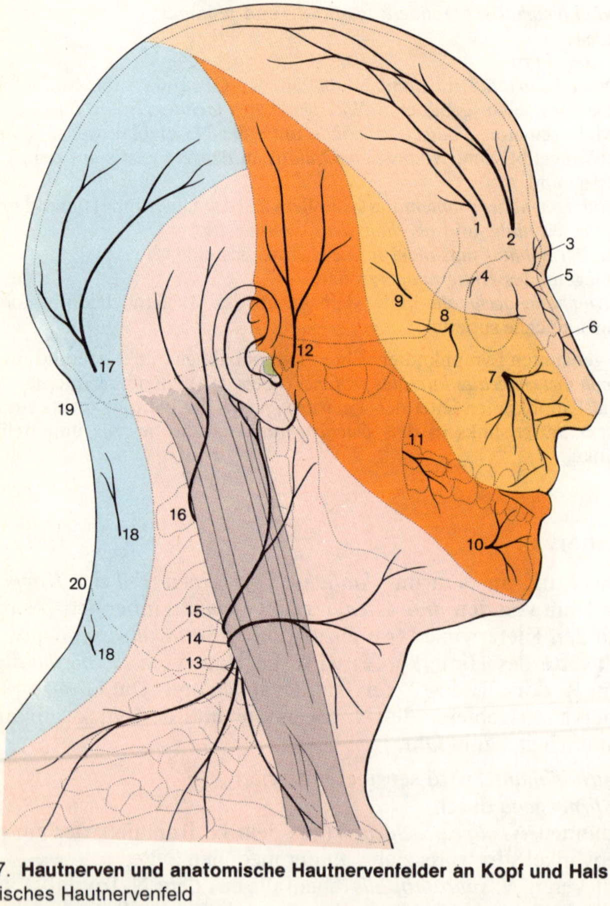

Abb. 257. **Hautnerven und anatomische Hautnervenfelder an Kopf und Hals**
Anatomisches Hautnervenfeld
des N. ophthalmicus
des N. maxillaris
des N. mandibularis
des N. vagus
der Nerven des Plexus cervicalis
der Rr. dorsales der Zervikalnerven

über dem *Jochbein* durch
- den *R. zygomaticofacialis* (aus dem N. zygomaticus);

im Bereich der *äußeren Nase,* am *Oberkiefer* und an der *Oberlippe* durch
- den *R. nasalis externus* des *N. ethmoidalis anterior* (aus dem N. nasociliaris) am Nasenrücken und
- Äste des *N. infraorbitalis,*
  die u. a. als *Rr. nasales externi* zur Außenseite des Nasenflügels, als *Rr. labiales superiores* zur Oberlippe ziehen;

im Bereich von *Unterkiefer, Wange* und *Unterlippe* durch
- Äste des *N. mandibularis,* wobei sich der *N. mentalis* an Kinn und Unterlippe verzweigt und der *N. buccalis* zur Wange zieht, und
- den *R. anterior* des *N. auricularis magnus* (aus dem Plexus cervicalis) am Kieferwinkel;

im *vorderen Schläfenbereich* durch
- den *R. zygomaticotemporalis* (aus dem N. zygomaticus), der aus der gleichnamigen Öffnung des Jochbogens tritt;

im *hinteren Schläfenbereich* durch
- den *N. auriculotemporalis* (aus dem N. mandibularis), der zwischen Ohrmuschel und A. temporalis superficialis scheitelwärts zieht und sich mit *Nn. auriculares anteriores* an der Vorderfläche der Ohrmuschel, mit *Rr. temporales superficiales* an der Haut der Schläfe (vor und über dem Ohr) ausbreitet;

hinter dem Ohr durch
- den *N. occipitalis minor,* der am Hinterrand des M. sternocleidomastoideus entlang kranialwärts zieht und sich an der seitlichen Hinterhauptsregion (in zwei größere Äste) aufzweigt;

im *medialen Bereich des Hinterhaupts* durch
- den *N. occipitalis major,* der die Sehne des M. trapezius durchbohrt, medial von der A. occipitalis in die Subcutis eintritt und sich spätestens hier in mehrere Äste gliedert.

◀ 1–6 *Äste des N. ophthalmicus*
1 R. lateralis } des N. supraorbitalis
2 R. medialis } des N. supraorbitalis
3 N. supratrochlearis
4 N. lacrimalis
5 N. infratrochlearis
6 R. nasalis externus des N. ethmoidalis anterior
7–9 *Äste des N. maxillaris*
7 N. infraorbitalis
8 R. zygomaticofacialis } des N. zygomaticus
9 R. zygomaticotemporalis } des N. zygomaticus
10–12 *Äste des N. mandibularis*
10 N. mentalis
11 N. buccalis
12 N. auriculotemporalis
13–16 *Nerven des Plexus cervicalis*
13 Nn. supraclaviculares
14 N. transversus colli
15 N. auricularis magnus
16 N. occipitalis minor
17 N. occipitalis major
18 Rr. dorsales des 3. und 4. Zervikalnervs
19 Grenzlinie des 2. und 3. Zervikalsegments
20 Grenzlinie des 3. und 4. Zervikalsegments

3. Weichteilmantel des Kopfes

Der **Weichteilmantel am Gehirnteil des Kopfes** wird von der *Kopfschwarte* gebildet.

An der Stirn und im Bereich der behaarten Kopfhaut sind die Weichteile einheitlich aufgebaut. Über das knöcherne Schädeldach spannt sich eine sehnige Platte, *Galea aponeurotica* [*Aponeurosis epicranialis*]. In diese Flächensehne strahlen von der Stirn, von der Schläfe und vom Hinterhaupt her Muskeln ein, die in ihrer Gesamtheit als **M. epicranius** bezeichnet werden (Abb. **258**).

Der *M. occipitofrontalis* zieht mit dem *Venter frontalis* (M. frontalis) aus der Gegend der Augenbrauen und der Glabella, mit dem *Venter occipitalis* (M. occipitalis) von der Linea nuchae suprema zur Zentralsehne. Der Muskel vermag die Kopfhaut zu verschieben. Sein vorderer Bauch kann die Brauen heben und die Stirne »falten«, der hintere Bauch die Stirne »glätten«.

Der *M. temporoparietalis* zieht aus der Schläfengegend zur Galea. Sein hinterer Anteil wird als *M. auricularis superior* besonders benannt und heftet sich an der Ohrmuschel an.

Innervation des M. epicranius: N. facialis

Senkrecht aufsteigende Bindegewebszüge der Subcutis verankern die Galea aponeurotica unverschieblich an der Kopfhaut, so daß eine einheitliche Weichteilschicht, die **Kopfschwarte,** entsteht.

Zwischen die Kollagenfaserbündel ist in die Subcutis Fettgewebe eingelagert, die Kopfschwarte erhält dadurch eine derbe, pralle Beschaffenheit. Die Haarbälge reichen bis in die oberflächliche Subkutislage.

Galea aponeurotica und Pericranium werden durch lockeres Bindegewebe verschieblich verbunden. Der subaponeurotische Verschiebespalt erstreckt sich über das ganze Schädeldach und endet dort, wo die Kopfweichteile am Pericranium fixiert sind, am Oberrand der Orbita, am Jochbogen und an der Protuberantia occipitalis externa.

Schnittwunden im Kopfbereich klaffen nur geringgradig, wenn sie die Galea nicht vollständig durchtrennen. Subkutane Blutungen breiten sich daher nicht nennenswert in das umgebende Gewebe aus. Die im subkutanen Bindegewebe fixierten Blutgefäße können sich bei Durchtrennung kaum retrahieren (daher Umstechung statt Unterbindung bei Verletzungen).

Verletzungen der Kopfschwarte, bei denen die Galea aponeurotica vollständig durchtrennt wird, klaffen (meist) weit. Durch skalpierende Gewalteinwirkung kann die Kopfschwarte im Ganzen über weite Strekken abgerissen werden. Blutungen und Ergüsse unter der Galea breiten sich flächenhaft im subaponeurotischen Spalt aus, zumal die Spannung der Galea einen Druck auf die Flüssigkeitsansammlung ausübt (Gefahr rascher Ausbreitung von Infektionen).

Blutungen zwischen Pericranium und Knochen kommen als Geburtsverletzungen (Kephalhämatom) vor und führen zu einer Ablösung des Pericranium vom Schädeldach. Sie reichen in der Regel nicht über die Knochengrenzen hinaus, weil das Pericranium in das Bindegewebe der Knochennähte übergeht und an den Knochenrändern fest verankert ist.

Die **Kopfhaare,** *Capilli,* sind durch Lebensdauer (2–4 Jahre) und Längenwachstum (1 cm im Monat) besonders gekennzeichnet (→ Terminalhaar, S. 174).

Der **Weichteilmantel des Gesichts** besteht hauptsächlich aus *Muskulatur* und *Haut*. Das oberflächliche Blatt der Halsfaszie setzt sich nur in der seitlichen Gesichtsgegend über den Unterkieferrand hinauf in das Gesicht fort (→ S. 733). Der – vor den Kaumuskeln und dem M. buccinator liegende – vordere Gesichtsteil bleibt frei von der oberflächlichen Körperfaszie. Die hier unter der Gesichtshaut ausgebreitete Muskelplatte, die *Gesichtsmuskulatur,* ist an vielen Stellen mit der Gesichtshaut durch kurze elastische Sehnen verwachsen, aber nur an wenigen Punkten des Gesichtsskeletts angeheftet. Kontraktionen der Gesichtsmuskeln, der mimischen Muskulatur, erzeugen deshalb Bewegungen der Gesichtshaut, die als Ausdrucksbewegungen, *Mimik,* der Kommunikation dienen. Gefäße und Nerven der vorderen Gesichtsgegend breiten sich teils unter, teils im Weichteilmantel aus.

Unphysiologische Ultraviolettbestrahlung führt zu einer frühzeitigen Alterung elastischer Gewebselemente mit zunehmender Faltenbildung der Gesichtshaut.

a) Faszien im Kopfbereich

Die **Fascia parotidea** (Abb. **258**) umhüllt die Ohrspeicheldrüse mit einem oberflächlichen Blatt, der Fortsetzung der Lamina superficialis der Halsfaszie, sowie mit einem tiefen Blatt, einer Faszienabspaltung. Das tiefe Blatt bedeckt die Ohrspeicheldrüse in der tiefen seitlichen Gesichtsgegend von hinten und unten. Die Fascia parotidea geht vorn in die Fascia masseterica über.

Die **Fascia masseterica** (Abb. **258**), ein derbes Bindegewebsblatt auf der Außenfläche des M. masseter, ist oben am Jochbogen angeheftet. Sie geht am Unterrand der Mandibula in das oberflächliche Halsfaszienblatt über, das mit einer Abspaltung auch die Unterfläche des M. pterygoideus medialis überkleidet, so daß eine nach hinten oben – zur tiefen seitlichen Gesichtsgegend hin – geöffnete Faszientasche entsteht.

Mit der Faszientasche der Fascia masseterica steht der osteofibröse Raum für den M. temporalis unterhalb des Jochbogens in Verbindung. Eiterungen in der Loge des M. temporalis können sich daher nach abwärts ausbreiten und in der Wangengegend, unter dem Vorderrand des M. masseter, an die Oberfläche gelangen.

Die **Fascia temporalis** (Abb. **258** u. **259**) bedeckt den M. temporalis. Sie ist derb und von aponeurotischen Bindegewebszügen durchsetzt, von denen oberflächliche Faserbündel des M. temporalis entspringen. Die Faszie heftet sich oberhalb des Ursprungs des M. temporalis an der Linea temporalis superior an und spaltet sich abwärts in zwei Blätter auf. Das oberflächliche Blatt setzt an der Außenfläche, die Lamina profunda an der Innenseite des Jochbogens an. Das von beiden Blättern gebildete Zelt umschließt einen Fettkörper (Speicherfett).

Die **Fascia buccopharyngea** bedeckt als dünnes Bindegewebsblatt den M. buccinator, geht nach hinten in die Raphe pterygomandibularis und anschließend in das Bindegewebsblatt über, das die Schlundschnürer außen umhüllt.

b) Anordnung und Innervation der mimischen Muskulatur

Die mimische Muskulatur ist – wie das Platysma – Abkömmling des 2. Kiemenbogens und wird deshalb vom *N. facialis* innerviert. Sie bildet um die *Augenspalten* und die *Mundöffnung* je einen flach ausgebreiteten, ringförmigen Schließmuskel. Dieser ist in sich verformbar und kann durch Muskelzüge, die an ihm ansetzen, gemeinsam mit der anhaftenden Haut, verzogen werden. An *Nasenöffnung* und *Ohrmuschel* ist die mimische Muskulatur nur rudimentär ausgebildet.

Muskeln um die Lidspalte (Abb. **258**)

Der **M. orbicularis oculi** umgibt annähernd kreisförmig den Lidspalt. Man unterscheidet drei Teile. Die *Pars palpebralis* liegt in Ober- und Unterlid. Sie entspringt vom Lig. palpebrale mediale und den angrenzenden Knochen und reguliert das feinere Spiel des Lides. Die *Pars lacrimalis* zieht an den Saccus lacrimalis und beeinflußt den Tränenabfluß (ansaugend und auspressend). Die ausgedehnte *Pars orbitalis* entspringt von der Pars nasalis des Stirnbeins, am Stirnfortsatz der Maxilla und am Lig. palpebrale mediale. Sie wirkt beim Zusammenkneifen der Lidspalte.

Der **M. corrugator supercilii** kommt von der Pars nasalis des Stirnbeins, durchbricht im medialen Randbereich die Faserbündel des Venter frontalis des M. occipitofrontalis und setzt lateral in der Haut der Augenbraue an. Er zieht die Haut in Richtung auf die Nasenwurzel und erzeugt senkrechte Falten auf der Stirn.

Der **M. depressor supercilii** zieht vom Nasenrücken, oberflächlich auf dem Venter frontalis des M. occipitofrontalis gelegen, senkrecht nach oben zur Stirnhaut. Er erzeugt tiefe Querfalten über der Nasenwurzel.

Muskeln um die Mundöffnung (Abb. **258**)

Der **M. orbicularis oris** bildet die muskuläre Grundlage der Lippen. Seine Faserbündel umgrenzen die Mundöffnung und täuschen einen Ringmuskel vor. Ober- und Unterlippenteil sind jedoch jeweils paarig, so daß der Muskel aus vier Quadranten besteht.

Ihre Fasern entspringen z. T. von einem Bindegewebsstreifen, der lateral vom Mundwinkel fast senkrecht in der Schleimhaut verankert ist, z. T. über feine Schaltsehnen von Faserbündeln benachbarter mimischer Muskeln (vor allem des M. buccinator), die zum Mundwinkel konvergieren und dort einen »Muskelknoten« bilden. Im Mittelteil der Ober- und der Unterlippe durchflechten sich, z. T. die Medianebene überschreitend, die Muskelfasern und bilden einen längsgerichteten Faserfilz. Oberflächliche Bündel treten in die Haut.

Die *Pars marginalis* grenzt mit schmalen, dicht gelagerten Bündeln an die Mundspalte und biegt unter dem Lippenrot nach außen gegen die Haut um. Der peripher gelegene Hauptteil des Muskelrings, *Pars labialis*, ist nur unscharf abgegrenzt und besteht aus gröberen Faserzügen.

Nur mikroskopisch nachweisbare Fasern durchsetzen als *M. rectus labii* die Pars marginalis des M. orbicularis oris und ziehen von der Haut zur Schleimhaut.

Der **M. buccinator** schließt als muskuläre Grundlage der Wange im Mundwinkelbereich an den M. orbicularis oris an. Der M. buccinator entspringt in einer bogenförmigen Linie vom Alveolarfortsatz des Oberkiefers im Mahlzahnbereich und hinten vom Alveolarfortsatz des Unterkiefers. Die Distanz zwischen Ober- und Unterkiefer wird von der sehnigen *Raphe pterygomandibularis* (Abb. **268**) überbrückt, die ebenfalls Muskelursprung bildet. An der Rückseite dieser Raphe entspringt ein Teil des M. constrictor pharyngis superior.

Nahe dem Mundwinkel überkreuzen sich die Faserzüge, so daß die in der Wange oben gelegenen Anteile größtenteils in die Unterlippe gelangen und umgekehrt. Der M. buccinator, der in Höhe des zweiten oberen Molaren vom Ductus parotideus durchbohrt wird, besitzt als einziger Gesichtsmuskel eine Oberflächenfaszie, die ihn gegen das Wangenfett abgrenzt, *Fascia buccopharyngea*.

Der *M. buccinator* schiebt Nahrungsteile, die zwischen Zahnreihe und Wangenschleimhaut gelangt sind, wieder zwischen die Zahnreihen und hat damit eine wichtige Bedeutung beim Kauakt und bei der Formung des Bissens. Der Muskel verengt den Vorhof der Mundhöhle und preßt Luft oder Flüssigkeit durch die Mundspalte (Blasen, Pfeifen, Spucken: »Trompetermuskel«). Kontraktion der Muskeln beider Seiten führt zu einem Verziehen der Mundwinkel nach lateral.

Bei der *Lähmung* des M. buccinator wird der Luftstrom beim Pfeifen seitlich abgelenkt.

Der **M. depressor labii inferioris** strahlt vom Platysma her schräg von unten lateral nach oben medial in die Unterlippe ein. Der Muskel, der vom M. depressor anguli oris überdeckt wird, zieht die Unterlippe nach unten und seitwärts (Ausdruck der Unlust).

Der **M. depressor anguli oris** verläuft vom Unterrand der Mandibula konvergierend zum Mundwinkel. Der oberflächlich gelegene Muskel zieht den Mundwinkel abwärts und streckt den oberen Teil der Nasolabialfurche (Ausdruck der Unzufriedenheit oder der Trauer).

Als **M. transversus menti** bezeichnet man einen unter dem Kinn querverlaufenden Faserzug zwischen dem linken und dem rechten M. depressor anguli oris.

Der **M. risorius,** ein sehr schwaches und variables Muskelbündel, zieht von der Fascia parotidea und der Wangenhaut in nahezu horizontaler Richtung zum Mundwinkel. Er verursacht das »Lachgrübchen« der Wange und verbreitert die Mundspalte.

Der **M. mentalis** liegt unter dem M. depressor anguli oris und entspringt am Unterkiefer in der Gegend des seitlichen Schneidezahns. Er verläuft schräg nach unten medial zur Kinnhaut, verursacht das Kinngrübchen und ist mit dem M. orbicularis oris gemeinsam an der Vorstülpung der Unterlippe (»Flunsch« der Kinder) beteiligt.

Der **M. levator anguli oris** zieht aus der Fossa canina, über dem Eckzahn unter dem Foramen infraorbitale, zum Mundwinkel.

Der **M. levator labii superioris** verläuft vom Unterrand der Orbita oberhalb des Foramen infraorbitale medial- und abwärts zur Oberlippe.

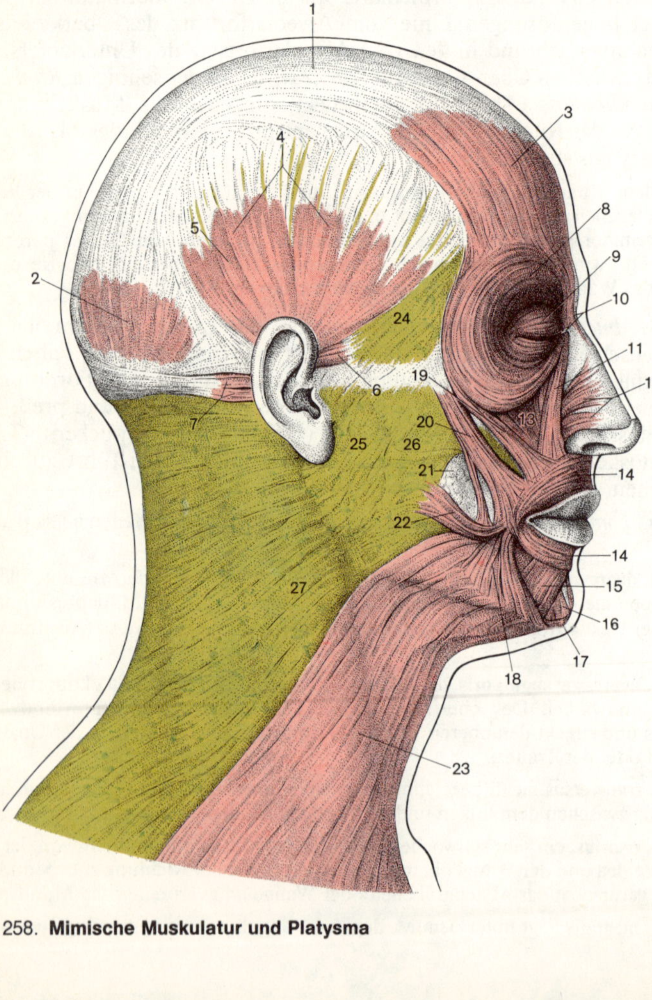

Abb. 258. **Mimische Muskulatur und Platysma**

Der **M. levator labii superioris alaeque nasi** entspringt vom Stirnfortsatz der Maxilla und inseriert mit dem zuvor genannten Muskel gemeinsam.

Der **M. zygomaticus major** zieht vom Jochbein nach unten medial zur Oberlippe und zum Mundwinkel. Er hebt den Mundwinkel und zieht ihn nach außen (eigentlicher »Lachmuskel«).

Der **M. zygomaticus minor** entspringt medial vom M. zygomaticus major und inseriert an der Oberlippe. Er hat engere Beziehungen zum M. orbicularis oculi. Gemeinsam mit den beiden Levatoren vertieft der Muskel die Nasolabialfurche (»Weinen«).

Auch das **Platysma** setzt sich über den Unterkieferrand noch unterschiedlich weit in die Gesichtsregion fort (→ S. 725).

Muskeln um die Nasenöffnung (Abb. **258**)

Der **M. nasalis** ist nur schwach ausgeprägt. Er entspringt an der Alveolenwand des oberen Eckzahns und zieht zum Nasenflügel (*Pars alaris,* Erweiterung des Nasenloches) und zum knorpeligen Teil des Nasenrückens (*Pars transversa,* Verengung des Nasenloches). Die Muskeln beider Seiten sind durch eine sehnige Platte quer über dem Nasenrücken verbunden.

Als **M. depressor septi** wird ein spärlicher Faserzug bezeichnet, der vom Alveolarfortsatz über dem mittleren Schneidezahn entspringt, am Ende des knorpeligen Nasenseptum ansetzt und die Nasenspitze abwärts zieht.

Der **M. procerus** verläuft als kurzes Faserbündel von der Nasenwurzel zur Haut oberhalb der Nase. Der Muskel zieht die Stirnhaut zur Nasenwurzel.

Muskeln des äußeren Ohrs (Abb. **258**)

Die *Muskeln des äußeren Ohrs* sind beim Menschen rudimentär und funktionell unbedeutend. Man unterscheidet drei Muskeln, die von vorn, oben und hinten an der Wurzel der Ohrmuschel ansetzen.

Der **M. auricularis anterior** entspringt an der Fascia temporalis,
der **M. auricularis superior** kommt von der Galea aponeurotica,
der **M. auricularis posterior** vom Warzenfortsatz.

◀ 1 Galea aponeurotica
2–5 *M. epicranius*
2, 3 M. occipitofrontalis
2 Venter occipitalis
3 Venter frontalis
4 M. temporoparietalis
5 M. auricularis superior (okzipitaler Anteil des M. temporoparietalis)
6 M. auricularis anterior
7 M. auricularis posterior
8, 9 M. orbicularis oculi
8 Pars orbitalis
9 Pars palpebralis
10 M. procerus und Lig. palpebrale mediale
11 M. levator labii superioris alaeque nasi
12 M. nasalis
13 M. levator labii superioris
14 M. orbicularis oris
15 M. depressor labii inferioris
16 M. mentalis
17 M. transversus menti
18 M. depressor anguli oris
19 M. zygomaticus minor
20 M. zygomaticus major
21 Corpus adiposum buccae
22 M. risorius
23 Platysma
24 Fascia temporalis
25 Fascia parotidea (auf der Glandula parotidea)
26 Fascia masseterica (auf dem M. masseter und dem Ductus parotideus)
27 Lamina superficialis der Fascia cervicalis

Innervation der mimischen Muskulatur: N. facialis.

Der N. facialis teilt sich in der Glandula parotidea in zwei kräftige Zweige auf, die durch feinere Ästchen geflechtartig verbunden sind, *Plexus intraparotideus*. Aus den beiden Zweigen gehen in divergierendem Verlauf – aufsteigend, horizontal nach vorn ziehend oder absteigend – die Äste für die mimischen Muskeln hervor.

c) Leitungsbahnen im Weichteilmantel des Gesichts

Im Weichteilmantel des Gesichts verlaufen Arterien, Venen und Nerven großenteils getrennt. Die feinen Verzweigungen des N. facialis schließen sich vielfach den Endaufzweigungen der sensiblen Trigeminusäste an.

Die **A. facialis** (Abb. **259** u. **277**) entspringt in Höhe des Zungenbeins, in 18% der Fälle gemeinsam mit der A. lingualis über den *Truncus linguofa-*

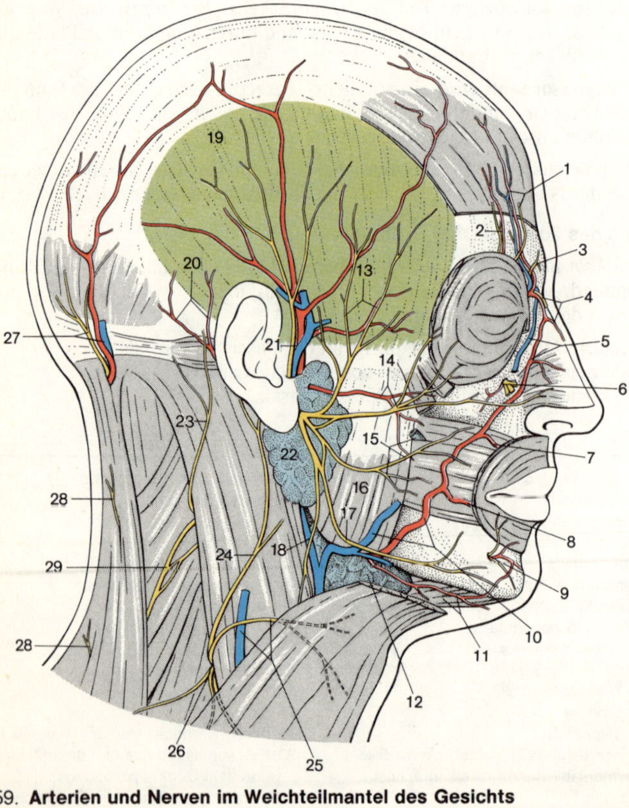

Abb. 259. **Arterien und Nerven im Weichteilmantel des Gesichts**

cialis, an der Vorderwand der A. carotis externa. Sie zieht unter der (oder durch die) Glandula submandibularis zum Unterkieferrand und gelangt vor dem Masseteransatz in die Gesichtsregion. Hier verläuft sie, von Platysma und oberflächlichen mimischen Muskeln bedeckt, stark geschlängelt (Reservelänge für die Ausweitung der Wangentaschen) an Mundwinkel und Nasenflügel vorbei zum medialen Augenwinkel. Ursprungsnah gibt die A. facialis die *A. palatina ascendens* ab, die zwischen M. stylopharyngeus und M. styloglossus in der Rachenwand aufsteigt und auch die Gaumenbögen versorgt.

Die A. facialis entsendet den *R. tonsillaris* zur Gaumenmandel, die *A. submentalis* – mit Ästen zur Unterkieferspeicheldrüse – an die Unterfläche des M. mylohyoideus und – im Gesicht – die *Aa. labialis superior* und *labialis inferior* zu Unter- und Oberlippe. Ihr Endast, *A. angularis,* anastomosiert mit der A. dorsalis nasi, einem Endast der A. ophthalmica (aus der A. carotis interna).

Der Arterienpuls kann am Unterrand der Mandibula getastet werden.

Die **V. facialis** (Abb. **255** u. **278**) leitet Blut aus der Kopfschwarte und aus dem Gesicht ab. Sie beginnt am medialen Augenwinkel als *V. angularis* und steht durch sie mit Venen der Augenhöhle in Verbindung. Die V. facialis zieht unter den Mm. levator labii superioris und zygomaticus major, *dorsal* von der A. facialis, schräg über das Gesicht, kreuzt den Unterrand der Mandibula und verläuft (meist) oberflächlich zur Glandula submandibularis. Sie erhält Zuflüsse von Venen aus dem Gesicht, der Pharynxwand und von der Außenseite des Mundbodens. Unterhalb des Angulus mandibulae vereinigt sie sich mit der V. retromandibularis,

---

◀ 1 A., V. supratrochlearis und R. medialis des N. supraorbitalis
2 A. supraorbitalis und R. lateralis des N. supraorbitalis
3 N. supratrochlearis
4 A. dorsalis nasi und N. infratrochlearis
5 A. und V. angularis (Verbindung zur V. facialis unterbrochen)
6 A. und N. infraorbitalis
7 A. labialis superior
8 A. labialis inferior
9 A. und N. mentalis
10 A. und V. facialis
11 A. submentalis und Venter anterior des M. digastricus
12 Glandula submandibularis
13 A. zygomaticoorbitalis und Rr. temporales des N. facialis
14 A. transversa facialis und Rr. zygomatici des N. facialis
15 Rr. buccales des N. facialis und Ductus parotideus beim Durchtritt durch den M. buccinator
16 M. masseter
17 R. marginalis mandibulae des N. facialis
18 V. retromandibularis und R. colli des N. facialis
19 Fascia temporalis
20 Äste der A. auricularis posterior
21 A., V. temporalis superficialis und N. auriculotemporalis
22 Glandula parotidea, abgetragen bis auf das Niveau des Plexus intraparotideus
23 N. occipitalis minor
24 N. auricularis magnus
25 V. jugularis externa und N. transversus colli
26 Nn. supraclaviculares
27 A., V. occipitalis und N. occipitalis major
28 Rr. dorsales der Nn. cervicales
29 N. accessorius mit Faserzuschüssen aus dem Plexus cervicalis

nimmt meist die *V. thyroidea superior* auf und mündet in Höhe des großen Zungenbeinhorns in die V. jugularis interna.

Thrombosierende Venenentzündungen, von kleinen Hautinfektionen der Oberlippe oder der Nase verursacht, können über die V. angularis und die V. ophthalmica superior in den Sinus cavernosus vordringen und eine Sinusthrombose verursachen, die u. U. zum Tode führen kann.

Die **V. retromandibularis** (Abb. **259**) entsteht vor dem Ohr. Ihr fließen Venen aus dem Schläfenbereich und der seitlichen Gesichtsregion sowie die *Vv. maxillares* zu, die mit dem Plexus pterygoideus in Verbindung stehen. Die V. retromandibularis zieht in der Ohrspeicheldrüse abwärts und mündet meist in die V. facialis, seltener unmittelbar in die V. jugularis interna oder (zusätzlich) über den M. sternocleidomastoideus hinweg in die V. jugularis externa.

Die Endäste des **N. facialis** (Abb. **259**), die aus dem *Plexus intraparotideus* hervorgehen, treten an Ober- und Vorderrand der Glandula parotidea in den Weichteilmantel des Gesichts. Man unterscheidet

- *Rr. temporales,* die über den Jochbogen aufwärts zur Schläfe ziehen und den Venter frontalis des M. epicranius, den oberen Anteil des M. orbicularis oculi sowie den vorderen und den oberen Ohrmuskel innervieren,
- *Rr. zygomatici,* die in Höhe des Jochbogens nach vorn verlaufen und den unteren Anteil des M. orbicularis oculi sowie die Gesichtsmuskeln unter der Jochbogenwurzel versorgen,
- *Rr. buccales,* die vorn abwärts in den M. buccinator und in die Gesichtsmuskeln um die Mundöffnung eintreten,
- den *R. marginalis mandibulae,* der an der Unterkante des Kinns zu den Gesichtsmuskeln unterhalb der Mundöffnung zieht,
- den *R. colli,* der hinter dem Angulus mandibulae zum Platysma verläuft und unter diesem motorische Fasern für das Platysma über eine Schlinge zum sensiblen N. transversus colli aus dem Plexus cervicalis abgibt.

Angesichts der divergenten Ausstrahlung der Fazialisäste bevorzugt der Chirurg bei Eingriffen im Gesicht eine radiäre Schnittführung.

Von der *peripheren Fazialislähmung* sind – bei Ausfall des Stamms des N. facialis einer Seite – alle Gesichtsäste betroffen.

Bei der *zentralen Fazialislähmung* dagegen, bei der die aus der Großhirnrinde zum Fazialiskerngebiet ziehende Bahn, Tractus corticonuclearis, einer Seite unterbrochen ist (z. B. in der Inneren Kapsel), sind die zu Schläfe und Stirn ziehenden Äste in der Regel noch funktionstüchtig. Ihre Perikaryen erhalten im Kerngebiet des N. facialis Erregungen aus der Großhirnrinde beider Hemisphären.

Der **N. trigeminus** (Abb. **257**) versorgt mit seinen drei Ästen die Gesichtshaut, ausgenommen einen kleinen Bezirk über dem Angulus mandibulae, der aus dem Plexus cervicalis (R. anterior des N. auricularis magnus) innerviert wird.

Die Ausbreitungsgebiete der drei Äste des N. trigeminus in der Gesichtshaut gehen auf die Entwicklung des Gesichts aus dem Stirnwulst sowie aus Ober- und Unterkieferwulst des 1. Kiemenbogens zurück.

Die *Austrittsstellen des stärksten Hautnerven eines jeden der drei Hauptäste des N. trigeminus* aus dem Schädel liegen *paramedian in einer vertikalen Linie* (Abb. **253** u. **259**).

Aus dem N. ophthalmicus (N. V_1) treten die Rr. medialis und lateralis des *N. supraorbitalis* (Hauptast des N. frontalis) durch die Incisurae frontalis (medial) und supraorbitalis (lateral) am Oberrand der Augenhöhle zur Stirnhaut. Am Foramen infraorbitale gelangt der *N. infraorbitalis* (aus N. V_2) zur Haut des Gesichts im Oberkieferbereich. Der *N. mentalis* zieht als Endast des N. alveolaris inferior (aus N. V_3) am Foramen mentale zur Haut von Kinn und Unterlippe.

Die Austrittsstellen dieser Hautnerven sind »Druckpunkte«, an denen die krankhaft veränderte Schmerzempfindlichkeit der Hautnerven geprüft wird (Trigeminusdruckpunkte).

Die *sensiblen Nerven des Gesichts* verlaufen vorwiegend in *vertikaler Richtung*. Sie kreuzen die Verlaufsrichtung der (mehr in *querer Richtung ziehenden) motorischen Nerven des Gesichts*.

4. Seitliche Gesichtsgegend

Die **seitliche Gesichtsgegend,** *Regio facialis lateralis,* reicht nach oben bis zum Jochbogen, kaudal bis zum Angulus mandibulae. Der Unterkieferast unterteilt die seitliche Gesichtsgegend in eine oberflächliche und eine tiefe seitliche Gesichtsgegend. Der *tiefen seitlichen Gesichtsgegend* entspricht als Raum die *Unterschläfengrube, Fossa infratemporalis.*

Die **Fossa infratemporalis** (Abb. **261**) enthält oberflächlich einen Fettkörper (Fortsetzung des Wangenfettpfropfes) und wird weitgehend von den Mm. pterygoidei lateralis und medialis ausgefüllt. Die Muskeln begrenzen, gemeinsam mit dem Tuber maxillae und dem M. buccinator, einen pyramidenförmigen Bindegewebsspalt, eine *Gefäß-Nervenstraße.* Sie reicht von der Innenfläche des Ramus mandibulae bis in die Flügel-Gaumen-Grube und führt die *A. maxillaris* in die Tiefe zur Fossa pterygopalatina. Als *Plexus pterygoideus* bezeichnete Venennetze umgeben den M. pterygoideus lateralis an Außen- und Innenfläche und leiten das Blut vor allem über die *Vv. maxillares* (Begleitvenen der A. maxillaris) in die V. retromandibularis. Der *N. mandibularis* zweigt sich in der Fossa infratemporalis in seine großen Äste auf, die im Regelfall von der A. maxillaris überkreuzt werden.

Die Gefäße und Nerven treten aus der Fossa infratemporalis nur zum Teil in die oberflächliche seitliche Gesichtsregion. Dennoch werden zugunsten einer zusammenfassenden Darstellung die Leitungsbahnen der seitlichen Gesichtsregion gemeinsam abgehandelt (→ S. 675 f.).

a) Oberflächliche seitliche Gesichtsgegend

In der **oberflächlichen seitlichen Gesichtsgegend** (Abb. **258**) entspringt am Unterrand des Jochbogens der M. masseter, der von der *Fascia masseterica* bedeckt wird. Vor dem M. masseter liegt auf dem M. buccinator der Wangenfettpropf, *Corpus adiposum buccae* (Baufett). Hinten schließt sich an den M. masseter, bedeckt von der *Fascia parotidea,* die *Ohrspeicheldrüse* an. Sie liegt in dem Dreieck zwischen Unterkiefergelenk, Unterkieferwinkel und Warzenfortsatz, vor und unter dem äußeren Gehörgang.

Die **Ohrspeicheldrüse** ist die größte der großen Mundspeicheldrüsen, zu denen noch die *Unterzungen-* und die *Unterkieferdrüse* gerechnet werden. Speichel wird auch von zahlreichen kleinen Drüsen der Mundschleimhaut gebildet, insgesamt täglich bis zu 1½ Liter.

Die *Ohrspeicheldrüse, Glandula parotidea* (in der Klinik meist noch *Glandula parotis* oder nur *Parotis* genannt, Abb. **259**), ist fest mit dem oberflächlichen und dem tiefen Blatt der Fascia parotidea verwachsen. Der größte Teil der Drüse schiebt sich hinter dem Unterkieferast in die Tiefe des parapharyngealen Bindegewebsraums. Der Proc. styloideus trennt die Glandula parotidea vom Gefäß-Nervenstrang des Halses zum Kopf und von den Nn. accessorius und hypoglossus. Bei der Kieferöffnung wird der untere Teil der Drüse »massiert« und das Sekret hierdurch schubweise entleert.

Die Ohrspeicheldrüse ist eine *rein seröse Drüse,* die einen »Verdünnungsspeichel« produziert, der das stärkespaltende Enzym *Ptyalin* enthält.

Der *Ausführungsgang, Ductus parotideus* (Abb. **255**), verläuft nach kurzem Anstieg horizontal – etwa eine Fingerbreite unterhalb des Jochbogens – über den M. masseter und den Wangenfettpfropf hinweg nach vorn zum M. buccinator, durchbohrt den Muskel in schrägem Verlauf und mündet gegenüber dem 2. oberen Molaren in den Vorhof der Mundhöhle. Dem Ductus parotideus liegt häufig noch eine kleine akzessorische Speicheldrüse an.

Der Ductus parotideus ist auf dem M. masseter bei Gesichtsverletzungen gefährdet.

Innervation: parasympathisch aus dem N. glossopharyngeus, sympathisch aus dem Ganglion cervicale superius.

Die *präganglionären parasympathischen* Fasern verlassen den N. glossopharyngeus mit dem *N. tympanicus* am Ganglion inferius und ziehen im *Plexus tympanicus* über die mediale Wand der Paukenhöhle hinweg. Von dort gelangen sie als *N. petrosus minor* (durch die Vorderwand der Felsenbeinpyramide und die Fissura sphenopetrosa) zum *Ganglion oticum,* das an der medialen Seite des N. mandibularis unter dem Foramen ovale liegt. Die *postganglionären* Fasern treten aus dem Ganglion oticum in den N. auriculotemporalis (aus N. V_3) und erreichen über eine Anastomose mit dem N. facialis oder über direkte Äste die Ohrspeicheldrüse.

Die *sympathischen Fasern* (aus dem Ganglion cervicale superius) kommen aus dem *postganglionären* Fasergeflecht, das die A. meningea media umgibt, einem Ausläufer des *Plexus caroticus externus.*

Äußeres Ohr

Zum **äußeren Ohr,** *Auris externa,* werden *Ohrmuschel* und *äußerer Gehörgang* gerechnet. Dieser wird durch das *Trommelfell* gegen das Mittelohr abgeschlossen.

Die **Ohrmuschel,** *Auricula* (Abb. **260**), ist eine Hautfalte, die eine Platte aus elastischem Knorpelgewebe, *Cartilago auriculae,* enthält. Sie bildet einen Schalltrichter. Die innere konkave Fläche der Ohrmuschel enthält zahlreiche Höcker und Vertiefungen.

Der Rand der Konkavität besteht aus einer Leiste, *Helix.* Innen läuft ihr parallel die *Anthelix.* Diese beginnt oberhalb der äußeren Ohröffnung mit zwei Schenkeln, den *Crura anthelicis.* Vor der äußeren Gehörgangsöffnung springt ein Höckerchen, *Tragus,* vor. Nach abwärts folgen die *Incisura intertragica* und der *Antitragus,* der in das *Ohrläppchen, Lobulus auriculae,* eine knorpelfreie Hautfalte, ausläuft. Zwischen Helix und Anthelix liegt ein Graben, die *Scapha.* Von den Crura anthelicis wird die *Fossa triangularis* umfaßt. Die eigentliche Tiefe der Ohrmuschel wird als *Cavitas conchae* bezeichnet. Das *Crus helicis* grenzt einen oberen Abschnitt, die *Cymba conchae,* ab.

Der **äußere Gehörgang,** *Meatus acusticus externus* (Abb. **260**), besteht aus einem äußeren, *knorpelig* begrenzten und einem inneren, *knöchern* umrahmten Teil. Er verläuft von der Ohrmuschel schräg nach vorn und medial und ist nach vorn abgeknickt. Der Knorpel des Gehörgangs bildet eine Rinne in der vorderen und unteren Wand. Er hängt kontinuierlich mit dem Ohrmuschelknorpel zusammen. Der äußere Gehörgang ist von äußerer Haut ausgekleidet, die fest mit Perichondrium und Periost verbunden ist. Die Haut besitzt Haare mit Talgdrüsen und große apokrine Drüsen, *Glandulae ceruminosae.* An der Bildung des knöchernen Gehörgangs beteiligen sich die Pars tympanica (vorn unten und hinten) und die Pars squamosa (oben) des Os temporale.

Zur Untersuchung des Trommelfells mit dem Ohrenspiegel wird der äußere Gehörgang gerade gerichtet durch Zug an der Ohrmuschel nach hinten oben.

Das **Trommelfell,** *Membrana tympani* (Abb. **260**), eine dünne Membran, ist im Grunde des Meatus acusticus externus ausgespannt und schließt diesen gegen die Paukenhöhle ab. Sein Rand ist durch den *Anulus fibrocartilagineus* in den Sulcus tympanicus der Pars tympanica des Felsenbeins eingefalzt. Der größere Teil ist straff ausgespannt, *Pars tensa,* nur der obere, mit der Pars squamosa verbundene Teil ist schlaff, *Pars flaccida* (Shrapnellsche Membran). Die Grenze von Pars tensa und Pars flaccida ist als feiner Grenzstreifen sichtbar, *Plicae malleares anterior* und *posterior* (→ Bd. 2, Abb. **164**).

Das Trommelfell ist nicht in einer Ebene flach ausgebreitet, sondern trichterförmig. Da es mit zwei Fortsätzen des Hammers, dem *Manubrium mal-*

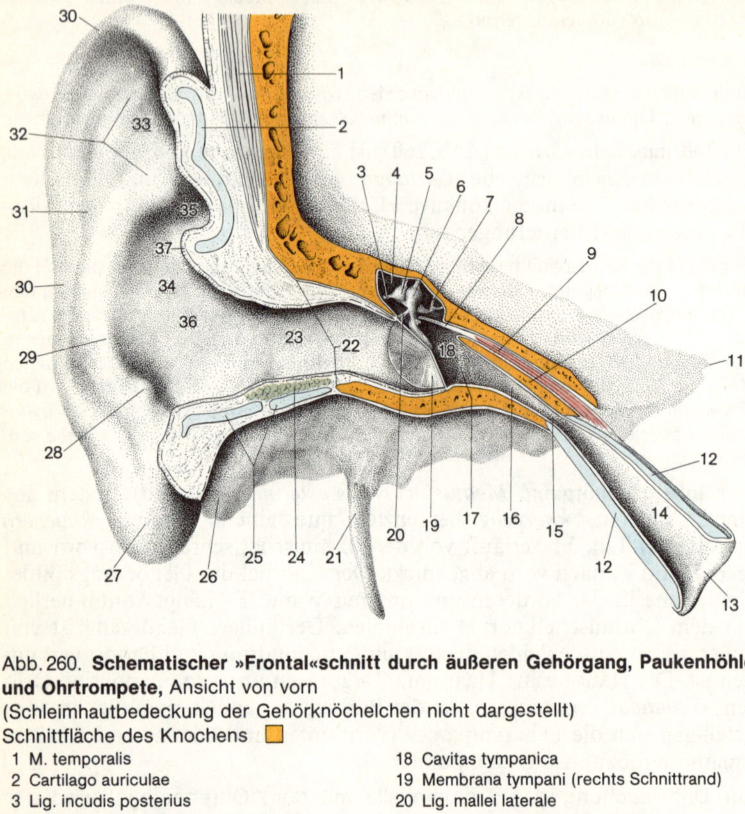

Abb. 260. **Schematischer »Frontal«schnitt durch äußeren Gehörgang, Paukenhöhle und Ohrtrompete,** Ansicht von vorn
(Schleimhautbedeckung der Gehörknöchelchen nicht dargestellt)
Schnittfläche des Knochens ▢

1 M. temporalis
2 Cartilago auriculae
3 Lig. incudis posterius
4 Recessus epitympanicus
5 Corpus incudis mit Lig. incudis superius
6 Caput mallei mit Lig. mallei superius
7 Stapes
8 Sehne des M. tensor tympani, Ansatz am Manubrium mallei
9 M. tensor tympani im Semicanalis m. tensoris tympani
10 Septum canalis musculotubarii
11 Apex partis petrosae des Os temporale
12–17 *Tuba auditiva* im Semicanalis tubae auditivae
12 Cartilago
13 Ostium pharyngeum } tubae auditivae
14 Pars cartilaginea } tubae auditivae
15 Isthmus } tubae auditivae
16 Pars ossea } tubae auditivae
17 Ostium tympanicum
18 Cavitas tympanica
19 Membrana tympani (rechts Schnittrand)
20 Lig. mallei laterale
21 Proc. styloideus des Os temporale
22 Porus acusticus externus
23 Meatus acusticus externus
24 Glandulae ceruminosae
25 Cartilago meatus acustici
26 Proc. mastoideus
27–37 *Auricula*
27 Lobulus auriculae
28 Antitragus
29 Anthelix
30 Helix
31 Scapha
32 Crura anthelicis
33 Fossa triangularis
34 Concha auriculae
35 Cymba conchae
36 Cavitas conchae
37 Crus helicis

lei und dem *Proc. lateralis mallei,* verbunden ist, wird die Flächenform durch diese Beziehungen weitgehend beeinflußt. Die Verwachsung mit dem Manubrium bedingt die *Stria mallearis.* Der Proc. lateralis verursacht an der Grenze von Pars tensa und Pars flaccida eine kleine Vorwölbung, *Prominentia mallearis.* Die Spitze des Manubrium zieht hingegen das Trommelfell trichterförmig nach innen ein, *Umbo membranae tympani.* Dieser liegt nahe dem unteren vorderen Rand, also exzentrisch. Das Trommelfell im ganzen steht schräg, indem es nach vorn und unten geneigt ist und in seinem Verlauf annähernd die hintere Wand des äußeren Gehörgangs fortsetzt. Eine durch Ober- und Unterrand des Trommelfells gelegte Ebene bildet mit der Horizontalebene einen nach außen offenen Winkel von etwa 45°, mit der Medianebene einen nach hinten offenen Winkel von etwa 50°. Beim Neugeborenen liegt das Trommelfell fast horizontal.

Feinbau. Der Hauptbestandteil des Trommelfells ist eine derbfaserige bindegewebige Membran, *Lamina propria.* Sie enthält vorwiegend radiär ausgespannte Fasern. Die Radiärfaserschicht fehlt in der Pars flaccida. Die Lamina propria wird von einer Fortsetzung der Gehörgangshaut, *Stratum cutaneum,* gebildet. Die Paukenhöhlenseite des Trommelfells wird von einer dünnen Schleimhaut, *Stratum mucosum,* überzogen.

Die **Innervation** der Haut übernehmen am *äußeren Ohr* (Abb. **257**)
- der *N. auriculotemporalis* mit *Nn. auriculares anteriores* an der Vorderfläche der Ohrmuschel, mit dem *N. meatus acustici externi* an vorderer und oberer Wand des äußeren Gehörgangs, mit *Rr. membranae tympani* an der Außenfläche des Trommelfells,
- der *N. vagus* mit dem *R. auricularis* im Bereich der Concha auriculae sowie an hinterer und unterer Wand des äußeren Gehörgangs,
- der *N. auricularis magnus* (aus dem Plexus cervicalis) mit dem *R. posterior* an der Hinterfläche, mit dem *R. anterior* an der Vorderfläche der Ohrmuschel.

b) Leitungsbahnen in der seitlichen Gesichtsgegend

Gefäße und Nerven in der oberflächlichen seitlichen Gesichtsregion

In der oberflächlichen seitlichen Gesichtsgegend steht die *Glandula parotidea* in enger räumlicher Beziehung zu Gefäßen und Nerven (Abb. **259**).

Die **A. carotis externa** zieht in *vertikaler Richtung durch die Ohrspeicheldrüse.* Aus dem Trigonum caroticum tritt die Arterie medial vom hinteren Bauch des M. digastricus, zwischen M. stylohyoideus und M. styloglossus hindurch, von unten in den Drüsenkörper ein. In der Glandula parotidea verläuft die A. carotis externa bis in Höhe des Kiefergelenks aufwärts und gabelt sich in ihre beiden Endäste, die *A. maxillaris* (→ S. 676) und die *A. temporalis superficialis.* Im unteren Teil der Drüse wird die A. carotis externa von der **V. retromandibularis** begleitet, die oberflächlicher liegt als die Arterie.

Die **A. temporalis superficialis** mit ihren Begleitvenen und – okzipitalwärts

– der **N. auriculotemporalis** (→ S. 680) treten am Oberrand der Ohrspeicheldrüse, unmittelbar vor der Ohrmuschel, über die Wurzel des Jochbogens hinweg unter die Haut der Schläfengegend.

Die *A. temporalis superficialis* verzweigt sich in der oberflächlichen seitlichen Gesichtsgegend und im Schläfenbereich. Zur Glandula parotidea gibt sie den *R. parotideus* ab, unterhalb des Jochbogens zieht die *A. transversa facialis* über den M. masseter hinweg wangenwärts, zur Ohrmuschel und zum äußeren Gehörgang treten *Rr. auriculares anteriores*. Über das Jochbein verläuft die *A. zygomaticoorbitalis* zum lateralen Augenwinkel, während die *A. temporalis media* Schläfenfaszie und M. temporalis durchdringt und den Sulcus a. temporalis auf der Schläfenschuppe erreicht. Auf der Fascia temporalis teilt sich die A. temporalis superficialis in ihre beiden Endäste, den schräg über die vordere Schläfenregion aufsteigenden *R. frontalis* und den mehr senkrecht oder leicht scheitelwärts ziehenden *R. parietalis,* die beide im Bereich der Kopfschwarte mit Zweigen der Gegenseite und mit Ästen benachbarter Arterien anastomosieren.

Lymphknoten, *Nodi lymphatici parotidei superficiales* und *profundi* (Abb. **256**), liegen auf und in der Ohrspeicheldrüse. Sie erhalten Lymphe aus der Glandula parotidea und ihrer Umgebung, aus der Wange und aus der Kopfschwarte zugeführt.

Der **N. facialis** (Abb. **259**) *durchquert die Ohrspeicheldrüse,* oberflächlich zur A. carotis externa, *in horizontaler Richtung.* Er teilt sich, vom Foramen stylomastoideum kommend, innerhalb der Drüse zunächst in zwei Hauptäste auf, deren fein verzweigte Verbindungen den *Plexus intraparotideus* bilden. Der Fächer der nach vorn oben, nach vorn und vorn unten divergierenden Endäste unterteilt den vorderen Abschnitt der Drüse unvollständig in einen tiefen und einen oberflächlichen Anteil. Die Fazialisäste treten aus der Glandula parotidea unter die Fascia masseterica, die sie erst am Vorderrand des Muskels verlassen. Die Äste des N. facialis streben auseinander wie die fünf gespreizten, nach vorn gerichteten Finger einer auf das Ohr gelegten Hand.

Nur der *N. auricularis posterior* verläuft vom Foramen stylomastoideum aus dorsalwärts zwischen Warzenfortsatz und äußerem Gehörgang zu den hinteren Ohrmuskeln und zum Venter occipitalis des M. occipitofrontalis. Der *R. digastricus* zieht eine kurze Strecke abwärts und tritt in den hinteren Bauch des M. digastricus, der *R. stylohyoideus* zum gleichnamigen Muskel.

Leitungsbahnen in und aus der tiefen seitlichen Gesichtsregion

Die **A. maxillaris** (Abb. **261, 268** u. **277**), der stärkste Endast der A. carotis externa, geht nahezu rechtwinklig aus der Gabel der A. carotis externa hervor. Die Arterie zieht zunächst medial vom Unterkieferhals, dann zwischen M. temporalis und M. pterygoideus lateralis und über (oder durch) den M. pterygoideus lateralis, stark geschlängelt in die Fossa pterygopalatina, wo sie sich in ihre Endäste aufteilt. Die A. maxillaris versorgt die

Kaumuskeln, die Schleimhaut der Mund- und der Nasenhöhle, die Zähne, den Gaumen sowie den größten Teil der harten Hirnhaut und der Schädelknochen.

Aus der A. maxillaris entspringen in *drei Abschnitten* während ihres Verlaufs durch die seitliche tiefe Gesichtsgegend Äste, zu denen sich in der Fossa infratemporalis Zweige des N. mandibularis, in der Umgebung der Fossa pterygopalatina Zweige des N. maxillaris gesellen. Der *erste Abschnitt* liegt medial vom Kiefergelenk, der *zweite Abschnitt* verläuft in den Kaumuskeln, der *dritte Abschnitt* bildet die Endaufteilung in der Fossa pterygopalatina.

Medial des Unterkiefers entspringen aus der A. maxillaris schwache Zweige zum Kiefergelenk, zum äußeren Gehörgang und zur Paukenhöhle, sowie die *A. alveolaris inferior.* Sie zieht gemeinsam mit dem N. alveolaris inferior zwischen M. pterygoideus medialis und Unterkieferast zum Canalis mandibulae, versorgt Zahnwurzeln, Knochen und Zahnfleisch und tritt mit einem Endast, der *A. mentalis,* durch das Foramen mentale zu Kinn und Unterlippe. Die *A. meningea media* gelangt als starker Ast medial vom M. pterygoideus lateralis durch das Foramen spinosum zwischen Dura und Knochen der mittleren Schädelgrube und teilt sich schließlich in die *Rr. frontalis* und *parietalis.* Beide Äste verlaufen extradural in Knochenrinnen und versorgen den größten Teil der harten Hirnhaut sowie die anliegenden Schädelknochen.

Zwischen den Kaumuskeln entsendet die A. maxillaris Muskeläste für die Mm. pterygoidei, masseter, temporalis und buccinator.

In der Fossa pterygopalatina teilt sich die A. maxillaris in mehrere Äste. Die *A. alveolaris superior posterior* zieht zu den Seitenzähnen des Oberkiefers und deren Zahnfleisch (sowie zur Schleimhaut der Kieferhöhle). Die *A. infraorbitalis* verläuft durch Sulcus und Canalis infraorbitalis zu den Weichteilen des Gesichts in der Umgebung des Foramen infraorbitale. Sie entsendet Äste zur Orbita (Mm. rectus inferior und obliquus inferior, unteres Augenlid), zur Schleimhaut der Kieferhöhle sowie zu den Frontzähnen und deren Zahnfleisch *(Aa. alveolares superiores anteriores).*

Die dünne *A. canalis pterygoidei,* die auch aus der A. palatina descendens entspringen kann, zieht durch den Canalis pterygoideus nach dorsal zur Tuba auditiva und zur Schleimhaut der oberen Pharynxetage *(R. pharyngeus).*

Die *A. palatina descendens* gelangt im Canalis palatinus major zum Dach der Mundhöhle, versorgt als *A. palatina major* die Schleimhaut des harten Gaumens und das palatinale Zahnfleisch des Oberkiefers, mit *Aa. palatinae minores* den weichen Gaumen und mit dem *R. pharyngeus* den Tonsillarbereich. Die *A. sphenopalatina* tritt durch das Foramen sphenopalatinum und verzweigt sich mit *Aa. nasales posteriores laterales* und *Rr. septales posteriores* an der (hinteren) seitlichen und der septalen Schleimhaut der Nasenhöhle.

Die **Venen** (Abb. **278**) bilden als *Plexus pterygoideus* in der Fossa infratemporalis zwischen den Mm. temporalis, pterygoideus medialis und pterygoideus lateralis ein ausgedehntes Geflecht, das über *Vv. maxillares* in die V. retromandibularis ableitet.

Der Plexus pterygoideus erhält Zuflüsse aus der harten Hirnhaut durch Öffnungen der Schädelbasis, aus den Kaumuskeln, aus der Paukenhöhle und vom äußeren Ohr. Durch die *V. profunda faciei* steht er unter dem Jochbogen mit der V. facialis in Verbindung.

Lymphbahnen und Lymphknoten (Abb. **272**). Die Lymphe aus der tiefen seitlichen Gesichtsregion gelangt zu den *Nodi lymphatici cervicales laterales profundi* längs der V. jugularis interna sowie zu den *Nodi lymphatici retropharyngeales* hinter der Pars nasalis des Pharynx.

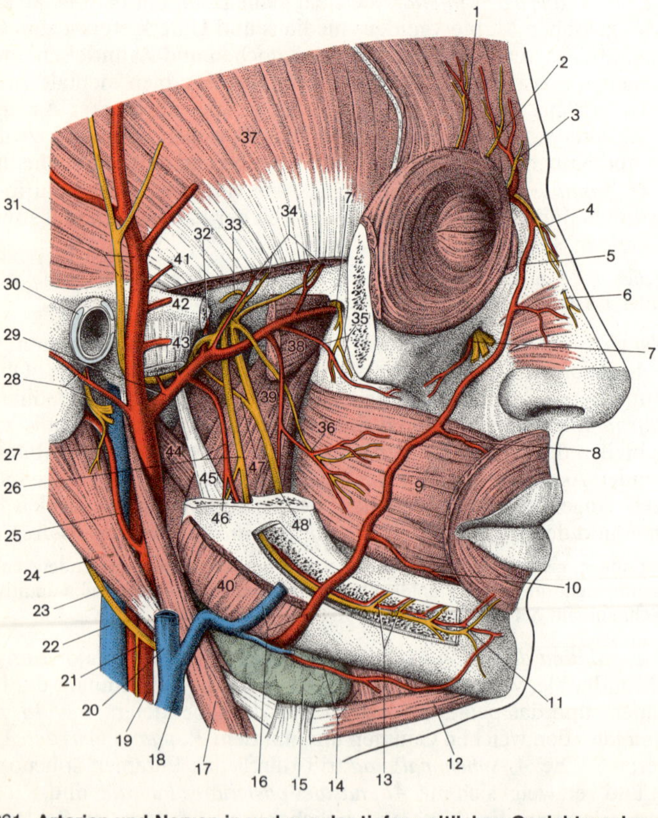

Abb. 261. **Arterien und Nerven in und aus der tiefen seitlichen Gesichtsregion** (Jochbogen und Teile des Ramus mandibulae entfernt, Canalis mandibulae eröffnet)

Die **Nerven** (Abb. **261** u. **268**), die durch die Fossa infratemporalis ziehen, sind Äste des *N. mandibularis*. Durch die Fossa pterygopalatina verläuft der *N. maxillaris*.

Der **N. mandibularis** tritt durch das Foramen ovale aus der mittleren Schädelgrube. Der Stamm, dem sich unmittelbar unter der Schädelbasis das *Ganglion oticum* medial anlegt, teilt sich sofort nach Eintritt in die Fossa infratemporalis zwischen den Mm. pterygoideus medialis und pterygoideus lateralis. Der Nerv versorgt motorisch die Kaumuskulatur und Mundbodenmuskeln, sensibel den Mundboden und die Zungenschleimhaut sowie die Haut über dem Unterkiefer. Die motorischen Äste zu den Kaumuskeln verlaufen mit den Zweigen des mittleren Abschnitts der A. maxillaris.

Zu den Kaumuskeln entsendet der N. mandibularis den *N. massetericus* (durch die Incisura mandibulae zum M. masseter), die *Nn. temporales profundi* (zum M. temporalis) und die *Nn. pterygoidei lateralis* und *medialis* (zu den Mm. pterygoidei). Motorische Zweige treten auch in die Mm. tensor tympani und tensor veli palatini ein.

Zur Haut der Wange zieht der *N. buccalis*, der durch den M. pterygoideus lateralis hindurch auf die Außenfläche des M. buccinator gelangt.

◀ 1 A. supraorbitalis und R. lateralis des N. supraorbitalis
2 A. supratrochlearis und R. medialis des N. supraorbitalis
3 N. supratrochlearis
4 A. dorsalis nasi und N. infratrochlearis
5 A. angularis
6 R. nasalis externus des N. ethmoidalis anterior
7 A. und N. infraorbitalis
8 A. labialis superior
9 M. buccinator
10 A. labialis inferior
11 A. und N. mentalis
12 Venter anterior des M. digastricus
13 Rr. dentales der A. alveolaris inferior und Rr. dentales inferiores des N. alveolaris inferior
14 A. submentalis und M. mylohyoideus
15 Glandula submandibularis
16 A. und V. facialis
17 M. stylohyoideus
18 V. jugularis externa
19 A. carotis externa
20 V. retromandibularis
21 Radix superior ansae cervicalis
22 V. jugularis interna
23 N. hypoglossus
24 Venter posterior des M. digastricus
25 A. occipitalis
26 A. und N. alveolaris inferior
27 R. digastricus des N. facialis
28 A. auricularis posterior und N. facialis
29 A. maxillaris mit Abgang der Aa. auricularis profunda und tympanica anterior
30 Meatus acusticus externus cartilagineus
31 A. temporalis superficialis und N. auriculotemporalis
32 A. meningea media
33 N. massetericus
34 Aa. temporales profundae und Nn. temporales profundi
35 A. alveolaris superior posterior und Rr. alveolares superiores posteriores
36 A. und N. buccalis
37 M. temporalis (durchtrennt)
38 M. pterygoideus lateralis (durchtrennt)
39 M. pterygoideus medialis
40 M. masseter (durchtrennt)
41 A. temporalis media
42 A. zygomaticoorbitalis
43 A. transversa facialis
44 M. styloglossus
45 Lig. sphenomandibulare
46 R. mylohyoideus der A. alveolaris inferior und N. mylohyoideus
47 Chorda tympani
48 N. lingualis

Zur Haut der Schläfe und der Ohrregion verläuft der sensible *N. auriculotemporalis*. Er umfaßt mit zwei Wurzeln die A. meningea media und zieht anschließend hinter dem Collum mandibulae lateral- und schläfenwärts. An der Umbiegungsstelle führt er der Ohrspeicheldrüse parasympathische Fasern aus dem Ganglion oticum unmittelbar *(Rr. parotidei)* und über den N. facialis *(Rr. communicantes [cum nervo faciali]* zu. Großenteils über diese Anastomose verlaufen auch sensible Fasern des N. auriculotemporalis zur Haut der seitlichen Gesichtsregion, sie sich eine kurze Strecke den Fazialisästen anschließen.

In den Bereich des äußeren Ohrs entsendet der N. auriculotemporalis den *N. meatus acustici externi, Rr. membranae tympani* und *Nn. auriculares anteriores* (→ S. 675). In der Schläfenregion zweigt er sich in *Rr. temporales anteriores* auf.

In den Canalis mandibulae tritt der *N. alveolaris inferior* ein, der – nach Abgabe des motorischen *N. mylohyoideus* zum M. mylohyoideus und zum vorderen Bauch des M. digastricus - die Zähne des Unterkiefers versorgt und mit seinem Endast, dem *N. mentalis,* am Foramen mentale zur Haut des Kinns und der Unterlippe zieht.

Die Zungenschleimhaut innerviert der *N. lingualis,* der medial vom N. alveolaris inferior abwärts zieht, von hinten die *Chorda tympani* aufnimmt, die präganglionären parasympathischen Fasern der Chorda tympani anschließend an das *Ganglion submandibulare* abgibt und zwischen M. mylohyoideus und Ductus submandibularis mit sensiblen und Geschmacksfasern in die Zunge eintritt.

Der **N. maxillaris** gelangt aus der mittleren Schädelgrube durch das Foramen rotundum in die Fossa pterygopalatina und teilt sich hier in seine drei Hauptäste auf. Dem Nerven liegt in der Fossa pterygopalatina das *Ganglion pterygopalatinum* an. Der N. maxillaris entsendet sensible Äste zur Haut der mittleren Gesichtsetage, zu den Zähnen des Oberkiefers, zu Teilen der Gaumen- und der Nasenschleimhaut und führt parasympathische Fasern für die Tränendrüse.

Zur Gesichtshaut zieht der *N. infraorbitalis,* der in Begleitung der A. infraorbitalis durch die Fissura orbitalis inferior und durch den Canalis infraorbitalis verläuft und dabei *Nn. alveolares superiores* zu den Oberkieferzähnen und zum bukkalen Zahnfleisch entsendet.

Der *N. zygomaticus,* der durch die Fissura orbitalis inferior in die Orbita eintritt, versorgt mit sensiblen Ästen die Haut über dem Jochbein *(R. zygomaticofacialis)* und in einem kleinen Bereich der Schläfe *(R. zygomaticotemporalis).*

N. zygomaticus und R. zygomaticotemporalis führen auch postganglionäre parasympathische Fasern aus dem Ganglion pterygopalatinum, die über die Nn. pterygopalatini und maxillaris zugeleitet werden und über die Anastomose mit dem N. lacrimalis zur Tränendrüse gelangen.

Den (meist 2) *Nn. pterygopalatini* ist nahe ihrem Ursprung das Ganglion pterygopalatinum angelagert. Sie werden neuerdings *Rr. ganglionares* genannt, obwohl ihre sensiblen Fasern am Ganglion vorbeiziehen oder ohne Synapse hindurchtreten. Ihnen lagern sich allerdings postganglionäre parasympathische und sympathische Nervenfasern an, die über die Aufzweigungen der Nn. pterygopalatini die Drüsen der jeweiligen Schleimhautareale erreichen.

Rr. orbitales treten durch die Fissura orbitalis inferior in die Orbita und von dort in Knochenkanälchen zur Schleimhaut der Keilbeinhöhle und der hinteren Siebbeinzellen. Der *R. pharyngeus* zieht nach dorsal aufwärts zur Schleimhaut der Pars nasalis pharyngis.

Rr. nasales posteriores superiores erreichen durch das Foramen sphenopalatinum die Schleimhaut im hinteren Bereich der Nasenhöhle und verzweigen sich als laterale Äste an der Seitenwand, als mediale Äste an der Nasenscheidewand. Ein langer Ast der septalen Zweige zieht als *N. nasopalatinus* durch den Canalis incisivus zur Gaumenschleimhaut hinter den Frontzähnen und deren palatinalem Zahnfleisch.

Der *N. palatinus major* verläuft im gleichnamigen Kanal gaumenwärts und entsendet *Rr. nasales posteriores inferiores* zur Schleimhaut der mittleren Nasenmuschel und der beiden angrenzenden Nasengänge, ehe er sich in der Schleimhaut des harten Gaumens und im palatinalen Zahnfleisch der Seitenzähne verzweigt. *Nn. palatini minores* verlassen den Canalis palatinus major und erreichen über Canales palatini minores die Schleimhaut des weichen Gaumens und der Tonsillarbucht.

C. Atemweg und Verdauungstrakt im Kopfbereich

Mit der Entwicklung des Gesichts entsteht aus der paarigen Riechgrube die primitive (primäre) Nasenhöhle. Sie wird zur definitiven Nasenhöhle ergänzt durch die Einbeziehung der wesentlich ausgedehnteren oberen »Etage« der primären Mundhöhle, die durch die Ausbildung einer horizontalen Trennwand, des sekundären Gaumens, von der nunmehr definitiven Mundhöhle abgegliedert wurde. Atemweg und Verdauungstrakt liegen somit im Kopfbereich mit ihren Anfangsstrecken übereinander. Sie führen beide in den einheitlichen Rachen, Pharynx, wo sie sich überkreuzen.

1. Nasenhöhle

Die **Haupthöhlen der Nase,** die *Nasenhöhlen,* sind der erste Abschnitt des Atmungssystems. Sie dienen der Vorbereitung der Atemluft, die anschließend über Rachen, Kehlkopf, Luftröhre und Bronchien in die Lungen gelangt. Nasenhöhle und Rachen faßt man als *oberen Atemweg* zusammen und stellt sie dem am Kehlkopf beginnenden *unteren Atemweg* gegenüber.

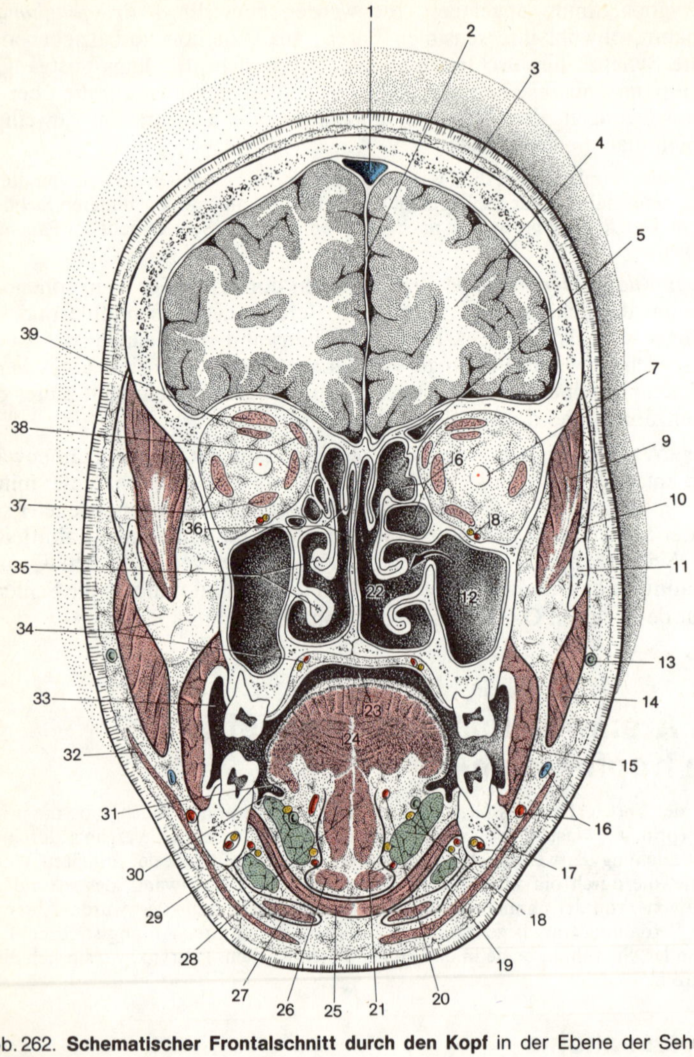

Abb. 262. **Schematischer Frontalschnitt durch den Kopf** in der Ebene der Sehnerven,
Ansicht der Schnittfläche von vorn

1 Sinus sagittalis superior
2 Falx cerebri
3 Squama frontalis
4 Lobus frontalis des Großhirns
5 Sinus frontalis
6 Cellulae ethmoidales mediae und posteriores
7 N. opticus mit A. centralis retinae
8 A. und N. infraorbitalis
9 M. temporalis

Mit den Haupthöhlen der Nase stehen die ebenfalls lufthaltigen *Nasennebenhöhlen* (→ S. 685 f.) in Verbindung.

a) Haupthöhle der Nase

Die paarige **Nasenhöhle,** *Cavitas nasi* (Abb. **262–265**), beginnt am *Nasenloch, Naris,* das in den Nasenvorhof führt. An diesen schließt sich die eigentliche Nasenhöhle an, die sich an der *hinteren Nasenöffnung, Choana,* in den Rachen fortsetzt. Die *Nasenscheidewand, Septum nasi,* trennt rechte und linke Nasenhöhle voneinander.

Der **Nasenvorhof,** *Vestibulum nasi,* wird seitlich vom *Nasenflügel, Ala nasi,* medial vom knorpeligen und bindegewebigen Ende des Nasenseptum umschlossen. Eine bogenförmige Schleimhautleiste, *Limen nasi,* markiert die Grenze zur Nasenhöhle im engeren Sinn. Im Nasenloch ist ein reusenartig nach außen gerichteter Kranz kräftiger Haare, *Vibrissae,* ausgebildet, die grobe Verunreinigungen der Luft und Fremdkörper am Eintritt hindern.

Die *Nasenknorpel* steifen Nasenflügel und Nasenscheidewand aus. Sie sind im Bindegewebslager gegeneinander verschieblich.

Der Nasenvorhof ist von einer nur wenig modifizierten *Gesichtshaut* ausgekleidet. Das mehrschichtige Plattenepithel der Epidermis geht am Limen nasi in mehrreihiges Flimmerepithel über.

Die beiden **Nasenhöhlen im engeren Sinn** liegen unter der vorderen Schädelgrube. Der *Boden* jeder Nasenhöhle ruht auf dem harten Gaumen. Die *Seitenwand* beginnt am Boden 10–15 mm seitlich vom Nasenseptum. Nach oben verschmälert sich die Nasenhöhle giebelförmig.

◀ 10 Fettgewebe zwischen beiden Blättern der Fascia temporalis
11 Arcus zygomaticus
12 Sinus maxillaris, Pfeil in der Mündung zum Meatus nasi medius
13 Ductus parotideus
14 M. masseter
15 M. buccinator
16 A. und V. facialis
17 Corpus mandibulae, Canalis mandibulae mit A. und N. alveolaris inferior
18 Glandula sublingualis, Ductus submandibularis und N. lingualis (in der rechten Gesichtshälfte vor, in der linken nach Unterkreuzung des Ductus submandibularis)
19 Glandula submandibularis
20 A. profunda linguae
21 A. sublingualis und N. hypoglossus
22 Cavitas nasi: Meatus nasi communis
23 Cavitas oris propria
24 Corpus linguae
25 M. mylohyoideus
26 M. geniohyoideus
27 Venter anterior des M. digastricus
28 Septum linguae und M. genioglossus
29 A. submentalis und N. mylohyoideus
30 Plica sublingualis
31 M. hyoglossus
32 Platysma
33 Vestibulum oris
34 Corpus adiposum buccae, A. palatina major und N. palatinus major
35 Conchae nasales media und inferior
36 Septum nasi und Concha nasalis superior
37 Mm. rectus lateralis und rectus inferior
38 Mm. rectus medialis und obliquus superior
39 Mm. rectus superior und levator palpebrae superioris

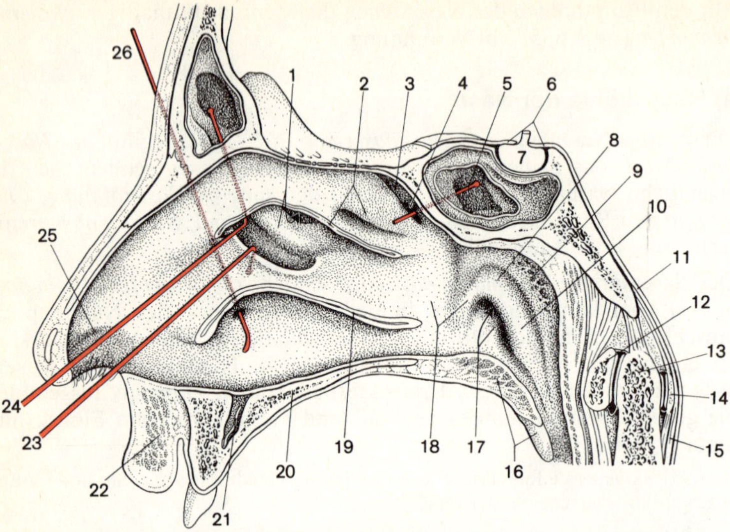

Abb. 263. **Laterale Wand der Nasenhöhle und Nasenrachenraum** (nach *Rauber-Kopsch*)

Sondierung der Nasennebenhöhlen (mittlere und untere Muschel reseziert)

1 Bulla ethmoidalis und Eingang in die mittleren Siebbeinzellen (Pfeil)
2 Concha nasalis superior und Schnittkante der Concha nasalis media
3 Recessus sphenoethmoidalis
4 Apertura sinus sphenoidalis
5 Sonde im rechten Sinus sphenoidalis, Septum großenteils entfernt
6 Diaphragma sellae
7 Hypophyse mit Hypophysenstiel
8 Torus tubarius
9 Tonsilla pharyngealis
10 Plica salpingopharyngea
11 Dura mater encephali
12 Arcus anterior atlantis
13 Dens axis
14 Lig. transversum atlantis
15 Membrana tectoria
16 Palatum molle und Uvula
17 Ostium pharyngeum der Tuba auditiva (Pfeil) und Torus levatorius
18 Meatus nasopharyngeus (vorn) und Plica salpingopalatina
19 Schnittkante der Concha nasalis inferior
20 Palatum durum
21 N. nasopalatinus im Canalis incisivus
22 M. orbicularis oris
23 Sonde im Hiatus semilunaris, Eingang in den Sinus maxillaris
24 Sonde im Sinus frontalis
25 Limen nasi
26 Sonde im Ductus nasolacrimalis

Das rinnenförmige *Dach* senkt sich nach vorn unter dem Nasenrücken, *Dorsum nasi,* zum Nasenloch. Nach hinten geht das Dach in die vom Keilbeinkörper überlagerte, schräg gestellte Hinterwand der Nasenhöhle über, unter der sich die Choane zum Nasenrachenraum hin öffnet. Der schmale Raum oberhalb der oberen Muschel und vor dem Keilbeinkörper ist der *Recessus sphenoethmoidalis.*

In die *mediale Wand* der Nasenhöhle, das Nasenseptum (Abb. **243**), sind hinten Knochenplatten eingelagert, an die sich nach vorn der *Septumknorpel* und der mediale Schenkel des *Nasenflügelknorpels* anschließen. An der Grenze vom knorpeligen zum knöchernen Teil der Nasenscheidewand ist eine – an der Oberkante des Pflugscharbeins aufsteigende – *Leiste*, Crista septi, ausgebildet. Häufig weist das Nasenseptum an dieser Stelle einen Knick zur Seite auf, *Septumdeviation*. Die Schleimhaut der Nasenscheidewand enthält in Höhe des mittleren Nasengangs einen Schwellkörper.

Durch eine starke Septumdeviation oder durch die Vergrößerung des Schwellkörpers wird die Nasenatmung beeinträchtigt. Gegenstände, die – von Kindern gelegentlich – in die Nase eingeführt werden, können an der Septumleiste entlang nach hinten gleiten (Gefahr der Siebbeinperforation).

Die *laterale Wand* der Nasenhöhle ist durch drei zur Mitte vorspringende, dachförmige *Nasenmuscheln, Conchae nasales,* vergrößert, schleimhautüberkleidete, dünne Knochenplatten (→ S. 596 f.).

Jede Muschel überdacht einen *Nasengang, Meatus nasi*. Die drei Nasengänge stehen medial, neben dem Nasenseptum, in dem gemeinsamen Nasengang, *Meatus nasi communis,* miteinander in Verbindung.

In den *Recessus sphenoethmoidalis* öffnet sich die *Keilbeinhöhle*.

Der obere Nasengang, Meatus nasi superior, wird von oberer und mittlerer Nasenmuschel begrenzt, in ihn münden mit 1–2 Öffnungen die *hinteren Zellen* der in mehrere Kammern gegliederten *Siebbeinhöhle*.

Der mittlere Nasengang, Meatus nasi medius, liegt zwischen mittlerer und unterer Muschel. Die Schleimhaut des mittleren Nasengangs setzt sich durch den spaltförmigen, von Bulla ethmoidalis und Proc. uncinatus begrenzten *Hiatus semilunaris* (→ S. 597) in das *Infundibulum ethmoidale* fort, das sich als seichte Schleimhautnische gegen den Sinus maxillaris vorwölbt. In das Infundibulum ethmoidale münden vorn oben die *Stirnhöhle,* vor der Bulla ethmoidalis die *vorderen Siebbeinzellen* und von unten die *Kieferhöhle*. Gelegentlich ist eine zusätzliche Mündung des Sinus maxillaris hinter der Hauptöffnung vorhanden. Die *mittleren Siebbeinzellen* (einschließlich der Bulla ethmoidalis) öffnen sich unmittelbar in den mittleren Nasengang.

In den *unteren Nasengang, Meatus nasi inferior,* der von der unteren Nasenmuschel überdacht wird, mündet nahe dem vorderen Muschelende der *Tränen-Nasengang*. Er leitet die Tränenflüssigkeit aus dem Konjunktivalsack in die Nasenhöhle.

b) Nasennebenhöhlen

Alle **Nasennebenhöhlen,** *Sinus paranasales* (Abb. **242, 245** u. **262**), stehen mit dem Hauptraum der Nasenhöhle in Verbindung. Ihre Mündung entspricht jeweils der Stelle, von der aus die Bildung des Sinus ihren Ausgang nahm. Die Entwicklung der Nebenhöhlen erfolgt relativ spät, wenn auch die Anlage der Sinus bereits an jungen Embryonalstadien nachweisbar ist. Die Entfaltung der Nebenräume steht in enger Beziehung zur konstruktiven Gestaltung des Gesichtsskeletts. Da der Ausbau des Gesichtsschädels seinerseits in engem Zusammenhang mit der Entwicklung des Milchgebisses und des Dauergebisses erfolgt, ist es verständlich, daß sich die definitive Entfaltung der Nasennebenhöhlen erst mit dem Abschluß des Zahnwechsels vollzieht. Im einzelnen bestehen recht deutliche individuelle Verschiedenheiten.

Die Nebenhöhlen spielen als Sitz von infektiösen Prozessen eine beträchtliche Rolle.

Die **Kieferhöhle,** *Sinus maxillaris,* ist die ausgedehnteste Nebenhöhle. Die obere Wand grenzt an den Orbitaboden, die hintere Wand entspricht dem Tuber maxillae. Die Vorderwand wird von der Gesichtsfläche der Maxilla gebildet, der Boden hat Beziehungen zu den Oberkieferzähnen. Gelegentlich kann sich die Kieferhöhle bis in den Jochbogen und bis in den knöchernen Gaumen ausdehnen.

Die tiefste Stelle des Sinus maxillaris liegt in der Regel über den Wurzeln des zweiten Prämolaren und des ersten Molaren. Der Eckzahn hat gewöhnlich keine engeren topographischen Beziehungen zum Sinus maxillaris. In der oberen Wand der Kieferhöhle verläuft der Canalis infraorbitalis mit dem N. infraorbitalis (aus dem N. V_2) und den Vasa infraorbitalia. Die Öffnung des Sinus maxillaris liegt hoch oben, nahe dem Dach.

Da die Kieferhöhle unterhalb der Stirnhöhle mündet, kann eine Stirnhöhleneiterung leicht auf die Kieferhöhle übergreifen. Der Abfluß eines entzündlichen Exsudats aus der Kieferhöhle ist durch die hohe Lokalisation ihrer Öffnung erschwert.

Die **Stirnhöhle,** *Sinus frontalis,* ist besonders variabel und oft asymmetrisch gestaltet. Sie erstreckt sich in den medialen Teil des Stirnbeins. Die Ausdehnung nach lateral in den Arcus superciliaris und in das Orbitadach ist sehr verschieden. Beide Stirnhöhlen werden durch das meist schief gestellte Septum getrennt.

Als **Siebbeinhöhle,** *Sinus ethmoidalis,* bezeichnet man die Gesamtheit der *Siebbeinzellen, Cellulae ethmoidales.* Diese unregelmäßig gestalteten pneumatischen Räume liegen im Siebbeinlabyrinth und werden zum Teil auch von Nachbarknochen begrenzt. Zahl und Größe der Zellen können erheblich variieren.

Die **Keilbeinhöhle,** *Sinus sphenoidalis,* unterscheidet sich in ihrer Genese von den übrigen Nasennebenhöhlen, da sie vom hinteren Abschnitt der Haupthöhle abgegliedert wird. Topographisch hat sie jedoch nähere Beziehungen zu den hinteren Siebbeinzellen. Der paarige Sinus sphenoidalis mündet in den Recessus sphenoethmoidalis. Die Mündung wird lateral und unten von der Concha sphenoidalis umfaßt. Das Septum, das die beiden Höhlen trennt, ist meist asymmetrisch ausgebildet. Gelegentlich dehnt sich die Keilbeinhöhle bis in den Basalteil des Hinterhauptsbeins aus. Das Dach der Keilbeinhöhle hat enge Nachbarschaftsbeziehungen zum Canalis opticus und zum Sulcus praechiasmaticus (nach oben) sowie nach hinten zur Hypophyse (operativer Zugang zur Hypophyse durch Nasen- und Keilbeinhöhle).

c) Schleimhaut der Nasenhöhle

Die **Nasenschleimhaut,** die an der Grenze zum Nasenvorhof beginnt, ist nicht einheitlich gestaltet, man unterscheidet die Schleimhaut der *Regio respiratoria* von der Schleimhaut der *Regio olfactoria.* Letztere bedeckt die obere Muschel, den entsprechenden Teil des Daches der Nasenhöhle und des Nasenseptum. Die Schleimhaut der mittleren und der unteren Muschel sowie aller übrigen Wandteile ist Regio respiratoria, ebenso die Schleimhaut der Nasennebenhöhlen.

Durch die *Oberflächenvergrößerung* der seitlichen Wandabschnitte der Nasenhöhle kommt die *Atemluft* in ausgedehnte Berührung mit der Nasenschleimhaut und wird durch die Venengeflechte der Schleimhaut etwas *erwärmt.*

Das Sekret gemischter Drüsen *feuchtet* die Atemluft an und bewirkt gleichzeitig eine *Vorreinigung.* Schwebstoffe, die am Nasensekret haften, werden mit diesem durch den Schlag von Flimmerepithelien in den Rachen befördert. Das *Riechorgan* und die *sensiblen Nerven* der Nasenschleimhaut überprüfen die Atemluft auf schädliche chemische Beimengungen hin, die einen Niesreflex auslösen können. Die Nasenhöhle spielt darüber hinaus als *Resonator* für die Sprache eine Rolle.

Der Strom der Atemluft zieht vorwiegend durch den mittleren und den unteren Nasengang. Beim »Schnuppern« werden Luftwirbel gebildet, die zur Regio olfactoria aufsteigen und die Verweildauer der Luft in der Nasenhöhle verlängern.

Jede Verformung der Wände der Nasenhöhle beeinträchtigt die Strömungsverhältnisse. Sie führt, ebenso wie eine entzündliche Anschwellung der Nasenschleimhaut, zu einer Veränderung der Sprache.

Die *Schleimhaut der Regio respiratoria* trägt mehrreihiges Flimmerepithel mit Becherzellen. Der Flimmerstrom schlägt rachenwärts. Zahlreiche kleine seromuköse Drüsen, *Glandulae nasales,* produzieren ein dünnflüssiges, schleimhaltiges Sekret. Der Schleimhaut der mittleren und der unteren Muschel sind ausgedehnte *Venengeflechte, Plexus cavernosi concharum,* eingelagert – Schwellkörper, durch deren Füllung die Schleimhaut bis auf eine Dicke von 5 mm anschwellen kann.

Das **Riechorgan,** *Organum olfactus,* wird von der *Riechschleimhaut* in der Regio olfactoria gebildet. Sie unterscheidet sich durch eine leicht bräunliche Färbung und die etwas größere Dicke von der Schleimhaut der Regio respiratoria.

Die Riechschleimhaut enthält als spezifische Sinneszellen die *Riechzellen,* primäre Sinneszellen. Ihre basalen Fortsätze bilden die Neuriten der *Nn. olfactorii.* Die Lamina propria der Riechschleimhaut enthält seröse Drüsen, *Glandulae olfactoriae.*

d) Gefäße und Nerven der Nasenhöhle

Die **Arterien** für die Wände der Nasenhöhle stammen aus den *Aa. maxillaris* und *ophthalmica.*

Die **A. maxillaris** entsendet die *A. sphenopalatina,* die aus der Fossa pterygopalatina durch das Foramen sphenopalatinum unter die Schleimhaut der Nasenhöhle gelangt und mit Endästen die hintere seitliche und mediale Wand der Nasenhöhle versorgt (→ S. 677).

Die **A. ophthalmica** gibt die *A. ethmoidalis anterior* ab, die durch das Foramen ethmoidale anterius des Siebbeins zunächst in die vordere Schädelgrube, dann durch die Siebbeinplatte in die Nasenhöhle zieht und sich im vorderen Teil der Nasenhöhle an der lateralen und der medialen Wand aufzweigt.

Die **Venen** aus der Schleimhaut der Nasenhöhle münden in Venen der Augenhöhle, in den Plexus pterygoideus und in Gesichtsvenen. Sie stehen über diese Abflüsse mit venösen Blutleitern der harten Hirnhaut in der Schädelhöhle in Verbindung.

Lymphbahnen der Nasenschleimhaut ziehen zu regionären Lymphknoten an zwei weit auseinander liegenden Orten, in der Gegend des Kieferwinkels und hinter der oberen Etage des Rachens.

Aus dem vorderen Teil der Nasenschleimhaut gelangt die Lymphe – zusammen mit Lymphe aus dem Weichteilmantel des Gesichts – zu den *Nodi lymphatici submandibulares.* Aus dem hinteren Teil der Nasenhöhle und aus den Nasennebenhöhlen wird die Lymphe den *Nodi lymphatici retropharyngeales,* die hinter der Rachenwand in Höhe des 1. Halswirbels liegen, und den oberen *Nodi lymphatici cervicales laterales profundi* zugeführt.

Die *sensiblen* **Nerven** der Nasenhöhle (Abb. **264**) stammen aus dem *N. ophthalmicus* und dem *N. maxillaris.* Sie leiten in ihren Endaufzweigungen auch die vegetativen Nervenfasern zu den Schleimhautdrüsen.

Der **N. ophthalmicus** gibt über den *N. nasociliaris* den *N. ethmoidalis anterior* ab, der mit der A. ethmoidalis anterior in die vordere Schädelgrube und von dort durch die Siebbeinplatte in die Nasenhöhle gelangt. Er versorgt die Schleimhaut mit *Rr. nasales interni laterales* im vorderen Bereich der mittleren und der unteren Muschel sowie in dem vor den Nasenmuscheln gelegenen Teil der lateralen Wand, mit *Rr. nasales interni mediales* im vorderen Abschnitt der Nasenscheidewand.

Der **N. maxillaris** entsendet durch das Foramen sphenopalatinum hintere obere sensible Äste zur medialen und zur lateralen Wand der Nasenhöhle (→ S. 680 f.).

Die *parasympathischen* Nervenfasern für die Drüsen der Nasenschleimhaut stammen (wie die der Tränendrüse) aus dem *N. petrosus major.* Die postganglionären Fasern aus dem *Ganglion pterygopalatinum* schließen sich in der Fossa pterygopalatina den sensiblen Fasern an.

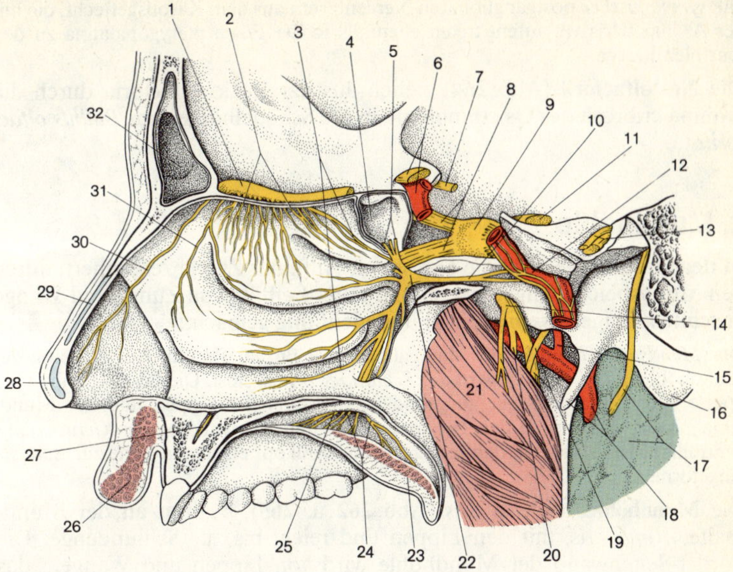

Abb. 264. **Ganglion pterygopalatinum und Nerven der lateralen Wand der Nasenhöhle** (nach *Rauber-Kopsch*)

1 Bulbus olfactorius
2 Nn. olfactorii
3 Rr. nasales posteriores superiores laterales und inferiores
4 Sinus sphenoidalis
5 Rr. nasales posteriores superiores mediales (durchtrennt)
6 N. opticus und A. carotis interna
7 N. oculomotorius
8 N. ophthalmicus (oben) und N. maxillaris (unten)
9 Ganglion trigeminale
10 N. canalis pterygoidei, entstanden aus der Vereinigung des N. petrosus major und des N. petrosus profundus
11 N. trigeminus
12 A. carotis interna und Plexus caroticus internus
13 N. facialis und N. vestibulocochlearis beim Eintritt in den Meatus acusticus internus
14 N. mandibularis
15 A. meningea media
16 Proc. mastoideus
17 N. facialis und Glandula parotidea
18 A. maxillaris und Proc. styloideus
19 Chorda tympani und N. alveolaris inferior
20 N. lingualis und N. pterygoideus medialis
21 M. pterygoideus medialis
22 Ganglion pterygopalatinum
23 Velum palatinum
24 Nn. palatini minores
25 Äste des N. palatinus major
26 M. orbicularis oris
27 N. nasopalatinus im Canalis incisivus
28 Cartilago alaris major
29 Cartilago nasi lateralis
30, 31 Rr. nasales interni laterales aus dem N. ethmoidalis anterior
32 Sinus frontalis

Die *sympathischen* postganglionären Nervenfasern aus dem Karotisgeflecht, die mit der A. maxillaris verlaufen, treten ebenfalls in der Fossa pterygopalatina zu den sensiblen Fasern.

Die **Nn. olfactorii** (Abb. **264**) ziehen aus der Regio olfactoria durch die Lamina cribrosa des Os ethmoidale in die Schädelhöhle zum *Bulbus olfactorius*.

2. Mundhöhle

In der Mundhöhle wird die Speise mit Hilfe der Zähne zerkleinert, durch den Mundspeichel angefeuchtet und unter Beihilfe von Zunge und Wange in schluckfähige *Bissen* gepackt und gleitfähig gemacht.

Der *Mundspeichel* enthält das stärkeabbauende Enzym Ptyalin. Am Ausgang der Mundhöhle in den Rachen wird der *Schluckreflex* ausgelöst. Die Beschaffenheit der Speise wird durch den gut ausgebildeten *Tastsinn* der Lippen und der Mundschleimhaut sowie durch den *Geschmackssinn* unter Mitwirkung des *Geruchssinns* kontrolliert. Im Mund werden ferner die im Kehlkopf erzeugten Töne zur *Sprache* umgeformt.

Die **Mundhöhle,** *Cavitas oris* (Abb. **262** u. **265**), beginnt an der Mundspalte, *Rima oris,* mit den Lippen und reicht bis zur Schlundenge. Die Vorder-Seitenwand der Mundhöhle wird von Lippen und Wangen, das Dach von hartem und weichem Gaumen, der Boden vom muskulären Mundboden und weiteren, ihm aufgelagerten Organteilen gebildet.

Die beiden Zahnreihen und die von Zahnfleisch überkleideten Alveolarfortsätze des Ober- und des Unterkiefers unterteilen die Mundhöhle in den *Mundhöhlenvorhof* zwischen Lippen oder Wangen und Zahnreihen, *Vestibulum oris,* und in die *Mundhöhle im engeren Sinn* innerhalb der Zahnreihen, *Cavitas oris propria.* Vorhof und eigentliche Mundhöhle stehen, abgesehen von den interdentalen Spalten, lediglich zwischen dem letzten Mahlzahn und dem Unterkieferast in Verbindung.

a) Mundhöhlenvorhof

Lippen und *Wangen* bilden die – mit Hilfe ihrer Muskelanteile aktiv verformbare – äußere Wand des Vestibulum oris. Sie kann durch Speise, Flüssigkeit, Luft geweitet werden und den Inhalt der dadurch gebildeten »Backentasche« durch Kontraktion ihrer Muskulatur weiterbefördern.

Die **Lippen,** *Labia oris* (Abb. **258** u. **265**), werden vom M. orbicularis oris geformt und außen von Gesichtshaut, innen von Mundschleimhaut bedeckt. Die Übergangszone trägt das Epithel des Lippenrots. Seitlich am Übergang zur Wange sind die Lippen im *Mundwinkel, Angulus oris,* verbunden. Die Gesichtshaut der Lippe besitzt Terminalbehaarung.

Das *Lippenrot* beginnt mit scharfer Begrenzung. Es ist von mehrschichtigem, schwach verhorntem Plattenepithel bedeckt, in das die Lamina propria mucosae mit Kapillarschlingen in hohen Papillen weit vordringt; die rote Blutfarbe schimmert durch das Epithel. Drüsen fehlen, das Epithel wird beim Sprechen und bei der Nahrungsaufnahme angefeuchtet. Das Lippenrot geht ohne scharfe Grenze in die Lippenschleimhaut über.

Beim Bewußtlosen kann der Gefahr, daß die Lippen austrocknen, vom Pfleger durch Anfeuchten entgegen gewirkt werden.

Die *Lippenschleimhaut* ist lose mit dem M. orbicularis oris verbunden. Im lockeren Schleimhautbindegewebe liegen kleine Speicheldrüsen, *Glandulae labiales*. Zur Zeit der Geschlechtsreife wachsen häufig stecknadelkopfgroße Talgdrüsen heran, die eine bis in die Wangenschleimhaut reichende Reihe bilden können. Ober- und Unterlippe sind durch je eine mediane Schleimhautfalte, *Frenulum labii superioris* und *inferioris,* mit dem Zahnfleisch verbunden.

Die **Wange,** *Bucca* (Abb. **262**), enthält als muskuläre Grundlage den M. buccinator. Diesem liegt außen, vor der vorderen Begrenzung des M. masseter, der Wangenfettpfropf, *Corpus adiposum buccae,* an.

Die *Wangenschleimhaut* ist wie die Lippenschleimhaut beschaffen, sie besitzt kleine Speicheldrüsen, *Glandulae buccales*. Die Mündung des Ductus parotideus ragt als kleines Schleimhauthöckerchen, *Papilla parotidea,* gegenüber dem 2. oberen Mahlzahn in den Vorhof.

Lippen- und Wangenschleimhaut gehen an oberer und unterer Begrenzung der Lippen-Wangentasche in das Zahnfleisch über.

Das **Zahnfleisch,** *Gingiva* (Abb. **267**), die Schleimhaut über den Alveolarfortsätzen, ist mit dem Knochen fest verwachsen und erstreckt sich in Form von Interdentalpapillen in die Interdentalspalten. Das Zahnfleischepithel, das den Zahnhals umsäumt, wird *Saumepithel* genannt.

Die straffe Befestigung des Zahnfleisches am Alveolarfortsatz läßt die Ausbreitung von (z. B. entzündlichen) Flüssigkeitsansammlungen nicht zu. Im lockeren Schleimhautbindegewebe von Lippen und Wangen dagegen können sich Flüssigkeitsansammlungen oder Blutergüsse leicht ausbreiten und zu ausgedehnten Schwellungen führen.

Mißbildungen im Lippen-Kiefer-Bereich. Als relativ häufige Mißbildung (etwa 15% aller Mißbildungen) tritt im seitlichen Abschnitt der Oberlippe (Grenzbereich des medialen Nasenwulstes und des Oberkieferwulstes) eine Spaltbildung, die *Hasenscharte, Cheiloschisis,* auf. In schweren Graden der Spaltbildung entsteht eine *Kieferspalte, Cheilognathoschisis.* Eine Spaltbildung des Gaumens hinter der Fossa incisiva wird als *Gaumenspalte, Palatoschisis* (Wolfsrachen) bezeichnet, sie kann mit einer Hasenscharte kombiniert sein, *Cheilognathopalatoschisis.* Je nach Ausdehnung der Gaumenspalte wird das Saugen erschwert oder unmöglich, die Lautbildung gestört.

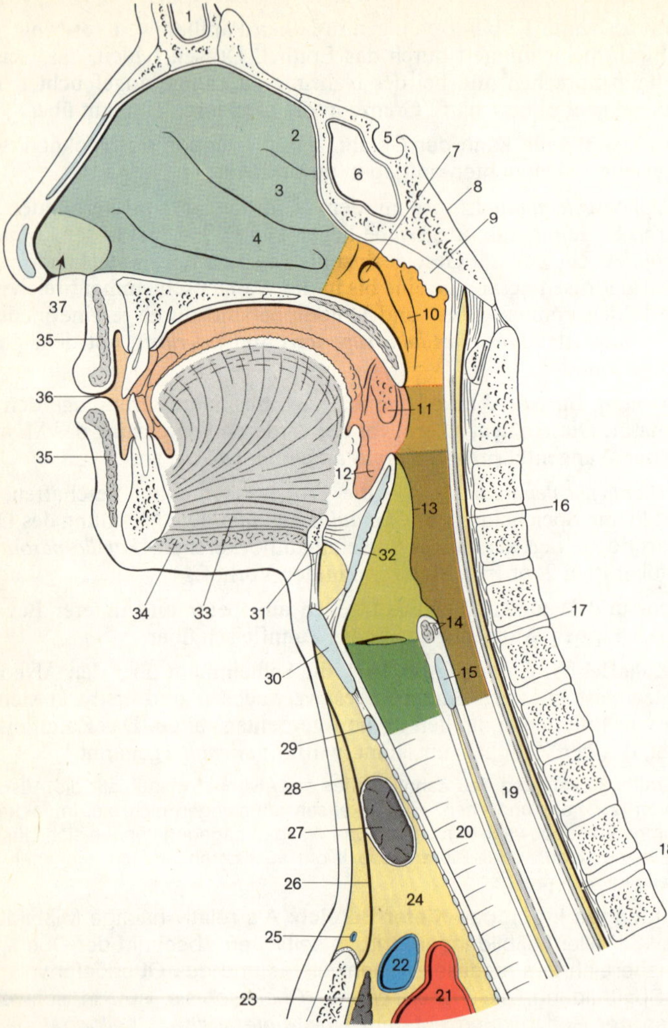

Abb. 265. **Gliederung von Atemweg und Verdauungstrakt in Kopf- und Halsbereich**
Sagittalschnitt nahe der Medianebene, Ansicht von medial

Vestibulum nasi	Cavitas oris propia
Cavitas nasi (s. str.)	Isthmus faucium
Vestibulum laryngis	Pars nasalis pharyngis
Ventriculus laryngis	Pars oralis pharyngis
Cavitas infraglottica	Pars laryngea pharyngis
Vestibulum oris	Bindegewebsräume des Halses

b) Gebiß

Das **Gebiß** trennt Vestibulum oris und Cavitas oris propria (Abb. **262**). Die Zähne schließen mit den Zahnkronen in der oberen und der unteren *Zahnreihe,* von den kleinen Interdentalspalten an der Basis der Zahnkronen abgesehen, lückenlos, *diastemlos,* aneinander (Abb. **266**).

Beim Menschen werden zunächst *Milchzähne* gebildet, die später durch *bleibende Zähne* abgelöst werden, das menschliche Gebiß ist *diphyodont.*

Die **Zähne** des Menschen sind *unterschiedlich gestaltet* und verrichten verschiedenartige Aufgaben. Von den Frontzähnen dienen die meißelförmigen *Schneidezähne* dem Abbeißen, die anschließenden spitzen *Eckzähne* dem Festhalten. Die folgenden, mit stumpfer, breiter Kronenoberfläche versehenen Seitenzähne, *Backen-* und *Mahlzähne,* zermahlen die Nahrung. Das menschliche Gebiß ist *heterodont.*

Die beiden Zahnreihen bilden den *oberen* und den *unteren Zahnbogen.* Der Zahnbogen des Oberkiefers gleicht einer halben Ellipse, der untere Zahnbogen einer Parabel. Der obere Zahnbogen ist in der Regel etwas weiter gespannt als der untere, so daß die Zahnkronen des Oberkiefers die des Unterkiefers vorn und seitlich leicht überragen.

Als **Okklusion** bezeichnet man die Stellung, die beide Zahnreihen beim Kieferschluß zueinander einnehmen; die Kronen treffen in der *Okklusionsebene* (Kauebene) aufeinander.

◄ 1 Sinus frontalis
2 Concha nasalis superior
3 Concha nasalis media
4 Concha nasalis inferior
5 Fossa hypophysialis
6 Sinus sphenoidalis
7 Ostium pharyngeum tubae auditivae, umrahmt von der Plica salpingopalatina (vorn), dem Torus tubarius (hinten oben) und dem Torus levatorius (unten)
8 Clivus
9 Tonsilla pharyngealis
10 Plica salpingopharyngea
11 Tonsilla palatina zwischen Arcus palatoglossus (vorn) und Arcus palatopharyngeus (hinten)
12 Vallecula epiglottica
13 Plica aryepiglottica
14 Mm. arytaenoidei (obliquus und transversus)
15 Lamina cartilaginis cricoideae
16 Lamina praevertebralis fasciae cervicalis
17 Spatium retropharyngeum (retroviscerale)
18 Fascia endothoracica (als Fortsetzung der Lamina praevertebralis der Halsfaszie)
19 Oesophagus
20 Trachea
21 Arcus aortae, Abgang der A. carotis communis sinistra
22 V. brachiocephalica sinistra
23 Thymusfettkörper
24 Spatium praeviscerale
25 Arcus venosus jugularis im Spatium suprasternale
26 Lamina praetrachealis fasciae cervicalis
27 Isthmus glandulae thyroideae
28 Lamina superficialis fasciae cervicalis
29 Arcus cartilaginis cricoideae
30 Lamina cartilaginis thyroideae
31 Corpus ossis hyoidei und Lig. thyrohyoideum medianum
32 Epiglottis (Cartilago epiglottica)
33 M. geniohyoideus
34 M. mylohyoideus
35 M. orbicularis oris in den Labia oris
36 Rima oris
37 Naris

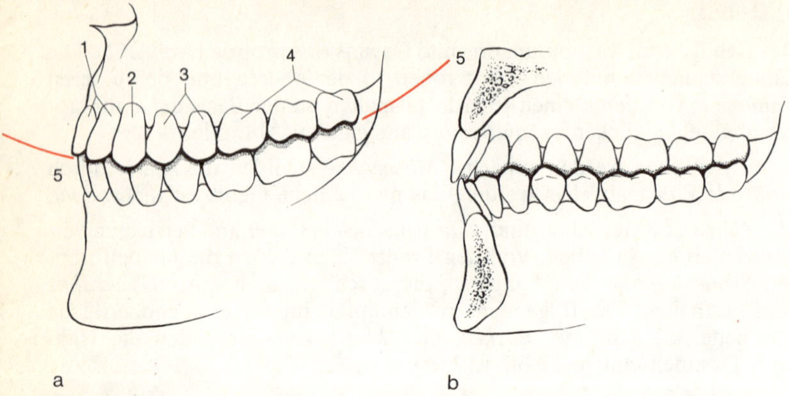

Abb. 266. **Gebiß des Erwachsenen in Okklusionsstellung**
a linke Gebißhälfte von bukkal
b rechte Gebißhälfte von lingual
1 Dentes incisivi
2 Dens caninus
3 Dentes praemolares
4 Dentes molares
5 Okklusionsebene (Speesche Kurve)

Die Okklusionsebene bildet in der Seitenansicht (sehr häufig) einen nach unten konvexen Bogen, die *Speesche Kurve*. Sie entspricht dem Segment einer Kreislinie, die durch den Kopf des Unterkiefers verläuft. Der Kreismittelpunkt liegt in der Augenhöhle.

Bei **Eugnathie,** dem Normalfall, treffen die beiden Zahnreihen im *Neutralbiß (Scherenbiß)* aufeinander. Dabei sind die Zahnkronen des Oberkiefers leicht schräg nach außen, gegen den Vorhof, die Kronen der Unterkieferzähne leicht nach innen, zungenwärts, gerichtet. Die Schneidekanten der oberen und der unteren Frontzähne schneiden wie die Branchen einer Schere aneinander vorbei. Beim Kieferschluß (Schlußbiß) liegen die Schneidekanten der oberen Schneidezähne vor denen der unteren. Bei Backen- und Mahlzähnen verdeckt der äußere Kaurand der oberen Zähne den der unteren, während der innere Kaurand der unteren Zähne zungenwärts vorragt.

Als *Kopfbiß (Zangenbiß)* bezeichnet man eine Stellung, bei der die Schneidekanten der oberen Schneidezähne auf die der unteren treffen. Der Kopfbiß kommt als *Normalbißstellung* selten vor (Rasseeigentümlichkeit), er tritt meist als *Fehlstellung* auf.

Eine **Dysgnathie** (Fehlstellung der Zähne bei Kieferanomalie) ist die Folge einer Fehlentwicklung im Kausystem, von der meist alle Teile des Kausystems – Zähne, Zahnhalteapparat, Ober- und Unterkiefer, Kiefergelenk, Kaumuskeln, mimische Muskulatur, Zunge – betroffen sind.

Bei **Progenie** (Vorlage des Unterkiefers), die meist ererbt ist, besteht eine abnorme Kinnprominenz und ein umgekehrter Frontzahnüberbiß.

Beim **Deckbiß** (Rücklage des Unterkiefers, Tiefbiß), gleichfalls meist ererbt, bedecken die oberen Frontzähne die unteren völlig. Damit verbunden ist eine starke Sagittalentwicklung des Mittelgesichts (Großnasenprofil) und des Oberkiefers bei geringer entwickeltem Unterkiefer.

Starke Bißanomalien verursachen Störungen des Schluckens, der Nasenatmung und der Sprachbildung.

Antagonisten. Die Zusammenarbeit der Zähne beim Biß nennt man *Artikulation.* Da die Oberkieferzähne gegen die Zähne des Unterkiefers um nicht ganz eine halbe Zahnbreite nach distal verschoben sind, arbeiten beim Kauen stets drei Zähne zusammen. Die gleichnamigen Zähne beider Kiefer bilden die *Hauptantagonisten,* der dritte Partner der Dreiergruppe den *Nebenantagonisten.* Allein der untere 1. Schneidezahn und der 3. obere Mahlzahn haben nur einen Antagonisten. Fehlen einem Zahn die Antagonisten, so wächst er über die Okklusionsebene der übrigen Zähne hinaus.

Die bei der **Artikulation** ausgeführten Bewegungen der beiden Zahnbogen gegeneinander werden als *Vorbiß, Seitbiß* und *Schlußbiß* (Ruhelage) bezeichnet. Bei der Artikulation findet ein physiologischer *Abschliff* der Zähne statt, der zur Erhaltung eines breiten Kontakts der beiden Zahnreihen im Schlußbiß beiträgt.

Orientierung der Zähne im Kiefer. Die Kaufläche des Zahns ist die *Facies occlusalis* (Okklusionsfläche). Die nach außen, gegen das Vestibulum oris gewandte Fläche wird als *Facies vestibularis (labialis* bzw. *buccalis),* die nach innen, gegen die Cavitas oris propria gerichtete Fläche als *Facies lingualis* bezeichnet. Mit der *Facies contactus* (Approximalfläche) berühren sich die Kronen der Nachbarzähne. Die der Medianebene zugewandte Approximalfläche steht nach *mesial* (proximal), die von der Medianebene abgewandte Approximalfläche nach *distal.*

Zahn und Zahnhalteapparat

Bau des Zahns (Abb. 267). An jedem Zahn lassen sich drei Anteile abgrenzen. Die *Zahnkrone, Corona dentis,* ragt in die Mundhöhle und trägt die Schneidekante oder die Kaufläche. Die *Zahnwurzel, Radix dentis,* ist in die Zahnalveole eingepflanzt. Die Grenzzone zwischen Krone und Wurzel, die vom Zahnfleisch umfaßt wird, ist der *Zahnhals, Cervix dentis.*

Diese Abgrenzung der *Corona clinica* entspricht klinischen Bedürfnissen. In der anatomischen Definition ist die *Zahnkrone* der von Schmelz überdeckte Anteil des Zahns, die *Zahnwurzel* der von Zement umkleidete Teil des Zahns. Der *Zahnhals* entspricht der Schmelz-Zement-Grenze.

Die Hartsubstanzen des Zahns umschließen die *Pulpahöhle, Cavitas dentis.* Die Pulpahöhle nimmt die *Zahnpulpa, Pulpa dentis,* auf und setzt sich wurzelwärts in den *Wurzelkanal, Canalis radicis dentis,* fort. Der Kanal öffnet sich an der *Spitze der Zahnwurzel, Apex radicis dentis,* mit dem *Foramen apicis dentis.*

Jeder Zahn besteht aus drei *Hartsubstanzen;* das *Dentin (Zahnbein)* bildet die Hauptmasse, den Kern des Zahns, und umgrenzt die Pulpahöhle. Im

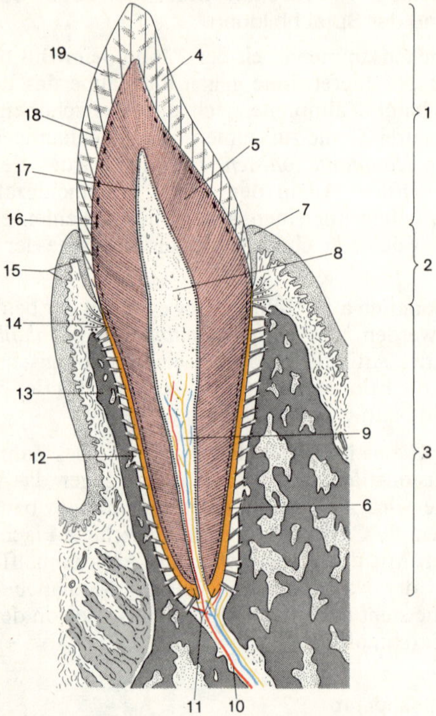

Abb. 267. **Zahn und Zahnhalteapparat**
Schematischer Sagittalschnitt durch einen unteren Schneidezahn, Ansicht der Schnittfläche von mesial

1 Corona dentis (Corona clinica)
2 Cervix dentis
3 Radix dentis
4 Schmelz
5 Dentin
6 Zement
7 Gingiva
8 Cavitas dentis mit Pulpa dentis
9 Canalis radicis dentis
10 Gefäße und Nerven zur Pulpa dentis und zum Desmodontium
11 Apex radicis dentis und Foramen apicis dentis
12 Desmodontium
13 Arcus alveolaris (Pars alveolaris der Mandibula, vestibuläre Seite)
14 Lig. circulare dentis
15 äußeres und inneres Saumepithel
16 Interglobulardentin
17 Odontoblastenschicht
18 Retziussche Streifen
19 Schreger-Huntersche Streifen

Bereich der Zahnkrone wird das Dentin vom *Schmelz* überlagert, an der Zahnwurzel vom *Zement* überdeckt. Im Zement sind die Kollagenfaserbündel der Wurzelhaut verankert.

Die Kontaktzone vom Schmelz und Zement am Zahnhals kann auf den vier Seiten desselben Zahns verschieden gestaltet sein. Meist überdeckt der Schmelz das Zement (45%). Schmelz und Zement können aneinanderstoßen (30%) oder sich nicht berühren (15%, Dentin liegt frei). Selten wird der Schmelz von Zement überdeckt (10%).

Das *Dentin, Dentinum (Zahnbein),* enthält die gleichen chemischen Bestandteile wie das Knochengewebe, jedoch in anderen Mengenverhältnissen. Es kann im Gegensatz zum Schmelz während des ganzen Lebens als *Ersatzdentin* neu gebildet werden und besteht aus einer von den Odontoblasten abgeschiedenen, verkalkten Grundsubstanz (Kittsubstanz), in die – vorwiegend in Längsrichtung des Zahns verlaufende – kollagene Fibrillenbündel eingelagert sind. Die *Odontoblasten* liegen in epithelialer Anordnung an der Prädentin-Pulpa-Grenze (Prädentin = unverkalkte Vorstufe des Dentins).

Sie entsenden in die Dentinkanälchen lange Zytoplasmafortsätze, *Tomessche Fasern,* die radiär – und im Bereich der Zahnkrone leicht ansteigend – zu der unregelmäßig gestalteten, buckligen Schmelz-Dentin-Grenze verlaufen, zum Teil auch eine kurze Strecke in den Schmelz eintreten.

Der Anteil der anorganischen Substanz (überwiegend Hydroxylapatit) ist mit knapp 70% niedriger als beim Schmelz, die Härte entsprechend geringer (aber etwas größer als beim Knochen). Nach dem Zahndurchbruch entsteht – abhängig vom Ausmaß der Abkauung der Krone – Ersatzdentin, so daß die Pulpahöhle nicht eröffnet wird.

Der *Schmelz, Enamelum,* ist gefäß- und nervenfrei und besteht aus Schmelzprismen, die von der Schmelz-Dentin-Grenze bis zur Schmelzoberfläche verlaufen und durch eine verkalkte organische Kittsubstanz zusammengefügt werden. Am nicht abgekauten Zahn überzieht ein etwa 1 µm dickes, widerstandsfähiges Schmelzoberhäutchen, *Cuticula dentis,* die Schmelzoberfläche.

Der Schmelz, die härteste Substanz des menschlichen Körpers, besteht aus 96–97% anorganischer Substanz (zu 90% in Form von Hydroxylapatit). Längsschliffe zeigen im dentinnahen Teil die auf Interferenz beruhende Hell-Dunkel-Streifung, *Schreger-Huntersche Streifung,* Querschliffe die durch rhythmische Kalkablagerung bedingte oberflächenparallele *Retziussche Streifung.*

Das *Zement, Cementum,* entspricht in Aufbau und mit einem Gehalt von etwa 65% anorganischer Substanzen weitgehend dem Geflechtknochen. Es überzieht das Dentin der gesamten Wurzel. Im Zement sind die Kollagenfaserbündel der Wurzelhaut verankert.

Die *Zahnpulpa, Pulpa dentis,* füllt die Cavitas dentis mit einem gallertartigen Bindegewebe aus.

Die durch das *Foramen apicis dentis* in den Wurzelkanal eintretende präkapillare Arterie zweigt sich kurz oberhalb des Foramen in mehrere Äste auf, die unter der Odontoblastenschicht einen ausgedehnten Kapillarplexus bilden. Aus einem unter der Odontoblastenschicht gelegenen Geflecht markarmer Nervenfasern ziehen feine Fäserchen zwischen die Odontoblasten, in das Prädentin und in den Dentinkanälchen eine Strecke in das Dentin. Bei Belastung des Zahns sollen sie den Kaudruck perzipieren und den Spannungszustand der Kaumuskeln reflektorisch beeinflussen.

Durch die **Wurzelhaut,** *Desmodontium* (Periodontium), ein System kollagener Fasern, ist der Zahn in der Alveole federnd befestigt (Gomphosis). Die Fasern verlaufen in unterschiedlichen Richtungen zwischen Alveolenwand und Zement. Die Wurzelhaut wird vom Zahnfleisch bedeckt und geschützt.

Vom Alveolenrand schräg wurzelspitzenwärts absteigende Faserzüge setzen dem Kaudruck einen Widerstand entgegen. Fasern, die kronenwärts zum Zahnhals aufsteigen, wirken einem Zug am Zahn entgegen. Die Faserbündel strahlen großenteils tangential in das Zement ein, so daß der Zahn in der Alveole nicht (nennenswert) um seine Längsachse gedreht werden kann. Oberhalb des Alveolenrandes verbinden horizontale Fasern, die von Zement zu Zement verlaufen, benachbarte Zähne. In der Bindegewebsschicht des Zahnfleischs liegen kräftige Faserzüge, die einerseits vom Zement an der Schmelz-Zement-Grenze in den Zahnfleischrand einstrahlen und andererseits in Kreis- und Achtertouren den Zahnhals umfassen, *Lig. circulare dentis.*

Das Desmodontium besitzt ein reiches, in den Spalträumen zwischen den Faserbündeln angeordnetes *Gefäßnetz,* das aus Seitenzweigen der in das Foramen apicis dentis eintretenden Arterie und der Gefäße in den Markräumen des Alveolarfortsatzes gespeist wird. Das Desmodontium wird ferner von *sensiblen Nerven* (Drucksinn) versorgt.

Den **Zahnhalteapparat,** *Parodontium,* bilden alle an der Befestigung des Zahns beteiligten Strukturen: *Zement, Alveolenwand, Wurzelhaut* und *Zahnfleisch.* Sie erfahren ihre typische Ausprägung gemeinsam mit der Zahnwurzelbildung und dem Zahndurchbruch.

Bewegungen des Zahns in der Zahnalveole entstehen beim Kauen. Der Zahn wird geringfügig in der Längsachse bewegt und um eine quere Achse, die etwa in der Mitte der Wurzel liegt, gegen Vorhof oder Mundhöhle gekippt. Der Zahn wirkt dabei wie ein zweiarmiger Hebel; zwischen Zahn und Alveolenwand entstehen Druck- und Zugzonen. Geringfügige Kippbewegungen in mesialer oder distaler Richtung werden über Kontaktpunkte der Approximalflächen vom Nachbarzahn aufgefangen.

Der Verlust eines Nachbarzahns führt zu vermehrter Beweglichkeit des Zahns und zur Schädigung des Gewebes am Alveoleneingang, die so erheblich sein kann, daß sich der Zahn gegen die benachbarte Zahnlücke neigt. Frühzeitiger Zahnersatz ist deshalb geboten.

Zahnformel und Zahndurchbruch

Zahnformel. Das *Dauergebiß* des Menschen besteht aus 4 × 8 = 32 Dauerzähnen, *Dentes permanentes.* In jeder Kieferhälfte folgen von mesial nach distal (Abb. **266**):

2 *Schneidezähne, Dentes incisivi* (I) 1 *Eckzahn, Dens caninus* (C)	Frontzähne
2 *Backenzähne, Dentes praemolares* (P) 3 *Mahlzähne, Dentes molares* (M)	Seitenzähne

Anzahl und Folge der Einzelzähne des Gebisses lassen sich in Kurzfassung durch die *Zahnformel* ausdrücken, die bei symmetrischer Ausbildung des Gebisses in Ober- und Unterkiefer nur für eine Kieferhälfte angeschrieben wird. Sie lautet für das *Dauergebiß:*
I2, C, P2, M3.

Zur *Bezeichnung eines Zahns* war es früher u. a. üblich, die Zähne jeder Kieferhälfte (jedes Gebißviertels = Quadrant) – bei *Zählung von mesial nach distal* – durch einen senkrechten Strich in Beziehung zur *Medianebene,* durch einen waagrechten Strich in Beziehung zur *Kauebene* zu setzen. Beispiel: $|\overline{3}$ ist der linke untere Eckzahn.

Heute erfolgt nach einer internationalen Abmachung die *Kennzeichnung des Einzelzahns* durch eine zweistellige Zahl, die mit Maschinen geschrieben und in Datenspeicher eingegeben werden kann. Jede Kieferhälfte erhält eine Kennziffer, der die Nummer des betreffenden Zahns angefügt wird. Im Dauergebiß ist den Zähnen der rechten Oberkieferhälfte die Vorziffer 1, den Zähnen der linken Oberkieferhälfte die Vorziffer 2 zugeordnet. Die linke Unterkieferhälfte wird durch die Vorziffer 3, die rechte Unterkieferhälfte durch die Vorziffer 4 gekennzeichnet. Der linke untere Eckzahn ist somit durch die Zahl 33 eindeutig benannt.

Die Quadranten des Milchgebisses werden durch die Ziffern 5 (= rechte Oberkieferhälte und im Uhrzeigersinn fortlaufend), 6, 7 und 8 gekennzeichnet.

Das *Milchgebiß* umfaßt 4 × 5 = 20 *Milchzähne, Dentes decidui;* es folgen von mesial nach distal: 2 *Schneidezähne,* 1 *Eckzahn,* 2 *»Milchmolaren«.*

Zahnentwicklung und Zahndurchbruch. Die Milchzähne und die bleibenden Zähne werden bereits in der Fetalentwicklung angelegt. Die Zähne brechen in zwei Schüben durch, die Milchzähne in der *1. Dentition,* die bleibenden Zähne in der *2. Dentition.* Die *Milchzähne* treten in der Regel zwischen dem 6. und dem 24. Lebensmonat durch, die *bleibenden Zähne* zwischen dem 6. (7.) und dem 14. (30.) Lebensjahr (die Unterkieferzähne gewöhnlich etwas früher als der entsprechende Zahn des Oberkiefers). Die *Durchbruchszeiten* können aber erheblich variieren.

Folgende Angaben gelten als Mittelwert:

1. Dentition:		Zahndurchbruch	Reihenfolge
	I	6.– 8. Monat	1
	II	8.–12. Monat	2
	III	15.–20. Monat	4
	IV	12.–16. Monat	3 »1. Milchmolar«
	V	20.–40. Monat	5 »2. Milchmolar«

2. Dentition:		Zahndurchbruch	Reihenfolge
	1	6.– 9. Jahr	2
	2	7.–10. Jahr	3
	3	9.–14. Jahr	5
	4	9.–13. Jahr	4
	5	11.–14. Jahr	6
	6	6.– 8. Jahr	1 »Sechsjahrmolar«
	7	10.–14. Jahr	7 »Zwölfjahrmolar«
	8	16.–30. Jahr	8 »Weisheitszahn«

Bei der 2. Dentition werden die *Schneide-* und die *Eckzähne* sowie die *»Milchmolaren«* durch Zähne einer 2. Zahngeneration, durch *Ersatzzähne,* ersetzt. Die Milchzähne sind Platzhalter der Ersatzzähne. Die drei *Mahlzähne* der 2. Dentition sind aber »verspätet« durchgebrochene Zähne der 1. Zahngeneration und werden deshalb als *Zuwachszähne* bezeichnet. Zuwachszähne können in Abhängigkeit vom Kieferwachstum durchtreten. Bleibt der Kiefer im Wachstum zurück, so bricht der 3. Mahlzahn nicht durch.

Form der Zähne (Abb. **266** u. **274**)

Die einzelnen Zähne unterscheiden sich hinsichtlich ihrer Form und Aufgabe. Die Form der einzelnen Zähne, ihre Zusammenordnung zum Gebiß und die Konstruktion von Kiefergelenk und Kaumuskulatur entsprechen der vielseitigen, *omnivoren* Ernährungsweise des Menschen.

Die **Schneidezähne** dienen dem Abbeißen, sie haben eine meißelförmige Krone mit scharfer, horizontaler *Schneidekante*.

Durch den Gebrauch wird diese infolge der Bißstellung bei den oberen Zähnen hinten, bei den unteren vorn abgeschliffen. Die orale Fläche trägt ein Höckerchen, *Tuberculum dentis.* Die seitlichen Flächen der Krone sind annähernd dreieckig. Schneidezähne haben eine lange, konische, seitlich etwas abgeplattete Wurzel. Die oberen Schneidezähne sind breiter als die unteren.

Die **Eckzähne** dienen zum Reißen und Festhalten. Sie sind als längste Zähne durch eine lange Wurzel gegen Kippbelastung gesichert, die Eckzähne des Oberkiefers besonders im Stirn-Nasen-Pfeiler des Gesichtsskeletts.

Die Krone hat zwei Schneidekanten, die zur *Kauspitze* zulaufen. Die Wurzel ist einfach, stark, lang und seitlich abgeplattet.

Die **Backenzähne** führen schon Mahlbewegungen durch, sie haben eine *Kaufläche,* Okklusionsfläche, und eine zweihöckerige Krone.

Die Wurzel ist auf der Approximalseite längsgefurcht, bei den *oberen* Prämolaren häufig in eine vestibuläre und eine orale Wurzel gespalten; auch wenn die Spaltung fehlt, sind (meist) zwei Wurzelkanäle ausgebildet. Die Wurzel der *unteren* Backenzähne ist nicht gespalten, ein doppelter Wurzelkanal selten.

Die **Mahlzähne** leisten den größten Teil der Kauarbeit. Sie liegen in oder annähernd in der Verlaufsrichtung der Kaumuskeln, so daß zwischen ihren Kauflächen ein starker Kaudruck entstehen kann, der durch Aufteilung der Wurzel und Vergrößerung des Halteapparats aufgefangen wird. Die *Kaufläche* der Mahlzähne trägt (meist) vier Höcker. Sie stehen so, daß beim Schluß des Gebisses die Höcker der oberen Mahlzähne in die Furchen zwischen den Höckern der unteren Mahlzähne reichen und umgekehrt.

Der 1. Molar hat die größte Mahlfläche. Die *oberen* Molaren haben zwei vestibuläre Wurzeln und eine orale Wurzel, die *unteren* Molaren eine mesiale (vordere) und eine distale (hintere) Wurzel. Die 3. Molaren (Weisheitszähne, *Dentes serotini*) variieren stark in der Ausbildung von Krone und Wurzel.

Für die Unterscheidung symmetrischer rechter und linker Zähne können als Kriterien herangezogen werden das

- *Krümmungsmerkmal:* entsprechend der Form des Zahnbogens ist der distale Abschnitt der vestibulären Fläche der Zahnkrone schwächer gekrümmt als der proximale;
- *Wurzelmerkmal:* die Wurzeln sind etwas schräg nach distal gerichtet;
- *Winkelmerkmal:* Kaukante und Kontaktfläche bilden mesial einen scharfen Winkel, distal ist der Übergang gerundet.

Alle drei Merkmale lassen sich an den oberen Incisivi nachweisen, beim unteren mittleren Schneidezahn versagen sie. Die unteren lateralen Incisivi zeigen meist das Winkelmerkmal, die Eckzähne Krümmungs- und Wurzelmerkmal. Die Prämolaren lassen sich im allgemeinen aufgrund des Wurzelmerkmals unterscheiden, bei den Mahlzähnen kann das Krümmungsmerkmal zur Unterscheidung herangezogen werden.

Die **Milchzähne** gleichen, mit Ausnahme der ersten »Milchmolaren«, in der Form etwa den bleibenden Zähnen. Im Unterschied zu diesen sehen die Milchzähne bläulich-weiß und porzellanartig durchscheinend aus; sie sind weniger stark verkalkt als die bleibenden Zähne. Praktisch wichtig ist die sperrige Anordnung der Wurzeln der »Milchmolaren«; zwischen den Wurzeln liegt jeweils der Keim des Ersatzzahns.

c) Gefäße und Nerven der Zähne und des Zahnhalteapparats

Die **Arterien** zu den Zähnen, den Alveolarfortsätzen und zum Zahnfleisch (Abb. **277**) sind Äste der *A. maxillaris;* die *A. alveolaris superior posterior* versorgt die oberen Seitenzähne, Äste der *A. infraorbitalis* treten zu den oberen Frontzähnen, die *A. alveolaris inferior* zieht im Canalis mandibulae zu den Zähnen des Unterkiefers.

Die **Venen** (Abb. **278**), die in Begleitung der Arterien verlaufen, führen das Blut zum *Plexus pterygoideus.*

Die **Lymphbahnen** (Abb. **272**) aus den Alveolen und aus dem bukkalen Zahnfleisch des Oberkiefers ziehen über die Wange zu den *Nodi lymphatici submandibulares,* aus dem oralen Zahnfleisch zu *Nodi lymphatici cervicales laterales profundi.* Aus den Unterkieferalveolen und aus dem Unterkieferzahnfleisch fließt die Lymphe vorn zu den *Nodi lymphatici submentales,* seitlich zu den *Nodi lymphatici submandibulares.*

Die **Nerven** zum Oberkiefer (Abb. **268** u. **273**) stammen aus dem *N. maxillaris,* die zum Unterkiefer (Abb. **261** u. **269**) aus dem *N. mandibularis.*

Zum *Oberkiefer* ziehen *Nn. alveolares superiores* aus dem *N. infraorbitalis.* Sie bilden den *Plexus dentalis superior,* der *Rr. gingivales superiores* zum bukkalen Zahnfleisch und *Rr. dentales superiores* zu den Zahnwurzeln entsendet. Zum palatinalen Zahnfleisch ziehen Äste des *N. palatinus major,* nur im Bereich der Schneidezähne wird die palatinale Gingiva vom *N. nasopalatinus* innerviert.

Zur Anästhesie von Zähnen und Zahnfleisch des Oberkiefers muß das Anästhetikum an mehreren Stellen injiziert werden.

Im *Unterkiefer* bildet im Canalis mandibulae der *N. alveolaris inferior* den *Plexus dentalis inferior.* Er innerviert mit *Rr. dentales inferiores* die Unterkieferzähne, mit *Rr. gingivales inferiores* das vestibuläre Zahnfleisch, ausgenommen den Bereich des 2. Prämolaren und des 1. Molaren, wo die bukkale Gingiva des Unterkiefers, ebenso wie die Wangenschleimhaut, vom *N. buccalis* versorgt wird.

Zur Anästhesie im Unterkieferbereich müssen Leitungsanästhesien für den N. alveolaris inferior (am Foramen mandibulae) sowie für die Nn. buccalis und lingualis gesetzt werden.

d) Mundhöhle im engeren Sinn

Mundhöhle im engeren Sinn, *Cavitas oris propria* (Abb. **262** u. **265**), ist der Raum zwischen den Zahnreihen und der Schlundenge. Er wird oben vom *Dach der Mundhöhle,* dem harten und dem weichen Gaumen, unten vom *Boden der Mundhöhle* begrenzt und hauptsächlich von der *Zunge* ausgefüllt. Am Mundboden wölbt beiderseits der Zunge die Unterzungendrüse mit ihrem Ausführungsgang die Schleimhaut vor. In der Schlundenge ist links und rechts die *Gaumentonsille* zwischen je zwei Gaumenbögen eingelassen.

Die **Mundschleimhaut** ist aus mehrschichtigem unverhorntem Plattenepithel (ausgenommen gering verhornte Spitzen der Papillae filiformes) und aus Schleimhautbindegewebe aufgebaut, das stellenweise hohe Bindegewebspapillen in das Epithel einschiebt. Eine Lamina muscularis mucosae fehlt. Die *Tela submucosa* besteht aus lockerem Bindegewebe, in das Fettgewebe, Speicheldrüsen und Leitungsbahnen eingelagert sind. Am harten Gaumen und am Zahnfleisch fehlt das submuköse Bindegewebe, am Zungenrücken ist es durch eine derbe Bindegewebsplatte, *Aponeurosis linguae,* ersetzt.

Boden der Mundhöhle

Der **muskulöse Mundboden** besteht aus den Mm. mylohyoideus, geniohyoideus und digastricus. Sie stehen direkt oder indirekt mit dem Zungenbein in Verbindung und werden als *obere Zungenbeinmuskeln, Mm. suprahyoidei,* den unteren Zungenbeinmuskeln des Halses gegenübergestellt. Zu den suprahyalen Muskeln gehört noch der M. stylohyoideus. Er wirkt auf Stellung und Spannungszustand des Mundbodens ein und soll deshalb mit den übrigen oberen Zungenbeinmuskeln abgehandelt werden.

Das Material für die suprahyalen Muskeln stammt aus verschiedenen Quellen, aus dem Kieferbogen, dem Zungenbeinbogen und aus der somatischen Muskulatur. Dementsprechend werden die Muskeln unterschiedlich innerviert.

Der **M. mylohyoideus** (Abb. **262, 268** u. **275**) entspringt beiderseits im Bereich der Linea mylohyoidea an der Innenseite des Unterkiefers. Beide Muskelteile konvergieren nach hinten und vereinigen sich in einer medianen Raphe zu einer Muskelplatte, die am Zungenbeinkörper ansetzt und beide Unterkieferhälften verbindet. Die beiden Mm. mylohyoidei bilden das *Diaphragma oris*.

Innervation: N. mylohyoideus aus dem N. mandibularis.

Der **M. geniohyoideus** (Abb. **262, 268** u. **271**) liegt mundhöhlenwärts vom M. mylohyoideus. Er zieht von der Spina mentalis an der Innenfläche des Kinns zum Zungenbeinkörper.

Innervation: R. musculi geniohyoidei (Fasern aus den Rr. ventrales des 1. und des 2. Zervikalnervs, die sich eine Strecke weit dem N. hypoglossus anschließen).

Der **M. digastricus** (Abb. **262, 275** u. **280**) entspringt mit seinem hinteren Bauch an der Incisura mastoidea des Os temporale und zieht schräg nach vorn unten. Nahe dem Zungenbein geht er in eine Zwischensehne über, die von dem gespaltenen M. stylohyoideus umfaßt und durch einen Sehnenstreifen am Zungenbein fixiert wird. Aus der Zwischensehne geht der vordere Muskelbauch hervor, der sich – hautwärts vom M. mylohyoideus gelegen – an der Innenfläche des Unterkiefers nahe dem Unterrand in der Fossa digastrica anheftet.

Innervation des vorderen Muskelbauches aus dem N. mylohyoideus, des hinteren Muskelbauches aus dem N. facialis.

Der **M. stylohyoideus** (Abb. **275** u. **280**) entspringt vom Proc. styloideus des Schläfenbeins. Sein Bauch spaltet sich und umfaßt die Zwischensehne des M. digastricus. Er inseriert am großen Zungenbeinhorn und am Körper des Zungenbeins.

Innervation: N. facialis.

Wirkung der Mm. suprahyoidei. Die oberen Zungenbeinmuskeln stellen im Zusammenspiel mit den infrahyalen Muskeln das Zungenbein jeweils in eine bestimmte Position ein. Sie bestimmen damit gleichzeitig Lage und Spannungszustand des Mundbodens.

Die *Mundbodenmuskeln* ziehen beim *Schluckakt* das Zungenbein nach vorn oben. Die kontrahierten *Mm. mylohyoidei* bilden das Widerlager für die Zunge, wenn sie z. B. Speise gegen den harten Gaumen drückt.

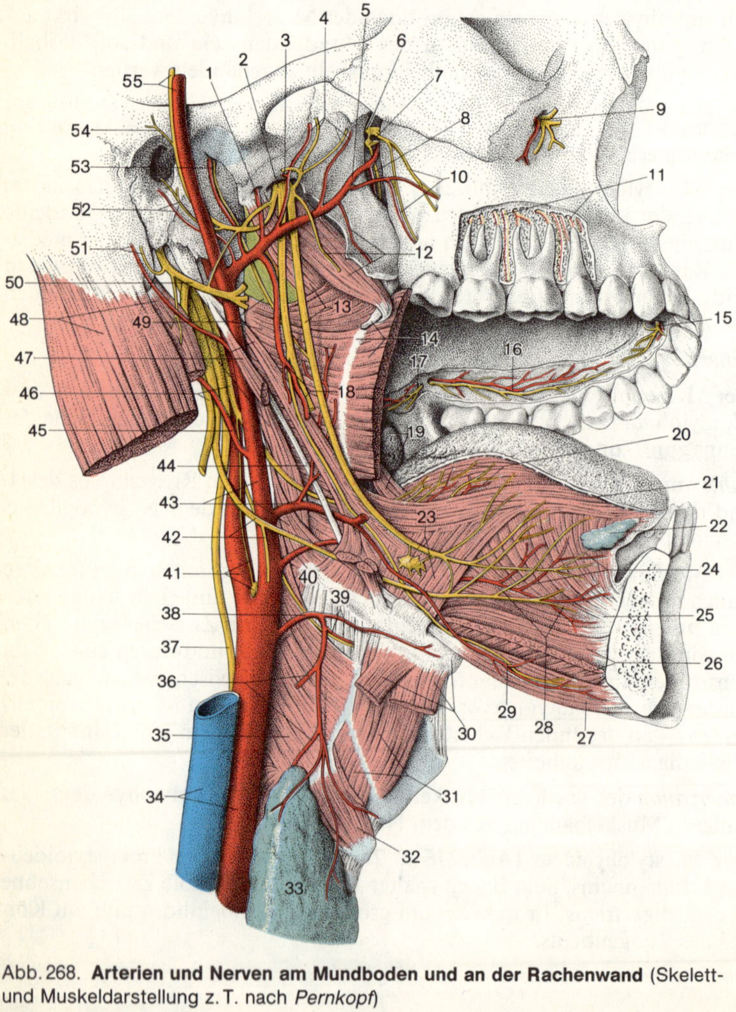

Abb. 268. **Arterien und Nerven am Mundboden und an der Rachenwand** (Skelett- und Muskeldarstellung z. T. nach *Pernkopf*)

Der *M. geniohyoideus* zieht (unter Mitwirkung des M. mylohyoideus) das Zungenbein nach vorn, der *M. stylohyoideus* nach hinten oben.

Durch den *M. digastricus* wird das Zungenbein angehoben. Bei den Lageänderungen des Zungenbeins wird die Zunge gleichsinnig in eine günstige Ausgangslage mitbewegt.

◀ 1–5 *Gefäße und Nerven in der Fossa infratemporalis*
1 A. meningea media
2 N. mandibularis
3 A. masseterica und N. massetericus
4 Aa. temporales profundae und Nn. temporales profundi
5 A. maxillaris
6 N. maxillaris
7 Ganglion pterygopalatinum
8 A. palatina descendens (dextra) und N. palatinus major (dexter)
9 A. und N. infraorbitalis
10 Äste der A. alveolaris superior posterior und Rr. alveolares superiores posteriores des N. infraorbitalis
11 Rr. dentales superiores und gingivales superiores des Plexus dentalis superior
12 M. tensor veli palatini, A. und N. buccalis
13 M. levator veli palatini und N. lingualis
14 Hamulus pterygoideus, Raphe pterygomandibularis und M. buccinator (durchtrennt)
15 N. nasopalatinus
16 A. palatina major (sinistra) und N. palatinus major (sinister)
17 Aa. palatinae minores (sinistrae) und Nn. palatini minores (sinistri)
18 A. und N. alveolaris inferior mit Abgang des R. bzw. N. mylohyoideus
19 Tonsilla palatina und M. palatoglossus
20 Rr. dorsales linguae und Äste des N. glossopharyngeus
21 Aponeurosis linguae
22 Glandula lingualis anterior
23 M. hyoglossus und Ganglion submandibulare
24 Äste der A. profunda linguae und Rr. linguales des N. lingualis
25 M. genioglossus
26 M. geniohyoideus und M. mylohyoideus (durchtrennt)
27 Venter anterior des M. digastricus
28 Rr. linguales des N. hypoglossus
29 A. submentalis und N. mylohyoideus
30 Os hyoideum und Mm. sternohyoideus und omohyoideus (durchtrennt)
31 M. thyrohyoideus und M. sternothyroideus (durchtrennt)
32 M. cricothyroideus
33 Glandula thyroidea mit Rr. glandulares anterior und posterior der A. thyroidea superior
34 A. carotis communis und V. jugularis interna (durchtrennt)
35 M. constrictor pharyngis inferior
36 R. sternocleidomastoideus und R. glandularis posterior der A. thyroidea superior
37 N. vagus
38 A. thyroidea superior
39 R. infrahyoideus der A. thyroidea superior, A. laryngea superior und R. internus des N. laryngeus superior
40 A. lingualis
41 A. carotis interna mit Sinus caroticus, R. sinus carotici und Glomus caroticum
42 N. hypoglossus und Radix superior der Ansa cervicalis
43 M. constrictor pharyngis medius, A. carotis externa und A. facialis mit Abgang der A. palatina ascendens
44 Lig. stylohyoideum
45 A. occipitalis
46 N. glossopharyngeus und N. accessorius (durchtrennt)
47 M. styloglossus, M. stylohyoideus (durchtrennt) und M. stylopharyngeus
48 M. sternocleidomastoideus und Venter posterior des M. digastricus (durchtrennt)
49 M. constrictor pharyngis superior und Fascia pharyngobasilaris
50 N. facialis (durchtrennt) mit Abgang der Rr. digastricus und stylohyoideus sowie Zutritt der Rr. communicantes cum n. faciali
51 A. und N. auricularis posterior
52 A. auricularis profunda und N. meatus acustici externi
53 A. tympanica anterior und Chorda tympani
54 Nn. auriculares anteriores des N. auriculotemporalis
55 A. temporalis superficialis und N. auriculotemporalis

Die an der Mandibula angehefteten *Mundbodenmuskeln* können bei beidseitiger Kontraktion den Unterkiefer senken, *Kieferöffnung*. Die Öffnungsbewegung erfolgt als abgestimmtes Zusammenspiel mit den Schließmuskeln des Kiefers (Kaumuskeln), wobei die Öffnungsbewegung durch den unteren Kopf des M. pterygoideus lateralis und bei aufrechter Körperhaltung durch die Schwerkraft unterstützt wird.

Leitungsbahnen am Mundboden (Abb. **268** u. **270**). Das lockere und fettreiche Bindegewebe, in das die Unterzungendrüse eingebettet ist, führt Leitungsbahnen. Der *Ductus submandibularis* zieht über den Hinterrand des M. mylohyoideus auf den Mundboden.

Der **N. lingualis** kreuzt in Höhe des 3. unteren Molaren, lateral vom M. hyoglossus, von seitlich hinten oben nach medial vorn unter dem Ductus submandibularis hindurch und zieht anschließend aufwärts in die Zungenschleimhaut. Das *Ganglion submandibulare* liegt dem N. lingualis nahe der hinteren Begrenzung des M. mylohyoideus an.

Der **N. hypoglossus** zieht unterhalb des Ductus submandibularis, lateral am M. hyoglossus vorbei, in die Zungenmuskulatur.

Der N. hypoglossus wird von einer Zungenvene, **V. comitans n. hypoglossi,** begleitet. Die **A. lingualis** verläuft dagegen medial vom M. hyoglossus zur Zunge.

Zunge

Die Zunge schiebt beim *Kauen* den Bissen zwischen die Zahnreihen und zerdrückt ihn am harten Gaumen. Sie drängt den Bissen beim *Schluckakt* in die Schlundenge, erzeugt beim *Saugen* (Zurückführen der Zunge gleich einem Spritzenstempel) einen Unterdruck und hilft als *Sprechorgan* bei der Konsonantenbildung. Die reiche Innervation der Schleimhaut macht die Zunge zu einem hochempfindlichen *Tastinstrument,* die Ausbildung von Geschmacksknospen zum Hauptsitz des *Geschmacksorgans.*

Die **Zunge,** *Lingua* (Abb. **262** u. **269–271**), liegt dem Mundboden auf. Sie besteht aus einem Muskelkörper, der von Schleimhaut überkleidet wird. Die von Unterkiefer, Zungenbein und Proc. styloideus einstrahlenden *Außenmuskeln* der Zunge verleihen ihr insgesamt eine große *Beweglichkeit,* die *Binnenmuskeln* – teilweise Ausläufer der Außenmuskeln – eine starke *Verformbarkeit.*

---

1 Apex linguae
2 Dorsum linguae, Pars praesulcalis
3 Sulcus medianus linguae
4 Dorsum linguae, Pars postsulcalis
5 Papillae fungiformes
6 Papillae foliatae
7 Papillae vallatae und Sulcus terminalis
8 Arcus palatoglossus und M. palatoglossus
9 Plica triangularis
10 Tonsilla palatina
11 Arcus palatopharyngeus und M. palatopharyngeus
12 Plica glossoepiglottica lateralis
13 Vallecula epiglottica
14 Plica glossoepiglottica mediana
15 Foramen caecum linguae
16 Zungenbälge
17 Margo linguae

►

An der Zunge unterscheidet man das hintere Teilstück, die *Zungenwurzel, Radix linguae,* und das vordere Teilstück, den *Zungenkörper, Corpus linguae,* der in die gerundete *Zungenspitze, Apex linguae,* ausläuft. Oberflächlich sichtbare Grenze zwischen Zungenwurzel und Zungenkörper ist am

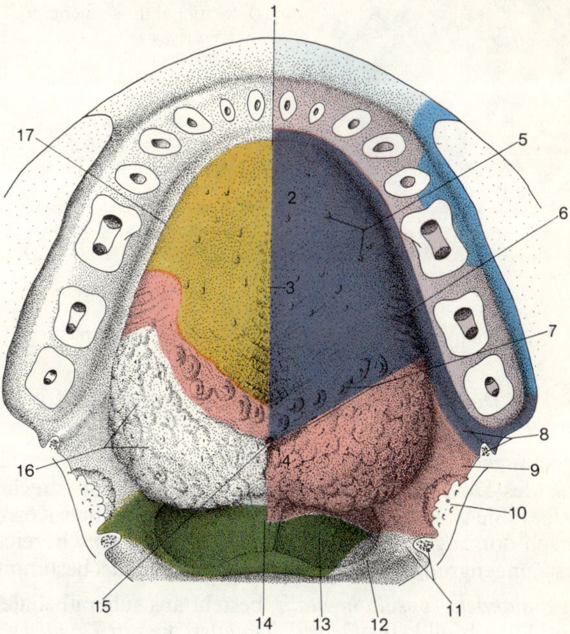

Abb. 269. **Zungenoberfläche,** schematischer Horizontalschnitt in Höhe der Rima oris und der Zahnhälse
Innervation der Schleimhaut von Unterlippe, Wange und Zunge sowie des Zahnfleisches und der Zähne im Unterkiefer (Innervationsgebiete z. T. nach *Scharlau*) (Überschneidungen der Maximalgebiete nicht berücksichtigt)

Sensibles Versorgungsgebiet des
N. trigeminus
N. mentalis
N. buccalis
N. alveolaris inferior
N. lingualis
N. glossopharyngeus
N. vagus

Sensorisches Versorgungsgebiet (Geschmacksfasern) des
Intermediusanteils des N. facialis (Chorda tympani)
N. glossopharyngeus
N. vagus

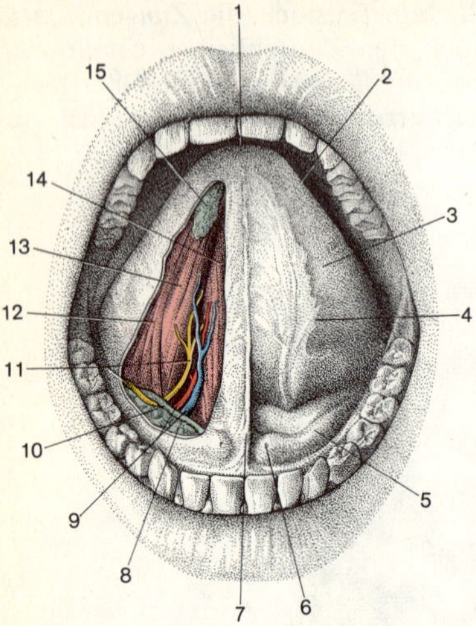

Abb. 270. **Zungenunterfläche und Mundboden**
(auf der rechten Seite Schleimhaut entfernt, vordere Zungendrüse und Unterzungendrüse sichtbar)
1 Apex linguae
2 Margo linguae
3 Facies inferior linguae
4 Plica fimbriata
5 Plica sublingualis
6 Caruncula sublingualis
7 Frenulum linguae
8 Glandula sublingualis
9 A. und V. profunda linguae
10 Ductus submandibularis
11 N. lingualis
12 M. hyoglossus
13 M. longitudinalis inferior
14 M. genioglossus
15 Glandula lingualis anterior

Zungenrücken, Dorsum linguae, der V-förmige, mit der Spitze nach hinten gerichtete *Sulcus terminalis.*

Die **Zungenwurzel** grenzt an Rachen und Kehlkopf. Ihre Oberfläche, *Pars postsulcalis* des Dorsum linguae, wird auch bei herausgestreckter Zunge nicht sichtbar. Sie ist in Ruhelage der Zunge bei aufrechter Körperhaltung vertikal nach dorsal gerichtet und wird als *Zungengrund* bezeichnet. Das Relief des Zungengrundes wird von der *Zungenmandel* bestimmt.

Die *Zungenmandel, Tonsilla lingualis,* besteht aus subepithelialen Anhäufungen von Lymphfollikeln, *Folliculi linguales,* die um *Krypten* angeordnet sind und dem Zungengrund eine höckerige Beschaffenheit verleihen. Die einzelnen Höcker mit einem Durchmesser von 1–5 mm bezeichnet man als *Zungenbälge.* In die Krypten der Zungenbälge können muköse *Glandulae linguales posteriores* münden.

Am **Zungenkörper** bildet die *Pars praesulcalis* des Dorsum linguae die Oberfläche. Sie liegt in Ruhe horizontal und ist gegen den Gaumen gerichtet. Der seichte *Sulcus medianus linguae* teilt diesen Teil des Zungenrükkens in eine rechte und eine linke Hälfte. An der Spitze des Sulcus terminalis liegt als kleine Einsenkung das *Foramen caecum.* Es kennzeichnet den Entstehungsort der Schilddrüse (Abgangsstelle des Ductus thyroglossus).

Der *Zungenrand, Margo linguae,* grenzt den Zungenrücken gegen die Unterfläche des Zungenkörpers, *Facies inferior linguae,* ab. An die Unterfläche zieht vom Mundboden als mediane Schleimhautfalte das *Zungenbändchen, Frenulum linguae.* Seitwärts erhebt sich eine nicht immer deut-

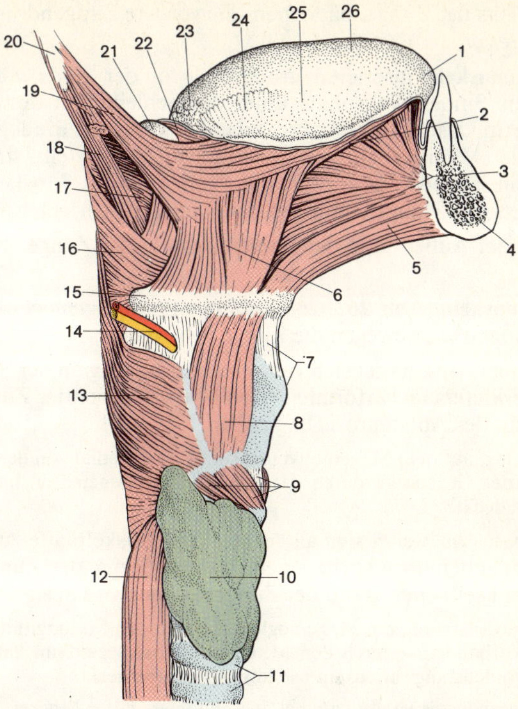

Abb. 271. **Zungenmuskeln und Rachenmuskulatur** (nach *Rauber-Kopsch*)

1 Apex linguae
2 M. longitudinalis inferior
3 M. genioglossus
4 Mandibula
5 M. geniohyoideus
6 M. hyoglossus
7 Prominentia laryngea und Lig. thyrohyoideum medianum
8 M. thyrohyoideus
9 M. cricothyroideus und Lig. cricothyroideum
10 Glandula thyroidea
11 Trachea
12 Oesophagus, Längsmuskelschicht
13 M. constrictor pharyngis inferior
14 A. laryngea superior und R. internus des N. laryngeus superior
15 Os hyoideum, Cornu majus
16 M. constrictor pharyngis medius
17 M. constrictor pharyngis superior
18 M. stylopharyngeus
19 M. styloglossus und M. stylohyoideus (durchtrennt)
20 Proc. styloideus
21 Tonsilla palatina
22 M. palatoglossus
23 Papillae vallatae
24 Papillae foliatae
25 Margo linguae
26 Dorsum linguae, Pars praesulcalis

lich sichtbare Schleimhautfalte mit gezacktem Rand, *Plica fimbriata,* ein Rest der Unterzunge der Halbaffen. Medial davon schimmert die starke *V. profunda linguae* bläulich durch die Schleimhaut. An der Zungenspitze liegt beiderseits des Zungenbändchens die vordere Zungendrüse, *Glandula lingualis anterior.*

Die **Zungenmuskeln** inserieren großenteils an der *Aponeurosis linguae,* einer derben Bindegewebsplatte unter der Schleimhaut des Zungenrückens. Auch in das *Septum linguae,* das als vertikale Bindegewebsfaserschicht in der Medianebene die Zunge unvollständig teilt, strahlen Muskelfasern ein. Außen- und Binnenmuskeln sind im Muskelkörper der Zunge in den drei Hauptrichtungen des Raums ausgerichtet.

Innervation der Außen- und der Binnenmuskeln der Zunge: N. hypoglossus.

Die **Außenmuskeln** (Abb. **262, 268** u. **271**), die *Mm. genioglossus, hyoglossus* und *styloglossus,* bewegen die Zunge insgesamt.

Der **M. genioglossus** breitet sich von seinem Ursprung an der Spina mentalis des Unterkiefers fächerförmig in den Muskelkörper der Zunge aus und heftet sich an der Aponeurosis linguae an.

Der Muskel liegt auf dem M. geniohyoideus und wird medial von dem gleichnamigen Muskel der Gegenseite durch das Septum linguae getrennt, lateral vom M. hyoglossus bedeckt.

Der **M. hyoglossus** breitet sich als rechteckige Muskelplatte zwischen dem großen Zungenbeinhorn sowie einem kleinen Bezirk des Zungenbeinkörpers und dem seitlichen Rand der Zungenaponeurose aus.

Der M. hyoglossus wird vom M. genioglossus durch den M. longitudinalis inferior und – falls vorhanden – durch den M. chondroglossus getrennt, lateral von den Mm. mylohyoideus, digastricus und stylohyoideus überdeckt.

Der **M. chondroglossus** ist ein variabel ausgebildeter, zarter Muskel, der vom kleinen Zungenbeinhorn zur Zungenaponeurose zieht. Er liegt dem M. genioglossus auf und wird vom M. hyoglossus bedeckt.

Der **M. styloglossus** strahlt vom Proc. styloideus (und Lig. stylomandibulare) in Höhe des hinteren Gaumenbogens in die Zunge ein.

Der Hauptteil der Fasern verläuft am Zungenrand zur Zungenspitze (longitudinaler Muskelzug), einzelne Faserbündel biegen nach medial um und schließen sich den Fasern des M. transversus linguae an.

Wirkung der Muskeln auf die Zunge. Die *Zunge* wird
- nach *vorn gebracht* durch die beidseitige Kontraktion der longitudinalen, am Zungengrund verankerten Faserzüge des M. genioglossus, so daß sie mit Hilfe der Binnenmuskeln aus der Mundspalte herausgestreckt werden kann. Die Mm. geniohyoidei ziehen dabei das Zungenbein nach vorn und bringen die Zunge in eine günstige Ausgangsposition;
- nach *hinten gezogen* durch die Mm. styloglossi beider Seiten, die wie ein Zügel wirken, wobei die gleichzeitige Kontraktion des M. hyoglossus die Zunge mundbodenwärts drängt. Das Zungenbein wird durch die Mm. stylohyoidei nach hinten gezogen;

- nach *einer Seite geführt* durch die Kontraktion des M. styloglossus derselben Seite und des M. genioglossus der Gegenseite.

Die *Zungenspitze* wird
- *gehoben* durch die Kontraktion der Mm. styloglossi unter Mitwirkung der am Zungengrund ansetzenden Fasern der Mm. genioglossi,
- *gesenkt* durch die vordersten Faserbündel des M. genioglossus.

Der *Zungenrand* der gleichen Seite wird
- *gesenkt* durch die einseitige Kontraktion des M. hyoglossus.

Die **Binnenmuskeln** verformen die Zunge, sie bestehen aus
- *vertikalen* Faserzügen, **M. verticalis linguae,** die in nicht kontrahiertem Zustand leicht gebogen zur Aponeurosis linguae verlaufen.
- *longitudinalen* Muskelbündeln, die als **M. longitudinalis superior** in einer einheitlichen Muskelschicht unter der Zungenaponeurose und als paariger **M. longitudinalis inferior** zwischen den Mm. genio- und hyoglossus von der Zungenwurzel zur Zungenspitze ziehen,
- *queren* Muskelfasern, **M. transversus linguae,** die sich zum großen Teil am Septum linguae anheften, in geringerer Zahl ohne Unterbrechung durch das Septum hindurchtreten.

Bei der *Verformung der Zunge* wirken meist zwei der Binnenmuskeln als Antagonisten des dritten, bei ihrer Kontraktion erzwingen sie dessen Dehnung. Bei Kontraktion der *transversalen* und der *vertikalen* Faserzüge werden die longitudinalen gedehnt, die Zunge wird schmal und lang. Durch Kontraktion der *longitudinalen* und der *transversalen* Muskeln wird der M. verticalis gedehnt, die Zunge kurz und hoch. Kontrahieren sich die *longitudinalen* und die *vertikalen* Muskeln, so dehnen sie den M. transversus, die Zunge wird kurz, niedrig und breit.

Bei einseitiger *Hypoglossuslähmung* zeigt die herausgestreckte Zungenspitze zur Seite der Lähmung, nach der sie durch den kontrahierten M. genioglossus der gesunden Seite abgelenkt wird.

Die **Zungenschleimhaut** ist an der *Unterseite* der Zunge locker mit dem Zungenkörper verbunden und bildet in der Mitte das Zungenbändchen, das zum Zahnfleisch des Unterkiefers zieht. Auf dem *Zungenrücken* ist die Schleimhaut unverschieblich an die derbe *Aponeurosis linguae* (Abb. **262** u. **268**) geheftet, das Schleimhautbindegewebe durch *hohe Papillen* fest mit dem Schleimhautepithel verzahnt. Das Epithel der Zungenschleimhaut ist mehrschichtiges unverhorntes Plattenepithel.

Zungendrüsen sind ausgebildet als
- muköse Drüsen am Zungengrund *(Glandulae linguales posteriores)* und am hinteren Seitenrand der Zunge,
- seröse Spüldrüsen der Papillae vallatae und foliatae,
- *Glandula lingualis anterior* (Blandin-Nuhnsche Drüse), eine paarige gemischte Speicheldrüse, die sich an der Unterseite der Zungenspitze in die Zungenmuskulatur einschiebt und beiderseits des Frenulum linguae mündet.

Die **Zungenpapillen,** *Papillae linguales* (Abb. **269**), sind makroskopisch sichtbar, sie liegen in der Pars praesulcalis des Zungenrückens und am seitlichen Zungenrand. Man unterscheidet die *Geschmackspapillen,* Wall-, Blätter- und Pilzpapillen, sowie als *Tastpapillen* die Fadenpapillen. Jede Papille besteht aus einem *Bindegewebssockel,* der bei den Fadenpapillen zahlreiche sensible Nervenendigungen enthält, und aus einem *Epithelüberzug,* in den bei den Geschmackspapillen die Geschmacksknospen eingelagert sind.

Die *Wallpapillen, Papillae vallatae,* 7–12 warzenförmige, das Zungenniveau nur wenig überragende Geschmackspapillen mit einem Durchmesser von 1–3 mm, liegen hinten in der Pars praesulcalis des Zungenrückens, V-förmig angeordnet, vor dem Sulcus terminalis. Die Papilla vallata wird von einem Graben umgeben. Das den Graben auskleidende Mundhöhlenepithel enthält in ganzer Höhe beiderseits des Grabens *Geschmacksknospen.* In den Graben münden *seröse Spüldrüsen* (Ebnersche Spüldrüsen), durch deren Sekret die Geschmacksstoffe fortgespült werden.

Die *Blätterpapillen, Papillae foliatae,* sind quere Schleimhauteinfaltungen hinten am seitlichen Zungenrand. Das Schleimhautepithel, das die Falten auskleidet, enthält *Geschmacksknospen,* in die Tiefe der Falten münden *Spüldrüsen.*

Die *Pilzpapillen, Papillae fungiformes,* sind auf den Zungenrand und die Zungenspitze verteilt. Die Papillen erheben sich 0,5–1,5 mm über das Zungenniveau. Bei Neugeborenen und Kleinstkindern liegen im Epithel der Papillen zahlreiche *Geschmacksknospen,* später werden sie zum Teil zurückgebildet.

Die *Fadenpapillen, Papillae filiformes,* sind über den ganzen Zungenrücken verstreut. Das Epithel der Papillen bildet kleine, schlundwärts gerichtete, beim Menschen nur schwach verhornende Spitzen. Die *Papillenspitzen* übertragen als kleine Hebel mechanische Einflüsse auf die Endigungen der in ihrem Bindegewebskern zahlreich endigenden sensiblen Nervenfasern. Die Papillen sollen darüber hinaus auch als feine Raspeln wirken.

Bei starker Abschilferung und Verquellung der Hornsubstanzen geben die Papillae filiformes der Zungenoberfläche ein weißliches Aussehen.

Nerven der Zunge

Die gesamte *Zungenmuskulatur* wird vom *N. hypoglossus* versorgt (Abb. **268**). Von der *Zungenschleimhaut* verlaufen *sensible* Fasern aus der Pars praesulcalis über den *N. lingualis,* aus der Pars postsulcalis über den *N. glossopharyngeus* und aus dem Gebiet zwischen Zungengrund und Kehlkopfeingang über den *N. vagus* (Abb. **268** u. **269**). Die *Geschmacksfasern* kommen aus dem Geschmacksorgan und schließen sich den drei genannten Nerven an (→ S. 713).

Das **Geschmacksorgan,** *Organum gustus,* wird von den *Geschmacksknospen* gebildet. Sie kommen bei Neugeborenem und Säugling außer auf den Zungenpapillen auch am Gaumen und in der Umgebung des Kehlkopfeingangs vor, doch werden sie an diesen Stellen im weiteren Leben (unterschiedlich stark) zurückgebildet.

Die *Geschmacksknospe* durchsetzt als kleines ovales Organ die ganze Höhe des mehrschichtigen Plattenepithels. Unter den in der Längsrichtung der Geschmacksknospe angeordneten Zellen unterscheidet man *Sinneszellen* und *Stützzellen.* Die Sinneszellen (Rezeptorzellen) sind sekundäre Sinneszellen.

Die Geschmacksqualitäten süß, sauer, bitter, salzig werden mit unterschiedlichen Teilen der Zunge bevorzugt wahrgenommen: süß am Zungenrand vorn, salzig in der Mitte, sauer hinten und bitter im Bereich der Papillae vallatae. Vermutlich entsprechen den vier Geschmacksqualitäten verschiedenartige Rezeptoren. Doch ist bisher nur eine Art von Rezeptorzellen bekannt.

Periphere Geschmacksleitung (Abb. **269**). Das an den Sinneszellen angreifende 1. Neuron der afferenten Leitung zieht zum Geschmackskern am Boden der Rautengrube
- aus den *Papillae fungiformes* (und z. T. aus den *Papillae foliatae)* über die *Chorda tympani* mit dem *N. facialis* (Perikaryen im Ganglion geniculi),
- aus den *Papillae foliatae* und *vallatae* mit dem *N. glossopharyngeus,*
- aus der *Umgebung des Kehlkopfeingangs* mit dem *N. vagus.*

Blut- und Lymphgefäße der Zunge

Die **Arterien** für die Zunge (Abb. **277**) sind Äste der *A. lingualis,* die medial vom M. hyoglossus in den Zungenkörper eintritt und am Vorderrand des Muskels die *A. sublingualis* zur Unterzungendrüse und zur Schleimhaut des Mundbodens abgibt. *Rr. dorsales linguae* ziehen zu Zungengrund und Zungenrücken, die *A. profunda linguae* verläuft als Endast zwischen den Mm. genioglossus und longitudinalis inferior unter die Zungenspitze.

Zwischen rechter und linker Seite der Zunge bestehen durch das Septum linguae nur Kapillarverbindungen, so daß sich eine Zungenhälfte durch Unterbindung der A. lingualis nach dem Abgang der A. sublingualis für längere Zeit weitgehend blutleer halten läßt. Die Aa. sublinguales beider Seiten stehen jedoch untereinander und mit Ästen der Aa. palatina ascendens und pharyngea ascendens in Verbindung, so daß bei Verschluß der A. lingualis vor Abgang der A. sublingualis keine Nekrose eintritt.

Die **Venen** aus der Zunge (Abb. **278**) münden über die *V. lingualis* in die V. facialis.

Lymphabfluß (Abb. **272**). Die Lymphbahnen aus der *Zungenspitze* ziehen zu den *Nodi lymphatici submentales* unter dem Kinn. Die *Lymphe* aus der *übrigen Zunge,* aus der Glandula sublingualis und aus dem Mundboden gelangt beiderseits zu den oberen *Nodi lymphatici cervicales laterales profundi* längs der V. jugularis interna, vor allem zum *Nodus juguloomohyoideus* an der Kreuzung von Vene und M. omohyoideus. Einige Lymphgefäße vom Zungenrand können zu den *Nodi lymphatici submandibulares* treten. Lymphe aus der *Zungenwurzel* fließt bevorzugt zum *Nodus jugulodigastricus,* der unter dem M. digastricus hinter dem Unterkieferwinkel liegt.

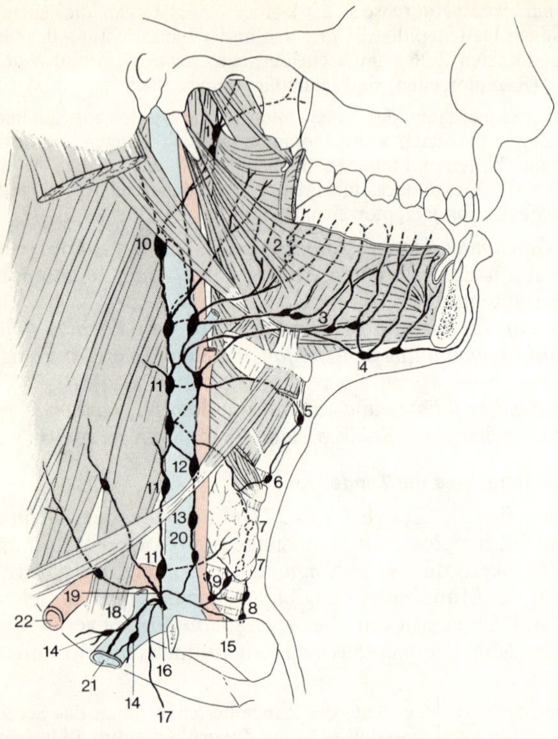

Abb. 272. **Lymphabfluß aus Zunge und Halsorganen,** Schema (Bezeichnung der Muskeln → Abb. 268)

1 Nodi lymphatici retropharyngeales
2 Nodi lymphatici linguales (inkonstant)
3 Nodi lymphatici submandibulares
4 Nodi lymphatici submentales
5–9 *Nodi lymphatici cervicales anteriores profundi*
5 Nodus lymphaticus infrahyoideus
6 Nodus lymphaticus praelaryngealis
7 Nodi lymphatici thyroidei
8 Nodi lymphatici praetracheales
9 Nodi lymphatici paratracheales
10–14 *Nodi lymphatici cervicales laterales profundi*
10 Nodus jugulodigastricus
11 Nodi lymphatici jugulares laterales
12 Nodus juguloomohyoideus
13 Nodi lymphatici jugulares anteriores
14 Nodi lymphatici supraclaviculares
15 Truncus parasternalis
16 Ductus lymphaticus dexter
17 Truncus mediastinalis anterior
18 Truncus subclavius
19 Truncus jugularis
20 V. jugularis interna
21 V. subclavia
22 A. subclavia

Die Lymphgefäßnetze beider Seiten besitzen über die Medianlinie hinweg ausgedehnte Anastomosen, so daß z. B. die Metastasierung eines Zungenkarzinoms auch über die Lymphbahnen der Gegenseite erfolgen kann.

Dach der Mundhöhle

Das **Dach der Mundhöhle** (Abb. **273** u. **274**) wird in den vorderen zwei Dritteln vom *harten Gaumen,* im hinteren Drittel vom *weichen Gaumen* gebildet.

Der **harte Gaumen,** *Palatum durum,* dient der Zunge als Widerlager. Die Schleimhaut ist unverschieblich am Periost fixiert, eine Tela submucosa fehlt. Als »Reibeleisten« wirken quere Falten, *Plicae palatinae transversae,* sie sind bei älteren Menschen nur noch undeutlich zu erkennen. Eine mediane Längsleiste, *Raphe palati,* bezeichnet die Naht, in der die Gaumenfortsätze während der Entwicklung verwachsen sind. Über der Fossa incisiva, in die der Canalis incisivus einen Ast der A. sphenopalatina und den Endast des N. nasopalatinus aus der Nasenhöhle in die Mundhöhle führt, erhebt sich hinter den mittleren Schneidezähnen die *Papilla incisiva.* Im hinteren Abschnitt des harten Gaumens und im weichen Gaumen sind in die Schleimhaut zahlreiche muköse Drüsen, *Glandulae palatinae,* eingelagert.

Als **weichen Gaumen,** *Palatum molle,* bezeichnet man das bewegliche *Gaumensegel, Velum palatinum,* dessen Hinterrand in das unpaare, mediane *Zäpfchen, Uvula,* ausläuft. Das Gaumensegel hängt »in Ruhe« vom Hinterrand des harten Gaumens herab, so daß das Zäpfchen bei geschlossenem Mund dem Zungengrund aufliegt. Beim Schluckakt legt sich das Gaumensegel an die vorgewölbte hintere Pharynxwand an und schließt den Speiseweg gegen den oberen Luftweg ab. Die Grundlage des Gaumensegels bildet eine Sehnenplatte, *Aponeurosis palatina,* die aus der Fortsetzung des Periosts des knöchernen Gaumens und den in sie einstrahlenden Sehnen aufgebaut wird.

Die *Schleimhaut des Gaumensegels* ist Teil der Mund- und der Nasenschleimhaut. Das mehrschichtige Plattenepithel, das die Mundhöhle auskleidet, setzt sich auf die dem Epipharynx zugekehrte obere Fläche des Gaumensegels fort und geht erst in der Nähe der Choanen mit scharfer Grenze in das für den Respirationstrakt typische mehrreihige Flimmerepithel über. Auf der oralen Seite liegen ausgedehnte Pakete muköser Drüsen, *Glandulae palatinae,* in der Tela submucosa, die durch eine elastische Grenzschicht von der Lamina propria mucosae gesondert wird. Auf der nasalen Fläche des Gaumensegels liegt die elastische Faserschicht unter den Drüsen, eine Submukosaschicht ist nicht abgegrenzt.

Die *Innervation der Gaumenschleimhaut* und der Glandulae palatinae erfolgt am harten Gaumen großenteils durch Äste des *N. palatinus major,* hinter den Schneidezähnen durch den *N. nasopalatinus* und am Gaumensegel durch *Nn. palatini minores.*

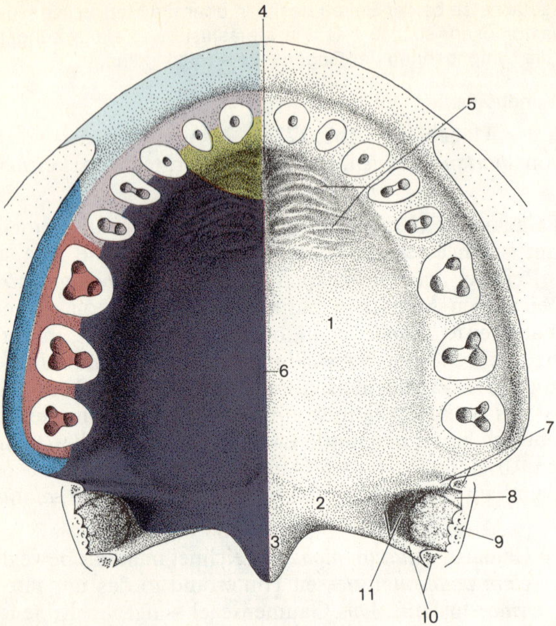

Abb. 273. **Gaumenschleimhaut,** schematischer Horizontalschnitt in Höhe der Rima oris und der Zahnhälse
Innervation der Schleimhaut des Gaumens, der Oberlippe und Wange sowie des Zahnfleisches und der Zähne im Oberkiefer (Innervationsareale nach *Scharlau*) (Überschneidungen der Maximalgebiete nicht berücksichtigt)

Rechte Kieferhälfte: **sensibles** Versorgungsgebiet des/der
Rr. labiales superiores des N. infraorbitalis
N. buccalis
Rr. alveolares superiores anteriores und R. alveolaris superior medius (Plexus dentalis superior)
Rr. alveolares superiores posteriores
N. nasopalatinus
Nn. palatini major und minores

1 Palatum durum
2 Palatum molle
3 Uvula palatina
4 Papilla incisiva
5 Plicae palatinae transversae
6 Raphe palati
7 Arcus palatoglossus und M. palatoglossus
8 Plica triangularis
9 Tonsilla palatina
10 Arcus palatopharyngeus und M. palatopharyngeus
11 Plica semilunaris und Fossa supratonsillaris

Die **Muskeln des Gaumensegels,** der *M. tensor veli palatini* und der *M. levator veli palatini* (Abb. **268** u. **274**), wirken als Spanner und Heber des Gaumensegels.

Der **M. tensor veli palatini** entspringt von der Fossa scaphoidea, von einem schmalen Streifen an der Unterfläche des großen Keilbeinflügels und von der membranösen Außenwand der Tuba auditiva. Der Muskel geht bereits in Höhe der Fossa pterygoidea in seine Sehne über, die um den Hamulus pterygoideus herumbiegt und horizontal in die Gaumenaponeurose einstrahlt.

Innervation: N. musculi tensoris veli palatini aus dem N. mandibularis des N. trigeminus.

Der **M. levator veli palatini,** der hinter dem M. tensor veli palatini liegt, kommt von der Unterfläche der Felsenbeinpyramide vor dem Canalis caroticus und vom Tubenknorpel. Er zieht längs der Tuba auditiva schräg nach vorn unten in das Gaumensegel. Die Sehnenfasern der Muskeln beider Seiten durchflechten sich und bilden eine in ihrer Höhenlage verstellbare Muskelschlinge.

Innervation: aus dem Plexus pharyngeus (N. vagus und N. glossopharyngeus), möglicherweise auch Beteiligung von Fasern des N. facialis.

Wirkung der Muskeln auf Gaumensegel und Ohrtrompete. Der *M. tensor veli palatini* spannt das Gaumensegel und hebt es bis in das Niveau seines Hypomochlion, des Hamulus pterygoideus. Der *M. levator veli palatini* spannt ebenfalls das Gaumensegel. Er kann es aber über die Verbindungslinie der beiden Hamuli pterygoidei hinaus anheben und wirkungsvoll gegen die hintere Pharynxwand andrücken. Beide Muskeln erweitern das Lumen der Tube, der M. tensor veli palatini durch Zug an der membranösen Wand, der M. levator, indem er sich mit seinem bei der Kontraktion verdickten Muskelbauch gegen den Knorpel des Torus tubarius anstemmt.

Der **M. uvulae** (Abb. **274**) entspringt paarig von der Gaumensegelaponeurose, gelegentlich auch vom Hinterrand der Lamina horizontalis des Gaumenbeins, beiderseits der Spina nasalis. Die paarigen Ursprünge bilden einen einheitlichen Muskelzapfen, bei dessen Kontraktion sich das Zäpfchen verkürzt.

Innervation: aus dem Plexus pharyngeus, zuweilen auch aus dem N. facialis.

e) Mundspeicheldrüsen

Die Mundspeicheldrüsen bilden den Mundspeichel, *Saliva.* Er wird reflektorisch durch Reizung von Geruchs- und Geschmackssinn, durch Kaubewegungen und durch psychische Reflexe abgesondert – täglich bis zu 1,5 l.

Die **Mundspeicheldrüse** sind *ekkrine Drüsen.* Sie besitzen als sezernierende Endstücke teils *seröse Acini,* teils *muköse Tubuli.* Die serösen Anteile sezernieren den salz- und proteinreichen Verdünnungsspeichel, der das stärkespaltende Enzym Ptyalin enthält. Die mukösen Anteile produzieren den schleimhaltigen Gleitspeichel.

Man unterscheidet *große* und *kleine* Speicheldrüsen. Der Speichel wird größtenteils von den *drei großen Speicheldrüsen* abgegeben, der *Ohrspeicheldrüse* (→ S. 672), der *Unterzungen-* und der *Unterkieferdrüse*.

Die Ohrspeicheldrüse und die Unterkieferdrüse liegen außerhalb der Mundhöhle. Sie befördern ihr Sekret durch einen langen Ausführungsgang in den Vorhof bzw. in die eigentliche Mundhöhle.

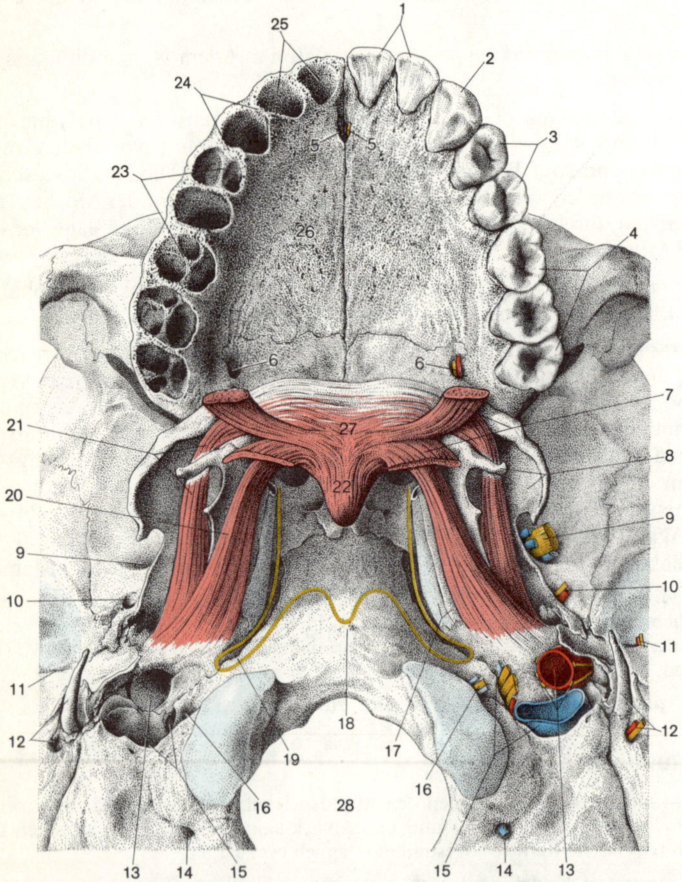

Abb. 274. **Muskeln des Gaumensegels und der Gaumenbögen**
Zahnfächer (rechte Oberkieferhälfte) und Durchtrittsstellen der Gefäße und Nerven an der äußeren Schädelbasis (linke Schädelseite)
Anheftungslinie der Rachenwand an der Schädelbasis ——

Die **kleinen Speicheldrüsen,** zahlreiche stecknadelkopfgroße Drüsen, liegen überall in der Mundschleimhaut. Sie besitzen kurze Ausführungsgänge und werden nach dem Teil der Mundschleimhaut benannt, dem sie angehören (Tab. **5**).

Die **Unterzungendrüse,** *Glandula sublingualis* (Abb. **262** u. **270**), ist 3–4 cm lang und wölbt zwischen Unterkiefer und Zunge die Schleimhaut des Mundbodens zur *Plica sublingualis* vor. Die Drüse kann nach hinten bis nahe an den hakenförmigen Drüsenfortsatz der Unterkieferdrüse reichen, der um den Hinterrand des M. mylohyoideus auf dessen obere Seite tritt. Am vorderen Ende dieses flachen Wulsts liegt neben dem Zungenbändchen eine kleine papillenförmige Erhebung, *Caruncula sublingualis,* auf der mit einer (meist) gemeinsamen Öffnung die *Ductus submandibularis* und *sublingualis major* münden.

Die Unterzungendrüse besteht aus zahlreichen *Einzeldrüsen, Glandulae sublinguales minores,* und aus der großen *Hauptdrüse, Glandula sublingualis major.* Bei Bewegungen der Zunge können die Einzeldrüsen gegeneinander verschoben werden. Die kleinen Drüsen münden teils entlang der Plica sublingualis direkt in die Mundhöhle, teils in den *Ductus sublingualis major,* den Ausführungsgang der größeren Drüse. Die Glandula sublingualis ist eine gemischte, vorwiegend muköse Drüse.

◀ 1 Dentes incisivi
2 Dens caninus
3 Dentes praemolares
4 Dentes molares
5 Foramina incisiva in der Fossa incisiva: N. nasopalatinus
6 Foramen palatinum majus: A. palatina major und N. palatinus major
7 M. palatoglossus (oral) und M. palatopharyngeus (beide Muskeln durchtrennt)
8 Hamulus pterygoideus (medial, Hypomochlion für die Sehne des M. tensor veli palatini) und Lamina lateralis proc. pterygoidei
9 Foramen ovale: Plexus venosus foraminis ovalis und N. mandibularis
10 Foramen spinosum: A. meningea media und R. meningeus des N. mandibularis
11 Fissura petrotympanica: A. tympanica anterior und Chorda tympani
12 Proc. styloideus und Foramen stylomastoideum: A. stylomastoidea und N. facialis
13 Canalis caroticus: A. carotis interna und Plexus caroticus internus
14 Canalis condylaris: V. emissaria condylaris
15 Foramen jugulare: Sinus petrosus inferior, Nn. glossopharyngeus, vagus und accessorius, A. meningea posterior und V. jugularis interna
16 Canalis hypoglossi: Plexus venosus canalis hypoglossi und N. hypoglossus
17 Cartilago tubae auditivae und Pars membranacea der Ohrtrompete
18 Tuberculum pharyngeum
19 Recessus pharyngeus
20 M. levator veli palatini
21 M. tensor veli palatini
22 M. uvulae
23 Septa interradicularia
24 Septa interalveolaria des Proc. alveolaris maxillae
25 Alveoli dentales
26 Palatum durum
27 Palatum molle
28 Foramen magnum

Tabelle **5.** Mundspeicheldrüsen

	Zusammensetzung	*Mündungsort*
Große Speicheldrüsen		
Ohrspeicheldrüse, *Glandula parotidea*	rein serös	Vestibulum oris
Unterkieferdrüse, *Glandula submandibularis*	gemischt, vorwiegend serös	Cavitas oris propria
Unterzungendrüse, *Glandula sublingualis*	gemischt, vorwiegend mukös	Cavitas oris propria
Kleine Speicheldrüsen		
Glandulae labiales (Lippenschleimhaut)	gemischt	Vestibulum oris
Glandulae buccales (Wangenschleimhaut)	gemischt	Vestibulum oris
Glandulae molares (Wangenschleimhaut gegenüber den Mahlzähnen)	gemischt	Vestibulum oris
Glandulae linguales (Zungenschleimhaut)	Zungenspitze: gemischt Spüldrüsen: rein serös Zungengrund: rein mukös	Cavitas oris propria
Glandulae palatinae (Gaumenschleimhaut)	rein mukös	Cavitas oris propria

Innervation: parasympathisch aus dem *N. facialis* (Intermediusanteil), sympathisch aus dem *Ganglion cervicale superius.*

Die *präganglionären parasympathischen* Fasern gelangen über die *Chorda tympani* in den *N. lingualis,* verlassen diesen nahe dem Hinterrand des M. mylohyoideus und ziehen zum 2. Neuron im *Ganglion submandibulare* am N. lingualis (Abb. **268**). Von dort treten die postganglionären Fasern zur Glandula sublingualis.

Die *sympathischen* Fasern kommen aus dem *postganglionären* Fasergeflecht, das die A. maxillaris umgibt, einem Ausläufer des *Plexus caroticus externus.*

Die **Unterkieferdrüse,** *Glandula submandibularis* (Abb. **261** u. **262**), liegt unterhalb des Mundbodens im *Trigonum submandibulare,* das von vorderem und hinterem Bauch des M. digastricus sowie von der Mandibula begrenzt wird. Die Drüse ist, gemeinsam mit den Nodi lymphatici submandibulares, in ein Faszienfach des oberflächlichen Blatts der Halsfaszie eingeschlossen. Ihr Ausführungsgang zieht dorsal vom Hinterrand des M. mylohyoideus auf die obere Seite des Mundbodens. Der *Ductus submandibularis* (Abb. **270**) wird häufig noch von einem hakenförmigen Drüsenfortsatz begleitet. Die Unterkieferdrüse ist eine gemischte, vorwiegend seröse Drüse.

Innervation: wie Unterzungendrüse.

f) Schlundenge

Die **Schlundenge,** *Isthmus faucium* (Abb. **265**), verbindet die Mundhöhle mit dem Rachenraum. Die Einengung des Speisewegs erfolgt durch den *vorderen* und den *hinteren Gaumenbogen, Arcus palatoglossus* und *Arcus palatopharyngeus.* Die Gaumenbögen schieben sich kulissenartig – je nach dem Kontraktionszustand ihrer Muskeln mehr oder weniger weit – in das Lumen vor.

Vorderer und hinterer Gaumenbogen jeder Seite fassen eine dreieckige Nische zwischen sich, die fast vollständig von der *Gaumenmandel, Tonsilla palatina,* ausgefüllt wird. Eine kleine Grube oberhalb der Tonsille, *Fossa supratonsillaris* (Abb. **273**), ist ein Rest der aus der 2. Schlundtasche hervorgegangenen embryonalen Tonsillarbucht. Ihre obere Begrenzung bildet die *Plica semilunaris,* eine bogenförmig vom vorderen zum hinteren Gaumenbogen verlaufende Schleimhautfalte, in deren Bindegewebsgerüst reichtlich Lymphozyten eingelagert sind.

Der Arcus palatoglossus verbreitet sich zungenwärts zu einem dreieckigen Feld, dessen freier hinterer Rand als *Plica triangularis* (Abb. **273**) die Tonsilla palatina von vorn etwas überdecken kann. Auch in die Plica triangularis können Lymphknötchen eingelagert sein.

Muskeln der Gaumenbögen. Die beiden Gaumenbögen werden von den *Mm. palatopharyngeus* und *palatoglossus* aufgeworfen.

Der **M. palatoglossus** (Abb. **268** u. **274**) setzt die Faserbündel des M. transversus linguae im vorderen Gaumenbogen zur Gaumenaponeurose fort.

Der **M. palatopharyngeus** (Abb. **274**) zieht im hinteren Gaumenbogen vom Gaumensegel zur Rachenwand (→ S. 762).

Innervation beider Muskeln: N. glossopharyngeus.

Wirkung der Muskeln der Gaumenbögen. Die *Mm. palatoglossi* beider Seiten bilden zusammen mit dem M. transversus linguae einen Muskelring, bei dessen Kontraktion sich der Isthmus faucium verengt. Ist ein Bissen von geeigneter Größe durch die Schlundenge hindurchgetreten, so schneiden die Mm. palatoglossi, unterstützt durch die *Mm. palatopharyngei,* den Bissen ab.

Die *Mm. palatoglossi* können bei fixierter Zunge als Antagonisten der Mm. tensor und levator veli palatini wirken und das Gaumensegel abwärts ziehen. Der *M. palatopharyngeus* ist darüber hinaus ein Schlundheber, mit einem zirkulären Faserzug auch »Schlundschnürer« (→ S. 763).

Die **Gaumenmandel,** *Tonsilla palatina* (Abb. **268** u. **269**), liegt beiderseits in der dreieckigen Nische zwischen dem vorderen und dem hinteren Gaumenbogen und grenzt mit ihrer medialen Oberfläche an die Schlundenge. Um die laterale Fläche der Gaumenmandel bildet die Faszie des oberen Schlundschnürers eine bindegewebige Kapsel, in der die Gaumenmandel in toto ausgeschält werden kann. Die großen Gefäße und Nerven im parapharyngealen Bindegewebsraum sind durch den oberen Schlundschnürer von der Tonsille getrennt.

Bei der chirurgischen Entfernung der Gaumenmandel, *Tonsillektomie,* ist die A. carotis interna durch den oberen Schlundschnürer relativ geschützt.

Die Tonsilla palatina besteht aus einem Überzug aus unverhorntem mehrschichtigem Plattenepithel und einer 1–2 cm dicken Unterlage aus lymphatischem Gewebe. Die dem Isthmus faucium zugewandte Oberfläche der Tonsille wird durch spaltförmige Einsenkungen, *Fossulae tonsillares,* vergrößert. Die verzweigten Endabschnitte der Fossulae bilden Krypten, *Cryptae tonsillares.*

Das Epithel der Kryptenwand ist häufig aufgelockert und von Lymphozyten und Granulozyten durchsetzt. Ausgewanderte Leukozyten, abgeschilferte Epithelzellen und Bakterien sammeln sich im Lumen der Fossulae an und bilden die weißlichen Tonsillarpfröpfe.

Unter der Bezeichnung **lymphatischer Rachenring** faßt man die paarigen *Gaumentonsillen,* die *Rachenmandeln* und die *Zungentonsille* zusammen. Er ist ein wichtiger Vorposten im Sinne einer »Frühwarnanlage« des Abwehrsystems am Beginn von Luft- und Speiseweg.

Gefäße der Gaumenmandel. Arterien (Abb. **277**). Zur Tonsilla palatina zieht – durch den oberen Schlundschnürer hindurch – der starke *R. tonsillaris* aus der *A. palatina ascendens* oder direkt aus der *A. facialis.* Schwächere Äste zur Gaumentonsille stammen aus der *A. lingualis* und aus der *A. pharyngea ascendens.*

Die **Venen** aus der Gaumentonsille fließen zum *Plexus pharyngeus* an der Rachenwand ab.

Die **Lymphe** aus der Tonsilla palatina wird zu den oberen *Nodi lymphatici cervicales laterales profundi,* u. a. zum *Nodus lymphaticus jugulodigastricus,* abgeleitet (Abb. **272**).

12. Hals

Der **Hals,** *Collum,* ist das bewegliche Verbindungsstück zwischen Kopf und Rumpf. Stützelement ist die (in Querschnitten annähernd zentral gelegene) lordotisch gekrümmte Halswirbelsäule (Abb. **276**), die den Kopf trägt. Dorsal liegen ihr die kräftig ausgebildete Nackenmuskulatur (kraniale Züge des M. erector spinae) sowie die zum Schultergürtel ziehenden Mm. trapezius und levator scapulae (im kaudalen Bereich auch der M. rhomboideus) auf. Die Vorderfläche der Halswirbelkörper grenzt in einem schmalen, muskelfreien Längsstreifen an den ventral der Halswirbelsäule gelegenen *Eingeweideraum,* der von der (eigentlichen) *Halsmuskulatur* und der prätrachealen bzw. prävertebralen Schicht der *Halsfaszie* umschlossen wird.

Im *Eingeweideraum* liegen die unpaaren *Eingeweiderohre* (Rachen und Halsteil der Speiseröhre sowie Kehlkopf und Halsteil der Luftröhre) und die *endokrinen Organe* Schilddrüse und Epithelkörperchen.

Beim Neugeborenen und beim Kleinkind reicht der Thymus (hervorgegangen aus dem Epithel der 3. Schlundtasche) aus dem oberen Mediastinum noch in den Halsbereich.

Die großen *Leitungsbahnen,* die Kopf und Rumpf verbinden (A. carotis communis, V. jugularis interna, Lymphstrang des Halses, N. vagus, Truncus sympathicus), verlaufen jeweils im dorsolateralen Grenzbereich des Eingeweideraums und sind durch Bindegewebszüge (Faszienblätter) von den Eingeweiden und den Muskelschichten abgegrenzt.

Die Leitungsbahnen der oberen Extremität benutzen den Hals als Durchzugsgebiet (Vasa subclavia, Lymphstrang des Arms) oder entstehen im Halsbereich (Plexus brachialis); schließlich läßt sich stammesgeschichtlich die Muskulatur der oberen Extremität auf Baumaterial aus den unteren Zervikalmyotomen zurückführen.

Die kraniale *Grenze des Halses* ist durch eine Linie festgelegt, die am Unterrand des Corpus mandibulae entlang verläuft, über die Spitze des Proc. mastoideus hinweg zieht und längs der Linea nuchae superior zur Protuberantia occipitalis externa führt. Die kaudale Grenze wird durch den Oberrand des Manubrium sterni, durch Clavicula, Acromion, Spina scapulae und Proc. spinosus des 7. Halswirbels bestimmt.

Die Querschnittsfläche des Halses ähnelt somit nahe der Kopf-Hals-Grenze einem mit der Längsachse sagittal gestellten Oval, in Höhe des Kehlkopfes eher einem Kreis. Rumpfnah dagegen steht die größte Achse der wiederum eiförmigen Querschnittsfläche frontal.

Durch eine jederseits vom Proc. mastoideus zum Acromion verlaufende Linie wird an der Körperoberfläche der *Hals* (im engeren Sinne), *Cervix,* vom *Nacken, Nucha,* abgegrenzt.

Der Aufbau des Nackens wurde bereits auf S. 455ff., die Verankerung der oberen Extremität an Brustwand und Hals auf S. 180ff. besprochen. Die folgenden Ausführungen betreffen vor allem den »Hals im engeren Sinne«. Die im Trigonum submandibulare gelegene Mundbodenmuskulatur, die Glandula submandibularis und die durch diese Region verlaufenden Leitungsbahnen zur Zunge und zum Gesicht wurden bei den entsprechenden Abschnitten des Kapitels »Kopf« beschrieben.

A. Halswand

1. Bewegungsapparat des Halses

Vom Bewegungsapparat des Halses sind, nachdem Halswirbelsäule und Nackenmuskulatur bereits abgehandelt wurden, als passiver Anteil noch das Zungenbein und seine Bandverbindungen, als aktiver Anteil die (eigentlichen) Halsmuskeln darzustellen.

a) Zungenbein und Bandverbindungen

Das **Zungenbein,** *Os hyoideum* (Abb. **283**), ähnelt in der Form einem Hufeisen. Dem queren *Zungenbeinkörper, Corpus ossis hyoidei,* ist beiderseits das schlanke *Cornu majus* angefügt, das – nach hinten und etwas nach außen gerichtet – mit einer knopfförmigen Verdickung endet. An der Grenze von Körper und großem Zungenbeinhorn springt jederseits das *kleine Zungenbeinhorn, Cornu minus,* als (meist) kurzer, kegelförmiger Fortsatz schräg nach hinten oben vor.

Zungenbeinkörper und großes Horn sind durch die Haut tastbar. Bei geradeaus gerichtetem Blick liegt das Zungenbein in Höhe der Knickstelle, an der die vertikale Halskontur in die annähernd horizontale Kontur des Mundbodens übergeht (Scheitel des »Mundboden-Halswinkels«, der in dieser Stellung etwa 90° beträgt, Abb. **265**). Da das Zungenbein als knöcherne Inskription in die von der Mundboden- und der unteren Zungenbeinmuskulatur gebildete Muskelschlinge eingefügt ist, besitzt es einen gewissen Bewegungsspielraum, der beim Schluckakt, aber auch bei Bewegungen der Halswirbelsäule oder der Zunge genutzt wird. Die bindegewebige Anheftung an der Schädelbasis (durch das Lig. stylohyoideum) läßt jedoch das Zungenbein nicht über den vierten Halswirbel hinaus kaudalwärts treten.

Bei einer *Fraktur* des Zungenbeinkörpers (oder des Griffelfortsatzes des Schläfenbeins sowie bei einer Zerreißung des Lig. stylohyoideum) sinkt das Zungenbein auf den Kehlkopf hinab. Zungenbein (und Kehlkopf) lassen sich beim Schluckakt nicht mehr in typischer Weise durch die Mundbodenmuskulatur nach oben und vorn (unter die Zunge) ziehen. Wird der untere Atemweg nicht ausreichend verschlossen, so kann sich der Verletzte verschlucken (Gefahr der Aspirationspneumonie).

Die **Ossifikation** des *Zungenbeins* beginnt in Körper und großem Horn vor der Geburt. Das kleine Zungenbeinhorn kann lange (oder dauernd) knorpelig bleiben.

Das Baumaterial für das Zungenbein stammt aus den Knorpeln des 2. und des 3. Kiemenbogens.

Das **Lig. stylohyoideum** (Abb. **268**) verbindet die Schädelbasis mit dem Zungenbein. Es zieht von der Spitze des Proc. styloideus, der an der Unterfläche der Felsenbeinpyramide vorspringt, zum Cornu minus. Das Band kann teilweise (selten vollständig) verknöchern.

Die **Membrana thyrohyoidea** (Abb. **283**) spannt sich zwischen dem kranialen Rand des Schildknorpels und dem Zungenbein aus, wo sie – an der Innenfläche vorbei – zum Oberrand von Körper und großem Zungenbeinhorn zieht. Die zugfeste Membran bestimmt, wie weit sich Kehlkopf und Zungenbein voneinander enfernen können. Den jeweiligen Abstand regelt der M. thyrohyoideus.

Der nicht von Muskeln bedeckte Mittelteil der Membran (zwischen Incisura thyroidea superior und Zungenbeinkörper) ist durch elastische Längszüge zum *Lig. thyrohyoideum medianum* verstärkt und kann durch die Haut als federnder Widerstand getastet werden. In den Hinterrand der Membran (zwischen oberem Horn des Schildknorpels und Hinterende des großen Zungenbeinhorns) sind ebenfalls elastische Verstärkungszüge eingelagert. Dieser Abschnitt der Membran wird als *Lig. thyrohyoideum laterale* gesondert benannt. Das Band enthält meist ein weizenkorngroßes Knorpelelement aus elastischem Knorpel, *Cartilago triticea,* das im mittleren Lebensalter häufig verknöchert.

Die *Bursa retrohyoidea* liegt als Schleimbeutel zwischen der Membrana thyrohyoidea und der Innenfläche des Zungenbeinkörpers. Sie schiebt sich beim Mann meist unter die am Unterrand des Os hyoideum fixierte Lamina praetrachealis der Halsfaszie vor und erleichtert Gleitbewegungen der Membran gegen den Zungenbeinkörper und die untere Zungenbeinmuskulatur.

b) Anordnung und Innervation der Halsmuskulatur

Die **Halsmuskulatur** läßt sich gliedern in
eine *oberflächliche Schicht,* bestehend aus
- dem *Platysma* und dem *M. sternocleidomastoideus* sowie
- den *Mm. infrahyoidei* (untere Zungenbeinmuskulatur = Rektusgruppe des Halses), und

eine *tiefe Schicht,* bestehend aus
- den *Mm. scaleni* (Treppenmuskeln) und
- den *prävertebralen Halsmuskeln* (Longusgruppe).

Oberflächliche Schicht der Halsmuskeln

Das **Platysma** (Abb. **258**) stellt den im Halsbereich verbliebenen Anteil der oberflächlichen Fazialismuskulatur dar, die aus dem Muskelmaterial des 2. Kiemenbogens (Zungenbeinbogen) hervorgegangen ist.

Die gesamte übrige oberflächliche Fazialismuskulatur hat sich vollständig in die Kopfregion verlagert und bildet die mimische Muskulatur.

Das Platysma ist eine sehr dünne, unmittelbar unter der Haut gelegene Muskelplatte, die sich vom Unterkieferrand bis in Höhe der 2. (3.) Rippe und bis zum Acromion ausbreitet.

Das Platysma liegt dem oberflächlichen Blatt der Halsfaszie auf und zieht über die auf diesem Faszienblatt verlaufende V. jugularis externa hinweg (Abb. **276**). Kranial heften sich die Muskelfasern am Unterkiefer und an der Gesichtshaut an, zahlreiche Bündel durchflechten sich mit Faserzügen der mimischen Muskulatur. Kaudal endet das Platysma mit einzelnen, ungleich langen Bündeln in der Subcutis, zum Teil auch im kutanen Bindegewebe. Die medialen Fasern der Muskeln beider Seiten überkreuzen sich in der Regel unterhalb des Kinns. Sie divergieren nach kaudal, so daß eine dreieckige mediane Fläche der Regio cervicalis anterior vom Platysma unbedeckt bleibt.

Innervation: R. colli n. facialis aus dem Plexus parotideus über den N. transversus colli (→ S. 670).

Der **M. sternocleidomastoideus** (Abb. **275**), ein Branchialmuskel aus Material des 6. Kiemenbogens, entspringt mit zwei Köpfen, welche die Fossa supraclavicularis minor zwischen sich fassen, vom Oberrand des Manubrium sterni und vom sternalen Ende der Clavicula. Der Muskelbauch verläuft, eingescheidet in die Lamina superficialis fasciae cervicalis (Abb. **276**), schräg aufwärts in einer leichten Schraubentour über die laterale Fläche des Halses und inseriert mit kräftiger Sehne am Proc. mastoideus und an der Linea nuchae superior. Die am Ursprung nach ventral gerichtete Fläche des Muskels blickt am Ansatz nach lateral.

Innervation: N. accessorius sowie über ventrale Äste des 2.–4. Zervikalnervs (vor allem über den N. occipitalis minor) für die aus Halsmyotomen stammenden Muskelfasern.

Der N. accessorius tritt an der Grenze zwischen kranialem und mittlerem Drittel (entweder vollständig oder nur mit den Fasern für den M. sternocleidomastoideus) von der Unterseite in den Muskel ein.

Die **unteren Zungenbeinmuskeln,** *Mm. infrahyoidei* (Abb. **275** u. **276**), stellen die kraniale Fortsetzung des Rektussystems des Rumpfes (M. rectus abdominis) dar und spannen sich zwischen Sternum und Zungenbein aus.

Die mehr oder minder deutlich ausgebildeten Schaltsehnen grenzen keine echten Metamere ab, sondern markieren Muskelabschnitte, die auch Material von Nachbarsomiten enthalten (Pseudometamerie).

Als einziger Muskel des Rektussystems des Halses verläuft der M. geniohyoideus kranial vom Zungenbein; er gehört somit in die Gruppe der Mm. suprahyoidei.

Innervation: die Mm. infrahyoidei werden – mit Ausnahme des M. thyrohyoideus – durch Äste der Ansa cervicalis innerviert.

Zu dieser Nervenschlinge verbinden sich die Radix superior (Fasern der Rr. ventrales des 1. und des 2. Zervikalnervs, die sich vorübergehend dem N. hypoglossus anlegen) und die Radix inferior (Fasern der Rr. ventrales der Nn. cervicales II, III [IV]).

Der R. thyrohyoideus (aus $C_{1,2}$) verläßt den N. hypoglossus erst nach Abgang der Radix superior ansae cervicalis.

Zur den unteren Zungenbeinmuskeln rechnet man die vier nachfolgend beschriebenen Muskeln:

Der **M. sternohyoideus** entspringt von der Dorsalfläche des Manubrium sterni und vom Sternoklavikulargelenk. Nach kranial nähert er sich der Mittellinie und inseriert am Unterrand des Zungenbeinkörpers.

Der **M. sternothyroideus** hat seinen Ursprung ebenfalls auf der Hinterfläche des Manubrium sterni, dorsal und etwas medianwärts vom vorigen. Er verläuft steil aufwärts und heftet sich an und hinter der Linea obliqua des Schildknorpels an (Abb. **268**).

Auch hier kann – wie im M. sternohyoideus – in Höhe des oberen Sternalrandes eine Schaltsehne mehr oder minder deutlich ausgebildet sein.

Der **M. thyrohyoideus** (Abb. **271**) bildet die kraniale Fortsetzung des M. sternothyroideus zum Zungenbein (Insertion an Körper und ventraler Hälfte des großen Horns).

Die Trennung der beiden Muskeln ist unvollkommen, da die lateralen Faserbündel des M. sternothyroideus in den M. thyrohyoideus übergehen und bis zum Zungenbein verlaufen.

Vom M. thyrohyoideus kann sich der variable **M. levator glandulae thyroideae** abspalten, dessen Faserbündel vom Kaudalteil des Muskels, vom Schildknorpel oder vom Zungenbein zum Isthmus der Schilddrüse oder zu einem Lobus pyramidalis ziehen.

Der **M. omohyoideus** entspringt am Oberrand der Scapula, medial von der Incisura scapulae, sowie am Lig. transversum scapulae superius und zieht zum Zungenbeinkörper. Er wird durch eine Zwischensehne in einen kaudalen und einen kranialen Muskelbauch, *Venter inferior* und *Venter superior*, gegliedert.

Der Muskel entspricht dem lateralen Randstreifen einer bei Reptilien breiten Muskelplatte, die ihren Ursprung bis auf die Scapula ausgedehnt hat und deren medialer Anteil als M. sternohyoideus erhalten bleibt. So erklärt sich der – abweichend von den übrigen Muskeln der Rektusgruppe – lateral gelegene Ursprung am Oberrand der Scapula. Die Schaltsehne liegt oberhalb der Clavicula, hinter dem M. sternocleidomastoideus, und kreuzt die großen Halsgefäße. Der Venter superior bildet mit dem Venter inferior einen stumpfen, nach dorsokranial offenen Winkel und inseriert am Zungenbeinkörper, lateral vom M. sternohyoideus. Die beiden Muskelbäuche werden von der Lamina praetrachealis fasciae cervicalis umschlossen, die mit der Zwischensehne fest verwachsen ist und somit den Muskel mit der Clavicula verbindet.

Tiefe Schicht der Halsmuskeln

Die **Mm. scaleni** (Abb. **275** u. **276**) bilden ein zeltartiges Dach über der Pleurakuppel und schließen den dorsolateralen Abschnitt der oberen Thoraxapertur kranial ab. Die Muskeln treten im Halsbereich an die Stelle der

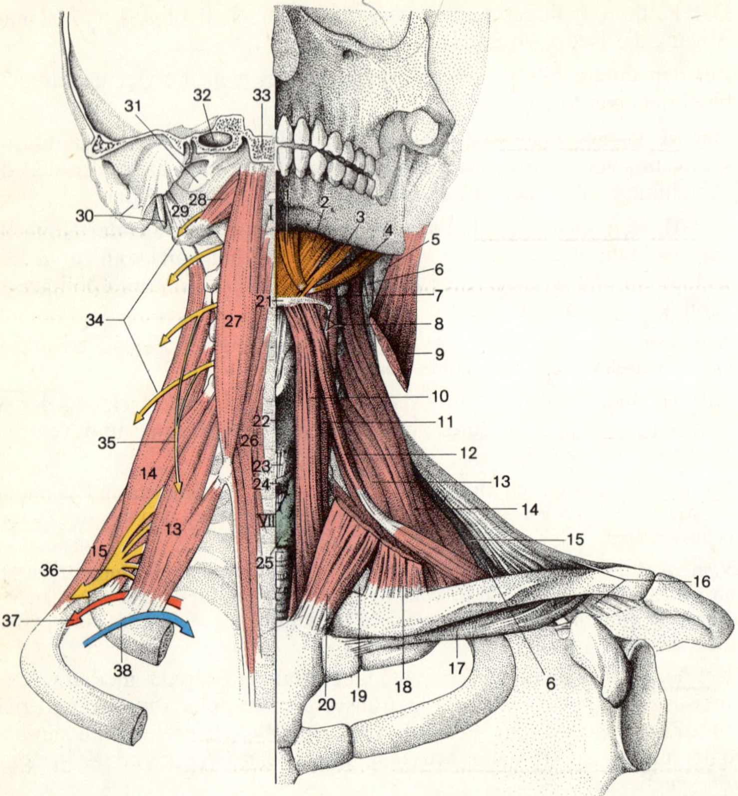

Abb. **275. Mundbodenmuskeln** ▪ **und Halsmuskulatur** ▪, Ansicht von ventral

Muskeln des Mundbodens, M. sternocleidomastoideus und untere Zungenbeinmuskeln (linke Halsseite) sowie Mm. scaleni und prävertebrale Halsmuskeln (rechte Seite) (linker M. sternocleidomastoideus über den infrahyalen Muskeln durchtrennt, rechte Schädelhälfte durch Frontalschnitt vor dem knöchernen äußeren Gehörgang, rechte Hälfte des Zungenbeins, des Kehlkopfskeletts und des Sternum sowie rechtes Schlüsselbein entfernt)

I Arcus anterior atlantis

1 M. digastricus, Venter anterior
2 M. mylohyoideus
3 M. stylohyoideus
4 M. digastricus, Venter posterior
5 M. longissimus capitis
6 M. levator scapulae
7 M. hyoglossus
8 M. thyrohyoideus und Lig. thyrohyoideum laterale

VII Körper des 7. Halswirbels

9 M. sternocleidomastoideus
10 M. sternohyoideus
11 M. sternothyroideus
12 M. omohyoideus
13 M. scalenus anterior
14 M. scalenus medius
15 M. scalenus posterior
16 M. trapezius

Mm. intercostales und ihrer Derivate, sie stehen in enger genetischer Beziehung zur dorsalen Gruppe der Schultergürtelmuskeln.

Innervation: aus den Rr. ventrales der Spinalnerven C_4–C_8 (Th_1), zum Teil über den N. dorsalis scapulae.

Der **M. scalenus anterior** entspringt am Tuberculum anterius des 3. bis 6. Halswirbelquerfortsatzes und zieht zum Tuberculum m. scaleni anterioris an der Oberfläche der 1. Rippe.

Der **M. scalenus medius,** der kräftigste der Treppenmuskeln, hat seinen Ursprung (in der zwischen vorderem und hinterem Höcker gelegenen Rinne) am Proc. transversus des 3.–7. Halswirbels und erhält oft akzessorische Ursprungszacken von Atlas und Axis. Der Muskel inseriert dorsolateral vom Sulcus a. subclaviae an der 1. Rippe, gelegentlich auch mit einigen Faserbündeln an der Außenfläche der 2. Rippe.

Durch die von den Mm. scalenus anterior und scalenus medius begrenzte **Skalenuslücke** treten die A. subclavia und der Plexus brachialis hindurch (Abb. **275** u. **277**); die V. subclavia zieht vor dem Ansatz des M. scalenus anterior über die 1. Rippe hinweg. Die Skalenuslücke kann durch den inkonstanten **M. scalenus minimus** unterteilt werden, der vom Tuberculum anterius des (6.) 7. Halswirbelquerfortsatzes entspringt. Seine Fasern heften sich – unmittelbar dorsal vom M. scalenus anterior – an der 1. Rippe (Innenrand) an und strahlen in die Membrana suprapleuralis ein. Die A. subclavia verläuft ventral vom M. scalenus minimus, die kaudalen »Wurzeln« des Plexus brachialis ($C_{(6)\,7}$, Th_1) ziehen dorsal davon durch die Skalenuslücke.

Der **M. scalenus posterior** kommt vom Tuberculum posterius des 5. und 6. Halswirbelquerfortsatzes, wendet sich mit seinem Muskelbauch um den dorsalen Rand des M. scalenus medius nach ventral und heftet sich an der Außenfläche der 2., manchmal auch der 3. Rippe an.

Prävertebrale Halsmuskeln (Abb. **275**). Die drei Muskeln der »Longusgruppe« füllen die Rinne aus, die von der Vorder-Seitenfläche der Hals-

◀ 17 M. subclavius
18 klavikulärer Kopf des M. sternocleidomastoideus
19 Fossa supraclavicularis minor
20 sternaler Kopf des M. sternocleidomastoideus
21 Os hyoideum
22 Cartilago thyroidea
23 M. cricothyroideus und Lig. cricothyroideum
24 Cartilago cricoidea
25 Glandula thyroidea
26 M. longus colli
27 M. longus capitis
28 M. rectus capitis anterior
29 M. rectus capitis lateralis
30 Proc. mastoideus und Proc. styloideus des Os temporale
31 Foramen jugulare
32 Canalis caroticus
33 Pars basilaris des Os occipitale, Sägefläche
34 »Wurzeln« des Plexus cervicalis: Rr. ventrales der Nn. cervicales I–IV
35 N. phrenicus
36 »Wurzeln« des Plexus brachialis: Rr. ventrales der Nn. cervicales V–VIII und des N. thoracicus I
37 A. subclavia in der Skalenuslücke
38 V. subclavia vor dem M. scalenus anterior

sowie der kranialen drei Brustwirbelkörper und deren Querfortsätzen gebildet wird.

Der **M. rectus capitis anterior** liegt am weitesten kranial zwischen Atlas und Hinterhaupt (→ S. 492). Er ist im allgemeinen ein unisegmentaler Muskel, der lediglich vom R. ventralis des 1. Zervikalnervs versorgt wird.

Die *Mm. longus capitis* und *longus colli* sind oft nicht deutlich voneinander abzugrenzen. Sie besitzen eine komplizierte Fiederung mit longitudinalen und schrägen Faserzügen. Ihre Muskelmasse wird meist unvollkommen von Schaltsehnen durchsetzt.

Der **M. longus capitis** zieht von den Procc. transversi des 3. bis 6. Halswirbels zur Pars basilaris des Os occipitale.

Innervation: Rr. ventrales des Nn. cervicales I–V (VI).

Der **M. longus colli** entspringt an den Wirbelkörpern der drei unteren Hals- und drei oberen Brustwirbel sowie an den Querfortsätzen des 2. bis 5. Halswirbels. Seine Fasern inserieren an den Querfortsätzen des 5. bis 7. Halswirbels, an den 2. bis 4. Halswirbelkörpern und am Tuberculum anterius des Atlas.

Innervation: Rr. ventrales der Nn. cervicales II–VI.

c) Wirkung der Halsmuskulatur

Entsprechend der verschiedenartigen »Angriffspunkte« der Halsmuskeln ist ihre Wirkung recht unterschiedlich und vielseitig. Gesichts- und Halshaut werden durch das Platysma unmittelbar bewegt. Die Form des Halses ändert sich jedoch auch beim Senken des Unterkiefers (unter Mitwirkung der unteren Zungenbeinmuskeln) oder beim Vorwärtsneigen von Kopf und Hals (durch die prävertebralen Muskeln).

Hals- und Nackenmuskeln wirken bei Kopfbewegungen zusammen und bringen die großen Sinnesorgane am Kopf jeweils in eine günstige Position. Je nach Art der Körperbewegung führt der Kopf Mit- oder Gegenbewegungen (zur Erhaltung des Gleichgewichts) aus, an denen Halsmuskeln (M. sternocleidomastoideus, Mm. scaleni, prävertebrale Muskeln) beteiligt sind. Hals- und damit verbundene Kopfbewegungen sind häufig charakteristische Ausdrucksbewegungen.

Den Mm. scaleni kommt eine wesentliche Bedeutung für die Rippenhebung bei ruhiger Atmung zu. Die unteren Zungenbeinmuskeln spielen eine wichtige Rolle beim Kauvorgang und beim Schluckakt. Gleichzeitig bestimmen sie die Lage des Kehlkopfs zwischen Zungenbein und oberer Thoraxapertur.

Das **Platysma** vermag durch seine Anheftung an der Haut der Wange und der Unterlippe das Mienenspiel zu beeinflussen. Bei sehr kräftiger und plötzlicher, bei den meisten Menschen nicht willkürlich auszulösender

Kontraktion (z. B. beim Erschrecken) nähern sich kraniales und kaudales Ende der Fasern einander, die Halshaut wird gestaucht und vorgedrängt (der Hals erscheint verdickt) und der Kiefer wird abwärts gezogen.

Die Kontraktion des Platysma führt zu einer Erweiterung der oberflächlichen Venen, im Bereich des Trigonum caroticum auch der unter der oberflächlichen Faszienschicht gelegenen tiefen Venen, und begünstigt somit den Rückstrom des Bluts aus dem Kopf in den Thorax.

Der **M. sternocleidomastoideus** dreht bei einseitiger Kontraktion das Gesicht nach der Gegenseite und neigt den Kopf nach der gleichen Seite. Zusammen mit den Nackenmuskeln regulieren die beiden Mm. sternocleidomastoidei die Kopfhaltung. Bei plötzlicher starker Anspannung der Muskeln wird der Kopf »in den Nacken geworfen«.

Die **Mm. infrahyoidei** bestimmen zusammen mit den oberen Zungenbeinmuskeln, den Mm. suprahyoidei, durch ihren Tonus die Lage des Zungenbeins.

M. sternothyroideus und *M. thyrohyoideus* regeln den Abstand des Kehlkopfes vom Zungenbein. Die infrahyalen Muskeln können das Zungenbein abwärts ziehen. Zusammen mit den oberen Zungenbeinmuskeln und dem unteren Kopf des M. pterygoideus lateralis vermögen sie den Kiefer auch gegen Widerstand zu öffnen. Sie können den Kopf senken und die Halswirbelsäule beugen, sofern die Nackenmuskeln ihre Spannung herabsetzen. Bei der Kontraktion der *Mm. omohyoidei* wird der von den beiden Muskelbäuchen gebildete Winkel vergrößert und die Lamina praetrachealis der Halsfaszie angespannt.

Tiefe Halsmuskeln. Die *Mm. scaleni* heben die (kranialen) Rippen und wirken somit inspiratorisch (→ S. 528). Bei einseitiger Kontraktion vermögen sie die Halswirbelsäule seitwärts zu ziehen und geringgradig nach derselben Seite zu drehen. Die Mm. scaleni anteriores helfen bei der Beugung der Halswirbelsäule mit.

Der *M. longus colli* kann die Halswirbelsäule beugen und bei einseitiger Kontraktion etwas nach derselben Seite drehen. Der *M. longus capitis* neigt zusammen mit dem *M. rectus capitis anterior* den Kopf nach vorn.

Lähmungen: Eine isolierte Lähmung des *M. sternocleidomastoideus* ist sehr selten. Die Neigung des Kopfes nach der geschädigten Seite und die Drehung des Gesichts nach der gesunden Seite sind auch dann abgeschwächt möglich, da der Ausfall des M. sternocleidomastoideus z. T. durch die Wirkung der zu Kopf und Atlas ziehenden Nackenmuskeln kompensiert wird.

Die *Mm. infrahyoidei* sind nur bei vollständiger Zerstörung der ganzen Ansa cervicalis gelähmt. Der Schildknorpel weicht in diesem Fall nach der gesunden Seite ab.

Bei einer Lähmung der *Mm. scaleni* ist die Brustatmung auf Dauer nicht oder nicht nennenswert beeinträchtigt. Die Mm. intercostales externi können sie in ihrer Wirkung als Rippenheber weitgehend ersetzen.

Der *M. sternocleidomastoideus* ist beim (sogenannten) angeborenen muskulären *Schiefhals, Torticollis,* verkürzt und narbig degeneriert. Der Kopf ist nach der kranken Seite geneigt und zur gesunden Seite gedreht. Neben schweren Deformitäten der Halswirbelsäule können Asymmetrien des Gesichts und des Kopfes entstehen.

2. Halsfaszie

Fascia cervicalis (Abb. **258, 265** u. **276**). Das Bindegewebssystem, das im Halsbereich Muskeln, Eingeweiderohre und Leitungsbahnen umschließt, gegeneinander abgrenzt und gleichzeitig miteinander verbindet, verdichtet

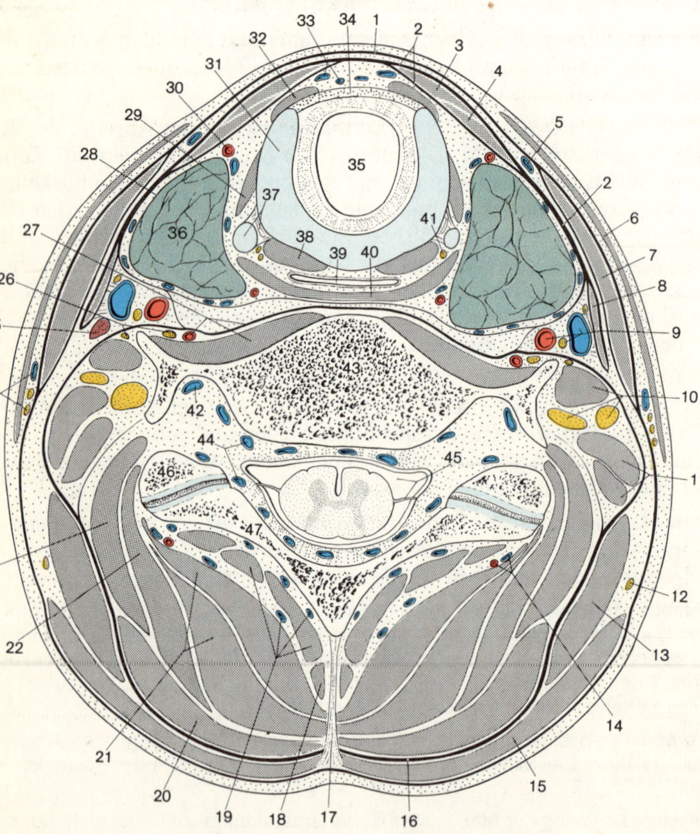

Abb. 276. **Halsquerschnitt** durch den Körper des 7. Halswirbels und die Articulatio cricothyroidea, Ansicht der Schnittfläche von kranial

sich zu drei, in den verschiedenen Regionen ungleich kräftigen Bindegewebsblättern. Sie grenzen wichtige Verschiebespalte ab und werden in ihrer Gesamtheit als *Halsfaszie, Fascia cervicalis,* bezeichnet.

Da die Benennung der drei Blätter des zusammenhängenden Bindegewebssystems etwas umständlich ist, spricht der Kliniker vereinfachend nur von oberflächlicher, mittlerer und tiefer Halsfaszie.

Das *oberflächliche* Faszienblatt, *Lamina superficialis fasciae cervicalis,* liegt unter dem Platysma. Es umgreift die ventrolaterale Fläche des Halses und setzt sich nackenwärts in die Fascia nuchae und die dem M. trapezius aufliegende oberflächliche Rückenfaszie fort. Die Lamina superficialis ist an der Vorderfläche von Manubrium sterni und Clavicula, am Zungenbein und am Unterrand der Mandibula befestigt. Kaudal steht sie mit der Fascia pectoralis in Verbindung. Oberhalb des Zungenbeins schließt das oberflächliche Blatt der Halsfaszie die Glandula submandibularis ein, am Unterkieferwinkel geht sie in die Fascia masseterica und die Fascia parotidea über. Der M. sternocleidomastoideus wird von der Lamina superficialis eingescheidet. Die äußere Hüllschicht ist über dem ansatznahen Drittel des Muskels recht kräftig. Im kranialen Abschnitt des seitlichen Halsdrei-

◀ 1 Lamina superficialis fasciae cervicalis
2 Lamina praetrachealis fasciae cervicalis
3 M. sternohyoideus
4 M. sternothyroideus
5 V. jugularis anterior
6 Platysma
7 M. sternocleidomastoideus
8 M. omohyoideus
9 Gefäß-Nervenstrang des Halses zum Kopf: Ansa cervicalis, A. carotis communis, N. vagus, V. jugularis interna
10 M. scalenus anterior und »Wurzeln« des Plexus brachialis
11 Mm. scalenus medius und scalenus posterior
12 N. accessorius
13 M. levator scapulae
14 A. und V. cervicalis profunda
15 M. trapezius
16 Fascia nuchae
17 Lig. nuchae
18 M. spinalis
19 M. multifidus und Plexus venosus vertebralis externus posterior
20 M. splenius (cervicis und capitis)
21 M. semispinalis (cervicis und capitis)
22 M. longissimus (cervicis und capitis)
23 M. iliocostalis cervicis
24 V. jugularis externa und Nn. supraclaviculares
25 Nodus lymphaticus jugularis lateralis
26 N. phrenicus und Truncus sympathicus
27 Lamina praevertebralis fasciae cervicalis, M. longus colli, A. vertebralis
28 Organkapsel der Glandula thyroidea
29 M. cricoarytaenoideus lateralis
30 R. anterior der A. thyroidea superior
31 Cartilago cricoidea
32 M. cricothyroideus
33 Äste der V. thyroidea superior
34 Lig. cricothyroideum
35 Cavitas infraglottica
36 Lobus sinister der Glandula thyroidea
37 Cornu inferius der Cartilago thyroidea und Articulatio cricothyroidea
38 M. cricoarytaenoideus posterior
39 Pars laryngea pharyngis
40 M. constrictor pharyngis inferior
41 N. laryngeus inferior
42 V. vertebralis
43 Körper des 7. Halswirbels
44 Plexus venosi vertebrales interni in der Cavitas epiduralis
45 Cavitas subarachnoidea und Lig. denticulatum
46 Proc. articularis superior des 1. Brustwirbels
47 Bogen des 7. Halswirbels

ecks sind oberflächliches und tiefes Faszienblatt miteinander verschmolzen.

Das *mittlere* Blatt der Halsfaszie, *Lamina praetrachealis fasciae cervicalis,* ist relativ derb und liegt als dreieckige Faszienschürze vor den Halseingeweiden. Kaudal ist die Lamina praetrachealis an der Rückfläche der beiden Schlüsselbeine und des Brustbeins angeheftet, kranial reicht sie bis zum Zungenbein. Das Faszienblatt umschließt die unteren Zungenbeinmuskeln. Es kann vom M. omohyoideus gespannt werden, mit dessen Zwischensehne es fest verwachsen ist. Hierbei wird das Lumen der V. jugularis interna erweitert, da sich die Lamina praetrachealis an der Bildung der Gefäßscheide beteiligt und mit der Venenwand verbunden ist.

Ganz allgemein »lüften« Züge der mittleren Faszienlage die durchtretenden oberflächlichen Halsvenen und von der Bindegewebsschicht bedeckte tiefe Venen (aus Hals- und Schultergürtelbereich).

Oberhalb des Sternum liegt zwischen der Lamina superficialis und der Lamina praetrachealis fasciae cervicalis ein mit Fettgewebe und Venen gefüllter Raum, der seitlich bis zum M. sternocleidomastoideus, kranialwärts etwa bis zum Isthmus der Glandula thyroidea reicht. Er wird häufig als *Spatium suprasternale* bezeichnet.

Das *tiefe* Blatt der Halsfaszie, *Lamina praevertebralis fasciae cervicalis,* ist an dem muskelfreien Mittelstreifen der Wirbelsäule, am Lig. longitudinale anterius, angeheftet und überkleidet die prävertebralen Halsmuskeln sowie die Mm. scaleni. Kranial ist die tiefe Faszienschicht an der Schädelbasis fixiert, kaudal geht sie in die Fascia endothoracica über (Bindegewebsstraße zum Mediastinum).

Vom M. scalenus medius aus erreicht die Lamina praevertebralis die Clavicula, mit den Mm. scaleni medius und posterior gelangt sie an die Außenfläche des Brustkorbs und bedeckt den Plexus brachialis und die A. subclavia – Leitungsbahnen zur oberen Extremität.

Aus dem Bindegewebssystem des Halses, speziell aus der Lamina praevertebralis, strahlen Bindegewebszüge, gelegentlich durch einen Sehnenzug des M. scalenus anterior verstärkt, zur Membrana suprapleuralis und tragen zur Fixation der Pleurakuppel bei.

Die Lamina praevertebralis liegt dorsal vom Gefäß-Nervenstrang des Halses zum Kopf. Lateral davon steht sie mit der Faszie des M. levator scapulae, mit der Fascia nuchae und mit dem oberflächlichen Blatt der Halsfaszie in Verbindung.

B. Oberflächenanatomie des Halses

1. Oberflächenrelief des Halses und tastbare Skeletteile

Das **Oberflächenrelief** des Halses (Abb. **253**) wird beim Gesunden wesentlich durch Menge und Verteilung des subkutanen Fettgewebes und durch die Ausprägung der Muskulatur bestimmt. Beim Mann springt die *Prominentia laryngea* des Schildknorpels als *Adamsapfel* meist deutlich vor, während der um etwa ein Drittel kleinere weibliche Kehlkopf die mediane Konturlinie des Halses nur geringgradig vorwölbt. In Höhe des Zungenbeins wird die Grenze des Mundbodens äußerlich durch eine quere Hautfurche, *Zungenbeinfurche,* markiert, die besonders bei Säuglingen und Kleinkindern ausgeprägt ist. Am muskulösen Hals wulstet sich beiderseits der M. sternocleidomastoideus vor. An seinem Vorderrand läßt sich – etwa in der Mitte einer Kieferwinkel und Drosselgrube verbindenden Linie – der Puls der A. carotis communis tasten. Im Bereich der Drosselgrube und oberhalb des Schlüsselbeins sinkt die Haut ein.

Die nicht vergrößerte Schilddrüse ruft keine auffällige Verdickung des Halses hervor. Sie kann sich beim Schluckakt mehr oder minder deutlich abzeichnen, wenn sie zusammen mit dem Kehlkopf nach kranial wandert und wieder absteigt.

Beim *Kropf* (= Struma) wölbt sich die Halshaut entsprechend stark vor.

Der Hals erscheint lang und schlank, wenn die obere Thoraxapertur deutlich schräg gestellt, die Kontur des M. trapezius ausgesprochen konkav geformt und das subkutane Fettgewebe nur mäßig ausgebildet ist. Liegt der Oberrand des Brustbeins relativ hoch, verläuft die Randlinie des M. trapezius in einem flachen Bogen seitwärts und ist das Fettpolster kräftig entwickelt, so wirkt der Hals kurz und dick.

Tastbare Skeletteile (Abb. **253**). Am Hals läßt sich der knöcherne »Rahmen« (Oberrand des Sternum, Clavicula, Acromion, Unterrand der Mandibula, Proc. mastoideus) leicht tasten. Zungenbeinkörper und großes Horn, Oberrand des Schildknorpels, Schildknorpelplatte und Ringknorpelbogen sind für den tastenden Finger ebenfalls erreichbar. Ist das Querstück der Schilddrüse nur schwach ausgebildet, so läßt sich die Trachea in die Tiefe der Drosselgrube verfolgen.

Für die **Regionengliederung** des Halses bildet der M. sternocleidomastoideus eine wichtige Grenzmarke. Das über dem Muskel gelegene Areal wird als *Regio sternocleidomastoidea,* das von seinen beiden Köpfen und dem Schlüsselbein eingefaßte, vertiefte dreieckige Feld als *Fossa supraclavicularis minor* bezeichnet (Abb. **275**).

Das *mittlere Halsdreieck,* die unpaare *Regio cervicalis anterior,* wird durch die beiden Mm. sternocleidomastoidei und den Unterrand des Unterkiefers begrenzt. In dieser Region liegen die Halseingeweide sowie die Kopf und Rumpf verbindenden Gefäß-Nervenstraßen.

Das *seitliche Halsdreieck,* die paarige *Regio cervicalis lateralis,* erstreckt sich zwischen den Mm. sternocleidomastoideus und trapezius sowie dem Schlüsselbein. In ihrem basalen Abschnitt schließen sich die Äste des Plexus brachialis und die Vasa subclavia zum Gefäß-Nervenstrang des Arms zusammen.

Aus dem großen Dreieck des Regio cervicalis lateralis wird durch den unteren Bauch des M. omohyoideus ein kleines, medial und kaudal gelegenes Feld als *Trigonum omoclaviculare [Fossa supraclavicularis major]* abgegrenzt. Als Teilbereiche der Regio cervicalis anterior sind das *Trigonum submandibulare* (begrenzt von vorderem und hinterem Bauch des M. digastricus sowie von der Mandibula) und das *Trigonum caroticum* (umrahmt vom M. sternocleidomastoideus, hinterem Digastrikusbauch und Venter superior des M. omohyoideus) besonders benannt. In der Tiefe des Trigonum caroticum gabelt sich die A. carotis communis in die Aa. carotis interna und carotis externa.

2. Hautgefäße und -nerven des Halses

a) Hautvenen

Die **Hautvenen des Halses** (Abb. **276** u. **278**) liegen auf dem oberflächlichen Faszienblatt und werden vom Platysma bedeckt. Sie vereinigen sich zu zwei größeren Venen, *V. jugularis externa* und *V. jugularis anterior,* die im unteren Teil des Halses, am hinteren bzw. vorderen Rand des M. sternocleidomastoideus, in die Tiefe treten und dabei von Faszienzügen (speziell der Lamina praetrachealis) verspannt und offen gehalten werden. Bei der inspiratorischen Vergrößerung des Thorax kann deshalb Blut angesaugt und zum Herzen zurückgeführt werden. Wie bei der V. jugularis interna (und der V. subclavia) besteht auch für diese Venen bei perforierenden Verletzungen die Gefahr der Luftembolie. Venenklappen sind in den Hautvenen sehr spärlich, gelegentlich fehlen sie völlig.

Die **V. jugularis externa** geht aus der *V. auricularis posterior,* die sich mit der *V. occipitalis* vereinigen kann, und einem starken Seitenast der V. retromandibularis hervor. Sie verläuft unter dem Platysma über dem M. sternocleidomastoideus kaudalwärts, dringt im Trigonum omoclaviculare durch das oberflächliche und das mittlere Blatt der Fascia cervicalis und mündet in die V. subclavia oder in den Venenwinkel, seltener in die V. jugularis interna.

An der Mündungsstelle liegt in der Regel ein Klappenpaar.

Zur **V. jugularis anterior** vereinigen sich etwa in Höhe des Zungenbeins mehrere Hautvenen aus dem Bereich des Mundbodens. Die Vene kann längs des Vorderrandes des M. sternocleidomastoideus abwärts ziehen und steht dann mit der Vene der Gegenseite oberhalb der Incisura jugularis des Brustbeins durch den *Arcus venosus jugularis* (Abb. **265**) in Verbindung. Die V. jugularis anterior unterkreuzt den M. sternocleidomastoideus und mündet in die V. jugularis externa oder in die V. subclavia. Sie kann aber auch nahe der Medianlinie oder in der Mittellinie verlaufen und eine paarige oder unpaare *V. mediana colli* bilden.

b) Hautnerven

Die **Innervation der Haut** des Halses (Abb. **257**) erfolgt durch die vier Hautäste des *Plexus cervicalis,* die am Hinterrand des M. sternocleidomastoideus (etwa in der Mitte des Muskels) durch die Lamina superficialis der Halsfaszie zur Oberfläche treten und sich strahlenförmig nach hinten oben (bis zum Hinterhaupt), nach kranial, nach ventral und nach lateral ausbreiten (Innervation der Haut des Nackens → S. 497 u. 501).

Die Haut wird sensibel innerviert
hinter dem Ohr und *am Hinterhaupt* durch
- den *N. occipitalis minor,*

im Bereich der *Ohrmuschel* durch
- den *N. auricularis magnus* (*R. posterior* zur Hinterfläche und zum angrenzenden Areal; *R. anterior* zum Ohrläppchen, zur Vorderfläche der Ohrmuschel - gemeinsam mit den *Nn. auriculares anteriores* aus dem *N. auriculotemporalis* – und zur Umgebung des Kieferwinkels),

im Bereich der *Regio cervicalis anterior* durch
- Äste des *N. transversus colli,* der sich in *Rr. superiores* zur Haut des Mundbodens und *Rr. inferiores* für die unterhalb des Zungenbeins gelegene Hälfte der vorderen Halsregion teilt,

im Bereich der *seitlichen Halsregion* (sowie im Schlüsselbeinbereich und der vorderen Schultergegend) durch
- die *Nn. supraclaviculares mediales, intermedii* und *laterales.*

Segmentbezüge der Haut. Die Hautäste des Plexus cervicalis führen sensible Fasern aus den Rr. ventrales des 2.–4. Zervikalnervs (der 1. Zervikalnerv entsendet keine sensiblen Fasern zur Haut). Entsprechend folgen im Bereich des Halses von kranial nach kaudal drei segmentale Zonen (C_2–C_4), während im Nacken die Segmente C_2–C_8 ausgebildet sind (→ Abb. **57a**). Da die ventralen Segmentanteile C_5–Th_1 auf die obere Extremität verlagert sind, besteht zwischen C_4 und Th_2 ein Segmentsprung, *Hiatus.* Die Überlappung der Hautsegmente ist im Halsbereich nicht so deutlich ausgeprägt wie am Rumpf.

Das ventrale Segment C_2 grenzt an das sensible Areal des N. trigeminus und beschränkt sich weitgehend auf das Hautfeld zwischen Ohrmuschel und Scheitel. C_3 schiebt sich kranial etwas über den Unterkieferrand, erstreckt sich über die ganze Regio cervicalis anterior und breitet sich seitlich über die Regio sternocleidomastoidea hinaus noch in die seitliche Halsregion aus. C_4 versorgt den basalen Abschnitt der Regio cervicalis lateralis und einen Hautstreifen der Brustwand (bis etwa in Höhe des 1. Interkostalraums), wo es an das ventrale Segment von Th_2 grenzt.

C. Bindegewebsräume des Halses
Einbau der Leitungsbahnen und Organe

Der *Muskelmantel* des Halses umschließt die paarigen *Leitungsbahnen* für den Kopf und die obere Extremität sowie den unpaaren, zentral gelegenen *Eingeweideraum*. Leitungsbahnen und Eingeweideraum sind in das *Bindegewebssystem des Halses* eingebettet, das sich zu drei Blättern der *Halsfaszie* verdichtet. Sie grenzen die *Bindegewebsräume* gegeneinander ab und verbinden sie gleichzeitig miteinander.

Prä- und retroviszeraler Verschiebespalt. Die Lamina praetrachealis und der Mittelteil der Lamina praevertebralis begrenzen den *Eingeweideraum* (Abb. **276**). Das lockere Bindegewebe, das die Halseingeweide mit den beiden Faszienblättern verbindet, ermöglicht ausgedehnte Verschiebungen des Verdauungsrohrs und des unteren Atemwegs gegenüber der Wirbelsäule und der Halsmuskulatur sowie der Organsysteme gegeneinander. Der zwischen Lamina praetrachealis und Halseingeweiden gelegene Verschiebespalt wird auch *Spatium praeviscerale,* der Raum zwischen Pharynxhinterwand und Lamina praevertebralis *Spatium retropharyngeum (retroviscerale)* genannt (Abb. **265**). Dieser Gleitspalt setzt sich nach kaudal unmittelbar in den hinteren Teil des oberen Mediastinum fort.

Als *parapharyngealen Raum, Spatium lateropharyngeum,* bezeichnet man den lateral vom Pharynx gelegenen, im Querschnitt dreieckigen Verschiebespalt im Übergangsbereich von Kopf und Hals. Seitlich wird er von der Bindegewebskapsel der Glandula parotidea und den Mm. pterygoidei, dorsal von der Lamina praevertebralis der Halsfaszie begrenzt. Medial trennen ihn Bindegewebszüge, die von der tiefen Halsfaszie zur äußeren Faszienhülle des Pharynx ziehen und gleichzeitig die mediale Wand der Bindegewebsscheide des Gefäß-Nervenstrangs zum Kopf bilden, vom *Spatium retropharyngeum* ab. Kranial reicht der Parapharyngealraum bis zur Schädelbasis, kaudal geht er ohne jede Grenzmarke in das Bindegewebslager des Trigonum caroticum über. Retro- und Parapharyngealraum werden unter dem Oberbegriff *Spatium peripharyngeum* zusammengefaßt.

Von der Schädelbasis ragt der *Proc. styloideus* in den parapharyngealen Raum hinein. Die Faszienhülle der am Griffelfortsatz entspringenden Muskeln verbreitert sich zu einer frontal gestellten Bindegewebsplatte, *Fascia stylopharyngea,* die bis zur Pharynxwand reicht und den Parapharyngealraum in eine vordere und eine hintere Abteilung gliedert. Der *vordere Teil* enthält Fettgewebe, in dem nur kleinere Gefäße (u. a. die A. palatina ascendens) verlaufen, die *hintere Abteilung* wird dagegen von großen Leitungsbahnen, dem Gefäß-Nervenstrang des Halses zum Kopf sowie von Hirnnerven (den Nn. glossopharyngeus, accessorius und hypoglossus) durchzogen.

Im tiefen Blatt der Halsfaszie liegt vor dem M. longus colli der Halsteil des Truncus sympathicus (Abb. **276**).

Unter dem tiefen Blatt der Halsfaszie zieht auf dem M. scalenus anterior der N. phrenicus zum Mediastinum. Seitlich hinter dem Gefäß-Nervenstrang des Halses zum Kopf und seitlich vom Truncus sympathicus tritt der Plexus cervicalis zwischen den oberen Ursprungszacken von M. scalenus anterior und M. scalenus medius in die Regio sternocleidomastoidea aus. Kaudalwärts folgen der Plexus brachialis und die A. subclavia, die mit der V. subclavia (vor dem tiefen Faszienblatt gelegen) den Gefäß-Nervenstrang des Halses zum Arm bilden.

In den Verschiebespalten und in den Bindegewebsstraßen entlang der Leitungsbahnen können sich Entzündungen und Blutungen im Halsbereich relativ ungehindert ausbreiten. Eiterungen und Phlegmonen im Spatium retropharyngeum (z. B. ausgehend von den Nodi lymphatici retropharyngeales) oder im Parapharyngealraum (als Folge einer eitrigen Angina) können schnell in das Mediastinum vordringen und zu bedrohlichen Erscheinungen führen.

Weitere Ausbreitungswege von Entzündungen führen längs des Plexus brachialis und der Vasa subclavia durch das laterale Halsdreieck in die Achselhöhle, Senkungsabszesse, die von der Halswirbelsäule ausgehen und in den prävertebralen Muskeln vordringen, werden dagegen vom tiefen Blatt der Halsfaszie lange Zeit zurückgehalten.

Truncus subclavius: beidseitiger Lymphstamm für obere Extremität

1. Gefäß-Nervenstrang des Halses zur oberen Extremität

Der **Gefäß-Nervenstrang** *des Halses zur oberen Extremität,* der aus *A.* und *V. subclavia, Truncus subclavius* und *Plexus brachialis* besteht, verläuft durch das seitliche Halsdreieck zur Achselhöhle.

In der *Bindegewebsstraße,* die von der Skalenuslücke zwischen vorderem und mittlerem M. scalenus durch das seitliche Halsdreieck in die Achsehöhle führt, verlaufen der *Plexus brachialis* und die *A. subclavia* (Abb. **275**). Die Bindegewebsstraße geht vom tiefen Blatt der Halsfaszie aus.

Das Bindegewebe dagegen, das die *V. subclavia* vor dem M. scalenus anterior begleitet, steht sowohl mit der mittleren als auch mit der tiefen Faszienschicht in unmittelbarer Verbindung. Die typische Bindegewebsscheide des Gefäß-Nervenstrangs des Arms entsteht erst unterhalb des Schlüsselbeins in der Achselhöhle.

Die **A. subclavia** (Abb. **25** u. **277**) führt Blut zu einem Teil des Halses, zur vorderen Brustwand, zum Schultergürtel und zum Arm sowie zu einem Teil des Gehirns und zum Halsmark. Sie geht rechts aus dem Truncus brachiocephalicus, links aus dem Aortenbogen hervor und überkreuzt die 1. Rippe in der Skalenuslücke. Jenseits der 1. Rippe setzt sie sich in die A. axillaris fort, die von den Faszikeln des Plexus brachialis umgeben und von Ausläufern des tiefen Blatts der Halsfaszie bedeckt wird.

Die Äste der A. subclavia zeigen hinsichtlich Ursprung und Aufteilung eine Reihe von Varianten. In der Regel zweigen *A. vertebralis, A. thoracica interna* und *Truncus thyrocervicalis* medial vom M. scalenus anterior, der *Truncus costocervicalis* hinter dem Muskel ab. An ihrem Ursprung und im ursprungsnahen Verlauf werden sie vom tiefen Blatt der Halsfaszie bedeckt.

Die *A. vertebralis* (Abb. **277**), die – gemeinsam mit der A. carotis interna – die Hirnarterien speist, entspringt als kräftiges Gefäß medial vom M. scalenus anterior an der Hinterwand der A. subclavia und tritt nach kurzem Verlauf in das Foramen proc. transversi des 6. Halswirbels ein. Extrakranielle Äste → S. 495 f., intrakranielle Äste → Bd. 2, S. 483.

Die *A. thoracica interna* (Abb. **193**) geht aus der Unterseite der A. subclavia hervor und zieht (etwa 1 cm) lateral vom Sternalrand an der Innenfläche der vorderen Brustwand zwerchfellwärts (→ S. 520).

Der *Truncus thyrocervicalis* (Abb. **277**) verläßt die A. subclavia am vorderen (medialen) Rand des M. scalenus anterior und teilt sich (meist) in drei Äste, die allerdings auch getrennt und selbständig aus der A. subclavia entspringen können.

Die *A. suprascapularis* kreuzt vor dem M. scalenus anterior nach lateral hinter das Schlüsselbein, entsendet den *R. acromialis* durch den Ansatz des M. trapezius zur Schulterhöhe, tritt *über* das Lig. transversum scapulae superius hinweg in den M. supraspinatus ein und bildet mit der A. circumflexa scapulae (aus der A. subscapularis) die Schulterblattanastomose. Die *A. transversa cervicis* verläuft – häufig zwischen den Strängen des Plexus brachialis – durch die Skalenuslücke nackenwärts. Sie teilt sich in den *R. superficialis,* der gemeinsam mit dem N. accessorius an die Unterfläche des M. trapezius gelangt, und in den *R. profundus,* der mit dem N. dorsalis scapulae zu den Mm. rhomboideus und latissimus dorsi zieht.

Die *A. transversa cervicis* ist sehr variabel. Der R. superficialis kann durch die ventral vom M. scalenus anterior verlaufende *A. cervicalis superficialis,* der R. profundus durch die *A. dorsalis scapulae* vertreten sein.

Die *A. thyroidea inferior,* Hauptast des Truncus thyrocervicalis, setzt zunächst dessen Richtung fort und steigt am Vorderrand des M. scalenus anterior auf. Sie wendet sich dann im Bogen nach medial, durchbricht das tiefe Blatt der Halsfaszie und verzweigt sich am unteren Pol und an der Hinterfläche der Schilddrüse *(Rr. glandulares),* an der Wand des Hypopharynx *(Rr. pharyngeales)* sowie am Halsteil von Speiseröhre *(Rr. oesophageales)* und Luftröhre *(Rr. tracheales).* Zur Schleimhaut der Kehlkopfhinterwand und zum M. cricoarytaenoideus posterior entsendet sie die *A. laryngea inferior.*

Aus dem Anfangsteil der A. thyroidea inferior, seltener unmittelbar aus dem Truncus, entspringt die *A. cervicalis ascendens,* die medial vom N. phrenicus kranialwärts zieht, Äste zu den Mm. scaleni (und zur Rückenmuskulatur) und durch die Foramina intervertebralia *Rr. spinales* in den Wirbelkanal zum Rückenmark abgibt.

Der *Truncus costocervicalis* (→ Bd. 2, Abb. **6**) geht in der Skalenuslücke – als gemeinsamer Gefäßstamm der *A. cervicalis profunda* und der *A. intercostalis suprema* – an der Hinterwand der A. subclavia ab und entsendet Äste zu den Nackenmuskeln und zu den oberen beiden Interkostalräumen.

Die *A. cervicalis profunda,* eine häufig kräftige Arterie, dringt zwischen den Querfortsätzen des 7. Hals- und des 1. Brustwirbels dorsalwärts in den M. semispinalis capitis ein, läuft auf dessen Dorsalseite aufwärts und versorgt die Nackenmuskeln.

Die *A. intercostalis suprema* zieht vor der 1. und 2. Rippe abwärts und gabelt sich in die *Aa. intercostales posteriores I* und *II*, die in den entsprechenden Interkostalräumen ventralwärts laufen und je einen *R. dorsalis* zu Rückenmuskulatur und -haut und einen *R. spinalis* durch das Foramen intervertebrale zum Rückenmark abgeben.

Die **V. subclavia** (Abb. **278**) setzt die V. axillaris im seitlichen Halsdreieck herzwärts fort und reicht von der 1. Rippe bis zum Zusammenfluß mit der V. jugularis interna (hinter dem Sternoklavikulargelenk) zur V. brachiocephalica. Die V. subclavia verläuft vor dem M. scalenus anterior und hinter der klavikulären Insertion des M. sternocleidomastoideus, bedeckt vom mittleren Blatt der Halsfaszie. Ihre direkten Zuflüsse *(Vv. pectorales* und als Begleitvenen der gleichnamigen Arterien die *Vv. dorsalis scapulae [V. scapularis dorsalis]* und *thoracoacromialis)* leiten Blut aus den Mm. pectorales, rhomboideus und deltoideus zu.

Die *V. vertebralis,* Begleitvene der A. vertebralis, verläßt den von den Foramina der Halswirbelquerfortsätze gebildeten Kanal (meist) durch das Foramen proc. transversi des 6. Halswirbels und mündet von dorsal in die V. brachiocephalica.

Die *V. cervicalis profunda* (Abb. **278**) verbindet den Plexus venosus suboccipitalis mit der V. vertebralis oder direkt mit der V. brachiocephalica und verläuft hinter den Querfortsätzen der Halswirbel, zwischen den Mm. semispinalis capitis und cervicis.

Der **Truncus subclavius** (Abb. **272** u. **278**) begleitet die V. subclavia. Er führt Lymphe aus dem Arm und der Rumpfwand oberhalb des Nabels – über die *Nodi lymphatici axillares* (→ S. 210f. u. Abb. **112**) rechts in den Ductus lymphaticus dexter, links in den Ductus thoracicus.

Der **Plexus brachialis** (→ Abb. **87**) entsteht, dem Plexus cervicalis kaudalwärts unmittelbar folgend, aus den Rr. ventrales der Zervikalnerven V–VIII sowie eines Teils des 1. (2.) Thorakal- und gelegentlich des 4. Zervikalnervs. Die Fasern aus den ventralen Spinalnervenästen schließen sich zunächst, im Ausgang der Skalenuslücke, zu drei Primärsträngen, *Trunci plexus,* zusammen. Der *Truncus superior* führt Fasern aus $C_{(4)\ 5\,u.\,6}$, der *Truncus medius* aus C_7 und der *Truncus inferior* aus C_8 und $Th_{1\,(2)}$.

Die Primärstränge teilen sich jeweils in einen ventralen und einen dorsalen Ast (*Divisiones ventrales* für die genetischen Flexoren, *Divisiones dorsales* für die genetischen Extensoren) und ordnen sich bei Eintritt in die Achselhöhle und Annäherung an die A. axillaris in Sekundärstränge, *Fasciculi,* um.

Die dorsalen Äste aller drei Trunci treten zum *Fasciculus posterior* (C_{5-8}, Th_1) an der Dorsalseite der Arterie zusammen. Die ventralen Äste der Trunci superior und medius bilden den *Fasciculus lateralis* (C_{5-7}) an der lateralen Seite der A. axillaris. Der *Fasciculus medialis* (C_8, Th_1) geht allein aus dem ventralen Ast des Truncus inferior hervor und legt sich an die dorso*mediale* Seite der Arterie.

Der oberhalb des Schlüsselbeins gelegene Teil des Plexus brachialis wird als **Pars supraclavicularis** bezeichnet, deren zur Schultergürtelmuskulatur ziehende Äste den Plexus brachialis im seitlichen Halsdreieck verlassen.

Der *N. dorsalis scapulae* ($C_{4,5}$) durchbohrt den M. scalenus medius, zieht unter den M. levator scapulae, läuft – parallel zum medialen Schulterblatt – unter dem M. rhomboideus abwärts und versorgt diese Muskeln.

Der *N. thoracicus longus* ($C_{5-7(8)}$) tritt gleichfalls durch den M. scalenus medius, überquert seitwärts die 1. Rippe und steigt auf der Außenfläche des M. serratus anterior, den er innerviert, etwa in der (mittleren) Axillarlinie ab.

Der *N. subclavius* ($C_{(4)5,6}$) dringt von hinten in den M. subclavius ein und gibt häufig einen Ast zum N. phrenicus ab.

Der *N. suprascapularis* zieht im Trigonum omoclaviculare am seitlichen Rand des Plexus brachialis lateralwärts zur Incisura scapulae und *unter* dem Lig. transversum scapulae superius hindurch zu den Mm. supra- und infraspinatus.

Der distal vom Oberrand der Clavicula gelegene Plexusteil ist die **Pars infraclavicularis.** Sie entsendet aus den Faszikeln (z. T. auch von den Trunci) als *kurze* Äste die *Nn. pectorales medialis* und *lateralis, subscapularis* und *thoracodorsalis* zur Schultermuskulatur (→ S. 217 f.). Als *lange* Äste der Pars infraclavicularis gehen aus den Faszikeln die Nerven der oberen freien Extremität hervor (→ S. 218).

2. Gefäß-Nervenstrang des Halses zum Kopf Nerven und Gefäße im Halsbereich

Der **Gefäß-Nervenstrang** *des Halses* (Abb. **276**), der die große axiale Gefäß-Nervenstraße des Rumpfes *zum Kopf* fortführt, besteht aus *A. carotis communis* (medial), *V. jugularis interna* (lateral) und *N. vagus* (dorsal zwischen Arterie und Vene) sowie dem Lymphgefäßgeflecht längs der V. jugularis interna, das als *Truncus jugularis* im Venenwinkel mündet. Gefäße und Nerven werden von der derben, bindegewebigen *Gefäß-Nervenscheide, Vagina carotica,* umschlossen, in die Faserzüge der Lamina praetrachealis einstrahlen, während sie mit der Lamina praevertebralis nur in lockerer Verbindung steht.

Der *Gefäß-Nervenstrang* liegt in seiner ganzen Verlaufsstrecke in dem Bindegewebsraum seitlich der Halseingeweide, vor der Lamina praevertebralis der Fascia cervicalis (die Verlaufsrichtung entspricht etwa der Linie: Sternoklavikulargelenk – Mittelohr). Der Strang zieht von der oberen Thoraxapertur, zunächst noch bedeckt vom mittleren Blatt der Halsfaszie, hinter dem M. sternocleidomastoideus (in der *Regio sternocleidomastoidea*) aufwärts und gelangt bei geradegerichtetem Kopf etwa in der Mitte des

Vorderrandes des Muskels in das *Trigonum caroticum*. Oberhalb des Schildknorpels setzt die *A. carotis interna* die Richtung der A. carotis communis im Parapharyngealraum fort.

Der Abstand zwischen den Gefäß-Nervensträngen beider Seiten wird durch die Breite der Halsorgane bestimmt, er vergrößert sich ab der Schilddrüse kranialwärts. Bei der Kopfdrehung tritt der Gefäß-Nervenstrang auf der Seite, von der sich das Gesicht abgewendet hat, an den Vorderrand des M. sternocleidomastoideus, während er auf der Gegenseite in ganzer Länge vom Muskel bedeckt wird.

In der kaudalen Hälfte des Strangs ist die *Ansa cervicalis* aus dem *Plexus cervicalis* (meist medial der V. jugularis interna und vor der A. carotis communis gelegen) samt der Abzweigung ihrer Muskeläste mit in die Bindegewebsscheide eingeschlossen (Abb. **276**). Die *Radix superior* der Ansa cervicalis zieht innerhalb der Gefäß-Nervenscheide ventral von der A. carotis interna abwärts (Abb. **261** u. **268**), während sich die *Radix inferior* (meist) von lateral um die V. jugularis interna schlingt.

Im Karotisdreieck, *Trigonum caroticum,* gruppieren sich die Gefäße und Nerven um.

Die **A. carotis communis** (Abb. **277**), die rechts aus dem Truncus brachiocephalicus, links aus dem Arcus aortae hervorgeht, gibt in der Regel selbst keine Äste ab. Sie gabelt sich im Trigonum caroticum (meist) in Höhe des 4. Halswirbels (Höhe der Prominentia laryngea) in die *A. carotis externa* (medial vorn) und in die *A. carotis interna* (lateral hinten). Während die A. carotis interna, ohne Äste abzugeben, in den Canalis caroticus der Schädelbasis eintritt und Hirnarterien speist, teilt sich die A. carotis externa alsbald in Äste für die Halsorgane, das Gesicht und die Kopfschwarte auf.

Nerven und Rezeptoren. An die Karotisgabel sowie an A. carotis externa und A. carotis interna treten die *Nn. carotici externus* und *internus* vom oberen Halsganglion des Truncus sympathicus. Sie bilden Geflechte, die mit den Ästen der Arterien zu den Erfolgsorganen ziehen.

Als *Sinus caroticus* bezeichnet man eine Erweiterung des Ursprungsstücks der A. carotis interna (und oft auch der Karotisgabel). Die Wand des Sinus caroticus enthält Pressorezeptoren, die auf Änderungen der Gefäßwandspannung als Folge einer Blutdruckänderung ansprechen (»Blutdruckzügler«). Das *Glomus caroticum* (Abb. **268**), ein millimetergroßes rotbraunes Knötchen, liegt in der Karotisgabel und überwacht als Chemorezeptor den O_2-Gehalt des Bluts. Beide Rezeptoren sind durch einen dünnen Nerven, *R. sinus carotici,* mit dem N. glossopharyngeus verbunden.

Die **A. carotis externa** (Abb. **277**) zweigt im Trigonum caroticum als *vordere* Äste die *Aa. thyroidea superior, lingualis* und *facialis* ab. Sie entsendet nach *medial* die *A. pharyngea ascendens,* nach *dorsal* die *Aa. occipitalis* und *auricularis posterior,* ehe sie sich unterhalb des Kiefergelenks, hinter dem Collum mandibulae, in ihre beiden Endäste, *A. maxillaris* und *A. temporalis superficialis,* teilt (→ S. 675).

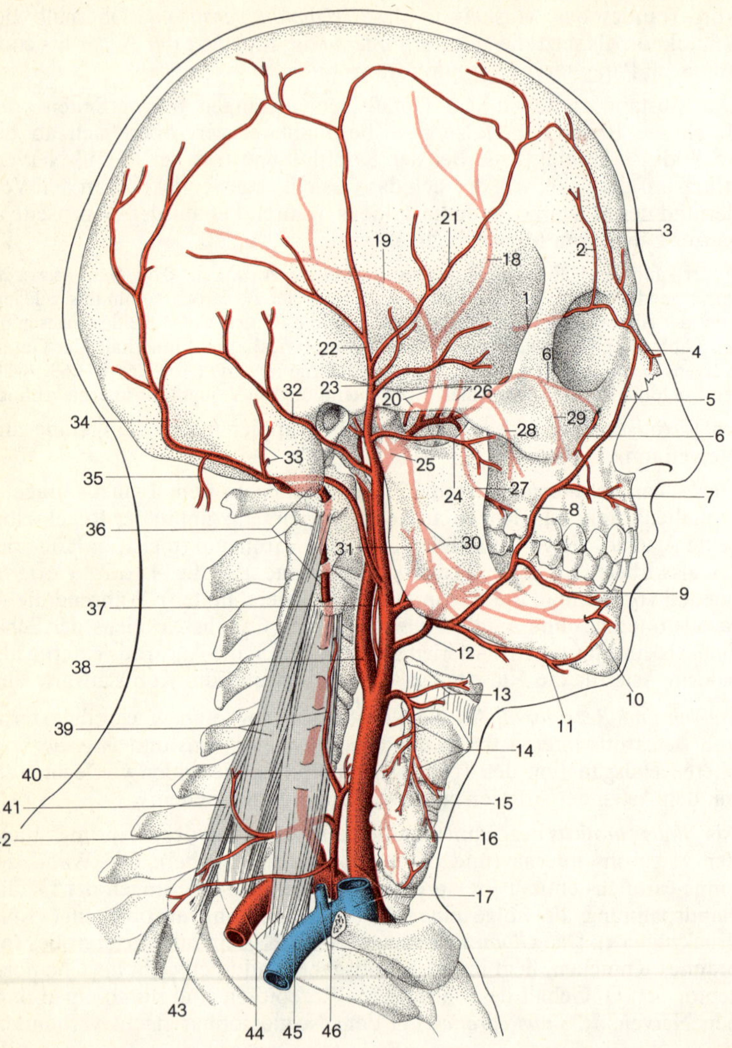

Abb. 277. **Arterien zum Kopf und zum Hals**
Äste der A. carotis externa, Anastomosen zwischen den Aa. carotis externa und carotis interna, Äste der A. subclavia zum Hals und zum Zentralnervensystem

1 A. ophthalmica
2 A. supraorbitalis
3 A. supratrochlearis
4 A. dorsalis nasi
5 A. angularis
6 A. infraorbitalis

Die *A. thyroidea superior* entspringt kaudal vom großen Zungenbeinhorn und steigt in engem Bogen nach medial zur Schilddrüse ab, wo sie mit dem *R. glandularis anterior* dem ventralen Anteil, mit dem *R. glandularis lateralis* der seitlichen Drüsenportion und mit dem *R. glandularis posterior* dem oberen Drüsenpol an Vorder- und Hinterfläche Blut zuführt.

Die A. thyroidea superior entsendet längs des Zungenbeins den *R. infrahyoideus,* der mit dem gleichnamigen Arterienast der Gegenseite anastomosiert, und nach lateral als Muskelast den *R. sternocleidomastoideus.*

Zum Kehlkopf ziehen zwei Äste der oberen Schilddrüsenarterie. Die *A. laryngea superior* schließt sich von kaudal dem R. internus des N. laryngeus superior an, tritt (meist) gemeinsam mit ihm durch die Membrana thyrohyoidea und versorgt den größten Teil der Muskeln und Schleimhaut des Kehlkopfes mit Blut (A. laryngea inferior → S. 740).

Der schwache *R. cricothyroideus* entspringt nahe dem unteren Schildknorpelrand, verläuft auf dem M. cricothyroideus, an den er Äste abgibt, nach medial, anastomosiert mit der gleichnamigen Arterie der Gegenseite und sendet 1–2 Zweige durch das Lig. cricothyroideum zur vorderen unteren Kehlkopfschleimhaut.

◀ 1 A. ophthalmica
2 A. supraorbitalis
3 A. supratrochlearis
4 A. dorsalis nasi
5 A. angularis
6 A. infraorbitalis
7 A. labialis superior
8 A. facialis
9 A. labialis inferior
10 A. mentalis
11 A. submentalis
12 A. lingualis mit Rr. dorsales linguae, teilt sich in A. sublingualis und A. profunda linguae (nicht beschriftet)
13–15 *A. thyroidea superior*
13 R. infrahyoideus und A. laryngea superior
14 R. sternocleidomastoideus, R. glandularis posterior und R. cricothyroideus
15 R. glandularis anterior
16 A. thyroidea inferior
17 A. carotis communis und V. jugularis interna
18 R. frontalis } der A. meningea media
19 R. parietalis } der A. meningea media
20 A. meningea media und A. masseterica
21 R. frontalis } der A. temporalis superficialis
22 R. parietalis } der A. temporalis superficialis
23 A. temporalis superficialis mit Abgang der Aa. temporalis media (kranial) und zygomaticoorbitalis (beide nicht beschriftet)
24 A. transversa facialis
25 A. maxillaris mit Abgang der Aa. auricularis profunda (zum äußeren Gehörgang) und tympanica anterior (beide nicht beschriftet)
26 Aa. temporales profundae
27 A. buccalis
28 A. alveolaris superior posterior
29 Aa. alveolares superiores anteriores
30 A. alveolaris inferior mit Abgang des R. mylohyoideus (nicht beschriftet)
31 A. palatina ascendens
32 A. auricularis posterior
33 R. auricularis der A. occipitalis mit R. mastoideus (in das Foramen mastoideum)
34 A. occipitalis
35 R. descendens der A. occipitalis
36 A. vertebralis
37 A. pharyngea ascendens
38 A. carotis interna und Sinus caroticus
39 A. cervicalis ascendens und M. scalenus medius
40 Rr. pharyngeales der A. thyroidea inferior
41 M. scalenus posterior
42 A. transversa cervicis (auf dem M. scalenus medius) mit R. superficialis und R. profundus
43 A. suprascapularis
44 A. subclavia und M. scalenus anterior
45 V. subclavia
46 Truncus thyrocervicalis und V. jugularis externa

Die *A. lingualis* verläßt – als 2. vorderer Ast – die A. carotis externa in Höhe des großen Zungenbeinhorns. In knapp einem Fünftel der Fälle entspringt sie gemeinsam mit der A. facialis über den *Truncus linguofacialis*. Die Arterie gibt den *R. suprahyoideus* ab, ehe sie – vom M. hyoglossus bedeckt – zu Zunge und Mundboden zieht (→ S. 713).

Die *A. facialis*, 3. vorderer Ast der A. carotis externa, erreicht medial von den Mm. stylohyoideus und digastricus das Trigonum submandibulare, wird von der Unterkieferdrüse bedeckt und gelangt am Vorderrand des M. masseter über den Unterkieferrand hinweg in das Gesicht (→ S. 668 f.).

Die *A. pharyngea ascendens* entspringt am medialen Umfang der A. carotis interna, gelegentlich auch aus der A. occipitalis, und zieht medial vom Gefäß-Nervenstrang und vom M. stylopharyngeus längs der Pharynxwand kranialwärts bis zur Schädelbasis.

Sie gibt *Rr. pharyngeales* zur Rachenwand ab, entsendet die *A. tympanica inferior* durch den Canaliculus tympanicus zur medialen Wand der Paukenhöhle und tritt mit ihrem Endast, *A. meningea posterior*, durch das Foramen jugulare zur Dura mater der hinteren Schädelgrube.

Die *A. occipitalis* verläßt als 1. hinterer Ast die A. carotis externa etwa in Höhe des Abgangs der A. facialis. Sie verläuft zwischen M. stylohyoideus und hinterem Bauch des M. digastricus zum Atlasquerfortsatz, tritt in den Sulcus a. occipitalis an der medialen Fläche des Warzenfortsatzes und verzweigt sich an Knochen und Kopfschwarte des Hinterhaupts sowie in der Nackenmuskulatur (→ S. 496).

Die *A. auricularis posterior* entspringt, bedeckt von der Glandula parotidea, ebenfalls dorsal und gelangt – über M. stylohyoideus und Griffelfortsatz hinweg – hinter der Ohrmuschel auf den Warzenfortsatz, wo sie sich in den *R. auricularis* (zur Hinterfläche der Ohrmuschel, mit perforierenden Ästen auch zur Vorderfläche) und den *R. occipitalis* (zum Hinterhaupt, Anastomosen mit Zweigen der A. occipitalis) aufteilt.

Zuvor gibt sie einen *R. parotideus*, Muskeläste und – in das Foramen stylomastoideum – die *A. stylomastoidea* ab, die den N. facialis im Fazialiskanal begleitet und am Hiatus canalis n. petrosi majoris zur Dura tritt. Als Ast der A. stylomastoidea zieht mit der Chorda tympani die *A. tympanica posterior* durch den Canaliculus chordae tympani zur Schleimhaut der Paukenhöhle (einschließlich Trommelfell) und versorgt mit *Rr. mastoidei* die Schleimhaut der Warzenfortsatzzellen, mit dem *R. stapedialis* den M. stapedius.

Die **V. jugularis interna** (Abb. **278**) leitet Blut aus den venösen Sinus der Schädelbasis, aus dem Gesicht und den Halsorganen ab. Sie ist rechts meist stärker als links und beginnt – als Fortsetzung des Sinus sigmoideus – im Foramen jugulare mit einer Erweiterung, dem *Bulbus superior v. jugularis*. Er nimmt auch die *V. aquaeductus cochleae* und den *Plexus venosus canalis hypoglossi*, seltener den *Sinus petrosus inferior* (Einmündung meist distal direkt in die V. jugularis interna) auf. Die V. jugularis interna verläuft zunächst dorsal, dann lateral von der A. carotis interna abwärts und tritt im unteren Halsbereich, eingeschlossen in die Gefäß-Nervenscheide, lateral vor die A. carotis communis. Kurz bevor sie sich im Venenwinkel mit der V. subclavia zur V. brachiocephalica vereinigt, ist die Vene zum *Bulbus inferior v. jugularis* erweitert, der eine ein- oder zweiteilige Venenklappe besitzt.

Die Zuflüsse der V. jugularis interna variieren in der Zahl, je nachdem, ob sich die »Wurzel«venen zuvor in Venenstämmen sammeln oder separat einmünden. Aus dem venösen *Plexus pharyngeus* an der dorsalen Rachenwand treten *Vv. pharyngeales* zur V. jugularis interna, aus dem Bereich der Zunge – als Variante – die *V. lingualis* oder deren Zuflüsse (*Vv. dorsales linguae, V. comitans n. hypoglossi* als Mündungsabschnitt der *V. sublingualis, V. profunda linguae),* falls sie nicht der V. facialis bzw. V. retromandibularis zufließen.

Von der Schilddrüse kann der V. jugularis interna (oder der V. facialis) die mit der gleichnamigen Arterie verlaufende *V. thyroidea superior* Blut zuführen, die auch die *Vv. laryngea superior* und *sternocleidomastoidea* aufnimmt, sofern diese nicht selbständig münden. *Vv. thyroideae mediae* leiten, ohne eine Arterie zu begleiten, Blut aus dem unteren Anteil des Schilddrüsenlappens in die V. jugularis interna, mündungsnah nimmt diese gelegentlich die *V. jugularis externa* auf.

Die *V. facialis* (→ S. 669 f.) tritt in Höhe des großen Zungenbeinhorns in die V. jugularis interna. Sie sammelt Blut aus den vorderen Gesichtsregionen, zieht *hinter* der A. facialis über den Unterkieferrand hinweg und gelangt oberflächlich zur Glandula submandibularis in das Trigonum caroticum. Sofern die *V. retromandibularis* nicht direkt in die V. jugularis interna mündet, leitet die V. facialis auch deren Blut aus der Kopfschwarte sowie aus der oberflächlichen und der tiefen seitlichen Gesichtsregion ab (→ S. 670).

Der **Truncus jugularis** (Abb. **272** u. **278**) leitet Lymphe von Kopf und Hals mittelbar – über die Endstrecke rechts des Ductus lymphaticus dexter, links des Ductus thoracicus – oder auch unmittelbar in den Venenwinkel. Der kurze Lymphstamm entsteht aus efferenten Lymphbahnen der tiefen seitlichen Halslymphknoten und begleitet das mündungsnahe Teilstück der V. jugularis interna.

Die **Lymphknotengruppen im Halsbereich** werden (neuerdings) in *vordere* und *hintere Halslymphknoten, Nodi cervicales anteriores* und *laterales,* gegliedert. In beiden Gruppen lassen sich – entsprechend ihrer Lage – *oberflächliche* und *tiefe* Lymphknoten, *Nodi lymphatici superficiales* und *profundi* unterscheiden. Die oberflächlichen Halslymphknoten sind regionäre Lymphknoten, sie leiten die Lymphe in die tiefen Lymphknoten ab. Die Nodi lymphatici cervicales profundi bilden für die Lymphbahnen im Kopf-Halsbereich die zweite Filterstation, erhalten aber auch direkte Lymphzuflüsse aus ihrer Umgebung. Sie sind somit Sammellymphknoten und regionäre Lymphknoten zugleich.

Die *Nodi lymphatici cervicales anteriores superficiales* liegen längs der V. jugularis anterior. Sie nehmen aus der Haut der vorderen Halsregion (unterhalb des Zungenbeins) Lymphe auf, die sie an die tiefen vorderen Halslymphknoten weiterleiten. Die *Nodi lymphatici cervicales anteriores profundi* sind längs des unteren Atemwegs angeordnet, die *Nodi lymphatici praelaryngeales* auf dem Lig. cricothyroideum, die

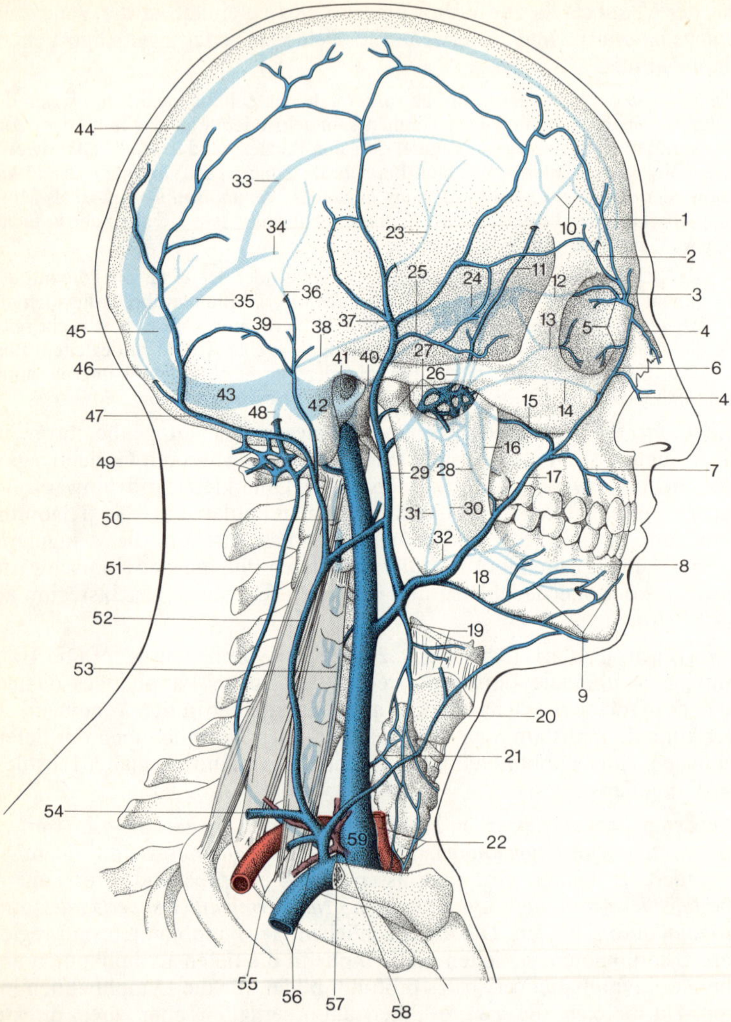

Abb. 278. **Venen vom Kopf und vom Hals**

Zuflüsse der V. jugularis interna, venöse Blutleiter und Halsäste der V. subclavia und der V. brachiocephalica

1 V. supratrochlearis
2 V. supraorbitalis
3 V. nasofrontalis
4 Vv. nasales externae
5 Vv. palpebrales superiores und inferiores
6 V. angularis
7 V. labialis superior
8 V. profunda linguae

Nodi lymphatici thyroidei an der Schilddrüse, die *Nodi lymphatici prae-* und *paratracheales* vor und neben der Trachea. Sie führen die ihnen aus oberflächlichen Lymphknoten zugeleitete und die aus der jeweiligen Umgebung direkt zugeflossene Lymphe zu tiefen seitlichen Halslymphknoten ab.

Die *seitlichen* Halslymphknoten liegen in der Nachbarschaft des M. sternocleidomastoideus und erstrecken sich bis in das Trigonum omoclaviculare. Die *Nodi lymphatici cervicales laterales superficiales* ordnen sich längs der V. jugularis externa an. Sie nehmen als regionäre Lymphknoten Lymphe aus dem Bereich des Ohrläppchens, dem Boden des äußeren Gehörgangs sowie aus der Haut über dem Kieferwinkel und über dem unteren Teil der Ohrspeicheldrüse auf. Die *Nodi lymphatici cervicales laterales profundi* filtern (nahezu) die gesamte Lymphe von Kopf und Hals. Sie lassen sich in mehrere Gruppen gliedern (Abb. **272**).

Die *Nodi lymphatici jugulares laterales* und *anteriores* liegen längs der V. jugularis interna. Der *Nodus jugulodigastricus* (an der Kreuzung von V. jugularis interna und hinterem Bauch des M. digastricus) erhält (als regionärer Lymphknoten) Lymphe aus der Tonsilla palatina und aus dem Zungengrund. Zum *Nodus juguloomohyoideus* (an der Kreuzung von V. jugularis interna und oberem Bauch des M. omohyoideus) fließt Lymphe aus der Zunge sowie – über vorgeschaltete *Nodi lymphatici submentales* und *submandibulares* – aus der mittleren und der unteren Gesichtspar-

---

◀ 9 Vv. labiales inferiores
10 V. diploica frontalis und V. diploica temporalis anterior
11 V. temporalis profunda
12 V. ophthalmica superior
13 V. ophthalmica inferior
14 V. infraorbitalis
15 V. profunda faciei
16 V. palatina descendens
17 V. facialis
18 V. submentalis
19 V. thyroidea superior und V. laryngea superior
20 V. jugularis anterior
21 V. thyroidea media
22 A. carotis communis und Truncus brachiocephalicus
23 V. diploica temporalis media
24 Sinus cavernosus
25 V. temporalis media
26 V. meningea media
27 V. transversa faciei (durchtrennt), Vv. maxillares und Plexus pterygoideus
28 V. buccalis
29 V. retromandibularis
30 V. alveolaris inferior
31 V. palatina externa
32 V. lingualis
33 Sinus sagittalis inferior
34 V. magna cerebri
35 Sinus rectus
36 V. diploica temporalis posterior
37 Vv. temporales superficiales
38 Sinus petrosus superior
39 V. auricularis posterior
40 Sinus petrosus inferior
41 Bulbus superior v. jugularis
42 Sinus sigmoideus
43 Sinus transversus
44 Sinus sagittalis superior
45 Confluens sinuum
46 V. diploica occipitalis
47 V. occipitalis
48 V. emissaria mastoidea
49 Plexus venosus suboccipitalis
50 V. vertebralis
51 V. cervicalis profunda
52 V. jugularis externa
53 V. vertebralis anterior
54 V. transversa cervicis
55 A. subclavia und V. suprascapularis
56 V. subclavia und Truncus subclavius
57 Truncus jugularis
58 Ductus lymphaticus dexter
59 Bulbus inferior v. jugularis

tie. Die als *Nodi lymphatici supraclaviculares* bezeichnete Gruppe (längs der V. subclavia im Trigonum omoclaviculare) nimmt Lymphe aus dem Arm auf.

Der **N. vagus** (Abb. **268** u. **276**) zieht – im Gefäß-Nervenstrang des Halses zum Kopf – in enger Nachbarschaft zur A. carotis interna bzw. zur A. carotis communis kaudalwärts und tritt zwischen A. subclavia und V. brachiocephalica in das Mediastinum.

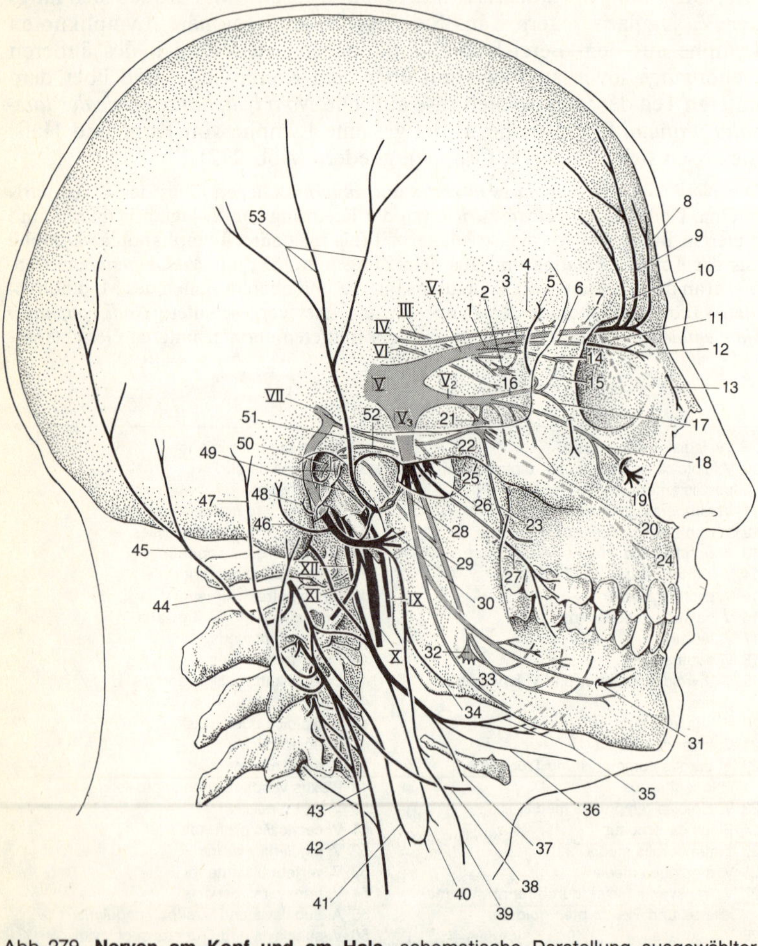

Abb. 279. **Nerven am Kopf und am Hals,** schematische Darstellung ausgewählter Hirnnerven und Hirnnervenäste sowie des Plexus cervicalis
(Nerven und Nervenäste der Übersichtlichkeit halber z. T. unvollständig wiedergegeben)

Er gibt in Höhe seines Ganglion inferius den *R. auricularis* zur Haut im Trichter der Ohrmuschel und des äußeren Gehörgangs ab und entsendet *Rr. pharyngei,* die zwischen den Aa. carotis interna und carotis externa hindurchziehen, zu dem Nervengeflecht auf der Außenfläche des mittleren Schlundschnürers, *Plexus pharyngeus,* zu dessen Aufbau auch Zweige des N. glossopharyngeus und des Halsgrenzstrangs beitragen.

Der *N. laryngeus superior* verläßt den N. vagus am unteren Ende des Ganglion inferius und zieht durch den medialen Halsbereich zum Kehlkopf (→ S. 777). Als einzige weitere Vagusäste im Halsbereich folgen die *Rr. cardiaci cervicales superiores* und *inferiores* zum Plexus cardiacus.

Der *rechte N. laryngeus recurrens* (Abb. **280**) zweigt erst ventral von der A. subclavia aus dem N. vagus ab, verläuft – medial vom Ursprung der A. vertebralis – unter der A. subclavia dorsalwärts, zieht anschließend in der rechten Rinne zwischen Trachea und Oesophagus nach kranial, gibt *Rr. tracheales* und *oesophagei* ab und erreicht als *N. laryngeus inferior* den Kehlkopf. Der *linke N. laryngeus recurrens* entspringt vor dem Ende des

---

◀ III N. oculomotorius
IV N. trochlearis
V N. trigeminus
V_1 N. ophthalmicus
V_2 N. maxillaris
V_3 N. mandibularis
VI N. abducens
VII N. facialis
IX N. glossopharyngeus
X N. vagus
XI N. accessorius
XII N. hypoglossus
1 N. frontalis
2 Ganglion ciliare
3 N. supraorbitalis
4 N. ethmoidalis posterior
5 R. zygomaticotemporalis n. zygomatici
6 N. nasociliaris
7 N. ethmoidalis anterior
8 N. supratrochlearis
9 R. medialis n. supraorbitalis
10 R. lateralis n. supraorbitalis
11 Rr. nasales n. ethmoidalis anterioris
12 N. infratrochlearis
13 R. nasalis externus n. ethmoidalis anterioris
14 N. lacrimalis
15 R. communicans (cum nervo zygomatico)
16 N. zygomaticus
17 R. zygomaticofacialis n. zygomatici
18 N. infraorbitalis
19 Rr. alveolares superiores anteriores
20 Rr. alveolares superiores medius et posteriores
21 Ganglion pterygopalatinum
22 N. petrosus major
23 Nn. palatini major und minores
24 N. nasopalatinus
25 Kaumuskelnerven (N. masticatorius)
26 Ganglion oticum
27 N. buccalis
28 N. alveolaris inferior
29 N. lingualis
30 Plexus intraparotideus n. facialis
31 N. mentalis
32 Ganglion submandibulare
33 N. mylohyoideus
34 R. marginalis mandibulae n. facialis
35 Rr. linguales n. hypoglossi
36 R. m. geniohyodei
37 R. thyrohyoideus
38 N. transversus colli
39 R. colli n. facialis
40 Radix superior ansae cervicalis
41 Radix inferior ansae cervicalis
42 Nn. supraclaviculares
43 N. phrenicus
44 N. auricularis magnus
45 N. occipitalis major
46 N. auricularis posterior
47 N. occipitalis minor
48 R. auricularis n. vagi
49 N. tympanicus, Plexus tympanicus
50 Chorda tympani
51 N. auriculotemporalis
52 N. petrosus minor
53 Rr. temporales superficiales

Aortenbogens, biegt um das Lig. arteriosum, unterkreuzt den Arcus aortae (Abb. **280**) und erreicht so die linke Rinne zwischen Trachea und Oesophagus.

Der **Plexus cervicalis** soll an dieser Stelle besprochen werden, da die ihm zugehörenden *Radix superior ansae cervicalis* und *Ansa cervicalis* in der Gefäß-Nervenscheide verlaufen.

Der *Plexus cervicalis* entsteht aus den Rr. ventrales der Zervikalnerven I–IV zwischen den oberen Ursprüngen der Mm. scaleni anterior und medius nahe der Halswirbelsäule. Die aus dem Geflecht hervorgehenden Nerven (Abb. **279**) versorgen die Haut des Halses, die infrahyalen Muskeln und das Zwerchfell.

Fasern aus den Rr. ventrales des 1. und 2. Zervikalnervs lagern sich vorübergehend dem N. hypoglossus an. Zervikalisfasern gelangen so über den 12. Hirnnerven – als *R. musculi geniohyoidei* – zum M. geniohyoideus und – als *R. thyrohyoideus,* der am Hinterrand des M. hyoglossus abzweigt – zum M. thyrohyoideus.

Die *Radix superior ansae cervicalis* verläßt den N. hypoglossus schon beim Eintritt in das Trigonum caroticum, wo dieser die A. carotis überkreuzt (Abb. **261** u. **268**) und zieht medial der V. jugularis interna, vor der A. carotis interna, in der Vagina carotica abwärts. Mit der *Radix inferior* (C_{1-3}), die außerhalb der Gefäß-Nervenscheide, lateral der V. jugularis interna, kaudalwärts verläuft, bildet die Radix superior in unterschiedlicher Höhe, meist im unteren Winkel des Karotisdreiecks oder hinter dem M. omohyoideus, eine Nervenschlinge, *Ansa cervicalis.* Von ihr treten Äste zu beiden Bäuchen des M. omohyoideus und zu den Mm. sternohyoideus und sternothyroideus.

Die **Nerven zur Halshaut** treten in einem begrenzten Areal am Hinterrand des M. sternocleidomastoideus, in Höhe des mittleren Drittels am sogenannten *Punctum nervosum,* durch das oberflächliche Blatt der Halsfaszie.

Der zarte *N. occipitalis minor* ($C_{2,3}$) verläuft entlang dem M. sternocleidomastoideus in die Gegend des Warzenfortsatzes und teilt sich in seine Äste, die scheitelwärts ziehen, einen unterschiedlich großen Hautbereich am Hinterhaupt versorgen und mit Ästen der Nn. occipitalis major und auricularis magnus anastomosieren.

Der *N. auricularis magnus* (C_3) zieht epifaszial senkrecht nach oben und teilt sich in den *R. posterior* für die Haut an der Hinterfläche der Ohrmuschel und eines variablen angrenzenden Areals und in den *R. anterior* für die Vorderfläche der Ohrmuschel und die Haut am Kieferwinkel.

Der *N. transversus colli* (C_3) quert zunächst unter dem Platysma den M. sternocleidomastoideus medianwärts und teilt sich in *Rr. superiores* für die Haut oberhalb des Zungenbeins und in *Rr. inferiores* für die untere Halshaut auf. Der R. colli n. facialis führt über mehrere (insgesamt auch als *Ansa cervicalis superficialis* bezeichnete) Anastomosen den Rr. superiores motorische Fasern für die Innervation des Platysma zu.

Die *Nn. supraclaviculares* ($C_{3,4}$) treten in mehreren Zügen unter dem M. sternocleidomastoideus hervor, strahlen fächerförmig aus und dringen in unterschiedlicher Höhe oberhalb der Clavicula durch Faszienblatt und Platysma. *Nn. supraclaviculares mediales* versorgen die Haut über dem medialen Drittel des Schlüsselbeins und die angrenzende Brusthaut, *Nn. supraclaviculares intermedii* ziehen zur Haut über dem mittleren Klavikuladrittel und der Brustwand bis zur 4. Rippe, *Nn. supraclaviculares laterales [posteriores]* innervieren die Haut über dem Acromion und dem M. deltoideus.

Der **N. phrenicus** ($C_{(3)\,4}$) empfängt als »Nebenphrenikus« meist noch Fasern aus dem R. ventralis des 5. Zervikalnervs, die sich vorübergehend dem N. subclavius angeschlossen haben. Er kreuzt in einer langgezogenen Spirale auf der »Vorderfläche« des M. scalenus anterior vom »lateralen« zum »medialen« Rand, tritt hinter der V. subclavia und vor der Arterie durch die obere Thoraxapertur in den Brustraum und versorgt motorisch das Zwerchfell, sensibel mit dem *R. pericardiacus* den Herzbeutel und mit *Rr. phrenicoabdominales* das Peritoneum des Oberbauchs.

Aus dem Plexus cervicalis ziehen in variablem Umfang motorische Fasern (C_{2-4}) zum N. accessorius, dem sie sich vor Eintritt in den M. sternocleidomastoideus und an der Unterfläche des M. trapezius anlagern. Sie innervieren die aus oberen Zervikalmyotomen stammenden Muskelanteile und zweigen sich für den M. sternocleidomastoideus aus dem N. occipitalis minor, für den N. trapezius als direkte Äste von $C_{3\,u.\,4}$ oder aus einem N. supraclavicularis ab.

Die kurzen Nerven zu den prävertebralen Halsmuskeln und die Zuschüsse zur Innervation der Mm. scaleni anterior und medius sowie des M. levator scapulae stammen unmittelbar aus Rr. ventrales der entsprechenden Spinalnerven und sind, streng genommen, keine Äste des Plexus cervicalis.

Der **N. glossopharyngeus** ist nach dem Austritt aus dem Foramen jugulare zunächst dem N. vagus eng benachbart (Abb. **268**). Er schließt sich jedoch nicht dem Gefäß-Nervenstrang an, sondern gelangt zwischen A. carotis interna und V. jugularis interna auf die dorsolaterale Fläche des M. stylopharyngeus und zieht anschließend zwischen diesem Muskel und dem M. styloglossus zur Zungenwurzel.

Vom Ganglion inferius des N. glossopharyngeus gehen *Rr. communicantes* zum R. auricularis n. vagi und der *N. tympanicus* ab. Er verläuft im Canalicus tympanicus zur Schleimhaut der Paukenhöhle, zweigt sich zum *Plexus tympanicus* auf und entsendet von dort u. a. präganglionäre parasympathische Fasern als *N. petrosus minor* zum Ganglion oticum.

Distal vom Ganglion inferius zweigen vom N. glossopharyngeus der *R. musculi stylopharyngei, Rr. pharyngei* zum Plexus pharyngeus (für die Innervation des oberen Schlundschnürers und des zugehörigen Schleimhautareals) und der *R. sinus carotici* zu Sinus caroticus und Glomus caroticum ab. *Rr. tonsillares* innervieren die Schleimhaut der Gaumentonsille und der Gaumenbögen, *Rr. linguales* versorgen die Papillae foliatae und vallatae sowie die Schleimhaut der Zungenwurzel.

Der **N. accessorius** (Abb. **268**) tritt im hinteren oberen Winkel des Trigonum caroticum vor der V. jugularis interna unter den M. sternocleidomastoideus, innerviert diesen und zieht durch das seitliche Halsdreieck zum M. trapezius (Abb. **259**).

Der **N. hypoglossus** (Abb. **268**) gelangt zwischen V. jugularis interna und A. carotis interna unter dem hinteren Bauch des M. digastricus in das Trigonum caroticum und überquert anschließend im Bogen, Hypoglossusgirlande, oberflächlich die A. carotis externa sowie deren vordere Äste, die A. lingualis und die A. facialis. Der Nerv zieht lateral vom M. hyoglossus auf den Mundboden und dringt in den Zungenkörper ein.

Die *Radix superior* der *Ansa cervicalis* verläßt den N. hypoglossus hoch oben am Beginn des Hypoglossusbogens, der *R. thyrohyoideus* zum M. thyrohyoideus etwa in Bogenmitte. Die A. thyroidea superior entspringt meist schon unterhalb des Hypoglossusbogens aus der A. carotis externa, während die A. sternocleidomastoidea über diesen hinweg zum Muskel gelangt.

Die *Hypoglossusgirlande* verläuft von den drei zur Zunge ziehenden Nervenbögen am weitesten kaudal. Die beiden anderen, vom *N. lingualis* und vom *N. glossopharyngeus* gebildet, liegen in unterschiedlicher Tiefe im *Trigonum submandibulare*.

Der *Halsteil* des *Truncus sympathicus* (Abb. **276**) mit drei Halsganglien ist eingebettet in das tiefe Blatt der Halsfaszie vor den Mm. longus capitis und longus colli. Das *Ganglion cervicale superius,* eine platte, spindelförmige, 2,5–3 cm lange Anschwellung, liegt etwa 2 cm unter der Schädelbasis hinter der A. carotis interna. Das *Ganglion cervicale medium,* häufig nur schwach ausgebildet, ist der A. thyroidea inferior in Höhe des 6. Halswirbels benachbart. Das *untere Halsganglion,* meist mit dem 1. Brustganglion zum *Ganglion cervicothoracicum* (→ Bd. 2, Abb. **6** u. **7**) verwachsen, liegt in der Grube zwischen dem Querfortsatz des 7. Halswirbels und der 1. Rippe dorsal der A. subclavia, lateral vom Ursprung der A. vertebralis und medial vom M. scalenus anterior, über der Pleurakuppel. Vom mittleren Halsganglion gehen meist zwei Rr. interganglionares zum Ganglion cervicale inferius bzw. Ganglion cervicothoracicum. Dabei umgreift der schwächere ventrale R. interganglionaris die A. subclavia von vorn, so daß eine Nervenschlinge, *Ansa subclavia,* entsteht.

Vom Halsteil des Truncus sympathicus verlaufen durch den medialen Halsbereich *Nn. cardiaci cervicales* zum Plexus cardiacus (→ Bd. 2, S. 44).

Der **Plexus pharyngeus,** ein vegetatives Nervengeflecht in der Wand des Pharynx (Höhe des mittleren Schlundschnürers mit kranialen und kaudalen Ausläufern), setzt sich zusammen aus efferenten und afferenten Fasern des *N. glossopharyngeus* (für den oberen Anteil) und des *N. vagus* (für den unteren Anteil) sowie aus efferenten Fasern, die den *Sympathikusgrenzstrang* in Höhe des oberen Halsganglion verlassen. Über den Plexus pharyngeus werden die Motorik des Pharynx, z. T. auch der Schluck- und Würgreflex, gesteuert.

3. Lage der Halsorgane im Eingeweideraum

Die **Halsorgane** liegen in der Tiefe des medialen Halsdreiecks zwischen den paarigen Gefäß-Nervensträngen zum Kopf. Sie werden vorn vom mittleren Blatt der Halsfaszie und der darin eingeschlossenen infrahyalen Muskulatur bedeckt. Der Eingeweideraum zwischen den beiden Gefäß-Nervensträngen bildet das Bindegewebslager für den Durchzug der Verbindungswege zwischen Gesichtsschädel und Körperhöhlen, für Luftröhre (vorn), Rachen und Speiseröhre (hinten).

Eigenständige, nur auf den Hals beschränkte Organe sind der Kehlkopf sowie die Schilddrüse mit den Epithelkörperchen, die vor der Luftröhre und seitlich am Kehlkopf befestigt ist. Der Rachen hat enge Nachbarschaftsbeziehungen zu Hirn- und Gesichtsschädel. Luftröhre und Speiseröhre setzen sich in das Mediastinum fort.

Der **Rachen,** *Pharynx* (Abb. **265**), ein mit Schleimhaut ausgekleideter, 13–15 cm langer, fibrös-muskulöser Schlauch, ist kranial an der Schädelbasis angeheftet und liegt vor der Wirbelsäule. An seiner unvollständigen Vorderwand steht er oben mit der Nasenhöhle, im Mittelteil mit der Mundhöhle, im unteren Abschnitt mit dem Kehlkopf in Verbindung.

Bei der vorderen Nasenspiegelung, *Rhinoscopia anterior,* werden mittels eines Nasenspekulum die Nasenhöhlen durch die Nasenlöcher untersucht. Bei der hinteren Nasenspiegelung, *Rhinoscopia posterior,* werden mit Hilfe eines Kehlkopfspiegels über Mund und Rachen der Nasenrachenraum, die Choanen und der hintere Anteil der Nasenhöhlen sichtbar gemacht.

Die **Speiseröhre,** *Oesophagus* (Abb. **265**), schließt sich in Höhe des 6.–7. Halswirbels an den Rachen an. Der kurze Anfangsteil des Oesophagus, der Ösophagusmund (Abb. **282**), unterscheidet sich im Wandbau von den übrigen Ösophagusabschnitten (→ Bd. 2, S. 23).

Der auf den Ösophagusmund folgende kurze *Halsteil des Oesophagus* tritt hinter der Trachea, häufig leicht nach links verschoben, in das Mediastinum ein.

Der **Kehlkopf,** *Larynx* (Abb. **271**), der Anfangsteil des unteren Atemwegs, ist vielgliederig aus Knorpeln, Bändern und Muskeln aufgebaut. Der vorn gelegene Schildknorpel schützt die übrigen Teile des Kehlkopfes, die (nahezu) vollständig hinter ihm verborgen sind. Nur die Spange des Ringknorpels liegt vorn am Unterrand des Schildknorpels frei und ist – wie dieser – durch die Haut tastbar.

Bei mittlerer Kehlkopfstellung und aufrechter Kopfhaltung liegt der Oberrand des Kehlkopfes (Adamsapfel, *Prominentia laryngea*) beim Mann in Höhe des 5. Halswirbels, der Übergang des Kehlkopfes in die Luftröhre in Höhe des 6.–7. Halswirbels. Der Kehlkopf der Frau steht um etwa eine halbe Wirbelhöhe, der des Neugeborenen um drei Wirbel höher.

Die **Luftröhre,** *Trachea* (Abb. **265**), setzt den Atemweg in das Mediastinum der Brusthöhle fort. Dabei entfernt sich die Luftröhre zunehmend von der vorderen Halswand – in Höhe der Drosselgrube bis zu 7 cm –, indem sie der Lordose der Halswirbelsäule folgt. Die *Vorder-Seitenwand* der Luftröhre, die aus hufeisenförmigen Knorpelspangen und Bändern aufgebaut ist (Abb. **283**), kann unterhalb der Schilddrüse in der Drosselgrube durch die vordere Halswand hindurch getastet werden. An die *Hinterwand* der Luftröhre, die aus Muskel- und Bindegewebe besteht, legt sich die Speiseröhre an.

Die **Schilddrüse,** *Glandula thyroidea,* bedeckt mit dem schmalen, quergestellten Isthmus die Trachea vorn etwa in Höhe des 2.–4. Trachealknor-

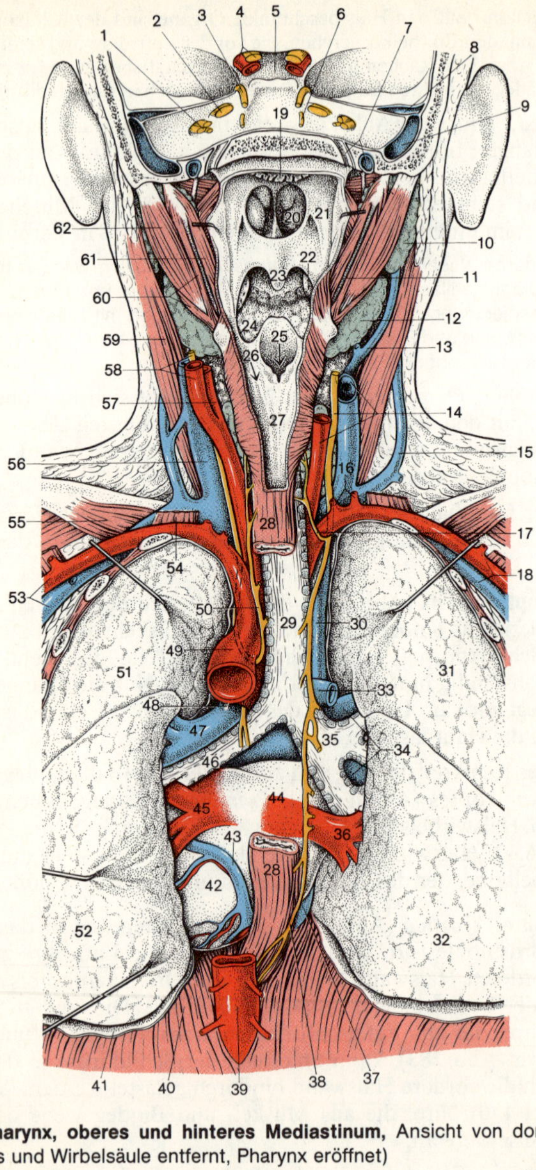

Abb. 280. **Pharynx, oberes und hinteres Mediastinum,** Ansicht von dorsal (hintere Schädelbasis und Wirbelsäule entfernt, Pharynx eröffnet)

pels (Abb. **265**). Beiderseits von Luftröhre und Kehlkopf verbreitert sich die Schilddrüse zu je einem ovalen Lappen, der bis zum Oberrand des Schildknorpels reichen kann (Abb. **268**). Sie folgt den Stellungsänderungen des Kehlkopfes.

Ein Kropf kann die Trachea so stark einengen, »Säbelscheidentrachea«, daß die Atmung behindert wird. Trachea, Oesophagus und Gefäß-Nervenstrang zum Kopf können dadurch verlagert werden.

Die **Epithelkörperchen,** *Glandulae parathyroideae,* beiderseits zwei (oder mehr) erbsengroße Organe, sind in variabler Lage – häufig nahe dem oberen und dem unteren Pol jedes Schilddrüsenlappens – hinten meist in die Schilddrüsenkapsel eingelagert.

◀ 1 N. facialis mit Intermediusanteil und N. vestibulocochlearis
2 N. trigeminus
3 N. oculomotorius
4 A. ophthalmica und N. opticus
5 Sella turcica
6 N. abducens
7 Sinus petrosus inferior (medial) und Bulbus superior v. jugularis
8 Sinus petrosus superior
9 Sinus sigmoideus
10 Glandula parotidea
11 Lig. stylohyoideum
12 Glandula submandibularis
13 V. retromandibularis
14 V. jugularis interna dextra, N. vagus dexter und A. carotis communis dextra
15 V. jugularis externa
16 Abgang der A. vertebralis (medial) und des Truncus thyrocervicalis
17 N. laryngeus recurrens dexter (zieht unter der A. subclavia hindurch)
18 A. und V. subclavia dextra
19 Tonsilla pharyngealis
20 Choana
21 Torus tubarius
22 Tonsilla palatina
23 Uvula
24 Tonsilla lingualis
25 Aditus laryngis
26 Recessus piriformis
27 Pars laryngea pharyngis
28 Oesophagus (teilweise reseziert)
29 Trachea
30 V. cava superior
31 Lobus superior der rechten Lunge
32 Lobus inferior der rechten Lunge
33 V. azygos
34 Äste der A. pulmonalis dextra
35 Bronchus principalis dexter
36 Vv. pulmonales dextrae
37 V. cava inferior
38 N. vagus dexter
39 Pars thoracica aortae
40 Diaphragma
41 Pleura diaphragmatica
42 Ventriculus cordis sinister
43 V. cardiaca magna
44 Atrium cordis sinistrum
45 Vv. pulmonales sinistrae
46 Bronchus principalis sinister
47 A. pulmonalis sinistra
48 Lig. arteriosum
49 Arcus aortae
50 N. laryngeus recurrens sinister (schlingt sich um Lig. arteriosum und Arcus aortae)
51 Lobus superior der linken Lunge
52 Lobus inferior der linken Lunge
53 A. und V. subclavia sinistra
54 Insertion des M. scalenus anterior an der 1. Rippe
55 M. subclavius
56 V. jugularis interna sinistra
57 A. carotis externa sinistra
58 A. carotis interna sinistra und N. vagus sinister
59 M. sternocleidomastoideus
60 M. stylohyoideus
61 M. stylopharyngeus
62 M. digastricus, Venter posterior

D. Organe des Halses

Die im Eingeweideraum des Halses verschieblichen Halsorgane (Kehlkopf, Luftröhre, Rachen, Speiseröhre und Schilddrüse mit Epithelkörperchen) sind in Kehlkopfhöhe durch Bindegewebs- und Muskelzüge als »Organpaket« aneinander gefesselt. Sie werden deshalb bei Bewegungen (z. B. Schlucken) immer gemeinsam bewegt.

1. Rachen

Der **Rachen,** *Pharynx,* bildet das Verbindungsstück einerseits für den Speiseweg zwischen Mundhöhle und Speiseröhre, andererseits für den Atemweg zwischen Nasenhöhle und Kehlkopf. Beide Transportwege überkreuzen sich im Pharynx.

a) Form und Lage des Rachens

Der **Rachenraum,** *Cavitas pharyngis,* läßt sich in drei Etagen gliedern (Abb. **265**). Die obere Etage, der *Nasenrachenraum, Pars nasalis pharyngis (Epipharynx),* steht an den Choanen durch den *Meatus nasopharyngeus* mit der Nasenhöhle in Verbindung (Abb. **263**). In das mittlere Stockwerk, *Pars oralis pharyngis (Mesopharynx),* öffnet sich durch den Isthmus faucium die Mundhöhle. Von dem unteren Teilstück, *Pars laryngea pharyngis (Hypopharynx),* führt nach ventral der Weg in den Kehlkopf.

Die **Pars nasalis pharyngis** wird kranial durch das Rachengewölbe, *Fornix pharyngis,* abgeschlossen. Die Schleimhaut ist an der Basis des Hinterhauptbeins, an der Felsenbeinspitze und am Keilbein angeheftet und in Längsfalten gelegt. Sie enthält eine beim Erwachsenen dünne Schicht lymphatischen Gewebes, das jedoch im Kindesalter reich entwickelt ist und sich an Hinter- und Seitenwand des Epipharynx als *Rachenmandel* vorwölbt.

Die **Rachenmandel,** *Tonsilla pharyngealis,* bildet den oberen Teil des lymphatischen Rachenrings.

Eine inkonstante, besonders tiefe Einbuchtung zwischen zwei Schleimhautfalten wird als *Bursa pharyngealis* bezeichnet.

K Die Rachenmandel kann zur Zeit ihrer stärksten Entwicklung im frühen Schulalter die Choanen verlegen, so daß Atmung und Schlaf beeinträchtigt sind. Mangelnde Aufmerksamkeit in der Schule wegen Übermüdung, aber auch Fehlentwicklungen des Gesichtsschädels können die Folgen sein.

Die **Ohrtrompete,** *Tuba auditiva,* die Rachenraum und Paukenhöhle verbindet, öffnet sich in der Seitenwand des Nasenrachenraums etwa in Höhe des unteren Nasengangs. Die Tubenmündung, *Ostium pharyngeum tubae auditivae* (Abb. **263**), wird an ihrem hinteren und oberen Umfang von dem bogenförmigen Tubenwulst, *Torus tubarius,* umrahmt, der durch das freie Ende des Tubenknorpels aufgeworfen wird. Er bildet die hintere

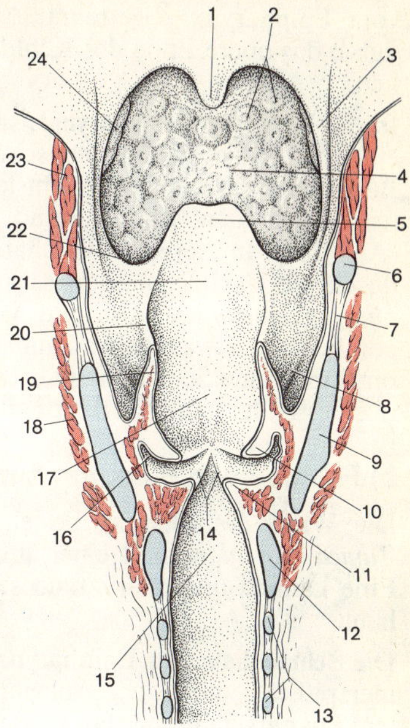

Abb. 281. **Frontalschnitt durch die mittlere und die untere Etage des Rachenraums und den Kehlkopf.** Ansicht von dorsal

1 Uvula palatina
2 Papillae vallatae
3 Arcus palatopharyngeus
4 Dorsum linguae, Pars postsulcalis
5 Epiglottis
6 Os hyoideum
7 Membrana thyrohyoidea
8 Plica n. laryngei im Recessus piriformis
9 Cartilago thyroidea
10 Plica vestibularis mit Lig. vestibulare
11 Plica vocalis mit Lig. vocale und M. vocalis
12 Cartilago cricoidea
13 Cartilagines tracheales
14 Rima glottidis
15 Cavitas infraglottica
16 Ventriculus laryngis
17 Vestibulum laryngis
18 M. constrictor pharyngis inferior
19 Membrana quadrangularis
20 Plica aryepiglottica
21 Aditus laryngis
22 Plica pharyngoepiglottica
23 Mm. constrictores pharyngis medius und superior
24 Tonsilla palatina

und die vordere Tubenlippe. Die *hintere Tubenlippe* setzt sich abwärts in eine Schleimhautfalte, *Plica salpingopharyngea,* fort, die den M. salpingopharyngeus enthält und in der seitlichen Rachenwand verstreicht. Von der *vorderen Tubenlippe* zieht eine schwächere Schleimhautfalte, *Plica salpingopalatina,* zum Gaumensegel. Der untere Umfang der Tubenmündung wird durch den Levatorwulst, *Torus levatorius,* begrenzt, dem der M. levator veli palatini zugrunde liegt.

Hinter dem Torus tubarius ist die Seitenwand des Epipharynx zum *Recessus pharyngeus* (Rosenmüllersche Grube, Abb. **274**) ausgebuchtet, der sich kranialwärts bis zum Fornix pharyngis ausdehnt.

Die **Tubentonsille,** *Tonsilla tubaria,* ist eine Ansammlung lymphatischen Gewebes um die Tubenöffnung. Das lymphatische Gewebe kann sich strangförmig in der seitlichen Pharynxwand abwärts fortsetzen und den lymphatischen »Seitenstrang« bilden.

Die **Pars oralis pharyngis,** die durch den Isthmus faucium einer unmittelbaren Betrachtung und Untersuchung zugänglich ist, wird beim Schluckakt durch die Anlagerung des Gaumensegels an die hintere Pharynxwand vom Epipharynx abgetrennt. Als untere Grenze wird willkürlich eine durch das obere Ende des Kehldeckels gelegte horizontale Ebene angesehen.

In die **Pars laryngea pharyngis** stülpt sich von vorn der Kehlkopfeingang ein, so daß sie ein im Querschnitt halbmondförmiges Lumen aufweist. Beiderseits des Kehlkopfes entsteht eine durch die Plica pharyngoepiglottica gegen den Zungengrund begrenzte Nische, *Recessus piriformis* (Abb. **281**). In dieser Schleimhautrinne soll die Speise vom Zungengrund durch die Cavitas pharyngis zum Ösophagusmund gelangen. Die *Plica pharyngoepiglottica* wird vom M. stylopharyngeus aufgeworfen. Nahezu parallel und etwas weiter kaudal zieht in der Vorderwand des Recessus piriformis eine Schleimhautfalte, *Plica n. laryngei*. In ihr tritt der R. internus des N. laryngeus superior an den Kehlkopf heran.

b) Feinbau und Funktion des Rachens

Die **Wand des Pharynx** besteht aus *Tunica mucosa, Tela submucosa, Tunica muscularis* und einer äußeren adventitiellen Bindegewebsschicht. Eine Lamina muscularis mucosae fehlt in der gesamten Rachenschleimhaut.

Die **Schleimhaut** des Epipharynx ist größtenteils mit mehrreihigem Flimmerepithel bedeckt. Die Anlagerungsstelle des Gaumensegels an die hintere Pharynxwand, inselartige Bezirke auf den Falten der Tonsilla pharyngealis und der gesamte Meso- und Hypopharynx sind mit einem unverhornten mehrschichtigen Plattenepithel überzogen. In der *Lamina propria mucosae* liegen im Fornix pharyngis und um den Aditus laryngis gemischte Drüsen, in der übrigen Rachenschleimhaut zahlreiche Schleimdrüsen, *Glandulae pharyngeae*. Vorder- und Hinterwand des Hypopharynx enthalten in der Schleimhaut ein ausgedehntes Venennetz.

Die **Tela submucosa** besteht aus einer derben Bindegewebslage. Sie ist am oberen Ende des Pharynx, wo die Muskelschicht fehlt, besonders kräftig ausgebildet, *Fascia pharyngobasilaris* (Abb. **282**), und heftet die Rachenwand an der Schädelbasis an.

Die *Muskelschicht* des Pharynx wird von einer dünnen Faszie umgeben, die auf der Hinterfläche des Rachens in das lockere *retropharyngeale Bindegewebe* übergeht und seitlich an den Parapharyngealraum grenzt.

Rachenmuskulatur

Die Muskeln des Pharynx, die aus dem Muskelmaterial des 3.–5. Kiemenbogens hervorgehen, bestehen aus quergestreiftem Muskelgewebe. Die Pharynxmuskulatur setzt sich aus drei großen, flächenhaften *Schlundschnürern* und drei schwach entwickelten *Schlundhebern* zusammen.

Die **Schlundschnürer,** *Mm. constrictores pharyngis superior, medius* und *inferior* (Abb. **268, 271** u. **282**), entspringen ventral an Skelettelementen

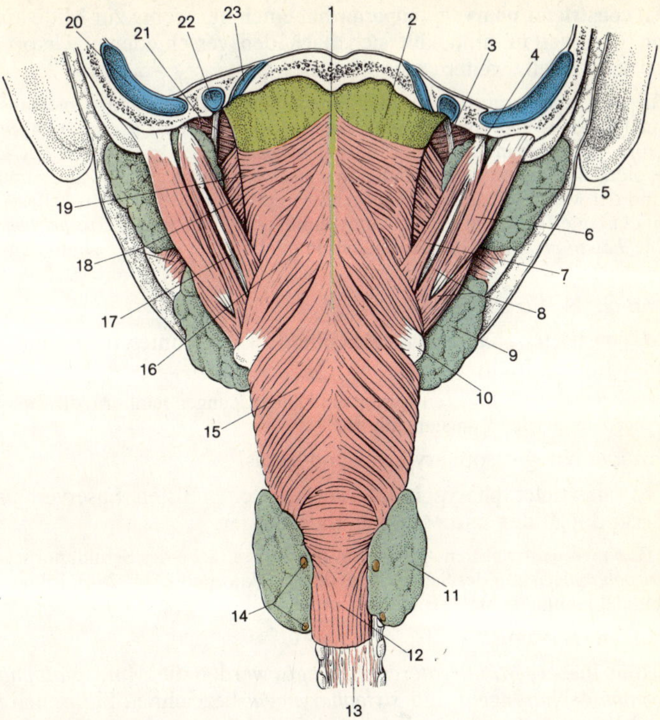

Abb. 282. **Rachenmuskulatur,** Ansicht von dorsal (nach *Rauber-Kopsch*)

1 Raphe pharyngis
2 Fascia pharyngobasilaris
3 Lig. sphenomandibulare
4 Proc. styloideus des Os temporale
5 Glandula parotidea
6 M. digastricus, Venter posterior
7 M. stylopharyngeus
8 M. stylohyoideus
9 Glandula submandibularis
10 Os hyoideum, Cornu majus
11 Glandula thyroidea
12 Oesophagus, Muskelschicht
13 Trachea
14 Glandulae parathyroideae
15 M. constrictor pharyngis inferior
16 M. constrictor pharyngis medius
17 Lig. stylohyoideum
18 M. pterygoideus medialis
19 M. constrictor pharyngis superior
20 Sinus sigmoideus
21 M. pterygoideus lateralis
22 Bulbus v. jugularis superior
23 Sinus petrosus inferior

des Schädels, des Zungenbeins und des Kehlkopfes. Sie umschließen den Rachenraum an der Seite und dorsal. Ihre Faserbündel setzen größtenteils an der *Raphe pharyngis* an, einem besonders im kranialen Abschnitt deutlichen medianen Sehnenzug, der am Tuberculum pharyngeum der Schädelbasis angeheftet ist.

Der **M. constrictor pharyngis superior** hat einen nur wenig zur Mitte ansteigenden Faserverlauf und läßt sich nach den verschiedenen Ursprungsarealen seiner Teile weiter untergliedern.

Die *Pars pterygopharyngea* entspringt vom Hinterrand der Lamina medialis des Proc. pterygoideus und vom Hamulus pterygoideus, die *Pars buccopharyngea* von der Raphe pterygomandibularis. Die *Pars mylopharyngea* kommt von der Linea mylohyoidea des Unterkiefers und die *Pars glossopharyngea* aus der Zungenmuskulatur und der Mundschleimhaut. Gelegentlich entspringen einige Muskelfaserbündel von der Unterfläche der Felsenbeinpyramide, nahe der Spitze, *Pars petropharyngea*. Die *Fascia pharyngobasilaris* schließt kranial an den oberen Schlundschnürer an.

Innervation: N. glossopharyngeus.

Der **M. constrictor pharyngis medius** überdeckt den unteren Abschnitt des oberen Schlundschnürers.

Seine *Pars chondropharyngea* entspringt am kleinen Zungenbeinhorn, die *Pars ceratopharyngea* am großen Zungenbeinhorn.

Innervation: Nn. glossopharyngeus und vagus.

Der **M. constrictor pharyngis inferior** hat den steilsten Faserverlauf, er überdeckt dorsal den mittleren Schlundschnürer.

Seine *Pars thyropharyngea* entspringt von der Außenfläche des Schildknorpels, die *Pars cricopharyngea* von der Seitenfläche des Ringknorpels (Abb. **284**). Inkonstante Faserbündel kommen vom 2. Trachealknorpel.

Innervation: N. vagus.

Als **Schlundheber,** *Mm. levatores pharyngis,* werden die *Mm. palatopharyngeus, salpingopharyngeus* und *stylopharyngeus* bezeichnet. Sie ziehen vom Schädelskelett und von der Tuba auditiva als dünne Muskelfaserbündel von oben in die Pharynxwand.

Innervation: N. glossopharyngeus.

Der **M. palatopharyngeus** (Abb. **274**) ist der kräftigste Schlundheber. Er strahlt von der Gaumenaponeurose und vom Hamulus pterygoideus aus und verläuft größtenteils im Arcus palatopharyngeus auf der Innenfläche der Schlundschnürer abwärts. Seine Fasern enden teils am Hinterrand des Schildknorpels, teils bilden sie im kaudalen Rachenabschnitt über die hier nur undeutlich ausgeprägte Raphe pharyngis hinweg mit dem Muskel der Gegenseite eine Schlinge, bei deren Verkürzung die dorsale Pharynxwand sackförmig angehoben wird. Ein weiteres, lumenwärts vom M. constrictor pharyngis superior verlaufendes Faserbündel des M. palatopharyngeus zieht annähernd zirkulär in die hintere Pharynxwand.

Der **M. salpingopharyngeus** geht als schwacher Muskelzug vom freien Ende des Tubenknorpels aus und zieht in der Plica salpingopharyngea zur seitlichen Rachenwand.

Der **M. stylopharyngeus** (Abb. **271**) entspringt nahe der Schädelbasis am Proc. styloideus, schiebt sich zwischen dem oberen und dem mittleren

Schlundschnürer auf die Innenfläche des Muskelrohrs und erreicht mit den Faserbündeln des M. palatopharyngeus den Schildknorpel. Ein Teil der Fasern endet in der Tela submucosa der Rachenwand.

Wirkung der Rachenmuskulatur. Die *Pharynxkonstriktoren* können den Rachenraum einschnüren, das Lumen verkleinern. Da die Faserbündel des mittleren und des unteren Schlundschnürers großenteils schräg aufwärts zur Insertionsstelle an der Raphe pharyngis verlaufen (Fixpunkt), führt ihre Kontraktion auch zu einer Verkürzung des Verdauungsrohrs, wobei Zungenbein und Kehlkopf angehoben werden.

Die schwächer ausgebildeten *Mm. levatores pharyngis* heben den Pharynx an und verkürzen ihn. Das lumenwärts vom M. constrictor pharyngis superior gelegene horizontale Faserbündel des *M. palatopharyngeus* schnürt die Rachenwand ein und drängt sie dem angespannten und gehobenen Gaumensegel beim Verschluß des Epipharynx entgegen.

Schluckakt

Da sich im Rachenraum *Speiseweg* und *Atemweg überkreuzen,* besteht beim Schlucken die Gefahr, daß Speiseteile in die Atemwege – Nase oder Kehlkopf – geraten. Dieser Gefahr wird durch eine *reflektorische Sicherung der Atemwege* vorgebeugt, die gleichzeitig mit dem – ebenfalls reflektorisch ablaufenden – Transport der Speise eintritt. *Schlucken ist willkürlich auslösbar,* der *Schluckakt* ein *einheitlicher Vorgang.* Er läßt sich aus didaktischen Gründen in die (willkürlich einleitbare) Vorbereitungsphase, den rasch ablaufenden eigentlichen Schluckvorgang und die Transportphase der Speise durch den Oesophagus gliedern.

In der *Vorbereitungsphase* wird der Mundboden kontrahiert. Die Zunge drängt den Bissen gegen den weichen Gaumen. Über die Erregung von Rezeptoren in der Gaumenschleimhaut werden die dann folgenden Phasen ausgelöst.

Die *reflektorische Sicherung der Atemwege* geschieht durch *Verschluß des Epipharynx* und *des Kehlkopfeingangs.*

Der *Epipharynx* wird dadurch vom Mesopharynx abgeschlossen, daß das *Gaumensegel angehoben* und *gespannt* (Mm. tensor und levator veli palatini) und gegen die hintere *Pharynxwand* gedrückt wird, die sich in dieser Höhe durch eine umschriebene Kontraktion des oberen Schlundschnürers und des – vor diesem vorbeiziehenden – Faserzugs des M. palatopharyngeus wulstartig *vorbuckelt* (Passavantscher Ringwulst).

Der *Kehlkopfeingang* wird durch zwei Mechanismen verschlossen. Mit der Kontraktion des Mundbodens (Mm. mylohyoidei) werden unter Beihilfe der Mm. digastrici und der Mm. thyrohyoidei das Zungenbein und der *Kehlkopf angehoben* und damit der Kehlkopfeingang näher an den Kehldeckel gebracht. Zugleich drückt bei der Rückführung des Zungengrundes ein Fettkörper, der vor und neben dem Kehldeckel im Bindegewebe liegt, auf den Kehldeckel. Dadurch wird der *Kehldeckel dem Kehlkopfeingang genähert* und der Kehlkopfeingang (unvollständig) verschlossen. Zumeist tritt für die Dauer des Schluckakts auch reflektorischer Atemstillstand ein.

Der *Transport des Bissens* durch Pharynx und Oesophagus wird gleichfalls durch mehrere Mechanismen sichergestellt.

Die *Zunge* drängt wie ein Stempel, gezogen von den Mm. styloglossus und hyoglossus, den Bissen über die Schlundenge in den Rachen. Der *Pharynx,* dessen Lumen sonst einen quergestellten Spalt bildet, entfaltet sich beim Heben des Kehlkopfes nach vorn und oben. Der Bissen gleitet großenteils durch den Recessus piriformis (hauptsächlich der Kauseite), z. T. auch über den Kehldeckel hinweg.

Durch *Verkürzung des unteren Schlundschnürers* entsteht eine dorsale Ausbuchtung der hinteren Pharynxwand, die – durch Kontraktion der Mm. palatopharyngei angehoben – einen »Sack« bildet, der den Bissen aufnimmt. Die Kontraktion der Schlundschnürer oberhalb des Bissens befördert diesen in die Speiseröhre.

Der *Transport durch den Oesophagus* kann (z. B. bei Flüssigkeiten) allein durch eine ruckartige, kräftige Kontraktion des Mundbodens und des oberen Schlundschnürers bei aufrechter Körperhaltung als »Spritzschluck« ablaufen oder (bei festen Bissen) durch fortlaufende Kontraktionswellen, *Peristaltik,* des Oesophagus bewirkt werden.

Der lebenswichtige *Schluckreflex* ist auch im Schlaf erhalten, er wird durch mehrere Hirnnerven gesichert. Afferenzen und Efferenzen des Schluckreflexes werden in einem Schluckzentrum der Medulla oblongata koordiniert.

Durch willkürliche Störung der Mechanismen, die den oberen und den unteren Atemweg sichern (z. B. durch den Versuch, beim Schlucken zu sprechen), kommt es zum »Verschlucken«.

Bei *Lähmung des Gaumensegels* (z. B. als Folge einer Diphtherie) können Speiseteile in die Nasenhöhle gelangen.

c) Gefäße und Nerven des Rachens

Arterien (Abb. **277**). Die stärkste Arterie des Pharynx, die *A. pharyngea ascendens,* ist ein Ast der A. carotis externa. Sie zieht medial vom Gefäß-Nervenstrang am Rachen aufwärts bis zur Schädelbasis (→ S. 746). Weitere arterielle Zuflüsse kommen von der *A. palatina ascendens* (Gegend der Tubenmündung) und von der *A. thyroidea inferior* (Hypopharynx).

Das **Venengeflecht,** das die Pharynxwand umgibt, *Plexus pharyngeus,* hat mehrere Abflüsse in die *V. jugularis interna* sowie Verbindungen mit dem *Plexus pterygoideus* und mit *Vv. meningeae.*

Die **Lymphbahnen** aus dem Pharynx und aus der Tonsilla pharyngealis

(Abb. **272**) ziehen zu den *Nodi lymphatici retropharyngeales* und den oberen *Nodi lymphatici cervicales laterales profundi.*

Nerven. Der Pharynx wird durch die *Nn. vagus* und *glossopharyngeus* sowie durch den *Truncus sympathicus* (Ganglion cervicale superius) innerviert. Die Nerven bilden an der Außenseite des Pharynx ein Geflecht, *Plexus pharyngeus,* aus dem die motorischen Fasern zur Muskulatur, die sensiblen und sekretomotorischen zur Schleimhaut ziehen.

Speiseröhre → Bd. 2, S. 20.

2. Kehlkopf

Der **Kehlkopf,** *Larynx,* ist ein kompliziert gebauter Verschlußapparat am Beginn des unteren Atemwegs. Fein abstimmbare Verschlußmöglichkeiten befähigen ihn zu vielfältigen Funktionen.

Der Kehlkopf ist am *Schluckakt* beteiligt; im Rachenraum wird mit Hilfe des Kehlkopfes die Weiche für den Weg der Speise aus der Mundhöhle in die Speiseröhre gestellt, der Eingang in den Kehlkopf dabei (weitgehend) verschlossen.

Eingedrungene Fremdkörper oder im unteren Atemweg gebildeter Schleim können durch *Hustenstoß,* d. h. durch kurzzeitigen Verschluß des Atemwegs mit nachfolgender stoßartiger Ausatmung, entfernt werden. Die Einatmung schädlicher Stoffe (z. B. ätzender Schwebstoffe) in die Lunge wird durch *reflektorischen Verschluß* im Kehlkopf verhindert.

Der Verschluß des Atemwegs ist eine Voraussetzung zur *Steigerung des Binnendrucks im Bauchraum* (z. B. Bauchpresse, bei Defäkation oder Geburt), wobei üblicherweise die Stimmritze im Kehlkopf geschlossen wird.

Mit Hilfe des Kehlkopfs können fein abgestimmte *Töne* erzeugt werden, die durch Artikulation in der Mundhöhle und an der Mundöffnung zur *stimmhaften Sprache* geformt werden.

a) Form und Lage des Kehlkopfes

Der **Kehlkopf** ist direkt mit infrahyalen Muskeln und indirekt (über die Membrana thyrohyoidea) mit den oberen Zungenbeinmuskeln verbunden und kann von diesen im Bindegewebsraum des Halses bewegt werden. Beim Schlucken, Sprechen, Husten, Pressen verschiebt sich der Kehlkopf in vertikaler Richtung um 2–3 cm. Beim Heben des Kopfes und bei Strekkung der Halswirbelsäule wird der Kehlkopf bis um eine Wirbelhöhe angehoben, beim Senken des Kopfes und bei Beugung der Halswirbelsäule taucht die Untergrenze des Kehlkopfes in die obere Thoraxapertur ein; die vertikale Verschiebung beträgt bis zu 4 cm.

Die **Vorderseite** des Kehlkopfes (→ Bd. 2, Abb. **3**) ist gegen das mittlere Blatt der Halsfaszie gerichtet und wird zum größten Teil vom *Schildknorpel* gebildet, der wie ein Schiffsbug nach vorn ragt. In der Medianebene »durchstößt« der »Schildknorpelbug« die Lücke zwischen den infrahyalen Muskeln beider Seiten; ein Einschnitt an der Oberkante des Bugs, die *Incisura thyroidea superior,* ist unter der Haut tastbar (Abb. **253**). Unterhalb des Schildknorpels reicht die *Ringknorpelspange* bis zur Vorderseite des Kehlkopfes. Die Lücke zwischen Unterrand des Schildknorpels und Ringknorpelspange wird von dem elastischen Lig. cricothyroideum verschlossen.

Die **Rückseite** des Kehlkopfes ist von Schleimhaut überkleidet. Der Kehlkopfeingang, *Aditus laryngis* (Abb. **280** u. **281**), wird durch zwei nach hinten steil abfallende Schleimhautfalten, *Plicae aryepiglotticae,* und den *Kehldeckel, Epiglottis,* umrahmt. Die Schleimhautfalten verlaufen vom Oberrand des Kehldeckels schräg abwärts nach hinten unten, wo sie sich in einem spitzen Winkel treffen. Nahe ihrem hinteren Ende werden die Falten jeweils durch zwei kleine Knorpel ausgesteift, die in der Schleimhaut Höckerchen hervorrufen. Das *Tuberculum corniculatum* liegt nahe der Medianlinie unten, das *Tuberculum cuneiforme* lateral davon und etwas höher (Abb. **284 b**).

Vom Oberrand des Kehldeckels aus, der von hinten das Zungenbein überragt, ziehen eine mediane und zwei laterale Schleimhautfalten, *Plicae glossoepiglotticae mediana* und *laterales,* zum Zungengrund (Abb. **269**). Die drei Falten begrenzen zwei seichte Gruben, *Valleculae epiglotticae.*

Der *Recessus piriformis* schiebt sich als Schleimhautrinne von hinten zwischen das hintere Ende der Schildknorpelplatte (lateral) und den Stellknorpel (medial) ein.

Der **Innenraum** des Kehlkopfes, *Cavitas laryngis* (Abb. **281**), wird durch zwei Paar übereinander liegender, sagittal gestellter, von der Wand in das Lumen vorspringender Schleimhautfalten, den *Taschenfalten* (oben) und den *Stimmfalten* (unten), in drei Etagen gegliedert (Abb. **265**).

Die *Taschenfalten, Plicae vestibulares,* überkleiden den unteren freien Rand einer Bindegewebsplatte, *Membrana quadrangularis.* Die *Stimmfalten, Plicae vocales,* ragen weiter in das Lumen vor als die Taschenfalten. Sie enthalten im hinteren, kürzeren Bereich den Muskelfortsatz des Stellknorpels, im vorderen Teil das elastische Stimmband und den M. vocalis. An der von den Stimmfalten begrenzten *Stimmritze, Rima glottidis,* unterscheidet man deshalb die hintere *Pars intercartilaginea* und die vordere *Pars intermembranacea.*

Die *obere Etage* des Kehlkopfinnenraums, der Vorhof, *Vestibulum laryngis,* reicht vom Kehlkopfeingang bis zu den Taschenfalten. In der 4–5 cm hohen Vorderwand des Vorhofs liegt der Kehldeckel, sein Stiel wirft ein Höckerchen, *Tuberculum epiglotticum,* auf.

Die etwa 1 cm hohe *mittlere* Etage zwischen Taschenfalten und Stimmfalten buchtet sich seitwärts als *Ventriculus laryngis* aus.

Die *untere Etage,* der Raum unterhalb der Stimmfalten, ist zur *Cavitas infraglottica* verbreitert, die sich am Unterrand des Ringknorpels in die Luftröhre fortsetzt.

b) Feinbau und Funktion des Kehlkopfes

Der Kehlkopf besitzt ein knorpeliges *Kehlkopfskelett*. Die Skelettelemente sind durch einen *Bandapparat* verbunden, artikulieren miteinander in *Gelenken* und werden durch *Kehlkopfmuskeln* bewegt. Knorpelgerüst und Muskeln werden auf der Dorsalseite und im Kehlkopfinnenraum von *Schleimhaut* überkleidet.

Kehlkopfskelett

Basis des Kehlkopfskeletts (Abb. **281** u. **284**) ist der *Ringknorpel*. Er trägt beiderseits den *Schildknorpel*, hinten die beiden *Stellknorpel*. An der Schildknorpelinnenseite ist der *Kehldeckel* bindegewebig befestigt. Das Kehlkopfskelett ist aus hyalinem Knorpel aufgebaut – ausgenommen der Kehldeckel, der Proc. vocalis des Stellknorpels sowie die kleinen Knorpelchen in der Plica aryepiglottica und im Lig. thyrohyoideum, die aus elastischem Knorpel bestehen.

Die hyalinen Kehlkopfknorpel können ab dem 2. Jahrzehnt unterschiedlich stark verknöchern.

Der **Ringknorpel,** *Cartilago cricoidea,* hat die Form eines Siegelrings. Die Spange des Rings, *Arcus,* ist nach vorn, die 2–2,5 cm hohe Platte, *Lamina,* nach hinten gerichtet. Die Oberkante der Ringknorpelplatte trägt beiderseits lateral je eine ovale Gelenkfläche für einen Stellknorpel, die Seitenkante jederseits unten eine runde Gelenkfläche für das untere Horn des Schildknorpels.

Der **Schildknorpel,** *Cartilago thyroidea,* besteht aus einer rechten und einer linken, je annähernd vierseitigen Platte. Beide *Laminae* sind leicht nach außen geneigt und vorn in annähernd rechtem Winkel miteinander verbunden (Abb. **286**). Die Winkelkante ist – entsprechend der Neigung der Platten – nach vorn oben gerichtet.

Am oberen Ende der Kante, an der *Prominentia laryngea,* schneidet zwischen beiden Schildknorpelplatten die tiefe *Incisura thyroidea superior* ein, am unteren Ende kann eine flache *Incisura thyroidea inferior* ausgeprägt sein.

Die Außenseite jeder Platte ist durch eine schräge, von hinten oben nach vorn unten gerichtete Leiste, *Linea obliqua,* in zwei Facetten unterteilt. Von der Linea obliqua entspringt der M. thyrohyoideus, an der Knorpelleiste heftet sich der M. sternothyroideus an. An der hinteren Facette liegt das Ursprungsfeld des Pars thyropharyngea des unteren Schlundschnürers. Die Leiste ist oben und unten durch je ein Höckerchen verstärkt, durch die *Tubercula thyroidea superius* und *inferius.*

Hinten geht von jeder Schildknorpelplatte ein langes oberes und ein kürzeres unteres Horn, *Cornu superius* und *Cornu inferius,* aus. Das untere Horn artikuliert mit der Seitenkante der Ringknorpelplatte, das obere Horn ist durch das *Lig. thyrohyoideum laterale* mit dem großen Zungenbeinhorn verbunden.

Der **Stellknorpel,** *Cartilago arytaenoidea,* ist annähernd dreikantig-pyramidenförmig, er besitzt vier Flächen und drei ausgeprägte Fortsätze. Man unterscheidet eine *hintere*, eine *mediale* und eine *anterolaterale* – jeweils durch Muskel- und Bandansätze facettierte – *Seitenfläche* sowie eine *basale Gelenkfläche*. Mit ihr reitet der Stellknorpel auf der Gelenkfläche der Oberkante der Ringknorpelplatte.

Der obere Fortsatz, die Spitze der Pyramide, *Apex*, ist nach medial hinten geneigt. Der Spitze sitzt der Spitzenknorpel, *Cartilago corniculata* (Santorini), auf, der in die *Plica aryepiglottica* hineinragt. Am vorderen Fortsatz, *Proc. vocalis*, ist das Stimmband befestigt. Am seitlichen Fortsatz, *Proc. muscularis*, setzen die Mm. cricoarytaenoideus posterior und cricoarytaenoideus lateralis an.

Der **Kehldeckelknorpel,** *Cartilago epiglottica*, hat etwa die Form eines Tennisschlägers. Er ist mit dem Stiel, *Petiolus epiglottidis*, in der Mitte der Innenseite des Schildknorpelbugs bindegewebig befestigt. Die Epiglottisfläche ist nach hinten leicht konkav gewölbt.

Gelenke des Kehlkopfskeletts

Die Gelenkbewegungen beeinflussen teils den Abstand der Procc. vocales zum Schildknorpel, teils den Abstand der Stellknorpel und deren Procc. vocales zueinander.

In der **Articulatio cricothyroidea** (Abb. **283**) beider Seiten, den Gelenken zwischen den unteren Hörnern des Schildknorpels und dem Ringknorpel, werden hauptsächlich Kippbewegungen um eine quere Achse ausgeführt (Abb. **285**), die den Abstand zwischen den Procc. vocales und der Innenseite des Schildknorpelbugs ändern. Außerdem erlaubt die Gelenkkapsel auch geringe Gleitbewegungen in allen Richtungen.

Die **Articulatio cricoarytaenoidea** (Abb. **283**), das Gelenk zwischen Stellknorpel und Ringknorpel, ist ein modifiziertes Scharniergelenk. Die Gelenkfläche des Stellknorpels ist konkav-rinnenförmig, die der Ringknorpelplatte konvex. Eine Hemmung durch Kollateralbänder fehlt. Die Achse ist schräg von dorso-medio-kranial nach ventro-latero-kaudal gerichtet.

In dem Gelenk sind verschiedene Bewegungen möglich (Abb. **286**). Durch Verschieben in der Achse des Scharniers können beide Stellknorpel und ihre Procc. vocales einander etwa 2 mm genähert oder voneinander entfernt werden. Durch Kippen um die Achse des Scharniers werden die beiden Procc. vocales gehoben und voneinander entfernt oder gesenkt und einander genähert. Die lockere Gelenkkapsel ermöglicht darüber hinaus noch eine Drehbewegung um die Längsachse, die gleichfalls den Abstand zwischen den Procc. vocales beeinflußt.

Kehlkopfbänder

Man unterscheidet *innere Kehlkopfbänder*, die Teile des Kehlkopfskeletts miteinander verbinden, und *äußere Kehlkopfbänder*, durch die der Kehlkopf insgesamt zwischen Zungenbein und Luftröhre befestigt ist.

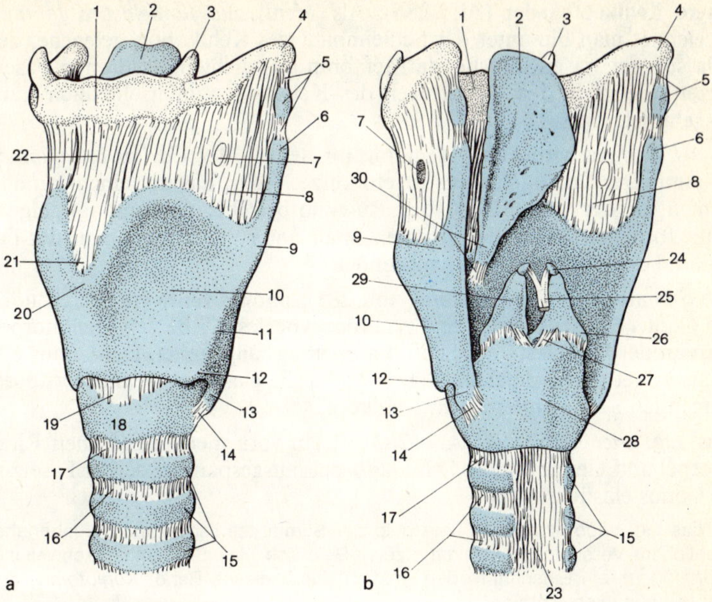

Abb. 283. **Zungenbein und Kehlkopfskelett,** Verbindungen der Skelettelemente
a Ansicht schräg von links vorn
b Ansicht schräg von links hinten

1 Corpus ossis hyoidei
2 Cartilago epiglottica
3 Cornu minus ossis hyoidei
4 Cornu majus ossis hyoidei
5 Lig. thyrohyoideum laterale und Cartilago triticea
6 Cornu superius der Cartilago thyroidea
7 Öffnung für die A. laryngea superior und den R. internus des N. laryngeus superior
8 Membrana thyrohyoidea
9 Tuberculum thyroideum superius
10 Cartilago thyroidea, Lamina sinistra
11 Linea obliqua
12 Tuberculum thyroideum inferius
13 Cornu inferius der Cartilago thyroidea
14 Capsula articularis cricothyroidea
15 Cartilagines tracheales
16 Ligg. anularia
17 Lig. cricotracheale
18 Cartilago cricoidea, Arcus cartilaginis cricoideae
19 Lig. cricothyroideum
20 Prominentia laryngea
21 Incisura thyroidea superior
22 Lig. thyrohyoideum medianum
23 Paries membranaceus der Trachea
24 Cartilago corniculata
25 Lig. cricopharyngeum
26 Proc. muscularis der Cartilago arytaenoidea
27 Capsula articularis cricoarytaenoidea und Lig. cricoarytaenoideum posterius
28 Cartilago cricoidea, Lamina cartilaginis cricoideae
29 Cartilago arytaenoidea, Facies posterior
30 Petiolus epiglottidis und Lig. thyroepiglotticum

Innere Kehlkopfbänder (Abb. **286**). Als *Membrana fibroelastica laryngis* bezeichnet man die unter der Schleimhaut des Kehlkopfes gelegene, der Tela submucosa entsprechende Membran aus dichten elastischen Fasernetzen. Sie ist in den drei Etagen des Kehlkopfes unterschiedlich stark ausgebildet.

Conus elasticus wird diese Membran im Bereich der *Cavitas infraglottica* genannt. Der Conus elasticus ist ein kurzes Rohr, das mit einem runden Lumen an der Innenfläche des Ringknorpels beginnt und mit einem schlitzförmigen, sagittal gerichteten Spalt unter der Schleimhaut der linken und der rechten Plica vocalis endet.

Die *Stimmbänder, Ligg. vocalia* (Abb. **281**), sind als verdickte obere Enden des Conus elasticus hinten an den Procc. vocales der beiden Stellknorpel, vorn an der Innenseite des Schildknorpelbugs angeheftet. Der Conus elasticus bildet mit den beiden Ligg. vocalia die elastische Wand der tonerzeugenden »Lippenpfeife« im Kehlkopf.

Das *Lig. cricothyroideum* (Abb. **283**) ist ein vorn median zwischen Ringknorpel und Unterrand des Schildknorpels ausgespannter derber Faserzug im Conus elasticus.

Da das Lig. cricothyroideum unterhalb der Stimmritze liegt, kann bei lebensbedrohlichem Verschluß der Stimmritze, z. B. durch eine Schleimhautschwellung, *Glottisödem,* ein Einschnitt oder Einstich durch dieses Band, *Koniotomie,* den Luftweg künstlich eröffnen.

Als *Membrana quadrangularis* (Abb. **281**) bezeichnet man den schwach ausgebildeten Teil der Membrana fibroelastica laryngis, der die Schleimhaut des Vestibulum laryngis unterlagert.

Das *Taschenband, Lig. vestibulare* (falsches Stimmband, Abb. **281**), stellt den unteren freien Rand der Membrana quadrangularis dar. Die bandartige Randzone der Membran liegt in der Plica vestibularis und ist beiderseits an der Vorderseite des Stellknorpels und an der Innenseite des Schildknorpelbugs, oberhalb der Insertion des Stimmbands, befestigt.

Das elastische *Lig. cricoarytaenoideum posterius* (Abb. **283**) verstärkt medial die schlaffe Gelenkkapsel des Stellknorpel-Ringknorpel-Gelenks.

Das *Lig. cricopharyngeum* (Abb. **283**) zieht von den Cartilagines corniculatae zur Rückseite der Ringknorpelplatte und in das Bindegewebe der dahinter gelegenen Rachenschleimhaut.

Das *Lig. thyroepiglotticum* (Abb. **283**) heftet den Petiolus epiglottidis an die Innenseite des Schildknorpelbugs.

Äußere Kehlkopfbänder (Abb. **283**). Die *Membrana thyrohyoidea* spannt sich zwischen dem Oberrand des Schildknorpels und dem Zungenbein aus. Verstärkte Faserzüge der Membran werden als *Lig. thyrohyoideum medianum* (zwischen Incisura thyroidea superior und Zungenbeinkörper) und *Lig. thyrohyoideum laterale* (zwischen oberem Horn des Schildknorpels und Hinterende des großen Zungenbeinhorns) besonders benannt.

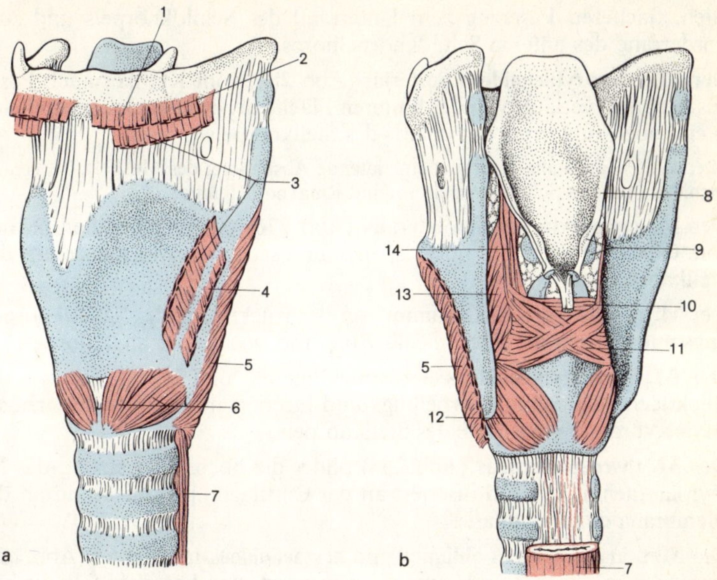

Abb. 284. **Kehlkopfmuskeln**
a Ansicht schräg von links vorn
b Ansicht schräg von links hinten
1–4 *Insertion bzw. Ursprung infrahyaler Muskeln*
1 M. sternohyoideus
2 M. omohyoideus
3 M. thyrohyoideus
4 M. sternothyroideus
5 M. constrictor pharyngis inferior
6 M. cricothyroideus
7 Oesophagus, Muskelschicht
8 Plica aryepiglottica
9 Tuberculum cuneiforme und Cartilago cuneiformis
10 M. arytaenoideus transversus
11 M. arytaenoideus obliquus
12 M. cricoarytaenoideus posterior
13 M. thyroepiglotticus
14 M. aryepiglotticus

Kehlkopfmuskulatur

Die *Zungenbeinmuskeln* bewegen den Kehlkopf insgesamt, sie heben, senken, kippen ihn und stellen ihn in einer bestimmten Höhe fest. Die *Kehlkopfmuskeln* dagegen bewegen Teile des Kehlkopfskeletts gegeneinander. Nach Lage und Herkunft unterscheidet man den *äußeren Kehlkopfmuskel,* M. cricothyroideus, der vom *R. externus* des *N. laryngeus superior* innerviert wird, und alle übrigen als *innere Kehlkopfmuskeln*. Ihre Innervation erfolgt über den *N. laryngeus inferior*.

Der **M. cricothyroideus** (Abb. **284**) entspringt vorn von der Ringknorpelspange und zieht mit einem medialen, steiler verlaufenden und einem lateralen, flacheren Faserzug zum Unterrand des Schildknorpels und zum Vorderrand des unteren Schildknorpelhorns.

Der **M. cricoarytaenoideus posterior** (Abb. **284**, vom Kliniker auch Postikus genannt) verläuft von der hinteren Fläche der Ringknorpelplatte nach lateral oben zum Proc. muscularis des Stellknorpels.

In etwa 25% der Fälle verbindet eine laterale Abspaltung des Muskels, **M. ceratocricoideus,** unteres Schildknorpelhorn und Ringknorpelplatte.

Der **M. cricoarytaenoideus lateralis** (Abb. **276**) entspringt außen seitlich vom Oberrand der Ringknorpelspange und setzt am Proc. muscularis des Stellknorpels an.

Der **M. vocalis** (Abb. **281**) kommt von der Rückfläche des Schildknorpelbugs und zieht in der Plica vocalis zum Proc. vocalis des Stellknorpels.

Der **M. thyroarytaenoideus** entspringt lateral vom M. vocalis von der Rückfläche des Schildknorpelbugs und inseriert mit dünnen Faserzügen an der Vorder-Seitenfläche des Stellknorpels.

Der **M. thyroepiglotticus** (Abb. **284**) bildet die obere Fortsetzung des M. thyroarytaenoideus und inseriert an der Cartilago epiglottica und an der Membrana quadrangularis.

Die **Mm. arytaenoideus obliquus** und **arytaenoideus transversus** (Abb. **284**) verbinden mit queren und kreuzweise angeordneten Faserbündeln die hintere Seite der beiden Stellknorpel.

Der **M. aryepiglotticus** (Abb. **284**) setzt den M. arytaenoideus obliquus über die Spitze des Stellknorpels hinweg in die Plica aryepiglottica hinein fort.

Wirkung der Kehlkopfmuskeln

Im Hinblick auf die Funktion unterscheidet man *Spannmuskeln,* die das Stimmband (und damit auch die Stimmfalte) anspannen, und *Stellmuskeln,* die über den Stellknorpel die Weite der Stimmritze beeinflussen.

Spannmuskeln sind der *M. cricothyroideus* und der *M. vocalis.*

Der *M. cricothyroideus* kippt bei festgestelltem Schildknorpel den Ringknorpel um die quere, durch die Schildknorpel-Ringknorpel-Gelenke verlaufende Achse (Abb. **285**) und erzeugt dabei eine Grobeinstellung der Stimmfaltenspannung.

Der *M. vocalis* beeinflußt durch isometrische Kontraktion die Feineinstellung der Stimmfaltenspannung und damit die Schwingungsfähigkeit der Stimmfalten.

Stellmuskeln sind alle übrigen, am Stellknorpel ansetzenden, inneren Kehlkopfmuskeln. Unter den Stellmuskeln werden *Öffner* und *Schließer* der Stimmritze unterschieden.

Öffner der gesamten Stimmritze ist allein der *M. cricoarytaenoideus posterior.* Durch Zug am Proc. muscularis wird der Stellknorpel zwischen Stell-

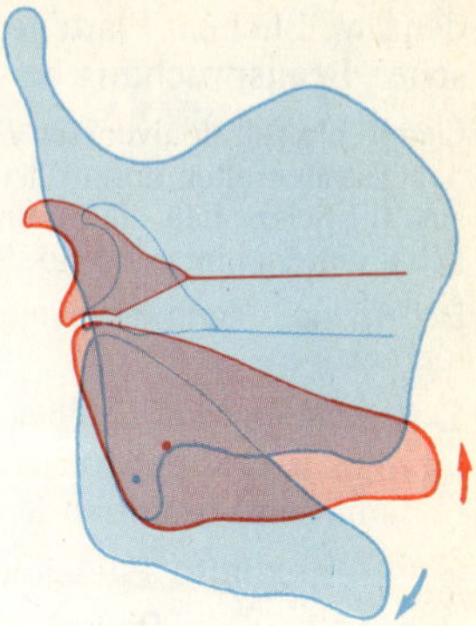

Abb. 285. **Kippbewegung zwischen Ringknorpel und Schildknorpel** als Funktion des M. cricothyroideus (Schema)
Stellung von Ring- und Stellknorpel bei entspanntem Stimmband ——
Stellung von Ring- und Stellknorpel bei kontrahiertem Mm. cricothyroidei, Stimmband (und damit auch Stimmfalte) angespannt ——

knorpel und Oberrand der Ringknorpelplatte um die vertikale Achse nach außen gedreht und etwas seitwärts gekippt. Bei beidseitiger Wirkung werden die Procc. vocales und die von ihnen ausgehenden Stimmbänder voneinander entfernt und angehoben, die Stimmritze wird erweitert.

Als *Öffner nur der Pars intercartilaginea* der Stimmritze wirkt der *M. cricoarytaenoideus lateralis,* indem er den Stellknorpel um die vertikale Achse nach innen dreht und damit die Spitze des Proc. vocalis zur Mitte bewegt. Bei beidseitiger Kontraktion bildet die Pars intercartilaginea eine dreieckige Öffnung.

Als **Schließer** *der Pars intermembranacea* lagert der *M. cricoarytaenoideus lateralis* gleichzeitig die Spitzen der Procc. vocales aneinander. Der Muskel wird bei der Drehung des Stellknorpels um die vertikale Achse, d. h. beim Verschluß der Pars intermembranacea, vom *M. thyroarytaenoideus* unterstützt.

Den *Verschluß auch der Pars intercartilaginea* der Stimmritze bewirken die *Mm. arytaenoideus obliquus* und *arytaenoideus transversus,* indem sie beide Stellknorpel längs der »Scharnier«-Achse zur Mitte ziehen.

Kehlkopfschleimhaut

Die *Schleimhautauskleidung der Cavitas laryngis* läßt in den verschiedenen Abschnitten des Kehlkopfes typische Strukturunterschiede erkennen.

Das mehrschichtige, unverhornte *Plattenepithel,* das den Rachen und die der Mundhöhle zugewandte Seite der Epiglottis überzieht, setzt sich verschieden weit in das Vestibulum laryngis fort. Eine unterschiedlich breite Zone von geschichtetem hochprismatischem Epithel leitet zu dem mehrreihigen Flimmerepithel (mit zahlreichen Becherzellen) über, das die Atemwege bis in die kleinen Bronchien auskleidet. Eine *Ausnahme* bilden die *Stimmfalten,* die von mehrschichtigem, stellenweise auch verhornendem, weißlichem Plattenepithel bedeckt werden, das der starken mechanischen Beanspruchung bei der Stimmbildung entspricht.

Gemischte tubuloalveoläre *Drüsen* liegen auf der Kehlkopfseite der Epiglottis, in den Taschenfalten und in der Schleimhaut in Höhe des M. arytaenoideus transversus. Ihr Sekret hält die Stimmfalten feucht. Die *Stimmfalten* sind *drüsenfrei,* lediglich an ihrem hinteren Ende kommt fast regelmäßig eine Drüse vor.

Bei Rednern kann die mangelhafte Befeuchtung der Stimmfalten zur Heiserkeit führen.

Das *Schleimhautbindegewebe* ist im Kehlkopfeingang und im Vestibulum laryngis locker gebaut. An den Stimmfalten ist die Schleimhaut dagegen fest mit den Stimmbändern verwachsen.

Eine krankhafte Flüssigkeitsansammlung im Schleimhautbindegewebe des Kehlkopfeingangs und des Vestibulum laryngis, ein *Glottisödem,* kann zum Ersticken führen.

Verschluß des Kehlkopfeingangs beim Schlucken

Beim Schlucken wird der Kehlkopfeingang weitgehend verschlossen. Die dabei wirksamen Mechanismen, der »Zungengrund-Kehldeckel-Mechanismus« und der »Fettkörper-Kehldeckel-Mechanismus« sind auf S. 763 dargestellt.

Durch Kontraktion der Mm. aryepiglottici und thyroepiglottici soll außerdem das Absinken des Kehldeckels begünstigt werden.

Beim Säugling, bei dem der Kehldeckel noch den Zungenrand überragt, kann Flüssigkeit auch – ohne Gefahr des Verschluckens – allein durch den Recessus piriformis in den Oesophagus gelangen.

Glottis bei Atmung und Stimmbildung

Als **Glottis** bezeichnet man die stimmbildenden, die Stimmritze begrenzenden Wandteile des Kehlkopfes.

Die *Stimmritze, Rima glottidis* (Abb. **286**), wird in den vorderen zwei Dritteln als *Pars intermembranacea* von der *Stimmfalte, Plica vocalis,* im hinteren Drittel als *Pars intercartilaginea* von den Stellknorpeln begrenzt. Die Form der Stimmritze wechselt je nach Art der Atmung oder der Stimmbildung.

1 Plica vocalis
2 Plica vestibularis
3 Rand der Epiglottis
4 Tuberculum cuneiforme
5 Tuberculum corniculatum
6 Incisura interarytaenoidea
7 Apex } der Cartilago arytaenoidea
8 Proc. muscularis } der Cartilago arytaenoidea
9 Proc. vocalis } der Cartilago arytaenoidea
10 Lig. vocale
11 Lig. cricothyroideum
12 Conus elasticus
13 Arcus cartilaginis cricoideae
14 Lamina } der Cartilago thyroidea
15 Cornu superius } der Cartilago thyroidea
16 Lamina cartilaginis cricoideae und Facies articularis arytaenoidea
17 Hinterwand der Trachea
18 Rima glottidis, Pars intermembranacea
19 Rima glottidis, Pars intercartilaginea

▶

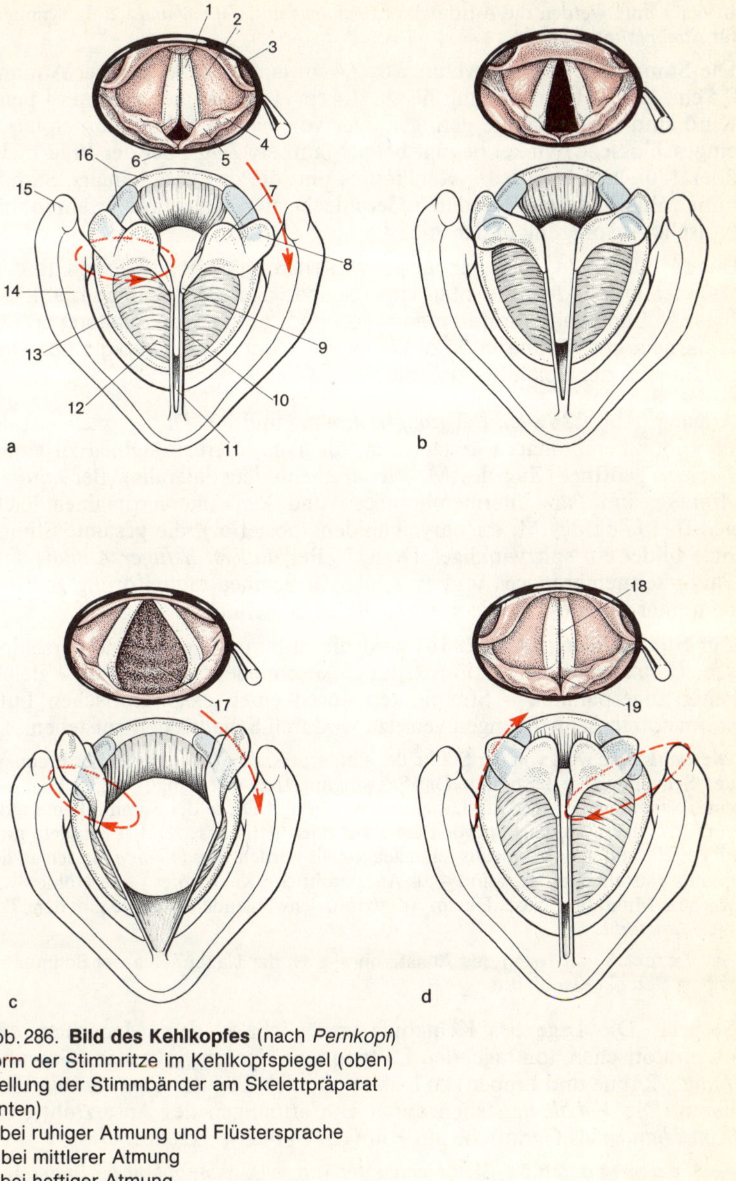

Abb. 286. **Bild des Kehlkopfes** (nach *Pernkopf*)
Form der Stimmritze im Kehlkopfspiegel (oben)
Stellung der Stimmbänder am Skelettpräparat (unten)
a bei ruhiger Atmung und Flüstersprache
b bei mittlerer Atmung
c bei heftiger Atmung
d bei der Stimmbildung (Phonationsstellung)
Facies articularis arytaenoidea

In der Klinik werden die Ausdrücke *Stimmlippe* und *Stimmband* häufig synonym für *Stimmfalte* verwandt.

Die Stimmritze ist beim Mann 2,0–2,4 cm lang und bei ruhiger Atmung 0,5 cm, bei heftiger Atmung bis zu 1,4 cm weit. Bei der Frau und beim Kind sind die Ausmaße geringer. Der von beiden Schildknorpelplatten eingeschlossene Winkel beträgt beim Mann etwa 90°, bei der Frau meist über 120°. Die Größe des Kehlkopfes und die davon abhängige Stimmhöhe zählen zu den sekundären Geschlechtsmerkmalen und erfahren ihre typische Ausprägung in der Pubertät.

Bei der *Laryngoskopie* erscheinen im Kehlkopfspiegel die Pars intercartilaginea unten, die Pars intermembranacea und die Epiglottis oben. Die blassen Stimmfalten treten medial von den roten Taschenfalten vor. Die Tubercula cuneiforme und corniculatum in der Plica aryepiglottica sind beiderseits der Epiglottis sichtbar.

Atmung (Abb. **286 a–c**). Bei *ruhiger Atmung* und bei *Flüstersprache* ist die Pars intermembranacea geschlossen, die Pars intercartilaginea zu einem Dreieck geöffnet (Zug des M. cricoarytaenoideus lateralis). Bei *mittlerer Atmung* sind Pars intermembranacea und Pars intercartilaginea leicht geöffnet (Zug des M. cricoarytaenoideus posterior), die gesamte Stimmritze bildet ein spitzwinkliges Dreieck. Bei *äußerst heftiger Atmung* sind Pars intermembranacea und Pars intercartilaginea rautenförmig geöffnet (extremer Zug des M. cricoarytaenoideus posterior).

Zur **Stimmbildung** (Abb. **286 d**) wird die Stimmritze einleitend verschlossen, *Glottisschluß,* Phonationsstellung. Anschließend werden die – gleichzeitig angespannten – Stimmfalten durch einen exspiratorischen Luftstromstoß in Schwingungen versetzt, wodurch Schallwellen entstehen.

Die *Lautstärke* wird von der Stärke des Luftstroms, die *Tonhöhe* von der Frequenz der Schwingungen bestimmt. Die Schwingungsfrequenz hängt, vergleichbar der eines Saiteninstruments, von Länge, Spannung und Dicke der Stimmfalten ab, die vom M. cricothyroideus und den am Proc. muscularis ansetzenden Muskeln grob eingestellt und vom M. vocalis fein nachgestellt werden. *Resonatoren* für den an der Glottis entstehenden Ton sind – als Ansatzrohr des Kehlkopfes – die Höhlen von Rachen, Mund und Nase. Die im Ansatzrohr schwingende Luftsäule gibt dem Ton die *Klangfarbe.*

Bei Verschluß von Teilen des Ansatzrohrs, z. B. der Nasenhöhle bei Schnupfen, ändert sich die Klangfarbe.

Sprache. Die Lage des Kehlkopfs ermöglicht es dem Menschen, den exspiratorischen, tontragenden Luftstrom an Sprechwerkzeuge (Gaumen, Zunge, Zähne und Lippen) zu lenken und den Ton zur *Sprache* zu artikulieren. Die *Vokale* entstehen durch Umformungen des Ansatzrohrs, die *Konsonanten* als Geräusche mit Hilfe der Sprechwerkzeuge.

Auch ein nicht durch die Glottis erzeugter Ton, z. B. nach operativer Entfernung der Stimmfalten durch die Taschenfalten oder nach Entfernung des Kehlkopfes durch verschluckte Luft (»Rülpssprache«), kann im Mund zur Sprache gegliedert werden.

Beim Hustenstoß wird die geschlossene Stimmritze durch eine stoßartige Exspiration geöffnet.

c) Gefäße und Nerven des Kehlkopfes

Arterien (Abb. **268** u. **277**). Die *A. laryngea superior* geht kranial vom Oberrand der Schildknorpelplatte aus der A. thyroidea superior hervor, durchbohrt meist gemeinsam mit dem R. internus des N. laryngeus superior die Membrana thyrohyoidea und versorgt den größten Teil der Schleimhaut und der Muskulatur des Kehlkopfes.

Gelegentlich ist unter dem Tuberculum thyroideum superius in der Schildknorpelplatte ein *Foramen thyroideum* ausgebildet, das A. und V. laryngea superior hindurchtreten läßt.

Der dünne *R. cricothyroideus* (ebenfalls aus der A. thyroidea superior) gibt feine Äste zur vorderen unteren Kehlkopfschleimhaut ab, die schwache *A. laryngea inferior* (aus der A. thyroidea inferior) zieht hinter der Articulatio cricothyroidea aufwärts zur Schleimhaut der Kehlkopfhinterwand und zum M. cricoarytaenoideus posterior.

Venen (Abb. **278**). Die *V. laryngea superior* begleitet die gleichnamige Arterie, die *V. laryngea inferior* leitet Blut über den *Plexus thyroideus impar* ab, der den unteren Pol der Schilddrüsenlappen und den Anfangsteil der Luftröhre umgibt.

Der **Lymphabfluß** erfolgt auf getrennten Wegen. Lymphe aus dem supraglottischen Bereich der Schleimhaut gelangt durch die Membrana thyrohyoidea – sofern als Variante ausgebildet über *Nodi lymphatici infrahyoidei* – zu den *Nodi lymphatici jugulares anteriores* und damit zu *Nodi lymphatici cervicales laterales profundi*. Aus der subglottischen Etage fließt die Lymphe durch das Lig. cricothyroideum zunächst zu den *Nodi lymphatici praelaryngeales* und *paratracheales* (Knoten der *Nodi lymphatici cervicales anteriores profundi*) ab und wird zu kaudal gelegenen tiefen seitlichen Lymphknoten weitergeleitet.

Im Bereich der Stimmlippen ist nur ein spärlich ausgebildetes, feines Lymphkapillarnetz ausgebildet, das vorwiegend an die Lymphbahnen der oberen Etage, aber auch an das untere Lymphgefäßgebiet angeschlossen ist. Verbindungen zur Gegenseite bestehen für der Medianebene nahe gelegene Lymphgefäße.

Nerven. Der *N. laryngeus superior* verläßt den N. vagus in Höhe des Ganglion inferius und zweigt alsbald den dünnen *R. externus* ab, der als motorischer Ast des N. laryngeus superior kurze Ästchen zum unteren Schlundschnürer entsendet und am Kehlkopf entlang abwärts zum M. cricothyroideus zieht. Der sensible Hauptast, *R. internus* (Abb. **268**), durchbohrt die Membrana thyrohyoidea und versorgt die *Kehlkopfschleimhaut oberhalb der Stimmritze*.

Der *N. laryngeus inferior* (Abb. **276**) steigt als Endast des N. laryngeus recurrens in der Rinne zwischen Luft- und Speiseröhre zum Kehlkopf auf. Er dringt neben dem unteren Schildknorpelhorn durch den unteren Schlundschnürer und innerviert alle *inneren Kehlkopfmuskeln* sowie die *Schleimhaut unterhalb der Stimmritze.*

Luftröhre → Bd. 2, S. 18.

3. Schilddrüse und Epithelkörperchen

Schilddrüse und Epithelkörperchen, zwei endokrine Organe, sind zwar von unterschiedlicher Herkunft, dennoch stehen sie in enger – auch für die Chirurgie der Schilddrüse wichtiger – Nachbarschaftbeziehung. Beide Organe werden deshalb gemeinsam besprochen.

a) Form und Lage von Schilddrüse und Epithelkörperchen

Die **Schilddrüse,** *Glandula thyroidea* (Abb. **271, 276** u. **282**), ein weiches, rotbraunes, 18–60 g schweres Organ, besteht aus zwei ovalen, schalenförmigen Drüsenlappen, *Lobus dexter* und *Lobus sinister,* und dem quergestellten *Isthmus,* der beide Lappen verbindet. Lappen und Isthmus bilden gemeinsam grob die Form eines H. In etwa 50% der Fälle ist ein *Lobus pyramidalis* ausgebildet – ein Fortsatz, der als Rest des embryonalen Ductus thyroglossus vom Isthmus aus kranialwärts unterschiedlich weit in Richtung zum Zungenbein reicht.

Versprengte Schilddrüseninseln, *Glandulae thyroideae accessoriae,* können im ganzen früheren Verlauf des embryonalen Ductus thyroglossus auftreten – beginnend am Foramen caecum des Zungengrundes. Hier können sie bei einer Kropferkrankung ein »Kröpfchen« (bis 1 cm Durchmesser) bilden.

Die Vorder-Seitenfläche der Schilddrüse ist vollständig hinter dem mittleren Blatt der Halsfaszie verborgen. Die Schilddrüsenlappen legen sich mit ihrer schalenförmigen Konkavität unten den kranialen Trachealknorpeln, oben dem Kehlkopf, hinten der seitlichen Wand des Oesophagus an und sind damit beiderseits dem N. laryngeus recurrens sowie, mit ihrer Hinterfläche, der A. carotis communis eng benachbart (Abb. **276**).

Bei Schilddrüsenoperationen muß der N. laryngeus recurrens nach Möglichkeit geschont werden.

Organkapsel. Die Schilddrüse wird von einer doppelten Bindegewebskapsel umgeben, deren inneres Blatt fest mit dem Organ verwachsen ist. Bindegewebszüge aus dem inneren Blatt unterteilen die Schilddrüse in Drüsenläppchen. Das äußere Blatt stammt von der Lamina praetrachealis der Halsfaszie und haftet dem inneren nur lose an. Zwischen beiden Blättern verästeln sich die Schilddrüsengefäße, beide Blätter sind hinten an der Trachea angeheftet.

Die **Epithelkörperchen,** *Glandulae parathyroideae* (Abb. **282**), in der Regel auf jeder Seite ein oberes und ein unteres linsenförmiges, etwa 8 mm langes und 30–50 mg schweres Körperchen, sind auf der Rückseite der Schilddrüse zwischen die Blätter der Schilddrüsenkapsel eingebettet, seltener auch in das Schilddrüsengewebe eingelagert.

Bei Schilddrüsenoperationen sollte der Chirurg einen hinteren Anteil der Schilddrüse stehen lassen, um die Epithelkörperchen zu schonen.

Zahl und Lage der Epithelkörperchen variieren erheblich. Sie können auch oberhalb und unterhalb der Schilddrüse im Halsbindegewebe gefunden werden.

b) Feinbau und Funktion von Schilddrüse und Epithelkörperchen

Die **Schilddrüse** produziert zweierlei Hormone. Das *Thyroxin* und das – in der Wirkung noch stärkere – *Tri-jod-thyronin* stimulieren Zellstoffwechsel und Wachstum und sensibilisieren die Organe für die Wirkung des Sympathicus. Das *Calcitonin* senkt den Blutkalziumspiegel und fördert die Knochenbildung, es wirkt antagonistisch zum Hormon der Epithelkörperchen.

Die *thyroxinbildenden* endokrinen Epithelzellen der Schilddrüse sind *Hauptzellen,* als bläschenförmige *Follikel* und *Gänge* angeordnet. Abhängig von der Funktionsphase sind die Follikel unterschiedlich stark mit Kolloid, der Trägersubstanz des Hormons, gefüllt, die Epithelzellen verschieden hoch, so daß man *Follikelphasen* unterscheiden kann. Den Hauptzellen liegen einzelne *Somatostatin* bildende Zellen an, die inhibierend die Sekretion beeinflussen.

Eine *Überfunktion* der Schilddrüse, Hyperthyreose (»weicher Kropf«, Basedowsche Krankheit), führt zur krankhaften Steigerung des Zellstoffwechsels, verbunden mit Abmagerung, Temperaturerhöhung und Zeichen eines gesteigerten Sympathikotonus. Bei *Unterfunktion,* Hypothyreose, sind Stoffwechsel, Wachstum und geistige Regsamkeit verlangsamt, eine Verquellung des Unterhautbindegewebes, Myxödem, entsteht. Angeborene Unterfunktion führt zu Zwergwachstum und Schwachsinn (Kretinismus). Bei Jodmangel in der Nahrung entsteht ein gutartiger Kropf, Struma.

Die *kalzitoninbildenden* Zellen, *C-Zellen,* liegen im Bindegewebe neben den Follikeln, *parafollikulär,* in kleineren Zellgruppen.

In den **Epithelkörperchen** wird *Parathormon* gebildet, das den Kalzium- und Phosphatstoffwechsel reguliert, wobei es die Osteoklasten zum Knochenabbau stimuliert.

Das Epithelkörperchen besteht aus Epithelnestern, wenig Fett- und Bindegewebe und enthält reichlich Kapillaren. Man unterscheidet glykogenreiche (und deshalb helle) sowie dunkle *Hauptzellen,* ferner in geringer Zahl (3 %) vorkommende oxyphile Zellen *(Welsh-Zellen)* unbekannter Bedeutung.

Überfunktion führt zum Knochenabbau, zum Anstieg des Blutkalziumspiegels und zu Kalziumablagerungen in den Blutgefäßwänden sowie zu Nierensteinbildung und vermehrter Phosphatausscheidung. *Unterfunktion* verursacht fehlerhafte Verkalkung von Skelett und Zähnen sowie eine Zunahme der Nervenerregbarkeit durch Absinken des Blutkalziumspiegels. Nach Verlust der Epithelkörperchen treten Krämpfe auf, Tetanie.

c) Gefäße und Nerven zu Schilddrüse und Epithelkörperchen

Die *Schilddrüse* wird beiderseits aus zwei Quellen mit Blutgefäßen versorgt. *Obere Gefäße* stammen aus dem *Gefäß-Nervenstrang des Halses zum Kopf, untere Gefäße* aus dem *Gefäß-Nervenstrang des Halses zur oberen Extremität.* Zu den beiden *Epithelkörperchen* jeder Seite treten (in der Regel) nur Äste der A. thyroidea inferior. Lymphgefäße ziehen zu oberen und unteren tiefen seitlichen Lymphknoten des Halses.

Arterien (Abb. **277**). Die *A. thyroidea superior,* der erste Ast der A. carotis externa, zieht zum oberen Pol des Schilddrüsenlappens und verzweigt sich an dessen Vorderfläche. Die *A. thyroidea inferior,* der stärkste Ast des Truncus thyrocervicalis, verzweigt sich am unteren Pol des Schilddrüsenlappens und auf dessen Rückseite. Die Arterie verläuft im Bogen hinter dem zum Kopf ziehenden Gefäß-Nervenstrang nach medial und durchbricht hinter dem Schilddrüsenlappen das tiefe Blatt der Halsfaszie.

Venen (Abb. **278**). Die *V. thyroidea superior* führt Blut aus der oberen Schilddrüsenhälfte der V. jugularis interna zu. Zusätzlich ziehen *Vv. thyroideae mediae,* ohne Arterien zu begleiten, zur V. jugularis interna.

Der *Plexus thyroideus impar* (→ Bd. 2, Abb. **3**), ein starkes Venengeflecht zum unteren Pol der beiden Schilddrüsenlappen und am Isthmus, leitet das Blut über die kräftige unpaare *V. thyroidea inferior* vor der Luftröhre in die V. brachiocephalica sinistra.

Der **Lymphabfluß** erfolgt über *Nodi lymphatici thyroidei* zu den tiefen seitlichen Halslymphknoten.

Aus der oberen Hälfte der Schilddrüse ziehen Lymphbahnen – z. T. unter Einschaltung von *Nodi lymphatici praelaryngeales* – zu *Nodi lymphatici jugulares anteriores,* aus der unteren Hälfte von ventral direkt oder über *Nodi lymphatici praetracheales,* aus dem dorsalen Drüsenteil und von den Epithelkörperchen über *Nodi lymphatici paratracheales* zu kaudalen *Nodi lymphatici jugulares laterales.*

Die **Nerven** für Schilddrüse und Epithelkörperchen stammen aus dem *N. vagus* und dem *Ganglion cervicothoracicum.*

Gesamtsachverzeichnis der Bände 1 und 2

Alle Zahlen sind Seitenangaben, denen die entsprechende Bandzahl (I oder II) vorangestellt wurde. *Kursiv* gedruckte Zahlen weisen auf Abbildungen hin. Werden für ein Stichwort mehrere Texthinweise gegeben, so sind nach Möglichkeit Haupthinweise **halbfett** hervorgehoben. ***Halbfett kursiv*** gedruckt sind Seitenverweise auf die Systematikkapitel in Band 2. Anatomische Bezeichnungen wurden – je nach Textfassung – mit dem offiziellen Terminus (PNA) und/oder dem deutschen Namen in das Register aufgenommen. Auf anatomische Gegebenheiten, die nur in den Abbildungslegenden, aber nicht im Text erwähnt sind, wird in der Regel nicht hingewiesen.

D

Z

Seitenhinweise für die Abbildungen